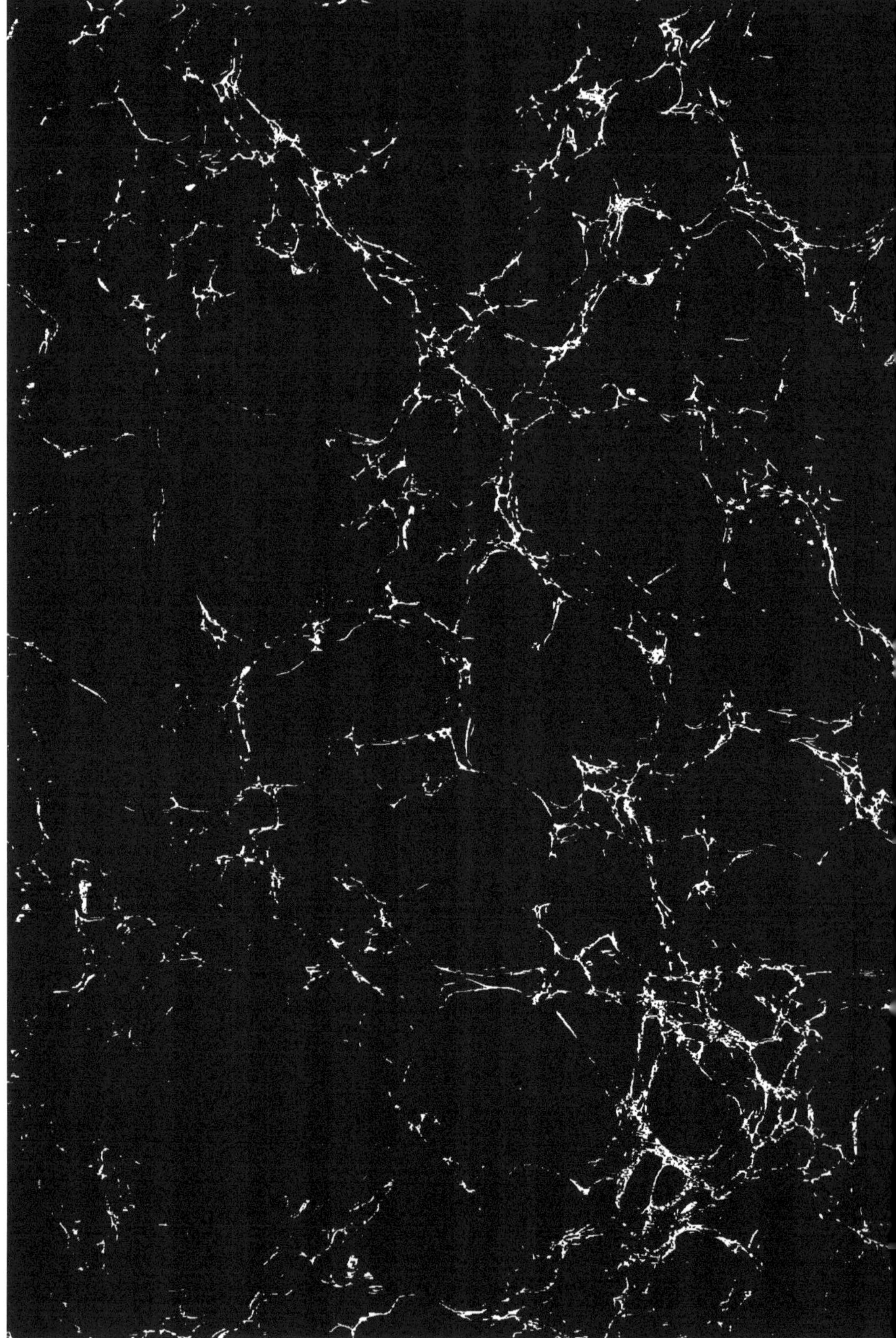

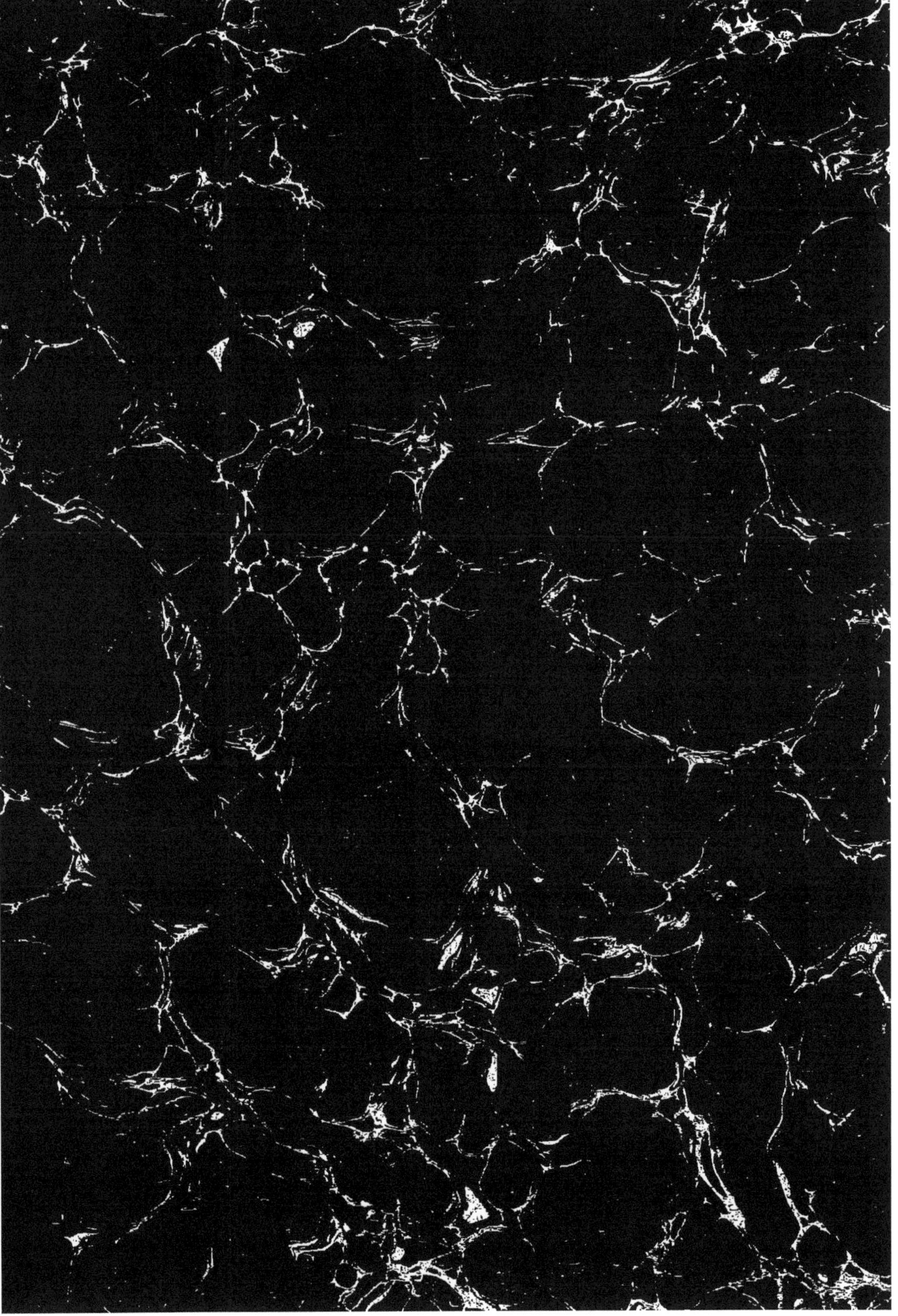

TRAITÉ

D'ANATOMIE

DESCRIPTIVE

II

PARIS. — IMPRIMERIE DE E. MARTINET, RUE MIGNON, 2

TRAITÉ
D'ANATOMIE
DESCRIPTIVE

AVEC FIGURES INTERCALÉES DANS LE TEXTE

PAR

PH. C. SAPPEY

PROFESSEUR D'ANATOMIE A LA FACULTÉ DE MÉDECINE DE PARIS
MEMBRE DE L'ACADÉMIE DE MÉDECINE

TROISIÈME ÉDITION REVUE ET AMÉLIORÉE

TOME DEUXIÈME

MYOLOGIE — ANGIOLOGIE

PARIS

V. ADRIEN DELAHAYE ET Cie, LIBRAIRES-ÉDITEURS

PLACE DE L'ÉCOLE-DE-MÉDECINE

1876

ANATOMIE DESCRIPTIVE

MYOLOGIE

CHAPITRE PREMIER

CONSIDÉRATIONS GÉNÉRALES

La *myologie* est cette branche importante de l'anatomie qui comprend l'étude des muscles et de leurs annexes.

Les muscles sont des organes essentiellement caractérisés par la propriété qu'ils possèdent de se contracter, c'est-à-dire de diminuer de longueur sous l'influence d'un stimulus.

Mais cette propriété ne se manifeste pas sous des conditions identiques pour tous. — Les uns arrivent en quelque sorte d'emblée à leur plus grand raccourcissement ; ils se contractent brusquement et reviennent brusquement aussi à leur longueur primitive. — Les autres se distinguent par des caractères opposés ; leur action, d'abord à peine sensible, devient plus accusée, atteint son maximum d'intensité, puis s'affaiblit de plus en plus jusqu'au moment où le muscle rentre dans l'état de repos. — Pour les premiers, en un mot, la contraction est vive, énergique, instantanée. Pour les seconds, elle s'accroît et décroît graduellement ; elle est lente à se produire et lente à s'éteindre.

A ces deux modes d'action si différents correspondent deux modes de constitution très-différents aussi. — Les muscles dont l'action est instantanée sont formés de fibres cylindroïdes sur lesquelles on remarque des stries transversales. — Les muscles dont l'action est graduelle se composent de fibres fusiformes sur lesquelles ces stries font défaut.

Il existe donc deux ordres de muscles : des *muscles à fibres striées* et des *muscles à fibres lisses*.

Les muscles striés, situés pour la plupart à la périphérie du corps, groupés en grand nombre autour des leviers osseux qu'ils sont appelés à mouvoir, ont été désignés aussi sous les noms de *muscles volontaires, muscles extérieurs, muscles de la vie animale*. Ils appartiennent presque tous, en effet, à la vie de relation.

Les muscles à fibres lisses, annexés au contraire aux appareils de la digestion, de la circulation, de la génération, occupent surtout la cavité du tronc; ils ont été appelés, par opposition aux précédents, *muscles intérieurs, muscles viscéraux, muscles de la vie organique.*

Mais ces dénominations ne sont plus en complète harmonie avec les progrès de la science. Nous verrons en effet que le système musculaire de la vie animale se prolonge sur les voies digestives jusqu'à la partie moyenne de l'œsophage, et qu'il pénètre ainsi très-profondément dans la cavité du tronc. D'une autre part, le diaphragme, qui sépare le thorax de l'abdomen et qui constitue l'agent principal de la respiration, est un muscle strié; le cœur, organe central de la circulation, est un muscle du même ordre. Les muscles à contraction instantanée ne sont donc pas l'attribut exclusif des appareils de la vie animale; on les retrouve aussi sur les appareils de la digestion, de la respiration, de la circulation, de la génération, sur tous les points, en un mot, où le jeu régulier des fonctions réclamait un agent mécanique d'une action rapide. — Les muscles à contraction lente, de leur côté, s'étendent beaucoup au delà des limites qu'on avait cru pouvoir leur assigner. On les rencontre sur les parois des artères et des veines, dans le sens du tact, dans celui de la vision, etc.

Le système musculaire de la vie animale envahit donc en partie le domaine de la vie organique, et réciproquement celui de la vie nutritive se prolonge en partie dans les appareils de la vie de relation. Ils ne diffèrent en réalité que par leur mode de contraction et leur structure.

Après avoir envisagé sous un point de vue général les deux ordres de muscles, nous étudierons les muscles striés en particulier.

SECTION PREMIÈRE

SYSTÈME MUSCULAIRE A FIBRES STRIÉES

Le système musculaire à fibres striées nous offre à considérer : 1° les muscles proprement dits; 2° les annexes de ces muscles, aponévroses, gaînes tendineuses, gaînes synoviales, etc.

ARTICLE PREMIER

DES MUSCLES STRIÉS EN GÉNÉRAL.

Nous nous occuperons d'abord de la situation et de la nomenclature des muscles striés; de leur nombre, de leur volume et de leur direction. Nous étudierons ensuite la forme de ces organes, les attaches ou insertions qu'ils prennent sur les os et quelques autres parties du corps, les rapports qu'ils présentent, leur conformation intérieure, leur structure, leur composition chimique et leur mode de développement. Pour compléter leur description, nous dirons aussi quelques mots de leurs propriétés.

§ 1. — Situation, nomenclature des muscles.

Considérés dans leur situation, les muscles striés se divisent en trois groupes qui ont reçu des attributions différentes.

Les uns, incomparablement plus nombreux et plus volumineux, se fixent aux diverses pièces du squelette et les recouvrent pour la plupart : c'est à ce premier groupe que s'appliquent surtout les dénominations de muscles extérieurs, de muscles volontaires ; ils constituent les organes actifs de la locomotion.

D'autres sont annexés aux organes des sens, et plus particulièrement à la face. Leur situation est superficielle aussi pour la plupart ; plusieurs cependant se trouvent profondément logés.

D'autres dépendent des appareils de la digestion, de la respiration, de la circulation, de la génération.

Les muscles des deux premiers groupes sont situés presque tous à droite et à gauche de la ligne médiane. Il est digne de remarque que la partie centrale du squelette, composée d'un si grand nombre de pièces impaires et symétriques, n'est entourée et mise en mouvement que par des muscles pairs ou latéraux. Pourquoi cette différence dans le mode de distribution des organes passifs et actifs de l'appareil locomoteur? Elle s'explique par la nature si opposée de leurs attributions. Les premiers, destinés à s'appuyer les uns sur les autres, à fournir des points d'attache aux muscles et à soutenir toutes les parties molles, s'échelonnent en grand nombre sur la ligne médiane, afin de faire de la charpente du corps un ensemble continu et résistant. Les seconds, préposés à la mobilité de toute cette charpente, se rangent à droite et à gauche de son axe, afin de lui imprimer des mouvements plus variés.

Parmi les muscles du troisième groupe, il en est beaucoup au contraire qui se trouvent situés sur le plan médian : tels sont les trois constricteurs du pharynx, les deux plans musculaires de l'œsophage, le cœur, le diaphragme, le sphincter anal, etc.

Nomenclature. — Les dénominations imposées aux muscles dérivent de sources très-variées et purement arbitraires. On les a désignés d'abord d'après l'ordre dans lequel ils sont superposés ; de là les expressions numériques de premier, second, troisième, etc.

Plus tard, on a utilisé dans le même but leurs usages, qui ont permis de les distinguer en adducteurs et abducteurs, élévateurs et abaisseurs, constricteurs et dilatateurs, fléchisseurs et extenseurs, pronateurs, supinateurs, rotateurs, opposants, etc. Cette nomenclature, essentiellement physiologique, est une des plus rationnelles qui aient paru. Elle serait peut-être la meilleure, si un grand nombre de muscles ne présentaient des usages identiques ou très-analogues.

Les nécessités du langage réclamant une base plus large, les auteurs ont dû s'appuyer alors sur la conformation extérieure des muscles ; et ils ont tour à tour invoqué :

1° Leur situation générale, d'où les dénominations de muscles antérieurs et postérieurs, externes et internes, profonds, sublimes, etc.

2° Leur situation relative : exemple, les muscles fessiers, sous-claviers, sous-scapulaires, temporaux, intercostaux.

3° Leurs dimensions ; en les comparant sous ce point de vue, on les a divisés en grands, moyens, petits, longs, courts, vastes, etc.

4° Leur direction, à laquelle se rattachent les expressions de muscles droits, obliques, transverses.

5° Leur forme, qui a été prise en considération aussi souvent que leurs usages, ainsi que l'attestent les noms de muscles deltoïde, lombricaux, soléaire, trapèze rhomboïde, carré, triangulaire, scalène, pyramidal. orbiculaire, etc.

6° Leur mode de constitution, que rappellent les dénominations imposées aux muscles digastrique, demi-tendineux, demi-membraneux.

7° Leurs divisions, qui ont mérité à quelques-uns les noms de complexus, de biceps, triceps, jumeaux, etc.

8° Enfin, on a cherché à établir la nomenclature des muscles sur leurs insertions : ainsi ont été dénommés les muscles sterno-mastoïdien, sterno-hyoïdien, sterno-thyroïdien, mylo-hyoïdien, génio-glosse, stylo-glosse, coraco-huméral et quelques autres. Les anciens n'avaient fait de ce principe qu'une application très-limitée. Chaussier, frappé des avantages qu'il présente, tenta de l'appliquer à tous. Mais deux écueils inévitables se rencontraient sur sa route et devaient le faire échouer dans cette réforme, ainsi que ses continuateurs. D'une part, beaucoup de muscles possèdent des insertions communes, et il devient presque impossible de nuancer suffisamment les appellations ; de l'autre, il en est qui s'attachent à plusieurs os et quelques-uns même à un grand nombre : comment énoncer alors toutes les insertions ?

Faire dériver la nomenclature anatomique d'un principe uniforme, ce serait sans doute réaliser un immense progrès. Mais ce progrès est-il réalisable ? Lorsque l'on compare les corps organisés aux corps inertes, en présence de l'extrême complication des uns et de la simplicité relative des autres, on ne tarde pas à reconnaître que l'insuccès des réformes entreprises jusqu'à ce jour doit être imputé beaucoup moins aux réformateurs qu'à l'organisation elle-même. On pourra renouveler ces tentatives et opérer quelques réformes partielles ; on tentera vainement une réforme radicale. Le langage dans les sciences naturelles ne saurait aspirer au degré de perfection qu'il présente aujourd'hui dans les sciences physiques.

S'il devait se perfectionner à son tour, ce serait dans un avenir qu'il ne nous est pas encore permis d'entrevoir.

§ 2. — NOMBRE, VOLUME, DIRECTION DES MUSCLES.

1° **Nombre.** — Le nombre des muscles ne peut être déterminé d'une manière rigoureuse. Il varie, du reste, mais dans d'étroites limites. Chez quelques individus, en effet, certains muscles font défaut; chez d'autres, on observe des muscles surnuméraires. A ces deux causes qui jettent le trouble dans leur dénombrement, vient s'en ajouter une troisième plus importante; beaucoup d'entre eux se confondent par une de leurs extrémités; or, ces organes qui ont des insertions communes représentent-ils un seul muscle, ou autant de muscles distincts? Pour résoudre cette question, on ne peut s'appuyer en général que sur des données plus ou moins arbitraires; de là, entre les auteurs, des causes de dissidences qui les ont conduits à des résultats très-différents.

Quelques anatomistes avaient porté le chiffre total des muscles à 400. Chaussier le réduisit à 368; et Theile, plus récemment, a cru pouvoir le limiter à 346. Ces évaluations sont évidemment trop faibles. Le nombre des muscles striés s'élève à 500 environ, qui se répartissent de la manière suivante :

Tronc	190
Tête	63
Membres supérieurs	98
Membres inférieurs	104
Appareils de la vie nutritive	46
Total	501

Dans leur dénombrement, les auteurs, il est vrai, n'avaient pas fait rentrer le dernier groupe. Mais en le supprimant, on voit que les muscles affectés à l'appareil de la locomotion et aux organes des sens atteindraient encore le chiffre de 455, très-supérieur à leurs estimations; et cependant je n'ai compris dans ce calcul, ni les muscles dont l'existence est inconstante, comme les petits zygomatiques, les petits psoas, les pyramidaux de l'abdomen; ni ceux dont le nombre est très-variable, tels que les sur- ou sous-costaux; ni les muscles surnuméraires. Additionnés, ces trois genres de muscles s'élèveraient en moyenne à 25 ou 30.

Si l'on compare le nombre des muscles à celui des os, on pourra remarquer combien les premiers l'emportent sur les seconds. Dans ce parallèle, il convient, du reste, de ne faire intervenir ni les muscles annexés aux organes des sens, ni ceux qui dépendent des appareils de la vie nutritive, mais seulement les organes actifs de la locomotion. Or, aux 175 pièces qui forment le squelette du tronc et des membres correspondent près de 400 muscles; chaque os en possède donc en moyenne de deux à trois, et peut ainsi se mouvoir dans plusieurs sens à la fois.

Les muscles ne se trouvent pas répartis, du reste, d'une manière égale. Sur la racine des membres on les voit se grouper en grand nombre autour de l'épaule et de la hanche. Sur leur partie terminale, les os se multipliant au contraire, les muscles deviennent relativement moins nombreux; mais ils s'allongent alors pour agir sur plusieurs leviers à la fois; et ceux-ci, malgré leur nombre, restent pour la plupart très-mobiles.

2° **Volume.**—Il n'est aucun système d'organes qui occupe dans l'économie une place aussi étendue que le système musculaire, aucun qui présente un poids plus considérable. Ce système forme à lui seul les deux cinquièmes de la masse totale du corps chez l'homme adulte bien constitué. En s'étalant de toutes parts sous la peau, il la soutient; uni à celle-ci, il joue, à l'égard des parties profondes, le rôle d'organe protecteur : combien seraient plus fréquentes les solutions de continuité des os, si les muscles, par leur nombre et leur épaisseur, ne décomposaient et n'absorbaient en grande partie les efforts des corps contondants !

Leur volume est, du reste, extrêmement variable. Il diffère selon l'âge et le sexe, selon les individus et les professions, selon l'état de santé ou de maladie.

Les muscles sont en général grêles chez l'enfant et chez la femme, et souvent aussi chez l'homme dont la vie est sédentaire et spéculative. Sous l'influence de certaines affections chroniques, ils se réduisent au dernier degré de l'atrophie; les saillies osseuses apparaissent alors de tous côtés; le squelette se dessine au dehors, recouvert seulement d'un voile plus ou moins épais. — Dans l'âge adulte et l'état de santé, le système musculaire est très-inégalement développé, non-seulement chez les hommes de conditions différentes, mais aussi chez ceux qui s'adonnent aux mêmes travaux. Bien qu'il soit ordinairement d'autant plus considérable qu'il est plus exercé, on ne peut méconnaître cependant qu'il offre parfois un très-notable volume chez des individus qui ne se livrent à aucun travail mécanique. C'est surtout chez les individus ainsi constitués que les muscles atteignent leurs plus grandes proportions lorsqu'on les soumet à des exercices réguliers et souvent répétés. Parvenus à ce degré d'hypertrophie, ils impriment aux formes extérieures un aspect particulier, bien connu des peintres et des statuaires, caractérisé par des saillies qui en reproduisent la configuration, et des dépressions qui répondent à leurs intervalles : cet aspect est l'attribut distinctif du tempérament athlétique.

Mais il est rare que tous les muscles arrivent à la fois à cet excessif développement. L'hypertrophie musculaire est presque toujours partielle, et en rapport avec les professions ou le genre d'exercice.

3° **Direction.** — Les mouvements imprimés par les muscles sont en partie subordonnés à leur direction. Il importe par conséquent d'en prendre ne notion exacte our chacun d'eux.

La direction des muscles est représentée par leur axe, qui peut être rectiligne, curviligne ou brisé. — Pour déterminer l'action d'un muscle rectiligne, il suffit d'en rapprocher les deux extrémités ; les os correspondants sont entraînés dans le même sens. — Lorsque les fibres musculaires affectent une direction curviligne, le premier effet de leur contraction est de les redresser, ou plutôt d'en diminuer la courbure ; car il est rare que celle-ci s'efface entièrement ; et même, le plus habituellement, elle ne subit qu'une légère modification : ainsi se comportent les fibres du diaphragme, du transverse de l'abdomen, du sphincter des paupières, des bulbo-caverneux, etc.

Cependant, lorsque ces fibres représentent, non de simples segments d'anneaux, mais des anneaux complets, leur action a pour résultat de resserrer au contraire la courbe qu'elles décrivent ; c'est ce qui a lieu pour les fibres circulaires de l'œsophage, pour celles qui entourent la portion membraneuse de l'urèthre, et j'ajouterai pour tous les sphincters, lorsqu'ils se contractent avec une certaine énergie.

Les muscles qui présentent un coude sur leur trajet, ou dont l'axe est brisé, sont connus sous le terme générique de *muscles réfléchis*. Pour en apprécier les usages, il faut tenir compte seulement de la partie réfléchie, et la considérer comme un muscle rectiligne. — Certains muscles sont rectilignes dans une attitude, et réfléchis dans une autre : ainsi les extenseurs des doigts se redressent pendant l'extension, et se coudent pendant la flexion ; ils présentent même, dans cette dernière attitude des phalanges, une double réflexion, en vertu de laquelle ils agissent simultanément sur toutes les trois.

Les muscles étant destinés à agir sur les os, il n'est pas sans intérêt de connaître la direction relative de ces deux ordres d'organes. Sur les membres, ils marchent à peu près parallèlement aux leviers osseux. Mais au niveau des extrémités renflées de ceux-ci, ils s'écartent de l'axe de l'articulation pour s'en rapprocher un peu plus bas, et décrivent ainsi une légère courbe à leur extrémité inférieure. On ne saurait les considérer cependant comme des muscles réfléchis ; ils sont seulement déviés. Ces déviations ont pour avantage d'agrandir l'angle d'incidence des organes actifs et passifs de la locomotion ; elles sont favorables par conséquent à la puissance.

L'angle que forment par leur rencontre les organes actifs et passifs de locomotion se modifie beaucoup dans nos diverses attitudes, et surtout pendant la durée des mouvements ; c'est dans la station verticale et au début de l'action musculaire qu'il est ordinairement le plus aigu ; dès que les leviers osseux commencent à s'incliner les uns sur les autres, il s'accroît de plus en plus, en sorte que la puissance se trouve favorisée à mesure qu'elle s'affaiblit. Il est cependant quelques muscles qui sont perpendiculaires aux os : tels sont les jumeaux et le soléaire à l'égard du calcanéum, le carré crural relativement au fémur, le carré pronateur relativement aux os de l'avant-bras, les plexus, les génio-hyoïdiens, etc.

§ 3. — Forme des muscles.

Les muscles, ainsi que nous l'avons vu, peuvent revêtir les formes les plus diverses. Les différences qu'ils présentent dans les rapports de leurs trois dimensions ont permis de les rattacher à trois formes principales et de les diviser, comme les os, en muscles longs, larges et courts.

1° **Muscles longs.** — Ils occupent les membres. Groupés autour des leviers osseux, comme autour d'un axe, on les voit non-seulement se juxtaposer pour les entourer de toutes parts, mais aussi se superposer le plus souvent de manière à constituer deux couches, l'une profonde, l'autre superficielle.

La couche profonde en rapport avec les os s'insère sur leur surface. Elle leur adhère par conséquent d'une manière intime sur une grande partie de son étendue. Ces adhérences à la suite d'une fracture peuvent contribuer à maintenir les deux fragments en contact, ou du moins à limiter leur déplacement.

La couche superficielle répond aux aponévroses qui la séparent de la peau. Elle est plus longue et plus rétractile que la précédente. Celle-ci s'étend d'un os à l'os inférieur, en passant sur une seule articulation. Les muscles superficiels débordent par leurs extrémités l'os sous-jacent et passent ainsi sur deux articulations très-éloignées l'une de l'autre. Il suit de cette disposition et de leur grande rétractilité : 1° que dans les solutions de continuité des os ils deviennent la source principale du déplacement des fragments ; 2° que dans les amputations ils laissent en partie à découvert les muscles profonds, qui eux-mêmes ne recouvrent plus que très-imparfaitement l'extrémité de l'os, d'où l'aspect conique que prend la surface de section.

Les deux couches musculaires et les faisceaux qui les composent sont redevables de leur mutuelle indépendance aux lames fibreuses comprises dans leur intervalle. Les muscles n'adhèrent à ces lames fibreuses que par un tissu cellulaire extrêmement lâche. Chacun d'eux peut ainsi se rétracter librement dans la gaîne qui l'entoure. On voit cependant sur quelques points les aponévroses les unir les uns aux autres et les relier en un seul corps ; ils sont alors en partie solidaires et en partie indépendants : c'est ce qui a lieu pour plusieurs muscles de l'avant-bras et de la jambe.

Les muscles longs sont simples ou composés : simples, lorsqu'un faisceau unique les représente ; composés, lorsque plusieurs se réunissent pour les former. Tantôt ces faisceaux convergent de haut en bas : ainsi se comportent ceux qui constituent le biceps et le triceps du bras, le biceps et le triceps de la cuisse, le triceps de la jambe; tantôt ils convergent en sens contraire : tels sont ceux qui forment les muscles composés de la partie terminale des membres.

On considère aux muscles longs une partie moyenne et deux extrémités. La partie moyenne, appelée aussi le corps ou le ventre du muscle, est en général la plus volumineuse; elle répond à la partie la plus grêle des os longs, et contribue ainsi à régulariser la forme des membres. Des deux extrémités, la supérieure est la plus courte et la plus considérable, d'où le nom de *tête* sous lequel elle était désignée par les anciens, qui la considéraient comme l'origine du muscle. L'inférieure, très-allongée au contraire et plus grêle, en représente la terminaison. Il suit de ces différences : 1° que la partie la plus élevée du bras et de la cuisse, de l'avant-bras et de la jambe, est plus volumineuse que la partie opposée des mêmes segments; 2° que ceux-ci affectent une forme conique; 3° que les membres présentent une forme semblable et qu'ils en sont redevables non à leur charpente osseuse, mais uniquement à leurs muscles; 4° que les grandes articulations situées au voisinage du tronc sont entourées de tous côtés par ces organes, et que les articulations sous-jacentes sont recouvertes surtout par des tendons.

2° **Muscles larges.** — Ces muscles diffèrent beaucoup des précédents. On peut les distinguer, d'après leur siége et leur destination, en trois ordres : les muscles peauciers ou sous-cutanés, les muscles sous-aponévrotiques et les muscles profonds ou viscéraux.

Les muscles sous-cutanés sont peu développés chez l'homme, où ils ont pour siége à peu près exclusif la tête et le cou. L'occipito-frontal, l'orbiculaire des paupières, le peaucier du cou, sont les principaux représentants de ce premier groupe. Mais chez un grand nombre de mammifères, ils acquièrent une telle ampleur qu'ils recouvrent presque toute la surface du tronc. Ces muscles ont pour caractères communs : 1° leur extrême minceur; 2° leur pâleur, attribut qu'ils conservent, même chez les animaux où ils atteignent leur plus grand développement; 3° leur adhérence à la face profonde de la peau.

Lorsque les muscles peauciers n'offrent qu'un faible développement, comme dans l'espèce humaine, ils sont constitués par un seul plan de fibres. Lorsqu'ils recouvrent presque toute la surface du corps, comme chez le cheval, le bœuf, la plupart des carnassiers, etc., ils se composent de plusieurs plans superposés dont les fibres affectent une direction différente dans chacun d'eux.

Les muscles larges sous-aponévrotiques se voient sur les parois du tronc, qu'ils contribuent à former. Ils sont notablement plus épais que les précédents. Leur épaisseur varie, du reste, suivant qu'ils appartiennent exclusivement au tronc, ou bien en partie à cette cavité et en partie aux membres. Ceux qui restent limités au tronc, comme le grand droit, les deux obliques, le transverse de l'abdomen, sont plus minces et en général quadrilatères. Ceux qui s'étendent du thorax aux membres supérieurs, comme les pectoraux, ou du bassin aux membres inférieurs, comme les iliaques, prennent une forme triangulaire et augmentent d'épaisseur à mesure qu'ils diminuent de largeur.

Lorsque ces muscles se superposent, les fibres de chaque couche s'entrecroisent avec celles de la couche sous-jacente : telle est la disposition que nous offrent les muscles de l'abdomen, les intercostaux internes et externes, le transverse et le carré lombaire. Par cette disposition, les plans musculaires se consolident mutuellement, et les parois qu'ils contribuent à former acquièrent une plus grande résistance ; c'est pourquoi les hernies se produisent rarement au niveau des points sur lesquels ils sont ainsi superposés et entrecroisés.

Les muscles larges et profonds ou viscéraux sont peu nombreux. Ils s'enroulent autour des parois du pharynx et de l'œsophage. Quelques-uns contribuent à former les parois de la bouche et le corps musculeux de la langue. Très-minces, d'aspect membraneux, ils représentent tantôt un plan de figure quadrilatère ou triangulaire, tantôt un segment de cylindre, ou même un cylindre complet et très-régulier. Une simple couche cellulaire les recouvre le plus habituellement et les unit entre eux et aux parties voisines. En se superposant, ils s'entrecroisent aussi, et comme les peauciers, comme les muscles annexés aux grandes cavités splanchniques, ils se prêtent alors un mutuel appui.

3° **Muscles courts.** — On les rencontre en général sur les points où il faut plus de force ou d'agilité que d'étendue dans les mouvements : c'est ainsi qu'on voit autour de la mâchoire inférieure le masséter et les ptérygoïdiens ; autour de la tête de l'humérus, le sus- et le sous-épineux, le petit rond et le sous-scapulaire ; autour du col du fémur, le carré crural, les jumeaux, les obturateurs ; à la main, les muscles des éminences thénar et hypothénar, etc.

Mais c'est autour du rachis surtout que ces muscles se trouvent rassemblés en grand nombre. Ce sont eux qui remplissent les gouttières vertébrales. En s'ajoutant les uns aux autres, ils forment les muscles spinaux, de même que les vertèbres en se superposant donnent naissance à la colonne rachidienne. Par leur contraction simultanée, ils impriment à cette colonne des mouvements de totalité ; par leur action individuelle, ils meuvent chacune des pièces qui la composent.

Le mode de configuration des muscles courts est très-varié. Le masséter, les ptérygoïdiens, le carré crural, se rapprochent de la forme cubique ; ceux de l'épaule sont triangulaires ; ceux des gouttières vertébrales allongés et aplatis.

La division des muscles en trois ordres comporte, du reste, les mêmes objections que celle des os. Il en est beaucoup qui présentent des caractères mixtés et qu'on classerait difficilement. Tels sont ceux de la région sous-hyoïdienne qui sont à la fois longs et larges, ceux de la cavité orbitaire qui sont courts et cependant allongés, les scalènes, la plupart des sphincters et quelques autres.

§ 4. — Attaches ou insertions des muscles.

Toutes les notions relatives à l'étude des muscles sont utiles pour l'intelligence des phénomènes souvent si compliqués de la mécanique animale. Toutes cependant ne présentent pas une importance égale. La connaissance précise de leurs attaches tient à cet égard le premier rang. Étant connues, en effet, les insertions d'un muscle, il devient facile d'en déterminer la longueur, la direction, les usages.

Il est des muscles qui s'attachent à la peau par toute l'étendue de leur surface, ou seulement par une de leurs extrémités : ce sont les peauciers. D'autres viennent se fixer sur un organe pour lui imprimer des mouvements : tels sont les muscles oculaires. D'autres s'insèrent sur une membrane muqueuse, comme plusieurs muscles de la langue et des lèvres ; ou bien sur une membrane fibreuse qu'ils recouvrent de toutes parts, comme les muscles du voile du palais. D'autres encore se portent d'un tendon à un autre tendon, comme les muscles lombricaux,

Quelques muscles s'attachent sur des cartilages, ceux du larynx, par exemple. Plusieurs répondent, par l'une de leurs extrémités, à un os, et par l'autre, en partie ou en totalité, à une aponévrose dont ils constituent le *muscle tenseur*.

Mais la plupart des muscles se fixent, par leurs deux extrémités, sur la surface du squelette. Les dépressions, les saillies, les crêtes, les aspérités, les inégalités de tout genre, dont cette surface est comme hérissée, ont pour but de recueillir ces insertions. Aussi remarque-t-on qu'elles sont d'autant plus prononcées, que les muscles sont plus développés : d'où les différences qui distinguent le squelette de l'homme du squelette de la femme, celui d'un individu fortement constitué de celui d'un individu à constitution plus ou moins grêle.

On voit quelquefois les fibres musculaires s'insérer directement ou par l'intermédiaire de très-courtes fibres aponévrotiques sur la surface des os. Mais en général c'est par un tendon que les muscles s'attachent aux saillies ou aspérités osseuses. — Arrondi et cylindrique le plus habituellement, ce tendon est souvent aussi aplati, mince, membraneux : il prend alors le nom d'*aponévrose d'insertion*.

Les tendons s'implantent immédiatement sur le tissu compacte des os en se continuant par leur contour avec le périoste. Entre eux et ce tissu, on ne voit aucune lame, aucune substance intermédiaire ; au niveau de chaque insertion, il y a adhérence intime du tissu tendineux et du tissu osseux. Ainsi unis aux leviers osseux, les tendons se laissent rompre plutôt que détacher.

Les insertions ont été distinguées, pour chaque muscle, en *insertion fixe* et *insertion mobile*. Cette distinction mérite d'être conservée. Mais il importe de ne pas la prendre dans un sens rigoureux ; car elle ne s'appliquerait alors qu'à un bien petit nombre de muscles, à ceux de l'orbite, par exemple, qui, s'attachant d'un côté au sommet de la cavité osseuse, de l'autre au globe de l'œil, présentent en effet une extrémité fixe et une extrémité mobile.

Pour l'immense majorité de ces organes, les deux attaches sont à la fois mobiles. Elles diffèrent seulement par le degré de leur mobilité. On donne le nom d'insertion fixe à celle qui joue le plus ordinairement le rôle de point d'appui. Les insertions fixes sont remarquables en général par l'étendue plus grande de la surface qu'elles occupent, et par leur tendance à s'unir avec celles des muscles voisins, qui souvent, en effet, se confondent dans une attache commune. Les insertions mobiles se distinguent au contraire par leur minime étendue, par la netteté de leur contour et leur plus grande indépendance.

§ 5. — Rapports des muscles.

Les muscles sont en rapport avec les os, les articulations et les aponévroses; ils ont surtout des rapports très-multipliés les uns avec les autres. Les vaisseaux et les nerfs cheminent dans leurs intervalles.

1° *Rapports des muscles avec les os et les articulations.* — Les muscles longs et les muscles courts affectent avec les os et les articulations les connexions les plus intimes et les plus étendues. Ils leur correspondent par toute leur longueur ; ils les entourent, pour la plupart, sur toute leur circonférence. Beaucoup d'entre eux s'insèrent sur le même os, à des hauteurs très-différentes. Ce n'est que par la connaissance précise de tous ces rapports que le chirurgien peut se rendre compte, à la suite d'une fracture, du mécanisme qui préside au déplacement des fragments, et à la suite d'une luxation de la situation réelle des parties déplacées.

Les grandes articulations du côté de l'abduction et de l'extension sont étroitement embrassées par des muscles ou de larges tendons qui constituent pour elles de puissants moyens d'union. Du côté de l'adduction et de la flexion, les muscles s'écartent, et au niveau de l'espace qui les sépare les aponévroses et les téguments se dépriment : telle est l'origine des dépressions qu'on remarque à l'aisselle, au pli du bras, au pli de l'aine, dans la région poplitée.

Les muscles larges ont beaucoup moins de rapports avec les os. Ils ne les recouvrent que par leurs insertions, c'est-à-dire par leurs bords. Ceux du tronc, faisant, pour la plupart, l'office de parois, se trouvent plus spécialement en relation avec les viscères des cavités splanchniques.

2° *Rapports des muscles avec les aponévroses.*—Les rapports des muscles avec les aponévroses sont plus multipliés encore que ceux de ces organes avec les os; mais ils diffèrent pour les trois ordres.

Les muscles longs sont embrassés sur chaque segment des membres par une forte aponévrose qui leur constitue une gaîne générale. Chaque muscle superficiel est entouré, en outre, d'une gaîne secondaire dépendante de la gaîne principale; et chaque muscle profond, d'une gaîne semblable complétée du côté des os par le périoste. Ainsi environnés et bridés de toutes parts, ils conservent leur indépendance, se raccourcissent et s'allongent librement, mais ne peuvent se déplacer, si étendus et si violents que soient leurs mouvements. Quelques-uns s'attachent en partie à ces lames fibreuses qu'ils s'approprient, en quelque sorte, comme les muscles de l'avant-bras et de la jambe. En se prolongeant sur les articulations, les aponévroses recouvrent aussi tous les tendons, et les séparent souvent les uns des autres par les dédoublements qui se détachent de leur face profonde.

Sur les muscles larges, les aponévroses deviennent extrêmement minces et très-adhérentes. Elles sont cellulo-fibreuses plutôt que fibreuses. Leur densité et leur résistance augmentent à mesure qu'on se porte de l'attache fixe vers l'attache mobile, au niveau de laquelle les deux lames cellulo-fibreuses se confondent avec l'aponévrose d'insertion.

Sur les muscles courts, les aponévroses présentent la même disposition, les mêmes caractères. Elles recouvrent dans toute leur étendue les muscles spinaux et pénètrent dans leur intervalle. Chacun des muscles de la main et du pied est entouré de lames semblables qui, en s'unissant aux os, forment autant de loges distinctes. Chacun des muscles oculaires est contenu dans une gaîne dépendante de l'aponévrose orbitaire.

Tous les muscles, à l'exception des peauciers, sont donc sous-aponévrotiques. Les aponévroses qui recouvrent les plus superficiels s'appliquent si bien à leur surface, elles en reproduisent si exactement les contours, qu'ils se dessinent au dehors, chez les individus maigres et fortement constitués, comme s'ils étaient immédiatement sous-cutanés.

3° *Rapports des muscles entre eux.* — Les muscles se correspondent par leurs faces, par leurs bords, par leurs extrémités.

Les faces se superposent. Elles sont presque partout séparées par des plans fibreux qui assurent leur mutuelle indépendance.

Les bords, pour les muscles des membres, sont le plus souvent indépendants aussi et parallèles. Pour les muscles du tronc et de la tête ils n'offrent plus le même parallélisme, mais s'inclinent les uns à l'égard des autres et se croisent à angle aigu, quelquefois à angle droit. Autour du thorax, ils sont formés, pour plusieurs d'entre eux, par une série d'angles alternativement rentrants et saillants à l'aide desquels les bords opposés s'entrecroisent à peu près comme les doigts des deux mains, d'où le nom de *digitations* qui leur a été donné. Le grand oblique et le grand dentelé d'une part, le diaphragme et le transverse de l'autre, nous offrent des exemples de cette pénétration réciproque. — Sur le plan médian ces bords présentent une disposition plus remarquable. Les fibres aponévrotiques, d'un côté, se prolongent du côté opposé; elles s'entrecroisent réellement, et constituent par cet entrecroisement la plupart des raphés fibreux qu'on observe sur la ligne médiane : ainsi s'entrecroisent les deux obliques et les transverses de l'abdomen pour constituer la ligne blanche, étendue des pubis au sternum; ainsi s'entrecroisent les deux pectoraux et les deux sterno-mastoïdiens au devant de cet os; les trapèzes et les grands dorsaux, au niveau des espaces interépineux; les constricteurs du pharynx, à leur partie postérieure.

Les rapports qu'affectent entre elles les extrémités des muscles sont très-variables. — Sur quelques points elles s'entrecroisent aussi. Le plus remarquable et le moins connu de ces entrecroisements est celui qu'on observe au devant de la symphyse des pubis, entre les adducteurs d'un côté et ceux du côté opposé.

La plupart des sphincters sont formés de deux faisceaux curvilignes qui s'entrecroisent également à leurs extrémités.

Plus fréquemment les extrémités adjacentes s'accolent l'une à l'autre, puis se confondent, en sorte que le plus petit des deux muscles s'approprie le tendon principal : c'est ce qui a lieu pour les jumeaux à l'égard de l'obturateur interne ; pour le court extenseur des orteils à l'égard du long extenseur commun, etc. — D'autres fois les deux tendons se continuent seulement par leurs bords, comme ceux du couturier et du droit interne ; ou bien ils s'envoient des faisceaux de communication, comme les tendons de l'extenseur commun des doigts.

4° *Rapports des muscles avec les vaisseaux et les nerfs.* — Les troncs vasculaires et nerveux sont situés entre les muscles profonds, qui les séparent des os, et les muscles superficiels, qui les recouvrent et les protégent. Ils occupent les grands espaces intermusculaires, et tendent en général à se réfugier vers les parties les plus centrales et les moins exposées aux violences des corps extérieurs. Au cou et sur les membres, leur direction est parallèle à celle des muscles, en sorte que ceux-ci, par leurs bords et leurs saillies, représentent autant de points de ralliement qui guident l'opérateur dans leur recherche. Les branches destinées à ces organes rampent, pour la plupart, sur leur face profonde; c'est par cette face qu'elles pénètrent dans leur épaisseur, ainsi qu'on le peut constater sur les muscles de l'épaule, les muscles fessiers, les muscles triceps, etc.

Les vaisseaux et les nerfs traversent quelquefois les muscles. Au niveau de leur passage, on remarque alors une arcade fibreuse qui s'insère à l'os voisin par ses deux extrémités, et qui donne attache, par son bord convexe, aux fibres musculaires. Celles-ci agissant exclusivement sur l'anneau fibreux, et tendant à le dilater, les artères, les veines et les nerfs ne sont exposés nulle part à être comprimés; la circulation et l'innervation s'accomplissent librement au milieu des plus violents efforts. L'arcade aponévrotique que présente le diaphragme au tronc de l'aorte, celles que présentent le grand adducteur à l'artère fémorale, le soléaire à l'artère poplitée, sont les plus connues.

§ 6. — Conformation intérieure des muscles.

Considérés dans leur conformation intérieure, les muscles striés se composent de deux parties bien différentes, et différemment disposées aussi dans chacun d'eux :

1° D'une partie rouge, molle, réductible en faisceaux et fascicules de plus en plus déliés, et enfin en fibres.

2° D'une partie blanche, ferme, très-résistante, qui constitue les tendons et les aponévroses d'insertion.

La portion rouge ou contractile forme le corps des muscles. La portion blanche ou tendineuse, appelée aussi albuginée, occupe leurs extrémités. Il existe cependant quelques exceptions à ce fait général. Dans un petit nombre de muscles connus sous la dénomination de *digastriques*, le corps charnu est composé de deux parties reliées l'une à l'autre par un tendon ou une aponévrose d'insertion qui occupe leur partie moyenne. Quelquefois l'aponévrose, qui entrecoupe le corps charnu, est formée de fibres extrêmement courtes; elle prend alors le nom d'*intersection fibreuse.*

La partie tendineuse, comparée à la partie musculaire, se réduit très-souvent aux plus minimes proportions ; elle n'est plus représentée, dans ce cas, que par des faisceaux et fascicules, plus ou moins multipliés, de hauteur inégale, qui se perdent dès leur origine dans le corps charnu : c'est celui-ci qui forme à lui seul la presque totalité du muscle.—Mais sur un grand nombre de ces organes, les tendons acquièrent beaucoup plus d'étendue et d'importance. Tantôt alors ils se prolongent sur les deux faces opposées du muscle, en s'épanouissant et en devenant de plus en plus minces, en sorte que le corps charnu se trouve placé obliquement entre deux éventails fibreux. Tantôt ils représentent, d'un côté, une sorte de cornet qui embrasse le corps charnu, et du côté opposé un long tendon d'abord très-grêle et caché dans l'épaisseur de celui-ci, dont il se dégage peu à peu. Quelquefois les fibres musculaires s'insèrent seulement sur les deux côtés opposés du tendon; parfois aussi elles se fixent toutes sur le même côté : le muscle est dit alors penniforme ou semi-penniforme.

L'élément fibreux et l'élément contractile varient donc beaucoup dans leur étendue, leur direction et leur disposition relatives pour les différents muscles. Il n'en existe pas deux à cet égard qui se ressemblent. Un fait général cependant se dégage du sein de toutes ces variétés. L'observation nous montre que les tendons sont d'autant plus courts d'un côté, qu'ils deviennent plus longs à l'autre extrémité; que, lorsqu'ils s'épanouissent sur une face ou sur un bord supérieurement, ils s'étalent inférieurement sur la face ou sur le bord opposés; que, lorsqu'ils recouvrent en haut la périphérie du corps charnu, ils sont recouverts en bas par celui-ci : l'élément fibreux, en un mot, affecte, relativement à l'élément musculaire, une disposition inverse aux deux extrémités d'un même muscle. Il suit de cette disposition :

1° Que toutes les fibres musculaires, pour un muscle donné, présentent à peu près la même longueur; que toutes se superposent sur un point de son étendue, et que ce point marque sa plus grande épaisseur.

2° Que plusieurs fibres musculaires s'attachent à une même fibre tendineuse : d'où le volume croissant et décroissant du corps charnu, et les dimensions toujours plus grêles des tendons.

§ 7. — Structure des muscles.

Chaque muscle se composant de deux parties très-différentes, nous avons à étudier : 1° la structure de la partie contractile ou des muscles proprement dits; 2° celle de la partie albuginée ou des tendons.

I. — **Structure des muscles proprement dits.**

Les muscles comprennent dans leur composition, non-seulement le tissu musculaire qui en représente l'élément fondamental, mais aussi des éléments accessoires : du tissu conjonctif, du tissu graisseux, des artères, des veines, des vaisseaux lymphatiques et des nerfs.

A. *Tissu musculaire.*

Nous avons vu que le corps charnu des muscles est formé d'un certain nombre de faisceaux principaux, et que chacun de ceux-ci est réductible lui-même en faisceaux de moins en moins volumineux.

Par cette première analyse, facile et rapide, on arrive à un faisceau si délié, qu'il se présente sous l'aspect d'une simple fibre, universellement décrite sous le nom de *fibre musculaire*. Cette fibre, au niveau de laquelle la décomposition semble s'arrêter, a pu être considérée d'abord comme la partie constituante ou élémentaire des muscles. Mais en l'attaquant par des procédés d'analyse plus perfectionnés, elle se laisse décomposer à son tour en fibres plus déliées encore qui ont reçu le nom de *fibrilles*.

Les fibres musculaires représentent donc aussi des faisceaux, d'où le nom de *faisceaux primitifs*, sous lequel elles sont aujourd'hui généralement désignées. Ces deux dénominations, du reste, méritent l'une et l'autre d'être conservées : celle de faisceau primitif pour exprimer leur mode de constitution ; celle de fibre, soit pour rappeler qu'elles sont le premier terme auquel s'arrête d'abord l'analyse, soit pour tenir compte de leur enveloppe toute spéciale et réellement indivisible.

Le tissu musculaire est constitué, en résumé, par les fibrilles. En se groupant sous une enveloppe commune, les fibrilles forment les fibres ou faisceaux primitifs. Par leur réunion, ceux-ci produisent les faisceaux secondaires ; et cette association continuant entre des faisceaux de plus en plus volumineux, on voit ainsi naître successivement les faisceaux ternaires, quaternaires, etc.; et enfin les faisceaux principaux, de la juxtaposition desquels résulte la masse totale du muscle.

Nous avons donc à considérer : les faisceaux des divers ordres ; les fibres ou faisceaux primitifs ; l'enveloppe de ces fibres, plus connue sous le nom de *sarcolemme ;* et les fibrilles élémentaires.

a. *Faisceaux des divers ordres.* — Bien que leur volume décroisse en passant des faisceaux principaux aux faisceaux secondaires, on ne peut méconnaître cependant que dans chaque ordre ils sont loin d'offrir des dimensions égales. Il existe même entre eux, à cet égard, des différences notables, dont on se rendra facilement compte, en considérant que le volume est ici en rapport avec le nombre, et que ce nombre est très-variable. Ainsi tel faisceau secondaire peut être composé de quelques faisceaux primitifs seulement, tandis qu'un autre en comprendra beaucoup plus. Il en est de même pour les faisceaux ternaires et quaternaires.

La forme des faisceaux est variable aussi. Cependant, comme ils sont en contact et tendent sans cesse à réagir les uns sur les autres, ils se terminent par des faces et des bords, en général au nombre de trois, et revêtent ainsi, pour la plupart, la forme d'un prisme à base triangulaire. Mais ces faces se modifient tellement dans leur étendue relative, qu'on ne rencontrerait peut-être pas deux prismes parfaitement semblables.

Les interstices qui séparent les divers faisceaux sont en rapport avec leurs dimensions. Ils diminuent par conséquent des faisceaux principaux aux faisceaux secondaires. Ceux qui correspondent aux premiers occupent en partie la surface des muscles ; ils se présentent sous l'aspect de sillons. Ceux qui correspondent à des faisceaux de plus en plus petits se réduisent dans les mêmes proportions, mais restent encore visibles à l'œil nu. C'est sur les muscles qui ont été durcis par la coction que les interstices intramusculaires se montrent dans toute leur évidence. L'étude de ces coupes permettra aussi de prendre une notion exacte de la forme et des dimensions relatives de tous les faisceaux.

b. *Fibres musculaires ou faisceaux primitifs.* — Ces faisceaux, de même que les précédents, sont loin d'offrir des dimensions égales. Le volume, pour eux aussi, varie en raison du nombre des parties constituantes. Leur diamètre le plus ordinaire chez l'homme est de $0^{mm},06$ à $0^{mm},08$. Les plus petits se réduisent à $0^{mm},03$, à $0^{mm},02$, quelquefois même à $0^{mm},01$. Les plus gros atteignent de $0^{mm},10$ à $0^{mm},12$. Ces différences se montrent, du reste, non-seulement d'un muscle à un autre muscle, mais d'un faisceau à l'autre. Les fibres musculaires diffèrent en outre de volume, suivant les individus, suivant le sexe, suivant l'âge, suivant l'état de santé ou de maladie et selon les espèces animales.

Leur forme varie également. Quelques-unes représentent aussi un prisme triangulaire, et d'autres plus nombreuses un prisme à quatre ou cinq pans, d'inégale largeur. Souvent un ou plusieurs des angles du prisme s'arrondissent, en sorte que les fibres sont alors irrégulièrement cylindriques. Pour constater toutes ces variétés de configuration, il faut pratiquer des coupes perpendiculaires, très-minces, sur des faisceaux secondaires ou ternaires préalablement desséchés, et soumettre ensuite ces coupes à l'examen microscopique.

Les faisceaux primitifs ont pour attributs caractéristiques : des stries transversales, très-rapprochées, de couleur sombre, alternant avec des lignes claires qui occupent leurs intervalles; et des stries longitudinales, souvent peu ou pas apparentes, mais qui deviennent très-manifestes lorsqu'on les soumet à l'action des réactifs (fig. 241, B).

Les stries longitudinales, plus déliées que les transversales, correspondent aux interstices des fibrilles élémentaires, interstices dont elles mesurent la largeur, en sorte qu'elles sont presque nulles dans l'état d'intégrité des faisceaux primitifs, très-apparentes au contraire dans l'état de dissociation des fibrilles. La cause à laquelle elles se rattachent est si évidente, que tous les observateurs, en France du moins, sont aujourd'hui d'accord sur ce point.

Mais il n'en est pas ainsi des stries transversales : ces dernières ont été attribuées à trois causes très-différentes.

Un grand nombre d'anatomistes, en Angleterre et en Allemagne, se refusent encore à admettre l'existence des fibrilles élémentaires. Ils pensent avec Bowman, que les faisceaux primitifs sont formés de disques superposés. Sous l'influence de certains réactifs, on peut, en effet, décomposer les fibres musculaires en autant de disques qu'il existe de stries sur leur trajet, et c'est toujours au niveau des stries sombres que se fait la séparation. Ces disques ne s'abandonnent pas d'abord entièrement; ils s'écartent sur un des points du contour de la fibre, et restent unis sur le point opposé par l'intermédiaire de l'un des noyaux de sarcolemme. Ordinairement quatre ou cinq d'entre eux et souvent un plus grand nombre sont comme enchaînés par le même noyau. Celui-ci finit par se briser dans leurs intervalles; ils se séparent alors, chacun deux en emportant une parcelle sur sa circonférence (fig. 241, C, D, E, F).

Vus par l'une ou l'autre de leurs faces, les disques présentent une multitude d'anneaux microscopiques qui correspondent aux points de segmentation des fibrilles élémentaires. Sur leur contour, on remarque une ligne circulaire formée par le sarcolemme, et au-dessous de cette ligne un, deux et quelquefois trois globules brillants, constitués par les débris des noyaux. Lorsque la préparation a été faite dans les meilleures conditions, le nombre des disques qui nagent dans le liquide est incalculable. Ceux qui reposent sur le porte-objet par une de leurs faces conservent la figure d'un plan circulaire. Ceux qui affectent une direction verticale ou oblique sont anguleux, flexueux, contournés en divers sens; ils prennent, en un mot, toutes les formes que leur imprime le liquide dans lequel ils flottent ou la pression à laquelle ils sont soumis.

Si les faisceaux primitifs se laissent décomposer en autant de fibrilles qu'ils présentent de stries longitudinales, ils sont donc décomposables aussi en autant de disques qu'ils offrent de stries sombres. En présence de ce fait, on ne saurait contester que l'opinion admise en Angleterre et en Allemagne est fondée, comme celle qui a prévalu en France, sur les données de l'observation. La dernière est celle qui me paraît interpréter ces données de la manière la plus vraie. Elle ne doit être acceptée cependant qu'avec réserve.

Les auteurs qui considèrent comme réelle l'existence des fibrilles ont fait remarquer qu'elles présentent des parties alternativement sombres et claires; et ils admettent que les stries transversales résultent de la juxtaposition de toutes les parties sombres, et les intervalles qui les séparent de l'addition de toutes les parties claires. Telle est l'opinion le plus généralement admise.

Mais M. Rouget, dans ses remarquables études sur les tissus contractiles, a très-bien démontré que les stries transversales des faisceaux primitifs sont dues à des ondulations de leur surface, se répétant dans toute leur épaisseur, et que les zones obscures et claires résultent du jeu des ombres et des lumières au niveau des reliefs et des dépressions (1). Cet auteur s'appuie sur les arguments qui suivent :

1° Si les stries obscures correspondaient, comme le pensent quelques auteurs, à des parties biréfringentes, et les stries claires à des parties monoréfringentes, elles devraient se succéder dans un ordre invariable or, il n'en est pas ainsi; un simple changement de foyer de l'objectif suffit, le plus souvent, pour transformer les stries obscures en stries claires, et réciproquement.

2° Entre les stries obscures des faisceaux, on observe d'autres stries plus fines, plus délicates, plus rapprochées, qui se rapportent aux fibrilles; chez les vertébrés, ces dernières ont une épaisseur deux ou trois fois

(1) Rouget, *Mém. sur les tissus contractiles et la contract.* (*Journal de physiologie*, publié par Brown-Séquard, 1863, t. VI, p. 687).

moindre que les précédentes; donc les stries des faisceaux ne résultent pas de la juxtaposition des stries fibrillaires.

3° Lorsqu'on soumet à l'examen microscopique des faisceaux primitifs pris sur un animal vivant ou récemment sacrifié, on voit se produire presque aussitôt des ondulations qui se manifestent sur leurs bords par une série de courbes à courts rayons, formant une sorte de dentelure. Quand les ondulations sont régulières, les courbes sont égales; si elles diffèrent de

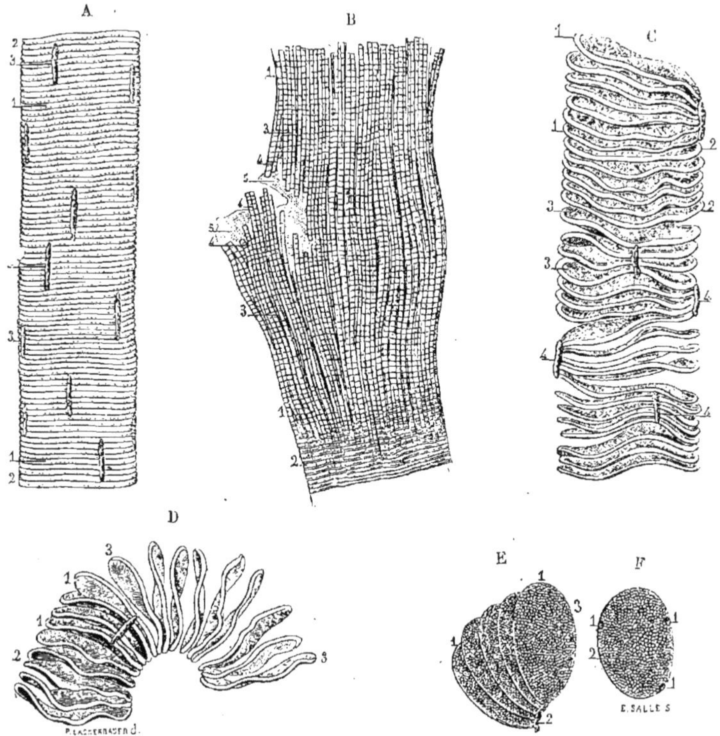

FIG. 241. — *Fibre musculaire striée.*

FIG. A. — *Stries transversales et noyaux d'un faisceau primitif* (grossissement de 250 diamètres). — 1, 1. Stries alternativement sombres et claires de ce faisceau — 2, 2. Sarcolemme offrant, sur les bords de celui-ci, l'aspect d'une ligne finement festonnée; les parties saillantes ou les festons correspondent aux stries claires, et les parties rentrantes ou les angles, aux stries sombres. — 3, 3, 3. Noyaux du sarcolemme.

FIG. B. — *Stries longitudinales et fibrilles d'un faisceau primitif dont le sarcolemme s'est déchiré sur un point, sous l'influence de la pression à laquelle il a été soumis* (grossissement de 250 diamètres). — 1, 1. Partie de ce faisceau sur laquelle on aperçoit des stries longitudinales entrecoupées par des stries transversales. — 2. Partie sur laquelle il n'existe que des stries transversales. — 3, 3. Stries longitudinales. — 4, 4, 4. Fibrilles élémentaires. — 5, 5. Lambeaux flottants du sarcolemme.

FIG. C. — *Disques qui semblent former par leur superposition les faisceaux primitifs* (grossissement de 250 diamètres). — 1, 1. Sept disques, libres et flottants d'un côté, réunis de l'autre par un noyau qui leur est commun. — 2, 2. Six disques réunis par un noyau qui se trouve situé sur la face opposée. — 3, 3. Quatre disques adhérents par un point de longueur, les courbes diffèrent aussi d'étendue. Or, ces courbes qui correspondent aux reliefs de la surface, correspondent aussi et toujours très-exactement aux stries claires; les angles rentrants, situés dans leurs intervalles, correspondent aux stries sombres.

4° Enfin, si l'on observe, à l'aide du stéréoscope, deux images d'un même faisceau primitif, prises sous des angles différents à des grossissements de 300 à 500 diamètres, les reliefs des ondulations deviennent si évidents, que les faisceaux primitifs prennent l'aspect de colonnes à cannelures transversales, ou de véritables vis, dont le filet est représenté par les parties claires, et le pas de vis par les stries obscures.

De tous ces faits, il faut conclure avec M. Rouget que les stries alternativement sombres et claires des faisceaux primitifs reconnaissent, en effet, pour cause les ondulations échelonnées sur leur longueur, et intéressant toute leur épaisseur. J'ajouterai que ces stries ne se voient pas seulement sur les fibres musculaires; on les rencontre également sur les fibres du tissu conjonctif dans certaines conditions données particulièrement sur celles qui ont été soumises à l'action de l'eau bouillante ; or, elles sont aussi le résultat ds leurs ondulations, tantôt très-espacées, tantôt très-rapprochées, et rappellent assez bien, dans ce dernier cas, l'aspect des faisceaux primitifs ; cependant elles sont plus pâies et moins régulières.

c. Le *sarcolemme*, ou *myolemme*, est mince, très-résistant, transparent, élastique, sans aucune trace de structure, parfaitement homogène. Il présente des noyaux plus ou moins espacés, de forme ellipsoïde, d'aspect granuleux, dont le grand axe se dirige longitudinalement. De sa face interne, on voit naître des cloisons, signalées par M. Rouget. C'est au point de fusion de ces cloisons avec la gaîne ou enveloppe des fibrilles que se trouvent situés les noyaux. D'une extrême minceur à leur point de départ, elles s'amincissent encore en se portant vers l'axe du faisceau primitif, puis disparaissent avant d'arriver jusqu'à cet axe.

Les cloisons interfibrillaires ne sont visibles que sur des coupes minces

leur circonférence au même noyau. — 4, 4, 4. Autres séries de disques, libres aussi par leurs deux faces et toute leur circonférence, à l'exception d'un point par lequel ils se trouvent en connexion avec le noyau correspondant.

FIG. D. — *Faisceau primitif incurvé sur son axe, dont tous les disques sont isolés comme dans la figure précédente.* — 1, 1. Disques désunis, mais encore adhérents au noyau qui leur est commun. — 2. Disques réunis par un noyau qui n'est pas visible sur cette face. — 3, 3. Disques entièrement libres, mais qui ont conservé leur situation relative.

FIG. E. — *Disques dont les surfaces sont planes et non sinueuses, comme celles des disques représentés dans les figures précédentes.* — 1, 1. Ces disques divergents à la manière des branches d'un éventail. — 2. Noyau qui les réunit. — 3. Surface de l'un d'eux, sur laquelle on remarque une multitude d'anneaux microscopiques qui correspondent chacun à la rupture d'une fibrille élémentaire.

FIG. F. — *Disque isolé et vu par l'une de ses faces.* — 1, 1, 1. Noyaux auxquels le disque adhérait par sa circonférence et dont il a emporté une partie en se détachant. — 2. Anneaux représentant chacun un vestige de fibrille élémentaire.

et perpendiculaires prises sur des faisceaux musculaires desséchés, et ensuite ramollies. En s'unissant entre elles dans leur trajet, elles divisent la cavité principale en cavités plus petites, contenant chacune un groupe de fibrilles : d'où il suit que les faisceaux primitifs, par leur mode de constitution, répéteraient en quelque sorte, sous des dimensions microscopiques, le muscle tout entier.

Comment se comporte le sarcolemme aux deux extrémités des fibres musculaires? Bowman pense qu'il se continue avec le pourtour des fibres tendineuses, et que celles-ci se soudent aux fibrilles élémentaires. Mais cette opinion est difficile à concilier avec les faits; car l'observation nous montre que les faisceaux primitifs se terminent par des extrémités coniques, et que la cavité circonscrite par leur enveloppe est close de toutes parts. C'est donc sur le sarcolemme lui-même, que s'attachent les fibrilles; c'est par son intermédiaire que celles-ci se continuent avec les fibrilles tendineuses. Au niveau de cette continuité, la fibre musculaire est reçue dans la partie correspondante du tendon, à la manière d'un cône plein dans un cône creux. Les faisceaux primitifs qui s'insèrent sur le pourtour des fibres tendineuses se soudent à ce pourtour par une coupe oblique, en sorte qu'ils se terminent aussi par une sorte de cône, mais aplati et moins régulier.

Bien que la soudure de l'élément contractile et de l'élément fibreux ait lieu par l'intermédiaire du sarcolemme, elle est si intime et si parfaite, elle est douée d'une telle résistance, qu'à la suite des plus violents efforts ce n'est pas sur le point d'union des deux éléments que porte la rupture, mais sur l'un ou sur l'autre, le plus habituellement sur l'élément tendineux.

Quelle est la nature du sarcolemme? Il a été rattaché par quelques anatomistes au tissu conjonctif, et par d'autres au tissu élastique. M. Rouget se range à la première opinion. J'incline à penser avec M. Ch. Robin que l'enveloppe des faisceaux primitifs est de nature élastique (1); et peut-être serait-il mieux encore de la considérer comme étant de nature spéciale. Cette membrane diffère, en effet, du tissu conjonctif par son élasticité; elle en diffère par sa grande résistance; elle en diffère surtout par la propriété qu'elle possède de rester inaltérable au milieu des plus graves désordres, propriété qui lui permet d'isoler en quelque sorte les fibrilles contractiles, et qui devient pour ces fibrilles un puissant moyen de protection. Soumettez aux réactifs un faisceau musculaire, bientôt le tissu cellulaire disparaîtra; artères, veines, nerfs, fibrilles elles-mêmes, disparaîtront à leur tour, mais le sarcolemme survivra quelque temps à cette ruine générale. Or, une membrane douée d'une telle puissance d'inaltérabilité peut-elle être assimilée au tissu conjonctif, celui de tous nos tissus qui s'altère, au contraire, et se détruit avec le plus de rapidité!

(1) Ch. Robin, *Dict. de Nysten*, 13e édit., art. MYOLEMME, p. 1009.

d. *Fibrilles élémentaires*. — Le nombre des fibrilles renfermées sous une même enveloppe, et faisant partie du même faisceau primitif, est très-considérable. Pour les plus petites fibres musculaires, il s'élève au moins à 50 ou 60; et pour les plus considérables, à plusieurs centaines. Leur diamètre, par conséquent, est des plus minimes; il ne dépasse pas 0mm,001. Sur des coupes perpendiculaires de faisceaux desséchés, et traitées par l'ammoniaque, on peut facilement les comparer entre elles, et l'on remarque qu'elles offrent toutes à peu près le même volume.

Les fibrilles, comme les faisceaux primitifs qu'elles constituent, présentent des stries transversales, alternativement sombres et claires, et d'égale épaisseur. Toutes les stries sombres occupent le même niveau; elles se juxtaposent; il en est de même des stries claires. De là l'opinion si généralement admise que les faisceaux ne possèdent pas de stries qui leur soient propres, qu'ils traduisent seulement au dehors celles des fibrilles. C'est ce qui a lieu, en effet, lorsqu'ils sont allongés, et n'offrent sur leur trajet aucune ondulation: le sarcolemme étant transparent, les stries qu'on aperçoit sont réellement celles des fibrilles; aussi remarque-t-on qu'elles sont fines, pâles, d'égale épaisseur, et très-rapprochées. Mais dès qu'ils prennent une disposition onduleuse, les stries transversales ont pour siége le faisceau lui-même; c'est pourquoi elles se montrent alors beaucoup plus larges, plus espacées et plus accusées. Les stries des faisceaux et les stries des fibrilles sont donc tout à fait indépendantes.

Nous avons vu que les stries propres aux faisceaux résultent de leurs ondulations. Celles des fibrilles semblent dues à la même cause. Pour la plupart des auteurs cependant, elles ne seraient pas le résultat de simples flexuosités.

B. *Tissus conjonctif et adipeux des muscles.*

Le tissu conjonctif entoure tous les muscles. Il leur forme une gaîne générale, appelée *périmysium externe*, assez dense sur quelques-uns pour mériter le nom d'aponévrose. De la périphérie, il pénètre dans leur épaisseur, s'insinuant d'abord entre les faisceaux principaux, puis entre les faisceaux et fascicules dont ils se composent, et s'étend, sous la forme de cloisons, jusque sur les faisceaux secondaires. Ces cloisons celluleuses contournent les faisceaux des divers ordres pour s'unir entre elles; elles se comportent, à l'égard de chacun d'eux, comme la gaîne générale à l'égard de la totalité du muscle. Aux faisceaux à volume décroissant correspondent, en un mot, autant de gaînes à capacité décroissante aussi, à l'ensemble desquelles on a donné le nom de *périmysium interne*. Cette disposition a pour effet d'établir entre tous les faisceaux d'un même muscle une solidarité qui se concilie très-bien avec leur indépendance, et qui leur permet d'agir, tantôt simultanément, tantôt isolément.

L'épaisseur des cloisons diminue, du reste, à mesure qu'elles s'éloignent de leur point de départ. Des faisceaux secondaires, elles se prolongeraient, suivant quelques auteurs, entre les faisceaux primitifs, pour former leur enveloppe propre ou le sarcolemme. J'ai énoncé précédemment les raisons qui me paraissent réfuter cette opinion. J'ajouterai que, lorsqu'on examine au microscope une coupe perpendiculaire des faisceaux primitifs, on distingue, de la manière la plus nette, toutes les cloisons cellulaires ; on les voit partout se continuer entre elles au niveau des intervalles compris entre les divers faisceaux, et former une sorte de charpente qui les embrasse dans ses mailles, Or, autour des faisceaux primitifs on n'observe rien de semblable ; toutes les enveloppes qui contribuent à les former restent indépendantes. Si quelques fibrilles s'insinuent entre les faisceaux primitifs, elles se perdent sur les parois des capillaires, et ne prennent aucune part à la formation des sarcolemmes.

Le tissu conjonctif des muscles se trouve mêlé, sur tous les points où on le rencontre, avec un certain nombre de fibres élastiques de volume inégal, mais en général très-déliées. — Constamment aussi il renferme dans ses mailles des vésicules adipeuses, dont les proportions varient suivant l'âge, le sexe, la constitution, et aussi selon l'état de santé ou de maladie.

C. *Vaisseaux des muscles.*

1° **Artères.** — Elles sont peu volumineuses, mais toujours multiples pour chaque muscle. Ainsi le couturier, dans le long trajet qu'il parcourt, reçoit des rameaux artériels très-grêles et très-nombreux, échelonnés d'une manière assez régulière sur toute son étendue. Cette disposition n'est pas moins remarquable pour les muscles qui remplissent les gouttières vertébrales, pour les muscles de l'avant-bras et de la jambe, pour les muscles larges du tronc, etc.

Les artères plongent dans les muscles, tantôt obliquement et tantôt perpendiculairement. Le premier mode d'incidence est celui qu'on observe sur la plupart des muscles larges et des muscles longs du bras et de la cuisse ; le second se voit principalement sur les muscles de l'avant-bras et de la jambe. En pénétrant dans ces organes, les branches artérielles se divisent en rameaux et ramuscules de plus en plus grêles, qui serpentent dans les intervalles compris entre les faisceaux de divers ordres, en s'anastomosant par de nombreuses divisions transversales. Tous ces rameaux et ramuscules sont situés dans l'épaisseur des cloisons celluleuses. Les plus déliés se répandent sur la périphérie des faisceaux secondaires, qu'ils entourent aussi de leurs anastomoses. De ces dernières divisions naissent des capillaires, extrêmement nombreux, dont la ténuité est si grande, qu'ils surpassent à peine le diamètre des globules sanguins ; ils forment un réseau qui s'insinue entre les faisceaux primitifs pour s'appliquer à leur surface, mais qui ne pénètre pas dans leur épaisseur. Entre ce réseau périphérique des faisceaux primitifs et les fibrilles élémentaires, il s'opère, à travers le sarcolemme, un échange de sucs plasmatiques qui suffit au développement et à la nutrition de ces dernières.

Aux deux extrémités des muscles, les artères qui se ramifient dans le tissu contractile se continuent avec celles des tendons.

2° **Veines.** — A chaque artère musculaire correspondent le plus habituellement deux veines ; c'est ce qui a lieu pour les muscles du tronc et des membres, et même pour la plupart des muscles du cou. Pour les muscles de la tête, il n'en est plus ainsi ; le sang apporté par une artère est ramené par une seule veine. Très-souvent alors les deux vaisseaux ne sont ni contigus, ni parallèles ; ils restent en partie indépendants dans leur trajet, ainsi que l'attestent l'artère et la veine faciales, l'artère et la veine ophthalmiques, ou sont même complétement indépendants, comme les artères et les veines des lèvres.

Les veines musculaires sont remarquables par leurs valvules. Ces valvules ne se montrent pas seulement sur le trajet des branches intermusculaires, mais aussi sur tous les rameaux et ramuscules qui cheminent entre les faisceaux des divers ordres. C'est même sur les veines intramusculaires qu'on les rencontre ordinairement en plus grand nombre. Les petits ramuscules veineux en sont pour ainsi dire criblés ; souvent les valvules font défaut sur les branches, quelquefois aussi sur les rameaux ; mais les ramuscules n'en sont jamais privés. Ainsi, par exemple, la veine faciale, la veine ophthalmique, ne possèdent pas de valvules ; mais toutes les veinules qui émanent des petits muscles de l'œil et de la face en sont richement pourvues. C'est pourquoi on réussit assez facilement à injecter les veines musculaires jusqu'à la phériphérie des muscles, et jamais au delà lorsque l'injection est faite contrairement au cours du sang.

3° **Vaisseaux lymphatiques.** — Sur le trajet des principaux vaisseaux des membres, des parois thoraciques et abdominales, on observe des troncs lymphatiques. Quel est le point de départ de ces troncs ? Si l'on considère qu'ils ne proviennent ni des artères, ni des veines, ni des nerfs, puisque ces organes en sont dépourvus, ni du tissu conjonctif, ni du tissu osseux qui en sont privés aussi, on sera conduit, par voie d'élimination, à admettre qu'ils tirent leur origine du système musculaire.

Cette conclusion est confirmée par tous les faits de détails recueillis jusqu'à ce jour. Ainsi on a pu suivre des vaisseaux lymphatiques sur le trajet de l'artère ischiatique et sur le trajet de l'artère obturatrice, qui ne pouvaient évidemment venir que des muscles auxquels elles se distribuent. J'ai injecté ces vaisseaux sur la face interne du grand fessier, sur la périphérie du grand adducteur de la cuisse, sur la face profonde du grand pectoral, à leur sortie de ces muscles. Si on ne les a pas encore aperçus sur les muscles de plus petites dimensions, ce résultat négatif ne saurait être imputé à leur absence, mais bien plutôt à leur ténuité, et à la difficulté extrême que présente leur injection.

Ces vaisseaux sont, du reste, faciles à injecter sur le cœur; plus faciles encore à injecter sur le diaphragme, où l'on peut les suivre, ainsi que je l'ai démontré, jusque dans les interstices des principaux faisceaux qu'ils enlacent de leurs anastomoses.

L'existence des vaisseaux lymphatiques dans les muscles est donc un fait hors de toute contestation. Mais leur mode d'origine dans ces organes reste couvert des plus épais nuages. Ils naissent très-probablement des faisceaux primitifs. Sur les muscles des membres et du tronc, sur la surface du cœur, ils suivent le trajet des vaisseaux sanguins. Sur le diaphragme, ils restent indépendants de ces vaisseaux.

D. *Nerfs des muscles.*

Les nerfs qui vont se ramifier dans les muscles et qui président à leur contraction ne sont pas répartis d'une manière égale. Il existe entre eux à cet égard de très-grandes différences. On pourrait peut-être dire d'une manière générale que le nombre des filets nerveux est en raison inverse des masses musculaires qu'ils animent : voyez l'énorme volume du grand fessier et la ténuité des nerfs qu'il reçoit; comparez les grandes dimensions du troisième adducteur et du triceps de la cuisse aux filets qui les pénètrent. A l'aspect d'un tel contraste, on reste surpris que des divisions si grêles puissent suffire pour distribuer l'influx nerveux à une si prodigieuse quantité de fibres musculaires. Les muscles de moyennes dimensions reçoivent des nerfs relativement plus gros. Les plus petits sont mieux partagés encore; ceux des éminences thénar et hypothénar, ceux de la face, de la langue, etc., sont particulièrement privilégiés sous ce rapport. Ils le sont moins cependant que les muscles de l'œil, remarquables entre tous par la richesse des plexus nerveux qu'on observe dans leur épaisseur. Le volume des nerfs n'est donc nullement proportionnel à la masse ou à la puissance des muscles, mais semble plutôt subordonné à la fréquence, à la rapidité, à l'agilité des mouvements qu'ils impriment.

Le nombre des nerfs qu'on voit pénétrer dans les muscles est aussi très-variable. En général, les muscles courts ne possèdent qu'un seul filet nerveux; mais les muscles larges et les muscles longs en reçoivent plusieurs. Le plus long de tous, le muscle couturier, en présente six ou huit échelonnés sur son bord interne. Lorsqu'un muscle long se compose d'une série de faisceaux courts, comme les muscles spinaux, il existe un nerf pour chaque faisceau; de là cette longue suite de filets nerveux qui séparent le sacro-lombaire du long dorsal et celui-ci du transversaire épineux. Sur les muscles longs composés de deux ou trois faisceaux, tels que le biceps huméral, le triceps fémoral, etc., on compte au moins un rameau nerveux pour chacun de ceux-ci, et souvent davantage. — Tantôt ces nerfs émanent de la même branche à des hauteurs inégales. Tantôt ils naissent de branches différentes, comme ceux du couturier, et même de sources très-éloignées : c'est ainsi que le grand adducteur de la cuisse, animé surtout par le nerf obturateur, reçoit en outre quelques ramifications du nerf grand sciatique ; il se trouve placé à la fois sous la dépendance du plexus lombaire et sous la dépendance du plexus sacré.

Les nerfs pénètrent dans les muscles par celle de leurs faces qui est la plus rapprochée de l'axe du tronc et des membres, ou du centre de l'extrémité céphalique. Quant à leur point d'immersion, les auteurs ne sont pas d'accord. Selon M. Chassaignac, c'est par leur quart supérieur que les filets nerveux pénètrent dans le plus grand nombre des muscles (1). Suivant M. Lantenois, ils entrent dans ces organes au niveau de leur tiers supérieur (2). Malgaigne (3) admet que le point d'immersion répond le plus habituellement à leur tiers moyen. Il résulte de mes observations que les rameaux nerveux pénètrent dans l'immense majorité des muscles par la moitié supérieure de leur partie charnue, mais à une hauteur du reste très-variable. Cette loi ne comporte qu'un petit nombre d'exceptions.

La direction des nerfs est telle, qu'au moment de leur immersion ils forment avec l'axe des muscles un angle aigu dont l'ouverture regarde en haut. Je dois ajouter toutefois que, lorsque les rameaux nerveux pénètrent dans ces organes, par leurs bords, comme ceux qui se rendent au muscle droit de l'abdomen, et plusieurs de ceux qui sont destinés au couturier, leur incidence se rapproche beaucoup de la perpendiculaire.

Quelques nerfs musculaires accompagnent les vaisseaux sanguins ; ainsi se comportent le nerf circonflexe ou axillaire, le nerf sus-scapulaire, le nerf massétérin, les nerfs du crotaphite, ceux du grand pectoral, etc. Mais souvent aussi ils suivent un trajet indépendant.

Dans l'épaisseur des muscles, les troncs nerveux se partagent en branches, rameaux et ramuscules qui suivent, comme les artères et les veines, les cloisons celluleuses, et qui croisent en général les faisceaux contractiles en échangeant de nombreuses anastomoses. De ces divisions se détachent des ramifications composées de deux ou trois tubes ou de tubes isolés. Après un court trajet, certains tubes se bifurquent, et chacune de leurs divisions peut se diviser et se subdiviser encore.

Bien que les divisions aient un diamètre moins considérable que celui du tube générateur, elles offrent aussi un double contour et se composent des mêmes éléments ; chacune d'elles est manifestement formée d'une gaîne munie de noyaux, d'une couche médullaire, et d'un cylinder axis.

(1) Chassaignac, *Nerfs des muscles. Bullet. de la Soc. anat.*, 1832, p. 105.
(2) Lantenois, thèse, Paris, 1826.
(3) Malgaigne, *Anatomie chirurgicale*, 2e édit., t. I, p. 122.

Les tubes nerveux pénètrent dans les faisceaux primitifs, tantôt à angle droit, tantôt dans une direction presque parallèle à la leur, tantôt dans une direction oblique, sous une incidence très-variable en un mot. La gaîne du tube s'évase et se continue avec le sarcolemme au niveau du point d'immersion. La couche médullaire cesse brusquement et complétement à ce niveau. Le cylinder axis se termine par un épanouissement qui s'étale entre la face interne du myolemme et les fibrilles élémentaires : c'est à cette partie renflée du cylinder axis que M. Rouget a donné le nom de *plaque terminale.* Elle se présente sous l'aspect d'une substance granuleuse, de $0^{mm},004$ à $0^{mm},006$ d'épaisseur, de figure ovalaire, essentiellement caractérisée par la présence de noyaux ovoïdes, au nombre de 6 à 12. Bien que les plaques terminales soient en contact immédiat avec les fibrilles contractiles, comme elles n'occupent qu'un point très-limité de la périphérie des faisceaux primitifs, on voit que l'influx nerveux n'est transmis directement qu'à un très-petit nombre de ces fibrilles, et qu'il se propage ensuite de celles-ci à toutes les autres.

Pour observer le mode de distribution des nerfs dans les muscles, et surtout leur mode de terminaison, il importe de choisir des muscles minces à fibres courtes. Il importe en outre que ces muscles soient pris sur un animal vivant ou récemment mort. On rend cette étude plus facile en les immergeant pendant vingt-quatre heures dans une solution d'acide chlorhydrique (1 partie d'acide pour 1000 parties d'eau distillée).

Historique de la découverte du mode de terminaison des nerfs dans les muscles. — Ce mode de terminaison a été le sujet d'un très-grand nombre de travaux, qui ont d'abord donné naissance à deux opinions très-différentes. L'une, formulée par MM. Prévost et Dumas, admet que les fibres nerveuses, parvenues à leurs dernières divisions, se réfléchissent autour des fibres musculaires pour décrire un coude et retourner ensuite à leur point de départ. L'autre affirme que les fibres nerveuses, arrivées à leur destination, s'épuisent dans le tissu contractile : cette seconde opinion était la mieux fondée. Les anses signalées par MM. Prévost et Dumas n'étaient que des anastomoses; tous les observateurs s'accordent aujourd'hui pour reconnaître que les nerfs se terminent par des extrémités libres. Mais où et comment se terminent-ils?

Reichert pensait que les tubes nerveux se terminent à la surface des faisceaux primitifs par une extrémité libre et effilée.

Margo, en 1861, avance qu'ils pénètrent dans ces faisceaux en se divisant et subdivisant pour se continuer avec leurs noyaux.

Kühne, en 1862, déclare aussi que les tubes nerveux entrent dans les faisceaux primitifs sous la forme d'une fibre pâle, laquelle se divise en deux ou trois tubes plus déliés. Il ajoute que ces divisions portent sur les côtés ou à leur extrémité terminale des organes particuliers, analogues aux corpuscules de Paccini. Les conclusions de son travail furent presque aussitôt combattues par Schiff, Kölliker et Krause, qui se rangèrent à l'avis de Reichert.

En 1862, il y avait donc deux opinions, l'une et l'autre assez vaguement formulées, sur le point où se terminent les tubes nerveux. La plupart des auteurs arrêtaient ces tubes à la surface du sarcolemme, Quelques-uns les faisaient pénétrer dans sa cavité. Quant au mode de terminaison, autant d'observateurs, autant d'opinions.

Tel était l'état de la science, lorsque parurent, au mois de septembre de la même année, les recherches de M. Rouget. Elles étaient nettes, précises, concluantes. Engelmann et Valdeyer, dès l'année suivante, confirmèrent l'existence des plaques terminales. Kühne lui-même abandonnait son opinion pour accepter celle du professeur de Montpellier, qui rallie

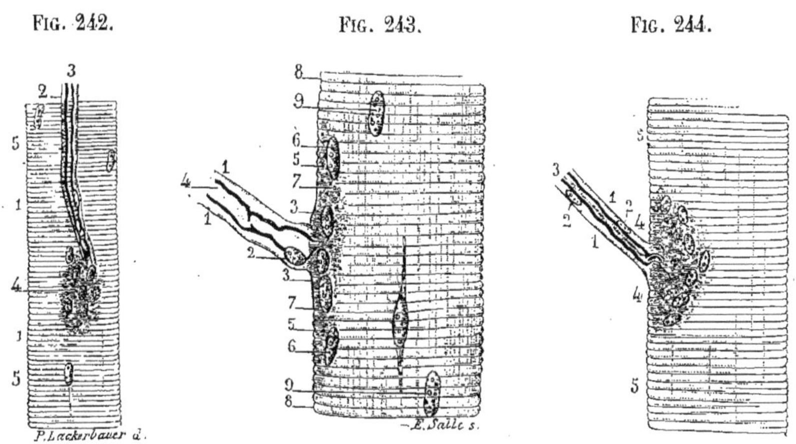

Mode de terminaison des tubes nerveux dans la fibre musculaire striée.

FIG. 242. — *Fibre du muscle sterno-hyoïdien de l'homme et son tube nerveux* — 1, 1. Fibre musculaire. — 2. Tube nerveux. — 3. Substance médullaire de ce tube qu'on voit se prolonger jusqu'à la plaque terminale, où elle disparaît. — 4. Plaque terminale située entre le sarcolemme et les fibrilles élémentaires. — 5, 5. Sarcolemme.

FIG. 243. — *Fibre du muscle intercostal du lézard, dans laquelle vient se terminer un tube nerveux.* — 1, 1. Gaîne du tube nerveux. — 2. Noyau de cette gaîne. — 3, 3. Sarcolemme se continuant avec la gaîne. — 4. Substance médullaire du tube nerveux cessant brusquement au niveau de la plaque terminale. — 5, 5. Plaque terminale. — 6, 6. Noyaux de cette plaque. — 7, 7. Substance granuleuse qui en forme l'élément principal. — 8, 8. Ondulations du sarcolemme reproduisant celles des fibrilles. — 9, 9. Noyaux de cette enveloppe.

FIG. 244. — *Fibre d'un muscle de l'avant-bras du poulet, dans laquelle on voit pénétrer un tube nerveux.* — 1, 1. Gaîne. — 2, 2. Noyaux de cette gaîne. — 3. Substance médullaire disparaissant an niveau de la plaque terminale. — 4, 4. Plaque terminale. — 5, 5, Sarcolemme dont les ondulations reproduisent celles des fibrilles élémentaires; les parties saillantes correspondent aux stries claires et les parties rentrantes ou anguleuses aux stries sombres.

Ces trois figures sont tirées du mémoire que M. Rouget a publié en 1862 dans le tome V du *Journal de physiologie* de M. Brown-Séquard.

aujourd'hui presque tous les suffrages. Cette opinion est celle qui a été précédemment exposée. J'ai pu, sur presque tous les points, contrôler et vérifier les observations qui lui servent de base.

II. — Structure des tendons.

Les tendons et les aponévroses d'insertion ont pour éléments essentiels des faisceaux de nature fibreuse, à la fois denses et flexibles, extrêmement resistants, auxquels ils sont redevables de leurs attributs les plus caractéristiques. Ils comprennent en outre, dans leur composition, du tissu conjonctif, des artères, des veines et des nerfs.

A. *Faisceaux des tendons.*

La disposition des faisceaux tendineux répète celle des faisceaux musculaires, ou du moins elle offre avec celle-ci la plus grande analogie. Pour rappeler cette analogie de constitution, je donnerai aux plus déliés d'entre eux le nom de *faisceaux primitifs*. De la réunion de ces faisceaux primitifs naissent les faisceaux secondaires, et du groupement de ceux-ci les faisceaux ternaires. Un grand nombre de tendons ne présentent que ces trois ordres de faisceaux. Ce n'est que dans les plus considérables, comme le tendon d'Achille, le tendon du triceps crural, et quelques autres, qu'on rencontre des faisceaux quaternaires. La segmentation est donc portée moins loin dans les tendons que dans les muscles.

Les faisceaux ternaires et secondaires revêtent aussi la forme de prismes à trois, quatre ou cinq facettes. Mais les angles qui séparent ces facettes sont presque toujours plus ou moins émoussés, en sorte que les prismes ont une commune tendance à s'arrondir. Beaucoup de faisceaux sont en effet irrégulièrement cylindriques. Ils s'appliquent les uns aux autres par leurs facettes, et ne se trouvent alors séparés que par un faible intervalle. Lorsque plusieurs faisceaux se correspondent par un de leurs angles, ceux-ci étant peu accusés, on observe au niveau de leur point de rencontre un espace d'autant plus grand, que le nombre des prismes, contribuant à le limiter, est plus considérable. Il n'est pas rare d'observer sur une coupe transversale des espaces circonscrits par quatre, cinq et même six faisceaux, et offrant la figure d'un polygone irrégulier, comprimé ordinairement dans un sens et allongé dans le sens opposé. C'est dans ces espaces interfasciculaires, de dimensions et de formes si différentes, et tous continus entre eux, que cheminent les vaisseaux et les nerfs.

Les *faisceaux primitifs* des tendons, moins nombreux, mais beaucoup plus volumineux que ceux des muscles, présentent une forme à peu près cylindrique. Les intervalles qui les séparent, bien que très-minimes, se voient avec netteté cependant sur les coupes transversales.

Ces faisceaux se composent de fibres de tissu conjonctif, parallèles et immédiatement appliquées les unes aux autres. — On remarque dans leur épaisseur des cellules étoilées, nombreuses et irrégulières, reliées entre elles par des prolongements de la plus extrême ténuité. Parmi ces cellules étoilées ou *cellules plasmatiques*, celles qui se trouvent les plus rapprochées de la périphérie des faisceaux s'étendent par leurs prolongements jusque dans les espaces interfasciculaires.—Des fibres fusiformes contribuent aussi à former les faisceaux primitifs des tendons. On n'observe du reste dans leur épaisseur ni vaisseaux, ni filaments nerveux, ni cellules adipeuses.

B. *Tissu conjonctif des tendons.*

Le tissu conjonctif se comporte à l'égard des tendons comme à l'égard des muscles. Il s'étale d'abord sur toute leur périphérie pour leur former une gaîne générale. De la face interne de cette enveloppe cellulo-fibreuse partent des cloisons qui pénètrent dans les interstices des faisceaux, et qui constituent pour ceux-ci autant de gaînes à calibre décroissant.

La gaîne générale, mince et transparente, présente une notable résistance. Lorsqu'on soumet à l'action de l'eau bouillante un tronçon de 1 ou 2 centimètres de longueur, elle se rétracte plus que les faisceaux. Ceux-ci, découverts et libres à leurs extrémités, se renflent considérablement, et sont comme étranglés vers leur partie moyenne par la gaîne qui prend alors l'aspect d'un large lien circulaire. Cette enveloppe cellulo-fibreuse des tendons se compose de petits faisceaux de fibrilles se croisant en tous sens, mais dont la plupart affectent une direction transversale. C'est dans son épaisseur que rampent d'abord les vaisseaux et les nerfs, en échangeant de nombreuses anastomoses, afin de répartir d'une manière moins inégale les sucs nutritifs et l'influence nerveuse. Elle est donc remarquable par sa richesse vasculaire, par sa vitalité, par la part importante qu'elle prend à la nutrition des tendons et à la restauration de ces organes, lorsqu'ils ont été blessés ou divisés. On peut la comparer au périoste; elle en possède la structure et les attributions; elle joue aussi le même rôle à la suite de la rupture ou section des tendons.

Les gaînes qui entourent les faisceaux se comportent envers ceux-ci comme la gaîne générale envers la masse totale du tendon. Elles deviennent seulement de plus en plus minces et simplement celluleuses. Les plus déliées sont donc celles qui entourent les faisceaux primitifs. Cet amincissement cependant ne se produit pas d'une manière régulière; au niveau des grands espaces interfasciculaires, toutes les gaînes se confondant, la trame celluleuse reprend plus d'épaisseur et d'importance.

Au tissu conjonctif des tendons se trouvent mêlées quelques fibres élastiques très-déliées. Dans les cloisons celluleuses, on remarque en outre sur certains points, des cellules de cartilage qui sont constantes dans certains tendons, et qui répondent le plus habituellement à leur insertion. — A tous ces éléments s'ajoutent encore des cellules adipeuses, dont l'existence peut être constatée, même chez les individus les plus émaciés.

C. *Vaisseaux des tendons.*

Dans un travail présenté en 1866 à l'Académie des sciences (1), j'ai démontré que les tendons, considérés jusqu'alors comme très-peu vasculaires, recevaient au contraire un grand nombre d'artères et de veines.

Ces vaisseaux émanent de ceux du voisinage. Quelques-uns, très-déliés, s'épuisent dans la gaîne et les faisceaux superficiels. Les autres, plus développés, sont munis de leur tunique musculaire. Tous s'anastomosent dans l'épaisseur de l'enveloppe commune : par leurs communications multipliées ils forment un très-beau réseau à mailles irrégulières.

De l'enveloppe commune les artères et les veines pénètrent dans l'intervalle des faisceaux tendineux, en se divisant, se subdivisant, s'anastomosant sur toute l'étendue de leur trajet. Elles donnent ainsi naissance à de longues séries d'arcades vasculaires, disposées sur un simple, double ou triple rang, qui offrent les plus élégantes dispositions et des variétés presque infinies. Ces arcades, groupées autour des principaux vaisseaux, comme autour d'un axe, répondent par leur convexité aux faisceaux tendineux ; c'est surtout dans les grands espaces interfasciculaires qu'elles se multiplient et qu'elles étalent tout le luxe de leurs variétés.

Parvenus sur la périphérie des faisceaux secondaires, les vaisseaux se réduisent à des ramifications de la plus extrême ténuité, qu'on voit s'insinuer entre les faisceaux primitifs. Chacun de ceux-ci est donc entouré aussi d'un réseau, mais d'un simple réseau de capillaires. Aucune ramification artérielle ne pénètre dans leur épaisseur. Ils puisent leurs sucs nutritifs dans les capillaires environnants, et se comportent à cet égard par conséquent comme les faisceaux primitifs des muscles.

Les vaisseaux, sur toute l'étendue de leur trajet, se trouvent situés dans l'épaisseur des cloisons celluleuses qui séparent les faisceaux des divers ordres. Autour de leurs principales branches se déposent les cellules adipeuses, souvent assez multipliées pour les voiler en partie.

D. *Nerfs des tendons.*

Ces nerfs, dont j'ai donné aussi la description dans mon mémoire sur la structure des parties fibreuses, sont remarquables par leur nombre et leur volume. Sous ce double rapport cependant, on ne saurait les comparer à ceux des ligaments. Ils suivent les principaux vaisseaux auxquels ils se trouvent toujours accolés et parallèles à leur entrée dans la gaîne des ten-

(1) *Comptes rendus de l'Académie des Sciences*, 1866, t. LXII, p. 1116.

dons et dans leurs premiers espaces interfasciculaires. Dans leur trajet ultérieur, ils les accompagnent aussi, mais s'en écartent fréquemment ou les croisent sous des angles divers.

De même que les artères et les veines, les rameaux nerveux s'anastomosent sur toute l'étendue de leur distribution. Ils forment ainsi, dans l'épaisseur de la gaîne commune et dans chacune des gaînes qui s'en détachent, autant de plexus dont les mailles s'entrelacent avec celles des réseaux sanguins. Au niveau des arcades terminales des vaisseaux, les dernières ramifications nerveuses affectent une disposition très-simple : un filament unique, formé de trois, quatre ou cinq tubes seulement, passe perpendiculairement sur les piliers des arcades, puis les tubes se séparent et disparaissent. Ces tubes pénètrent-ils dans les faisceaux primitifs? se perdent-ils sur les parois des vaisseaux, ou simplement dans le tissu conjonctif? se terminent-ils par des extrémités libres? toutes ces questions restent à résoudre.

Les tubes nerveux des tendons offrent un double contour; tous sont pourvus d'une enveloppe, d'une couche médullaire et d'un cylinder axis. Dans les troncs ils conservent leur diamètre ordinaire. Mais à mesure que leur nombre diminue, leur volume se réduit aussi. Sur les divisions terminales il est d'une extrême ténuité, d'où les difficultés qu'on rencontre lorsqu'on cherche à déterminer leur mode de terminaison.

Pour observer dans toute leur étendue la distribution des vaisseaux sanguins et des nerfs, il suffit, après les avoir soumis à l'action des réactifs appropriés, d'en détacher une coupe transversale qu'on examine à un grossissement de 200 diamètres. On voit très-bien alors le contour des faisceaux tendineux, les cloisons qui les séparent, et toutes les divisions vasculaires et nerveuses qui cheminent dans ces cloisons.

Quelles sont les attributions de ces nerfs? Dans les ligaments, ils président à la sensibilité toute spéciale qu'ils présentent. Mais les tendons ne sont pas sensibles, ou le sont à peine. Favoriser la nutrition, telle paraît être leur principale destination.

§ 8. — Composition chimique des muscles striés.

Les muscles striés ont été soumis à l'analyse par un grand nombre d'auteurs. Mais ces analyses ayant porté à la fois sur le tissu musculaire et les divers éléments auxquels il se trouve mêlé ont donné des résultats complexes qui doivent être considérés comme simplement approximatifs.

Le tissu musculaire, comme la plupart des autres tissus de l'organisme, est remarquable par la grande quantité d'eau qu'il contient. Elle varierait, suivant Bibra, de 72 à 74 parties sur 100, et s'élèverait à 77 selon Berzelius et Braconnot.

Le principe constituant des fibrilles contractiles est représenté par la *fibrine musculaire* ou *syntonine* de Lehmann, *musculine* de MM. Ch. Robin et Verdeil. Cette substance a été longtemps confondue avec la fibrine du sang. M. Liebig, le premier, a démontré qu'elle en diffère très-notablement, bien que les deux espèces de fibrines présentent la même composition élémentaire. — Immergée dans une solution extrêmement étendue d'acide chlorhydrique (1 partie d'acide pour 1000 parties d'eau distillée), la musculine se dissout assez rapidement; la fibrine coagulée se gonfle, prend un aspect gélatineux, mais ne se dissout pas d'une manière sensible. — Les cendres de la musculine ne renferment point de fer, tandis que celles de la fibrine du sang en présentent constamment. — En outre, les expériences de Magendie ont établi que la première est beaucoup plus nutritive que la seconde.

Dans l'eau qui prend une part si importante à la composition du tissu musculaire, on trouve, à l'état de dissolution : une certaine quantité d'albumine; un peu de gélatine; de l'inosite, matière sucrée isomère de la glycose; plusieurs substances azotées, telles que la créatine, la créatinine, la sarkine, la sarkosine, l'acide inosique, et des substances formées en proportions variables de stéarine, de margarine, d'oléine, et surtout d'acide oléo-phosphorique.

L'analyse suivante, due à Berzelius, détermine les proportions des divers principes qui entrent dans la composition du tissu musculaire :

Eau	77,17
Fibrine	15,80
Gélatine	1,90
Albumine	2,20
Substances solubles dans l'eau	1,05
Substances solubles dans l'alcool	1,80
Sels insolubles	0,08
	100,00

Les sels solubles sont représentés principalement par les phosphates acides de potasse, et les sels insolubles par le phosphate de chaux.

Réunies, les substances organiques du tissu musculaire en représentent les 0,20, tandis que les substances inorganiques, d'après l'analyse qui précède, n'en forment que les 0,03.

La proportion des cendres obtenues par l'incinération de la chair musculaire peut varier de 2 à 8 pour 100. Ces cendres se composent surtout de phosphates alcalins et calcaires; on y trouve aussi un peu de chlorure de sodium, de sulfate et de carbonate de soude (1).

Exposés à l'action d'un air sec et chaud, les muscles se dessèchent rapidement lorsqu'on a pris soin de les séparer et de les tendre de manière à laisser cet air circuler librement dans leurs intervalles. Ils offrent alors

(1) Pelouze et Fremy, *Traité de chimie générale*, 1857, 2e édit., t. II, p. 254.

une teinte brune, deviennent compactes et fragiles, s'amincissent considérablement, mais conservent cependant leurs principaux attributs. Si l'on en détache de minces tranches longitudinales, en humectant celles-ci avec une solution d'acide chlorhydrique ou d'ammoniaque, on distingue sans peine les faisceaux primitifs, leurs stries transversales, et même les fibrilles qui les composent. Une simple goutte de liquide déposée sur la coupe faite perpendiculairement à leur direction permet d'enlever des tranches transversales d'une extrême minceur, sur lesquelles on peut étudier les dimensions, la forme, l'arrangement des faisceaux des divers ordres. En plongeant les muscles desséchés dans l'eau à la température ordinaire, ils reprennent en partie, le plus habituellement, leur volume primitif, leur consistance normale et la plupart de leurs propriétés.

Exposé à un air humide, ou réuni en masses trop considérables pour pouvoir se dessécher, le tissu musculaire tombe rapidement en putréfaction. Il prend d'abord une couleur livide ou verdâtre, exhale une odeur fétide, se ramollit, puis se convertit en une sorte de putrilage que l'évaporation ramène ensuite à un résidu noirâtre, dur et cassant.

Soumis à l'action de l'eau, les muscles se comportent différemment, suivant la température qu'elle présente.

L'eau froide les décolore avec d'autant plus de rapidité qu'elle est plus souvent renouvelée, et qu'ils sont plus minces. Lorsqu'ils sont immergés en masse, même peu volumineuse, ils pâlissent seulement à leur périphérie, et restent rouges à l'intérieur. Si l'on exprime par des pressions répétées le liquide dont ils sont imbibés, ou bien encore si l'on fait passer un courant d'eau dans les artères et les veines, on les dépouille en quelques instants de leur coloration. L'eau à l'aide de laquelle ils ont été ainsi lavés est rougeâtre ; en entraînant le sang qu'ils contenaient, elle les a privés aussi de leur principe colorant. La rougeur n'est donc pas une propriété inhérente à leur nature. Ainsi se trouvent expliquées les différences de couleur si tranchées que nous offre le système musculaire aux divers âges, celles qui sont relatives au sexe, aux individus, à l'état de santé ou de maladie, et celles bien plus prononcées encore qu'on observe dans la série animale. Si les muscles exposés au contact de l'air prennent une rougeur d'un ton plus vif, c'est par suite de l'oxygénation des globules du sang. Ce phénomène se passe par conséquent en dehors des fibrilles contractiles, à la surface des faisceaux primitifs, autour desquels circule le principe colorant.

Lorsque le tissu musculaire reste très-longtemps exposé au contact de l'eau, alors même qu'elle est incessamment renouvelée, il se ramollit aussi et dégénère en une sorte de pulpe blanchâtre qui tombe au fond du vase, ou qui est emportée par le courant, en sorte que le muscle disparaît peu à peu, et finit par n'être plus représenté que par ses tendons.

Plongés dans l'eau bouillante, les muscles conservent quelques instants leur forme, leur dimensions et leur mollesse. Mais dès qu'ils sont pénétrés par le calorique, on les voit presque instantanément se raccourcir et augmenter de diamètre. Ce double phénomène est plus remarquable encore pour les tendons que pour le tissu musculaire. Celui-ci perd à peine la moitié de sa longueur, tandis que les tendons en perdent les deux tiers, et quelquefois les trois quarts. Le long tendon du plantaire grêle, qui n'a pas moins de 20 centimètres d'étendue, se trouve réduit, après son raccourcissement, à 4 ou 5. Au moment même du raccourcissement, les tendons se tordent brusquement en tous sens, puis reviennent aussitôt à la direction rectiligne, qu'ils conservent jusqu'au moment de leur complète dissolution en gélatine. Les muscles raccourcis et durcis se maintiennent dans cet état pendant une durée qui varie d'une à trois heures; après ce laps de temps, ils commencent à se ramollir. Soumis alors à l'examen microscopique, les faisceaux primitifs du tissu musculaire présentent des stries transversales très-accusées. Le tissu conjonctif étant en grande partie dissous, ils se laissent facilement dissocier. Le bœuf bouilli, comme du reste la plupart des viandes usitées dans l'alimentation, peut donc être utilisé pour l'étude de ces faisceaux.

L'extrait aqueux de la chair musculaire, soumise à l'ébullition pendant une durée variable d'une à plusieurs heures, forme le *bouillon*, qui renferme indépendamment des substances organiques et des sels solubles précédemment mentionnés, une matière odorante particulière, décrite par Berzelius sous le nom d'osmazome. — Le mode de coction exerce une grande influence sur la qualité du bouillon et des viandes bouillies. Si l'eau, d'abord froide, est portée lentement à l'ébullition, le bouillon est sapide et les chairs le sont peu. Si celles-ci, au contraire, sont plongées d'emblée dans l'eau bouillante, elles seront agréables au goût, et le bouillon manquera d'arome. Dans le premier cas, l'albumine se sépare du tissu musculaire, puis s'élève à la surface de l'eau, où elle se coagule pour former l'écume, et les principes qui doivent développer l'arome se dégagent librement. Dans le second, l'albumine, se coagulant, emprisonne les principes sapides qui restent unis à la fibrine.

L'arome provient de la décomposition d'une partie des substances qui sont dissoutes pendant l'ébullition; il résulte de son apparition qu'à poids égal la chair et son bouillon, pris ensemble, renferment moins de sucs nutritifs que la chair rôtie. Dans ce dernier mode de cuisson, la fibrine musculaire s'altère moins et conserve toutes les substances que l'eau lui aurait enlevées.

Il n'est aucun tissu dans l'économie qui soit plus facilement attaqué par le suc gastrique que le tissu contractile; il n'en est aucun qui soit plus nutritif. Aussi la chair musculaire est-elle, pour la plupart des peuples, l'aliment qu'ils recherchent le plus, et celui dont ils se lassent le moins. Il en est de même pour un grand nombre d'espèces animales. « Remarquez, » dit Bichat, que la grande masse que représentent les muscles dans le » corps de tous les animaux offre aux espèces carnivores d'amples maté- » riaux à leur nutrition. Ainsi la nature, en multipliant ces organes pour » les besoins de l'individu qu'ils meuvent, semble-t-elle les multiplier aussi » pour ceux des individus que celui-ci doit un jour nourrir. En les formant » dans chaque espèce, elle travaille pour les autres espèces autant que pour » celle-là. »

§ 9. — Développement des muscles striés.

Pendant les six premières semaines de la vie intra-utérine, les muscles striés, comme tous les autres organes, ne sont constitués que par la masse des cellules et noyaux embryoplastiques; c'est seulement vers la fin du second mois que commencent à se dessiner leurs premiers vestiges.

La forme que revêtent les faisceaux primitifs au début de leur développement est encore un sujet de controverse.

L'école allemande, représentée par Schwann, Henle, Kölliker, pense que sur les points où se montreront les muscles, les cellules s'allongent pour former les faisceaux primitifs. Si le faisceau est très-court, une seule cellule peut suffire pour son évolution. S'il est plus ou moins long, plusieurs cellules s'unissent par leurs extrémités. Dans l'un et l'autre cas, le faisceau primitif prend l'aspect d'un tube qui formera le sarcolemme. Chaque tube renferme une substance granuleuse, semi-liquide, transparente. C'est aux dépens de cette substance granuleuse que se produisent les fibrilles; celles qui naissent les premières se déposent, en quelque sorte, sur les parois du sarcolemme; les autres s'appliquent aux fibrilles qui les ont précédées, et circonscrivent un canal central qui s'efface peu à peu à mesure qu'elles se multiplient : tel serait le mode d'évolution des faisceaux primitifs d'après les principes de la théorie cellulaire.

Pour M. Ch. Robin, ce ne sont pas les cellules, mais bien les noyaux embryoplastiques qui forment le point de départ des fibres musculaires. Les fibrilles se développent en vertu d'une sorte de germination aux deux extrémités des noyaux qui prennent d'abord une forme ellipsoïde, et qui s'atrophiant plus tard se trouvent alors situés au-dessous du sarcolemme. M. Ch. Robin, du reste, pense aussi que les fibres musculaires s'allongent ensuite par soudures successives de centres de formation primitivement isolés et distincts.

Les recherches auxquelles s'est livré M. Rouget l'ont conduit à une conclusion diamétralement opposée. Selon cet auteur, les noyaux et les cellules embryonnaires ne prennent aucune part à la formation du tissu musculaire. Au début de leur apparition, les muscles sont représentés dans toute leur étendue par la substance contractile qui doit les constituer. Les périodes ultérieures de l'évolution consistent en accroissement et segmentation des parties déjà existantes, et nullement en adjonction et soudure de parties nouvelles. Dès que la substance contractile commence à se segmenter, elle affecte la forme de cylindres creux. Mais ces cylindres sont des faisceaux secondaires. En se segmentant à leur tour, ceux-ci donnent naissance aux faisceaux primitifs.

En comparant ces trois opinions, on peut voir combien elles diffèrent. Aucune d'elles ne repose sur un ensemble de faits assez probants pour entraîner la conviction. Bien que le développement des muscles ait été l'objet d'un grand nombre de travaux, il n'est donc qu'imparfaitement connu et réclame encore de nouvelles recherches.

Le système musculaire subit de remarquables modifications dans les diverses périodes qui s'écoulent depuis le moment où il se constitue jusqu'à l'extrême vieillesse.

Vers le milieu de la grossesse, les muscles deviennent très-manifestes. Les faisceaux primitifs possèdent leurs attributs les plus caractéristiques, mais restent encore très-grêles, en sorte qu'ils ne se distinguent à cette époque que par leur minceur, leur pâleur, leur transparence. Les tendons loin aussi d'offrir l'aspect brillant et nacré qu'ils auront plus tard, participent de la transparence du corps charnu qui leur sert de trait d'union.

A la naissance, tout le système musculaire strié a déjà acquis un grand développement et une telle épaisseur, qu'on voit de toutes parts les saillies et les dépressions musculaires se dessiner sous les aponévroses lorsque la couche graisseuse qui les recouvre a été enlevée. Cette couche, si épaisse alors, semble avoir porté la plupart des auteurs à comparer l'habitude extérieure de l'enfant à celle des individus de constitution adipeuse. Or, chez ces derniers, les muscles sont généralement peu développés; de là, sans doute, cette opinion qu'ils le sont peu aussi vers la fin de la grossesse et dans les premiers mois qui suivent la naissance. Bichat ajoute qu'ils se montrent très-inférieurs à ceux de la vie organique, beaucoup plus rapides dans leur évolution. Gardons-nous de rapprocher deux états qui n'offrent en réalité aucune analogie. L'obésité dans l'âge mûr atteste un affaiblissement des forces vitales, une puissance d'assimilation incomplète, en sorte que les organes, sous leurs formes exubérantes, éprouvent un dépérissement réel. Chez le nouveau-né, le tissu adipeux n'est qu'une provision de matière assimilable que la nature tient en réserve pour faire face aux exigences d'une nutrition dévorante. Aussi quelle différence entre l'adulte et l'enfant, sous ce rapport! Chez le premier, le tissu adipeux envahit tous les organes; il entoure non-seulement les muscles et les viscères, mais s'insinue jusque dans les mailles des principaux tissus; il procède en un mot, dans son accumulation, à la manière d'un liquide qui s'épanche et s'infiltre. Chez le second, il s'accumule à peu près exclusivement sous la peau; on n'en trouve point sous les aponévroses, point dans les intervalles des muscles, point ou très-peu dans les cavités splanchniques. Il est très-abondant à la périphérie, où sa présence devient pour l'organisme entier un moyen de protection; très-rare partout ailleurs, où il pourrait mettre obstacle au jeu régulier des fonctions.

Sous cette épaisse couche adipeuse qui donne à la surface du corps un aspect si caractéristique dans les premiers temps de la vie, on trouve donc des muscles à formes saillantes et bien arrêtées. Ces organes sont alors plus développés que ceux de la vie organique; ils sont en outre faciles à séparer, en sorte que le système musculaire à fibres striées peut être très-bien étudié sur le fœtus à terme et les jeunes enfants.

De la naissance à la puberté le système musculaire strié continue à se développer. Les faisceaux primitifs s'accroissent dans tous les sens, mais peu en épaisseur et beaucoup en longueur. C'est pourquoi les muscles larges restent minces et les muscles longs plus ou moins grêles. La couche cellulo-graisseuse sous-cutanée ayant en grande partie disparu, les formes sont plus élancées et relativement plus grêles.

Après la puberté, les muscles qui ont acquis presque toute leur longueur croissent en épaisseur. Il ne se produit pas cependant de nouveaux faisceaux primitifs. Mais ceux-ci, jusqu'alors assez déliés, augmentent de diamètre. C'est surtout le corps charnu qui se renfle; les tendons prennent une part beaucoup moindre à cet accroissement, d'où il suit qu'ils semblent alors relativement plus petits. A cette époque, l'habitude extérieure, jusque-là peu différente dans les deux sexes, commence à revêtir ses caractères distinctifs.—Chez la femme, les formes restent plus ou moins arrondies.—Chez l'homme, les saillies musculaires se traduisent au dehors, faiblement d'abord, d'une manière ensuite plus accusée. Si elles atteignent leur plus grand développement, on voit se dessiner à la surface du corps, chez les individus de constitution sèche, jusqu'aux interstices qui séparent les muscles parallèles. C'est en général de trente à quarante ans que les formes présentent au plus haut degré les attributs de la virilité.

Chez le vieillard, les muscles participent à l'atrophie générale; et comme ils étaient, parmi nos organes, ceux qui avaient pris le plus grand développement pendant la durée de la vie active, ils sont ceux aussi dans lesquels cette atrophie se manifeste par les effets les plus sensibles. Après leur retrait, ils ne remplissent plus les gaînes aponévrotiques qui les entourent; de là une sorte de flaccidité à laquelle vient s'ajouter encore leur mollesse plus grande.

Dans l'extrême vieillesse, le tissu adipeux s'infiltre en plus grande abondance entre les divers faisceaux du tissu musculaire, qui prend alors très-souvent une teinte jaunâtre. Souvent aussi on voit apparaître dans les faisceaux primitifs des granulations graisseuses.

§ 10. — Propriétés des muscles striés.

Les muscles striés présentent des propriétés physiques et des propriétés vitales. Nous passerons rapidement en revue les unes et les autres.

I. — Propriétés physiques.

Considérés sous ce point de vue, les muscles sont caractérisés par leur coloration, si différente de celle de toutes les parties environnantes, qu'elle permet de les reconnaître au premier aspect par leur peu de consistance, par la facilité avec laquelle ils se laissent allonger et reviennent ensuite sur eux-mêmes : rougeur, mollesse, extensibilité, élasticité, telles sont donc les propriétés physiques qui les distinguent.

A. **Rougeur.** — De toutes les propriétés physiques des muscles, la couleur est celle qui varie le plus. Entre la rougeur d'un ton si vif qu'ils présentent chez l'homme d'un tempérament sanguin et la pâleur qui les caractérise chez la femme chlorotique, combien de nuances intermédiaires ? Très-pâles aussi dans la première période de la vie fœtale, ils commencent à se colorer vers le quatrième ou le cinquième mois de la grossesse, et ont déjà acquis au moment de la naissance une teinte rouge qui les différencie très-nettement de tous les organes environnants. Sous l'influence de la respiration qui s'établit alors, ils prennent presque subitement une coloration plus vive dont la nuance se modifie ensuite dans le cours de l'existence, suivant le tempérament, le régime, l'état de santé ou de maladie, etc., en restant toutefois en relation constante avec le volume, c'est-à-dire avec la nutrition : des muscles saillants, bien développés, sont toujours d'un rouge foncé ; des muscles grêles, ou minces et comme membraneux, dans l'âge adulte, sont toujours plus ou moins pâles.

Nous avons vu précédemment que la rougeur n'est pas inhérente au tissu contractile, qu'elle a son siége dans l'appareil circulatoire, et qu'en faisant passer un courant d'eau dans les capillaires, les muscles se décolorent. C'est parce qu'ils empruntent leur couleur aux globules du sang qu'ils rougissent au contact de l'air ; c'est pourquoi aussi ils sont d'un rouge plus ou moins foncé dans les mammifères et les oiseaux, d'un rouge pâle ou blanchâtre dans la plupart des reptiles, et tout à fait blancs dans les poissons. Parmi ces derniers, cependant, il en est un petit nombre dont le système musculaire se distingue par une couleur rose ou jaunâtre qui leur est propre, et qui est due à la présence d'un acide particulier, l'acide salmonique.

Les capillaires ne pénétrant pas dans les faisceaux primitifs, la rougeur ne se montre qu'à la périphérie de ceux-ci. Les fibrilles élémentaires sont d'une extrême pâleur ; et les fibres musculaires elles-mêmes se montrent décolorées lorsqu'on les soumet à l'examen microscopique.

B. **Consistance.** — Les muscles possèdent une souplesse, une mollesse toute spéciale dont le degré varie avec leur volume. Lorsqu'ils sont très-développés, leur fermeté est aussi plus prononcée. Sous l'influence de toutes les maladies, de toutes les conditions qui entraînent à leur suite une émaciation générale, ils deviennent plus mous. On peut facilement apprécier ces différences en palpant tour à tour les muscles d'un homme fortement constitué et les muscles correspondants d'un convalescent.

Dès que la vie a cessé, les muscles subissent dans leur consistance une modification remarquable qui consiste dans la perte graduelle de leur souplesse, et qui constitue le phénomène de la rigidité cadavérique. Bien que cette modification commence à se produire aussitôt que la circulation du sang est arrêtée, elle ne se manifeste, en général, par des effets sensibles que cinq ou six heures après la mort. Les muscles, jusque-là très-extensibles, acquièrent une roideur qui se prononce de plus en plus, arrive à son plus haut degré vers la douzième ou la quinzième heure, persiste dans cet état un jour, deux jours et quelquefois plus, puis disparaît aux premiers signes par lesquels s'annonce la putréfaction.

La rigidité cadavérique est subordonnée, dans la rapidité de sa marche et dans sa durée, à la température. Elle paraît plus rapidement dans les temps froids et dure aussi plus longtemps. C'est par les membres qu'elle débute, pour s'avancer ensuite des extrémités vers le tronc, à mesure que la chaleur se retire. En se durcissant, les muscles ne se raccourcissent pas ; ils n'impriment par conséquent aux parties sur lesquelles ils s'insèrent aucune déviation. La rigidité les surprend dans l'état où la mort les a laissés, et elle les laisse dans le même état. Ce phénomène consiste dans une simple modification moléculaire des fibres charnues, qui leur enlève leur souplesse et leur extensibilité, mais sans modifier leurs dimensions.

C. **Extensibilité.** — Cette propriété est mise en jeu dans nos moindres mouvements ; car telle est la disposition des organes passifs et actifs de la locomotion, qu'un muscle ne peut se contracter sans que le muscle opposé ne s'allonge. La contraction des extenseurs a pour conséquence l'extension des fléchisseurs ; dans la flexion, ce sont les extenseurs qui s'étendent. En portant l'humérus en dehors, le deltoïde fait appel à l'extensibilité du grand pectoral, du grand dorsal et du grand rond ; et lorsque ceux-ci se raccourcissent, ils démontrent à leur tour l'existence de cette propriété dans le muscle abducteur du bras.

Il importe de remarquer que l'extensibilité a pour siége exclusif le corps charnu des muscles. Les tendons, presque aussi flexibles que ces organes, mais infiniment plus denses, opposent une résistance absolue à toutes les causes qui tendent à les allonger. La propriété que possèdent les muscles de s'étendre n'est donc pas proportionnelle à leur longueur totale, mais à l'étendue des fibres contractiles. Les plus superficiels, l'emportant sur les autres sous ce rapport, sont aussi les plus extensibles.

D. **Élasticité.**—De même que l'extensibilité, l'élasticité appartient exclusivement à la portion charnue des muscles. Elle réside dans le sarcolemme des faisceaux primitifs et dans les fibres élastiques mêlées au tissu conjonctif intra-musculaire. Lorsqu'on coupe transversalement sur le cadavre un muscle quelconque au niveau de sa partie moyenne, on voit aussitôt ses deux moitiés s'écarter : c'est à leur élasticité, et à leur élasticité seule qu'elles obéissent en s'éloignant ainsi l'une de l'autre.

Toute force qui met en jeu l'extensibilité des fibres contractiles éveille aussi leur élasticité. Ces deux propriétés entrent simultanément en action.

II. — Propriétés vitales.

Les muscles présentent deux modes de contractilité bien différents, et un certain degré de sensibilité. Des deux modes de contractilité, l'un est intermittent, c'est là contractilité proprement dite, appelée aussi *irritabilité musculaire ;* l'autre est permanent, c'est la *tonicité.*

A. *Contractilité ou irritabilité musculaire.*

La contractilité est cette propriété que possèdent les muscles de se raccourcir sous l'influence d'un excitant.

La volonté représente l'excitant le plus habituel du système musculaire ; c'est elle qui, par l'intermédiaire des cordons nerveux et de leurs innombrables divisions, préside à nos mouvements ; c'est elle qui détermine les contractions les plus étendues, les plus soutenues, les plus précises, les plus variées. Mais une foule d'agents mécaniques, chimiques ou galvaniques, peuvent jouer aussi, à l'égard des muscles, le rôle d'excitants, soit en agissant sur les nerfs qui les animent, soit en agissant directement sur les fibres qui les composent. Dans le premier cas, les contractions sont toujours plus énergiques, l'excitation étant transmise par les ramifications nerveuses à toutes les fibres musculaires correspondantes. Dans le second, elles sont au contraire beaucoup plus faibles, l'excitation ne portant que sur une partie très-limitée du muscle.

a. *L'irritabilité est une propriété inhérente aux fibres contractiles.*

Haller, de ses nombreuses expériences, avait déjà tiré cette conclusion. Il avait fait remarquer que le cœur, pris sur un animal vivant et complétement isolé, continue de se contracter ; que des lambeaux de chair, sans connexions avec le système nerveux, palpitent encore au moindre contact des excitants. Plus tard, en détachant quelques fibres, sur des muscles vivants, on a pu les voir se contracter à l'aide du microscope.

Mais on objectait que si la contractilité persistait dans ces lambeaux et ces fibres, elle était due à l'influence des excitants sur les ramifications terminales des nerfs. Afin de répondre à cette objection, Longet institua une longue série d'expériences habilement poursuivies ; elles démontrèrent que les nerfs moteurs, isolés de l'axe cérébro-spinal, perdent leur excitabilité le quatrième jour; et que les muscles dont les nerfs ne sont plus excitables, même depuis plus de douze semaines, se contractent encore lorsqu'on applique un excitant quelconque à leur surface. De ces faits, l'éminent physiologiste a pu conclure que l'irritabilité est indépendante des nerfs moteurs, qu'elle réside dans les fibres contractiles, et qu'elle ne se trouve subordonnée qu'a l'intégrité de celles-ci.

Cependant quelques auteurs n'étaient pas complétement convaincus. Ils annoncèrent que si cette propriété était indépendante des nerfs moteurs, elle devrait persister dans les muscles, non pas seulement pendant quelques mois, mais indéfiniment; et que si elle ne persistait que pendant un temps limité, il ne serait pas impossible qu'elle fût entretenue par les divisions terminales des nerfs : hypothèse d'autant plus admissible, que l'excitabilité des cordons nerveux disparaît graduellement de leur origine vers leur terminaison.

Pour dissiper ces derniers doutes, il fallait trouver le moyen d'abolir radicalement la propriété excito-motrice des nerfs, en laissant intacte la contractilité musculaire. M. Cl. Bernard a découvert que le curare possède ce singulier privilége. Chez les animaux empoisonnés avec cette substance, c'est en vain qu'on applique un excitant quelconque sur les nerfs moteurs ; mais dès que l'excitant est appliqué aux fibres musculaires, aussitôt celles-ci se contractent. Ici l'indépendance des deux propriétés éclate dans toute son évidence. Aussi tous les auteurs sont-ils unanimes aujourd'hui pour reconnaître que la contractilité est une force inhérente aux muscles.

b. *Mouvements imprimés par les muscles.*

Ces mouvements peuvent être considérés relativement aux organes qui les produisent, et relativement aux parties qui se déplacent.

Envisagés sous le premier point de vue, les mouvements imprimés par les muscles se divisent en simples et composés.

Les mouvements simples sont ceux qui s'opèrent sous l'influence d'un seul agent. Or, peu de muscles se contractent isolément. Ils ne le peuvent qu'à la condition de s'attacher par l'une de leurs extrémités à une partie fixe : tels sont les muscles moteurs du globe de l'œil, les muscles de la face, ceux qui s'insèrent à l'apophyse styloïde du temporal, le diaphragme, etc. Chacun d'eux est indépendant des muscles voisins. Mais chacun d'eux aussi peut combiner son action avec la leur. De cette action, tantôt isolée et tantôt associée, il résulte que les parties sur lesquelles ces muscles s'insèrent sont celles qui présentent les mouvements les plus variés. Ainsi s'expliquent la rapidité et la précision avec lesquelles la pupille se dirige vers tous les points de l'horizon ; de là aussi la mobilité des traits de la face, l'expression de la physionomie, et toutes les nuances qu'elle peut offrir. Pour le diaphragme, qui unit ses contractions à celles de tant d'autres muscles, l'indépendance était un avantage précieux qui lui permet de se contracter encore, alors que tous les autres se reposent ou ont déjà suspendu leur action.

Mais pour les mouvements du tronc, et pour ceux des membres, toute contraction musculaire en suppose une ou plusieurs autres, les points sur lesquels les muscles se fixent étant tous deux mobiles, et celui qui joue le rôle de point fixe devant être préalablement immobilisé par la contraction des muscles qui l'entourent. On peut remarquer cependant que dans les mouvements ordinaires, les contractions destinées à immobiliser le point d'appui sont très-modérées ; c'est seulement dans les mouvements où nous dépensons beaucoup de force qu'elles acquièrent une réelle importance.

On donne le nom de *mouvements composés* à ceux qui sont exécutés par deux ou plusieurs muscles agissant sur le même point. Dans ce cas, le point mobile prend la direction de la résultante des forces qui l'entraînent. Ainsi lorsque l'élévateur et l'adducteur de la pupille se contractent en même temps, celle-ci ne se porte ni en haut, ni en dedans, mais obliquement en haut et en dedans.

De l'association des mouvements simples résultent donc quelquefois des mouvements composés, comme dans le cas précédent, où deux muscles indépendants combinent leur action pour un but commun. Mais le plus habituellement, les mouvements composés sont exécutés par des muscles qui agissent toujours ensemble. C'est ce qui a lieu, par exemple, pour la flexion de l'avant-bras sur le bras, ou de la jambe sur la cuisse ; la volonté commande le mouvement, et les fléchisseurs se contractent aussitôt. Elle ne peut agir sur chacun d'eux séparément ; si faible que soit le mouvement, et alors même que l'un d'eux suffirait pour l'exécuter, tous entrent en action simultanément ; tous participent à sa production.

Lorsque deux ou plusieurs muscles produisent des mouvements diamétralement opposés, ils prennent le nom de *muscles antagonistes*. Les fléchisseurs sont donc les antagonistes des extenseurs, les adducteurs des abducteurs, les rotateurs en dedans des rotateurs en dehors, etc. Quand deux muscles antagonistes se contractent, et que le point mobile ne se meut pas, il y a antagonisme parfait ; c'est à ce genre d'antagonisme qu'on a donné le nom de *mouvement tonique*.

Les muscles qui entraînent un point mobile dans le même sens, et qui par conséquent concourent au même mouvement, ont reçu le nom de *muscles congénères*. Ainsi les fléchisseurs de la main sont congénères ; il en est de même des extenseurs.

Envisagés dans leurs rapports avec les parties qui se déplacent, les mouvements rentrent sous les lois de la mécanique, qui considère les organes passifs de la locomotion comme des leviers, c'est-à-dire comme autant de tiges inflexibles pouvant se mouvoir librement autour d'un point fixe.

Dans un levier, trois points surtout sont à considérer : le point fixe ou point d'appui, celui auquel s'applique la puissance, et celui qui correspond à la résistance. Or, le point d'appui peut prendre trois positions relativement aux deux autres ; de là trois espèces de leviers :

Le levier du premier genre ou *intermobile*, dans lequel le point d'appui est situé entre la puissance et la résistance.

Le levier du second genre ou *inter-résistant*, dans lequel le point d'appui est situé à l'une des extrémités, la puissance à l'extrémité opposée, et la résistance entre les deux points précédents.

Le levier du troisième genre ou *interpuissant*, dans lequel le point d'appui répond aussi à l'une des extrémités, mais la résistance à l'autre et la puissance à un point intermédiaire.

On appelle bras de la puissance, la distance qui la sépare du point d'appui ; et bras de la résistance, l'intervalle compris entre celle-ci et le même point.

Dans le levier du premier genre, le bras de la puissance peut être plus long ou plus court que le bras de la résistance, ou égal à celui-ci, suivant la situation qu'occupe le point d'appui.

Dans le levier du second genre, le bras de la puissance est toujours plus long que celui de la résistance.

Dans le levier du troisième genre, le bras de la résistance est au contraire plus long que celui de la puissance.

La tête représente un levier du premier genre, dont le point d'appui répond à l'atlas, la résistance à la face, et la puissance à l'occipital. Les vertèbres se meuvent également les unes sur les autres à la manière d'un levier intermobile. — Lorsque, dans l'attitude verticale, nous nous élevons sur la pointe des pieds, chacun de ceux-ci se transforme en levier du second genre, qui a le sol pour point d'appui, le tendon d'Achille pour puissance, le poids du corps pour résistance. — Ces deux espèces de leviers ne sont pas très-répandus dans l'économie. Le second ou inter-résistant, si favorable à la puissance, est celui dont la nature s'est montrée le moins prodigue.

Dans les divers mouvements qu'ils exécutent, les os représentent, pour la plupart, des leviers du troisième genre qui se meuvent avec une faible puissance, mais avec une grande vitesse.

B. *Tonicité musculaire.*

La tonicité est un mode de contraction caractérisé par une tendance continuelle des muscles à se raccourcir.

Cette propriété, essentiellement vitale, a été confondue, tantôt avec la contractilité musculaire, tantôt avec l'élasticité.

Etablissons d'abord que la tonicité diffère très-notablement de la contractilité, et qu'elle ne diffère pas moins de l'élasticité.

1° *La tonicité diffère de la contractilité musculaire.* — De ces deux propriétés vitales, la seconde est essentiellement intermittente, ainsi que nous l'avons vu. — La première est permanente ; elle s'affaiblit probablement à mesure que les muscles se raccourcissent, mais ne s'épuise jamais entièrement, quel que soit leur raccourcissement.

La contractilité est inhérente aux fibres musculaires, et indépendante des nerfs moteurs ; elle survit à la section de ceux-ci, et persiste alors même que leur propriété excito-motrice a été radicalement abolie. — La tonicité est subordonnée, au contraire, à cette propriété excito-motrice : si on la supprime, elle disparaît ; si l'on coupe les nerfs moteurs, elle disparaît aussi ; elle dépend, en un mot, de l'intégrité des relations qui existent entre ces nerfs et les muscles ; elle n'est pas inhérente à ceux-ci.

Ainsi, d'un côté, intermittence d'action et indépendance des nerfs moteurs ; de l'autre, permanence d'action et subordination à ces nerfs : telles sont les différences qui distinguent la contractilité de la tonicité.

2° *La tonicité diffère de l'élasticité.* — Celle-ci dépend de la constitution moléculaire des fibres contractiles ; elle est inhérente à leur nature et persiste aussi longtemps que leur intégrité ; la décomposition putride peut seule l'anéantir. — Nous avons vu que la tonicité, au contraire, est placée sous la dépendance de l'innervation.

L'élasticité ramène brusquement les fibres musculaires à une longueur déterminée, toujours la même, et cesse ensuite d'agir. — La tonicité procède dans son action avec plus de lenteur, et semble ne pouvoir jamais s'épuiser. Si à la suite d'une plaie transversale, les deux moitiés du muscle s'écartent brusquement, c'est parce qu'elles obéissent d'abord à leur élasticité. Si l'écartement n'est pas beaucoup plus prononcé pendant la vie qu'après la mort, ainsi que j'ai pu le constater, c'est parce que la tonicité, plus lente dans son action, s'efface dans les premiers instants devant l'action plus vive de l'élasticité. Si plus tard cet écartement augmente, c'est parce que l'élasticité, une fois satisfaite, la tonicité a continué d'agir ; elle aurait pu continuer longtemps encore, si le tissu cicatriciel ne venait lui faire équilibre, et bientôt la dominer au point de rapprocher jusqu'au contact les parties divisées.

En un mot, l'élasticité est une propriété physique dont l'action rapide et limitée sert de contre-poids à l'extensibilité. — La tonicité est une propriété vitale dont l'action plus lente et illimitée sert de contre-poids à la contractilité des muscles antagonistes, ainsi que l'a démontré Winslow.

Cet auteur est celui qui a le moins parlé de la tonicité. Il ne lui consacre que quelques lignes. Mais elles mériteraient d'être inscrites en lettres d'or au frontispice d'une histoire générale des muscles. Les voici :

« Pour mouvoir quelque partie, ou pour la tenir dans une situation déterminée, tous les muscles qui la peuvent mouvoir y coopèrent. Quelques-uns conduisent directement ce mouvement à la situation ou attitude déterminée ; d'autres le modèrent en le contre-balançant à l'opposite ; et il y en a qui le dirigent latéralement. *J'appelle les premiers de ces muscles principaux moteurs, les autres modérateurs, et les derniers directeurs du mouvement déterminé* (1). »

Ces mémorables paroles avaient passé inaperçues. A M. Duchenne (de Boulogne) appartient le mérite de les avoir rappelées, et surtout d'en avoir reconnu l'importance (2). Elles renferment toute l'histoire de la tonicité.

Prenons un exemple : l'avant-bras se fléchit sur le bras. Dans ce mouvement, les fléchisseurs sont les principaux moteurs ; ils agissent en vertu de leur contractilité. L'extenseur joue le rôle de modérateur ; il modère les précédents par son élasticité et sa tonicité, principalement par sa tonicité ; car lorsqu'il est paralysé, c'est-à-dire lorsqu'il n'a plus que son élasticité, celle-ci modère si peu les fléchisseurs, que l'avant-bras se porte brusquement en avant comme un corps sans contre-poids.

Nélaton a vu un malade chez lequel tous les extenseurs des doigts étaient paralysés ; lorsqu'il voulait prendre un objet, ses doigts partaient comme des ressorts, et se fléchissaient si vite, qu'ils arrivaient au contact avant d'avoir pu le saisir.

Ces faits nous enseignent que la tonicité est surtout destinée à contre-balancer la contractilité musculaire. En modérant les mouvements imprimés par celle-ci, elle les rend à la fois plus réguliers et plus précis ; elle leur donne la mesure, la délicatesse, la dextérité. Dans les paralysies partielles, tous ces avantages sont perdus ; mais on peut les restituer en partie aux membres. Dans ce but, M. Duchenne (de Boulogne) applique sur les muscles paralysés des bandes de caoutchouc qui suppléent à la tonicité détruite de ceux-ci par leur élasticité.

La tonicité des muscles de la face est mise en évidence dans les hémiplégies faciales. Les parties molles de la moitié paralysée sont attirées alors vers la moitié saine, et se déplacent en raison de leur mobilité, d'où la déviation, toujours beaucoup plus sensible, des angles de la bouche. Cette

(1) Winslow, *Exposit. anat. Traité des muscles*, p. 166-43.
(2) Duchenne (de Boulogne), *Physiologie des mouvements*, 1867, p. 704.

déviation est due à la tonicité qui existe d'un côté, et qui n'existe plus de l'autre. Elle s'arrête lorsque l'élasticité des muscles paralysés et la résistance des téguments correspondants font équilibre à la tonicité et à l'élasticité des muscles du côté sain. Si à ces deux forces permanentes s'ajoute encore la contractilité, la déviation devient beaucoup plus accusée et prend les proportions d'une véritable difformité.

Sur les membres, la tonicité, dans l'état normal, est peu apparente. Elle ne se révèle à nos regards que lorsqu'elle a disparu d'un groupe de muscles, ceux du groupe opposé ne fonctionnant plus alors que d'une manière imparfaite. C'est elle qui règle nos attitudes lorsque les muscles cessent de se contracter, et spécialement dans le sommeil, où elle règne, pour ainsi dire, en souveraine sur tout l'appareil de la locomotion.

La tonicité est beaucoup plus manifeste dans les sphincters. Ces muscles sont dans un état de tension ou de rétraction permanente, d'où l'occlusion des orifices qu'ils circonscrivent. Ainsi se comportent le sphincter anal, le sphincter vésical, l'orbiculaire des lèvres, et même l'orbiculaire des paupières, lorsqu'il n'est plus dilaté par la contraction de l'élévateur. Dans l'état de paralysie, leur tonicité est abolie aussi; ils ne sont plus ni tendus, ni rétractés; c'est pourquoi les orifices à l'occlusion desquels ils étaient préposés restent entr'ouverts comme ils le sont après la mort.

Si la tension permanente des muscles est la source de nombreux avantages, elle peut entraîner aussi quelques fâcheux résultats :

Dans les fractures, elle détermine le chevauchement des fragments, et souvent le raccourcissement des membres.

Dans les luxations, elle contribue à immobiliser les os dans la fausse position qu'ils occupent.

Dans les plaies, elle concourt à l'écartement des bords de la solution de continuité, et oppose quelquefois une grande résistance à l'application des appareils unissants.

Dans les amputations, elle préside à la rétraction graduelle des muscles, et devient la cause principale de la conicité des moignons.

Les muscles ne sont donc jamais dans un véritable relâchement, dans un état réel de repos : leur action est continue. Mais des deux modes par lesquels celle-ci se manifeste, l'intermittent est le seul qui s'accompagne de fatigue ; le permanent ne paraît en entraîner aucune.

C. *Sensibilité musculaire.*

Des trois propriétés vitales que possèdent les muscles, la sensibilité est la plus obscure. A la suite des amputations, le chirurgien peut toucher, écarter, rapprocher, comprimer les surfaces de section sans provoquer un sentiment de douleur, et même sans éveiller des phénomènes de sensibilité bien manifestes. Chez les animaux, même insensibilité : qu'on coupe les muscles, qu'on les pique ou les pince; qu'on les comprime au point de les réduire en une sorte de pulpe; qu'on les brûle même, l'animal ne donne aucun signe bien évident de souffrance.

On peut dire que ces organes sont à peu près insensibles aux excitants mécaniques et chimiques. Ils ne sont pas dépourvus cependant de toute sensibilité. Mais celle-ci est très-différente de la sensibilité générale ou tactile. Elle ne se révèle que dans certaines conditions, et offre des caractères qui lui sont propres. C'est à la suite des exercices trop longtemps continués ou trop violents, qu'elle accuse nettement son existence; elle se traduit alors à notre conscience par la fatigue, par un sentiment de brisement tout particulier ou de simple lassitude.

De même que la sensibilité ne s'éveille dans les ligaments que lorsqu'ils sont trop fortemment tendus; de même aussi elle ne se montre dans les muscles soumis à l'influence de la volonté que lorsqu'ils se sont trop souvent contractés. Elle apparaît, d'un côté, pour nous avertir que la résistance des liens articulaires est arrivée à ses dernières limites; de l'autre, pour nous informer que les forces dont disposent les organes actifs de la locomotion commencent à s'épuiser.

Les muscles empruntent très-probablement leur sensibilité aux nerfs qui accompagnent les vaisseaux sanguins. La ténuité de ces nerfs, le peu de développement et d'importance qu'ils présentent, expliqueraient alors pourquoi elle reste toujours si obtuse. Peut-être est-elle due en partie aussi à quelques filets ou tubes sensitifs qui se mêlent sous des proportions variables aux nerfs moteurs; car le sentiment de lassitude semble annoncer que les sources de l'influx nerveux sont provisoirement épuisées. Remarquons que dans toutes les circonstances où elles se tarissent, en effet, au début de certaines maladies graves par exemple, ce sentiment s'exagère. Il peut même se produire en l'absence de tout exercice préalable; pour qu'il se développe, il suffit que les muscles ne reçoivent plus qu'une proportion insuffisante d'influx nerveux; le moindre mouvement alors est difficile et pénible; il est promptement suivi de fatigue. Si l'influx nerveux se dégage avec abondance, le système musculaire devient, au contraire, presque infatigable. La sensibilité qu'il possède n'est donc pas une propriété simple, mais une propriété complexe, subordonnée en partie aux muscles, et en partie aux organes qui président à leur contraction.

Cette propriété joue un rôle fort important dans tous les actes musculaires. C'est à elle que nous sommes redevables de la faculté de sentir le degré de contraction de nos muscles; c'est elle qui nous fait connaître toutes les variations qui se produisent dans l'intensité de leur action; c'est elle qui nous donne la conscience des forces à dépenser pour atteindre tel ou tel but: avantage précieux qui nous permet de les ménager, d'en prolonger l'exercice et d'en tirer le meilleur parti possible. Ch. Bell qui, le premier, a reconnu son existence, et qui en a très-bien compris la destination, voulut en faire un sens particulier, qu'il désigna sous le nom de *sens musculaire*. Cette dénomination, imposée à une simple propriété, avait le tort d'en exagérer l'importance ; elle n'a pas prévalu.

§ 11. — Étude. — Préparation des muscles.

Les muscles étant extrêmement nombreux, il importe de procéder à leur étude dans un ordre déterminé. Cet ordre a beaucoup varié. Parmi les classifications qui ont été adoptées, peut-être n'en existe-t-il pas deux qui soient tout à fait identiques. En les comparant, on ne tarde pas à reconnaître cependant qu'elles reposent sur deux principes tour à tour invoqués, offrant chacun leurs avantages et leurs inconvénients : l'un essentiellement anatomique, l'autre plus physiologique.

Les auteurs qui ont basé leur classification sur le principe anatomique divisaient tout le système musculaire en un certain nombre de groupes plus ou moins naturels. Ils décrivaient ensuite les muscles de chaque groupe dans l'ordre de superposition.

Ceux qui accordent la préférence au principe physiologique invoquent les mouvements et composent leurs groupes, tantôt avec les muscles congénères, tantôt avec tous ceux qui contribuent à mouvoir le même os ou une partie quelconque.

Cette seconde méthode était celle de Vésale. Ce fut celle aussi qu'adopta le célèbre Winslow. Mais il suffit de parcourir les descriptions, fort exactes d'ailleurs, que nous a laissées cet auteur, pour reconnaître qu'en rapprochant des muscles appartenant à des groupes différents, et n'ayant de commun que leur attache au même os, elle ne conduit qu'à des notions confuses et incomplètes sur les connexions de ces organes, point fondamental cependant dans leur étude.

La première ne mérite pas ce reproche ; elle a au contraire le grand avantage de nous montrer les muscles dans leurs rapports. Chaque groupe devient un tableau dont la vue laisse une impression plus durable, et dont tous les détails se fixent mieux dans la mémoire. A cette méthode se rattache le grand nom de Galien ; c'est dire qu'elle a régné sans conteste depuis le IIe siècle de l'ère chrétienne jusqu'au XVIe, époque à laquelle les anatomistes se partagèrent en deux camps : les uns se rangeant du côté de Vésale, les autres restant fidèles au médecin de Pergame. A cette méthode aussi se rattache le nom de l'illustre Albinus, qui la fit définitivement prévaloir en publiant ses magnifiques planches (1) et son immortel *Traité des muscles* (2). C'est celle que nous adopterons. Elle n'est pas, du reste, tout à fait inconciliable avec la précédente. Nous verrons que beaucoup de

(1) Albinus, *Tabulæ sceleti et muscul. corp. hum*, Lugd. Batav., 1747.
(2) Albinus, *Historia musculorum hominis*, in-4°. Leidæ Batav., 1734.

muscles, ceux de l'extrémité céphalique, par exemple, peuvent être groupés dans un ordre à la fois anatomique et physiologique.

Le système musculaire comprend deux moitiés symétriquement disposées. Chacune de ces moitiés sera divisée en cinquante-trois régions, auxquelles viendront se joindre trois régions impaires et médianes, la région diaphragmatique, la région anale et la région génitale. Le nombre des régions ou groupes musculaires que nous aurons à étudier s'élève donc à cinquante-six. Il diffère peu de celui d'Albinus, qui admettait quarante-huit régions pour l'homme, et quarante-six pour la femme (1).

Préparation des muscles. — Les sujets les plus favorables pour l'étude du système musculaire sont les adultes d'une constitution sèche.

Les muscles doivent être préparés par groupes. Ainsi on préparera avant de les étudier tous les muscles fléchisseurs de la cuisse, tous les extenseurs, tous les adducteurs, etc. En procédant ainsi, il suffit le plus souvent, pour observer les rapports de chacun de ces organes, de les écarter les uns des autres.

La préparation des muscles consiste à les dépouiller de leur enveloppe celluleuse, et à les isoler des parties ambiantes, en conservant leurs rapports les plus importants. Dans ce but, il convient :

1° D'inciser les téguments parallèlement aux fibres musculaires, en comprenant dans cette incision toutes les parties qui les recouvrent ;

2° De soulever avec les mors d'une pince l'une des lèvres de l'incision, en portant dans l'angle qu'elle forme avec la surface du muscle le tranchant de l'instrument ;

3° De faire agir ce tranchant, non par sa pointe, mais par la plus grande partie de sa longueur, en le maintenant dans une direction presque parallèle aux fibres musculaires ;

4° D'abandonner la pince aussitôt qu'une partie des téguments a été isolée, et de saisir ces téguments avec les doigts de la main gauche qui les tendront sur une plus grande longueur que la pince, et aussi d'une manière plus régulière et plus complète ;

5° Après avoir découvert la face superficielle du muscle, de le soulever et de le séparer des parties profondes, en respectant ses principaux rapports ;

6° D'isoler avec beaucoup de soin et de netteté chacune de ses extrémités, afin de mettre ses attaches en pleine évidence.

Lorsqu'il est nécessaire de diviser les muscles superficiels pour étudier les muscles profonds, il y a toujours avantage à faire porter la section sur la partie moyenne du muscle, dont les deux moitiés peuvent être ensuite réappliquées ; cette réapplication permettra d'observer les rapports de la face profonde avec les parties sous-jacentes.

(1) Albinus, *Historia musculorum hominis*, 1734, p. 64.

ARTICLE II

ANNEXES DES MUSCLES STRIÉS

Ces annexes comprennent : les aponévroses, qui se trouvent partout en connexion intime avec les muscles ; les gaînes fibreuses, qui brident les tendons ; les gaînes synoviales, qui facilitent leur glissement ; et quelques bourses séreuses remplissant le même usage.

§ 1. — APONÉVROSES.

Les aponévroses sont des lames fibreuses appliquées à la périphérie des muscles qu'elles recouvrent en partie ou en totalité.

Nous étudierons d'abord leur disposition générale ; nous nous occuperons ensuite de leur structure.

A. *Disposition générale des aponévroses.*

Cette disposition varie suivant qu'elles appartiennent aux muscles longs, aux muscles larges, ou aux muscles courts.

a. *Aponévroses des muscles longs ou aponévroses des membres.*

Libres sur toute l'étendue de leur trajet, les muscles longs étaient exposés à se déplacer, pendant les efforts dont ils sont le siége, et surtout à imprimer de funestes tiraillements aux ramifications vasculaires et nerveuses qui les pénètrent. Des liens capables de les maintenir dans leur situation respective n'étaient donc pas moins nécessaires sur les membres, aux organes actifs qu'aux organes passifs de la locomotion : telle est, en effet, la destination des aponévroses qui les recouvrent.

Ces membranes sont remarquables : par leur épaisseur et leur résistance, par leur couleur blanche et leur aspect nacré, par leur relation intime avec les muscles qui s'attachent en partie à leur face profonde, et aussi par leurs connexions avec les tendons, qui leur abandonnent de larges expansions.

Les aponévroses s'enroulent comme une sorte de vêtement sur les couches musculaires les plus superficielles. Elles affectent par conséquent la forme de gaînes, auxquelles on peut considérer deux surfaces : l'une externe, l'autre interne ; et deux extrémités, l'une, supérieure, qu'on désigne aussi quelquefois sous le nom d'*origine*, l'autre, inférieure, qui représente alors leur terminaison.

L'épaisseur de ces gaînes n'est pas uniforme. Celles du bras et de la cuisse sont plus épaisses inférieurement que supérieurement ; sur l'avant-bras et la jambe, on observe une disposition inverse. Les aponévroses palmaire et plantaire offrent, sur leur partie moyenne ou centrale, une épaisseur qui contraste avec l'extrême minceur de leurs parties latérales. Pour toute la longueur des membres, on peut dire aussi que cette épaisseur est plus prononcée sur le côté externe que sur le côté interne ; cette dernière différence est surtout très-accusée sur la cuisse.

Les gaînes aponévrotiques présentent des orifices de dimensions diverses : les uns par lesquels le système veineux superficiel communique avec le système veineux profond ; les autres plus petits, livrant passage aux artères et aux nerfs qui se rendent dans les téguments.

Leur *surface externe* est d'un blanc nacré. Elle répond à la peau, mais lui adhère à peine. De la face profonde de celle-ci se détachent une multitude de prolongements qui se portent vers l'aponévrose sous-jacente, en s'entrecroisant de manière à former des loges de capacité inégale ; dans ces loges se déposent les cellules adipeuses : la couche cellulo-graisseuse, ainsi constituée, a reçu de la plupart des auteurs modernes le nom de *fascia superficialis*. Elle peut être décomposée dans la plupart des régions en trois lames : la lame superficielle, fibreuse et aréolaire, se continue avec la peau, c'est le *feuillet superficiel du fascia ;* la lame profonde mince et transparente, n'adhère que très-faiblement aux aponévroses, c'est le *feuillet profond* du même fascia ; la lame moyenne dans laquelle cheminent les vaisseaux et les nerfs prend le nom de *pannicule adipeux*.

Le fascia superficialis est donc très-étroitement uni à la peau, dont il forme une dépendance. Lorsque des mouvements sont imprimés à celle-ci, elle ne glisse pas sur la couche cellulo-graisseuse, mais l'entraîne avec elle ; c'est le feuillet profond du fascia superficialis qui glisse sur les aponévroses. Si le déplacement est limité, les vaisseaux et nerfs qui se dirigent de ces aponévroses vers la peau sont respectés ; s'il est le résultat d'une cause violente, ils se déchirent : de là des épanchements sous-cutanés, formant de simples ecchymoses ; ou plus considérables, et coïncidant alors avec un décollement qui porte quelquefois sur une très-large surface ; dans ce cas, la peau, privée de sucs nutritifs, devient froide, insensible, puis se gangrène sur une partie de son étendue. — Dans certaines régions le fascia superficialis ne peut être dédoublé ; sur quelques-unes, il fait défaut.

La *surface interne* des aponévroses est d'un blanc terne. Elle donne attache, pour plusieurs d'entre elles, sur certains points, aux fibres musculaires : telle est celle de l'avant-bras ; telle est aussi celle de la jambe. Mais sur la plus grande partie de son étendue, cette surface reste indépendante des muscles sous-jacents, auxquels elle n'adhère que par un tissu conjonctif lâche. — La surface interne est remarquable surtout par les prolongements qui s'en détachent pour se porter de la périphérie vers l'axe des membres. Ces prolongements, qui affectent la forme de cloisons longitudinales, n'offrent pas une égale épaisseur. Les cloisons les plus résistantes séparent les uns des autres les principaux groupes de muscles, et s'étendent jusqu'aux os, où elles se continuent avec le périoste. Les plus faibles, ou cloisons du second ordre, pénètrent entre les divers muscles d'un même groupe, en se continuant entre elles par leurs bords.

Les aponévroses se comportent donc, relativement aux muscles des membres, comme l'enveloppe celluleuse de ceux-ci relativement aux faisceaux qui les composent. Ici encore nous retrouvons une gaîne générale renfermant toute une série de gaînes à calibre décroissant, dont l'épaisseur et la résistance diminuent des parties superficielles vers les parties profondes. Tous les muscles se trouvent ainsi reliés les uns aux autres, sans rien perdre cependant de leur indépendance, et très-solidement enchaînés aussi aux leviers qu'ils sont chargés de mouvoir. Remarquons en outre que les cloisons principales, en s'attachant à ces leviers, consolident l'enveloppe générale; qu'ainsi consolidée, celle-ci maintient dans leur situation les couches musculaires superficielles, et que ces dernières deviennent à leur tour, pour les couches profondes, un moyen de contention.

Par leurs *extrémités*, les aponévroses se continuent entre elles, de telle sorte qu'il existe pour chaque membre une longue gaîne fibreuse, conoïde, qui s'étend de leur racine à leur partie terminale, en passant sur les articulations qu'elle entoure aussi complétement. Mais au niveau, ou dans le voisinage des interlignes articulaires, elle adhère à toutes les saillies osseuses qu'elle rencontre sur son trajet. Ainsi les aponévroses du bras et de l'avant-bras s'insèrent à l'olécrâne et aux tubérosités interne et externe de l'humérus; celles de la cuisse et de la jambe se fixent à la partie antérieure des tubérosités du tibia. Ce sont ces points communs d'insertion qui ont permis de les distinguer, sur chaque membre, en autant de gaînes que celui-ci présente de segments.

Au niveau de leur origine, la plupart des gaînes aponévrotiques reçoivent une expansion de l'un des tendons voisins, et quelquefois deux ou plusieurs. Le grand pectoral donne une expansion à celle du bras; du biceps se détache une expansion plus importante pour celle de l'avant-bras; le tendon du palmaire grêle se continue avec l'aponévrose de la paume de la main; l'aponévrose de la cuisse reçoit une large expansion du muscle grand fessier, et elle possède en outre un muscle tenseur qui lui est propre; à l'aponévrose jambière se rendent plusieurs expansions émanées des muscles couturier, droit interne, biceps et demi-tendineux.

Chaque aponévrose possède donc un ou plusieurs muscles tenseurs. Quelques anatomistes avaient pensé qu'elles étaient formées uniquement par ces expansions tendineuses. Mais elles existent par elles-mêmes; ces expansions ne font que les renforcer.

Les expansions tendineuses semblent avoir aussi pour usage de protéger les vaisseaux et les nerfs ; car c'est surtout du côté de la flexion, c'est-à-dire du côté des gros troncs vasculaires et nerveux, qu'elles se dirigent, comme pour associer les gaînes qu'elles renforcent à l'action des muscles dont elles émanent ; au moment où ceux-ci se contractent, les expansions correspondantes se tendant et soulevant l'aponévrose qui recouvre ces troncs, toute compression devient en effet impossible.

b. *Aponévroses des muscles larges et des muscles courts.*

1° *Aponévroses des muscles larges.* — Elles appartiennent spécialement au tronc et au cou, et ne doivent pas être confondues, ainsi qu'on l'a fait souvent, avec les aponévroses d'insertion. Ces dernières ne sont autre chose que des tendons aplatis ou membraniformes : tout ce que nous avons dit des tendons en général leur est applicable. Il ne sera donc question ici que des membranes fibreuses recouvrant les muscles.

Ces membranes, ou aponévroses des muscles larges, diffèrent beaucoup de celles des muscles longs. Elles sont notablement plus minces, moins résistantes par conséquent et d'un blanc terne. On peut les diviser en deux groupes : celles qui recouvrent les muscles superficiels, et celles qui recouvrent les muscles profonds.

Les aponévroses des muscles larges et superficiels sont remarquables par leur extrême minceur et leur transparence, attributs qui n'excluent pas cependant une certaine résistance. Aux deux extrémités des muscles elles se continuent avec leurs tendons membraniformes qu'elles renforcent. Leur face profonde est le point de départ d'une multitude de prolongements qui pénètrent dans tous les interstices de ces organes, et qui les unissent étroitement à ceux-ci. Elles ne se comportent donc pas à l'égard de la gaîne celluleuse comme celles des muscles longs. Ces dernières restent indépendantes du périmysium ; celles des musles larges se confondent au contraire avec la gaîne celluleuse. On pourrait les considérer comme un simple périmysium plus condensé ; mais le tissu conjonctif, porté à ce degré de condensation, constitue une aponévrose. A quelque point de vue qu'on se place, on ne peut donc méconnaître que ces aponévroses diffèrent beaucoup de celles des membres. Elles s'en distinguent encore sous un autre rapport ; au lieu de se continuer par leurs extrémités, elles se continuent par leurs bords, comme celles des petits dentelés, des sterno-hyoïdiens et sterno-thyroïdiens, des omoplat-hyoïdiens, etc.

Les aponévroses qui recouvrent les muscles larges et profonds les séparent des séreuses splanchniques ; elles ressemblent aux précédentes par leurs principaux attributs, mais s'en distinguent par l'indépendance qu'elles conservent. On peut facilement constater que les aponévroses recouvrant le psoas iliaque, le carré lombaire, la partie inférieure du transverse, adhèrent à peine à ces muscles. Dans chaque espace intercostal, on observe une aponévrose qui sépare les intercostaux de la plèvre, et qui leur adhère très-peu aussi.

Ces aponévroses profondes ont pour usage : 1° d'isoler les muscles des viscères correspondants, de les protéger et de faciliter le jeu régulier de leur contraction; 2° de renforcer les parois dont elles font partie. — Quelques-unes présentent des attributions qui leur sont propres : ainsi celles de la partie inférieure du cou adhèrent aux gros troncs veineux correspondants, et les transforment en canaux à parois incompressibles, qui deviennent pour le sang noir, au moment où la cavité thoracique se dilate, autant de conduits d'aspiration.

2° *Aponévroses des muscles courts.* Comme les précédentes, les aponévroses des muscles courts ne jouent pas le rôle de moyens de contention, mais celui de moyens d'isolement. Elles font défaut, du reste, sur un grand nombre de ces organes. Tous les muscles peauciers en sont dépourvus; et parmi ceux qui occupent une situation plus profonde, il en est plusieurs aussi qui en offrent à peine quelques vestiges : tels sont le stylo-hyoïdien, le génio-hyoïdien, les muscles de la langue, les lombricaux, etc. Mais on les rencontre sur tous les autres muscles de la main et du pied, sur le carré pronateur, les muscles prévertébraux, etc.

Pour la plupart des muscles courts, les aponévroses ne répondent qu'à une partie de leur périphérie, et alors elles s'insèrent sur les os par toute leur circonférence, de manière à leur former une gaîne en partie osseuse, en partie fibreuse : telle est la disposition qu'elles affectent à l'égard des interosseux et du pédieux, du carré pronateur, du masséter, du temporal, etc. Telle est aussi leur disposition à l'égard des muscles spinaux constitués par trois longues séries de muscles courts; chacune de ces séries est séparée de la série voisine par une lame fibreuse verticale, en sorte que les gouttières vertébrales se trouvent partagées en trois gouttières secondaires.

Les aponévroses des muscles courts sont minces, demi-transparentes, assez résistantes, caractères qu'elles partagent avec celles des muscles larges. Mais elles sont moins adhérentes que ces dernières, dont elles diffèrent aussi par leurs connexions très-étendues avec les os.

B. *Structure des aponévroses.*

Les aponévroses, considérées comme offrant une structure des plus simples, présentent au contraire une structure assez compliquée. J'ai démontré, en 1866, que ces membranes comprennent, en effet, dans leur composition, des faisceaux fibreux, du tissu conjonctif ordinaire, des fibres fusiformes, des cellules adipeuses, des vaisseaux et des nerfs.

a. *Faisceaux fibreux et tissu conjonctif.* Les aponévroses des membres sont essentiellement constituées par des faisceaux fibreux, analogues aux faisceaux primitifs des tendons, et généralement connus sous le nom de *fibres*. Ces faisceaux ou fibres aponévrotiques affectent une forme arrondie ou aplatie. Leur volume est très-variable. Ils résultent, comme ceux des tendons, de la juxtaposition de fibrilles de tissu conjonctif parallèles et très-serrées.

Considérées dans leur direction, les fibres des aponévroses se distinguent en transversales, longitudinales et obliques. De ces trois ordres de fibres, les transversales sont les plus importantes et les plus constantes; elles représentent l'élément fondamental de ces membranes. Viennent ensuite les fibres obliques, qui ne sont, pour la plupart, qu'une variété des précédentes; car il est rare que celles-ci suivent une direction parfaitement transversale; le plus souvent elles sont un peu ascendantes ou descendantes. Beaucoup d'aponévroses, sur une grande partie de leur étendue, ne sont formées que de ces fibres obliquement transversales, et marchant toutes à peu près dans le même sens : telles sont celles du bras, de l'avant-bras et de la jambe. On remarque, du reste, que ces fibres, plus ou moins obliques sur la partie supérieure des membres, deviennent de plus en plus transversales à mesure qu'on se rapproche de la main et du pied. — Les fibres longitudinales n'appartiennent qu'à un très-petit nombre d'aponévroses. Leur situation est plus profonde que celle des précédentes. Elles forment sur le côté externe de l'aponévrose fémorale une longue bande s'étendant jusqu'à la jambe, très-épaisse, extrêmement résistante, que des fibres transversales recouvrent sur toute son étendue en la croisant à angle droit. — Il est digne de remarque qu'on ne rencontre nulle part sur le même point les trois ordres de fibres.

Le tissu conjonctif des aponévroses remplit les intervalles compris entre les fibres et les aréoles résultant de leur entrecroisement. Il est d'autant plus abondant que ces membranes sont moins résistantes.

b. *Fibres fusiformes; fibres élastiques.* — On rencontre dans ces membranes un très-grand nombre de fibres fusiformes. — Les fibres élastiques y sont en général rares. Dans quelques aponévroses cependant, on les voit se multiplier; celle du bras diffère considérablement sous ce point de vue de celle de la cuisse; elle est très-riche en fibres élastiques. Ces fibres peuvent former un véritable plan qui se superpose au plan des faisceaux fibreux, en se mêlant sur quelques points à ceux-ci : telle est la disposition qu'elles affectent sur la partie antérieure et supérieure de l'aponévrose jambière. On peut dire d'une manière générale que les aponévroses contiennent d'autant plus de fibres élastiques qu'elles sont plus minces.

c. *Tissu adipeux.* — A l'aspect brillant et nacré des aponévroses, on pourrait croire qu'elles ne se laissent jamais envahir par le tissu adipeux; ce serait une erreur. On observe constamment dans toutes ces membranes des traînées de vésicules adipeuses situées sur le trajet des vaisseaux sanguins, et remplissant les intervalles des fibres; sur certains points, les vésicules adipeuses se disposent en amas ou îlots, comblant les aréoles que limitent les fibres. La proportion de celle-ci varie, du reste, suivant les aponévroses, selon les individus et selon l'âge.

d. *Artères et veines.* — On remarque, dans toutes les lames aponévrotiques, non pas seulement ces quelque rares capillaires dont parlent les auteurs, mais de véritables artères, munies de leur tunique musculaire, et se ramifiant comme dans les autres tissus. A ces divisions succèdent un riche réseau de capillaires; puis des veinules et des veines. Le système vasculaire des aponévroses est donc beaucoup plus développé qu'on ne l'avait supposé; il prend une part importante à leur structure.

Les artères émanent des branches qui rampent dans le tissu cellulaire sous-cutané. Elles cheminent d'abord dans la couche cellulo-adipeuse, puis pénètrent dans les aponévroses par leur face externe.

Dans les aponévroses très-épaisses, la couche superficielle est plus vasculaire que la couche profonde. On peut facilement constater cette différence sur la partie externe de l'aponévrose fémorale; sa couche superficielle, formée de fibres transversales, reçoit une multitude d'artérioles qui s'épuisent presque entièrement dans son épaisseur; sa couche profonde, beaucoup plus épaisse, ne reçoit que des capillaires très-déliés.

Les veines présentent un calibre tantôt à peu près égal et tantôt supérieur à celui des artères, qu'elles accompagnent partout dans leur trajet. Elles vont se jeter dans les veines sous-cutanées.

e. *Nerfs des aponévroses.* — Leur existence est restée longtemps douteuse. Les recherches auxquelles je me suis livré ne permettent plus de la contester. Ces nerfs sont beaucoup moins multipliés que dans les ligaments, mais presque aussi abondants que dans les tendons. Ils tirent, pour la plupart, leur origine des nerfs sous-cutanés, en sorte qu'ils restent indépendants des muscles, de même que les artères et les veines. Chacun des principaux ramuscules artériels qui pénètrent dans les gaînes aponévrotiques des membres est accompagné d'un filet nerveux, qui partage sa distribution, se divisant, subdivisant, et s'anastomosant comme ceux-ci. Les dernières divisions de ces nerfs deviennent si déliées, que j'ai toujours vainement tenté de déterminer leur mode de terminaison.

En décrivant les divers éléments qui entrent dans la structure des aponévroses, j'ai pris pour type celles des membres. Mais cette description s'applique également à toutes les autres, avec quelques différences que je vais brièvement mentionner. — Plus elles s'amincissent, plus aussi leurs faisceaux tendent à s'effacer. Ceux-ci, qui étaient parallèles, s'inclinent les uns vers les autres, et dégénèrent en fibres qui s'entrecroisent irrégulièrement dans tous les sens. Les aponévroses ne représentent plus alors un tissu, mais une sorte de feutrage : tel est l'aspect que nous offrent presque toutes celles des muscles larges, celles des muscles courts et certaines cloisons fibreuses qui séparent les muscles des membres; de fibreuses qu'elles étaient, elles passent, en un mot, à l'état cellulo-fibreux ou simplement celluleux.

De la description générale qui précède, nous pouvons conclure que les aponévroses possèdent une vitalité bien supérieure à celle qu'on leur a jusqu'à présent attribuée. Cette vitalité nous autorise à penser qu'elles prennent très-probablement à certaines affections, mais surtout aux affections rhumatismales, une part importante qui ne paraît pas avoir été même soupçonnée, et qui mériterait de fixer l'attention des médecins. — Elle nous montre aussi combien la chirurgie moderne s'est égarée en considérant les toiles cellulo-fibreuses comme réfractaires à l'inflammation, et par suite comme autant de barrières qui peuvent arrêter ou détourner les écoulements purulents. Il suffit de contempler un instant ces lames cellulo-fibreuses, que quelques anatomistes ont multipliées sous le nom de fascia, pour reconnaître qu'elles sont prédisposées par leur constitution à s'associer à toutes les inflammations des parties qui les entourent, et qu'elles ne sauraient remplir que très-imparfaitement les usages mécaniques auxquels on les a crues destinées.

§ 2. — Gaînes tendineuses.

On désigne sous ce nom des arcades fibreuses qui s'insèrent aux deux bords des gouttières sur lesquelles glissent les tendons, et qui maintiennent ceux-ci dans leur situation, en leur laissant d'ailleurs une complète indépendance.

Les gaînes tendineuses peuvent être distinguées en deux ordres : les unes simples, les autres se divisant en plusieurs gaînes secondaires.

Les gaînes simples se voient à l'extrémité terminale des membres, sur la face palmaire du doigt, et sur la face plantaire des orteils. Elles affectent la forme de demi-cylindres dont la concavité s'oppose à celle des gouttières correspondantes. En se fixant par leurs bords aux deux bords de ces gouttières, elles les transforment en autant de conduits, moitié osseux, moitié fibreux, dans lesquels les tendons glissent à la manière d'un cylindre plein dans un cylindre creux. Les fibres qui constituent ces gaînes sont demi-circulaires et parallèles sur certains points, obliques et croisées en sautoir sur d'autres.

Les gaînes composées ou communes à plusieurs tendons sont situées autour des articulations de l'avant-bras avec la main, et de la jambe avec le pied. Leur disposition rappelle celle d'une ceinture, d'où le nom de *ligaments annulaires* qui leur a été donné. Elles diffèrent suivant qu'elles répondent aux tendons des extenseurs ou aux tendons des fléchisseurs.

Celles des tendons extenseurs comprennent deux plans de fibres : 1° des fibres superficielles et parallèles qui forment une gaîne générale; 2° des fibres profondes, beaucoup plus courtes et demi-circulaires, qui forment pour chaque tendon une gaîne particulière.

Celles des tendons fléchisseurs s'insèrent aux os du carpe et du tarse d'une part, aux premières phalanges des doigts et des orteils de l'autre. Elles ne sont donc pas limitées au poignet et à la voûte du calcanéum, mais s'étendent sur toute la paume des mains et sur toute la plante des pieds. Les aponévroses palmaire et plantaire n'en sont que les prolongements. C'est pourquoi elles présentent une si grande épaisseur, bien qu'elles ne recouvrent que des muscles de minimes dimensions. Ces longues gaînes tendineuses se décomposent à leur extrémité phalangienne en quatre gaînes de second ordre qui reçoivent les tendons fléchisseurs et qui se continuent avec celles des doigts et des orteils.

Structure. — Les gaînes tendineuses présentent la même structure que les aponévroses, qu'elles prolongent et dont elles ne sont en réalité que des dépendances. Comme celles-ci, elles ont pour élément fondamental des faisceaux fibreux, unis les uns aux autres par du tissu conjonctif, dans lequel cheminent des artères, des veines et des nerfs. Elles contiennent aussi constamment du tissu adipeux.

Quelques gaînes tendineuses ont pour unique usage de contenir les tendons. Mais la plupart ont reçu une seconde destination qui n'est pas moins importante; dans certaines attitudes, elles jouent le rôle de poulies de renvoi : c'est ce qui a lieu pour le ligament annulaire postérieur du carpe pendant l'extension de la main, pour le ligament annulaire supérieur du tarse pendant l'extension du pied, etc.

§ 3. — GAÎNES SYNOVIALES DES TENDONS.

Les gaînes synoviales sont des membranes qui appartiennent à la classe des séreuses et qui ont pour usage de faciliter le glissement des tendons.

Ces membranes, de même que toutes les séreuses, se présentent sous la forme de sacs sans ouverture. — Leur surface interne est lisse, unie et constamment lubrifiée par un liquide onctueux. — Par leur surface externe elles s'appliquent aux parois des conduits dans lesquels glissent les cordes tendineuses, s'adossent ensuite à elles-mêmes pour constituer un repli qui s'étend de ces parois au tendon correspondant, puis entourent celui-ci. On peut leur considérer par conséquent trois portions : une portion externe ou pariétale, une portion interne ou tendineuse, et une portion moyenne qui relie les précédentes l'une à l'autre.

La portion pariétale adhère à toutes les parties qui contribuent à former les conduits destinés aux tendons. Au niveau des gouttières osseuses elle se confond avec le périoste, dont on ne peut la distinguer. Au niveau des gaînes tendineuses, elle s'identifie aussi le plus habituellement avec leur tissu : si l'on réussit à l'en détacher, c'est seulement sur certains points très-limités. Au niveau des ligaments, son adhérence est très-variable, tantôt très-intime, tantôt modérée ou très-faible.

La portion tendineuse s'identifie avec la gaîne des tendons; elle n'en devient distincte qu'au voisinage de la portion moyenne.

Cette portion moyenne, composée de deux feuillets adossés et unis l'un à l'autre, représente pour les tendons une sorte de pédicule et pour leur cavité une cloison partielle. Elle offre du reste des variétés très-grandes, non-seulement pour les différentes gaînes synoviales, mais pour la même gaîne, lorsqu'on passe d'un individu à un autre. — C'est dans les synoviales de la partie antérieure du poignet que ces replis membraneux sont le plus développés. Parmi les nombreux tendons qu'elles embrassent, il en est qui possèdent un repli particulier; d'autres adhèrent aux parois de la cavité par un repli qui leur est commun, mais dont on voit souvent se détacher des replis secondaires. — Les tendons fléchisseurs des doigts et des orteils sont reliés à leur conduit par de simples languettes plus ou moins larges; c'est dans ces replis et languettes que cheminent les vaisseaux et les nerfs destinés aux tendons.

A leurs extrémités, les gaînes synoviales deviennent indépendantes des tendons et de leur conduit ostéo-fibreux qu'elles débordent dans une étendue d'autant plus grande que le tendon est plus mobile. — Quelques-unes communiquent avec les séreuses articulaires : telles sont la synoviale du tendon de la longue portion du biceps, qui se continue avec la synoviale de l'articulation de l'épaule, et celle du tendon du poplité, qui communique avec la synoviale de l'articulation du genou et très-exceptionnellement avec celle de l'articulation péronéo-tibiale.

Sur les points où elles restent libres, les gaînes synoviales sont minces, transparentes, assez résistantes et très-élastiques.

Structure. — Les gaînes synoviales des tendons se composent principalement de tissu conjonctif, auquel se mêlent des fibres élastiques, des artères, des veines, des nerfs et du tissu adipeux.

Les fibrilles du tissu conjonctif, en se groupant, donnent naissance à des faisceaux de volume très-variable, visibles seulement au microscope, s'entrecroisant dans tous les sens, et communiquant entre eux par les fascicules qui s'en détachent. De l'ensemble de ces faisceaux et fascicules résulte une trame plexiforme qui forme la charpente des gaînes.

Les fibres élastiques font défaut sur la portion tendineuse, mais sont au contraire très-multipliées sur la portion moyenne et aux deux extrémités de la portion pariétale.

Les artères viennent pour la plupart de celles qui se distribuent aux gaînes tendineuses. Plusieurs ramuscules s'introduisent entre les deux lames du pédicule des tendons, auxquelles elles abandonnent des ramifications, et vont ensuite se terminer dans le tendon lui-même.

Les veines accompagnent les artères. En s'anastomosant, elles forment, comme celles-ci, un réseau à mailles d'autant plus serrées, qu'il est plus rapproché de la surface libre des synoviales.

Les nerfs des gaînes synoviales n'ont jamais été nettement démontrés. Leur existence cependant n'est pas douteuse. J'ai eu fréquemment l'occasion de les observer dans le cours de mes recherches. Pour les étudier, il convient de choisir un des replis membraneux qui se portent vers les tendons. On distinguera sur le trajet des vaisseaux plusieurs filets nerveux qui sont destinés au tendon correspondant; mais de chacun de ces filets naissent quelques divisions qui se ramifient dans les deux feuillets du repli, et qui s'épuisent bien manifestement dans leur épaisseur.

§ 4. — Bourses séreuses des muscles.

Deux sortes de bourses séreuses sont annexées au système des muscles striés : les unes se voient sur les points au niveau desquels ces organes subissent une réflexion permanente ou intermittente ; les autres occupent leurs intervalles et concourent à leur mutuelle indépendance.

Les *bourses séreuses sous-musculaires* se subdivisent elles-mêmes en deux ordres, suivant qu'elles correspondent à l'extrémité terminale des tendons ou à leur origine.

Parmi les premières viennent se ranger celles qui séparent le tendon d'Achille du calcanéum, le tendon du psoas iliaque du petit trochanter, celui du biceps de la tubérosité bicipitale, etc. On remarque que chacun de ces tendons se réfléchit dans certains mouvements autour de la saillie osseuse sur laquelle il s'attache ; c'est ce qui a lieu pour le tendon d'Achille pendant l'extension du pied, pour celui du psoas iliaque pendant la rotation de la cuisse en dedans, pour celui du biceps dans l'état de pronation de l'avant-bras. Des frottements réciproques se produisent donc entre les tendons et les saillies sur lesquelles ils s'enroulent ; en les séparant, les bourses séreuses viennent adoucir ces frottements.

Comme exemples de bourses séreuses sous-jacentes à la partie initiale des tendons, je mentionnerai celle qui facilite le glissement de l'obturateur interne sur la petite échancrure sciatique, celle qu'on observe entre le psoas iliaque et l'articulation coxo-fémorale, celle du muscle sous-scapulaire, etc. Ces bourses séreuses avaient été considérées d'abord comme sous-jacentes au corps charnu des muscles. M. Chassaignac a démontré que les tendons se prolongent toujours beaucoup plus loin sur le côté de ce corps charnu, qui est appelé à subir des frottements, et que les bourses séreuses sont situées au-dessous de ces tendons prolongés.

Toutes les bourses séreuses sous-musculaires ou plutôt sous-tendineuses offrent la même structure et remplissent les mêmes attributions que les gaînes synoviales, dont elles ne diffèrent que par leur indépendance.

Les *bourses séreuses intermusculaires* se rencontrent dans les régions où les muscles avaient à subir des frottements réciproques très-étendus. Les plus remarquables correspondent à la racine des membres; je citerai celle qui sépare le sous-épineux du deltoïde, celle qui est située entre le sous-scapulaire et la courte portion du biceps, celle qu'on voit entre le grand fessier et les muscles qui s'attachent à la tubérosité ischiatique. Ces bourses séreuses ont pour attribut distinctif leur étendue considérable, leur faible adhérence avec les parties voisines, et surtout une grande élasticité qui leur permet de se prêter à toutes les variétés de forme.

SECTION II

SYSTÈME MUSCULAIRE A FIBRES LISSES

Les *muscles à fibres lisses*, *muscles de la vie organique*, *muscles intérieurs*, *muscles viscéraux*, tiennent dans l'économie une place beaucoup moins considérable que les muscles striés. Ils ne sont pas réunis comme ceux-ci sous une commune enveloppe, mais se trouvent dispersés, au contraire, dans un très-grand nombre d'organes, de nature et de fonctions différentes. Leur analogie au premier aspect est moins apparente. Nous verrons cependant que sur tous les points où on les rencontre, ils offrent la même disposition générale, la même structure, et à peu près la même destination. On ne saurait donc contester qu'ils sont aussi liés entre eux par les liens d'une étroite parenté.

§ 1. — Répartition des muscles a fibres lisses.

Ces muscles contribuent à former les appareils de la digestion, de la sécrétion urinaire, de la génération, de la respiration et de la circulation. D'autres sont annexés aux conduits excréteurs des glandes, à la peau, à la mamelle, au sens de la vue, etc.

Sur l'appareil de la digestion, le système musculaire à fibres lisses s'étend de la partie moyenne de l'œsophage à l'extrémité inférieure du rectum. Ces fibres, dans le long trajet qu'elles parcourent, se partagent en deux plans : un plan sous-séreux, un plan sous-muqueux.

Le plan sous-séreux se subdivise en couche superficielle, composée de fibres longitudinales; et couche profonde formée de fibres circulaires. L'une et l'autre s'attachent à la membrane qui les recouvre.

Le plan sous-muqueux, non moins étendu que le précédent, adhère à la face profonde de la muqueuse, dont il constitue la charpente; il se compose d'innombrables faisceaux aplatis, rubanés, qui s'entrecroisent dans toutes les directions. Une couche celluleuse dans laquelle rampent des vaisseaux et des nerfs la sépare du plan sous-séreux.

Sur l'appareil urinaire, le système musculaire lisse embrasse l'uretère sur toute sa longueur, puis les parois de la vessie, et se termine par un épais faisceau de fibres circulaires qui forme le sphincter de cet organe.

Sur l'appareil de la génération, chez l'homme, il entoure tous les conduits que doit parcourir le sperme; et chez la femme, tous ceux que parcourt l'ovule. — Sur l'appareil de la respiration, il fait partie des conduits destinés à transmettre l'air atmosphérique jusqu'aux poumons.

Sur celui de la circulation, il s'enroule autour des vaisseaux pour présider à la progression du sang et de la lymphe.

Sur les conduits excréteurs il entoure leur tunique muqueuse pour diriger le produit des sécrétions vers les surfaces tégumentaires.

A la peau sont annexés : 1° des muscles sous-dermiques, qui impriment aux téguments des mouvements vermiculaires : tel est le dartos, qui détermine par ses contractions les rides du scrotum; 2° des muscles intradermiques, en nombre très-considérable, qui s'attachent par leur extrémité inférieure aux bulbes des poils, et qui s'enroulent autour des glandes pilifères pour expulser les liquides qu'elles secrètent.

Deux muscles lisses appartiennent à la mamelle : l'un à fibres circulaires, situé au-dessous de l'aréole du sein; l'autre composé de faisceaux longitudinaux et obliques, compris dans l'épaisseur du mamelon.—Quatre sont annexés à l'aponévrose orbitaire. et trois au globe de l'œil : le muscle ciliaire, le sphincter et le dilatateur de la pupille. — D'autres entrent dans la constitution de la prostate. — D'autres contribuent à former les aréoles des organes érectiles.

§ 2. — Conformation extérieure des muscles lisses.

Les muscles lisses ne possèdent pas une forme qui leur soit propre. Aplatis et minces, ils se moulent sur les organes dont ils font partie, en prennent le mode de configuration, et se présentent, comme la plupart de ceux-ci, sous l'aspect de cylindres membraneux. La couche musculaire des artères, des veines et des vaisseaux lymphatiques revêt très-régulièrement cette forme cylindrique; il en est de même de celle des intestins, des conduits bronchiques, de l'uretère, de l'urèthre, du canal déférent, de tous les conduits excréteurs des glandes, etc.

Quelques muscles viscéraux affectent une forme conique : telles sont les tuniques musculaires de l'estomac, de la vessie, de la vésicule biliaire; telle est aussi celle de l'utérus, plus régulière dans l'état de grossesse que dans l'état de vacuité.

Certains muscles sont composés de fibres circulaires, disposées sur un même plan, autour d'un centre commun, comme celles du sphincter de la pupille et du muscle sous-aréolaire de la mamelle. D'autres sont formés de fibres demi-circulaires, comme le dartos, et presque tous les petits muscles annexés aux bulbes des poils. — Dans la prostate et les organes érectiles, on observe d'innombrables faisceaux musculaires qui n'offrent aucune forme et aucune direction déterminées.

En comparant les deux ordres de fibres musculaires au point de vue de leur direction et de leur mode de groupement, on peut dire que, pour les unes, c'est la direction rectiligne qui domine, et pour les autres, la direction curviligne; — que les premières ont une grande tendance à se superposer pour former des faisceaux; que les secondes tendent, au contraire, à se juxtaposer pour constituer des membranes. — Dans le système musculaire strié, les fibres se rassemblent, afin d'agir avec plus de force sur un point déterminé; dans le système musculaire lisse, elles se disséminent sur toute l'étendue des cavités et des conduits creusés au sein de l'organisme, afin d'imprimer aux liquides ou substances qui les parcourent une impulsion uniforme et constante. — Ainsi, d'un côté, direction rectiligne, forme fasciculée et action énergique des muscles; de l'autre, direction curviligne, forme membraneuse, action lente et faible.

a. *Muscles lisses de forme membraneuse.* — Ces muscles membraneux, qui forment une si vaste dépendance du système musculaire de la vie organique, se divisent en trois ordres. Ils sont simples, composés ou compliqués : simples, lorsqu'ils comprennent un seul plan de fibres se dirigeant toutes dans le même sens; composés, lorsqu'ils comprennent deux ou plusieurs plans de fibres qui se superposent en s'entrecroisant; compliqués ou rétiformes, lorsqu'ils résultent d'une multitude de faisceaux, offrant tous une direction différente.

Les muscles simples ou formés d'un seul plan de fibres sont les plus nombreux. On les rencontre sur tous les conduits que parcourent le sang et la lymphe, sur les divisions du conduit aérifères sur les canaux excréteurs d'un grand nombre de glandes, sous la peau du pénis, etc. Ils se composent de fibres circulaires, le plus souvent parallèles, mais qui se croisent aussi quelquefois à angles très-aigus. L'enroulement circulaire des fibres est un fait général qui comporte du reste quelques exceptions : ainsi, sur les conduits excréteurs de la glande mammaire, la tunique musculaire est exclusivement formée de fibres longitudinales ou parallèles aux conduits; il en est de même pour celle qui entoure dans toute sa longueur la muqueuse uréthrale.

Les muscles membraneux composés sont presque aussi répandus que les précédents. Ils forment le plan musculaire sous-séreux de l'appareil digestif; ils embrassent la vessie, le conduit excréteur de l'ovaire, celui du testicule, etc.

La tunique musculaire de la vessie est formée de trois plans superposés, et réciproquement perpendiculaires, mais en partie entremêlés.

Celle des autres organes en comprend seulement deux, dont la situation relative est la même pour tous. Le plan superficiel se compose toujours de fibres longitudinales, et le profond de fibres circulaires ; constamment aussi celui-ci est le plus épais. — Tous deux ont pour antagonistes les substances contenues dans la cavité qu'ils contribuent à former : ce sont ces substances qui les dilatent; c'est contre elles qu'ils réagissent. Le plan profond donne l'impulsion, et joue ainsi, dans leur déplacement le rôle principal. Le plan superficiel contribue au même résultat, en raccourcissant les parois du tube qu'elles parcourent, les parties contenantes remontant alors sur les parties contenues, tandis que celles-ci descendent, au contraire, pour se soustraire à la pression qu'elles supportent. — L'un et l'autre, du reste, n'ont pas seulement pour usage d'agir sur ces substances; ils sont destinés aussi à consolider les parois des organes dont ils font partie. Or, remarquons combien leur disposition réciproquement perpendiculaire est en parfaite harmonie avec cette destination.

Les muscles membraneux compliqués ou rétiformes sont les plus rares : c'est dans ce troisième ordre qu'il faut ranger le plan sous-muqueux de l'estomac et des intestins, l'enveloppe de la prostate, celle des vésicules séminales, la tunique musculaire de l'utérus, etc. — La couche musculaire rétiforme du tube digestif est remarquable par sa vaste étendue, par son extrême minceur, par son adhérence intime avec la muqueuse qui lui emprunte toute sa résistance. La membrane qui entoure la prostate et l'enveloppe commune aux deux vésicules séminales, considérées autrefois comme fibreuses, offrent le même mode de constitution que la précédente.

b. *Sphincters.* — Les sphincters à fibres lisses diffèrent aussi beaucoup des sphincters à fibres striées. Ceux-ci présentent une forme ellipsoïde ; ils se composent de deux moitiés, s'entrecroisant par leurs extrémités. Les premiers sont circulaires ou cylindroïdes, ainsi que l'attestent le sphincter de la pupille, le sphincter pylorique, le sphincter interne de l'anus et le sphincter de la vessie, auxquels on peut ajouter encore le sphincter de l'orifice du prépuce.

Parmi ces muscles constricteurs, celui de la pupille est à la fois le plus faible et le plus agile. Le sphincter pylorique est le plus épais ; il jouit d'une énorme résistance. Celle que possèdent le sphincter de la vessie et le sphincter interne de l'anus ne semble pas moindre, puisque, dans l'état de plénitude des organes à l'occlusion desquels l'un et l'autre sont préposés ils peuvent lutter, au milieu des plus violents efforts, contre l'action combinée du diaphragme et des muscles abdominaux. Leur épaisseur n'excède pas 5 millimètres, tandis que celle du sphincter pylorique varie de 6 à 7 le plus habituellement.

§ 3. — Conformation intérieure des muscles lisses.

Les muscles lisses sont composés uniquement de fibres contractiles. La fibre albuginée ou tendineuse, qui prend une part si importante à la constitution des muscles striés, reste l'attribut exclusif de ceux-ci. Sa présence d'un côté, son absence de l'autre, est assurément l'un des traits distinctifs les plus remarquables des deux systèmes musculaires. Très-volumineux et très-nombreux, les muscles striés ne pouvaient trouver sur le squelette une place suffisante pour chacune de leurs fibres : or, les tendons suppléent à cette insuffisance ; car ils ne sont en réalité que des prolongements du système osseux, prolongements dans lesquels la nature a substitué la flexibilité à la rigidité, afin de les rendre moins fragiles, et afin aussi qu'ils puissent s'enrouler sur les saillies osseuses pendant les mouvements qui leur sont imprimés.

Les muscles à fibres lisses ne sont pas réductibles comme les muscles striés en faisceaux de moins en moins volumineux et séparés par des espaces de plus en plus étroits. Ils résultent du rapprochement d'une multitude de faisceaux, très-différents de forme et de dimensions.

Les fibres constituant ces faisceaux sont quelquefois parallèles. Mais très-souvent aussi elles s'inclinent en sens divers et se croisent à angle aigu. Sur les membranes plexiformes, ce ne sont pas seulement les faisceaux qui s'entrecroisent dans toutes les directions, mais aussi les fibres qui les composent, de sorte que ces derniers doivent être considérés eux-mêmes comme de petits plexus.

Il résulte du mode de conformation des muscles lisses que leur coupe transversale est loin d'offrir le même aspect que celle des muscles striés. Les gallinacés qu'on sert sur nos tables nous offrent chaque jour l'occasion de le constater. Comparez les coupes du gésier à celles du grand pectoral, et voyez combien elles diffèrent. La différence n'est pas moins sensible chez l'homme et les mammifères, lorsqu'on rapproche d'une coupe transversale du biceps celle de l'extrémité pylorique de l'estomac ou du corps de l'utérus. A l'aspect seule d'une coupe transversale, on peut donc reconnaître à quel système appartient le muscle divisé : des faisceaux polyédriques à volume décroissant, séparés par des espaces de plus en plus étroits, ne peuvent appartenir qu'au système musculaire à fibres striées ; à l'absence de ces faisceaux et de ces espaces, à l'aspect plus homogène de la coupe, on reconnaîtra sans peine le système musculaire à fibres lisses.

§ 4. — Structure des muscles lisses.

Indépendamment des fibres qui en représentent l'élément fondamental, ces muscles comprennent dans leur structure du tissu conjonctif et des vésicules adipeuses, des fibres élastiques, des artères, des veines, des vaisseaux lymphatiques et des nerfs.

A. *Fibres musculaires lisses.*

Ces fibres, vues au microscope, se présentent sous l'aspect de filaments fusiformes, de couleur pâle, très-courts et rectilignes, offrant dans leur partie centrale un gros noyau allongé qui les caractérise essentiellement.

Elles diffèrent donc très-notablement des fibres striées par leur forme. Elles n'en diffèrent pas moins par leurs dimensions. La longueur des fibres striées est déterminée par la distance comprise entre les deux tendons auxquels elles s'attachent; celle des fibres lisses varie de $0^{mm},03$ à $0^{mm},07$; on peut donc l'estimer, en moyenne, à $0^{mm},05$. — Le diamètre moyen des premières mesure aussi $0^{mm},05$; celui des secondes, équivaut en moyenne à $0^{mm},006$. Ainsi la largeur des fibres striées égale la longueur des fibres lisses. et la longueur des premières surpasse tellement celle des secondes, qu'entre l'une et l'autre on ne peut établir aucune comparaison.

Ces fibres sont constituées par une substance homogène, de nature spéciale, demi-transparente, dans laquelle on distingue çà et là des granulations à contour vaguement arrêté. Dans quelques espèces animales, ces granulations se disposent en séries plus ou moins régulières, étendues de l'un à l'autre bord, en sorte que les fibres offrent alors un vestige de striation transversale.

Quelquefois les granulations se disposent, au contraire, en séries longitudinales qui ont fait considérer les fibres lisses comme décomposables aussi en fibrilles élémentaires. Déjà Henle avait avancé que les fibres musculaires de l'estomac et des uretères sont formées de fibrilles longitunales. Mais M. Rouget s'est, en quelque sorte, approprié cette opinion par les développements qu'il lui a donnés, et par les considérations à l'aide desquelles il a cherché à la faire prévaloir. Elle reste néanmoins très-contestable. L'existence des fibrilles sous le sarcolemme des fibres striées est de toute évidence; on peut la constater sans peine avec une foule de réactifs. Il n'en est pas de même pour les fibrilles des muscles lisses, dont on n'aperçoit d'ailleurs, le plus ordinairement, aucune trace, et qu'on ne réussit jamais à séparer. M. Rouget, lui-même, reconnaît l'avoir vainement tenté. En prenant l'apparence pour la réalité, cet auteur évidemment s'est laissé entraîné par la pensée qui domine toutes ses recherches, celle de démontrer les analogies des deux systèmes musculaires, et de les ramener à l'unité. Or, plus je poursuis cette étude, plus je me consolide, au contraire, dans la conviction que les deux ordres de fibres musculaires sont essentiellement distincts.

Le noyau des fibres lisses occupe leur partie centrale. Il offre aussi un aspect granuleux. Mais il est remarquable surtout par son existence constante et par ses grandes dimensions. Sa longueur moyenne égale à peu près le quart de l'étendue totale de la fibre, et son diamètre la moitié de

Fig. 245. Fig. 246. Fig. 247.

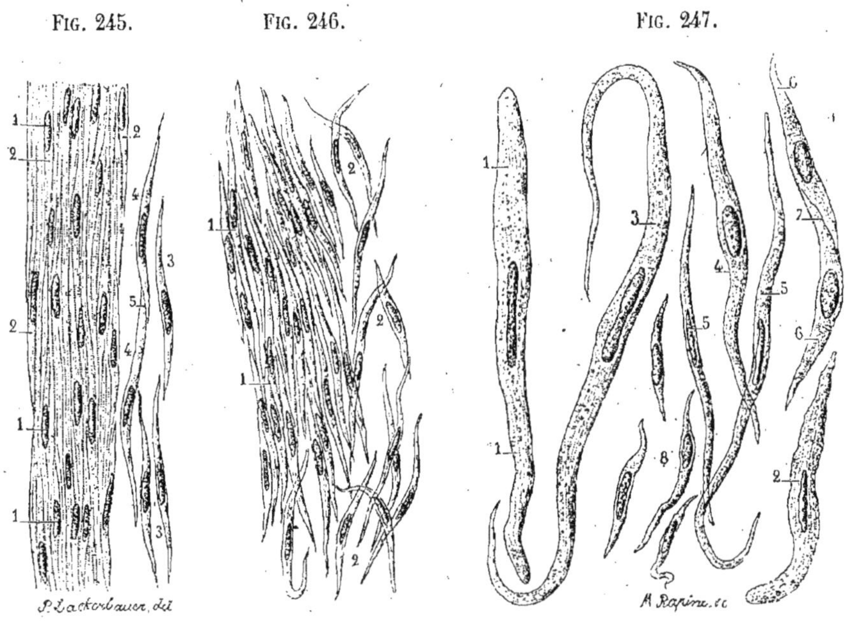

Fibres musculaires lisses.

Fig. 245. — *Fibres musculaires de la vessie de l'homme, dont les noyaux sont très-apparents, mais dont les contours sont en partie confondus.* — 1. 1, 1. Noyaux de ces fibres. — 2, 2, 2. Contour de quelques-unes d'entre elles. — 3. 3. Fibres qui ont été isolées pour montrer leur mode de configuration. — 4, 4. Deux fibres se continuant entre elles par leur extrémité correspondante coupée en biseau. — 5. Intersection fibreuse établissant la continuité de ces fibres. (Grossissement de 200 diamètres.)

Fig. 246. — *Fibres musculaires de l'aorte du veau.* — 1, 1. Fibres se continuant entre elles. — 2, 2, 2. Quelques fibres isolées. (Grossissement de 200 diamètres.)

Fig. 247. — *Fibres musculaires de l'utérus d'une femme morte au neuvième mois de la gestation.* — 1, 1. Fibre de moyenne longueur, mais très-large, irrégulièrement arrondie à ses extrémités, présentant un noyau central en forme de bâtonnet et des granulations vaguement disposées en séries longitudinales. — 2. Autre fibre du même genre, beaucoup plus courte. — 3. Longue fibre dont les extrémités se terminent en pointe. Ces deux premières variétés de fibres sont les plus nombreuses; elles constituent la presque totalité du corps musculaire de l'utérus. — 4. Fibre analogue à la précédente, dont le volume est seulement plus petit. — 5, 5. Fibres semblables, plus déliées encore. — 6, 6. Deux fibres grosses et courtes se continuant par leur extrémité coupée en biseau. — 7. Intersection celluleuse établissant leur continuité. — 8. Groupe de très-petites fibres d'origine récente et en voie de développement. (Grossissement de 200 diamètres.)

la largeur de celle-ci. Sa forme est celle d'un bâtonnet arrondi à ses extrémités, tantôt rectiligne, tantôt légèrement incurvé, quelquefois un peu plus étroit sur sa partie moyenne.

Les fibres lisses, ou fibres fusiformes appelées aussi *fibres-cellules*, ne sont pas divisibles en partie contenante et partie contenue. Le sarcolemme, qui forme l'un des caractères les plus importants des fibres striées, fait ici complétement défaut.

B. *Éléments généraux des muscles lisses.*

a. *Tissu conjonctif.* — Les faisceaux et fascicules des muscles lisses sont situés dans l'épaisseur de ce tissu qui leur forme une charpente commune, et qui fournit à chacun d'eux une gaîne particulière.

De la face interne de la gaîne des faisceaux naissent des cloisons qui pénètrent dans leur épaisseur. En se divisant et en se continuant par leurs bords, les cloisons ainsi unies constituent des gaînes du second ordre. Parmi ces dernières, les plus minimes entourent toutes les fibres lisses disposées sur une même ligne longitudinale et les relient entre elles : je les désignerai sous le nom de *gaînes primitives.*

Dans leur état de parfaite intégrité, les fibres lisses sont coupées très-obliquement en biseau à leurs deux extrémités et en sens inverse; c'est par ces biseaux qu'elles se correspondent. En se prolongeant sur toutes celles qui appartiennent à la même série longitudinale, chaque gaîne primitive donne au niveau de leurs coupes juxtaposées autant de cloisons qui pénètrent entre elles, et les soudent les unes aux autres. Ainsi soudées et entourées d'une gaîne commune, elles se présentent sous la forme de longues fibres rectilignes, aplaties, rubanées, qu'on peut comparer avec M. Rouget aux muscles coupés par des intersections fibreuses. Mais leur gaîne, simple dépendance du tissu conjonctif, ne saurait être assimilée avec cet auteur au sarcolemme des fibres striées. Cette enveloppe, ainsi que nous l'avons vu, est de nature élastique; elle résiste aux réactifs concentrés. Les gaînes primitives présentent des caractères opposés. Loin de contribuer à démontrer l'analogie des deux ordres de fibres, elles viennent s'ajouter aux différences déjà si nombreuses qui les distinguent.

b. *Tissu adipeux et fibres élastiques.* — Le tissu adipeux est beaucoup moins abondant dans les muscles lisses que dans les muscles striés. Il n'existe dans un grand nombre qu'en très-minime proportion. Dans beaucoup d'autres, il fait totalement et constamment défaut : telle est la couche sous-muqueuse du tube digestif; telles sont celles qui embrassent les artères, les veines et les vaisseaux lymphatiques; celles de l'uretère, de l'urèthre, de la trompe utérine, du canal déférent, etc.

Les fibres élastiques se rencontrent dans presque tous les muscles lisses, mais sous des proportions très-variables. Les plus riches en tissu conjonctif sont aussi ceux qui en possèdent le plus grand nombre. Les muscles très-denses, comme celui du canal déférent, du sphincter du pylore, du sphincter de la vessie, en offrent à peine quelques vestiges.

c. *Vaisseaux sanguins.* — Ces vaisseaux participent de la ténuité des muscles lisses. Il est tout un groupe de membranes musculaires dans lesquelles leur existence n'est pas démontrée : telles sont celles des artères, des veines et des lymphatiques. Les auteurs sont même unanimes pour déclarer qu'elles n'en présentent aucune trace.

Sur quelques membranes musculaires simples, celle du pénis, celle du scrotum, celle des conduits bronchiques, etc., les artères affectent une disposition arboriforme, et constituent, par leurs anastomoses, un réseau à larges mailles irrégulières.

Sur les membranes musculaires composées de deux plans, dont les fibres se croisent à angle droit, comme celle des intestins, les vaisseaux offrent une disposition particulière qui avait déjà été vue et bien représentée par Albinus. Certaines branches marchent parallèlement aux fibres longitudinales, en s'anastomosant entre elles par de très-fines divisions transversales; d'autres suivent la direction des fibres circulaires, et s'anastomosent par des divisions semblables. De l'entrecroisement des deux ordres de branches résultent des mailles quadrilatères, dans l'aire de chacune desquelles on remarque autant de petits réseaux capillaires.

Sur d'autres, comme la couche musculaire des vésicules séminales, celle des trompes utérines, celle de l'utérus surtout, les artères sont remarquables par l'enroulement spiroïde qu'elles présentent dans toute l'étendue de leur trajet.

Les veines suivent, en général, la direction des artères. Elles sont plus volumineuses que celles-ci, et ordinairement uniques, très-rarement doubles. Elles ne présentent pas de valvules, en sorte qu'on peut facilement les injecter des troncs vers les rameaux.

d. *Vaisseaux lymphatiques.* — Les muscles lisses, de même que les muscles striés, possèdent des vaisseaux lymphatiques. Mais ce n'est que sur les couches musculaires sous-séreuses qu'on peut nettement constater leur existence, particulièrement sur celles de l'estomac et des intestins.

e. *Nerfs.* — Nous avons vu que les nerfs des muscles striés sont, pour la plupart, indépendants des vaisseaux sanguins; quelquefois il les accompagnent jusqu'à leur entrée, mais ne tardent pas à s'en séparer pour ne plus affecter avec eux ensuite aucun rapport. Les nerfs des muscles lisses se comportent bien différemment; ils s'appliquent aux artères, les enlacent et les suivent jusqu'au bord des viscères auxquels ils sont destinés. Leurs connexions deviennent alors moins intimes; les divisions nerveuses s'en écartent, mais restent dans leur voisinage. Chemin faisant, elles se divisent et s'anastomosent. Parvenues au milieu des faisceaux musculaires, elles forment un réseau d'une extrême richesse, auquel s'entremêlent d'innombrables ganglions microscopiques, bien décrits par Auerbach, d'où le nom de *plexus d'Auerbach* sous lequel il est connu.

Ces nerfs proviennent du grand sympathique. Cependant l'estomac reçoit de nombreuses divisions des pneumogastriques. D'autres branches émanées du plexus sacré se mêlent à celles du système ganglionnaire pour aller se rendre dans la vessie et le rectum chez l'homme; dans ces mêmes organes et l'utérus chez la femme.

Il résulte de leur origine qu'ils sont formés principalement de tubes minces et qu'un très-grand nombre d'entre eux sont même exclusivement composés de ces tubes. Leur mode de terminaison est encore inconnu.

§ 5. — Composition chimique, développement des muscles lisses.

Les muscles à fibres lisses ont été soumis aussi à l'analyse chimique, Berzelius a pris pour sujet de ses recherches la tunique musculeuse de l'intestin, Meyer celle de la vésicule biliaire du bœuf, Müller celle de l'utérus. Il résulte de l'ensemble de leurs travaux que la composition chimique de ces muscles ne diffèrent pas sensiblement de celle des muscles striés. Dans l'un et l'autre système, c'est la fibrine qui domine tous les autres éléments organiques. Ces analyses son passibles, du reste, des mêmes reproches que celles relatives aux muscles extérieurs. Elles ont compris aussi, non-seulement les fibres musculaires, mais tous les éléments accessoires auxquels elles se trouvent mêlées.

Abandonnés à la putréfaction ou à la macération prolongée, ces muscles se comportent comme ceux de la vie animale. — Soumis à l'action de l'eau bouillante, ils se rétractent considérablement, augmentent d'épaisseur, deviennent plus durs, et peuvent être utilisés, dans cet état, pour l'étude des divers plans qui les composent. L'intestin, après quelques minutes d'immersion, se réduit au volume du doigt, et la vessie aux dimensions d'un œuf. L'estomac doué de la plus vaste capacité égale à peine le poing d'un adulte. Ce n'est pas seulement la tunique musculaire sous-séreuse qui se rétracte ainsi; la couche musculaire sous-muqueuse ou plexiforme participe aussi à la rétraction, en sorte que la muqueuse, si plissée dans l'état physiologique, lorsque les viscères reviennent sur eux-mêmes, reste unie comme dans l'état de dilatation.

Si après les avoir soumis pendant une heure à l'ébullition, on les plonge dans une solution étendue d'acide azotique, après une immersion de cinq à six semaines, ils prennent une très-belle couleur jaune; tous les éléments accessoires se ramollissent et passent à l'état de pulpe. Pour entraîner cette pulpe, il suffit d'un simple filet d'eau qui respectera la couche musculaire, et qui permettra d'étudier la disposition des faisceaux dont elle se compose.

Les acides dilués rendent les fibres plus apparentes; ils ont surtout pour avantage de mettre leurs noyaux en évidence.

Développement. — Le mode d'évolution des fibres lisses est peu connu. Nous nous retrouvons ici en présence des deux théories à l'aide desquelles on a cherché à expliquer le développement des muscles striés. — D'après l'école allemande, les fibres fusiformes auraient pour origine les cellules embryonnaires qui s'allongeraient en même temps que leurs parties contenante et contenue se transformeraient en une substance homogène. — Selon M. Rouget, les muscles lisses existeraient primitivement et indépendamment des cellules embryonnaires. Composés d'abord d'un petit nombre de faisceaux et de fibres, ils s'accroissent par voie de segmentation des uns et des autres. Lorsqu'ils deviennent le siége d'une hypertrophie accidentelle ou normale, comme la tunique musculaire de l'utérus, leur accroissement de volume serait dû aussi à la segmentation et à la multiplication de leurs fibres.

De ces deux opinions, ni l'une ni l'autre ne repose sur un ensemble de faits qui la démontrent. Si la première était fondée, entre les cellules rondes, ou primitives, et les fibres fusiformes, on devrait trouver des cellules intermédiaires; or, on ne voit nulle part ces cellules de transition. La seconde n'est aussi qu'une hypothèse. Aucun observateur, jusqu'à présent, n'a pu constater la segmentation des fibres lisses.

M. Ch. Robin pense que ces fibres ont pour point de départ les noyaux embryonnaires, aux deux pôles desquels elles se développeraient par voie de germination. Cette théorie me paraît la mieux fondée. Sur l'utérus observé dans le cours de la grossesse, on voit une foule de noyaux portant aux deux extrémités du même diamètre un vestige de fibre; et la transition entre ces fibres naissantes et les fibres complétement développées est établie par une longue série de fibres intermédiaires.

§ 6. — Propriétés des muscles lisses.

Comme celles des muscles striés, elles sont de deux ordres, les unes purement physiques, les autres essentiellement vitales.

A. — Propriétés physiques.

Couleur, consistance, élasticité, extensibilité, telles sont les propriétés physiques propres au système musculaire de la vie animale; telles sont celles aussi que nous offre le système musculaire de la vie organique.

La *couleur* des muscles viscéraux n'est pas rouge, mais d'un blanc rose ou grisâtre, assez semblable à celle des muscles extérieurs lorsqu'ils ont été immergés dans l'eau ou hydrotomiés. Il résulte de ce défaut de coloration que, par leur aspect, ces muscles diffèrent peu du tissu conjonctif, avec lequel ils semblent se confondre. Lorsqu'on se contente de les examiner à l'œil nu, rien ne distingue les fibres musculaires du dartos, celles des conduits excréteurs, celles des veines et des artères etc., des fibres très-différentes qui les entourent. Les réactifs et le microscope seuls ont pu nous tirer de l'incertitude où nous a si longtemps laissés à cet égard l'insuffisance de nos sens.

Quelques muscles lisses possèdent cependant une coloration rouge, ainsi qu'on peut le constater sur les fibres de la face antérieure de la vessie, sur celles qui longent la petite courbure de l'estomac, sur le plan longitudinal du rectum. Mais cette teinte s'affaiblit et disparaît à mesure qu'on se rapproche de la surface interne des viscères; la couche musculaire profonde de la vessie, de l'estomac, du rectum, contraste singulièrement sous ce point de vue avec leur couche superficielle.

La *consistance* de ces muscles présente une fermeté dont ils sont redevables en partie à leurs fibres, en partie à leur charpente celluleuse, et en partie aussi à l'entrecroisement des faisceaux qui les composent. Pour juger des avantages qu'ils retirent de cet entrecroisement au point de vue de la résistance, il suffit de comparer la couche plexiforme sous-muqueuse de l'estomac et des intestins au plan longitudinal ou au plan circulaire de la couche sous-séreuse; la première, bien que beaucoup plus mince, est douée d'une force de résistance très-supérieure à celle que possède chacun de ces plans. Dans les muscles à fibres striées, la résistance est en raison du nombre des fibres; dans les muscles lisses, elle est due beaucoup moins aux fibres elles-mêmes qu'à leur mode d'arrangement.

L'*extensibilité* est une de leurs propriétés les plus remarquables. Elle a ici pour attributs l'étendue très-considérable qu'elle présente, et la rapidité avec laquelle elle peut être mise en jeu.

Pour avoir une juste idée de son étendue, il faut comparer : l'estomac vide et fortement rétracté à l'estomac plein et occupant la plus grande partie de la cavité abdominale; les intestins dont les parois sont affaissées et flottantes aux intestins fortement météorisés; la vessie ratatinée derrière les pubis à la vessie dilatée, remplissant la cavité pelvienne et remontant vers l'ombilic; les uretères à l'état normal, égalant à peine le volume d'une plume d'oie, aux uretères atteignant presque le calibre de l'intestin grêle dans certaines rétentions d'urine. Il résulte de cette grande extensibilité des muscles creux, qu'ils ne sauraient se dilater tous à la fois; la cavité de l'abdomen, bien qu'elle soit très-dilatable, refuserait de se prêter à une amplition aussi générale; le volume de l'estomac diminue lorsque celui des intestins et de la vessie augmente; il y a, sous ce rapport, une sorte d'antagonisme entre les viscères de la moitié supérieure et ceux de la moitié inférieure de la cavité abdominale.

Les muscles viscéraux passent quelquefois brusquement de l'état de retrait à une dilatation plus ou moins grande : c'est ce qui a lieu pour l'estomac, à la suite d'une copieuse ingestion de liquides ; pour les intestins, sous l'influence d'un étranglement herniaire ; pour la vessie, lorsqu'on la dilate artificiellement ; pour les parois des veines, lorsqu'un obstacle s'oppose au passage du sang, etc.

Si l'extensibilité est mise en jeu par une cause d'une action plus lente, mais indéfiniment prolongée, deux phénomènes opposés peuvent se produire. Tantôt les muscles luttent d'énergie contre la cause qui les dilate, et alors ils s'hypertrophient : c'est ce qui a lieu pour la couche musculaire de la vessie et des uretères chez les vieillards affectés de rétention d'urine, et pour celle des veines chez les individus affectés de varices. Tantôt ils s'atrophient au contraire : la trompe utérine, oblitérée à son orifice interne et transformée en kyste, la vésicule biliaire oblitérée aussi à son orifice et dilatée par le liquide exhalé de ses parois, etc., sont autant d'exemples de l'atrophie qui se produit, lorsque l'extensibilité des muscles a été portée au delà de ses limites naturelles.

L'*élasticité*, dont l'importance a été généralement méconnue, est proportionnelle à l'extensibilité. Elle prend par conséquent une part considérable au retrait des viscères. Ce n'est que sur le cadavre qu'on peut en apprécier toute l'étendue, parce qu'elle se trouve alors isolée et dégagée, en quelque sorte, des propriétés qui compliquent son étude pendant la vie. Or, si après avoir insufflé l'estomac, les intestins, la vessie, les vésicules séminales, etc., on ouvre une large issue à l'air atmosphérique, aussitôt tous ces viscères se rétractent, et reviennent au volume qu'ils avaient avant l'insufflation. Ce retour à leurs dimensions premières est dû uniquement à leur élasticité. Sans doute les muscles n'en sont pas le siége exclusif ; mais ils en sont très-certainement les principaux agents. Lorsque ces organes se dilatent, ce n'est nullement par leur contractilité qu'ils réagissent d'abord, c'est par leur élasticité. De ces deux propriétés, la seconde supplée la première le plus habituellement ; celle-ci n'intervient que de temps en temps, et s'accuse alors par des caractères qui lui sont propres.

B. — Propriétés vitales.

La *contractilité* est pour les muscles lisses, comme pour les muscles striés, leur propriété la plus caractéristique, celle qui domine toutes les autres. Les phénomènes qui se produisent pendant la contraction des premiers offrent du reste beaucoup d'analogie avec ceux qu'on observe pendant la contraction des seconds. De part et d'autre, on voit les fibres se raccourcir, le muscle augmenter d'épaisseur, et sa consistance passer de la mollesse qui lui est propre à une dureté plus ou moins grande.

Mais si les phénomènes essentiels ne diffèrent pas, le mode de contractilité diffère beaucoup. Soumis à l'action des excitants, les muscles striés se contractent presque aussitôt, arrivent vivement à leur maximum de raccourcissement, et reviennent avec la même vivacité à leur longueur première dès qu'on suspend l'excitation. Placés sous l'influence des mêmes agents, les muscles lisses se montrent d'abord peu sensibles à leur action ; puis ils se contractent avec une force et une vitesse croissantes ; et si l'on retire l'excitant, la contraction continue quelque temps encore, en diminuant peu à peu d'intensité. — Ainsi, d'un côté, la contraction commence et finit avec l'excitation ; le raccourcissement est rapide, l'allongement rapide aussi ; — de l'autre, la contraction se fait attendre, et survit quelques instants au retrait de l'excitant ; elle est plus lente, plus prolongée, croît et décroît graduellement.—En outre, sur quelques organes, comme l'estomac et l'intestin, elle occupe un espace plus ou moins étendu, et s'opère d'une manière successive, par voie d'ondulation, dans une direction déterminée, puis reflue ensuite vers son point de départ, alternant ainsi pendant une durée variable, dans deux sens diamétralement opposés ; elle prend alors le nom de *contraction péristaltique* et *antipéristaltique*. Par sa forme onduleuse, elle rappelle alors assez bien le mode de progression de certains vertébrés, d'où aussi la dénomination de *contraction vermiculaire* qui lui a été donnée.

Le mode d'excitabilité diffère également pour les deux systèmes musculaires. Nous avons vu que les muscles de la vie animale se contractent vivement et en masse lorsque l'excitation est portée sur les nerfs moteurs ; faiblement au contraire, et partiellement, lorsqu'elle porte sur le corps charnu. Les muscles de la vie organique se comportent d'une manière diamétralement opposée : leurs contractions sont faibles lorsque l'excitant est appliqué aux nerfs ; beaucoup plus accusées lorsqu'il est appliqué directement à leur surface.

A ces différences, vient s'en ajouter une dernière bien autrement importante. Les organes actifs de la locomotion sont subordonnés à l'empire de la volonté ; leurs contractions sont lentes ou rapides, faibles ou fortes, soutenues ou intermittentes ; elles se modifient, en un mot, comme la volonté dont elles reproduisent, pour ainsi dire, toutes les fluctuations. Les muscles viscéraux échappent au contraire à son influence, d'où la distinction des deux systèmes musculaires en volontaire et involontaire. Tous deux cependant sont subordonnés au centre nerveux ; mais sur celui de la vie animale son action est directe ; il commande et les muscles obéissent. Sur celui de la vie organique, elle est indirecte ou consécutive aux impressions parties des viscères, impressions dont nous n'avons pas la conscience. Après avoir reçu une impression, l'axe cérébro-spinal réagit sur les muscles annexés à ceux-ci, en sorte qu'elle semble se réfléchir, en quelque sorte, de l'organe central vers son point de départ : c'est à cette action indirecte qu'on a donné le nom d'*action réflexe*.

Considérés dans leur relation avec le centre nerveux, il existe donc entre les deux systèmes musculaires cette différence fondamentale, que l'un est subordonné sans condition à son influence, et que l'autre ne lui est subordonné qu'à la condition d'un appel préalable.

La *tonicité* a reçu des attributions qui lui sont propres, et qui ne permettent de la confondre, ni avec la contractilité, ni avec l'élasticité. Elle est spécialement chargée de présider au resserrement des viscères, auxquels elle communique une tendance continuelle à revenir sur eux-mêmes, et se trouve ainsi dans un état d'antagonisme constant avec les substances qui les parcourent. Lorsqu'ils sont dilatés par ces substances, c'est la tonicité qui applique leurs parois à celles-ci, et qui les maintient dans un état de tension. C'est à la tonicité qu'est due l'occlusion des orifices de l'estomac après l'ingestion des matières alimentaires. C'est elle qui tient aussi sous sa dépendance le sphincter de la vessie, et qui permet aux urines de s'accumuler temporairement dans ce réservoir.

La tonicité est donc pour les muscles lisses, comme pour les muscles striés, une force constante. Elle diffère sous ce point de vue de la contractilité, qui n'intervient que de temps en temps, dans un but déterminé. Ainsi, par exemple, pendant la digestion stomacale, les parois du viscère étant appliquées aux substances alimentaires par la tonicité, celles-ci s'imprègnent du suc gastrique destiné à les dissoudre; lorsqu'elles en sont suffisamment imbibées, la contractilité intervient pour déplacer les matières ingérés, en refoulant les superficielles vers le centre, et en ramenant les centrales vers la superficie. Ce but atteint, elle cesse d'agir jusqu'au moment où les nouvelles couches superficielles, pénétrées par la liqueur dissolvante, devront être à leur tour remplacées par d'autres.

La tonicité se rapproche de l'élasticité par la permanence de son action. Ces deux forces agissent simultanément; pendant la vie, elles se trouvent toujours associées; la mort les sépare en supprimant l'une et respectant l'autre, qui persiste autant que l'intégrité des muscles.

La sensibilité des muscles viscéraux est fort obscure. Celle des muscles striés s'accuse par la sensation de fatigue que déterminent des exercices violents ou trop prolongés, par la douleur qui succède à leur déchirure, par celles surtout qu'occasionnent les crampes et le rhumatisme. La sensibilité des muscles lisses ne se révèle dans aucune de ces conditions d'une manière bien manifeste. Mais remarquons que les circonstances pouvant contribuer à déterminer la sensation de fatigue, sont aussi rares pour eux qu'elles sont fréquentes pour ceux de la vie animale. Ces derniers étant soumis à l'influence de la volonté, nous pouvons prolonger leur exercice et le pousser jusqu'à l'abus, c'est-à-dire jusqu'à fatigue; les autres, étant involontaires, ne se trouvent exposés ni aux mêmes excès, ni aux conséquences qu'ils entraînent.

CHAPITRE II

DES MUSCLES STRIÉS EN PARTICULIER

Ces muscles peuvent être divisés, d'après la situation qu'ils occupent, en cinq principaux groupes : muscles de la tête, muscles du cou, muscles du tronc, muscles des membres supérieurs, muscles des membres inférieurs. C'est dans cet ordre que nous allons procéder à leur étude.

ARTICLE PREMIER.

MUSCLES DE LA TÊTE

Les muscles de la tête forment onze régions qui président chacune au mouvement d'un organe. Ces onze régions ou groupes secondaires sont, en procédant de la partie supérieure vers la partie inférieure de l'extrémité céphalique (fig. 248) :

1° La région auriculaire, qui comprend les muscles préposés aux mouvements du pavillon de l'oreille.

2° La région épicrânienne, qui comprend les muscles préposés aux mouvements du cuir chevelu.

3° La région surcilière, composée de deux muscles, le pyramidal et le sourcilier, destinés à mouvoir les sourcils et les téguments compris dans leur intervalle.

4° La région palpébrale, composée aussi de deux muscles, dont l'un ferme l'orifice palpébral, que l'autre dilate.

5° La région oculaire, composée des muscles qui président aux mouvements du globe de l'œil.

6° La région nasale, composée des muscles beaucoup plus déliés, qui président aux mouvements de l'aile du nez.

7° La région labiale superficielle, composée des muscles qui ont pour destination commune de dilater l'orifice buccal.

8° La région labiale profonde, composée des muscles qui ont au contraire pour attribution de resserrer cet orifice.

9° La région mentonnière, composée de deux muscles destinés à mouvoir les téguments du menton.

10° La région temporo-maxillaire, composée des muscles qui impriment à la mâchoire inférieure un mouvement d'élévation.

11° La région ptérygoïdienne, composée des muscles ptérygoïdiens, qui impriment à cet os des mouvements de latéralité.

§ 1er. — Muscles moteurs du pavillon de l'oreille.

Au nombre de quatre. Trois viennent s'attacher au pavillon de l'oreille : ce sont les muscles auriculaires, qu'on distingue, d'après leur situation, en postérieur, supérieur et antérieur. Le quatrième, qui a été entrevu, mais non décrit, recouvre la moitié antérieure de la tempe : je le désignerai sous le nom de *muscle temporal superficiel* (fig. 248).

Préparation. — Cette préparation est difficile ; le muscle temporal superficiel surtout ne peut être convenablement préparé que par une main très-exercée dans l'art de la dissection. Du reste, pour prendre une notion exacte et complète des muscles de cette région, il est d'absolue nécessité de faire deux préparations, l'une qui les montre par leur face superficielle, et l'autre par leur face profonde.

Dans le premier mode de préparation, on laisse les quatre muscles en place, et l'on se contente d'enlever la peau qui les recouvre. Pour atteindre ce but, il convient : 1° de raser le cuir chevelu ; 2° de faire sur les téguments une incision verticale qui viendra tomber sur le pavillon de l'oreille ; on procédera à cette incision avec beaucoup de ménagement, le muscle auriculaire supérieur se trouvant immédiatement au-dessous ; 3° soulever la lèvre postérieure de l'incision, puis disséquer les téguments qui recouvrent la partie correspondante de l'auriculaire supérieur, l'auriculaire postérieur, et le muscle occipital ; 4° soulever la lèvre opposée de l'incision, et détacher les téguments d'arrière en avant, de manière à mettre en évidence l'autre moitié de l'auriculaire supérieur, et tous les muscles peauciers qui répondent à la moitié antérieure de la tempe.

I. — Auriculaire postérieur.

Ce muscle est formé, le plus habituellement, de deux petits faisceaux complétement indépendants, l'un supérieur, l'autre inférieur. Dans quelques cas, assez rares, ceux-ci se réunissent. Plus rarement encore, l'un d'eux se dédouble, en sorte qu'il existe alors un faisceau principal et deux faisceaux accessoires (fig. 248).

Les deux faisceaux de l'auriculaire postérieur s'étendent horizontalement du pavillon de l'oreille sur la portion mastoïdienne du temporal, dont l'inférieur dépasse quelquefois les limites pour s'avancer jusque sur l'occipital.

Insertions. — Par leur extrémité antérieure, ces deux faisceaux s'attachent à la convexité de la conque du pavillon, au niveau de l'angle que forme cette conque avec le temporal. De cette origine, ils se portent parallèlement en arrière et en dedans, pour aller se fixer : le supérieur à la portion mastoïdienne de cet os ; l'inférieur, quelquefois à la même portion, mais le plus souvent sur l'aponévrose d'insertion du sterno-mastoïdien. — Ce second faisceau présente, du reste, de fréquentes variétés. Chez certains individus, il est court et s'attache immédiatement au-dessous du précédent. Chez d'autres, il s'étend très-loin : je l'ai vu se prolonger jusqu'au tendon du trapèze ; il comprend alors deux faisceaux distincts, réunis par une large intersection fibreuse, dont l'un constitue son origine, l'autre sa terminaison.

Rapports. — Par sa face profonde, l'auriculaire postérieur répond au temporal et au tendon du sterno-mastoïdien. Par sa face superficielle, il se trouve en rapport avec la peau, à laquelle l'unit un tissu cellulaire d'autant plus dense, qu'on se rappoche davantage de son extrémité occipitale.

Ce muscle a pour usage d'attirer le pavillon en arrière, et de dilater l'entrée du conduit auditif externe. Mais comme il n'existe chez l'homme qu'à l'état rudimentaire, le mouvement qu'il imprime, et la dilatation qui en est le résultat sont l'un et l'autre à peine sensibles.

II. — Auriculaire supérieur.

L'auriculaire supérieur est le plus important des trois muscles qui viennent s'attacher au pavillon de l'oreille. Situé sur la moitié postérieure de la tempe, immédiatement au-dessus du pavillon de l'oreille, vertical, large et mince, il revêt la figure d'un triangle, dont le sommet tronqué se dirige en bas (fig. 248).

Insertions. — Par son extrémité inférieure ou auriculaire, ce muscle s'insère à la convexité de la fossette de l'anthélix, et à la partie correspondante de l'hélix, à l'aide d'une lamelle fibreuse, de couleur grisâtre, large de 15 à 18 millimètres. A cette lame fibreuse succède le corps charnu du muscle; celui-ci, aplati et d'abord étroit, se dirige verticalement de bas en haut en s'élargissant de plus en plus; il s'attache supérieurement à l'aponévrose épicrânienne.

Rapports. — La face externe de l'auriculaire supérieure est recouverte par une lamelle aponévrotique très-mince et par la peau. Sa face interne repose dans toute son étendue sur l'aponévrose épicrânienne qui vient se fixer, de chaque côté, à la face postérieure du pavillon de l'oreille, et qui se confond au niveau de son attache avec le sommet du muscle. — Son bord postérieur, verticalement ascendant, longe le bord supérieur du muscle occipital. — L'antérieur, oblique en haut et en avant, correspond inférieurement au muscle auriculaire antérieur, avec lequel il se continue en partie, et supérieurement au muscle temporal superficiel, dont le sépare une intersection fibreuse. La branche postérieure de l'artère temporale repose sur ce bord.

Ce muscle a pour usages : 1° d'imprimer au pavillon de l'oreille un très-faible mouvement d'élévation, d'où le nom de *muscle élévateur*, sous lequel il a été désigné par un grand nombre d'auteurs; 2° de dilater légèrement l'entrée du conduit auditif externe; 3° de contribuer par ses contractions à tendre l'aponévrose épicrânienne.

III. — Muscle auriculaire antérieur.

Situé sur la partie la plus inférieure de la tempe, au-dessus de l'arcade zygomatique, au devant du pavillon de l'oreille; très-petit; extrêmement mince; de figure quadrilatère.

Insertions. — Par son extrémité postérieure ou auriculaire, ce muscle s'attache : 1° à une saillie cartilagineuse, de forme conoïde, appelée *épine* de l'hélix; 2° à la partie correspondante du bord antérieur de la conque. De cette double origine, il se porte en avant et un peu en haut pour aller se fixer, comme le précédent, sur l'aponévrose épicrânienne. C'est donc bien à tort que la plupart des anatomistes, depuis Winslow, lui donnent pour insertion fixe l'arcade zygomatique. Je ne l'ai vu dans aucun cas s'étendre vers cette arcade, dont le sépare un intervalle toujours très-appréciable, et avec laquelle il forme un angle aigu. La longueur de ce petit muscle dépasse à peine un centimètre. Sa largeur est en général de 6 à 8 millimètres (fig. 248, 3).

Rapports. — Sa face externe répond aux vaisseaux temporaux superficiels et à la peau; elle est située sur un plan plus profond que celle de l'auriculaire supérieur. — Sa face interne adhère à l'aponévrose épicrânienne, qui se termine sur les limites de l'auriculaire antérieur en se confondant avec l'aponévrose temporale. — Son bord inférieur longe le ligament antérieur du pavillon. — Son bord supérieur se continue, en partie, avec le bord correspondant de l'élévateur.

L'auriculaire antérieur a pour usage d'attirer en avant et en haut le pavillon de l'oreille auquel il n'imprime du reste que des mouvements à peine sensibles.

IV. — Muscle temporal superficiel.

Ce muscle recouvre toute la moitié antérieure de la tempe. Il offre par conséquent une assez grande surface. Mais sa minceur est extrême, et telle, que huit fois sur dix c'est à peine si l'on peut le distinguer à l'œil nu. Très-souvent, j'ai dû recourir au microscope pour m'assurer de son existence. Dans aucun cas il n'a fait défaut. La disposition qu'il affecte offre quelques variétés (fig. 248, 7 et 8).

Le plus souvent il se compose de deux faisceaux, l'un supérieur, l'autre inférieur. En l'étudiant par sa face interne, on voit que le faisceau supérieur se continue avec une lame aponévrotique qui fait suite au tiers externe du muscle occipital, et que l'inférieur se continue par l'intermédiaire d'une intersection fibreuse avec l'auriculaire antérieur. Le premier faisceau forme avec la partie correspondante de l'occipital un muscle digastrique ou *occipito-temporal;* et le second avec l'auriculaire antérieur, un muscle semblable qu'on pourrait appeler *auriculo-temporal.*

Chez certains individus, les deux faisceaux existent; mais le supérieur se trouve situé sur le prolongement de la partie antérieure de l'élévateur, dont une courte intersection fibreuse le sépare.

Supérieurement, le temporal superficiel se prolonge jusqu'au frontal. En avant, il s'étend jusqu'à l'orbiculaire des paupières.

Rapports. — En dehors, le temporal superficiel n'est recouvert que par la peau, à laquelle il adhère d'une manière intime. En dedans, il répond à l'aponévrose épicrânienne, qu'il faut enlever lorsqu'on le prépare par sa face profonde. — Des quatre muscles de la région temporale, le postérieur est donc le seul qui n'ait aucun rapport avec cette aponévrose. Les trois autres sont situés sur celle-ci, qu'ils recouvrent presque entièrement; et tous trois lui adhèrent par un tissu cellulaire dense; tous les trois adhèrent aussi étroitement à la peau.

Le temporal superficiel unit son action, d'ailleurs très-faible, à celle de l'auriculaire antérieur pour attirer le pavillon de l'oreille en avant et en haut. Il paraît avoir aussi pour usage de tendre les parties antéro-latérales de l'aponévrose épicrânienne.

§ 2. — Muscles moteurs du cuir chevelu.

Au nombre de quatre, deux pour le côté droit, et deux pour le côté gauche. Les deux muscles du même côté répondent : l'un à la partie postérieure du crâne, c'est l'*occipital;* l'autre à sa partie antérieure, c'est le *frontal.* Réunis par l'aponévrose épicrânienne, ils ont pu être considérés comme un muscle digastrique, appelé *muscle occipito-frontal.*

I. — Muscle occipital.

Ce muscle est situé sur la partie supérieure de l'occipital. Aplati, mince, quadrilatère, il offre une largeur de 5 à 6 centimètres, et une hauteur de 3 centimètres environ. (Fig. 248, 4.)

Insertions.—Par son bord inférieur, il s'attache aux trois quarts externes de la ligne courbe supérieure de l'occipital, à l'aide de faisceaux tendineux très-courts et aplatis, s'entremêlant au-dessous de cette ligne avec le tendon du sterno-mastoïdien et celui du trapèze. A ces faisceaux succèdent des fibres musculaires qui se dirigent en haut et en dehors, d'autant plus obliquement qu'elles sont plus externes. — Par son bord supérieur, l'occipital se continue avec l'aponévrose épicrânienne, mais se comporte d'une manière bien différente en dedans et en dehors. De ses deux tiers internes naissent de longs rubans tendineux, brillants et nacrés, qu'on voit s'unir par leurs bords, et se diriger aussi en haut et en dehors; ces faisceaux forment la partie la plus résistante de l'aponévrose. De son tiers externe part une lamelle fibreuse qui se partage au niveau du muscle auriculaire supérieur en deux feuillets, dont l'un recouvre la face cutanée de ce muscle, tandis que l'autre s'engage sous sa face profonde pour se porter vers le temporal superficiel; ce second feuillet se voit très-bien lorsqu'on étudie les muscles épicrâniens par leur face interne.

Rapports. — La face postérieure de ce muscle est recouverte par la peau qui lui adhère à l'aide d'un tissu cellulaire très-dense. — Sa face antérieure ou profonde recouvre la bosse occipitale, et une très-petite partie de la portion mastoïdienne du temporal; un tissu cellulaire lâche l'unit au péricrâne.

Le bord interne du frontal, oblique en haut et en dehors, est séparé de celui du côté opposé par un espace angulaire, dont le sommet tronqué regarde en bas. L'intervalle compris entre les deux muscles est de 6 à 7 centimètres. — Son bord externe, presque horizontal, repose sur la portion mastoïdienne du temporal. — Son bord supérieur répond au bord postérieur de l'auriculaire supérieur, en sorte que les fibres des deux muscles sont réciproquement perpendiculaires.

Usage. — L'occipital attire l'aponévrose épicrânienne en bas et en arrière; il favorise ainsi l'action du frontal, qui prend sur elle son point d'appui. Suivant que cette aponévrose est attirée par l'un ou l'autre de ces muscles, le cuir chevelu se meut d'avant en arrière, ou d'arrière en avant. Ces mouvements, en général à peine sensibles, sont très-manifestes chez quelques individus.

II. — Muscle frontal.

Les deux muscles frontaux ont été considérés par un grand nombre d'auteurs comme formant un muscle impair, médian et symétrique. Mais l'observation clinique et les expériences électro-physiologiques établissent de la manière la plus nette que ces muscles sont parfaitement indépendants. La paralysie de l'un n'entraîne pas celle de l'autre, ainsi qu'on peut le constater dans l'hémiplégie faciale. Et si à l'exemple de M. Duchenne (de Boulogne), on les soumet tour à tour à la galvanisation, on voit que chacun d'eux reste isolé dans ses contractions. Nous admettrons par conséquent un frontal droit et un frontal gauche.

Le frontal est un muscle mince et large, de figure quadrilatère, étendu de l'aponévrose épicrânienne qu'il semble prolonger et sur laquelle il prend son point fixe, vers les téguments de l'arcade sourcilière qui représentent son extrémité mobile.

Insertions. — Il naît de la partie antérieure de l'aponévrose épicrânienne par un bord convexe, formant avec celui du côté opposé un angle obtus, dont le sommet se dirige en bas. Ces deux courbes à convexité supérieure se dessinent quelquefois assez bien au-dessous des téguments au moment où ces muscles se contractent; elles se trouvent situées un peu au-dessous de la suture fronto-pariétale.

De cette origine, les fibres du frontal descendent, les internes verticale-

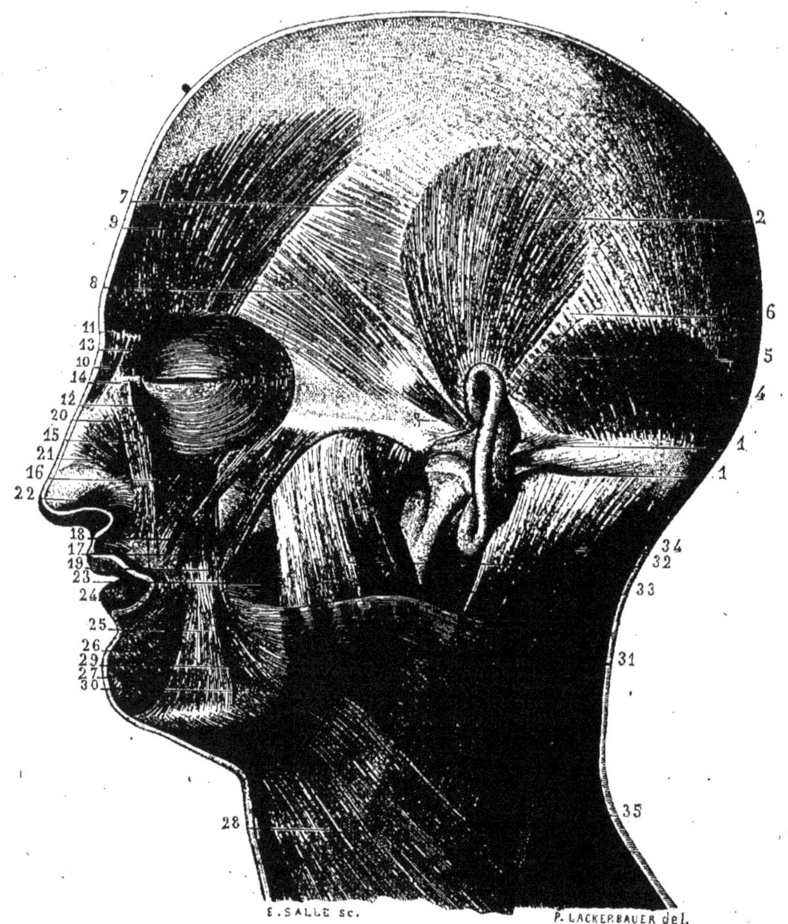

FIG. 248. — *Muscles peauciers du crâne et de la face.*

1, 1. Muscle auriculaire postérieur, composé de deux faisceaux, l'un supérieur, très-court, l'autre inférieur, plus long. — 2. Muscle auriculaire supérieur. — 3. Muscle auriculaire antérieur. — 4. Muscle occipital. — 5. Coupe du feuillet aponévrotique qui s'étend du tiers externe du muscle occipital sur le muscle auriculaire supérieur. — 6. Feuillet aponévrotique partant de ce même tiers externe pour se prolonger sous la face profonde du muscle précédent. — 7. Faisceau supérieur du muscle temporal superficiel, situé sur le prolongement des deux feuillets émanés du muscle occipital. — 8. Faisceau inférieur du temporal superficiel, uni à l'auriculaire antérieur par l'intermédiaire d'une lame fibreuse qui fait partie de l'aponévrose épicrânienne. — 9. Muscle frontal. — 10. Muscle pyramidal. — 11. Ligne établissant les limites respectives du frontal et du pyramidal. — 12. Muscle orbiculaire des paupières. — 13. Faisceau supérieur et interne de ce muscle, qui s'insère en haut aux téguments de la tête du sourcil et qui a été considéré à tort comme une dépendance du frontal. — 14. Tendon de l'orbiculaire. — 15. Muscle élévateur commun superficiel de l'aile du nez et de la lèvre supérieure. — 16. Muscle éléva-

ment, les autres en suivant une direction d'autant plus oblique en bas et en dedans qu'elles sont plus externes.

Parvenues à la partie inférieure du front, elles se terminent différemment. Les externes et les moyennes, beaucoup plus nombreuses, s'entrecroisent avec les fibres de l'orbiculaire des paupières, et avec celles du sourcilier pour aller s'insérer à la peau du sourcil. — Les internes s'entrecroisent au niveau de la bosse nasale avec celles du muscle pyramidal. Aucune ligne de démarcation n'accuse les limites respectives de ces deux muscles, limites que l'anatomie est impuissante à démontrer. Mais les expériences électro-physiologiques de M. Duchenne (de Boulogne) les déterminent avec beaucoup de précision. En promenant l'excitateur sur les téguments, on remarque que lorsqu'il ne dépasse pas le niveau des sourcils, le mouvement de la peau a lieu de haut en bas; dès qu'il le dépasse, le mouvement se fait au contraire de bas en haut. Dans le premier cas, il est dû au pyramidal; dans le second, au frontal. En continuant et précisant les expériences, on finit par trouver une ligne neutre, sur laquelle l'excitateur ne peut plus développer une contraction appréciable : c'est cette ligne qui marque les limites respectives des deux muscles, dont la continuité est seulement apparente.

Rapports. — La face antérieure du frontal répond à la peau qui lui est unie par un tissu cellulaire extrêmement dense. — Sa face profonde recouvre le péricrâne, auquel elle n'adhère que par un tissu cellulaire lâche, en sorte qu'elle s'en laisse facilement détacher. — Son bord interne, vertical et très-court, se confond sur la ligne médiane avec celui du côté opposé. — Son bord externe, plus mince, et obliquement dirigé en bas et en dedans, longe le muscle temporal superficiel, qui ne s'en trouve séparé que par un très-minime intervalle.

Action. — Pour se rendre compte du mode d'action du muscle frontal, il suffit de considérer qu'il prend presque toujours son point fixe sur l'aponévrose épicrânienne, et que les téguments de l'arcade sourcilière auxquels il s'insère inférieurement présentent une grande mobilité.

teur commun profond. — 17. Grand zygomatique. — 18. Petit zygomatique. — 19. Muscle canin. — 20. Faisceau musculaire innominé, se prolongeant en bas jusqu'à la muqueuse gingivale à laquelle il s'attache. — 21. Muscle transverse ou triangulaire du nez. — 22. Muscle dilatateur des narines. — 23. Muscle buccinateur. — 24. Muscle orbiculaire des lèvres. — 25. Muscle triangulaire des lèvres. — 26. Muscle carré du menton. — 27. Muscle de la houppe du menton, vu par sa partie antérieure ou sa base. — 28. Partie du muscle peaucier dont les fibres s'insèrent à la mâchoire en s'entrecroisant avec celles du triangulaire. — 29. Autre portion du même muscle qui s'engage sous le bord postérieur du triangulaire pour aller constituer la partie supérieure du muscle carré. — 30. Troisième portion qui s'applique au bord postérieur du triangulaire et qui semble se continuer avec le canin et le grand zygomatique. — 31. Risorius de Santorini, considéré aussi comme une dépendance du peaucier, mais représentant un muscle distinct de celui-ci. — 32. Masséter. — 33. Ventre postérieur du muscle digastrique. — 34. Muscle sterno-mastoïdien. — 35. Portion cervicale du muscle trapèze.

Ce fait posé, la détermination de ses usages devient facile. S'il se contracte indépendamment du muscle occipital, il agit : d'une part, sur l'aponévrose épicrânienne, qu'il abaisse; de l'autre, sur le sourcil et les téguments de l'espace intersourcilier, qu'il élève alors faiblement, son action étant décomposée. Si les deux muscles se contractent à la fois, l'aponévrose étant tendue par les occipitaux, son bord antérieur deviendra un point d'appui pour les frontaux. Tout l'effet des contractions de ceux-ci se reportera donc sur leur extrémité mobile qui s'élèvera beaucoup plus; les téguments du front se plisseront alors dans le sens transversal. Il est facile de constater la simultanéité d'action des deux muscles au moment où ce plissement se produit, en appliquant légèrement un doigt sur l'occipital, et un autre sur le frontal; dans ces conditions, on pourra remarquer : 1° que le muscle postérieur se soulève lorsque la peau du front se plisse; 2° qu'il se déprime lorsqu'elle se déplisse.

De ce fait, il résulte que le muscle occipital, situé pour ainsi dire aux antipodes de la face, n'est pas cependant sans influence sur le jeu de la physionomie. Il prend à son expression une part d'autant plus grande que le cuir chevelu est plus mobile.

III. — **Aponévrose épicrânienne.**

Cette aponévrose est une vaste lame fibreuse commune à tous les muscles épicrâniens, mais à l'égard de laquelle les latéraux ne se comportent pas comme les antérieurs et les postérieurs. Les premiers la recouvrent. Les derniers la prolongent et se continuent avec elle.

Dans le sens antéro-postérieur, l'aponévrose épicrânienne s'étend donc des muscles frontaux aux muscles occipitaux. Sur la ligne médiane, elle fait saillie en avant pour remplir l'espace angulaire qui sépare les frontaux. En arrière, elle descend dans l'espace angulaire aussi, mais beaucoup plus large, qui sépare les occipitaux, pour aller s'attacher à la protubérance occipitale et à l'extrémité interne des lignes courbes qui partent de cette saillie. — Dans le sens transversal, elle se prolonge de la face interne du pavillon de l'oreille et de l'aponévrose temporale d'un côté, aux parties correspondantes du côté opposé.

Ainsi limitée, l'aponévrose épicrânienne se présente sous la forme d'un large segment de sphère, à contour extrêmement irrégulier, plus étendu de l'un à l'autre côté que d'avant en arrière, en sorte qu'on peut lui considérer : deux faces, l'une supérieure, l'autre inférieure; deux bords, l'un antérieur, l'autre postérieur; et deux extrémités, l'une droite, l'autre gauche.

La *face supérieure ou convexe* n'est recouverte dans l'intervalle qui s'étend de la fosse temporale droite à la fosse temporale gauche que par le cuir chevelu qui lui adhère partout de la manière la plus intime. Sur les côtés, elle se trouve séparée de l'enveloppe cutanée par les muscles auriculaire supérieur, auriculaire antérieur, et temporal superficiel, qui lui sont unis aussi par un tissu cellulaire extrêmement dense.

La *face concave* repose en haut sur la voûte du crâne; elle n'adhère au périoste que par un tissu cellulaire lâche et filamenteux, d'où la mobilité du cuir chevelu. Sur les côtés, cette face répond à l'aponévrose du muscle crotaphite, sur laquelle elle glisse avec la même facilité.

Le *bord antérieur*, surmonté dans sa partie médiane du prolongement angulaire pénétrant entre les deux frontaux, décrit à droite et à gauche de celui-ci une courbe à concavité inférieure qui embrasse le bord correspondant de ces muscles. En dehors, il se prolonge sous l'orbiculaire des paupières qui lui est redevable aussi de sa mobilité.

Le *bord postérieur* fait saillie également entre les deux occipitaux. De chaque côté il donne attache à ces muscles en s'étendant comme ceux-ci jusqu'à la portion mastoïdienne du temporal.

Les *extrémités* se prolongent, ainsi que nous l'avons vu, jusqu'à la partie inférieure de la tempe. Parvenue au niveau du tendon de l'auriculaire supérieur, l'aponévrose passe de celui-ci sur la convexité de la conque, à laquelle elle s'attache, en se confondant avec les ligaments extrinsèques du pavillon. — Au devant de l'oreille, elle s'attache à l'aponévrose temporale, à un centimètre au-dessus de l'arcade zygomatique.

L'aponévrose épicrânienne ne présente pas une épaisseur uniforme. Elle est très-résistante au-dessus des occipitaux; mince dans l'intervalle qui sépare ces muscles; plus mince encore dans toute l'étendue de la région temporale, où elle a échappé à l'attention des anatomistes, bien que son existence cependant soit facile à constater.

Elle se compose de vaisseaux fibreux aplatis, différemment disposés pour sa portion médiane et ses portions latérales. — Sur la portion médiane on distingue trois ordres de faisceaux : 1° des faisceaux obliques, brillants, nacrés et parallèles qui naissent des occipitaux, et qui se dirigent d'abord en haut et en dehors, puis en avant et en dedans; 2° des faisceaux antéro-postérieurs, beaucoup plus petits, de couleur terne, à forme moins arrêtée, qui partent des muscles frontaux; 3° des faisceaux transversalement dirigés émanant des auriculaires supérieurs, et croisant les précédents, en sorte qu'au-dessus de ces muscles l'aponévrose offre un aspect réticulé, tandis qu'en arrière et en avant elle n'est formée que de faisceaux juxtaposés. — Sur les portions latérales ou temporales, les faisceaux se dirigent d'arrière en avant pour la plupart.

Cette aponévrose a pour usage de relier entre eux tous les muscles épicrâniens qui jouent à son égard le rôle de muscles tenseurs, d'offrir aux téguments du crâne une large surface d'insertion, et de communiquer à ceux-ci une plus grande mobilité.

§ 3. — Muscles moteurs des sourcils et des téguments compris dans leur intervalle.

Quatre muscles composent cette région. Deux appartiennent au côté droit et deux au côté gauche : ce sont les pyramidaux, verticalement étendus de la racine du nez sur la bosse nasale ; et les sourciliers, obliquement situés sur les arcades de ce nom.

Préparation. — Inciser les téguments sur la ligne médiane, de la racine des cheveux jusqu'à la base du nez, puis soulever successivement les deux lèvres de l'incision, et disséquer les frontaux, ainsi que les pyramidaux, parallèlement à leurs fibres. Après avoir étudié les pyramidaux, détacher du crâne les muscles frontaux, en les renversant de haut en bas pour découvrir les sourciliers.

I. — Muscle pyramidal.

Situé sur la bosse nasale et la moitié supérieure du dos du nez ; vertical comme le bord interne du frontal, qu'il semble prolonger.

Insertions. — Son extrémité inférieure, épanouie et très-pâle, s'attache : 1° par ses fibres superficielles, sur une petite lame fibreuse qui recouvre les cartilages latéraux du nez et qui lui est commune avec les muscles transverses ou constricteurs des narines ; 2° par ses fibres profondes au tiers inférieur du bord interne de l'os du nez. — De cette double origine, il se dirige verticalement en haut, en diminuant de largeur et augmentant d'épaisseur ; prend alors la forme d'un petit faisceau presque arrondi, de couleur rouge, qui repose sur la racine du nez ; puis monte sur la bosse nasale, en s'aplatissant et s'élargissant de nouveau. Parvenu au niveau des sourcils, le pyramidal semble se continuer avec la partie correspondante du frontal ; mais en réalité les deux muscles s'arrêtent à cette limite, en se pénétrant réciproquement. Leurs fibres, parallèlement entremêlées, ne tardent pas à se séparer pour aller se fixer à la peau, celles du frontal de haut en bas, celles du pyramidal de bas en haut, et sur un point plus élévé que les précédentes.

Rapports. — Sa face antérieure, concave de haut en bas, convexe transversalement, est unie à la peau d'une manière intime dans son tiers supérieur, plus faiblement dans ses deux tiers inférieurs.

Sur sa face postérieure convexe et concave en sens inverse, on remarque une très-mince lame fibreuse qui n'adhère aux os sous-jacents que par un tissu cellulaire lâche et qui lui permet de glisser sur ces os au moment où il se contracte.

Son bord interne, vertical, se juxtapose à celui du muscle opposé dont le sépare une simple ligne celluleuse, en sorte que les deux pyramidaux semblent ne former qu'un seul muscle impair et médian.

Son bord externe, beaucoup plus mince, répond de bas en haut au triangulaire du nez, à l'élévateur commun de l'aile du nez et de la lèvre supérieure et à l'orbiculaire des paupières.

Action.—Le pyramidal est l'antagoniste du frontal. En 1855, M. Duchenne (de Boulogne), a constaté cet antagonisme, qu'il pense avoir découvert ; et dans son dernier ouvrage, publié en 1867, il maintient ses prétentions à cet égard. Mais, en 1847, voici comment je m'exprimais dans la première édition de mon *Traité d'anatomie descriptive :*

« Les pyramidaux déterminent le plissement transversal des téguments » compris entre les deux sourcils. Leur extrémité inférieure représente » constamment leur insertion fixe : aussi, tandis que les plis occasionnés » par les contractions du frontal s'effectuent de bas en haut ou par ascen- » sion, ceux que produisent les pyramidaux se forment de haut en bas ou » par abaissement. Pendant l'action du premier, les pyramidaux s'allon- » gent consécutivement à l'élévation de la couche tégumentaire ; pendant » l'action des derniers, le frontal subit une élongation analogue due à » l'abaissement des mêmes téguments ; par conséquent, ces *muscles sont* » *éminemment antagonistes.* »

L'antagonisme des pyramidaux et des frontaux était donc parfaitement connu depuis 1847, lorsque M. Duchenne (de Boulogne) a pris la peine de le découvrir en 1855. Pour le démontrer, j'avais eu recours simplement à la volonté, excitant non moins énergique et même plus énergique que les courants électriques. Chacun peut en effet très-facilement constater sur soi-même que l'action des frontaux et des pyramidaux est inverse, que les uns s'allongent lorsque les autres se raccourcissent, et réciproquement. En posant un doigt de la main droite sur les pyramidaux et un doigt de la main gauche sur l'un des frontaux, on sent très-bien qu'au moment où les premiers se contractent, les seconds sont attirés en bas ; que lorsque les frontaux entrent en contraction, les pyramidaux restent immobiles à leur tour et s'allongent de bas en haut.

II. — **Muscle sourcilier.**

Très-court, aplati, arciforme, beaucoup plus épais en dedans qu'en dehors ; situé en arrière du sourcil, dont il suit la direction, au devant de l'arcade sourcilière, dont il recouvre la moitié et quelquefois les deux tiers internes.

Insertions. — Le sourcilier s'attache en dedans à l'extrémité interne de l'arcade sourcilière par de courtes fibres aponévrotiques. Il est séparé de celui du côté opposé par un intervalle de 8 à 10 millimètres, et de la suture fronto-nasale par une distance un peu moindre. De cette origine il se porte en haut et en dehors dans la direction de la moitié externe du muscle frontal situé sur son prolongement, puis se recourbe et s'amincit en se décomposant en plusieurs faisceaux qui s'en détachent successivement pour aller s'insérer à la peau du sourcil. Ces faisceaux, obliquement dirigés, s'entremêlent à ceux du frontal et de l'orbiculaire des paupières, qui vont aussi s'attacher aux téguments de l'arcade sourcilière, en sorte qu'il existe sur ce point un lacis musculaire inextricable. Les plus courts se fixent aux sourcils, immédiatement en dehors de l'échancrure de l'arcade orbitaire ; les plus longs s'étendent jusqu'à l'union des deux tiers internes avec le tiers externe de celle-ci.

Rapports. — Ce muscle est recouvert en dedans par le pyramidal, en haut par le frontal, en bas par l'orbiculaire des paupières, et plus superficiellement par la peau. Il recouvre l'arcade sourcilière, dont le séparent l'artère sus-orbitaire et le nerf frontal externe.

Action. — Les sourciliers rapprochent les sourcils en les abaissant. Ils plissent verticalement les téguments qui correspondent à la bosse nasale, lorsque leurs contractions deviennent un peu énergiques.

Les quatre muscles de la région sourcilière peuvent entrer en action simultanément ; la peau qui les recouvre se plisse alors dans le sens horizontal et dans le sens vertical.

§ 4. — Muscles moteurs des paupières.

Au nombre de deux : l'un, antérieur ou superficiel, qui est commun aux deux paupières, et qui préside à l'occlusion de l'orifice palpébral, c'est le *muscle orbiculaire ;* l'autre, postérieur ou profond, qui dilate cet orifice, c'est l'*élévateur* de la paupière supérieure. — A ce dernier se trouve annexé un muscle à fibres lisses, situé sur son prolongement, et destiné à tendre la paupière supérieure : je l'appellerai *orbito-palpébral.*

Préparation. — Elle est longue et délicate, le muscle orbiculaire devant être considéré non-seulement en lui-même, mais dans ses connexions avec tous les muscles voisins. On se conformera aux règles suivantes : 1° Faire sur la ligne médiane une incision qui s'étendra du lobe du nez jusqu'au sommet de la tête ; 2° soulever une des lèvres de l'incision, puis disséquer parallèlement à leurs fibres, d'abord le pyramidal, et ensuite le frontal, en ayant soin, pour ce dernier, de détacher la peau de haut en bas, jusqu'au sourcil ; 3° enlever aussi la peau du sourcil en coupant les fibres qui viennent s'insérer à sa face profonde, poursuivre la dissection de haut en bas, et mettre en évidence toute la moitié supérieure de l'orbiculaire, puis sa moitié inférieure ; 4° après avoir étudié la face antérieure et les connexions de ce muscle, l'isoler du pourtour de l'orbite et de la couche fibro-cartilagineuse des paupières, puis le renverser de dehors en dedans, pour laisser voir l'expansion tendineuse de l'élévateur de la paupière qui vient s'attacher au cartilage de celle-ci, et qui en mesure toute la largeur ; 5° enlever la paroi supérieure de la cavité orbitaire à l'aide du ciseau et du maillet, la partie charnue de l'élévateur est immédiatement au-dessous ; 6° ce muscle étant connu, abattre par un trait de scie la paroi externe de l'orbite, extirper le globe de l'œil et toutes les parties molles que renferme cette cavité, puis disséquer avec soin les fibres par lesquelles l'orbiculaire des paupières s'attache à la partie interne de l'orbite et celles qui s'étendent du bord postérieur de la gouttière lacrymale aux points lacrymaux.

I. — Muscle orbiculaire des paupières.

Muscle large et mince, irrégulièrement circulaire ; situé dans l'épaisseur des paupières, et sur la circonférence de la base de l'orbite, qu'il déborde de tous côtés ; percé d'une ouverture elliptique reproduisant la figure, la direction et les dimensions de l'orifice palpébral, à l'occlusion duquel il préside (fig. 248).

Par sa destination, l'orbiculaire des paupières se range donc au nombre des sphincters. Comme ceux-ci, il se compose de deux moitiés : l'une, supérieure, formée de fibres dont la concavité regarde en bas ; l'autre, inférieure, formée de fibres dont la concavité regarde en haut. Ces deux moitiés, dans tous les autres, s'entrecroisent par leurs deux extrémités : ici elles s'entrecroisent seulement en dehors.

Chacune des moitiés de l'orbiculaire comprend deux portions bien distinctes : une portion située sur le pourtour de la base de l'orbite, et une portion située dans l'épaisseur de la paupière correspondante. — La portion périorbitaire de la moitié supérieure répond au sourcil et à la partie antérieure de la tempe ; la portion périorbitaire de la moitié inférieure repose sur la tempe et la partie correspondante de la joue.

Vu par sa face antérieure, le muscle orbiculaire se compose donc de deux portions périphériques ou périorbitaires, et de deux portions centrales ou palpébrales. — Les deux premières sont les plus étendues, les plus épaisses, les plus colorées. Les fibres qui les composent, s'entremêlant au dehors, semblent se continuer et décrire des cercles irréguliers. — Les secondes ou centrales se distinguent par des caractères opposés ; elles sont extrêmement minces, très-pâles, demi-transparentes.

A ces quatre portions vient s'ajouter un faisceau accessoire, situé sur la paroi interne de l'orbite, en arrière des conduits lacrymaux : c'est la *portion lacrymale*, plus connue sous le nom de *muscle de Horner*.

Insertions. — Le sphincter de l'orifice palpébral s'attache : 1° par un tendon à l'apophyse montante du maxillaire supérieur et à la lèvre postérieure de la gouttière lacrymale ; 2° par de courtes fibres aponévrotiques à cette même apophyse et au tiers interne de la circonférence de la base de l'orbite ; 3° par le muscle de Horner à la crête de l'os unguis.

Le tendon de l'orbiculaire a deux origines ou deux racines : l'une antérieure, plus longue, plus importante, qui constitue sa *portion directe ;* l'autre postérieure, très-courte, qui a reçu le nom de *portion réfléchie*. — La portion directe, ou le tendon proprement dit, s'insère sur la face externe de l'apophyse montante du maxillaire supérieur, à 2 millimètres en dedans du bord antérieur de la gouttière lacrymale. Ce tendon se porte transversalement en dehors, en passant au devant du sac lacrymal, qu'il coupe à angle droit à l'union de son tiers supérieur avec ses deux tiers inférieurs. Sa largeur est de 1 millimètre, et sa longueur de 6 à 7. D'abord aplati d'avant en arrière, il s'aplatit en dehors de haut en bas. — La portion réfléchie s'attache à la lèvre postérieure de la gouttière lacrymale, c'est-à-dire à la crête de l'os unguis. Elle se dirige d'arrière en avant en passant sur la face interne du sac lacrymal, qu'elle contribue à former, puis s'infléchit en dehors pour s'unir à la portion directe du tendon.

Ainsi constitué, celui-ci poursuit d'abord sa direction primitive. Mais après un court trajet de 3 millimètres, il se divise en deux branches, ou plutôt en deux gaînes qui embrassent les conduits lacrymaux, et qui vont se fixer à l'extrémité interne des cartilages tarses. Le tendon de l'orbiculaire joue donc, à l'égard de ces cartilages, le rôle d'un lien qui les rattache au grand angle de l'œil, d'où le nom de *ligament latéral interne* qui lui a été aussi donné.

Ce tendon est le point de départ d'un très-grand nombre de fibres musculaires qui naissent, les unes de sa longue racine, les autres de chacune de ses branches. Les premières se portent en haut et en bas pour contribuer à former les portions périorbitaires. Les secondes se dirigent en dehors; elles forment les portions palpébrales.

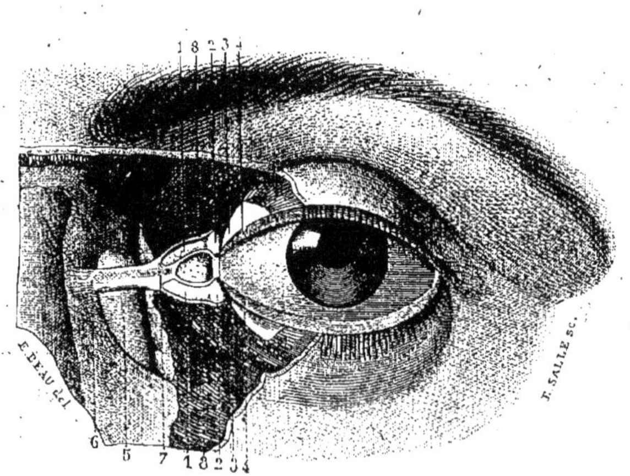

FIG. 249. — *Tendon de l'orbiculaire des paupières. — Rapports de ce tendon avec le sac lacrymal et les conduits lacrymaux.*

1, 1. Conduits lacrymaux. — 2, 2. Partie initiale de ces conduits. — 3, 3. Extrémité interne des cartilages tarses. — 4, 4. Bord libre des paupières. — 5. Sac lacrymal. — 6. Attache du tendon à l'apophyse montante du maxillaire. — 7. Sa division en deux branches. — 8, 8. Ces deux branches entourant à la manière d'une gaîne chacun des deux conduits lacrymaux, et allant s'attacher à l'extrémité interne des cartilages tarses.

La portion périorbitaire supérieure est constituée par trois ordres de fibres : 1° par des fibres qui naissent de la longue racine du tendon ; 2° par un petit groupe de fibres qui s'insèrent sur le sommet de l'apophyse montante du maxillaire, et sur la partie correspondante du frontal ; 3° enfin par un groupe beaucoup plus important qui part d'une ligne courbe étendue du tendon de l'orbiculaire à l'échancrure de l'arcade orbitaire, ligne qui fait partie de la circonférence de la base de l'orbite.

Ces trois ordres de fibres forment un large faisceau aplati d'avant en arrière, d'abord ascendant, puis transversal, qui vient ensuite recouvrir la partie antérieure de l'aponévrose temporale sur laquelle il se termine de la manière suivante. — Les fibres provenant du sommet de l'apophyse montante du maxillaire et du coronal se portent verticalement en haut, et semblent se continer avec le muscle frontal, dont elles ont été considérées, en effet, comme une dépendance ; mais elles vont en réalité s'attacher au tégument de la tête du sourcil. — Celles qui partent du tendon de l'orbiculaire, obliques de bas en haut et de dedans en dehors, se fixent successivement à la peau du sourcil sur toute sa longueur, en s'entrecroisant avec celles du frontal et du sourcilier. — Celles, beaucoup plus nombreuses, qui naissent de la base de l'orbite, se prolongent en dehors, descendent sur l'apophyse orbitaire externe et sur la tempe, où elles se terminent en se mêlant avec celles de la portion opposée.

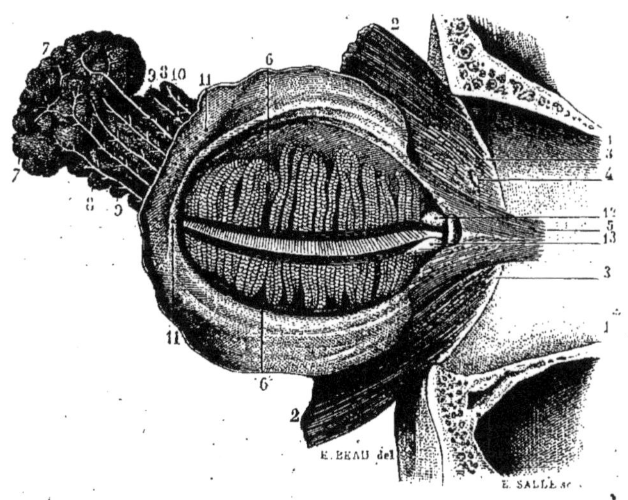

FIG. 250. — *Muscle de Horner. — Attache de l'orbiculaire des paupières à la partie interne de la base de l'orbite.*

1, 1. Paroi interne de l'orbite. — 2, 2. Partie interne de l'orbiculaire des paupières. — 3, 3. Attache de ce muscle à la circonférence de la base de l'orbite. — 4. Orifice destiné au passage de l'artère nasale. — 5. Muscle de Horner. — 6, 6. Face postérieure des paupières. — 7, 7. Portion orbitaire de la glande lacrymale. — 8, 9, 10. Portion palpébrale de cette glande. — 11, 11. Embouchure de ses conduits excréteurs.

La portion périorbitaire inférieure est formée : 1° par les fibres qui émanent de la longue racine du tendon ; 2° par d'autres fibres plus nombreuses qui proviennent de la partie inférieure et interne de la circonférence de la base de l'orbite. Le faisceau résultant du concours de ces deux ordres de fibres se dirige en bas et en dehors, puis en dehors et en haut, pour se terminer sur la partie antérieure de la tempe, en s'entrecroisant avec le faisceau périorbitaire supérieur. Ces deux faisceaux, en apparence continus, sont donc indépendants. Les expériences électro-physiologiques de M. Duchenne (de Boulogne) démontrent cette indépendance ; celui seul qu'on soumet à l'excitation électrique se contracte ; l'autre reste immobile. Cependant on n'aperçoit pas au niveau de leur entrecroisement la ligne fibreuse décrite par quelques auteurs. Les fibres musculaires ascendantes et descendantes se comportent ici entre elles comme celles des frontaux et des pyramidaux ; elles se pénètrent réciproquement, puis se séparent pour s'attacher aux téguments à des hauteurs inégales.

Les portions palpébrales se composent : 1° des fibres qui naissent des divisions du tendon de l'orbiculaire ; 2° des fibres qui partent de la circonférence de la base de l'orbite, immédiatement au-dessus de ce tendon. — Les fibres comprises dans l'épaisseur de la paupière supérieure décrivent des arcades dont la concavité est tournée en bas et en arrière. Pour celles qui répondent à son bord adhérent, la concavité regarde presque directement en bas ; pour celles qui répondent à son bord libre, elle se dirige presque directement en arrière. — Les fibres comprises dans l'épaisseur de la paupière inférieure présentent une disposition inverse des précédentes. — Parvenues à l'extrémité externe des cartilages tarses, les deux portions palpébrales s'entrecroisent et s'insèrent à la face profonde de la peau, au niveau d'une bandelette fibreuse qui fait partie des ligaments larges, et qui se porte transversalement des cartilages tarses à la partie externe de la circonférence de la base de l'orbite. Cette bandelette, appelée *ligament palpébral externe*, adhère elle-même à la peau par un tissu cellulaire assez dense. — Quelques auteurs, parmi lesquels je mentionnerai surtout Riolan, Winslow et Zinn, ont considéré les fibres qui longent le bord libre des paupières comme un faisceau particulier auquel ils ont donné le nom de *portion ciliaire*. Mais ce petit groupe de fibres ne présente aucun caractère qui lui soit propre et ne mérite pas d'être distingué des portions palpébrales dont il fait partie.

En résumé, par ses portions périorbitaires et palpébrales l'orbiculaire des paupières s'attache en dedans aux os et en dehors à la peau. Il se comporte donc comme la plupart des autres muscles de la face qui ont les os pour insertion fixe et les téguments pour insertion mobile.

La portion lacrymale, ou le muscle de Horner, fixée par son extrémité postérieure à la crête de l'os unguis, se dirige d'arrière en avant, et se divise, au niveau des conduits lacrymaux, en deux languettes qui vont s'insérer sur la partie terminale des branches du tendon de l'orbiculaire, au niveau des points lacrymaux, où elles se continuent en partie avec les fibres des portions palpébrales. Le muscle de Horner revêt le plus habituellement la figure d'un petit rectangle, et quelquefois celle d'un triangle dont le sommet tronqué se dirige en arrière. (Fig. 250, 5.)

Rapports. — En avant, l'orbiculaire des paupières est en rapport avec la peau, à laquelle il adhère, mais d'une manière inégale. La couche cutanée et la couche musculaire sont étroitement unies au niveau du sourcil; leur adhérence est très-prononcée aussi au niveau et au-dessus du tendon du muscle; elle est moins intime en dehors, et moins encore sur les paupières, où elle a lieu à l'aide d'un tissu cellulaire fin et séreux, constamment dépourvu de graisse. Le tendon est recouvert en outre par l'artère nasale, par la veine angulaire et les fibres les plus élevées de l'élévateur commun de l'aile du nez et de la lèvre supérieure, en sorte que pour l'apercevoir il faut enlever toutes ces parties. En attirant l'orbiculaire directement en dehors, on le soulève légèrement; la saillie qu'il forme est un point de repère très-précis que le chirurgien utilise pour l'incision de la paroi antérieure du sac lacrymal.

La face postérieure de l'orbiculaire affecte des rapports plus variés que la précédente. Elle répond : en haut, au muscle sourcilier, à l'artère frontale externe, au nerf qui l'accompagne, et plus en dehors à l'arcade orbitaire; en bas, au contour de la base de l'orbite, au releveur de la lèvre supérieure, au petit zygomatique, auquel le muscle abandonne presque toujours quelques fibres qui contribuent à le former, et enfin à l'os malaire, dont elle recouvre la plus grande partie; en dedans, à l'apophyse montante du maxillaire supérieur, et à la suture fronto-maxillaire; en dehors, à l'apophyse orbitaire externe, à l'angle supérieur du malaire et à l'aponévrose du muscle crotaphite. Sur les paupières, la face postérieure s'applique aux ligaments larges et aux cartilages tarses. Cette face n'adhère aux os sous-jacents que par un tissu cellulaire peu serré, qui lui permet d'exécuter de légers mouvements de glissement.

Action. — Fermer l'orifice palpébral, telle est la destination principale, mais non exclusive, de ce muscle, qui joue en outre un rôle fort important dans l'absorption des larmes, dans la production du sommeil et dans l'acte du clignement.

Le mécanisme par lequel il préside à l'occlusion de cet orifice diffère beaucoup de celui que nous offrent les autres sphincters. Ceux-ci répondent par leur périphérie à des parties molles qu'ils attirent de la circonférence au centre; dans leur état de contraction, ils décrivent une courbe circulaire. Fixé à ses deux extrémités, le grand diamètre de l'orifice palpébral conserve au contraire une longueur invariable; le petit, seul, augmente et diminue. En s'ouvrant et se fermant, il ne se comporte donc pas à la manière d'un anneau qui se dilate et se resserre, mais à la manière d'une boutonnière dont les lèvres s'écartent et se rapprochent tour à tour. — Dans l'état le plus habituel, les portions palpébrales seules se contractent, et suffisent pour amener au contact le bord libre des deux paupières. Ce sont elles qui ferment l'orifice palpébral dans le clignement. Les portions périorbitaires ne concourent à l'occlusion de cet orifice que dans certaines conditions exceptionnelles, lorsqu'il s'agit, par exemple, de soustraire le globe de l'œil à l'action d'un corps étranger, ou bien encore lorsque nous voulons le protéger contre l'action d'une lumière trop éclatante. Aussi voyons-nous ces portions périphériques se contracter violemment dans la conjonctivite, la kératite, l'iritis, et toutes les maladies qui ont pour effet de rendre la rétine plus sensible à l'impression des rayons lumineux.

Le sphincter des paupières favorise l'absorption des larmes : 1° en les dirigeant vers le grand angle de l'œil; car toutes ses insertions ayant lieu du côté de ce grand angle, il ne peut se contracter sans glisser sur le globe oculaire de dehors en dedans; 2° en dilatant par le redressement de son tendon le sac lacrymal, qui, ainsi dilaté, agit sur les larmes à la manière d'une petite pompe aspirante, en les attirant dans sa cavité par le double canal d'aspiration que lui forment les conduits et les points lacrymaux; 3° en comprimant d'avant en arrière le fluide lacrymal répandu au devant du globe de l'œil, de telle sorte que ce fluide pénètre dans les canaux qui le transmettent sur la muqueuse des fosses nasales, d'une part par aspiration, de l'autre par refoulement; 4° en attirant les points lacrymaux en arrière, et en plongeant leur bouche absorbante au milieu des larmes accumulées dans l'angle interne de l'œil, phénomène qui s'opère sous l'influence du muscle de Horner.

Ce même sphincter coopère à la production du sommeil, en interceptant le passage des rayons lumineux pendant la durée nécessaire au repos des fonctions. Alors la volonté cessant d'agir, les muscles qu'elle tient sous sa dépendance cessent de se contracter sans perdre cependant toute action sur les organes auxquels ils s'insèrent. Mais les faibles mouvements qu'ils conservent la faculté de produire sont dus à leur tonicité; et comme la force tonique est en raison du nombre de leurs fibres, il en résulte : 1° que lorsque deux muscles sont antagonistes, le plus volumineux est doué d'une force prédominante, en vertu de laquelle il entraîne de son côté l'organe qui leur fournit une commune surface d'insertion; 2° que les mouvements communiqués à cet organe ont pour limite l'équilibre qui s'établit entre les deux forces opposées. Ainsi les diverses positions de nos membres pendant le sommeil sont le résultat de l'équilibre de tonicité des extenseurs et des fléchisseurs, des adducteurs et des abducteurs, des rotateurs en dedans et des rotateurs en dehors. De même le rapprochement des voiles palpébraux est un état d'équilibre pour les forces toniques des muscles qui président à l'occlusion et à la dilatation alternatives de l'orifice palpébral; car ces deux muscles sont éminemment antagonistes. Dans l'état de veille, son muscle dilatateur restant contracté, l'orifice reste dilaté. Mais au moment où le sommeil commence, ce dilatateur se relâche; les deux muscles antagonistes tombent sous l'influence de leurs forces toniques respectives, et comme le tonicité du sphincter est supérieure à celle du dilatateur, les paupières se rapprochent. *L'orifice palpébral se ferme donc, non parce que le sphincter se contracte, mais parce que le dilatateur cesse de se contracter.*

Le clignement, qui a pour but d'étaler le fluide lacrymal au devant de l'œil, est caractérisé par la succession des phénomènes suivants : 1° impression résultant du besoin de cligner, et transmise à l'encéphale par la cinquième paire; 2° contraction de l'orbiculaire, sur lequel l'encéphale réagit à l'aide du nerf facial; 3° contraction consécutive de l'élévateur de la paupière supérieure, qui agit sous l'influence de la troisième paire. Cet acte si simple nécessite donc l'intervention du centre nerveux, de trois paires de nerfs et de deux muscles.

Lorsque la mort approche, la tonicité des muscles disparaît comme leur contractilité; aussi le relâchement de tous les sphincters est-il un des premiers caractères par lesquels elle s'annonce : de là cet aspect étrange de la bouche entr'ouverte, et cette altération des traits de la face chez l'homme que la vie abandonne; de là aussi l'impossibilité du rapprochement des paupières, et la persistance de leur écartement après la mort, phénomène dont l'observation a inspiré la pieuse pensée de suppléer à l'impuissance des mourants.

II. — Élévateur de la paupière supérieure. — Muscle orbito-palpébral.

L'élévateur s'étend du sommet de l'orbite vers l'arcade orbitaire, au niveau de laquelle il se continue avec le muscle orbito-palpébral, qui en a été considéré comme le prolongement. Étroit et plus épais en arrière, mince et très-large en avant, il offre la figure d'un triangle isocèle, dont les trois bords seraient concaves.

Insertions. — En arrière, l'élévateur de la paupière supérieure s'attache par de courtes fibres aponévrotiques à la gaîne du nerf optique, immédiatement au devant du trou par lequel ce nerf pénètre dans l'orbite. De cette origine, il se porte en avant et en haut, en s'étalant et s'élargissant de plus en plus. Arrivé au-dessus du globe de l'œil, il prendrait une direction descendante et dégénérerait, selon le langage unanime des auteurs, en une large aponévrose, décrite par tous les anatomistes sous le nom de *tendon*, d'*expansion tendineuse* de l'élévateur.

Or, cette expansion n'est pas une lame fibreuse. C'est un muscle à fibres lisses, offrant la forme d'un segment angulaire de sphère, dont la concavité regarde le globe de l'œil. — Sa direction est transversale. — Il s'attache, par une de ses extrémités, à la paroi externe de l'orbite, sur une hauteur de 8 à 10 millimètres, un peu en arrière de la base de cette cavité; par l'autre, sur le sac lacrymal et sur l'apophyse orbitaire interne du frontal, d'où le nom de *muscle orbito-palpébral* sous lequel je le désignerai. — Son bord inférieur s'insère sur le bord supérieur du cartilage tarse; en dehors, sur le ligament palpébral externe; en dedans, sur le ligament palpébral interne. — Son bord supérieur, moins long que le précédent, est sous-jacent à l'arcade orbitaire. Sa partie moyenne donne insertion à l'élévateur de la paupière qui s'y fixe par de courtes fibres aponévrotiques. En dedans, il se confond avec la gaîne fibreuse de la portion refléchie du grand oblique. En dehors, il occupe l'angle rentrant qui sépare la portion orbitaire de la portion palpébrale de la glande lacrymale,

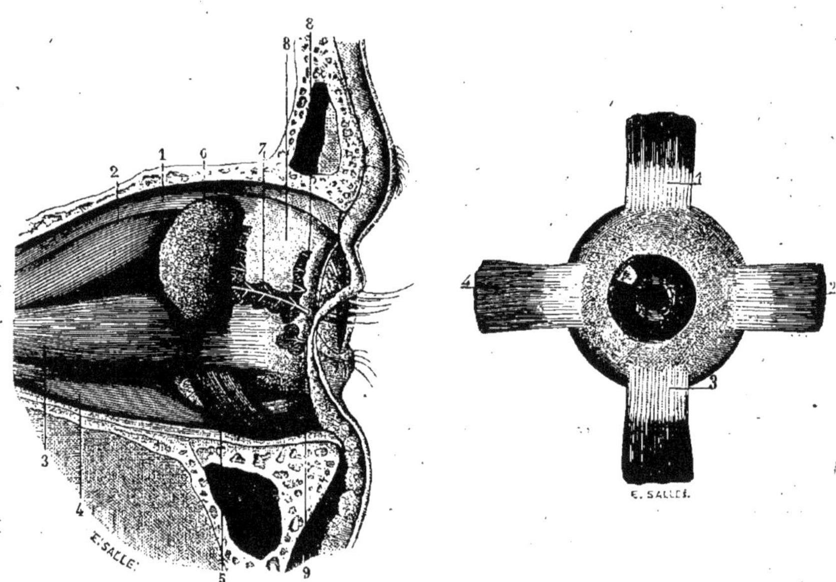

FIG. 251. — *Muscle orbito-palpébral.* FIG. 252. — *Tendons des muscles droits.*

FIG. 251 — 1. Muscle élévateur de la paupière supérieure. — 2. Muscle droit supérieur de l'œil. — 3. Muscle droit externe. — 4. Muscle droit inférieur. — 5. Muscle petit oblique. — 6. Portion orbitaire de la glande lacrymale. — 7. Portion palpébrale de cette glande, dont les bords inférieur, postérieur et antérieur sont seuls visibles. — 8, 8. Muscle orbito-palpébral, dont une partie a été incisée pour montrer ce muscle dans ses rapports avec la portion palpébrale de la glande lacrymale.

FIG. 252. —1. Tendon du muscle droit supérieur s'insérant sur la sclérotique, à 8 millimètres de la circonférence de la cornée. — 2. Tendon du muscle droit externe un peu moins éloigné de la cornée. — 3. Tendon du muscle droit inférieur plus rapproché de la cornée. — 4. Tendon du muscle droit interne plus rapproché encore de celle-ci, dont il n'est séparé que par un intervalle de 5 à 6 millimètres.

et se divise en deux lames, dont l'une, plus forte, passe au-devant de cette portion palpébrale, tandis que l'autre passe en arrière, pour se prolonger toutes deux jusqu'à la paroi externe de l'orbite.

Le muscle orbito-palpébral est constitué par des faisceaux de fibres musculaires lisses, très-nombreux, qu'on peut diviser d'après leur direction en externes, internes et moyens. Les externes et les internes affectent, pour la plupart, une direction transversale. Les moyens, beaucoup plus importants et plus nombreux, se dirigent de haut en bas; dans leur trajet, ces derniers s'envoient réciproquement des fascicules par lesquels ils s'unissent; de leur union résulte une membrane plexiforme.

Rapports. — L'élévateur est en rapport par sa face supérieure avec la voûte de l'orbite et le rameau frontal de la branche ophthalmique de Willis qui le croise à angle aigu. — Sa face inférieure recouvre le muscle droit supérieur qui la déborde en dehors.

Le muscle orbito-palpébral répond en avant au ligament large de la paupière supérieure. En haut, il est séparé de ce ligament par un espace angulaire, dont la base répond à l'arcade orbitaire, espace que remplit une couche cellulo-adipeuse plus ou moins épaisse. En bas, il adhère à ce ligament sur une hauteur de 2 à 3 millimètres. — En arrière, il est en rapport avec la conjonctive palpébrale, qui lui est faiblement unie supérieurement, mais d'une manière intime inférieurement.

Action. — L'élévateur est destiné à dilater l'ouverture palpébrale. Dans ce but, il attire la paupière supérieure en haut et en arrière. Pour avoir une notion exacte du mécanisme de cette élévation, il importe de remarquer que la paupière est formée de deux segments très-différents : 1° d'un segment supérieur immobile; 2° d'un segment inférieur doué au contraire d'une grande mobilité. Or, comme ce segment mobile est concave en arrière, comme il s'applique par sa concavité au globe de l'œil, c'est sur ce globe, en définitive, qu'il se meut; lorsque l'élévateur se contracte, il monte de l'équateur de l'œil vers son pôle supérieur; lorsque le muscle se relâche, il glisse du pôle vers l'équateur.

Le rôle de l'élévateur est donc facile à définir. — Quel est celui du muscle orbito-palpébral? Ce muscle a pour usage : 1° de prolonger la concavité du cartilage tarse jusqu'à l'arcade orbitaire, en sorte que les deux surfaces concaves réunies représentent un quart de sphère; 2° d'attacher ce quart de sphère aux parois interne et externe de l'orbite, et de l'immobiliser dans le sens transversal en lui laissant une parfaite mobilité dans le sens vertical; 3° de conserver dans toute son intégrité le mode de conformation de la paupière, en sous-tendant sa moitié supérieure et profonde, comme le cartilage tarse sous-tend sa partie inférieure; 4° de limiter le mouvement ascensionnel de la paupière par la résistance qu'il oppose à l'élévateur, lorsque ce mouvement a atteint ses limites naturelles; 5° de contribuer à l'élévation de la paupière, et à la dilatation de l'orifice palpébral par le raccourcissement des faisceaux qui le composent; mais ceux-ci étant très-courts, puisque leur plus grande longueur ne dépasse pas 12 à 14 millimètres, ils ne peuvent prendre évidemment à cette dilatation qu'une part très-minime.

§ 5. — Muscles moteurs du globe de l'œil.

Ces muscles, situés dans la cavité de l'orbite, sont au nombre de six, quatre droits et deux obliques.

Les muscles droits ont été distingués d'après la situation qu'ils occupent relativement au globe de l'œil, en supérieur ou élévateur, inférieur ou abaisseur, interne ou adducteur, externe ou abducteur. Mais ces dénominations ne méritent pas d'être conservées; car tous s'enroulent sur le globe oculaire, et appartiennent à l'ordre des muscles réfléchis. D'une autre part, aucun d'eux ne lui imprime un mouvement qui ait pour résultat de le déplacer; ils ont seulement pour usage de diriger l'ouverture pupillaire vers les divers points de l'horizon : le muscle droit supérieur élève la pupille, l'inférieur l'abaisse, l'interne l'attire en dedans, l'externe l'attire en dehors.

Des deux obliques, l'un, dans la première partie de son trajet, se porte directement en avant, puis se réfléchit au niveau de la base de l'orbite pour se diriger en arrière et en dehors : c'est le *muscle grand oblique* ou *oblique supérieur;* l'autre s'étend obliquement de la base de l'orbite vers la partie postérieure et externe de l'œil : c'est le *muscle petit oblique* ou *oblique inférieur*.

L'organe central et principal du sens de la vue est entouré d'une aponévrose fort remarquable qui se prolonge sur tous les muscles préposés à ses mouvements. Après avoir étudié chacun de ces muscles, et décrit l'aponévrose orbitaire, nous considérerons dans son ensemble l'appareil moteur et suspenseur du globe de l'œil.

A. — Des muscles de l'œil considérés en particulier.

I. — Muscle droit supérieur ou élévateur de la pupille.

Situé dans l'orbite, au-dessus du nerf optique et du globe de l'œil, au-dessous de l'élévateur de la paupière supérieure; allongé, étroit et plus épais en arrière; large et mince en avant; de figure triangulaire.

Insertions. — En arrière, l'élévateur de la pupille s'attache par de courtes fibres aponévrotiques : 1° à la gaîne du nerf optique immédiatement au-devant de l'élévateur de la paupière, qui le sépare du trou par lequel ce nerf pénètre dans l'orbite; 2° à l'anneau fibreux qui donne passage au nerf de la troisième paire. — De cette double origine qui répond au sommet de la cavité orbitaire, le droit supérieur se dirige en avant et un peu en haut, en s'élargissant et s'amincissant. Parvenu au-dessus du globe de l'œil, il s'infléchit et s'insère sur son hémisphère antérieur à 8 millimètres de la cornée, par une lame tendineuse, quadrilatère, extrêmement mince. La ligne qui répond à cette insertion n'est pas transversale, mais un peu oblique de dedans en dehors et d'arrière en avant, de telle sorte que son extrémité externe descend un peu plus bas que l'interne.

Rapports. — La face supérieure de ce muscle, légèrement convexe, est recouverte par l'élévateur de la paupière, et sur un plan plus élevé par la voûte de l'orbite. — Sa face inférieure, concave, recouvre : 1° la couche cellulo-adipeuse très-épaisse qui entoure le nerf optique; 2° la portion réfléchie du grand oblique qui la sépare de l'hémisphère postérieur du globe de l'œil; 3° la partie la plus élevée de l'hémisphère antérieur de ce globe, dont elle suit le contour.

Son bord externe, sous-jacent à la voûte de l'orbite, longe le bord supérieur du muscle droit externe; en avant, il est en rapport avec la glande lacrymale qui le recouvre en partie. — Son bord interne répond : 1° à la portion directe du grand oblique qui lui est parallèle; 2° à la portion réfléchie de ce muscle qu'il croise obliquement; 3° au bord supérieur du muscle droit interne.

Action. — Le muscle droit supérieur imprime au globe de l'œil un mouvement de rotation autour de son diamètre transversal. Ce mouvement, qui s'opère de bas en haut, et d'avant en arrière, a pour conséquence et pour but l'élévation de la pupille.

II. — Muscle droit inférieur ou abaisseur de la pupille.

Situé au-dessous du nerf optique et du globe de l'œil, immédiatement au-dessus du plancher de l'orbite; allongé, très-étroit et presque arrondi en arrière, large et mince en avant; de figure triangulaire.

Insertions. — Ce muscle a pour origine le faisceau moyen du tendon de Zinn. On désigne sous ce nom un cordon fibreux qui s'insère à une très-minime fossette située au-dessous et en dehors du trou optique, au niveau de la partie la plus large de la fente sphénoïdale. Ce cordon se divise presque aussitôt en trois faisceaux : un faisceau moyen destiné au droit inférieur, un faisceau interne destiné au droit interne, et un faisceau externe destiné au droit externe. De ces trois faisceaux, le moyen est le plus considérable. — Né de ce faisceau moyen, le muscle abaisseur de la pupille se dirige horizontalement en avant et un peu en dehors, en s'élargissant de plus en plus. Arrivé sur le globe de l'œil, il passe entre celui-ci et le petit oblique, puis se recourbe pour venir s'attacher à la sclérotique, à 6 millimètres au-dessous de la cornée transparente.

Rapports. — Sa face supérieure répond, en arrière, au tissu adipeux qui entoure le nerf optique, en avant au globe de l'œil qu'elle contourne, et auquel elle n'adhère que par un tissu cellulaire extrêmement lâche. — Sa face inférieure, contiguë en arrière au plancher de l'orbite, est en rapport en avant avec le petit oblique qui la croise obliquement. — Ses bords longent le bord inférieur des muscles adducteur et abducteur de la pupille.

Action. — Le droit inférieur fait tourner aussi le globe de l'œil autour de son diamètre transversal. Ce mouvement s'opérant de haut en bas et d'avant en arrière, il a pour effet d'abaisser la pupille.

III. — **Muscle droit externe ou abducteur de la pupille.**

Situé en dehors du nerf optique et du globe de l'œil; oblique d'arrière en avant et de dedans en dehors, comme la paroi externe de l'orbite, dont il suit la direction ; allongé d'arrière en avant ; aplati dans le sens transversal; triangulaire.

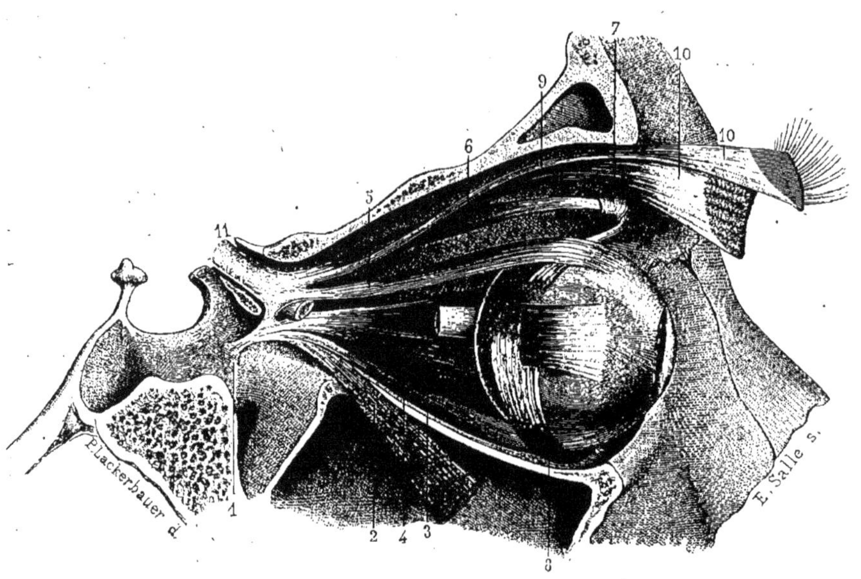

FIG. 253. — *Muscles de l'œil. — Tendon de Zinn.*

1. Attache du tendon de Zinn; languette par laquelle il s'unit à l'anneau fibreux du nerf optique; ses trois divisions, destinées aux muscles droit interne, droit externe et droit inférieur. Pour montrer ces trois divisions, l'anneau fibreux du nerf optique a été incisé au niveau du trou par lequel passe le nerf de la troisième paire. — 2. Muscle droit externe, incisé, puis rejeté en bas pour laisser voir le droit interne. — 3. Muscle droit interne. — 4. Muscle droit inférieur. — 5. Muscle droit supérieur. — 6. Muscle grand oblique. — 7. Poulie et portion réfléchie de ce muscle. — 8. Muscle petit oblique. — 9. Muscle élévateur de la paupière supérieure. — 10, 10. Portion moyenne du muscle orbito-palpébral. — 11. Nerf optique.

Insertions. — L'extrémité postérieure ou fixe du muscle droit externe a pour origine : 1° le faisceau externe du tendon de Zinn; 2° de courtes fibres aponévrotiques qui partent de l'anneau destiné au nerf de la troisième paire, et qui se confondent en haut avec les fibres correspondantes du droit supérieur.

Du sommet de l'orbite, ce muscle se dirige en avant et en dehors, en s'élargissant de haut en bas, de telle sorte que l'une de ses faces regarde en dedans et l'autre en dehors. Parvenu au niveau du globe de l'œil, il s'infléchit pour en suivre la courbure, et vient s'insérer à son hémisphère antérieur, à 7 millimètres en dehors de la cornée, par un court tendon mince et quadrilatère.

Rapports. — Sa face interne, séparée en arrière du nerf optique par le tissu adipeux qui l'entoure, est contiguë en avant à l'insertion oculaire du petit oblique et au globe de l'œil, sur lequel elle se réfléchit. — Sa face externe répond dans ses deux tiers postérieurs à la paroi correspondante de l'orbite, et antérieurement à la portion orbitaire de la glande lacrymale, qui la croise à angle droit, mais qui ne s'étend pas cependant jusqu'à sa partie inférieure. — Son bord supérieur longe le bord externe du muscle qui élève la pupille, et l'inférieur celui du muscle qui l'abaisse.

Action. — Le droit externe fait tourner le globe oculaire autour de son diamètre vertical. Ce mouvement qui a lieu de dedans en dehors et d'avant en arrière, a pour effet d'attirer la pupille vers l'angle externe de l'œil.

IV. — **Muscle droit interne ou adducteur de la pupille.**

Situé en dedans du nerf optique et du globe de l'œil; parallèle à la paroi interne de l'orbite; allongé, aplati de dedans en dehors, comme le précédent; de figure triangulaire.

Insertions.—Ce muscle a pour origine : 1° le faisceau interne du tendon de Zinn; 2° de courtes fibres aponévrotiques qui se fixent sur le côté interne du nerf optique.—Du sommet de l'orbite il se porte en avant et un peu en haut pour atteindre le niveau du globe de l'œil, s'infléchit alors de dedans en dehors, puis s'attache sur son hémisphère antérieur, à 5 ou 6 millimètres de la circonférence de la cornée.

Rapports. — Contigu par sa face interne à la paroi interne de l'orbite, il s'applique par l'externe à la masse adipeuse que traverse le nerf optique, et au globe de l'œil, sur lequel il s'enroule en avant. — Son bord supérieur est sous-jacent à la portion directe du grand oblique. L'inférieur longe le bord interne du muscle abaisseur de la pupille.

Action. — Le droit interne imprime au globe oculaire un mouvement de rotation qui s'opère autour de son diamètre vertical, et qui a lieu de dehors en dedans et d'avant en arrière. Ce mouvement a pour résultat d'attirer la pupille vers le grand angle de l'œil.

V. — Muscle grand oblique.

Ce muscle comprend deux portions très-différentes : l'une postérieure ou directe, entièrement musculaire, l'autre antérieure ou réfléchie, aplatie, très-mince et fibreuse. — La portion postérieure est située dans l'angle que constituent, par leur union, les parois supérieure et interne de l'orbite. La portion antérieure est située au-dessus du globe de l'œil.

Au niveau du coude que forment ces deux portions, on observe une arcade fibro-cartilagineuse allongée et cylindrique, dont les bords très-rapprochés s'attachent à une légère dépression que présente le plus habituellement l'apophyse orbitaire interne du frontal. C'est sur cette arcade que le muscle se réfléchit; elle porte le nom de *poulie du grand oblique*. Une syneviale tapisse ses parois et se prolonge au delà de ses limites sur le tendon correspondant.

Insertions. — Le grand oblique s'insère en arrière sur le nerf optique, par de courtes fibres aponévrotiques, entre le muscle droit supérieur et le muscle droit interne. De la partie interne du trou optique, il se dirige en avant et en haut vers la poulie qui lui est destinée, prend alors les caractères d'un tendon mince et aplati, qui se réfléchit sur la gorge de cette poulie pour se porter en arrière, en dehors et en bas. Parvenu au-dessus du globe de l'œil, ce tendon s'étale, puis s'attache à la partie supérieure et externe de son hémisphère postérieur.

Rapports. — La portion postérieure est en rapport : en haut, avec l'angle supérieur et interne de la cavité orbitaire; en bas, avec le tissu adipeux qui environne le nerf optique ; en dedans, avec le muscle droit interne; en dehors, avec le muscle droit supérieur. — La portion antérieure ou réfléchie est recouverte par l'extrémité antérieure de ce muscle ; elle recouvre le bord supérieur du droit interne et le globe de l'œil.

Action. — Le grand oblique imprime au globe de l'œil un mouvement de rotation qui s'accomplit autour d'un diamètre obliquement dirigé d'avant en arrière et de dehors en dedans. Ce mouvement s'opère de bas en haut, de dehors en dedans, et d'arrière en avant; il a pour effet de porter la pupille en bas et en dehors.

VI. — Muscle pe oblique.

Situé sur la partie antérieure et inférieure de l'orbite, entre le plancher de cette cavité et le muscle droit inférieur qui le sépare du globe de l'œil; beaucoup plus court que le précédent; allongé, aplati, curviligne.

Insertions. — Le petit oblique prend son insertion fixe sur la partie inférieure et interne de la circonférence de la base de l'orbite, à 2 millimètres en dehors du sac lacrymal. De cette origine, qui a lieu par de courtes fibres aponévrotiques, il se dirige en dehors et en arrière, en s'amincissant, s'élargissant, et se recourbant de bas en haut pour embrasser le globe de l'œil, puis s'attache par une mince lame tendineuse à la partie inférieure et externe de son hémisphère postérieur. — Entre son insertion mobile et celle du grand oblique, il existe un intervalle de 8 à 10 millimètres; elles sont, du reste, linéaires et parallèles, mais affectent une direction et une situation très-différentes relativement au nerf optique. Celle du petit oblique, suffisamment prolongée, viendrait tomber sur la partie terminale de celui-ci, dont elle n'est séparée que par une distance de 3 ou 4 millimètres; celle du grand oblique est située à un centimètre au-dessus du nerf, et presque perpendiculaire à sa direction.

Rapports. — Par sa face inférieure, convexe, ce muscle répond : en bas, au plancher de l'orbite; en dehors, au droit externe. — Sa face supérieure, concave, est en rapport avec le droit inférieur, dont elle croise obliquement la direction; et dans sa partie terminale, avec l'hémisphère postérieur du globe de l'œil.

Action. — Le petit oblique communique au globe oculaire un mouvement de rotation qui s'opère aussi autour d'un diamètre horizontal dirigé en arrière et en dedans. Mais le mouvement se produit en sens inverse de celui que détermine le grand oblique, c'est-à-dire de haut en bas, d'arrière en avant, et de dehors en dedans. Il a pour effet de porter l'orifice pupillaire en haut et en dehors.

B. — De l'aponévrose orbitaire et des muscles a fibres lisses qui lui sont annexés.

En parcourant les auteurs qui ont successivement retracé l'histoire de cette aponévrose, depuis Tenon jusqu'à nos jours, on reste frappé de la disposition compliquée qu'elle présente, des difficultés que soulève son étude, et des nuages qui planent çà et là sur sa description. Mais cette complication n'existe pas dans la nature. L'aponévrose orbitaire offre, en réalité, une disposition des plus simples. Je m'attacherai donc à lui restituer ce caractère de simplicité, qui aura pour avantage, je pense, d'en faire mieux saisir tous les détails. Afin de compléter son étude, je passerai ensuite rapidement en revue les opinions des principaux auteurs.

L'aponévrose orbitaire entoure toute la portion scléroticale du globe de l'œil. De cet organe comme d'un centre, elle s'irradie sur les muscles qui le meuvent; puis se prolonge de ceux-ci jusqu'aux parois de l'orbite et au bord adhérent des paupières.

Cette aponévrose nous offre donc à considérer : 1° une portion centrale ou oculaire; 2° six gaînes musculaires ou prolongements du premier ordre, 3° cinq faisceaux tendineux ou prolongements du second ordre.

a. Portion centrale de l'aponévrose orbitaire.

Elle s'étend du nerf optique à la cornée transparente, embrasse par conséquent la plus grande partie de la surface du globe de l'œil, les neuf dixièmes environ, et constitue pour cet organe une enveloppe qui présente deux ouvertures et deux surfaces.

Par la circonférence de son orifice postérieur, cette portion centrale s'attache sur le sillon circulaire qui répond à l'union du nerf optique avec le globe de l'œil. Elle est traversée sur ce point par les nerfs ciliaires et les artères ciliaires courtes qui, pénétrant dans la sclérotique, contribuent à l'unir à cette membrane. — La circonférence de son orifice antérieur, beaucoup plus grande, s'insère à la conjonctive oculaire sur le pourtour de la cornée.

Sa surface interne ou concave est lisse, unie, très-régulière. Elle n'adhère à la sclérotique que par un tissu cellulaire humide, très-fin et très-lâche, qui a pu être considéré comme une sorte de séreuse rudimentaire. Il suit de cette disposition que la portion centrale de l'aponévrose est presque entièrement indépendante de l'organe qu'elle embrasse, et que celui-ci peut glisser sur elle à la manière d'une sphère pleine sur une sphère creuse. Pour observer la face concave de cette portion centrale, le procédé le plus avantageux est celui qui a été conseillé par Bonnet. Il consiste : 1° à en exciser un lambeau au niveau de l'attache du muscle droit interne ou droit externe ; 2° à engager l'une des branches de ciseaux courbes sous le tendon correspondant, et à faire l'incision de ce tendon qui sera prolongée ensuite à tous les autres, en suivant le contour de la cornée ; 3° à diviser, à l'aide des mêmes ciseaux, les tendons des muscles obliques et le nerf optique à son extrémité terminale. Le globe de l'œil, libre alors de tous côtés, se détache et laisse voir les parois de la cavité dans laquelle il était logé. — Cette préparation, aussi simple que facile, démontre très-bien que la portion centrale de l'aponévrose divise la cavité de l'orbite en deux cavités secondaires, l'une antérieure, destinée à l'organe principal de la vision, l'autre postérieur, dans laquelle se trouvent situées toutes les parties accessoires du sens de la vue.

La surface externe ou convexe de la portion oculaire diffère beaucoup de la précédente. Loin d'être, comme celle-ci, nettement limitée, elle adhère, ou plutôt se continue avec toutes les parties environnantes. En arrière, elle s'unit assez étroitement à la masse cellulo-adipeuse du sommet de l'orbite. Dans son tiers moyen, elle se continue avec les six gaînes musculaires qui en partent. Sa partie antérieure répond à la conjonctive oculaire qui lui adhère d'abord par un tissu conjonctif lâche, mais de plus en plus serré à mesure qu'on se rapproche du pourtour de la cornée, au niveau de laquelle les deux membranes se confondent. — Ces rapports de la surface externe permettent de considérer à l'aponévrose oculaire un segment postérieur qui adhère aux parties molles intra-orbitaires, et un segment antérieur sous-jacent à la conjonctive; ce dernier a été désigné sous le nom de *fascia sous-conjonctival*.

Les adhérences que présente cette aponévrose sur toute son étendue ont pour effet commun de l'immobiliser en grande partie, de la maintenir dans un état de tension permanente, et de prévenir ainsi les plis qui pourraient se former sur ses parois, si celles-ci accompagnaient le globe de l'œil dans ses divers mouvements de rotation. — Lorsqu'on extirpe cet organe par le procédé de Bonnet, l'aponévrose oculaire, sous l'influence de la cicatrisation, revient sur elle-même, et finit par constituer un petit bulbe, dont les mouvements sont identiques avec ceux de l'œil resté intact. En appliquant sur ce bulbe un œil artificiel, celui-ci conserve donc une parfaite mobilité, et contribue si bien à masquer la difformité, qu'un groupe d'élèves auxquels je montrais un malade ainsi opéré, en les prévenant qu'il portait un œil de verre, ne réussirent pas à distinguer celui-ci de l'œil sain.

b. Prolongements de l'aponévrose orbitaire.

1° *Prolongements du premier ordre, ou gaînes musculaires.* — Les six gaînes qui s'étendent de la portion centrale de l'aponévrose orbitaire sur les muscles moteurs du globe de l'œil diffèrent, suivant qu'elles appartiennent aux muscles droits, au grand oblique, ou au petit oblique.

Celles des quatre muscles droits naissent de l'aponévrose oculaire au niveau de la partie moyenne de leur tendon; par conséquent, elles embrassent la portion de ce tendon qui se continue avec le corps charnu, s'avancent ensuite sur celui-ci, et ne tardent pas à s'amincir de plus en plus, au point de dégénérer sur leur moitié postérieure en une simple lame celluleuse. Ces gaînes ont pour caractères communs : 1° de se continuer entre elles à leur point de départ; 2° d'offrir dans la première partie de leur trajet une épaisseur et une résistance égales à celles de l'aponévrose oculaire; 3° d'adhérer intimement à ces muscles, en sorte qu'ils ne peuvent se raccourcir sans les entraîner avec eux, et par conséquent sans entraîner aussi le globe de l'œil, d'où il suit qu'après la section de leur tendon, si l'aponévrose n'a été divisée que sur une très-petite étendue, ils pourraient attirer encore cet organe de leur côté avec une facilité d'autant plus grande que l'incision sera plus étroite.

La gaîne du grand oblique présente une disposition toute spéciale. Elle se prolonge de l'aponévrose oculaire vers sa poulie, avec laquelle elle se continue, et embrasse ainsi toute sa portion réfléchie, mais ne s'étend nullement sur la partie directe ou charnue du muscle. Cette gaîne n'adhère au tendon que dans sa moitié inférieure; la synoviale de la poulie cartilagineuse, en descendant sur ce tendon, l'isole de son enveloppe.

La gaîne du petit oblique diffère de la précédente et de celles des muscles droits, en ce qu'elle se prolonge sur toute l'étendue du muscle pour venir se fixer avec celui-ci à la circonférence de la base de l'orbite, dans le voisinage du sac lacrymal, et quelquefois à la paroi externe de ce sac.

2° *Prolongements du second ordre, ou faisceaux tendineux. Muscles à fibres lisses annexés à ces faisceaux.* — Des quatre gaînes des muscles droits et de celle du petit oblique, on voit se détacher autant de prolongements qui affectent chacun une disposition différente.

Le faisceau tendineux, émané de la gaîne du muscle droit externe, est le plus fort de tous. Il se dirige de dedans en dehors et d'arrière en avant, pour aller s'attacher à la paroi externe de l'orbite, à 2 millimètres en arrière et un peu au-dessus du ligament palpébral externe. Ce faisceau se continue au niveau de son origine avec la gaîne fibreuse du muscle, et nullement avec celui-ci, ainsi que l'avait pensé Tenon, et après lui un grand nombre d'auteurs. Dans cette première partie de son trajet, il est exclusivement et constamment fibreux; dans la seconde, c'est-à-dire au niveau de son insertion fixe, il est formé par des faisceaux de fibres musculaires lisses, lesquels constituent un véritable muscle, que je désignerai sous le nom de *muscle orbitaire externe.* Ce prolongement a pour usages: 1° de soutenir le droit externe, au moment où il s'enroule sur le globe de l'œil par suite de la contraction du muscle opposé, et de prévenir ainsi la compression qu'il pourrait exercer sur l'organe de la vue; 2° de limiter son raccourcissement. Il représente, en un mot, pour le muscle auquel il est annexé, une poulie de renvoi et un tendon d'arrêt.

Le faisceau tendineux du droit interne est moins épais, moins résistant, et moins bien limité que le précédent. Obliquement dirigé de dehors en dedans, et d'arrière en avant, il se fixe à la paroi interne de l'orbite sur la moitié supérieure de la crête de l'os unguis. Son extrémité interne est composée de fibres musculaires lisses, formant aussi un petit muscle, que j'appellerai, par opposition au précédent, *muscle orbitaire interne.*

Le faisceau tendineux du droit supérieur, sous-jacent et parallèle au releveur de la paupière, s'étend de l'extrémité antérieure de sa gaîne, vers le bord supérieur du muscle orbito-palpébral, avec lequel il se continue : disposition qui permet au droit supérieur d'élever légèrement la paupière au moment où il élève la pupille. Ce faisceau tendineux, s'insérant sur un muscle qui, lui-même, se fixe aux deux extrémités de l'équateur de l'orbite, peut remplir aussi à l'égard de l'élévateur de la pupille l'office d'une poulie de renvoi et d'un tendon d'arrêt.

Le faisceau tendineux du droit inférieur, extrêmement court, vient s'attacher sur le ligament large de la paupière inférieure, au niveau et en avant du cul-de-sac inférieur de la conjonctive. Or ce ligament est essentiellement formé de fibres arciformes, transversales, qui s'insèrent sur la circonférence de l'orbite, en dedans par une de leurs extrémités, en dehors par l'autre. Il résulte de cette double disposition : 1° que le droit inférieur ne peut abaisser la pupille sans abaisser aussi un peu la paupière; 2° que cette paupière joue, à son égard, le rôle de poulie de renvoi et de tendon d'arrêt.

Le faisceau tendineux du petit oblique est loin de ressembler au précédent. Il se présente sous l'aspect d'une cloison triangulaire, très-mince et obliquement dirigée, dont le bord supérieur se continue avec la gaîne du muscle dans toute son étendue, tandis que l'inférieur s'attache au plancher de l'orbite. Son bord externe ou sa base se dirige vers la fente sphéno-maxillaire, fente comblée à l'état frais par un muscle lisse qui a été signalé, en 1858, par H. Müller, et dont j'ai pu constater aussi l'existence. Or, de ce *muscle orbitaire inférieur* naissent des faisceaux qui, montant dans la cloison précédemment décrite, viennent la consolider au niveau de sa base, c'est-à-dire sur le point qui subit la plus forte tension au moment où le petit oblique se contracte. Ainsi constitué, le faisceau tendineux de ce muscle fait aussi l'office de poulie de renvoi et de tendon d'arrêt.

Seul parmi les muscles intra-orbitaires, le grand oblique est dépourvu de faisceau tendineux. Son raccourcissement est limité par les adhérences qui unissent son tendon à la moitié inférieure de sa gaîne.

En résumé, des cinq irradiations secondaires qui naissent des irradiations principales de l'aponévrose orbitaire, deux se portent vers les paupières qu'elles contribuent à mouvoir. Les trois autres, d'abord fibreuses, puis musculaires, vont s'attacher aux parois de l'orbite.

L'aponévrose orbitaire est constituée par des fibres de tissu conjonctif, auxquelles se mêlent une notable proportion de fibres élastiques, du tissu adipeux, des vaisseaux sanguins, et quelques ramifications nerveuses.

c. Historique de l'aponévrose orbitaire.

Cette aponévrose a été découverte par Tenon. Dans son travail communiqué à l'Institut en 1803, il décrit avec exactitude sa portion centrale ou oculaire, et les quatre gaînes destinées aux muscles droits (1). Parmi les prolongements de second ordre, cet auteur a très-bien vu aussi ceux qui vont s'attacher aux parois externe et interne de l'orbite. Mais indépendamment de ces prolongements ou *ailes ligamenteuses*, il admet pour chacun des muscles droit externe et droit interne, un faisceau tendineux qui ferait suite aux fibres musculaires, en sorte que ces muscles auraient trois insertions : la première au fond de la cavité, la seconde au globe de l'œil, la troisième aux parois de l'orbite. Cette opinion de Tenon méritait d'autant plus d'être rappelée, qu'elle a été adoptée par la

(1) Tenon, *Mém. et observat. sur l'anat.* Paris, 1806, p. 193.

plupart des auteurs modernes. J'ai pris soin déjà de la réfuter ; l'observation atteste très-nettement que les faisceaux tendineux annexés aux muscles orbitaires partent de la gaîne qui les entoure, et non des fibres musculaires elles-mêmes. — Quant aux prolongements palpébraux, Tenon mentionne seulement celui de la paupière supérieure qu'il prolonge jusqu'au cartilage tarse, rattachant ainsi le muscle orbito-palpébral (tendon du releveur) à l'aponévrose orbitaire : erreur que nous allons retrouver dans un grand nombre d'auteurs, et qui prendra des proportions plus grandes en se propageant.

Bonnet, en 1841, a rappelé la description et les opinions de Tenon qu'il adopte sur tous les points. Cependant il a insisté le premier sur les connexions que présentent les gaînes musculaires au niveau de leur origine, et sur les adhérences intimes qu'elles affectent avec les muscles. Il a fait remarquer aussi que les prolongements palpébraux de l'aponévrose permettent à l'élévateur d'élever un peu la paupière supérieure, et à son abaisseur d'abaisser l'inférieure. Le premier également, il a montré qu'on pouvait énucléer le globe de l'œil en conservant son enveloppe ou sa *capsule*, c'est-à-dire sans ouvrir la loge dans laquelle se trouvent renfermées toutes les autres parties molles intra-orbitaires (1).

Au mois de juin de la même année, Hélie, dans une thèse spécialement consacrée à l'étude de cette aponévrose, ne se contente pas de la prolonger avec Tenon et Bonnet jusqu'au bord adhérent des cartilages tarses. De ce bord adhérent, elle s'étendrait vers la base de la cavité orbitaire, en passant en arrière des ligaments larges, et irait tapisser ensuite les parois de celle-ci pour se continuer, à sa terminaison, avec la dure-mère. « *Elle formerait une sorte de sac sans ouverture, ou encore de bonnet de coton, dont une partie, repliée sur elle-même, sert d'enveloppe au globe de l'œil, tandis que l'autre recouvre les parois de l'orbite* (2). » Cette formule appliquée à la disposition générale de l'aponévrose, a l'avantage d'en donner une idée fort simple ; mais elle est absolument erronée. Le périoste orbitaire n'a rien de commun avec cette aponévrose. On ne le voit nullement se prolonger en arrière des ligaments larges, pour passer ensuite des cartilages tarses sur les muscles et le globe de l'œil. Par sa structure, il est identique du reste avec le périoste de toutes les autres parties du squelette, et diffère beaucoup à cet égard de la dure-mère. Pour rentrer dans la réalité, il faut donc retrancher de ce sac sans ouverture : 1° toute sa portion périostique ; 2° toute celle qui s'applique aux ligaments larges ; 3° toute celle qui correspond au muscle orbito-palpébral. Ramené à cet état de simplicité, il ne comprend plus que l'enveloppe oculaire, les six gaînes musculaires et les cinq faisceaux tendineux de celles-ci. De ces cinq faisceaux, Tenon et Bonnet n'avaient observé que ceux des muscles droits. Hélie a signalé

(1) Bonnet, *Traité des sect. tend.*, 1841, p. 11 et suiv.
(2) Hélie, *Recherches sur les muscles de l'œil et l'aponévr. orbit.*, thèse 1841, p. 18.

celui du petit oblique ; il les considère tous, du reste, comme de simples tendons d'arrêt.

Lenoir, en 1850, a retracé aussi l'histoire de l'aponévrose orbitaire. Mais sa description ne diffère de celle de Tenon que sur un point : il la prolonge des cartilages tarses jusqu'au rebord de l'orbite (1).

En résumé, tous les auteurs ont admis avec Tenon que l'aponévrose orbitaire comprend : une partie principale qui entoure la portion scléroticale du globe oculaire ; des gaînes qui partent de celles-ci pour se prolonger sur les muscles de l'œil ; des faisceaux tendineux qui se dirigent, les uns vers les parois de l'orbite, les autres vers les paupières. — Tous aussi ont admis que ces faisceaux naissent directement des fibres musculaires : première erreur dont j'ai cherché à faire justice en montrant qu'ils proviennent de la gaîne fibreuse. — Tous ont considéré ces mêmes faisceaux comme entièrement fibreux : seconde erreur, puisque trois d'entre eux sont constitués à leur extrémité terminale par des fibres musculaires lisses. — Tous ont conduit l'aponévrose jusqu'au cartilage tarse de la paupière supérieure ; Lenoir, jusqu'au rebord de l'orbite ; Hélie et après lui plusieurs auteurs, jusqu'au sommet de cette cavité : troisième erreur, que la présence du muscle orbito-palpébral réfute suffisamment.

C. — De l'appareil moteur du globe de l'œil considéré dans son ensemble.

Cet appareil se compose de parties fibreuses et de parties contractiles, étroitement unies et solidaires les unes des autres, mais remplissant cependant des attributions très-distinctes.

Les parties fibreuses entourent le globe de l'œil sans lui adhérer ; elles le maintiennent suspendu et fixe dans la moitié antérieure de l'orbite, de telle sorte que tout mouvement de translation lui est interdit ; il peut seulement tourner sur lui-même. C'est surtout pour le fixer dans sa situation qu'elles se prolongent en dedans et en dehors jusqu'aux parois de la cavité. Ainsi entouré et suspendu, il ne saurait se porter en arrière ; car les prolongements latéraux de son enveloppe s'opposent à ce mouvement de recul. Il ne peut se porter également ni en dedans ni en dehors. L'aponévrose orbitaire, en définitive, est donc tellement disposée, que le plus mobile de tous les organes contenus dans l'orbite devient le plus fixe, et que loin de s'appuyer sur les parties qui l'environnent, celui-ci devient pour elles, au contraire, un point d'appui.

Les parties contractiles sont de deux ordres : les unes partent du sommet de l'orbite, et viennent s'insérer à l'hémisphère antérieur du globe de l'œil ; les autres naissent de la base de cette cavité, et vont s'attacher à

(1) Lenoir, *Des opérat. qui se pratiquent sur les muscles de l'œil*, thèse, 1850, p. 12.

son hémisphère postérieur. Les premières sont représentées par les muscles droits, les secondes par les muscles obliques.

Les quatre muscles droits, nés du sommet de l'orbite, se portent en avant, en divergeant, comme les quatre parois de cette cavité auxquelles ils correspondent.—L'interne, par conséquent, est parallèle au plan médian. L'externe s'incline fortement en dehors; le supérieur et l'inférieur suivent la direction légèrement oblique du nerf optique.

Chacun de ces muscles revêt la figure d'un petit triangle isocèle. Une de leurs faces est contiguë aux parois de l'orbite, c'est la face pariétale; l'autre à l'organe principal de la vue, c'est la face oculaire. Chacun d'eux se dévie à son extrémité terminale pour s'appliquer sur l'hémisphère antérieur du globe de l'œil; ils appartiennent par conséquent à l'ordre des muscles réfléchis. Comme ceux-ci, ils possèdent une synoviale sous-tendineuse, rudimentaire il est vrai, mais quelquefois cependant très-apparente. Leur insertion à la sclérotique se fait sur une ligne spirale qui commence au niveau du tendon du droit supérieur, se dirige en dehors, puis en bas, puis en dedans, en se rapprochant de plus en plus de la cornée, dont elle s'éloigne à son point de départ de 8 millimètres, et de 5 seulement à son point de terminaison : d'où la prédominance du mouvement d'adduction de la pupille sur son mouvement d'abduction ; d'où aussi sans doute la fréquence plus grande du strabisme convergent.

Les gaînes des muscles droits ne présentent les caractères du tissu fibreux que sur leur tiers antérieur. Elles leur adhèrent si solidement, que lorsqu'on déchire ces muscles d'arrière en avant, la solution de continuité comprend non-seulement le corps charnu et son aponévrose, mais le faisceau tendineux correspondant.

Les mouvements qu'ils communiquent au globe de l'œil s'opèrent pour les muscles adducteur et abducteur de la pupille autour du diamètre vertical, pour les muscles qui élèvent et qui abaissent cet orifice autour du diamètre transversal.

Dans le mouvement de rotation qui a pour effet de porter la pupille vers le grand angle de l'œil, le corps charnu du droit interne se raccourcit; son faisceau tendineux se tend, l'attire à lui, et limite son raccourcissement. L'hémisphère antérieur du globe de l'œil se dirige en dedans; le postérieur se dirige en dehors. Le droit externe, qui joue le rôle de modérateur, s'allonge en s'enroulant sur l'hémisphère correspondant, et son faisceau tendineux se tend aussi, d'une part pour prévenir la compression qu'il pourrait exercer sur l'organe de la vue, de l'autre pour contribuer à limiter le mouvement d'adduction. — Le mouvement d'abduction de la pupille est caractérisé par les mêmes phénomènes qui se passent seulement en sens inverse.

Dans le mouvement par lequel cet orifice s'élève, l'hémisphère antérieur de l'œil s'incline en haut, le postérieur s'incline en bas. Le droit supérieur se raccourcit, son prolongement palpébral se porte en arrière, et se trouve bientôt immobilisé par le muscle orbito-palpébral qui remplit à son égard le rôle de tendon d'arrêt. Le droit inférieur s'enroule sur la sclérotique; son faisceau tendineux se tend aussi, et contribue à limiter le mouvement d'élévation. Le grand oblique s'allonge ; le petit oblique se relâche. — L'abaissement de la pupille se fait par un mécanisme opposé.

Ainsi, lorsque l'œil tourne autour de son diamètre vertical, que la pupille se porte en dedans, on qu'elle se porte en dehors, les deux prolongements par lesquels l'aponévrose vient s'attacher aux parois de l'orbite se tendent pour imposer au mouvement de rotation des bornes qu'il ne saurait franchir. — Lorsqu'il tourne autour de son diamètre transversal, les prolongements palpébraux de cette aponévrose se tendent également, et leur tension a pour avantage, en renfermant le mouvement de rotation dans ses limites naturelles, de faire concourir les muscles élévateur et abaisseur de la pupille à l'élévation et à l'abaissement des paupières.

Les deux obliques se portent du rebord de l'orbite en arrière et en dehors, en suivant une ligne qui, suffisamment prolongée, viendrait aboutir à l'entrée du canal sous-orbitaire. Le supérieur s'insérant beaucoup au-dessus du nerf optique, l'inférieur en étant au contraire très-rapproché, les deux muscles n'exercent pas sur le globe de l'œil une égale influence; celle du petit oblique est prépondérante.

La gaîne qui les entoure s'étend de leur point fixe à leur insertion mobile et leur adhère. Ce sont ces adhérences qui limitent étroitement le raccourcissement du grand oblique. Le petit a pour tendon d'arrêt un faisceau tendineux qui lui laisse une latitude plus grande.

Dans l'état de contraction du grand oblique, son tendon remonte vers la poulie de 2 ou 3 millimètres. Le globe oculaire tourne autour d'un axe obliquement dirigé en arrière, en dedans et en bas; son hémisphère postérieur se porte en haut, en dedans et en avant; l'antérieur se dirige en sens opposé, entraînant avec lui la pupille. Mais cette rotation est toujours très-peu prononcée, en sorte que le déplacement de la pupille est peu sensible. Le petit oblique s'enroule sur la sclérotique, et son faisceau tendineux, qui s'allonge, contribue à arrêter le mouvement. — Lorsque ce dernier se contracte, le globe de l'œil tourne en sens inverse.

On peut reproduire sur le cadavre les divers mouvements communiqués par les muscles droits et obliques, en attachant des fils à leur extrémité mobile. Des tractions exercées par l'intermédiaire de ces fils font tourner le globe oculaire autour de son diamètre vertical, et autour de son diamètre transversal, lorsqu'elles mettent en jeu les muscles droits. En faisant agir alternativement le grand et le petit obliques, on voit très-bien aussi le mouvement qu'ils impriment à la pupille.

Indépendamment de ces mouvements simples, l'œil présente des mouvements composés, résultant de l'association de deux ou de plusieurs de ses muscles. La direction que suit la pupille est déterminée alors par la résultante des forces qui impriment le mouvement.

On a longtemps pensé que les muscles droits, en se contractant par paire ou tous ensemble, pouvaient avoir pour effet d'imprimer à l'œil un mouvement de recul et de raccourcir son diamètre antéro-postérieur; on expliquait par cette modification de forme l'aptitude que présente cet organe à s'accommoder, pour voir avec une égale netteté des objets situés à des distances très-différentes. Mais l'observation a établi que l'œil est redevable de cette aptitude au *muscle ciliaire* situé dans sa cavité sur le pourtour du cristallin, dont il fait varier la forme en le rendant plus convexe lorsque les objets se rapprochent, moins convexe lorsqu'ils s'éloignent.

§ 6. — Muscles moteurs de l'aile du nez.

Ces muscles se divisent en ceux qui sont communs à la lèvre supérieure et à l'aile du nez, et ceux qui sont propres à cette aile.—Les premiers, au nombre de deux, jouent le rôle de muscles élévateurs, et se distinguent, d'après leur situation, en élévateur commun superficiel et élévateur commun profond.—Les seconds, au nombre de trois, sont : d'une part, le dilatateur de l'entrée des fosses nasales, de l'autre le transverse et le myrtiforme, qui président au resserrement de cet orifice.

Préparation. — Il convient d'étudier d'abord les muscles élévateurs, plus superficiellement situés. On s'occupera ensuite du transverse, du dilatateur et du myrtiforme. Le procédé suivant permettra de les découvrir dans cet ordre : 1° faire une incision verticale dans l'angle qui sépare le nez de la joue, puis soulever le bord externe de cette incision et détacher les téguments de dedans en dehors pour mettre à nu les deux élévateurs communs; 2° faire tomber sur le bord interne une incision qui suivra le sillon de l'aile du nez; en disséquant les deux bords de celle-ci, on apercevra le muscle transverse; 3° pratiquer sur le bord inférieur de l'aile du nez une troisième incision intéressant toute son étendue, et enlever de bas en haut les téguments de cette aile en usant des plus grands ménagements, afin de ne pas emporter le dilatateur qui leur adhère de la manière la plus intime; 4° après avoir étudié les élévateurs communs, les diviser sur leur partie moyenne, diviser également la lèvre supérieure au niveau de l'élévateur commun profond, et préparer le muscle myrtiforme, ainsi que l'extrémité inférieure du muscle transverse.

I. — **Muscle élévateur commun superficiel.**

Ce muscle, situé dans l'angle naso-génien, s'étend presque verticalement de l'apophyse montante du maxillaire vers l'extrémité postérieure de l'aile du nez et la partie correspondante de la lèvre. Il est allongé, étroit supérieurement, plus large et plus mince inférieurement.

Insertions. — Par son extrémité fixe ou supérieure, l'élévateur commun superficiel s'attache à la face externe de la branche montante du maxillaire, à l'aide de courtes fibres aponévrotiques disposées sur une ligne courbe, qui croise le tendon de l'orbiculaire des paupières et qui recouvre son tiers externe. — De l'apophyse montante le muscle se porte en bas et un peu en dehors en s'élargissant. Parvenu au niveau du sillon qui limite en arrière l'aile du nez, il s'insère à l'extrémité postérieure de cette aile par ses fibres les plus internes; puis, continuant à descendre en s'amincissant de plus en plus, il se fixe aux téguments de la lèvre supérieure par ses fibres externes. Ce mode de terminaison a fait considérer son extrémité inférieure comme composée de deux faisceaux, l'un interne ou nasal, plus considérable, l'autre externe ou labial. Mais aucune ligne de démarcation ne les sépare; l'interne est plus épais et plus rouge.

Rapports. — L'élévateur commun superficiel est recouvert par la peau qui lui adhère d'autant plus qu'elle répond à une partie plus déclive du muscle. — Sa face postérieure recouvre l'apophyse montante du maxillaire, le muscle innominé, l'extrémité externe du transverse, et l'élévateur commun profond, dont elle croise obliquement la direction.

Action. — L'élévateur commun superficiel a pour usage d'attirer directement en haut l'extrémité postérieure de l'aile du nez et la partie correspondante de la lèvre. Mais son action est rarement isolée ; elle se combine presque toujours avec celle de l'élévateur commun profond. Les expériences électro-physiologiques de M. Duchenne (de Boulogne) l'ont conduit à reconnaître que dans le pleurer à chaudes larmes, l'expression qui caractérise la physionomie est due aux contractions alors associées de ce muscle et de l'orbiculaire des paupières.

II. — **Muscle élévateur commun profond.**

Beaucoup plus volumineux que le précédent, au-dessous et en dehors duquel il est situé; aplati, mince, quadrilatère.

Insertions. — L'élévateur commun profond s'attache en haut au-dessus du trou sous-orbitaire, par de courtes fibres aponévrotiques, disposées sur une ligne horizontale de 18 à 20 millimètres de longueur. De cette ligne également distante du trou sous-orbitaire et du rebord de l'orbite, le muscle se dirige en bas et un peu en dedans pour s'insérer, par ses fibres internes, à toute la hauteur du bord postérieur de l'aile du nez, et par ses fibres externes plus nombreuses aux téguments de la lèvre supérieure. Il offre donc inférieurement une double attache, d'où il suit que le nom d'*élévateur propre de la lèvre supérieure,* sous lequel il a été décrit par tous les auteurs, ne saurait lui convenir ; celui d'élévateur commun profond lui est au contraire parfaitement applicable.

Rapports.— Ce muscle est recouvert, en haut par l'orbiculaire des paupières, en bas et en dedans par l'élévateur commun superficiel, et dans le reste de son étendue par la peau. Il recouvre le muscle canin, qui déborde son bord externe; le muscle tenseur de la muqueuse buccale, qui croise son bord interne; et la partie supérieure du myrtiforme, qui répond à son angle antéro-inférieur. Dans leur moitié supérieure, les deux élévateurs communs sont situés sur le même plan, l'un en dedans, l'autre en dehors; inférieurement ils se superposent en se croisant à angle aigu.

Action. — L'élévateur commun profond élève simultanément la lèvre supérieure et l'aile du nez; en élevant celle-ci, il l'attire un peu en dehors et en arrière. M. Duchenne (de Boulogne) a constaté que ce muscle concourt, avec l'élévateur commun superficiel et le petit zygomatique, à l'expression de toutes les émotions tristes.

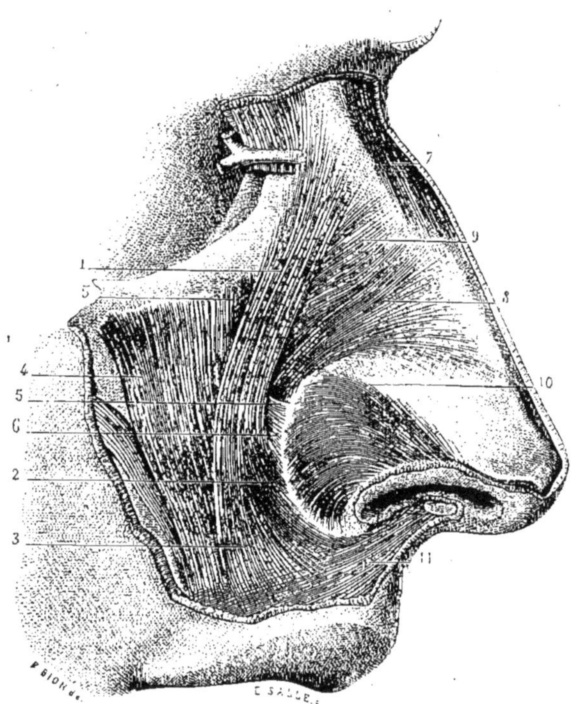

FIG. 254. — *Muscles moteurs de l'aile du nez* (couche superficielle).

1. Élévateur commun superficiel de l'aile du nez et de la lèvre supérieure. — 2. Fibres nasales de ce muscle. — 3. Ses fibres labiales. — 4. Élévateur commun profond. — 5, 5. Bord antérieur ou concave de ce muscle. — 6. Fibres par lesquelles ce même muscle s'insère à la partie postérieure de l'aile du nez. — 7. Muscle pyramidal. — 8. Muscle transverse ou triangulaire, s'insérant en avant à une aponévrose qui lui est commune avec le pyramidal, et s'engageant en arrière sous le muscle élévateur commun profond. — 9. Muscle innominé dont les fibres s'étendent en bas jusqu'à la muqueuse gingivale. — 10. Muscle dilatateur de la narine, s'attachant en avant et en bas aux téguments du bord externe de l'entrée des fosses nasales, et en arrière aux téguments du bord postérieur de l'aile du nez. — 11. Faisceau accessoire superficiel du demi-orbiculaire supérieur des lèvres, naissant des téguments de la sous-cloison, et se confondant en dehors avec le faisceau principal.

III. — Muscle dilatateur des narines.

C'est le plus petit, le plus pâle, le plus adhérent des muscles de la face. C'est aussi celui dont l'étude présente le plus de difficulté. On le rencontre constamment, mais parfois si peu développé, qu'on ne peut constater son existence qu'au microscope. Il est situé dans l'épaisseur des ailes du nez, dont il occupe la moitié ou les deux tiers postérieurs. Sa figure est triangulaire.

Insertions. — Ce muscle prend son insertion fixe sur les téguments qui recouvrent le sillon creusé entre l'aile du nez et la joue. Les fibres nées de la partie inférieure de ce sillon sont curvilignes et ascendantes : celles qui partent de sa partie moyenne, beaucoup plus nombreuses, suivent une direction horizontale ; les plus élevées descendent obliquement. De la

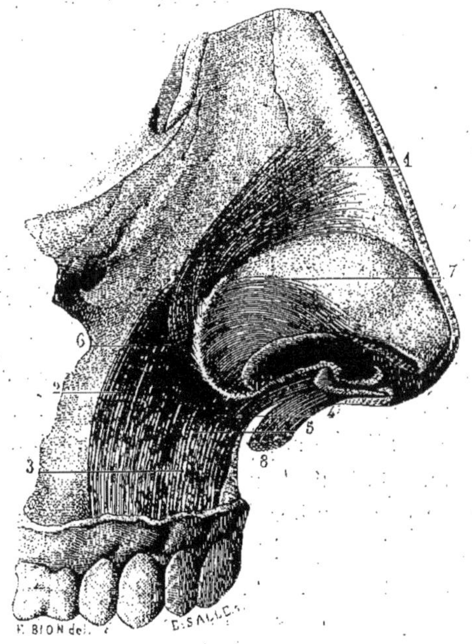

FIG. 255. — *Muscles moteurs de l'aile du nez* (couche profonde).

1. Muscle transverse ou triangulaire du nez, dont la base s'insère à une aponévrose qui lui est commune avec celui du côté opposé, et dont le sommet, dirigé en arrière et en bas, s'attache par le plus grand nombre de ses fibres au bord postérieur de l'aile du nez. — 2. Fibres par lesquelles le myrtiforme semble quelquefois se continuer avec le triangulaire. — 3. Muscle myrtiforme dont l'extrémité inférieure s'insère, non à la fossette de ce nom, mais à la saillie qui surmonte la dent canine. — 4. Fibres antérieures de ce muscle allant se fixer à la branche interne du cartilage de l'aile du nez. — 5. Ses fibres moyennes se rendant à la partie inférieure de l'aile du nez. — 6. Ses fibres postérieures, plus nombreuses, qui vont se fixer à la partie correspondante de cette aile, en croisant les fibres du triangulaire. — 7. Muscle dilatateur des narines. — 8. Faisceau accessoire superficiel du demi-orbiculaire supérieur des lèvres.

juxtaposition de toutes ces fibres résulte un petit faisceau triangulaire, dont la pointe se dirige en avant et dont le bord inférieur s'attache sur les téguments du bord correspondant de l'aile du nez. C'est au niveau de ce bord que le muscle devient le plus apparent. A mesure qu'on s'en éloigne pour se rapprocher du sillon qui circonscrit l'aile du nez, il se montre de plus en plus pâle et semble même disparaître chez un grand nombre d'individus où il ne se révèle qu'à l'examen microscopique.

Rapports.—Par sa face externe, le dilatateur des narines est en rapport avec la peau à laquelle il adhère d'une manière si intime, qu'il paraît s'identifier avec elle. Sa face interne répond à la peau du vestibule des fosses nasales dans ses deux tiers inférieurs; et plus haut à la face externe du cartilage de l'aile du nez.

Action. — Ces muscles ont pour usage d'écarter les ailes du nez de la sous-cloison, et d'élargir ainsi l'entrée des fosses nasales. Mais ils ne leur impriment pas un simple mouvement de diduction ou d'écartement; ils leur communiquent un léger mouvement de bascule en vertu duquel celles-ci se renversent en haut.

IV. — **Transverse ou triangulaire du nez.**

Ce muscle est situé au-dessus du sillon de l'aile du nez. Large et mince à son origine, plus étroit, plus épais et plus apparent en arrière, il revêt la figure d'un triangle dont la base se dirige en avant, et dont le sommet contourne l'aile du nez. (Fig, 254 et 255.)

Insertions.—L'extrémité antérieure du transverse est constituée par une mince aponévrose qui se continue sur le dos du nez avec celle du muscle opposé, et qui donne attache supérieurement à quelques fibres du pyramidal. Les fibres nées de toute la hauteur de cette aponévrose, étant très-étalées, sont d'abord peu manifestes : les inférieures se portent horizontalement en arrière en suivant le sillon de l'aile du nez; les autres descendent dans une direction d'autant plus oblique qu'elles sont plus élevées. En se dirigeant en arrière, toutes se rapprochent pour former un faisceau de plus en plus étroit et plus accusé, qui s'engage sous le bord interne des deux élévateurs. La plupart s'infléchissent alors et s'entremêlent aux fibres de ces muscles pour venir s'attacher aux téguments qui recouvrent la partie verticale du sillon de l'aile du nez. Quelques-unes se mêlent ordinairement aux fibres les plus élevées du myrtiforme, avec lesquelles elles semblent se continuer.

Rapports. — Le muscle transverse est recouvert en avant par la peau et en arrière par deux élévateurs. — Il recouvre le cartilage latéral du nez, auquel il n'adhère que par un tissu conjonctif lâche, en sorte que l'aponévrose, commune aux deux muscles peut glisser sur le bord antérieur de celui-ci dans le sens transversal. En bas il s'applique par sa face interne sur le cartilage de l'aile du nez et la couche fibreuse qui le surmonte.

Action. — Le mode d'action du transverse a été parfaitement défini par Albinus, qui l'expose ainsi : « Ce muscle plisse la peau en travers et déprime l'aile du nez. Mais pour produire cet effet, il est nécessaire que » l'aile du nez soit préalablement fixée par son abaisseur. La dépression » devient surtout très-sensible lorsque les deux transverses ou dépresseurs » agissent en même temps que les abaisseurs. Il importe de noter, du » reste, que le dépresseur présente avec l'abaisseur de telles connexions, » que la nature semble les avoir unis l'un à l'autre comme pour les ramener à l'unité, *ut efficiat pene unum ex duobus illis* (1). »

Ainsi Albinus admet : 1° que le transverse déprime l'aile du nez; 2° que son action coïncide avec celle du myrtiforme. Avant d'avoir pris connaissance des lignes qui précèdent, j'étais arrivé à la même conclusion. Une expérience très-simple m'avait démontré cette simultanéité d'action. Appliquez la pulpe de l'un des doigts de la main gauche sur le transverse et la pulpe de l'un des doigts de la main droite sur le myrtiforme, puis soulevez et déprimez tour à tour, par le jeu des muscles, l'aile correspondante du nez; au moment où elle se déprime, on constate très-bien que les deux muscles se contractent à la fois. Mêlés et presque confondus au niveau de leur insertion à l'aile du nez, ceux-ci n'en forment pour ainsi dire qu'un seul, constituant, pour l'orifice nasal, un sphincter demi-circulaire.

Je ne saurais donc me ranger à l'avis de M. Duchenne (de Boulogne), qui voit dans le transverse un muscle destiné à plisser la peau, et qui lui refuse toute influence sur les ailes du nez. Cet auteur a méconnu sa destination pour avoir supposé qu'il jouissait d'une action indépendante de celle de l'abaisseur. Or son action n'est pas indépendante. Lorsque nous voulons déprimer l'aile du nez et rétrécir l'entrée des fosses nasales, la volonté commande le mouvement de dépression, et les deux muscles qui sont chargés de l'exécuter se contractent à la fois, de même que le biceps et le brachial antérieur se contractent toujours simultanément lorsqu'elle commande à l'avant-bras de se fléchir sur le bras.

V. — Myrtiforme.

Situé au-dessous de l'aile du nez, entre le bord alvéolaire et la muqueuse buccale qui le recouvre en partie; verticalement dirigé; mince, aplati, quadrilatère.

Insertions. — Le myrtiforme s'attache inférieurement, non à la fossette qui surmonte les incisives, mais à une saillie du bord alvéolaire qui correspond à l'incisive latérale, à la canine, et à la première petite molaire;

(1) Albinus, *Hist. muscul.*, 1734, p. 150.

il prend en outre quelques insertions sur la partie correspondante de la muqueuse gingivale. Né de cette double origine, le muscle monte en s'élargissant vers la base du nez. Ses fibres peuvent être divisées d'après leur direction en internes ou obliques, moyennes ou verticales, et externes ou demi-circulaires.

Les fibres internes se portent en haut et en dedans pour aller s'attacher à l'extrémité postérieure de la branche interne du cartilage de l'aile du nez et aux téguments qui la recouvrent.

Les fibres moyennes s'attachent à tout l'espace compris entre la sous-cloison et la partie postérieure de l'aile du nez.

Les fibres externes, d'autant plus longues qu'elles sont plus éloignées du plan médian, s'insèrent à toute la hauteur de l'extrémité postérieure de l'aile du nez, en décrivant une courbe à concavité antérieure. Elles s'entre-croisent au niveau de leur insertion avec celles du transverse. Les plus élevées semblent même se continuer avec celles du transverse, de telle sorte que les deux muscles forment autour de l'entrée des fosses nasales un demi-sphincter.

Rapports. — Le myrtiforme est recouvert par la muqueuse buccale, l'orbiculaire des lèvres et les deux élévateurs communs. Il recouvre la partie antérieure du bord alvéolaire.

Action. — Ce muscle a pour destination d'abaisser l'aile du nez. En même temps qu'il l'attire en bas, il rapproche son extrémité postérieure de la sous-cloison, et rétrécit par conséquent l'entrée des fosses nasales. Son action, ainsi que nous l'avons vu, est toujours associée à celle du transverse : disposés sur une ligne demi-circulaire et se contractant simultanément, les deux muscles jouent le rôle d'un constricteur. En opposition avec ce constricteur, on trouve le dilatateur ; mais celui-ci n'intervient que dans certaines conditions, dans l'action de flairer, dans les accès de suffocation, dans l'expression de certaines passions par exemple ; le plus communément, lorsque le sphincter se relâche, le vestibule des fosses nasales reprend ses dimensions premières, en vertu de la seule élasticité de ses parois.

Les fibres internes du myrtiforme formeraient, selon M. Duchenne (de Boulogne), un faisceau particulier qui aurait pour usage de déprimer le cartilage de la sous-cloison et d'élargir l'orifice nasal. En soumettant à l'excitation galvanique ces fibres internes, peut-être les choses se passent-elles ainsi. Mais il est évident que lorsque le muscle se contracte, et chacun après quelques essais réussira parfaitement à observer sur lui-même les effets de sa contraction, il est, dis-je, de toute évidence qu'il rétrécit la partie postérieure de l'orifice. M. Duchenne, je ne saurais trop le répéter, est tombé dans l'erreur pour s'être placé dans des conditions purement artificielles ; les fibres internes du myrtiforme entrent en action en même temps que toutes les autres, et concourent au même résultat que celles-ci.

En terminant l'étude des muscles situés sur les parties latérales du nez, je dois mentionner encore un faisceau musculaire qui est sous-jacent à l'élévateur commun superficiel, et plus bas à l'élévateur commun profond. Ce muscle avait fort embarrassé Albinus, qui en parle dans les termes suivants : « J'ai vu un certain muscle rectiligne et obliquement descendant » qui adhère sur toute sa longueur à l'os maxillaire, et qui ne s'insère à » aucune partie molle qu'il puisse mouvoir ; ce muscle ne semble donc » avoir aucun usage. » Si étrange que semble cette conclusion, elle m'avait d'abord paru exacte. Plus tard, cependant, j'ai pu constater que ce muscle descend jusqu'à la muqueuse gingivale à laquelle il adhère, et j'ai dû penser alors qu'il avait pour usage de soutenir et de tendre en quelque sorte le repli que forme la muqueuse buccale en passant de la lèvre supérieure sur l'arcade alvéolaire. On pourrait donc l'appeler *muscle tenseur de la muqueuse alvéolo-labiale.* Il est constant, mais très-variable dans ses dimensions.

§ 7. — Muscles qui s'attachent a la peau des lèvres.

Indépendamment des deux élévateurs communs qui s'insèrent l'un et l'autre, en partie aux téguments de l'aile du nez, en partie aux téguments de la lèvre supérieure, il existe six autres muscles qui s'attachent par leur extrémité mobile à la peau des lèvres ; ce sont, en procédant de haut en bas : le *grand* et le *petit zygomatiques*, le *canin*, le *risorius* de Santorini, le *triangulaire* et le *carré du menton*. Chacun de ceux-ci étant pair et semblablement disposé à droite et à gauche, on voit que le plan musculaire superficiel ou sous-cutané des lèvres comprend seize muscles qui, de l'orifice buccal, rayonnent dans toutes les directions (fig. 256).

Préparation. — On utilisera pour cette préparation celle qui aura été faite pour l'étude des deux élévateurs communs. Ceux-ci étant mis à nu, il suffit de poursuivre la dissection de dedans en dehors et de haut en bas. Les six autres muscles sous-cutanés des lèvres seront ainsi successivement découverts.

I. — **Muscle grand zygomatique.**

Situé dans l'épaisseur de la partie centrale de la joue ; obliquement dirigé de l'angle postérieur de l'os malaire vers la commissure des lèvres ; allongé, aplati, très-étroit. (Fig. 256.)

Insertions. — Le grand zygomatique s'attache en haut sur la face externe de l'angle postérieur du malaire par de courtes fibres aponévrotiques. De cet angle il se porte en bas et en avant, traverse une couche adipeuse qui l'entoure de tous côtés, et vient se terminer au niveau de la commissure des lèvres où ses fibres se mêlent à celles du petit zygomatique et du muscle canin, et semblent se continuer pour la plupart avec celles du triangulaire des lèvres. Mais en réalité elles se partagent en deux ordres, les unes superficielles, les autres profondes. Les premières, en général plus nombreuses, vont s'insérer aux téguments qui recouvrent la commissure. Les secondes se joignent à celles du buccinateur et s'attachent comme ces dernières à la partie correspondante de la muqueuse buccale.

Rapports. — Ce muscle est recouvert supérieurement par l'orbiculaire des paupières, et dans le reste de son étendue par la peau, dont le sépare une couche adipeuse plus ou moins épaisse. Il recouvre l'angle postérieur du malaire, l'angle antérieur et supérieur du masséter, la veine faciale et le buccinateur. Le conduit excréteur de la glande parotide répond à son bord inférieur, et le petit zygomatique à son bord supérieur.

Action. — Le grand zygomatique attire la commissure des lèvres en haut et en dehors; sous l'influence de ses contractions, le sillon naso-labial, dont l'extrémité inférieure se relève, décrit une courbe à convexité inférieure. Ce muscle est celui qui prend la plus grande part à l'expression de la gaieté : « C'est le seul, dit M. Duchenne (de Boulogne), qui exprime » complétement la joie, à tous les degrés et dans toutes ses nuances, » depuis le simple sourire jusqu'au rire le plus fou (1). »

II. — **Muscle petit zygomatique.**

Le petit zygomatique, plus court et plus délié que le grand, se porte, à la manière d'une diagonale, de la partie supérieure de celui-ci à la partie inférieure de l'élévateur commun profond, auquel il se réunit le plus ordinairement. Son existence n'est pas constante; on le rencontre une fois sur trois ou quatre. (Fig. 256.)

Insertions. — Ce muscle naît en général par deux faisceaux. Son faisceau principal s'attache à la partie inférieure du malaire par de courtes fibres aponévrotiques. Son faisceau accessoire, quelquefois égal, et même plus considérable que le précédent, vient du bord inférieur de l'orbiculaire des paupières, dont il se détache à angle aigu. Constitué par la réunion de ces deux faisceaux, le petit zygomatique se dirige obliquement en bas et en avant, puis se joint à angle aigu au bord postérieur de l'élévateur commun profond, pour aller s'insérer avec celui-ci à la face profonde des téguments de la lèvre supérieure.

Rapports. — Recouvert par l'orbiculaire des paupières et la peau, il recouvre la veine faciale et le muscle canin. Une couche cellulo-graisseuse plus ou moins épaisse l'entoure ordinairement de toutes parts, et le sépare des parties qui précèdent.

Action. — Le petit zygomatique attire la partie moyenne de la moitié correspondante de la lèvre supérieure en haut et en dehors. Sous ce point de vue il est congénère de l'élévateur commun profond, dont il pourrait être considéré comme une dépendance. M. Duchenne (de Boulogne) a fait remarquer que ce muscle, loin de combiner son action avec celle du

(1) Duchenne (de Boulogne), *Mécanisme de la physion. hum.*, 1862. p. 61.

grand zygomatique pour concourir à l'expression des sentiments gais, s'associe au contraire aux deux élévateurs pour exprimer la tristesse dans toutes ses nuances, un simple attendrissement lorsqu'il se contracte à peine, une douleur vive accompagée de larmes lorsque ses contractions deviennent plus énergiques.

III. — Muscle canin.

Situé dans la fosse canine, en arrière de l'élévateur commun profond et du petit zygomatique ; obliquement dirigé en bas et en dehors ; de figure quadrilatère. (Fig. 256.)

Insertions. — Ce muscle s'attache par son extrémité supérieure à la partie la plus élevée de la fosse canine, immédiatement au-dessous du trou sous-orbitaire. Quelques auteurs avancent qu'il s'insère en outre par un second faisceau à la branche montante du maxillaire. Ce faisceau existe en effet ; mais nous avons vu qu'il constitue un muscle particulier se fixant en bas à la muqueuse gingivale. — De la fosse à laquelle il emprunte son nom, le muscle canin se porte en bas et en dehors, vers la commissure des lèvres, en devenant de plus en plus superficiel, et semble alors se continuer par le plus grand nombre de ses fibres avec le triangulaire. Mais l'indépendance d'action de tous ces muscles et les expériences électro-physiologiques de M. Duchenne (de Boulogne) démontrent que cette continuité est simplement apparente. Les fibres du canin, après s'être mêlées avec celles du grand zygomatique et du triangulaire, viennent se fixer, les unes aux téguments de la commissure labiale, les autres à la muqueuse.

Rapports. — Recouvert en haut par l'élévateur commun profond dont le séparent les vaisseaux et nerfs sous-orbitaires, puis par le petit zygomatique lorsqu'il existe, le canin déborde en bas ces deux muscles en les croisant à angle obtus, et répond alors à la peau doublée sur ce point d'une épaisse couche adipeuse. Il recouvre la fosse canine, la muqueuse buccale et le buccinâteur.

Action. — Le muscle canin, légèrement oblique en bas et en dehors, élève la commissure labiale en l'attirant un peu en dedans.

IV. — Risorius de Santorini.

Le risorius décrit et représenté par Santorini, en 1739, a été considéré depuis cette époque comme une dépendance du peaucier cervical. Mais ses insertions, ses attributions, attestent clairement qu'il jouit d'une action propre, et qu'il appartient à ce petit groupe de muscles que nous voyons rayonner autour de l'orifice buccal. Très-superficiel, extrêmement mince, de figure triangulaire, il se dirige trnsversalement ou obliquement de la commissure labiale vers le bord antérieur du sterno-mastoïdien, sur lequel il s'avance plus ou moins.

Insertions. — Ce muscle tire son origine de la couche cellulo-fibreuse qui recouvre la glande parotide. Il naît tantôt par deux ou trois languettes d'inégale longueur et d'inégale largeur, tantôt par de nombreux et très-minimes fascicules qui se réunissent presque aussitôt pour le constituer.

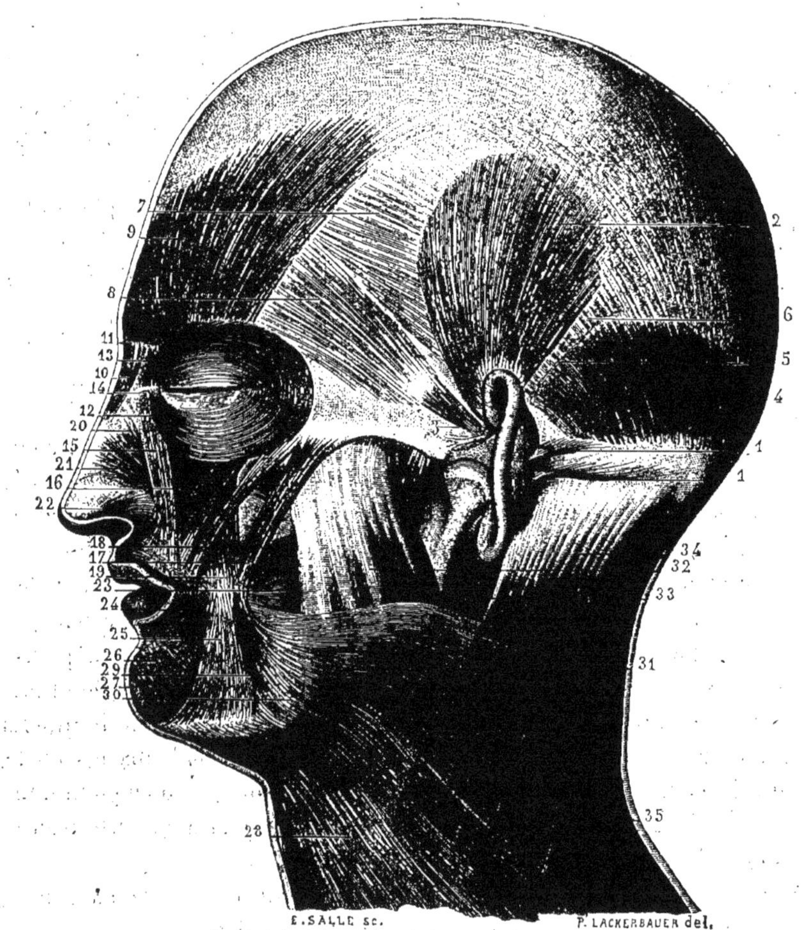

Fig. 256. — *Muscles peauciers du crâne et de la face.*

1, 1. Muscle auriculaire postérieur, composé de deux faisceaux, l'un supérieur, très-court, l'autre inférieur, plus long. — 2. Muscle auriculaire supérieur. — 3. Muscle auriculaire antérieur. — 4. Muscle occipital. — 5. Coupe du feuillet aponévrotique qui s'étend du tiers externe du muscle occipital sur le muscle auriculaire supérieur. — 6. Feuillet aponévrotique partant de ce même tiers externe pour se prolonger sous la face profonde du muscle précédent. — 7. Faisceau supérieur du muscle temporal superficiel, situé sur le prolongement des deux feuillets émanés du muscle occipital. — 8. Faisceau inférieur du temporal superficiel, uni à l'auriculaire antérieur par l'intermédiaire d'une lame fibreuse qui fait partie de l'aponévrose épicrânienne. — 9. Muscle frontal. — 10. Muscle pyramidal. — 11. Ligne établissant les limites respectives du frontal et du pyramidal. — 12. Muscle orbiculaire des paupières. — 13. Faisceau supérieur et interne de ce muscle, qui s'insère en haut aux téguments de la tête du sourcil et qui a été considéré à tort

Souvent son extrémité postérieure ne dépasse pas la surface de la parotide, ou bien elle répond au bord antérieur du sterno-mastoïdien. Mais il n'est pas rare de la voir se prolonger jusque sur la partie moyenne de celui-ci; je l'ai même vu s'avancer jusqu'à son bord postérieur; sur un individu, l'un des faisceaux qui concourent à le former s'étendait, en décrivant une courbe à concavité supérieure, jusqu'au voisinage de la protubérance occipitale externe. Son insertion fixe est donc extrêmement variable. Quel que soit leur point de départ, les faisceaux ou fascicules qui doivent le constituer se rapprochent et forment par leur convergence une lame triangulaire, transversale ou légèrement ascendante, qui se dirige d'arrière en avant, en se rétrécissant de plus en plus. Parvenues au niveau de la commissure des lèvres, ses fibres se mêlent à celles des muscles grand zygomatique et triangulaire, et s'attachent pour la plupart à la peau. D'autres, moins nombreuses, se joignent à la partie correspondante du buccinateur, pour s'insérer comme celui-ci à la muqueuse buccale.

Rapports. — Le risorius est situé sur le même plan que le peaucier du cou. Aucune ligne de démarcation ne le sépare le plus habituellement de celui-ci, en sorte qu'il semble véritablement en faire partie. J'ai vu deux fois cependant les fibres postérieures du peaucier cervical affecter une direction perpendiculaire à celles du risorius, dont l'indépendance, même au point de vue anatomique, devenait ainsi très-évidente. — Sa face externe adhère à la peau. Sa face interne recouvre la moitié inférieure du buccinateur, la moitié correspondante du masséter, la glande parotide, et quelquefois une partie plus ou moins grande du sterno-mastoïdien.

Action. — Le risorius attire l'angle des lèvres directement en dehors. Les deux muscles, se contractant à la fois, ont donc pour effet d'éloigner les deux commissures l'une de l'autre. Dans le sourire, à l'expression duquel ils semblent surtout destinés, les lèvres s'allongent sans que l'orifice buccal s'entr'ouvre. Si les autres muscles de la même région prennent part à l'expression des sentiments qui provoquent le rire, cet orifice se

comme une dépendance du frontal. — 14. Tendon de l'orbiculaire. — 15. Muscle élévateur commun superficiel de l'aile du nez et de la lèvre supérieure. — 16. Muscle élévateur commun profond. — 17. Grand zygomatique. — 18. Petit zygomatique. — 19. Muscle canin. — 20. Faisceau musculaire innominé, se prolongeant en bas jusqu'à la muqueuse gingivale à laquelle il s'attache. — 21. Muscle transverse ou triangulaire du nez. — 22. Muscle dilatateur des narines. — 23. Muscle buccinateur. — 24. Muscle orbiculaire des lèvres. — 25. Muscle triangulaire des lèvres. — 26. Muscle carré du menton. — 27. Muscle de la houppe du menton, vu par sa partie antérieure ou sa base. — 28. Partie du muscle peaucier dont les fibres s'insèrent à la mâchoire en s'entrecroisant avec celles du triangulaire. — 29. Autre portion du même muscle qui s'engage sous le bord postérieur du triangulaire pour aller constituer la partie supérieure du muscle carré. — 30. Troisième portion qui s'applique au bord postérieur du triangulaire et qui semble se continuer avec le canin et le grand zygomatique. — 31. Risorius de Santorini, considéré aussi comme une dépendance du peaucier, mais représentant un muscle distinct de celui-ci. — 32. Masséter. — 33. Ventre postérieur du muscle digastrique. — 34. Muscle sterno-mastoïdien. — 35. Portion cervicale du muscle trapèze.

dilate et affecte alors des dimensions et un mode de configuration qui offrent d'infinies variétés.

V. — Muscle triangulaire des lèvres.

Le triangulaire des lèvres, situé à droite et à gauche du menton, qu'il limite de chaque côté, se distingue de la plupart des autres muscles peauciers de la face par sa coloration d'un rouge plus foncé. Aplati, large et mince inférieurement, il se porte verticalement en haut en devenant de plus en plus étroit et en décrivant une légère courbe à concavité antérieure. (Fig. 256.)

Insertions. — Par son extrémité inférieure, dirigée en bas, le triangulaire s'attache au tiers antérieur de la ligne oblique externe du maxillaire, à l'aide de très-courtes fibres aponévrotiques, qui, obliquement dirigées en haut et en arrière, croisent à angle aigu les fibres correspondantes du peaucier cervical, obliques au contraire en haut et en avant. Les fibres musculaires situées sur leur prolongement montent vers la commissure en convergeant, et forment ainsi un faisceau triangulaire et curviligne. La courbure qu'elles décrivent est d'autant plus prononcée qu'elles sont plus antérieures. Au niveau de la commissure, toutes ces fibres semblent se continuer avec celles du canin et du grand zygomatique : continuité simplement apparente, je ne saurais trop le répéter, et contre laquelle protestent toutes les données empruntées à la physiologie expérimentale. Nous ne voyons nulle part deux muscles indépendants se continuer entre eux : leurs fibres peuvent se confondre, mais elles finissent toujours par s'isoler à leur extrémité terminale. Celles du triangulaire, poursuivant leur marche à travers le plexus musculaire dont elles font partie, viennent s'attacher en définitive à la peau des commissures.

Rapports. — Par sa face externe, ce muscle adhère à la peau dont on peut le détacher assez facilement sur ses deux tiers inférieurs. Sa face interne recouvre : le carré du menton qui croise sa direction, un faisceau du peaucier qui contourne son bord postérieur, et plus haut le buccinateur. Son bord antérieur, curviligne, est remarquable par la présence de quelques fibres descendantes, curvilignes aussi, et rayonnées, qui semblent s'en détacher pour aller s'insérer à la peau du menton, et qui coupent à angle droit les fibres sous-jacentes du muscle carré.

Son angle antéro-inférieur, très-obliquement dirigé en bas et en avant, se continue par une intersection aponévrotique avec le muscle transverse du menton.

Action. — Le triangulaire abaisse la commissure des lèvres. Au moment où les deux muscles se contractent, la bouche décrit une courbe à concavité inférieure. Légèrement contracté, il exprime la tristesse, tandis que le grand zygomatique, qui en serait, suivant quelques auteurs, le prolongement, exprime au contraire la joie, et doit être considéré comme son antagoniste. Au maximum de contraction, il exprime le dégoût. En associant son action à celle de l'orbiculaire des paupières, il donne au regard, suivant M. Duchenne (de Boulogne), une expression de mépris.

VI. — **Muscle carré du menton.**

Obliquement situé sur les parties antéro-latérales du menton; extrêmement mince, très-pâle, de figure lozangique. (Fig. 256.)

Insertions. — Le carré du menton s'attache en bas au tiers antérieur de la ligne oblique externe du maxillaire, par de très-courtes fibres aponévrotiques qui croisent celles du triangulaire et qui semblent continuer celles du peaucier cervical. De cette origine les fibres musculaires se dirigent en haut, en avant et en dedans, en formant des fascicules parallèles, séparés les uns des autres par autant de sillons ou interstices. Tous ces fascicules vont se fixer aux téguments de la lèvre inférieure.

Rapports. — En dehors, ce muscle répond au triangulaire des lèvres, dont il croise la direction presque à angle droit, puis aux fibres en éventail qui viennent se joindre à son bord antérieur, et à la peau dans le reste de son étendue. Sa face interne recouvre les vaisseaux et nerf mentonniers, la muqueuse buccale, et l'orbiculaire des lèvres.

Son bord postéro-supérieur est renforcé par un très-petit faisceau du peaucier cervical qui contourne le bord correspondant du triangulaire. Son bord antéro-inférieur s'entrecroise en haut avec celui du côté opposé, dont il se trouve séparé en bas par les muscles de la houppe du menton et les fibres les plus internes des peauciers.

Action. — Le carré du menton attire la moitié correspondante de la lèvre en bas et en dehors. Lorsque les deux muscles se contractent à la fois, la lèvre se tend dans le sens transversal et se renverse en avant.

§ 8. — Muscles qui s'attachent a la muqueuse labiale.

Les muscles situés au-dessous, ou plutôt en arrière de ceux qui rayonnent autour de l'orifice buccal, forment la région labiale profonde. Ils sont au nombre de trois : les *buccinateurs*, ou muscles des parois latérales de la bouche; et l'*orbiculaire des lèvres*, qui répond à la paroi antérieure de cette cavité et qui a été rangé avec raison dans la classe des sphincters.

Les muscles de la région labiale profonde ont pour caractères communs : 1° leur coloration rouge, beaucoup plus foncée que celle des muscles de la région labiale superficielle; 2° leur direction, qui est plus ou moins transversale, tandis que les précédents suivent, pour la plupart, une direction verticale; 3° les connexions intimes qu'ils affectent avec la muqueuse de la bouche, sur laquelle ils prennent leur insertion mobile; 4° enfin la pénétration réciproque des extrémités par lesquelles ils se correspondent, pénétration si complète, que le muscle médian semble formé par un prolongement des muscles latéraux, et a été considéré, en effet, par un grand nombre d'auteurs, mais surtout depuis les recherches de Santorini et de l'illustre Albinus, comme se continuant avec ceux-ci.

Préparation. — 1° Faire la coupe du pharynx, qui consiste à isoler cet organe en le détachant de la colonne cervicale et en abattant toute la partie du crâne qui le surmonte, à l'aide d'un ou de deux traits de scie verticalement et transversalement dirigés; 2° exciser ensuite les deux muscles ptérygoïdiens du même côté; 3° diviser le masséter à son attache supérieure et le renverser de haut en bas pour découvrir la branche du maxillaire; 4° couper perpendiculairement cette branche à un centimètre au-dessus de l'angle de la mâchoire, puis la désarticuler et l'enlever; 5° tendre le buccinateur en dilatant les parois de la bouche, et préparer l'origine de ce muscle, ainsi que le constricteur supérieur du pharynx pour mettre en évidence leur mode de continuité; 6° achever la préparation du buccinateur en procédant d'arrière en avant; 7° disséquer la muqueuse des lèvres pour étudier les insertions que l'orbiculaire prend sur les maxillaires et la sous-cloison; 8° inciser horizontalement la base du nez; puis prolonger à droite et à gauche cette incision en suivant le bord adhérent des lèvres, détacher toutes les proportions molles ainsi découvertes, renverser le lambeau sur une plaque de liége, puis le tendre en épinglant sa circonférence, et achever de préparer l'orbiculaire.

1. — **Buccinateur.**

Le buccinateur (de *buccinare*, sonner de la trompette), ainsi nommé parce qu'il remplit un rôle fort important dans le jeu des instruments à vent, est situé profondément dans l'épaisseur de la joue, immédiatement en dehors de la muqueuse buccale, à laquelle il adhère par toute l'étendue de sa surface. Ce muscle s'étend dans le sens vertical de l'un à l'autre bord alvéolaire, et dans le sens antéro-postérieur des parties latérales du pharynx à l'angle des lèvres. Sa longueur, sa hauteur surtout, excèdent considérablement celles de l'espace qu'il occupe, d'où la facilité avec laquelle il se laisse repousser en dehors pendant la mastication et dans l'état de distension des parois de la bouche. Sa figure est rectangulaire, tantôt plane, tantôt curviligne.

Insertions. — Ce muscle prend ses insertions fixes : 1° en haut, sur cette partie du bord alvéolaire supérieur qui correspond aux trois grosses molaires, sur la tubérosité du maxillaire, et sur le sommet de l'apophyse ptérygoïde; 2° en bas, sur la moitié postérieure du bord alvéolaire inférieur; 3° en arrière, sur le sommet du crochet de l'aile interne de l'apophyse ptérygoïde par un court tendon auquel succède presque aussitôt un faisceau musculaire qui descend obliquement en s'épanouissant; et sur une lame fibreuse étendue du même crochet à l'extrémité postérieure de la ligne oblique externe de la mâchoire. Cette lame fibreuse, tantôt mince, tantôt étroite et plus saillante, a été décrite par Sabatier et Boyer, sous le nom de *ligament ptérygo-maxillaire*. Lorsqu'elle fait saillie, on voit quelquefois les fibres du buccinateur s'attacher à son bord antérieur et celles du constricteur supérieur du pharynx à son bord postérieur. Mais le plus habituellement elle est peu accusée, et alors presque entièrement recouverte par les fibres de ces deux muscles qui s'insèrent sur sa face externe en se pénétrant réciproquement.

De ces différentes origines il résulte qu'on peut diviser les fibres du buccinateur en supérieures, moyennes et inférieures, les supérieures, moins nombreuses, se portent en avant et en bas. Les moyennes sont horizontales ; les inférieures, plus multipliées, se dirigent en avant et en haut. Parmi ces dernières, les plus élevées s'entrecroisent à leur extrémité antérieure avec les moyennes. Parvenus au niveau de l'angle des lèvres, les trois ordres de fibres s'attachent à la muqueuse buccale en se mêlant et se confondant avec celles de l'orbiculaire.

Rapports. — La face externe du buccinateur est recouverte en arrière par l'apophyse coronoïde, le tendon du temporal, et le bord antérieur du masséter dont la sépare une masse globuleuse de tissu adipeux, constante, mais plus ou moins volumineuse suivant les individus. Sa partie moyenne est en rapport avec cette même masse adipeuse, avec le conduit de Sténon qui s'infléchit pour la traverser, avec la veine faciale qui la croise perpendiculairement en passant au-devant du coude que forme ce conduit, et avec le risorius de Santorini. Sa partie antérieure répond en haut au muscle canin et au grand zygomatique, en bas au triangulaire des lèvres. L'artère faciale la croise obliquement. — Par sa face interne, ce muscle s'applique immédiatement à la muqueuse buccale et lui adhère très-fortement sur tous les points de son étendue, surtout en avant, où il s'attache à sa face adhérente comme les muscles rayonnés s'attachent à la face profonde de la peau. Entre le muscle et la muqueuse, on n'observe du reste aucune de ces glandules salivaires qui ont été successivement mentionnées par les auteurs ; mais on en rencontre quelquefois deux ou trois dans l'épaisseur du muscle, au niveau de son insertion antérieure ou mobile.

Aponévrose du buccinateur. — Cette aponévrose, remarquable par son épaisseur et sa résistance, recouvre toute la surface externe du muscle, auquel l'unit un tissu cellulaire très-dense. Autour du conduit de Sténon, elle se continue avec la tunique externe de celui-ci, dont elle a été considérée à tort comme un prolongement. En arrière, elle s'attache au bord antérieur de l'apophyse coronoïde et se continue en partie avec l'aponévrose massétérine. En haut et en bas, elle s'insère au bord alvéolaire. En avant, elle s'amincit de plus en plus, puis finit par disparaître.—Au-dessous de l'aponévrose du buccinateur, on observe sur le trajet du conduit de Sténon une traînée de glandes salivaires : ce sont les glandes molaires qui occupent, par conséquent, une situation très-profonde, et qu'on voit même quelquefois pénétrer en partie dans l'épaisseur du muscle.

Action. — Lorsque les deux muscles se contractent simultanément, ils éloignent les commissures l'une de l'autre en les portant en arrière, et font subir aux lèvres une élongation transversale qui a pour effet de les rapprocher. Si c'est l'orbiculaire des lèvres qui se contracte, ce sont les buccinateurs au contraire qui s'allongent. Le premier est donc l'antagoniste des seconds. Indépendamment des mouvements qu'ils impriment aux commissures et de l'influence qu'ils exercent sur l'orifice buccal, ceux-ci ont encore pour usage de reporter entre les arcades dentaires les aliments qui tombent de leur côté; ils jouent ainsi un rôle très-important dans la mastication et concourent en outre à l'articulation des sons, au jeu des instruments à vent, à la succion, etc.

II. — Muscle orbiculaire des lèvres.

L'orbiculaire des lèvres est de tous les muscles de la face celui dont l'étude présente le plus de difficulté. Aussi remarque-t-on dans les descriptions qui en ont été données de très-notables différences. Aujourd'hui encore la controverse persiste sur ses attaches et ses connexions, bien que la physiologie ait fourni cependant toutes les données nécessaires pour une solution rigoureuse.

Santorini, en 1724, le décrivait ainsi : « Les fibres de l'orbiculaire des » lèvres semblent former un seul muscle, que quelques anatomistes dé» signent sous le nom de *sphincter*. J'ose dire cependant qu'il est double... » Celui de la lèvre supérieure se continue avec la partie inférieure du » buccinateur, et celui de la lèvre inférieure avec la partie supérieure de » ce muscle, après s'être entrecroisés au niveau des commissures (1). »

Albinus, en 1734, formulait en termes plus explicites encore la doctrine de la continuité des muscles antagonistes de la face : « L'orbiculaire, au » premier aspect, semble entourer tout l'orifice buccal, et se comporter à » la manière d'un cercle qui n'a ni commencement ni fin. Mais en réalité » il est la source commune de tous les autres muscles qui partent des com» missures, à savoir, des buccinateurs, des triangulaires, des canins et » des grands zygomatiques. La partie inférieure du buccinateur, réunie à » une partie du triangulaire, monte vers l'angle de la bouche et se rend » dans la lèvre supérieure; de même la partie supérieure du buccinateur, » à laquelle se joint une partie du grand zygomatique et du canin, descend » vers la commissure, croise les fibres ascendantes, puis se prolonge dans » la lèvre inférieure (2). »

Ainsi, pour Santorini, l'orbiculaire et le buccinateur constituent un seul

(1) Santorini, *Observ. anat.*, 1724. p. 34.
(2) Albinus, *Historia musculorum hominis*, 1734, p. 163 et 164.

muscle : Les deux moitiés du premier, en se prolongeant et s'entrecroisant, forment les seconds. Pour Albinus, l'orbiculaire se continue, non-seulement avec le buccinateur, mais avec tous les autres muscles des commissures, en sorte qu'il réprésente un simple prolongement, une dépendance de ceux-ci.

Chacune de ces opinions a trouvé un grand nombre de partisans. Celle de Santorini, toutefois, a fini par prévaloir; c'est celle qui règne encore de nos jours. Il importe cependant de rappeler qu'à l'époque où elles parurent l'une et l'autre, Winslow en formula une troisième dans laquelle on retrouve ce caractère de sévérité qu'il apportait dans toutes ses recherches. « En examinant bien les angles des lèvres, on verra les fibres de la » lèvre supérieure croiser les fibres de la lèvre inférieure, et l'on distin- » guera l'arcade musculaire d'une lèvre d'avec l'arcade musculaire de » l'autre; c'est pourquoi j'en fais deux que j'appelle les demi-orbicu- » laires..... » Plus loin, il ajoute : « Toutes les fibres du buccinateur s'a- » massent peu à peu vers les commissures des lèvres, ou elles se glissent » derrière les extrémités et l'union des muscles demi-orbiculaires qui les » recouvrent, et auxquels elles sont fortement attachées (1). »

Pendant que Santorini et Albinus proclamaient qu'il n'existe dans la région intermaxillaire qu'un seul muscle, s'étendant de l'apophyse coronoïde d'un côté à l'apophyse coronoïde du côté opposé, Winslow affirmait donc qu'il en existe réellement quatre, entièrement indépendants et sans continuité entre eux, les deux buccinateurs et les deux demi-orbiculaires. Cette dernière opinion est incontestablement la mieux fondée. La doctrine de la continuité des muscles antagonistes, comme le pyramidal et le frontal, le canin et le triangulaire, le buccinateur et l'orbiculaire, est si clairement réfutée aujourd'hui par toutes les notions que nous possédons sur la structure et le mode d'action des fibres contractiles, qu'elle ne mérite même plus l'honneur d'être discutée. On a pris pour autant de réalités de simples apparences; ce que l'anatomie est impuissante à démontrer, l'électricité et l'observation clinique le mettent hors de doute.

L'orbiculaire est donc formé de deux muscles qui s'entrecroisent au niveau des commissures, et que je désignerai avec Winslow sous les noms de demi-orbiculaire supérieur et demi-orbiculaire inférieur.

1° *Muscle demi-orbiculaire supérieur.* — Situé dans l'épaisseur de la lèvre supérieure, il en occupe le bord libre et la face postérieure. Dans le sens transversal, il s'étend de l'un à l'autre buccinateur, en décrivant une courbe dont la concavité regarde en bas. Dans le sens vertical, il mesure tout l'espace compris entre la base du nez et le bord libre de la lèvre. — Ce muscle est formé d'une portion principale ou arciforme, et de deux portions accessoires ou latérales pour chacune de ses moitiés.

(1) Winslow, *Exposit. anat. de la struct. du corps hum.*, 1732, p. 722 et 723.

La portion principale, qui occupe le bord libre de la lèvre, constitue le demi-orbiculaire proprement dit. Elle s'attache sur toute sa longueur à la muqueuse labiale, d'où son adhérence intime avec celle-ci. Par ses extrémités légèrement descendantes, elle s'insère à la muqueuse des commissures en se mêlant aux fibres correspondantes du buccinateur, et lui adhère si solidement aussi, qu'elle ne peut en être détachée que par la section de ces fibres.

Des deux portions accessoires, paires et symétriques, l'une se fixe à la partie interne de la fossette incisive, où elle se confond en partie avec le myrtiforme. Mais au-dessus du cul-de-sac que forme la muqueuse labiale avec la muqueuse gingivale, elle s'en sépare pour se porter en avant et se perdre dans l'épaisseur de la lèvre. — La seconde, plus importante, s'attache aux téguments de la sous-cloison, au-devant de la partie interne du myrtiforme, puis se porte en bas et en dehors, en suivant le bord adhérent de la lèvre, et se confond bientôt avec la portion principale. (Fig. 254, 11.)

Le demi-orbiculaire supérieur est recouvert par les deux élévateurs communs, le petit zygomatique et la peau. Une couche de glandules salivaires recouvre sa face postérieure, qui répond plus profondément à la muqueuse labiale et au myrtiforme.

2° *Demi-orbiculaire inférieur.* — Ce muscle offre les mêmes dimensions transversales que le précédent, et s'étend dans le sens vertical du bord libre de la lèvre jusqu'à la dépression qui sépare celle-ci de la saillie du menton. Il comprend une portion principale qui le compose presque entièrement, et une partie accessoire.

La portion principale occupe le bord libre de la lèvre inférieure et sa face postérieure. Elle est très-intimement unie à la muqueuse labiale, au niveau du bord libre. Par ses extrémités, légèrement ascendantes, elle s'entrecroise en partie avec celles du demi-orbiculaire supérieur et s'insère à la muqueuse des commissures en confondant ses fibres avec celles du buccinateur.

La partie accessoire, extrêmement mince, est représentée seulement par quelques fibres qui s'attachent au maxillaire immédiatement au-dessous de la muqueuse gingivale, et quelquefois même en partie à cette muqueuse. Toutes ces fibres se portent obliquement en haut et en dehors, vers la commissure, et se joignent à la partie principale, dont elles partagent le mode d'insertion.

Le demi-orbiculaire inférieur répond : en avant aux muscles carrés du menton et à la peau; supérieurement à la muqueuse labiale; en arrière à une couche assez épaisse de glandules salivaires.

Action. — Les deux demi-orbiculaires, en s'entrecroisant au niveau des commissures, forment un véritable sphincter, le sphincter de l'orifice buccal, qui doit être considéré comme l'antagonisme de tous les muscles de la couche labiale superficielle ou dilatateurs, et plus particulièrement des deux buccinateurs. Il coopère : 1° à la succion ; aussi de tous les muscles de la face est-il un des plus développés chez l'enfant naissant ; 2° à la mastication, en ramenant sous les arcades dentaires les débris des aliments qui tombent en avant ; 3° à l'articulation des sons ; 4° à l'expression de la physionomie ; 5° au jeu des instruments à vent en associant son action à celle des buccinateurs.

La galvanisation de ce muscle donne des résultats très-précis et toujours les mêmes. Lorsque les excitateurs sont placés sur la partie médiane de chacune des lèvres, celles-ci se froncent, s'appliquent l'une à l'autre et se dirigent en avant, dit M. Duchenne (de Boulogne), comme dans l'action de siffler ou de donner un baiser. Si l'on agit sur le bord libre des lèvres, elles se renversent un peu en dedans. Si l'on agit sur leur bord adhérent, elles se renversent en dehors. Cet auteur a constaté en outre que chacune des moitiés des deux demi-orbiculaires est indépendante dans son action de celle du côté opposé, d'où il conclut que le sphincter des lèvres est composé de quatre portions. Cette conclusion paraît fondée. L'inspection anatomique ne peut ni la justifier ni la démentir ; mais les expériences électro-physiologiques et l'observation clinique lui donnent une grande valeur. Dans l'hémiplégie faciale, toute la moitié de l'orbiculaire qui répond au côté paralysé est privée de mouvement, tandis que celle du côté opposé continue à se contracter.

§ 9. — Région mentonnière.

Deux muscles composent cette région : l'un, pair et symétrique, qui répond à la saillie du menton et qui contribue principalement à la former : l'autre impair et médian, transversalement situé au-dessous de cette saillie. Le premier est le *muscle de la houppe du menton ;* le second peut être désigné sous le nom de *muscle transverse du menton*.

Préparation. — Il convient de préparer et d'étudier d'abord le muscle transverse. Dans ce but, on procédera de la manière suivante : 1° faire deux incisions verticales, l'une sur le triangulaire droit, l'autre sur le triangulaire gauche, et prolonger ces incisions en bas sur les peauciers du cou ; 2° soulever le bord interne de chacune d'elles, puis disséquer les téguments de dehors en dedans, afin de mettre à nu les deux triangulaires et les deux carrés ; 3° au niveau de l'angle antéro-inférieur des triangulaires, redoubler de ménagement pour conserver intact le transverse du menton, qui se porte à la manière d'une sangle de l'un à l'autre de ces angles ; 4° après avoir découvert ce muscle, renverser la lèvre inférieure en avant, détacher la muqueuse gingivale, et isoler chacun des muscles de la houppe du menton qui descendent en s'épanouissant pour aller s'insérer à la peau, un peu au-dessus du transverse ; 7° lorsqu'on peut enlever le corps du maxillaire, pour faciliter leur étude, on applique sur la symphyse un trait de scie dirigé d'arrière en avant, puis on écarte les deux moitiés de l'os, ce qui permet d'écarter aussi les deux muscles par leur sommet, et de les voir par leur face interne.

I. — Muscle transverse du menton.

Le petit muscle, connu déjà de Santorini, est transversalement situé sous le menton. Très-grêle et très-pâle chez la plupart des individus, on ne le distingue souvent qu'avec difficulté. Cependant son existence est constante. Il se présente sous l'aspect d'une simple bandelette de 3 ou 4 millimètres de largeur.

Insertions. — Le transverse du menton, lorsqu'il offre une coloration pâle, semble se continuer à droite et à gauche avec l'angle antéro-inférieur des triangulaires. Mais chez les rares sujets où il est plus développé et de couleur rouge, on peut facilement reconnaître qu'il s'attache au maxillaire par une languette aponévrotique dont les fibres s'entrecroisent avec celles de l'angle antérieur du triangulaire correspondant.

Rapports. — Par sa face inférieure, ce muscle est en rapport avec la peau. Par sa face supérieure, il répond aux fibres les plus internes des muscles peauciers du cou, qui le croisent perpendiculairement.

Action.—Le transverse paraît avoir pour destination de soulever la peau qui le recouvre et de l'appliquer contre l'éminence du menton

II. — Muscles de la houppe du menton.

Ces muscles occupent le bord inférieur du sillon qui sépare la lèvre du menton. Ils se présentent sous l'aspect de deux faisceaux conoïdes, juxtaposés, obliquement dirigés en bas et en avant.

Insertions. — Par leur sommet, ces faisceaux conoïdes s'attachent sur les côtés de la symphyse de la mâchoire, immédiatement au-dessous de la muqueuse gingivale, à l'aide de courtes fibres tendineuses. De la symphyse ils se portent en bas et en avant, en s'épanouissant à la manière des soies d'une houppe, et s'insèrent aux téguments qui recouvrent la partie la plus saillante du menton. Leur moitié supérieure est rouge ; leur moitié inférieure ou leur base, d'une teinte beaucoup plus pâle et jaunâtre.

Rapports. — En haut, les muscles de la houppe du menton sont recouverts par la muqueuse buccale, par les fibres les plus inférieures de l'orbiculaire, et par les fibres les plus élevées et les plus internes des carrés du menton. En bas, ils répondent aux fibres entrecroisées des deux peauciers du cou, fibres qui viennent s'attacher à la peau du menton au-dessous de leur base, et qui jouent, à leur égard, le rôle de muscles antagonistes. En dehors, ils sont en rapport avec les carrés, qui croisent leur direction à angle aigu. En dedans, ils sont séparés par une lamelle fibro-élastique, très-dense, de figure triangulaire, dont l'épaisseur diminue de haut en bas. Cette lamelle se fixe en arrière à la partie médiane de la mâchoire ; elle se continue par son bord antérieur avec le cul-de-sac de la muqueuse, et plus bas avec les téguments qu'elle attache à la symphise d'où la dépression comprise entre la lèvre et le menton.

Action. — Ces muscles impriment aux téguments du menton un mouvement d'élévation, et les appliquent contre la symphyse de la mâchoire. Ils élèvent ainsi mécaniquement la lèvre inférieure en la renversant un peu en dehors, en même temps qu'ils repoussent en haut les débris alimentaires tombés au-devant des incisives.

§ 10. — RÉGION TEMPORO-MAXILLAIRE.

Elle comprend deux muscles remarquables par leur volume plus considérable que celui de tous les autres muscles de la tête, et par la puissance dont ils sont doués : le *masséter*, qui recouvre la branche de la mâchoire ; le *temporal*, qui remplit la fosse de ce nom.

Préparation. — Le masséter étant plus superficiel et devant être enlevé pour mettre complétement à découvert le temporal, il convient de le préparer et de l'étudier d'abord. On complétera ensuite la préparation de celui-ci. Les données suivantes permettront d'atteindre ce double but : 1° inciser horizontalement les téguments sur le trajet de l'arcade zygomatique, et verticalement sur la partie moyenne du masséter, en faisant remonter cette dernière incision sur la tempe ; 2° détacher ces téguments de manière à mettre en évidence, en haut l'aponévrose très-forte qui recouvre le temporal, et en bas l'aponévrose mince qui voile le masséter, puis les étudier l'une et l'autre ; 3° enlever la parotide et achever de découvrir la face externe de ce muscle ; 4° couper l'aponévrose temporale à son attache inférieure, scier ensuite l'arcade zygomatique à ses deux extrémités, puis la rabattre sur le masséter ; 5° enfin terminer la préparation du temporal.

I. — **Muscle masséter.**

Situé sur la branche de la mâchoire, au-dessous de l'arcade zygomatique ; court, épais ; de figure quadrilatère.

Insertions. — Le masséter est formé de deux portions superposées et confondues en avant, mais très-distinctes en arrière : l'une, antéro-externe, beaucoup plus longue et plus épaisse ; l'autre, postéro-interne, très-courte.

La portion antéro-externe naît des deux tiers antérieurs du bord inférieur de l'arcade zygomatique, par une large et forte aponévrose qui se prolonge jusque sur la partie moyenne du muscle, où elle se divise en deux ou trois languettes. De la partie postérieure de cette aponévrose partent les fibres musculaires qui se dirigent en bas et un peu en arrière pour aller se fixer à la face externe de l'angle de la mâchoire.

La portion postéro-interne tire son origine : 1° de la partie la plus reculée du bord inférieur de l'arcade zygomatique ; 2° de toute l'étendue de la face interne de cette arcade. En se réunissant, les fibres qui la composent donnent naissance à un faisceau aplati presque entièrement musculaire, débordant en arrière le faisceau externe ; il se porte en bas et un peu en avant, croise par conséquent le précédent, et s'insère sur le tiers supérieur de la branche de la mâchoire.

Rapports. — La face externe du masséter est recouverte par l'aponévrose massétérine, et plus superficiellement par le peaucier et la parotide. Le conduit excréteur de cette glande, les divisions du nerf facial, l'artère transverse de la face, croisent perpendiculairement sa direction. — Sa face interne recouvre la branche de la mâchoire, le tendon du temporal et le buccinateur, dont le sépare une masse adipeuse sphéroïde, connue depuis Bichat sous le nom de *boule graisseuse.*

Aponévrose massétérine. — Large, extrêmement mince, demi-transparente et cependant assez résistante. Elle s'attache, en haut à l'arcade zygomatique, en arrière au bord parotidien du maxillaire, en bas au bord inférieur de son angle. En avant, elle contourne le masséter pour aller s'insérer

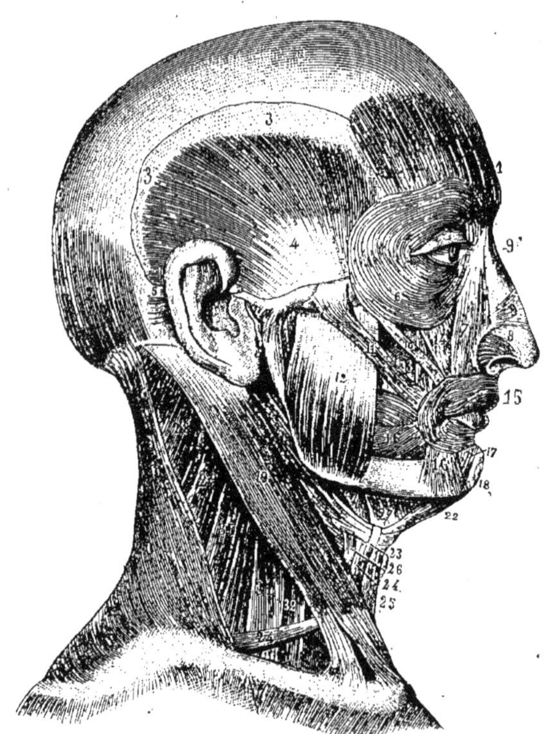

FIG. 257. — *Muscles masséter et temporal.*

1. M. frontal. — 2. M. occipital. — 3. 3. Aponévrose épicrânienne. — 4. M. temporal ou crotaphite. — 5. M. auriculaire postérieur. — 6. M. orbiculaire des paupières. — 7. M. élévateur commun superficiel de l'aile du nez et de la lèvre supérieure. — 8. M. dilatateur des narines. — 9. M. transverse ou triangulaire du nez. — 9'. M. pyramidal. — 10. M. petit zygomatique. — 11. M. grand zygomatique. — 12. M. masséter. — 13. M. canin. — 14. M. élévateur commun profond. — 15. M. orbiculaire des lèvres ; pour mettre ce muscle en évidence, tous ceux qui viennent s'attacher à la peau des lèvres ont été excisés

au bord antérieur de l'apophyse coronoïde, au niveau duquel elle se continue en partie avec l'aponévrose du buccinateur. — Sa face externe donne attache à l'aponévrose qui recouvre la parotide. — Sa face interne adhère au masséter par un tissu cellulaire assez dense, en sorte qu'il faut user de quelque ménagement pour la détacher de ce muscle. Il suit des insertions qu'elle présente que le masséter se trouve contenu dans une loge en partie osseuse, en partie fibreuse, laquelle n'est ouverte qu'en haut du côté de l'échancrure sigmoïde ; c'est par cette ouverture que le muscle reçoit ses vaisseaux et ses nerfs.

Action. — Le masséter élève la mâchoire inférieure. La puissance avec laquelle il coopère à ce mouvement d'élévation dérive à la fois du nombre de ses fibres et de son incidence perpendiculaire au corps de l'os.

II. — **Muscle temporal.**

Le temporal, ou crotaphite (de κρόταφος, tempe), est un muscle rayonné, large et mince en haut, étroit et plus épais en bas, situé sur les parties latérales du crâne et de la face, dans la fosse à laquelle il emprunte son nom. Cette fosse est complétée en dehors par une aponévrose extrêmement résistante, l'*aponévrose temporale.*

Aponévrose temporale. — Elle offre la même étendue de surface que la fosse de ce nom, et forme avec celle-ci un angle dièdre dont l'ouverture se dirige en bas et en avant. L'intervalle qui sépare le plan fibreux du plan osseux mesure l'épaisseur du muscle. Cette aponévrose s'insère, en haut et en arrière à la ligne courbe qui limite la fosse temporale, en avant à l'apophyse orbitaire externe du frontal et au bord postérieur du malaire, en bas à l'arcade zygomatique. — Sa face externe est recouverte par l'aponévrose épicrânienne sur laquelle celle-ci se perd inférieurement, mais qui lui adhère peu et glisse sur elle dans le reste de son étendue ; — sa face interne donne attache au crotaphite dans ses deux tiers supérieurs. Elle en est séparée plus bas par une couche graisseuse, extrêmement molle, presque diffluente, qui peut être résorbée en partie ou en totalité, d'où la dépression des tempes chez les individus amaigris.

Comme le muscle qu'elle recouvre, cette aponévrose augmente d'épaisseur et de résistance de haut en bas. Au-dessus de l'arcade zygomatique, elle se dédouble pour s'attacher par son feuillet superficiel au bord supérieur de l'arcade, et par son feuillet profond à la partie la plus élevée de

sur sa circonférence. — 16. M. buccinateur. — 16'. M. triangulaire des lèvres. — 17. M. carré du menton. — 18. M. de la houppe du menton, vu par sa base. — 19. M. sterno-mastoïdien. — 20. M. trapèze. — 21. M. digastrique et stylo-hyoïdien. — 22. Ventre antérieur du digastrique. — 23. Poulie sur laquelle se réfléchit le tendon de ce muscle. — 24, 24. M. omoplat-hyoïdien. — 25. M. cléido-hyoïdien. — 26. M. thyro-hyoïdien. — 27. M. mylo-hyoïdien. — 28. M. splénius de la tête. — 29. M. splénius du cou. — 30. M. angulaire de l'omoplate. — 31. M. scalène postérieur. — 32. M. scalène antérieur.

sa face interne. Entre ces deux lames on observe une mince couche de tissu cellulo-adipeux que traverse l'artère temporale moyenne.

Insertions. — Le crotaphite prend ses insertions fixes : 1° sur toute la surface de la fosse temporale ; 2° sur la moitié supérieure de l'aponévrose qui complète son engaînement ; 3° sur la crête que présente en dehors la grande aile du sphénoïde ; 4° et quelquefois aussi sur l'extrémité antérieure de l'arcade zygomatique par quelques fibres qui se confondent en partie avec celle du masséter. De ces diverses origines les fibres du temporal se portent en bas, les antérieures verticalement, les moyennes obliquement, les postérieurs presque horizontalement. Toutes viennent se terminer sur les deux faces d'une large et forte aponévrose qui se rétrécit de plus en plus, en augmentant d'épaisseur, puis se dégage du corps charnu et prend alors l'aspect d'un tendon. Celui-ci s'insère sur l'apophyse coronoïde dont il recouvre le sommet, les deux bords, toute la face interne et même une partie de la face externe.

Rapports. — Le temporal est en rapport, dans ses trois quarts supérieurs, avec les deux parois de sa loge, à la fois osseuse et fibreuse. Plus bas, il répond : en dehors, à l'arcade zygomatique et au masséter, dont il n'est pas toujours possible de l'isoler complétement ; en dedans, au ptérygoïdien externe, au buccinateur, et à une masse cellulo-adipeuse qui se continue avec celle de la joue. — Son bord antérieur, vertical, est très épais. Le postérieur, à peu près horizontal et beaucoup plus mince, occupe une gouttière creusée sur la base de l'apophyse zygomatique.

Action. — Ce muscle est doué, comme le masséter, d'une action énergique qui se trouve encore doublée : 1° par la soudure des deux moitiés de la mâchoire inférieure au niveau de la symphyse, soudure qui a pour effet d'associer dans leur contraction les élévateurs d'un côté à ceux du côté opposé ; 2° par l'implantation plus ou moins perpendiculaire de tous ces muscles sur le levier qu'ils sont chargés de mouvoir.

Ces élévateurs acquièrent leur plus haut degré de développement et de puissance dans les animaux carnasiers ; et comme la force des muscles est proportionnelle au nombre de leurs fibres, comme les fibres qui naissent directement des surfaces convexes et concaves ne sauraient se multiplier qu'autant que ces surfaces s'étendent, il en résulte que dans les animaux de cette classe les arcades zygomatiques deviennent plus convexes, les fosses temporales plus profondes, les apophyses coronoïdes plus saillantes, et qu'on peut, par la seule inspection de ces arcades, de ces fosses et de ces apophyses, juger du volume des élévateurs, reconnaître les mœurs d'un animal, définir son mode d'alimentation, assigner même à ses dents leurs dimensions respectives, et reconstruire en un mot sur cette simple donnée l'édifice entier de son organisation, en prenant pour guide la loi d'harmonie qui coordonne et enchaîne toutes les fonctions : c'est par l'application de cette loi que G. Cuvier est parvenu à reconstituer avec de simples débris fossiles plusieurs espèces du règne antédiluvien.

§ 11. — Région ptérygo-maxillaire.

Deux muscles composent cette région : ce sont les ptérygoïdiens, distingués, d'après leur situation, en interne et externe.

Préparation. — 1° L'encéphale étant enlevé, appliquer sur la base du crâne un trait de scie perpendiculaire et transversal, dirigé de haut en bas, qui passera en arrière des bords parotidiens de la mâchoire, et achever d'isoler la face; 2° détacher le pharynx et disséquer les deux ptérygoïdiens du même côté; 3° pour voir les deux portions du ptérygoïdien externe, faire sauter avec la gouge et le marteau toute la paroi supérieure de la fosse zygomatique. — On peut aussi, au lieu d'une coupe transversale, faire une coupe antéro-postérieure.

I. — **Muscle ptérygoïdien interne.**

Obliquement situé sur la face interne de la branche de la mâchoire, court, épais, quadrilatère (fig. 258).

Insertions. — Le ptérygoïdien interne prend son insertion fixe sur la paroi externe de la fosse ptérygoïde. Il naît en arrière par une large et forte aponévrose qui se prolonge sur le tiers supérieur de sa face interne; en avant par de courtes fibres tendineuses entremêlées aux fibres musculaires. De la fosse ptérygoïde, ce muscle se dirige en bas, en arrière et en dehors, pour s'attacher à la partie interne de l'angle de la mâchoire, à l'aide de languettes tendineuses disséminées dans son épaisseur. Sa direction diffère donc peu de celle du masséter; séparés en haut par tout l'espace compris entre l'apophyse ptérygoïde et l'arcade zygomatique, les deux muscles se trouvent si rapprochés en bas, qu'ils semblent s'unir par la circonférence de leurs attaches.

Rapports. — En dedans, le ptérygoïdien interne répond au muscle péristaphylin externe, qui le sépare de l'aile interne de l'apophyse ptérygoïde, et plus bas aux parois du pharynx, avec lesquelles il forme un angle à base postérieure. — En dehors, il s'applique au ptérygoïdien externe, aux vaisseaux et nerf dentaires inférieurs, et à la bandelette fibreuse qui les recouvre.

Action. — Le ptérygoïdien interne a pour destination principale d'élever la mâchoire inférieure. Son insertion fixe étant plus rapprochée du plan médian que son insertion mobile, il contribue en outre à imprimer à cet os des mouvements de latéralité. Ce muscle est donc essentiellement élévateur et accessoirement triturateur : sous le premier point de vue, il agit comme muscle congénère du masséter et du temporal; sous le second, comme congénère du ptérygoïdien externe.

II. — Muscle ptérygoïdien externe.

Situé dans la fosse zygomatique ; horizontalement étendu de l'apophyse ptérygoïde au col du condyle de la mâchoire ; court, épais, de forme pyramidale et triangulaire (fig. 258).

Insertions. — Ce muscle s'attache par sa base, tournée en dedans et en avant : 1° à toute la largeur de la face externe de l'apophyse ptérygoïde et à la facette correspondante de l'apophyse ptérygoïdienne du palatin ; 2° à la paroi supérieure de la fosse zygomatique. De cette double insertion naissent deux faisceaux : l'un inférieur légèrement ascendant, l'autre supérieur horizontal. Ces faisceaux sont d'abord séparés par un espace angulaire dans lequel s'engage souvent l'artère maxillaire interne. Mais bientôt ils se juxtaposent pour former un faisceau unique, lequel se dirige en dehors et un peu en arrière pour venir se fixer à la partie antéro-interne du col du condyle de la mâchoire. Les fibres les plus élevées du muscle s'insèrent au fibro-cartilage de l'articulation temporo-maxillaire.

Rapports. — La face supérieure du ptérygoïdien externe est recouverte par la paroi correspondante de la fosse zygomatique. — Sa face externe se trouve en rapport avec le tendon du temporal. — Sa face interne répond au nerf maxillaire inférieur, au ligament latéral interne de l'articulation temporo-maxillaire et au ptérygoïdien interne.

Action. — Ce muscle a pour destination principale d'attirer le condyle en avant et en dedans, et d'imprimer à la mâchoire un léger mouvement de rotation qui s'accomplit autour d'un axe vertical passant par le centre du condyle opposé. Suivant que l'un ou l'autre se contracte, les arcades dentaires inférieures glissent sur les supérieures de droite à gauche ou de gauche à droite. Il est donc essentiellement triturateur.

De même que les élévateurs de la mâchoire sont très-développés dans les carnassiers, de même les triturateurs arrivent à leur plus haut degré de développement dans les ruminants, dont la mastication s'accomplit par le mécanisme du broiement, tandis que dans les animaux qui vivent de chair, elle s'opère surtout par lacération : aussi, tandis que dans ces derniers les apophyses zygomatiques sont saillantes, les fosses temporales profondes, les canines énormes, l'articulation temporo-maxillaire très-serrée, et les ptérygoïdiens externes très-faibles, voyons-nous dans les herbivores la tête s'aplatir latéralement, les canines disparaître, les molaires s'étendre en surface, les élévateurs s'affaiblir, les triturateurs se développer, et l'articulation temporo-maxillaire acquérir une grande mobilité, soit dans le sens latéral, soit dans le sens antéro-postérieur.

Lorsqu'ils se contractent isolément et alternativement, les ptérygoïdiens externes n'impriment donc à la mâchoire que des mouvements latéraux. Lorsqu'ils se contractent simultanément, le maxillaire, ne pouvant se dévier ni à droite ni à gauche, se porte directement en avant, de telle sorte que les incisives inférieures, débordent alors les supérieures d'un demi-centimètre environ. Après s'être ainsi porté en avant par l'action des ptérygoïdiens externes, cet os peut exécuter un mouvement de recul par lequel les incisives inférieures reviennent non-seulement à leur point de départ, mais débordent en arrière les supérieures autant qu'elles les débordaient en avant dans le premier mouvement. Ce recul s'opère sous l'in-

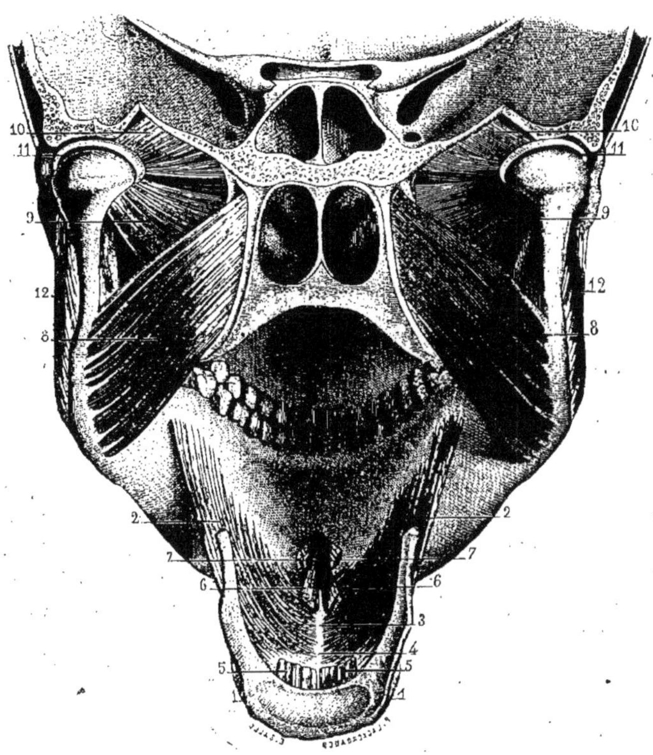

FIG. 258. — *Muscles ptérygoïdiens.*

1, 1. Os hyoïde, vu par sa partie postéro-inférieure. — 2, 2. Muscle mylo-hyoïdien, vu par sa face supérieure. — 3. Raphé fibreux réunissant sur la ligne médiane les deux mylo-hyoïdiens. — 4. Le même raphé s'élargissant et prenant l'aspect d'une lamelle fibreuse au niveau de son insertion à l'os hyoïde. — 5, 5. Extrémité postérieure des muscles génio-hyoïdiens. — 6, 5. Extrémité antérieure des mêmes muscles, attachée aux tubercules inférieurs de l'apophyse géni. — 7, 7. Extrémité antérieure des muscles génio-glosses partant des tubercules supérieurs de la même apophyse. — 8, 8. Muscles ptérygoïdiens internes obliquement étendus de la cavité des apophyses ptérygoïdes à la face interne des angles de la mâchoire. — 9, 9. Faisceau inférieur du muscle ptérygoïdien externe, attaché par sa base à l'aile externe des apophyses ptérygoïdes et par son sommet à la partie antéro-interne du col des condyles de la mâchoire. — 10, 10. Faisceau supérieur de ces muscles, étendu de la voûte de la fosse zygomatique à la partie la plus élevée du col des condyles et au bord antérieur du fibro-cartilage interarticulaire qui les recouvre. — 11, 11. Coupe transversale de ces fibro-cartilages. — 12, 12. Partie inférieure des masséters très-rapprochée de la partie correspondante des ptérygoïdiens internes.

fluence du temporal, dont les contractions peuvent être facilement constatées par la pulpe du doigt en l'appliquant sur la tempe au moment où l'on imprime à la mâchoire une série de mouvements antéro-postérieurs.

ARTICLE II

MUSCLES DU COU

Les muscles situés au devant et sur les côtés de la colonne cervicale peuvent être divisés en six régions, qui sont, en procédant de la périphérie vers le centre : la *région cervicale superficielle*, les *régions sous-* et *sus-hyoïdiennes*, la *région linguale*, la *région cervicale profonde et médiane* ou *prévertébrale*, et la *région cervicale profonde et latérale*.

§ 1. — Région cervicale superficielle.

Elle comprend deux muscles : l'un très-large, qui recouvre toutes les parties antéro-latérales du cou, c'est le *peaucier ;* l'autre étroit et allongé, sous-jacent au précédent, c'est le *sterno-cléido-mastoïdien*.

Préparation. — 1° Élever les épaules et renverser la tête en arrière, afin de tendre les deux muscles de cette région ; 2° faire une incision très-superficielle des téguments, dirigée de la commissure des lèvres vers la partie moyenne de la clavicule, en la prolongeant un peu sur la poitrine ; 3° disséquer chacun des bords de l'incision en rejetant la peau en dedans d'une part, en dehors de l'autre.

Après avoir étudié le peaucier, il suffira, pour mettre à nu le sterno-cléido-mastoïdien, d'inciser transversalement le premier sur sa partie moyenne, et de détacher ensuite ses deux moitiés en les renversant en haut et en bas.

I. — **Muscle peaucier du cou.**

Muscle large (*latissimus colli, albinus*), extrêmement mince, de figure quadrilatère, obliquement étendu de la partie inférieure de la face à la partie supérieure du thorax ; comparable pour ses dimensions, sa disposition et son aspect, aux larges muscles peauciers des mammifères.

Insertions. — Le peaucier du cou tire son origine de la couche celluleuse sous-cutanée qui recouvre l'épaule et la partie la plus élevée du grand pectoral. Il est représenté à son point de départ par de simples fascicules, d'une extrême pâleur, d'abord isolés, mais bientôt juxtaposés. Le muscle ainsi constitué se dirige en haut et en dedans, se rapproche de plus en plus de celui du côté opposé, qu'il rencontre au niveau, ou un peu au-dessous du menton et arrive jusqu'à la base de la mâchoire, où ses fibres se terminent différemment (fig. 256 et 259).

1° Les plus internes, poursuivant leur direction obliquement ascendante, s'entrecroisent sur la ligne médiane et s'élèvent jusqu'aux muscles de la houppe du menton, au niveau desquels elles s'insèrent à la peau.

2° En dehors de ces fibres entrecroisées, on en voit quelques autres qui montent sur les parties antéro-latérales du menton, au devant du bord inférieur du muscle carré et qui s'attachent aussi à la peau.

3° Sur la base du triangulaire des lèvres, les fibres du peaucier s'insèrent à la ligne oblique externe du maxillaire en croisant à angle aigu celles du muscle précédent.

4° Au delà du triangulaire, un petit faisceau du peaucier s'applique au bord postérieur de celui-ci, puis le contourne vers sa partie moyenne pour se joindre au carré, dont il forme le bord supérieur.

5° Plus loin se présente un autre faisceau, de mêmes dimensions, qui suit la direction du triangulaire et qui se confond en haut avec ce muscle, dont il partage le mode d'insertion ;

6° Enfin, sur le bord externe du peaucier, au niveau du masséter, existe un faisceau plus important : c'est le risorius de Santorini, qui semble faire partie de ce muscle, mais qui en est indépendant, ainsi que nous l'avons vu précédemment ; les fibres sur le prolongement desquelles il est situé s'insèrent à la peau qui recouvre l'angle de la mâchoire.

Rapports. — Le peaucier est situé dans un dédoublement de l'aponévrose cervicale superficielle. Sa face externe, recouverte par la peau, n'adhère que faiblement au feuillet correspondant de cette aponévrose, en sorte qu'on réussit facilement à l'en détacher. — Sa face interne s'unit plus étroitement au feuillet profond qui relie entre eux les divers faisceaux contribuant à le former. Au-dessous de ce second feuillet elle répond : inférieurement, au deltoïde, au grand pectoral, à la clavicule et au trapèze ; plus haut, au sterno-mastoïdien, à l'omoplat-hyoïdien, au cléido-hyoïdien, au sterno-thyroïdien, à la veine jugulaire externe, et aux branches superficielles du plexus cervical ; supérieurement, aux glandes sous-maxillaire et parotide, à la base de la mâchoire et au masséter.

Son bord antérieur est séparé de celui du muscle opposé par un espace angulaire à base inférieure dans lequel on aperçoit les muscles de la région sous-hyoïdienne. — Le postérieur, beaucoup plus mince et moins régulier, se dirige plus obliquement en bas et en arrière.

Action. — Le peaucier, prenant son point fixe inférieurement, attire de haut en bas toutes les parties de la face sur lesquelles il s'insère.

Son influence est très-faible sur la mâchoire inférieure, que la tonicité de ses puissants élévateurs applique contre la supérieure.

Elle est beaucoup plus prononcée sur la lèvre inférieure et les parties molles de la joue. — Ses fibres internes attirent en bas les téguments de la saillie du menton, et par l'intermédiaire de ceux-ci dépriment la lèvre en la renversant légèrement en dehors. — Ses fibres externes, ainsi que Bichat l'avait déjà fait remarquer, exercent sur la physionomie deux actions diamétralement opposées : « Les unes concourent, avec l'abaisseur » des commissures, à l'expression des passions sombres et tristes, tandis » que celles qui naissent au niveau de la parotide ont pour usage spécial » d'épanouir la face et de peindre la gaieté. » De ces deux actions, la seconde, qui prend sa source dans le risorius de Santorini, n'appartient pas au peaucier à proprement parler ; la première seule est placée sous sa dé-

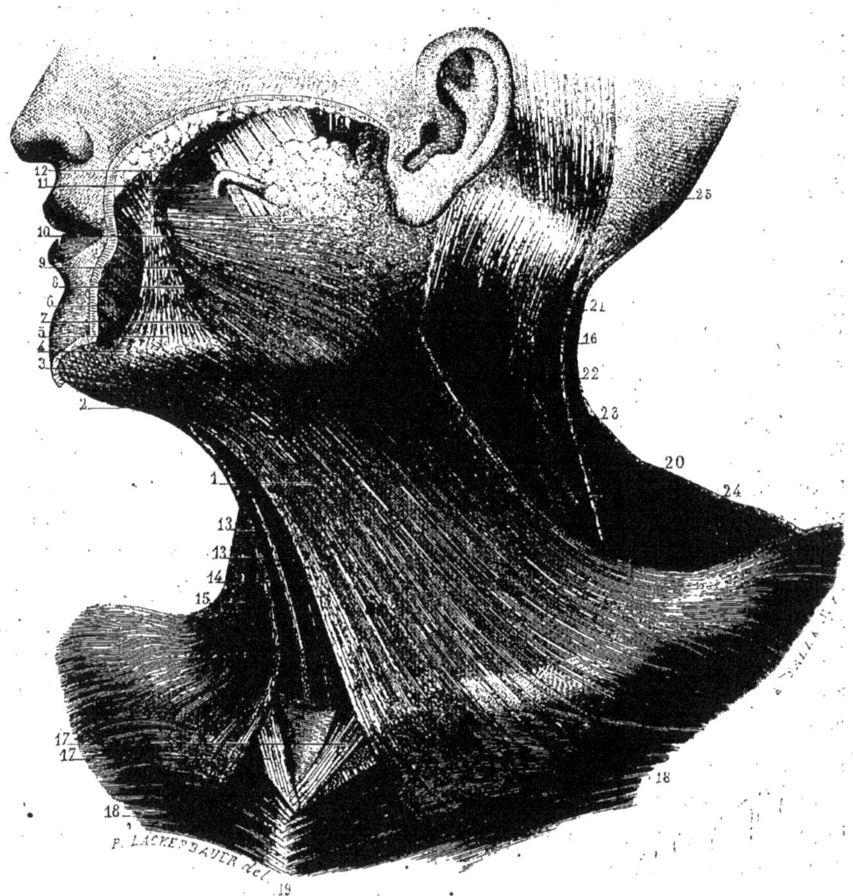

Fig. 259. — *Muscle peaucier du cou.*

1. Muscle peaucier du côté gauche — 2. Fibres par lesquelles les deux peauciers s'entrecroisent au-dessous du menton. — 3. Fibres par lesquelles ils s'entrecroisent au niveau de leur insertion à la peau du menton. — 4. Fibres par lesquelles ils s'attachent au maxillaire inférieur en s'entrecroisant avec celles du triangulaire des lèvres. — 5. Attache inférieure du triangulaire. — 6. Carré du menton. — 7. Fibres du peaucier qui contournent le bord postérieur du triangulaire pour aller former le bord supérieur du muscle carré. — 8. Fibres qui longent le bord postérieur du triangulaire et qui vont s'attacher avec celui-ci à la peau des commissures. — 9. Fibres qui semblent se continuer avec celles du

pendance. Les expériences électro-physiologiques de M. Duchenne l'ont confirmée en démontrant que, réduit à lui-même, ce muscle est sans expression ; qu'associé au frontal et aux abaisseurs de la mâchoire, il exprime la frayeur : en s'associant à ceux-ci et au sourcilier, il exprime l'effroi et la douleur ; en combinant son action avec celle du sourcilier et du pyramidal, il exprime la fureur.

Pendant leur contraction, les fibres du peaucier tendent à devenir rectilignes. De leur redressement il résulte : 1° que le contour de la mâchoire inférieure est moins accusé et la saillie du sterno-mastoïdien moins apparente aussi ; 2° que le cou augmente un peu de volume ; 3° que le plan constitué par les deux muscles soutient en partie la pression de l'atmosphère au moment de l'inspiration, et facilite l'aspiration du sang veineux par le thorax dilaté.

II. — Muscle sterno-cléido-mastoïdien.

Situé sur les parties antéro-latérales du cou qu'il parcourt dans toute sa longueur à la manière d'une diagonale ; allongé, assez épais, de figure rectangulaire ; simple en haut, bifide inférieurement. (Fig. 260.)

Insertions.—Le sterno-cléido-mastoïdien prend son insertion fixe, d'une part, sur le sternum, par un faisceau étroit et conoïde, de l'autre, sur l'extrémité interne de la clavicule, par un faisceau large et mince.

Le faisceau sternal s'attache à la partie antérieure et supérieure de la première pièce du sternum par un tendon aplati dont les fibres les plus internes s'entrecroisent souvent avec celles du tendon opposé, et dont la partie la plus inférieure est recouverte par quelques fibres du grand pectoral. Du sternum, ce tendon se porte en haut et en dehors en s'arrondissant et s'effilant pour disparaître au milieu des fibres musculaires qui recouvrent d'abord sa face profonde, mais qui n'apparaissent que beaucoup plus haut sur sa face sous-cutanée.

Le faisceau claviculaire s'insère au quart interne de la clavicule par des languettes aponévrotiques souvent très-courtes, quelquefois assez longues, toujours très-inégales. Les plus courtes se fixent au bord postérieur de cet os et à sa face supérieure. Les plus longues se prolongent jusqu'à son bord antérieur. A ces languettes tendineuses succèdent les fibres musculaires, qui les entourent en remplissant leurs intervalles. Le faisceau qu'elles

grand zygomatique. — 13, 13. Muscles cléido-hyoïdiens. — 14. Interstice celluleux qui sépare ces deux muscles. — 15. Partie inférieure et antérieure du peaucier droit. — 16. Partie supérieure du muscle sterno-cléido-mastoïdien. — 17, 17. Faisceau sternal de ce muscle s'entrecroisant sur la ligne médiane avec celui du côté opposé.—18, 18. Partie supérieure des muscles grands pectoraux. — 19. Attache sternale de ces muscles. — 20. Portion cervicale du trapèze. — 21. Splénius de la tête. — 22. Splénius du cou. — 23. Muscle angulaire de l'omoplate. — 24. Muscle scalène postérieur. — 25. Muscle occipital.

constituent se porte presque verticalement en haut. Séparé à son point de départ du faisceau sternal par un espace angulaire, il le rencontre bientôt et s'engage alors obliquement sous sa face interne de manière à en être presque entièrement recouvert.

Le sterno-mastoïdien, constitué par ces deux faisceaux accolés, puis confondus au niveau de son tiers supérieur, se dirige en haut, en arrière et en dehors vers l'apophyse mastoïde du temporal et la ligne courbe supérieure

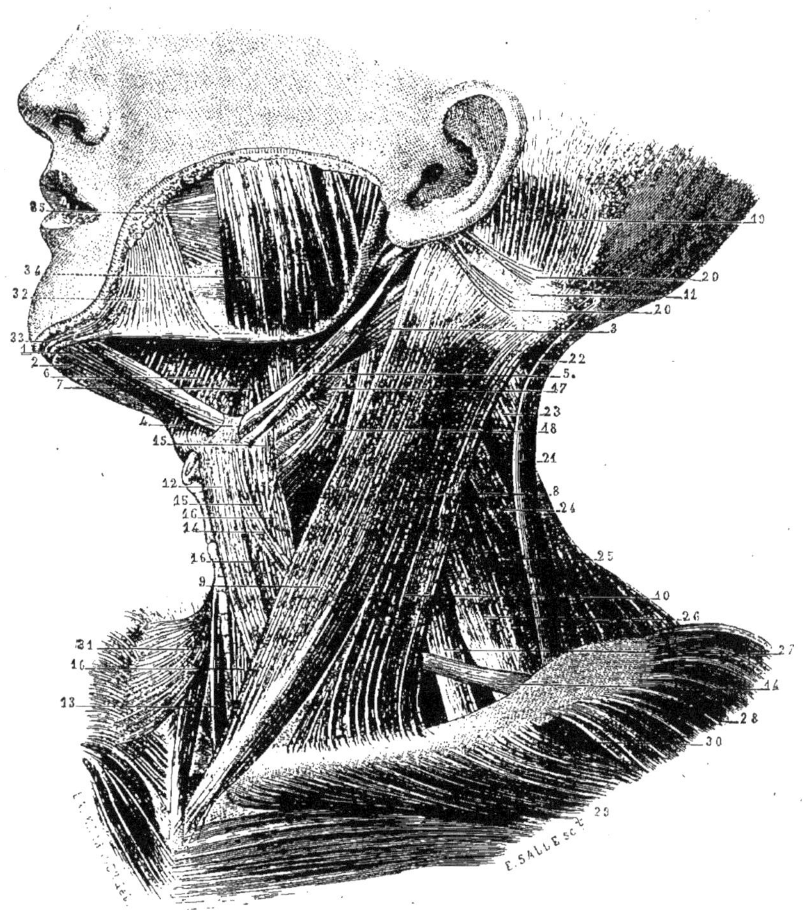

FIG. 260. — *Sterno-cléido-mastoïdien. Muscles des régions sus- et sous-hyoïdiennes.*

1. Ventre antérieur du digastrique gauche. — 2. Ventre antérieur du digastrique droit. — 3. Ventre postérieur du digastrique. — 4. Tendon du digastrique et poulie de réflexion de ce tendon. — 5. Muscle stylo-hyoïdien traversé par le tendon du digastrique. — 6. Muscle mylo-hyoïdien. — 7. Muscle hyo-glosse dont le faisceau antérieur est en grande partie recouvert par le muscle précédent. — 8. Muscle sterno-cléido-mastoïdien. — 9. Faisceau antérieur ou sternal de ce muscle. — 10. Son faisceau postérieur ou claviculaire. — 11. Fibres tendineuses par lesquelles il s'attache à l'apophyse mastoïde et à la ligne courbe supérieure de l'occipital. — 12. Muscle cléido-hyoïdien du côté gauche. — 13. Muscle cléido-hyoïdien du côté droit. — 14, 14. Muscle omoplat ou scapulo-hyoïdien. — 15, 15. Muscle thyro-hyoïdien. — 16, 16. Muscle sterno-thyroïdien. — 17. Attache du

de l'occipital. Il se fixe à la première par un tendon aplati qui recouvre son bord antérieur et la moitié supérieure de sa face externe ; et aux deux tiers externes de la seconde par une mince aponévrose longue de 15 à 20 millimètres.

Rapports. — La face externe du sterno-mastoïdien est en rapport dans la plus grande partie de son étendue avec le peaucier, la veine jugulaire externe et les branches superficielles du plexus cervical, qui le séparent de la peau. En bas, et surtout en haut, il est immédiatement recouvert par les téguments. — Sa face interne recouvre l'articulation sterno-claviculaire, le muscle cléido-hyoïdien, l'omoplat-hyoïdien, les scalènes, l'angulaire de l'omoplate, le splénius, l'artère carotide primitive et la veine jugulaire interne ; — son bord antérieur, longé en bas par la veine jugulaire antérieure, répond supérieurement à la glande parotide. Il forme avec celui du muscle opposé un angle dont la base, tournée en haut, mesure le plus grand diamètre transversal du cou et de la face. — Son bord postérieur, en se portant vers le bord antérieur du trapèze, contribue avec celui-ci à limiter la région sus-claviculaire.

Action. — On admet généralement que le sterno-mastoïdien a pour usage de fléchir la tête, de l'incliner de son côté et de lui imprimer en même temps un mouvement de rotation qui porte la face du côté opposé. L'inclinaison latérale et la rotation sont deux effets qui découlent très-manifestement de son action. Mais la flexion, beaucoup moins évidente, a pu être contestée. Lorsqu'on examine son extrémité supérieure, on pourrait croire que la résultante de toutes les forces partielles du muscle a son point d'attache en arrière du point d'appui du levier intermobile représenté par la tête, et que le muscle semble plutôt destiné à étendre qu'à fléchir l'extrémité céphalique. Cependant le toucher permet de constater que, dans le décubitus dorsal, au moment où nous fléchissons la tête et le cou, les deux muscles se contractent.

M. Duchenne a remarqué que les deux portions du sterno-mastoïdien jouissent d'une action indépendante, en sorte que chacune d'elles mériterait d'être considérée avec Albinus comme un muscle distinct. Mais cette indépendance n'existe que pour les contractions modérées ; dès que celles-ci deviennent plus énergiques, les deux portions se contractent à la fois. Le

constricteur moyen du pharynx au sommet de la grande corne de l'os hyoïde. — 18. Partie antérieure du constricteur inférieur. — 19. Muscle occipital. — 20, 20. Les deux faisceaux de l'auriculaire postérieur. — 21. Muscle trapèze. — 22. Splénius de la tête. — 23. Splénius du cou. — 24. Muscle angulaire de l'omoplate. — 25. Faisceau qui a été considéré comme un troisième scalène, mais qui peut être rattaché au scalène postérieur. — 26. Scalène postérieur. — 27. Scalène antérieur. — 28. Partie supérieure du deltoïde. — 29. Partie supérieure du grand pectoral. — 30. Interstice qui sépare ces deux muscles. — 31. Partie inférieure et antérieure du peaucier cervical droit. — 32. Muscle triangulaire des lèvres. — 33. Muscle transverse du menton se continuant avec l'angle antéro-inférieur du triangulaire, dont il semble un prolongement. — 34. Masséter. — 35. Buccinateur.

même auteur a observé aussi que la portion sternale préside plus spécialement au mouvement de rotation, et la portion claviculaire au mouvement d'inclinaison latérale.

Lorsque le muscle prend son point d'appui supérieurement, son insertion presque perpendiculaire sur le sommet de la cavité thoracique lui permet de contribuer à sa dilatation en élevant le sternum et les côtes. Mais il ne devient inspirateur qu'à la condition d'une immobilisation préalable de l'extrémité céphalique.

§ 2. — Muscles de la région sous-hyoïdienne.

Elle est composée de quatre muscles disposés sur deux plans, l'un antérieur, l'autre postérieur. Le plan antérieur ou superficiel comprend l'omoplat-hyoïdien et le cléido-hyoïdien; le plan postérieur ou profond, le sterno-thyroïdien et le thyro-hyoïdien.

Préparation. — 1° Enlever la peau et les muscles de la région cervicale superficielle; 2° diviser les clavicules à leur partie moyenne, les premières côtes en dehors de leur cartilage, et le sternum au niveau de l'articulation sternale; 3° renverser ensuite sur le cou la pièce quadrilatère ainsi obtenue, et disséquer l'extrémité inférieure des muscles qui viennent s'attacher au sternum et à la clavicule; pour rétablir les rapports naturels, il suffira, après la préparation, de ramener dans leur situation première les parties osseuses détachées; 4° inciser à son attache claviculaire le trapèze, puis le renverser en dehors pour découvrir l'insertion supérieure de l'omoplat-hyoïdien.

1. — **Muscle omopla- ou scapulo-hyoïdien.**

Muscle digastrique, long et grêle, très-étroit à sa partie moyenne, large et mince à ses extrémités, obliquement situé sur les parties latérales et inférieures du cou. (Fig. 262. 11.)

Insertions. — Ce muscle prend son insertion fixe sur le bord supérieur de l'omoplate. Il s'attache à ce bord par de courtes fibres aponévrotiques, en arrière de l'échancrure coracoïdienne et quelquefois un peu au ligament coracoïdien. De cette ligne d'implantation, dont l'étendue varie de 12 à 15 millimètres, le scapulo-hyoïdien se dirige en dedans et en avant, en longeant le bord postérieur de la clavicule qui le surmonte, puis devient ascendant, traverse alors le creux sus-claviculaire, s'engage sous la face profonde du sterno-mastoïdien et se rétrécit de plus en plus pour se continuer avec un tendon court et grêle. A ce tendon succède un second faisceau musculaire, d'abord étroit, qui s'élargit en se rapprochant du cléido-hyoïdien, auquel il devient bientôt parallèle et qui s'insère en dehors de celui-ci au bord inférieur du corps de l'os hyoïde.

Le tendon formant la partie moyenne de l'omoplat-hyoïdien présente une longueur très-variable. Je l'ai vu réduit à l'état de simple intersection aponévrotique. Son étendue, pour ce muscle comme pour tous ceux du même ordre, est généralement en raison inverse du développement et de la vigueur du système musculaire.

Rapports. — Par sa face externe, l'omoplat-hyoïdien répond : 1° en arrière, au trapèze et à la clavicule ; 2° au niveau de la région sus-claviculaire, au peaucier, qui le sépare de la peau ; 3° en avant de cette région, au sterno-mastoïdien ; plus haut, il correspond de nouveau au peaucier et à la peau. — Sa face interne est en rapport, de bas en haut, avec le faisceau supérieur du grand dentelé, les deux scalènes, la veine jugulaire interne, l'artère carotide primitive, le muscle sterno-thyroïdien et le thyro-hyoïdien. — Son bord supérieur décrit une courbe dont la concavité regarde en haut et en arrière. Il se confond avec le bord correspondant de l'aponévrose cervicale moyenne dans le dédoublement de laquelle le muscle scapulo-hyoïdien se trouve logé. Lorsque celui-ci se contracte, il tend à passer de la direction curviligne à la direction rectiligne, attire alors en haut et en dehors l'aponévrose qui précède, et joue par conséquent à son égard le rôle de muscle tenseur.

II. — **Muscle cléido-hyoïdien.**

Le cléido-hyoïdien, *sterno-hyoïdien* des auteurs, est un muscle allongé, aplati, situé à la partie antérieure et inférieure du cou, obliquement étendu de la clavicule à l'os hyoïde. (Fig. 262. 10.)

Insertions. — Inférieurement, il s'attache par de courtes fibres aponévrotiques à la partie postérieure de l'extrémité interne de la clavicule, sur une ligne oblique qui surmonte le ligament costo-claviculaire. Les fibres tendineuses internes, un peu plus longues, sont séparées de la surface osseuse par une très-petite bourse séreuse ; elles se prolongent en bas jusqu'à l'union du cartilage de la première côte avec le sternum. De cette ligne d'insertion, qui offre une étendue de 15 à 18 millimètres, le muscle se porte en haut et en dedans, se rapproche ainsi de celui du côté opposé, auquel il se juxtapose dans sa moitié supérieure, puis monte verticalement jusqu'à l'os hyoïde, pour s'insérer à son bord inférieur en dedans de l'omoplat-hyoïdien.

Rapports. — Le muscle cléido-hyoïdien est recouvert de bas en haut par la clavicule, le sterno-mastoïdien, le peaucier et la peau. Il recouvre le sterno-thyroïdien, et plus haut le thyro-hyoïdien.

III. — **Muscle sterno-thyroïdien.**

Ce muscle est situé au devant de la trachée et du corps thyroïde, en arrière du cléido-hyoïdien. Il diffère de celui-ci : 1° par sa longueur un peu moindre ; 2° par sa largeur double, et quelquefois triple ; 3° par son extrême minceur ; 4° par sa direction beaucoup moins oblique, et oblique en sens inverse : les deux cléido-hyoïdiens convergent de bas en haut ; les sterno-thyroïdiens, verticaux et juxtaposés dans leur moitié inférieure, s'écartent un peu supérieurement. (Fig. 261 et 262.)

Insertions. — Le sterno-thyroïdien s'attache en bas : 1° sur la face postérieure du cartilage de la première côte, par de courtes fibres aponévrotiques disposées suivant une ligne oblique qui s'étend au tiers, à la moitié et quelquefois à toute la longueur de ce cartilage ; 2° sur la face postérieure de la première pièce du sternum, par des fibres semblables disposées sur une ligne horizontale qui répond à son tiers inférieur ou à sa partie moyenne, plus rarement à son tiers supérieur ; 3° à la partie médiane de cette face, sur une hauteur variable, par des fibres qui s'entrecroisent irrégulièrement avec celles du muscle opposé. De ces diverses insertions, le sterno-thyroïdien monte verticalement jusqu'au larynx, où celui du côté droit s'écarte légèrement de celui du côté gauche, pour aller se fixer aux deux tubercules des faces antéro-latérales du cartilage thyroïde et à l'arcade fibreuse étendue de l'un à l'autre. Il n'est pas rare de voir quelques-unes de ses fibres se continuer avec celles du thyro-hyoïdien. — Sur son trajet, on remarque constamment une intersection fibreuse qui correspond chez la plupart des individus à la fourchette du sternum. Cette intersection

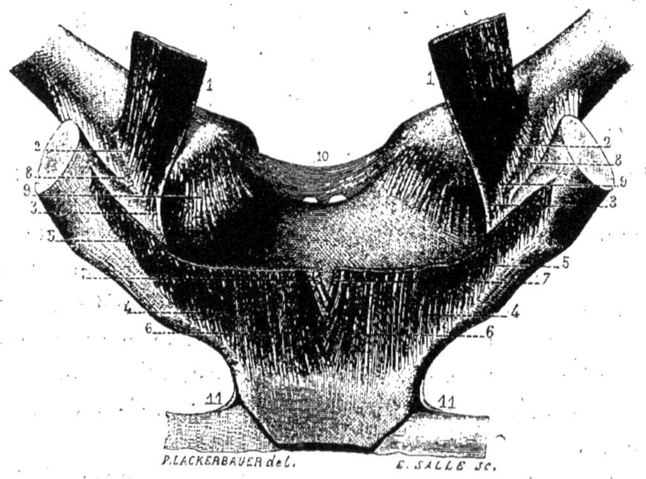

Fig. 261. — *Attache inférieure des muscles cléido-hyoïdien et sterno-thyroïdien.*

1, 1. Extrémité inférieure du muscle cléido-hyoïdien. — 2, 2. Insertion de ce muscle à la clavicule ; on voit que cette insertion se fait sur une ligne obliquement dirigée de haut en bas et de dehors en dedans. — 3, 3. Bord interne de l'extrémité inférieure du même muscle, se prolongeant en bas jusqu'à l'union du cartilage de la première côte avec le sternum. — 4, 4. Extrémité inférieure du muscle sterno-thyroïdien. — 5, 5. Partie de ce muscle qui s'attache au cartilage de la première côte. — 6, 6. Partie qui s'attache au sternum. — 7, 7. Bord interne des deux muscles dont les fibres s'entrecroisent sur la ligne médiane. — 8, 8. Ligament inférieur de l'articulation sterno-claviculaire. — 9, 9. Ligament postérieur de la même articulation. — 10. Ligament supérieur ou interclaviculaire. — 11, 11. Articulation du cartilage de la seconde côte avec la première pièce du sternum.

est transversale, inégalement brisée ; elle ne s'étend pas, en général, à toute la largeur du muscle.

Rapports. — Le sterno-thyroïdien est recouvert par le cléido-hyoïdien, qui le croise à angle très-aigu ; en haut et en dehors par l'omoplat-hyoïdien et le peaucier ; en bas et en dedans, où il répond au creux sus-sternal, par la peau ; tout à fait en bas, par le sternum et l'articulation sterno-claviculaire. Il recouvre, par sa moitié interne : les troncs veineux brachio-céphaliques, les veines thyroïdiennes inférieures et le corps thyroïde, qui le séparent de la trachée-artère ; par sa moitié externe, l'artère carotide primitive et la veine jugulaire interne.

IV. — Muscle thyro-hyoïdien.

Situé au devant du larynx, sur le prolongement du sterno-thyroïdien ; court, mince, assez large ; quadrilatère. (Fig. 260. 15, 15.)

Insertions. — Il s'attache inférieurement aux deux tubercules du cartilage thyroïde et à la bandelette fibreuse qui les réunit, en se continuant souvent par quelques fibres avec le muscle sous-jacent. De cette ligne d'insertion dirigée en bas et en dedans, il se porte verticalement en haut, pour se fixer à la partie inférieure du corps de l'hyoïde et à la partie correspondante de sa grande corne.

Rapports. — Recouvert par le cléido-hyoïdien, l'omoplat-hyoïdien, le peaucier et la peau, ce muscle recouvre le cartilage thyroïde et la membrane thyro-hyoïdienne.

V. — Action des muscles de la région sous-hyoïdienne.

Tous ces muscles prennent leur point d'appui en bas ; tous, par conséquent, ont pour destination d'abaisser l'organe sur lequel ils s'insèrent supérieurement. Les deux omoplat- et les deux cléido-hyoïdiens abaissent l'os hyoïde : les premiers en le portant un peu arrière, les seconds en l'attirant directement en bas. Les deux sterno-thyroïdiens rapprochent le larynx du sternum, et les thyro-hyoïdiens, qui les prolongent, rapprochent ensuite l'os hyoïde du larynx. C'est donc en définitive sur cet os que vient se concentrer l'action des quatre muscles de la région sous-hyoïdienne. Devenu immobile, celui-ci joue à son tour le rôle de point d'appui, d'où la possibilité pour les muscles qui en partent d'agir consécutivement sur la mâchoire inférieure et de l'abaisser aussi.

Si le maxillaire a été préalablement immobilisé, les muscles qui le relient à l'os de la langue élèvent celui-ci, et les thyro-hyoïdiens élèvent le bord supérieur du cartilage thyroïde, lequel remonte jusqu'au bord inférieur de l'hyoïde, puis le dépasse pour se porter en arrière, en sorte qu'il se trouve inscrit dans sa courbe parabolique : telle est la position que prend le cartilage à chaque mouvement de déglutition.

Les grandes proportions du thorax et les dimensions relativement grêles des cléido-hyoïdiens et sterno-hyoïdiens ne permettent pas à ces muscles de prendre part à la dilatation de la poitrine. S'ils coopèrent à cette dilatation, ce ne peut être que dans certaines conditions exceptionnelles et après l'immobilisation préalable de la mâchoire et de l'os hyoïde.

§ 3. — Muscles de la région sus-hyoïdienne.

Cette région comprend aussi quatre muscles : le digastrique, le stylo-hyoïdien, le mylo-hyoïdien et le génio-hyoïdien. (Fig. 260 et 262.)

Préparation. — 1° Élever les épaules et renverser la tête en arrière ; 2° enlever la peau, le peaucier, la glande parotide et la glande sous-maxillaire ; 3° inciser le sterno-mastoïdien sur sa partie moyenne, et renverser de bas en haut sa moitié supérieure ; 4° détacher ensuite le splénius de la tête et le petit complexus, qui viennent s'attacher à l'apophyse mastoïde, afin de découvrir l'insertion postérieure du digastrique ; 5° après avoir étudié le mylo-hyoïdien, diviser ce muscle et le séparer du génio-hyoïdien qui le surmonte.

I. — **Muscle digastrique.**

Le digastrique occupe la partie supérieure et latérale du cou. Allongé, grêle et tendineux dans sa partie moyenne, il est charnu et conoïde à ses extrémités, que leur situation permet de distinguer en antérieure et postérieure. (Fig. 260. 3, 3.)

Insertions, direction. — Par son faisceau ou son ventre postérieur, beaucoup plus long que l'antérieur, ce muscle s'attache à toute l'étendue de la rainure digastrique du temporal, à l'aide de fibres tendineuses qui se prolongent sur sa face interne. De cette rainure, il se dirige en avant, en dedans et un peu en bas, en diminuant progressivement de diamètre, puis se transforme en un simple tendon, grêle et arrondi, d'abord caché dans son épaisseur. Celui-ci traverse le génio-hyoïdien et quelquefois passe en arrière. Parvenu au niveau de la petite corne de l'hyoïde, il s'engage sous une arcade fibreuse, large de 4 à 6 millimètres, dont les piliers obliques, en bas et en avant, s'insèrent à cet os. Après avoir passé sous cette arcade, le tendon plus ou moins rapproché du corps de l'os, suivant que les piliers de l'arcade sont plus ou moins longs, se réfléchit pour se porter en haut, en avant et en dedans ; il se perd presque aussitôt dans le faisceau ou ventre antérieur du muscle qui suit la même direction en augmentant graduellement d'épaisseur. Ce faisceau antérieur s'insère à la base de la mâchoire, très-près de la symphyse, sur une fossette qui lui est exclusivement destinée, la *fossette digastrique.* L'angle qu'il forme avec le faisceau postérieur est obtus ; il regarde en haut et en arrière ; dans cet angle se trouvent inscrites les glandes parotide et sous-maxillaire.

De l'extrémité antérieure du tendon du digastrique on voit naître une expansion fibreuse, très-forte, continue en arrière avec sa poulie de réflexion, qu'elle supplée souvent, continue en avant avec celle du côté opposé et formant avec celle-ci une aponévrose qui remplit tout l'espace angulaire compris entre les deux muscles. Cette aponévrose s'attache en bas au corps de l'hyoïde. Elle recouvre la partie médiane du mylo-hyoïdien, à laquelle l'unit un tissu cellulaire très-dense.

Rapports. — La face externe du digastrique est recouverte en arrière par le petit complexus, le splénius de la tête et le sterno-mastoïdien ; dans le reste de son étendue, par la glande parotide, et la glande sous-maxillaire, et plus superficiellement par le peaucier et la peau. — Sa face interne recouvre les muscles qui partent de l'apophyse styloïde, l'artère carotide interne, la veine jugulaire interne, le muscle hyoglosse et le mylo-hyoïdien. — Son faisceau antérieur converge de bas en haut vers celui du côté opposé, auquel il s'applique par la circonférence de sa base.

Action. — Les deux faisceaux de ce muscle sont animés par des nerfs différents et paraissent jouir d'une action indépendante.

Lorsque le faisceau postérieur a son point fixe sur le temporal, il attire l'os hyoïde en arrière et un peu en haut. S'il a son point d'appui sur cet os, il devient congénère des muscles extenseurs de la tête.

Le faisceau antérieur, prenant le plus habituellement son insertion fixe sur le maxillaire, attire l'hyoïde en haut et en avant. Fixé inférieurement, il abaisse la mâchoire. Si son action coïncide avec celle du faisceau postérieur, et si les deux digastriques se contractent simultanément, l'hyoïde ne se porte ni en arrière ni en avant, mais presque directement en haut.

II. — **Muscle stylo-hyoïdien.**

Situé à la partie supérieure et latérale du cou, en dedans et au-dessus du faisceau postérieur du digastrique, qui, plus bas, le traverse ; obliquement étendu de l'apophyse styloïde du temporal à l'os hyoïde ; allongé, très-grêle, cylindroïde (fig. 260, 5).

Insertions, direction. — Le stylo-hyoïdien s'attache en arrière sur le côté inférieur de l'apophyse styloïde, près de sa base, par un tendon délié, qui après avoir parcouru un centimètre environ, s'épanouit à la manière d'un cône pour embrasser le corps charnu du muscle. Celui-ci, d'abord très-grêle, se renfle légèrement, se dirige en bas, en avant et en dedans, puis se partage en deux faisceaux, l'un interne, l'autre externe d'une épaisseur en général double ou triple ; c'est entre ces faisceaux que passe le tendon du digastrique. Au-dessous de ce tendon, les deux faisceaux se rapprochent pour se terminer par une languette aponévrotique très-mince qui leur est commune, et qui vient se fixer sur l'os hyoïde, à l'union de son corps avec sa grande corne.

Chez quelques individus, le stylo-hyoïdien ne se divise pas; il passe alors au-dessus et en dehors du tendon du digastrique en le croisant à angle très-aigu.

Rapports. — Ce muscle est surtout en rapport avec le digastrique, dont il semble former une dépendance. En dehors, il répond comme celui-ci à la glande parotide et à la glande sous-maxillaire; en dedans, au muscle stylo-pharyngien, au constricteur supérieur du pharynx, à l'hyo-glosse, à l'artère carotide interne et à la veine jugulaire interne.

Action. — Le stylo-hyoïdien prend toujours son point d'appui sur l'apo-

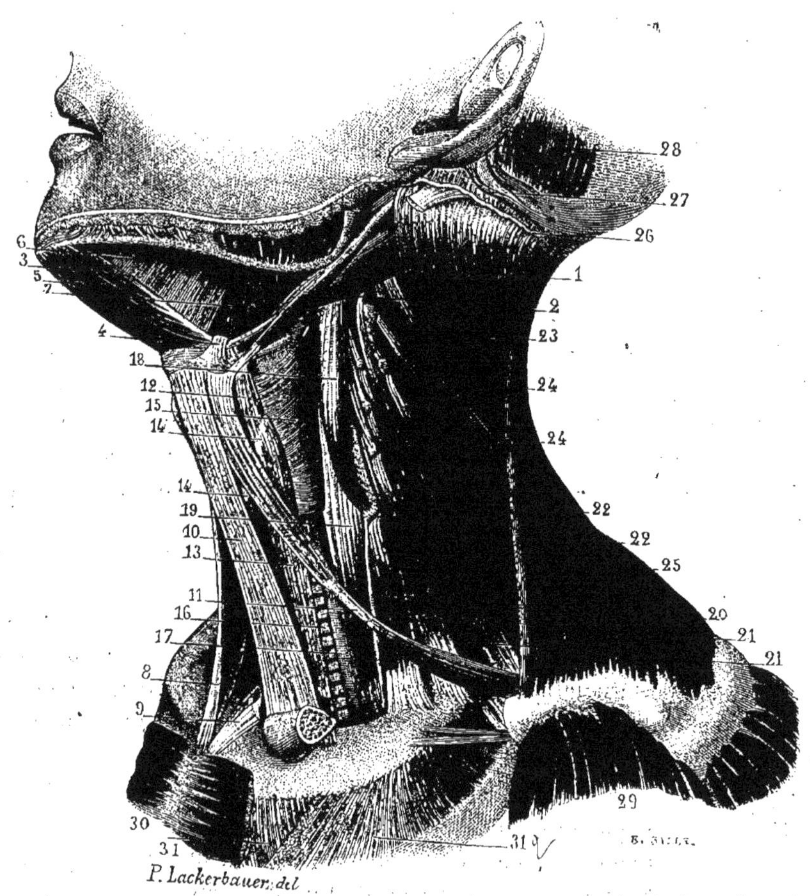

FIG. 262. — *Muscles des regions sus- et sous-hyoïdiennes.*

1. Ventre postérieur du digastrique. — 2. Muscle stylo-hyoïdien. — 3. Ventre antérieur du digastrique. — 4. Tendon et poulie de ce muscle. — 5. Ventre antérieur du digastrique du côté droit. — 6. Muscle mylo-hyoïdien. — 7. Muscle hyo-glosse. — 8. Faisceau sternal du muscle sterno-mastoïdien droit. — 9. Faisceau sternal du muscle sterno-mastoïdien gauche. — 10. Muscle cléido-hyoïdien. — 11. Tendon du muscle omoplat-hyoïdien. — 12. Muscle thyro-hyoïdien. — 13. Muscle sterno-thyroïdien. — 14, 14. Ligne fibreuse sur laquelle viennent s'attacher les deux muscles précédents. — 15. Muscle constricteur inférieur du pharynx. — 16. Trachée-artère. — 17. Œsophage. — 18. Grand droit antérieur

physe styloïde. Il a donc pour usage d'attirer l'os hyoïde en haut, en arrière et en dehors. Sollicité à la fois par les deux muscles correspondants, cet os ne se porte ni à droite ni à gauche ; il se meut dans une direction obliquement ascendante, sans se dévier du plan médian.

Stylo-hyoïdien profond. — Au-dessous et en dedans du stylo-hyoïdien, on rencontre souvent un second muscle dont l'existence a été méconnue ; je le désignerai sous le nom de *stylo-hyoïdien profond.* (Fig. 263. 15.)

Ce muscle diffère du précédent : 1° par ses dimensions plus grêles, et sa forme régulièrement cylindrique ; 2° par son insertion fixe qui se fait au voisinage du sommet de l'apophyse styloïde ; 3° par son insertion mobile qui a lieu sur la petite corne de l'os hyoïde ; 4° par ses connexions avec le ligament stylo-hyoïdien qu'il accompagne dans toute son étendue en longeant son bord inférieur. — Ses usages, du reste, sont les mêmes que ceux du muscle auquel il est annexé. On peut le considérer comme un faisceau de renforcement de celui-ci.

III. — **Muscle mylo-hyoïdien.**

Situé entre le cou, qu'il limite supérieurement, et la cavité buccale, dont il forme la paroi inférieure ou le plancher ; court et mince ; irrégulièrement quadrilatère.

Celui du côté droit se continuant avec celui du côté opposé, les deux muscles n'en représentent en réalité qu'un seul, impair, médian et curviligne (fig. 258, 2, 2 et 260).

Insertions, direction. — Le mylo-hyoïdien s'étend de la ligne oblique interne de la mâchoire vers l'os hyoïde, d'une part, et de l'autre vers une sorte de raphé fibreux et médian qui sert de trait d'union aux deux muscles. — Il naît de la ligne oblique interne par des fibres aponévrotiques, à peine apparentes, auxquelles succèdent et s'entremêlent les fibres musculaires qui se dirigent différemment. — Les antérieures, extrêmement courtes, se portent presque transversalement en dedans ou celles de droite semblent se continuer directement avec celles du côté gauche. — Les suivantes, d'autant plus longues et plus obliques qu'elles s'éloignent davantage de la symphyse, se rendent au raphé fibreux médian vers lequel celles des deux muscles convergent à la manière des barbes d'une plume sur leur tige commune. — Les postérieures ou externes, qui parcourent le

de la tête. — 19. Muscle long du cou. — 20. Muscle scalène antérieur. — 21, 21. Muscle scalène postérieur. — 22, 22. Faisceaux par lesquels le muscle angulaire de l'omoplate vient s'insérer aux apophyses transverses des vertèbres cervicales. — 23. Splénius de la tête. — 24, 24. Splénius du cou. — 25. Trapèze. — 26. Attache du sterno-mastoïdien. — 27. Attache des deux faisceaux de l'auriculaire postérieur. — 28. Muscle occipital. — 29. Muscle deltoïde. — 30. Attache du grand pectoral droit à la face antérieure du sternum. — 31. Attache du grand pectoral gauche. — 32. Muscle intercostal externe dont les fibres s'étendent obliquement de la première à la seconde côte.

trajet le plus étendu, vont se fixer sur le bord supérieur du corps de l'os hyoïde.

Les fibres du mylo-hyoïdien ne sont pas rectilignes, chacune d'elles décrit une courbe dont la concavité regarde en haut, en arrière et en dedans. De la juxtaposition de toutes ces courbes à droite et à gauche et de leur convergence vers le raphé médian, résulte une sorte de gouttière antéro-postérieure, obliquement descendante, qui s'élargit rapidement à mesure qu'on se rapproche de l'os hyoïde; c'est sur cette gouttière musculaire que repose la langue.

Le raphé qui unit les deux mylo-hyoïdiens est peu sensible sur leur face inférieure; il l'est très-peu aussi en haut et en avant, mais devient de plus en plus manifeste en descendant vers l'os hyoïde, au-dessus duquel il s'élargit très-notablement.

Rapports. — Ce muscle est en rapport en bas et en dehors avec la glande sous-maxillaire et le faisceau antérieur du digastrique. Il répond en haut et en dedans au génio-hyoïdien, qui repose sur sa partie interne ou médiane, au conduit excréteur de la glande sous-maxillaire, à la glande sublinguale, et à la face inférieure de la langue. — Son bord postérieur, rectiligne, obliquement dirigé en bas, en arrière et en dedans, est recouvert aussi par la glande sous-maxillaire, qui l'embrasse à la manière d'une gouttière.

Action. — Lorsque les mylo-hyoïdiens prennent leur point fixe sur le maxillaire inférieur, ils élèvent l'os hyoïde et le portent un peu en avant. Si cet os a été préalablement immobilisé par l'action des muscles de la région sous-hyoïdienne, ils abaissent la mâchoire et l'attirent un peu en arrière.

IV. — **Muscle génio-hyoïdien.**

Muscle court; cylindroïde, situé au-dessus du mylo-hyoïdien; étendu de la symphyse de la mâchoire au corps de l'os hyoïde (fig. 263, 7).

Insertions. — Il s'attache en haut et en avant au tubercule inférieur de l'apophyse géni par de courtes fibres aponévrotiques, puis se dirige en bas et en arrière pour s'insérer à la partie moyenne de la face antérieure de l'os hyoïde, en embrassant à la manière d'une fourche le bord antérieur de l'hyoglosse.

Rapports. — Le génio-hyoïdien répond, en bas et en dehors au mylo-hyoïdien, en haut au génio-glosse, en dedans à celui du côté opposé dont aucune ligne de démarcation ne le distingue, en sorte qu'au premier aspect les deux muscles semblent n'en constituer qu'un seul.

Action. — Elle ne diffère pas de celle du mylo-hyoïdien et du ventre antérieur du digastrique. Comme ceux-ci le génio-hyoïdien devient élévateur de l'hyoïde lorsque la mâchoire est immobilisée, abaisseur de la mâchoire lorsqu'il prend son point fixe sur l'hyoïde.

§ 4. — Région linguale.

L'appareil moteur de la langue comprend dans sa composition : 1° une charpente osseuse et fibreuse ; 2° un grand nombre de muscles.

A. *Charpente osseuse et fibreuse de la langue.*

L'os hyoïde et deux lames fibreuses, l'une postérieure et transversale, l'autre antérieure et médiane, constituent cette charpente.

L'os hyoïde, soudé en quelque sorte à la base de la langue, en suit tous les mouvements. Il appartient à cet organe, non-seulement par les attaches qu'il fournit à plusieurs de ses muscles, mais aussi par les aponévroses qui s'en détachent et qui se transforment elles-mêmes en surfaces d'insertion. — Simplement fibreuses chez l'homme et les mammifères, ces lames sont de nature osseuse ou cartilagineuse chez les oiseaux : elles représentent dans cette classe de vertébrés un véritable prolongement de l'hyoïde, et attestent entre cet os et le corps musculaire de la langue les connexions les plus intimes.

La *lame fibreuse postérieure*, ou *membrane hyo-glossienne*, se dirige de l'os hyoïde vers la base de la langue. Née de la partie postérieure et supérieure du corps de cet os, elle se porte en haut et en avant, et après un trajet de 6 à 8 millimètres disparaît au milieu des muscles de la langue. Cette lame s'étend dans le sens transversal de la petite corne d'un côté, à la petite corne du côté opposé. Elle n'est recouverte en haut que par la muqueuse linguale, quelques glandules salivaires, et le prolongement médian de l'épiglotte.

La *lame fibreuse médiane* est une sorte de raphé antéro-postérieur, de 5 à 6 millimètres de hauteur, verticalement situé dans l'épaisseur de la partie médiane de la langue. — Ses faces, tournées l'une à droite et l'autre à gauche, sont planes, un peu plus hautes en arrière qu'en avant : elles donnent attache à un grand nombre de fibres musculaires. — Son bord supérieur convexe ne s'élève pas jusqu'à la muqueuse de la face dorsale. — Son bord inférieur, concave, plus épais et mieux limité que le précédent, est recouvert par une petite traînée de cellules adipeuses et par les fibres les plus internes des génio-glosses qui s'entrecroisent en passant de l'un à l'autre côté. Quelquefois cet entrecroisement n'a pas lieu au niveau de son tiers postérieur ; en écartant les deux muscles, on aperçoit alors ce bord qui forme une légère saillie dans leur interstice. — Son extrémité postérieure se continue avec la membrane hyo-glossienne. — L'antérieure, plus effilée et plus mince, se perd insensiblement dans la partie correspondante du corps musculeux de la langue.

Cette lame est d'un blanc jaunâtre. Elle se compose de fibres verticales et obliques irrégulièrement entrecroisées. Suivant Blandin, elle renfermerait dans son épaisseur des noyaux de cartilages. Mais l'observation ne démontre pas chez l'homme l'existence de ces noyaux fibro-cartilagineux.

B. *Muscles de la langue.*

La masse charnue de la langue se compose de deux corps musculeux symétriquement placés à droite et à gauche de la lame fibreuse médiane, et recouverts à leur partie supérieure par une couche musculaire qui leur est commune. Chacun de ces groupes est formé de sept muscles qui se confondent et qui peuvent être classés de la manière suivante :

Trois proviennent des os voisins : le ***stylo-glosse***, l'***hyo-glosse*** et le ***génio-glosse***; et trois des organes voisins : le *pharyngo-glosse*, le *palato-glosse* et l'*amygdalo-glosse*.

Le septième tire son origine à la fois de ces os et de ces organes, c'est le *lingual inférieur*.

Le huitième ou muscle commun aux deux groupes, connu sous le nom de *lingual supérieur*, présente une origine analogue ; il émane de la petite corne de l'os hyoïde et du prolongement médian de l'épiglotte.

Préparation. — L'étude du corps musculaire de la langue nécessite trois préparations : l'une pour découvrir les muscles qui naissent des os voisins, les stylo-glosse, hyo-glosse et génio-glosse ; la seconde pour mettre en évidence les muscles palato-glosse, amygdalo-glosse et lingual supérieur, ainsi que la membrane hyo-glossienne ; la troisième pour montrer la membrane fibreuse médiane, le lingual inférieur et le pharyngo-glosse.

a. Préparation des muscles stylo-glosse, hyo-glosse et génio-glosse. — 1° Enlever la peau, le peaucier, les glandes salivaires et le mylo-hyoïdien ; 2° scier ensuite verticalement la mâchoire inférieure, d'abord d'un côté, à 6 ou 8 millimètres en dehors de la symphyse, puis sur la symphyse, et ensuite de l'autre côté de celle-ci à la même distance, et isoler la langue sur ses deux parties latérales ; 3° découvrir l'hyo-glosse, le génio-glosse et le stylo-glosse (fig. 263).

b. Préparation des muscles palato-glosse, amygdalo-glosse, lingual supérieur et de la membrane hyo-glossienne. — Pour cette préparation il faut enlever toute la langue avec l'os hyoïde, ainsi que l'épiglotte, les amygdales et le voile du palais. Dans ce but on utilisera la préparation qui précède et l'on procédera de la manière suivante : 1° Séparer le voile du palais de la voûte palatine, puis l'enlever avec les amygdales, ainsi que la langue, l'épiglotte et l'os hyoïde ; 2° diviser ensuite le voile du palais sur la ligne médiane et rejeter à droite et à gauche ses deux moitiés ; 3° épingler la langue sur une plaque de liége, en l'allongeant et l'étalant, sa face dorsale étant dirigée en haut ; 4° détacher la muqueuse au-devant de l'épiglotte avec ménagement, puis la couche glanduleuse qui recouvre la base de la langue, et poursuivre cette dissection d'arrière en avant, pour mettre à découvert la membrane hyo-glossienne, le prolongement médian de l'épiglotte et le faisceau musculaire qui en part, ainsi que les faisceaux qui naissent des petites cornes de l'hyoïde, et qui contribuent avec le précédent à former le lingual supérieur ; 5° de chaque côté de ce muscle on trouvera l'amygdalo-glosse, qui s'engage sous sa face profonde ; 6° au devant de celui-ci rampe le palato-glosse situé dans l'épaisseur des piliers antérieurs du voile du palais.

c. Préparation de la membrane fibreuse médiane, des muscles lingual inférieur et pharyngo-glosse, et de la partie terminale de tous les autres muscles de la langue. — La langue qui aura servi aux deux préparations précédentes pourra servir encore pour celle-ci. Dans ce but : 1° renverser la langue sur sa face dorsale, l'étaler et l'épingler sur ses bords, écarter les deux génio-glosses, et chercher au fond de l'intervalle qui les sépare le bord inférieur de la lame fibreuse médiane; 2° ce bord étant découvert, inciser toutes les fibres musculaires qui viennent s'attacher à l'une de ses faces et sur toute sa longueur, de manière à diviser la langue en deux moitiés, l'une droite, l'autre gauche; 3° après avoir étudié la lame fibreuse médiane, ainsi mise à nu, appliquer la surface de la coupe sur une plaque de liége, épingler le contour de cette coupe et tout le pourtour de la préparation en étalant les muscles de la langue; 4° disséquer ces muscles en procédant des superficiels aux profonds, et en enlevant successivement les premiers pour étudier les seconds (fig. 264).

I. — **Muscle hyo-glosse.**

Situé sur la partie inférieure et latérale de la langue; large, mince, quadrilatère; divisé en deux faisceaux secondaires. L'un de ces faisceaux naît de la grande corne de l'os hyoïde, l'autre du corps ou de la base de cet os et de la partie voisine de la grande corne : de là les noms de cérato-glosse donné au premier, et de basio-glosse appliqué au second. Chacun d'eux mérite une description à part (fig. 262).

Le *cérato-glosse*, attaché inférieurement aux deux tiers postérieurs de la lèvre externe de la grande corne de l'hyoïde, se porte verticalement en haut, s'engage sous le stylo-glosse, puis s'unit au faisceau supérieur de ce muscle, et changeant alors de direction pour devenir horizontal, s'épanouit dans l'épaisseur de la langue. Ses fibres terminales postérieures se portent transversalement en dedans, les autres d'autant plus obliquement en dedans et en avant qu'elles sont plus antérieures; toutes s'attachent à la lame fibreuses médiane.

En dehors le cérato-glosse répond de bas en haut : au tendon du digastrique et au stylo-hyoïdien, à la glande sous-maxillaire, aux nerfs hypoglosse et lingual, puis au muscle stylo-glosse, qui le croise à angle droit. — Sa face interne est en rapport : avec l'artère linguale et le constricteur moyen du pharynx; plus haut, avec le ligament stylo-hyoïdien et le muscle stylo-hyoïdien profond.

Au cérato-glosse, on voit fréquemment se joindre un faisceau grêle et arrondi qui monte obliquement sur sa face externe pour se porter ensuite vers la pointe de la langue. Ce faisceau naît le plus souvent du sommet de la grande corne : il constitue alors un cérato-glosse accessoire. Mais il n'est pas rare de le voir provenir du constricteur moyen du pharynx. Quel que soit son point de départ, ce faisceau se porte en haut et en avant, en passant sur le cérato-glosse, et se coude alors à angle obtus pour se joindre à la portion horizontale du stylo-glosse.

Ce muscle a pour usage d'abaisser les bords de la langue, et d'incliner de son côté la face dorsale de cet organe. Ainsi abaissée et inclinée, la langue peut se charger pendant la durée de la mastication des aliments tombés des arcades dentaires, et les reporter sous ces arcades.

Le *basio-glosse*, plus épais et moins large que le cérato-glosse, n'est pas vertical, mais oblique en haut et en avant. L'interstice qui le sépare du précédent est quelquefois assez large pour laisser entrevoir l'artère linguale; dans ce cas, il prend la figure d'un petit triangle isocèle.

Ce muscle, attaché en bas à la partie supérieure et externe du corps de l'hyoïde et au quart antérieur de la grande corne, se porte vers la partie moyenne du bord correspondant de la langue. Ses fibres suivent une direction d'autant plus oblique en haut et en avant qu'elles sont plus antérieures. Toutes s'engagent entre le faisceau inférieur et le faisceau moyen du stylo-glosse, passent au-dessous de celui-ci, se joignent plus haut à son faisceau supérieur, et s'épanouissent dans l'épaisseur de la langue en cheminant vers la lame fibreuse médiane à laquelle elles s'attachent.

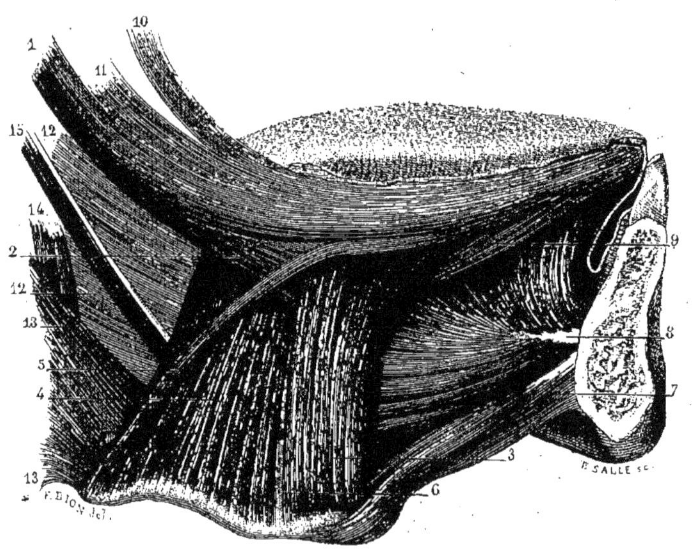

Fig. 263. — *Muscles de la langue* (couche superficielle).

1. Muscle stylo-glosse. — 2. Faisceau inférieur de ce muscle pénétrant entre les deux faisceaux de l'hyo-glosse. — 3. Faisceau antérieur du muscle hyo-glosse ou basio-glosse. — 4. Son faisceau postérieur ou cérato-glosse. — 5. Faisceau accessoire de même muscle. — 6. Interstice celluleux qui sépare le basio-glosse du cérato-glosse. — 7. Muscle génio-hyoïdien se creusant en gouttière au niveau de son attache à l'os hyoïde pour embrasser le bord antérieur de l'hyo-glosse. — 8. Muscle génio-glosse se fixant en avant à l'apophyse géni supérieure par un court tendon. — 9. Muscle lingual inférieur. — 10. Muscle palato-glosse ou constricteur de l'isthme du gosier. — 11. Partie supérieure du pharyngo-glosse qui ne tarde pas à se confondre avec le palato-glosse et le faisceau superficiel du stylo-glosse. — 12, 12. Partie inférieure ou principale du même muscle. — 13, 13. Constricteur moyen du pharynx. — 14. Muscle stylo-pharyngien. — 15. Ligament stylo-hyoïdien et muscle stylo-hyoïdien profond, parallèle et sous-jacent à ce ligament.

Le basio-glosse est en rapport : 1° par sa face externe avec la glande sous-maxillaire, le nerf hypoglosse, le nerf lingual, et plus haut avec la portion moyenne du stylo-glosse ; 2° par sa face interne avec la petite corne de l'os hyoïde et le ligament qui s'y attache, avec l'artère linguale, le génio-glosse et le lingual inférieur.

Indépendamment du cérato-glosse et du basio-glosse, tous les auteurs s'accordent pour admettre, comme faisant partie aussi de l'hyo-glosse, un troisième faisceau qui partirait de la petite corne de l'hyoïde et qui a reçu le nom de *chondro-glosse*. Mais on ne voit naître de la petite corne que deux ordres de fibres musculaires : 1° des fibres peu nombreuses qui émanent de son sommet, et qui se portent obliquement en haut et en avant pour se joindre au lingual inférieur ; 2° des fibres beaucoup plus élevées, provenant de sa partie moyenne et rampant sous la muqueuse de la face dorsale de la langue, en constituant un petit faisceau aplati qui s'unit bientôt au faisceau moyen du lingual supérieur. Aucune des fibres nées de la petite corne ne contribue donc à former l'hyo-glosse.

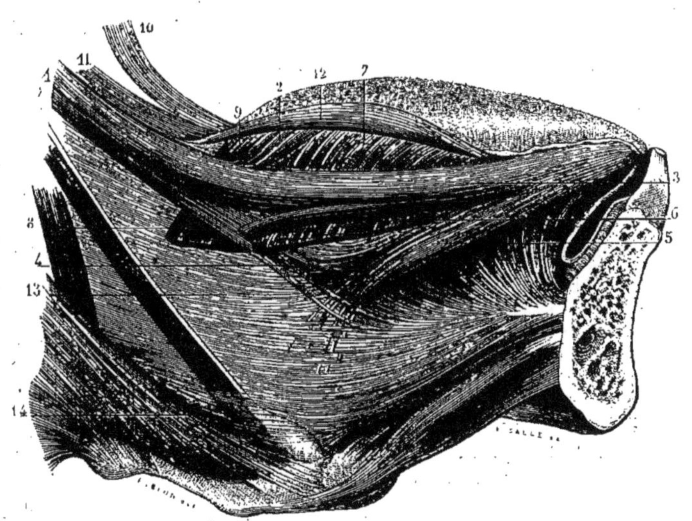

FIG. 263. — *Muscles de la langue* (couche profonde).

1. Muscle stylo-glosse. — 2. Son faisceau supérieur. — 3. Son faisceau moyen ou superficiel. — 4. Son faisceau inférieur dont les fibres se continuent en partie avec celles du génio-glosse, en partie avec celles du lingual inférieur. — 5. Muscle lingual inférieur. — 6. Basio-glosse excisé au-dessous du faisceau moyen du stylo-glosse pour laisser voir le faisceau inférieur de ce muscle, le lingual inférieur et le pharyngo-glosse. — 7. Fibres terminales du basio-glosse. — 8. Partie supérieure du cérato-glosse. — 9. Fibres terminales du cérato-glosse se confondant avec le faisceau supérieur du stylo-glosse. — 10. Palato-glosse. — 11. Partie supérieure du pharyngo- glosse, s'unissant au palato-glosse pour former un plan longitudinal qui recouvre les fibres transversales du stylo-glosse, du cérato-glosse et du basio-glosse. — 12. Ce plan détaché et soulevé pour montrer les fibres transversales sous-jacentes. — 13. Pharyngo-glosse. — 14. Attache du constricteur moyen du pharynx et du stylo-hyoïdien profond à la petite corne de l'os hyoïde.

II. — **Muscle stylo-glosse.**

Situé sur les bords de la langue; long et grêle; plus large sur sa partie moyenne, effilé à ses extrémités.

Insertions et direction. — Le stylo-glosse naît du tiers inférieur et externe de l'apophyse styloïde du temporal, par un tendon auquel succède bientôt un corps charnu conoïde. Quelques fibres émanées du ligament stylo-maxillaire viennent se joindre ordinairement à ce corps charnu, qui se porte en bas, en avant et en dedans, en s'aplatissant et s'élargissant de plus en plus. Parvenu sur les côtés du tiers postérieur de la langue, le muscle stylo-glosse se divise en trois faisceaux : l'un moyen, l'autre inférieur, le troisième supérieur.

Le faisceau moyen, plus considérable, longe les parties latérales de la langue et s'avance jusqu'à sa pointe en formant une arcade dont la concavité regarde en haut et en avant. — Le faisceau inférieur, tantôt simple, tantôt multiple, passe entre les deux portions de l'hyo-glosse, puis se confond, par ses fibres les plus élevées avec les fibres correspondantes du lingual inférieur, et par les autres plus nombreuses avec celles du génio-glosse. Lorsqu'il se décompose en deux ou trois fascicules, ces derniers passent à travers les fascicules correspondants du cérato-glosse en formant avec ceux-ci une sorte de tissu natté. — Le faisceau supérieur s'engage sous les fibres du palato-glosse avec le cérato-glosse, auquel il se joint, puis se dirige en dedans et en avant, en s'épanouissant, de telle sorte que ses fibres les plus reculées sont transversales, les antérieures longitudinales, les intermédiaires obliques en avant et en dedans.

Rapports. — Le stylo-glosse répond : en dehors, à la glande parotide, au ptérygoïdien interne et à la muqueuse linguale; en dedans, au ligament stylo-hyoïdien, au constricteur supérieur du pharynx et à l'hyo-glosse.

Action. — Par leur faisceau moyen, les stylo-glosses rétractent la langue en l'attirant un peu en haut. Par leur faisceau inférieur, ils forment une espèce de sangle qui élève la base de l'organe vers le voile du palais. Par leur faisceau supérieur, ils soulèvent les bords de la langue, dont la face dorsale prend alors l'aspect d'une gouttière.

III. — **Muscle génio-glosse.**

Le génio-glosse est le plus volumineux et le plus important des muscles de la langue. Il occupe la partie médiane de cet organe. Sa forme est rayonnée.

Insertion et direction. — Son sommet, dirigé en bas et en avant, s'attache à l'apophyse géni supérieure de la mâchoire par un tendon nacré qui se perd bientôt au milieu des fibres musculaires. — Sa base, tournée en haut et en arrière, répond à la partie médiane de la langue dont elle mesure toute la longueur. Les fibres qui le composent affectent par conséquent une direction très-différente : les plus inférieures se portent en bas et en arrière vers le corps de l'os hyoïde, auquel elles s'attachent ; les plus élevées décrivent une courbe à concavité antérieure pour se rendre dans la pointe de la langue ; les moyennes, beaucoup plus multipliées, forment un éventail qu'occupe toute la partie comprise entre cette pointe et la membrane hyo-glossienne.

Considérées dans leur partie terminale, les fibres du génio-glosse ne se comportent pas de la même manière. Sous ce point de vue, on peut les distinguer en internes et externes. — Les fibres internes s'entrecroisent, en général, avec les fibres correspondantes du côté opposé, immédiatement au-dessous de la lame fibreuse médiane, celles du côté droit passant à gauche et réciproquement, en sorte qu'il faut les diviser pour voir le bord inférieur de cette lame fibreuse. — Parmi les fibres externes, les plus inférieures, ainsi que nous l'avons vu, s'insèrent au corps de l'os hyoïde ; d'autres semblent se continuer avec le pharyngo-glosse, et quelques-unes avec le faisceau inférieur du stylo-glosse. Toutes les autres, beaucoup plus nombreuses, vont se fixer à la muqueuse de la face dorsale de la langue, en passant entre les faisceaux du musle lingual supérieur. qu'ils croisent à angle droit. (Fig. 253).

Rapports. — Les génio-glosses correspondent par leur face externe à la glande sublinguale, au conduit excréteur de la glande sous-maxillaire, au nerf hypoglosse, et plus haut au muscle lingual inférieur. — Par leur face interne, les deux muscles s'appliquent l'un à l'autre. Un tissu cellulo-adipeux très-fin occupe l'interstice qui les sépare. — Leur bord supérieur convexe répond à la muqueuse de la face dorsale de la langue. Leur bord inférieur, rectiligne, repose sur les muscles génio-hyoïdiens. Leur bord antérieur, très-court et concave, est recouvert par la muqueuse sous-jacente à la pointe de la langue.

Action. — Les génio-glosses remplissent des usages variés. Lorsque toutes leurs fibres entrent simultanément en action, ces muscles ont pour effet, suivant la remarque de Gerdy, de pelotonner la langue derrière la mâchoire inférieure. Si leurs fibres inférieures agissent seules, elles élèvent l'hyoïde, ainsi que la base de la langue, en rapprochant cet organe de l'orifice buccal à travers lequel sa pointe peut être alors facilement projetée. Ce phénomène de prépulsion est plus marqué lorsque la sangle formée par les faisceaux inférieures des stylo-glosses se contracte en même temps. Si les fibres antérieures deviennent actives, elles ramènent la pointe de la langue dans la bouche. Lorsque les deux génio-glosses et les deux stylo-glosses se contractent simultanément, la partie médiane de la face dorsale de la langue se déprime et prend la forme d'une gouttière longitudinale très-accusée.

IV. — Muscle lingual inférieur.

Ce muscle, de forme conoïde, est situé sur la face inférieure de la langue, entre le génio-glosse et le basio-glosse. Il se porte d'arrière en avant, dans une direction légèrement ascendante.

Les fibres qui le composent viennent de plusieurs sources. On peut les diviser en inférieures, moyennes et supérieures. — Les inférieures naissent du sommet de la petite corne de l'hyoïde, cheminent d'abord au-dessous des fibres voisines du génio-glosse avec lesquelles elles s'entremêlent, deviennent libres après un trajet de 12 à 15 millimètres, et se jettent alors dans le lingual. Les moyennes proviennent du pharyngo-glosse, et les supérieures du faisceau inférieur du stylo-glosse. — Né de la réunion de ces trois ordres de fibres, le lingual inférieur s'étend en s'effilant de plus en plus jusqu'à la pointe de la langue.

Rapports. — Il est en rapport : en bas et en dehors, avec le basio-glosse, puis avec la glande sublinguale, le nerf lingual et la muqueuse ; en dedans, avec le génio-glosse ; en haut, avec le faisceau moyen du stylo-glosse.

Action. — Le lingual inférieur raccourcit la langue en attirant sa pointe en arrière et en bas. Lorsque cette pointe est recourbée en arc à concavité supérieure, il la ramène en bas. Il est par conséquent congénère du faisceau moyen du stylo-glosse et antagoniste du lingual supérieur.

V. — Muscle lingual supérieur.

Ce muscle, large et mince, est situé immédiatement au-dessous de la muqueuse dorsale, à laquelle il adhère de la manière la plus intime. Il peut être considéré comme le peaucier principal de la langue, le palato-glosse et la portion horizontale du stylo-glosse formant de chaque côté des peauciers accessoires.

Le lingual supérieur, étendu de la base à la pointe de la langue, se compose de trois portions, bien distinctes à leur origine, mais confondues dans le reste de leur trajet : l'une médiane, les deux autres latérales.

La *portion médiane, muscle glosso-épiglottique*, naît du prolongement moyen de l'épiglotte par des fibres qui divergent, et qui, après un court trajet, se confondent de chaque côté avec les fibres voisines.

Les *portions latérales* ont pour point de départ les petites cornes de l'os hyoïde. Elles se prolongent d'arrière en avant, sous la forme d'un ruban. Leurs fibres les plus internes se mêlent aux fibres voisines de la portion médiane, qu'elles croisent sur plusieurs points ; les externes se joignent à celles du palato-glosse. Il suit de cette disposition qu'à 2 centimètres environ au-dessus de l'hyoïde, les trois portions du lingual supérieur, les deux palato-glosses et la longue portion des stylo-glosses, constituent pour ainsi dire un seul muscle, qui embrasse la presque totalité de la langue en formant une sorte de gouttière conoïde à concavité inférieure.

VI. — **Muscle amygdalo-glosse.**

Ce petit muscle a été découvert par M. Broca, qui en a donné une description fort exacte.

Il s'attache en haut sur cette partie de l'aponévrose pharyngienne qui adhère à la face externe de l'amygdale, descend entre cette glande et le pharyngo-glosse, puis entre ce muscle et la muqueuse. Arrivé alors sur les côtés de la base de la langue, il change de direction pour se porter transversalement en dedans jusqu'à la ligne médiane, où il semble se continuer avec celui du côté opposé. Vertical dans la première moitié de son trajet, horizontal dans la seconde, l'amygdalo-glosse présente une disposition anguleuse, ou plutôt il décrit une courbe dont la concavité, tournée en haut et en dedans, embrasse la moitié inférieure de l'amygdale. Son étendue antéro-postérieure est de 15 à 18 millimètres.

Rapports. — Par sa face externe il répond supérieurement au pharyngo-glosse et inférieurement au génio-glosse. — Sa face interne est en rapport : dans sa portion verticale avec l'amygdale, puis avec la muqueuse qui tapisse l'excavation amygdalienne, et dans sa portion horizontale avec le lingual supérieur.

Action. — Les deux amygdalo-glosses se comportent, à l'égard de la base de la langue, comme les faisceaux supérieurs des stylo-glosses, relativement à sa partie moyenne. Au moment où ceux-ci, agissant à la manière d'une sangle, soulèvent cette partie moyenne en la transformant en gouttière, les premiers exercent une action semblable sur la partie la plus large de l'organe, qui, ainsi soulevé et concave dans toute sa moitié postérieure, presse le bol alimentaire et le précipite dans la partie supérieure de l'œsophage.

VII. — **Muscle palato-glosse.**

Le palato-glosse ou glosso-staphylin est situé dans l'épaisseur des piliers antérieurs du voile du palais. Il décrit une courbe à concavité interne, qui descend de cet organe sur les parties latérales de la langue.

Ce muscle tire son origine de la partie inférieure et postérieure de la muqueuse du voile du palais qui lui donne attache de chaque côté de la luette, et dont la minceur est telle qu'elle permet de le voir par transparence. D'abord assez large, il se condense, s'engage dans l'épaisseur du pilier antérieur, qu'il parcourt dans toute son étendue en se portant comme celui-ci en bas, en dehors et en avant, et vient s'épanouir sur la partie supérieure des bords de la langue, au-devant de l'amygdalo-glosse, au-dessus du stylo-glosse.

Rapports. — Le palato-glosse répond supérieurement à une couche glanduleuse très-épaisse qui le sépare des autres muscles palatins, et dans le reste de son étendue à la muqueuse qui lui adhère d'une manière intime.

Action. — Demi-circulaires, réunis en haut par la partie médiane du voile du palais, et en bas par le corps musculaire de la langue, les palato-glosses peuvent être considérés, au point de vue physiologique, comme un seul et même muscle jouant le rôle de constricteur. Ils forment le sphincter de l'orifice postérieur de la bouche ou de l'isthme du gosier.

VIII. — Muscle pharyngo-glosse.

Le constricteur supérieur du pharynx envoie à la langue un assez grand nombre de fibres : c'est à l'ensemble de ces fibres qu'on a donné le nom de muscle *pharyngo-glosse*, appelé aussi *glosso-pharyngien, faisceau lingual du constricteur*.

Ce muscle est d'abord situé entre l'amygdalo-glosse et le stylo-glosse. Au niveau du bord postérieur de l'hyo-glosse, quelques-unes de ses fibres s'en détachent pour se placer entre le palato-glosse et le stylo-glosse, dont elles partagent ensuite la direction en les unissant entre eux. Toutes les autres s'engagent sous le cérato-glosse et vont se continuer : les plus inférieures, avec les fibres correspondantes du génio-glosse, les supérieures avec celles du lingual inférieur.

Indépendamment de ces fibres du constricteur supérieur, on en trouve quelquefois d'autres en petit nombre, qui naissent du bord supérieur du constricteur moyen, près de son attache à la petite corne de l'hyoïde, et qui vont se continuer aussi avec les fibres du génio-glosse.

IX. — Connexions des muscles de la langue.

Après avoir suivi ces muscles depuis leur origine jusqu'à leur terminaison, il nous reste, pour compléter leur étude, à résoudre le difficile problème de leur intrication ou de leurs connexions dans l'épaisseur de la langue. Considérées dans leurs directions relatives, les fibres musculaires de cet organe marchent parallèlement à son grand axe, ou perpendiculairement à cet axe et de bas en haut, ou perpendiculairement et de dehors en dedans ; toutes, en un mot, sont longitudinales, verticales ou transversales.

A ces trois ordres de fibres, la plupart des auteurs en ajoutent un quatrième, composé de fibres obliques. Mais l'obliquité n'est pas un caractère qu'on puisse invoquer en faveur de quelques-unes d'entre elles : c'est un attribut commun à presque toutes ; en les divisant en longitudinales, verticales et transversales, nous ne faisons qu'exprimer leur direction relative prédominante.

Les *fibres longitudinales* proviennent de plusieurs muscles : en haut, du lingual supérieur; en bas, du pharyngo-glosse et du lingual inférieur ; latéralement du palato-glosse et du stylo-glosse : quelques-unes émanent en avant du basio-glosse et du génio-glosse. De là il résulte : 1° que les fibres longitudinales sont d'autant plus nombreuses qu'on se rapproche davantage de la pointe de la langue ; 2° qu'elles sont superficiellement situées pour la plupart ; 3° enfin qu'elles forment par leur juxtaposition une sorte de cône creux ouvert inférieurement pour recevoir les deux génio-glosses ; c'est dans ce cône creux que se trouvent renfermées les fibres verticales et transversales.

Les *fibres verticales* sont un prolongement des génio-glosses. Elles occupent surtout le centre de la langue, ou celles d'un côté se trouvent séparées de celles du côté opposé par la lame fibreuse médiane. On ne les observe, du reste, que sur les deux tiers postérieurs de la langue. Au niveau du tiers antérieur, toutes les fibres qui suivaient une direction verticale ou transversale dans les autres régions s'inclinent tellement en avant, qu'elles se confondent avec les fibres longitudinales.

Les *fibres transversales* ont pour origine : 1° le cérato-glosse et une partie du basio-glosse, qui, parvenus sur les bords de la langue, s'infléchissent à angle droit, pour se porter ensuite, soit directement en dedans, soit en dedans et un peu en avant, jusqu'à la lame fibreuse médiane à laquelle ils s'attachent ; 2° le faisceau supérieur du stylo-glosse qui se comporte de la même manière ; 3° l'amygdalo-glosse, dont la portion horizontale prolonge en arrière, jusqu'à l'os hyoïde, le plan constitué par les muscles précédents.

A l'aide d'une dissection attentive, on peut donc suivre dans leur continuité les trois ordres de fibres qui forment par leur entremêlement le corps musculaire de la langue. Mais à l'emploi de ce moyen, il convient de joindre des coupes verticales antéro-postérieures et transversales.

Les coupes verticales antéro-postérieures montrent les fibres longitudinales et verticales.

Les coupes verticales et transversales permettent de voir les fibres qui se portent de l'un à l'autre côté, et celles qui cheminent de bas en haut. L'aspect de la coupe est du reste très-différent, suivant qu'elle intéresse le tiers antérieur, le tiers moyen ou le tiers postérieur de la langue. Il convient par conséquent de les varier.

Toutes les fibres qui viennent d'être décrites sont donc un prolongement des divers muscles de la langue.—Indépendamment de ces fibres venues du dehors, en existe-t-il d'autres qui prendraient naissance dans l'épaisseur de l'organe ? Ce second ordre de fibres, dites *fibres intrinsèques*, par opposition aux précédentes, appelées *extrinsèques*, est généralement admis. Rien ne démontre cependant leur existence. L'observation vient au contraire les démentir, en permettant de suivre d'une part jusqu'à la lame fibreuse médiane, de l'autre jusqu'à la muqueuse linguale, les fibres extrinsèques. En réalité, c'est à la partie terminale de ces dernières que s'applique la dénomination de fibres intrinsèques.

§ 5. — Région cervicale profonde et médiane ou prévertébrale.

Elle comprend trois muscles, situés sur la face antérieure de la colonne cervicale et la partie supérieure de la colonne dorsale : le grand droit antérieur de la tête, le petit droit antérieur, et le long du cou.

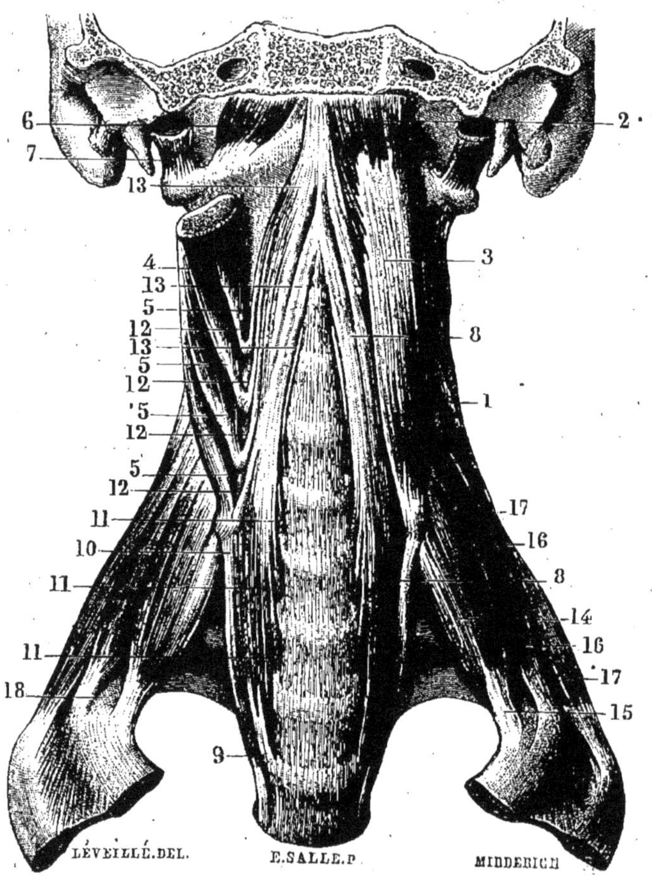

Fig. 264. — *Muscles de la région prévertébrale.*

1. Grand droit antérieur. — 2. Son attache à l'apophyse basilaire. — 3. Son aponévrose antérieure. — 4. Le même muscle du côté opposé qui a été renversé en dehors pour montrer ses attaches vertébrales, et dont l'extrémité supérieure a été excisée. — 5, 5, 5, 5. Les quatre tendons par lesquels ce muscle s'insère au tubercule antérieur des apophyses transverses des 3e, 4e, 5e et 6e vertèbres cervicales. — 6. Petit droit antérieur. — 7. Droit latéral. — 8, 8. Long du cou. — 9. Ses tendons inférieurs s'insérant sur le corps des 2e et 3e vertèbres dorsales. — 10. Tendon par lequel il s'insère au tubercule antérieur

Préparation. — 1° Enlever la voûte du crâne et l'encéphale; 2° inciser au-dessus du sternum et de la clavicule toutes les parties situées au devant de la colonne vertébrale, en ménageant les muscles scalènes pour l'étude desquels la même préparation devra être utilisée; diviser ensuite les parties molles du cou de chaque côté jusqu'à ces muscles, et détacher le pharynx de bas en haut; 3° appliquer un trait de scie sur les parties latérales droite de la base du crâne, passant entre la colonne cervicale et le pharynx, puis un second sur les parties latérales gauches semblablement dirigé, et achever d'isoler la moitié antérieure de la tête, ainsi que le pharynx; 4° disséquer les muscles de la région prévertébrale en circonscrivant les tendons par lesquels ils s'attachent aux vertèbres.

I. — Muscle grand droit antérieur de la tête.

Situé sur la partie antérieure et latérale de la colonne cervicale; obliquement étendu de la sixième vertèbre du cou à l'apophyse basilaire de l'occipital; allongé, aplati, beaucoup plus large et plus épais supérieurement qu'inférieurement.

Insertions, direction. — Le grand droit naît en bas par quatre petits tendons du tubercule antérieur des apophyses transverses des sixième, cinquième, quatrième et troisième vertèbres cervicales. Ces quatre tendons, auxquels se joint souvent un cinquième émané du long du cou, sont recouverts, après un court trajet, par les fibres charnues, qui forment des faisceaux d'abord distincts et obliquement ascendants, mais qui se réunissent ensuite et qui se rendent : celui du premier tendon directement à l'apophyse basilaire; les suivants, successivement et selon leur origine, à la face postérieure d'une longue aponévrose occupant la partie moyenne et superficielle du muscle. De l'extrémité supérieure de celle-ci part un gros faisceau charnu, verticalement ascendant, qui s'unit au faisceau externe pour aller s'insérer à l'apophyse basilaire au devant du trou occipital. Ainsi constitué, le grand droit antérieur offre une remarquable analogie avec les muscles digastriques.

Rapports. — Ce muscle, comme tous ceux de la même région, est recouvert immédiatement par l'aponévrose prévertébrale. Sur un plan plus antérieur, il répond : au pharynx, à l'artère carotide, à la veine jugulaire interne, au nerf pneumogastrique et au grand sympathique. — Sa face postérieure ou profonde recouvre le long du cou, qui la déborde en dedans, et le petit droit antérieur, qui la déborde en dehors. — Son bord interne, couché sur le muscle long du cou, converge de bas en haut vers celui du côté opposé, dont il est très-rapproché supérieurement.

de la 6e vertèbre cervicale. — 11, 11, 11. Petits faisceaux charnus naissant du corps de la 1re vertèbre dorsale, et des trois dernières vertèbres cervicales. —12, 12, 12, 12. Tendons partant du tubercule antérieur des apophyses tranverses des 6e, 5e, 4e et 3e vertèbres cervicales. — 13, 13, 13. Tendons qui s'attachent au corps des trois premières vertèbres cervicales. — 14. Scalène antérieur. — 15. Son attache au tubercule de la première côte. — 16, 16. Faisceau antérieur du scalène postérieur. — 17, 17. Faisceau postérieur de ce muscle. — 18. Intervalle qui sépare les deux scalènes.

II. — Muscle petit droit antérieur de la tête.

Situé au devant de l'articulation occipito-atloïdienne ; très-court, étroit, aplati ; de figure triangulaire plutôt que rectangulaire.

Insertions. — Il naît en bas de la face antérieure des masses latérales de l'atlas et de la partie correspondante de l'apophyse transverse, par un tendon aplati auquel succèdent bientôt les fibres charnues, se porte en haut et un peu en dedans en s'élargissant, et s'insère à l'apophyse basilaire de l'occipital, au devant du condyle de cet os.

Rapports. — Par sa face antérieure, le petit droit correspond au grand droit, et en dehors de celui-ci à l'artère carotide interne et au nerf pneumogastrique. — Sa face postérieure recouvre le ligament qui unit l'occipital à la première vertèbre du cou.

III. — Muscle long du cou.

Situé sur la partie antérieure et latérale des trois premières vertèbres dorsales, et des cinq dernières vertèbres du cou ; allongé, plus large et comme renflé dans sa partie moyenne, effilé à ses extrémités.

Ce muscle est constitué par trois ordres de faisceaux qui peuvent être distingués, d'après leur situation relative, en supérieurs, inférieurs et internes ; et d'après leur direction, en obliques internes, obliques externes et longitudinaux.

1° *Faisceaux supérieurs ou obliques internes.*—Au nombre de quatre. Ils naissent par de courts tendons du tubercule antérieur des apophyses transverses des sixième, cinquième, quatrième et troisième vertèbres du cou, puis se réunissent plus haut pour former un seul corps charnu, qui remplit la gouttière située à droite et à gauche du corps des vertèbres, et qui se porte vers le tubercule de l'arc antérieur de l'atlas, auquel il s'attache par un tendon arrondi, en se fixant en partie aussi sur l'origine du grand ligament vertébral commun antérieur.

2° *Faisceaux inférieurs ou obliques externes.* — Au nombre de deux. Ils s'insèrent en bas sur la partie latérale du corps de la seconde et de la troisième vertèbres du dos, se dirigent obliquement en haut et en dehors, et s'attachent au tubercule antérieur de l'apophyse transverse des sixième et cinquième vertèbres cervicales. Quelquefois ils se réunissent et s'insèrent seulement à la sixième.

3° *Faisceaux internes ou longitudinaux.* — Plus minces et plus déliés que les précédents, moins distincts que ceux-ci ; au nombre de deux ou trois. Ils s'étendent du corps des deux premières vertèbres dorsales et des deux dernières cervicales, au corps des deuxième, troisième et quatrième vertèbres du cou, en décrivant une légère courbure à concavité interne.

Rapports. — Le long du cou répond en avant au grand droit antérieur, au pharynx et à l'œsophage, à l'artère carotide primitive et au nerf pneumogastrique. Il est en rapport par sa face postérieure avec les vertèbres auxquelles il s'insère, et les ligaments qui les unissent.

IV. — Action des muscles de la région prévertébrale.

Lorsque la colonne cervicale est dans l'état d'extension, les six muscles de la région prévertébrale s'allongent en décrivant une courbe à convexité antérieure. Dès que les extenseurs se relâchent, ils ramènent la colonne à sa rectitude naturelle : le grand et le petit droit fléchissent la tête ; le premier fléchit en outre les vertèbres les plus élevées ; et le long du cou continue ce mouvement de flexion, qui se propage ainsi de haut en bas. Si la tête et le pédicule qui la supporte sont en état d'équilibre, ces muscles peuvent avoir encore pour action commune de les fléchir, ou bien de balancer, dans une certaine limite, l'influence de leurs antagonistes, en contribuant à les maintenir l'une et l'autre dans un état de rigidité.

Mais les muscles de cette région n'agissent pas toujours simultanément. Ceux du côté droit peuvent se contracter indépendamment de ceux du côté gauche. Dans ce cas, les effets contraires n'étant plus annulés, chacun d'eux, en restant essentiellement fléchisseur, possède une action qui lui est propre. Le grand droit imprime à la tête un mouvement de rotation par lequel la face est tournée de son côté ; le petit droit lui communique un très-faible mouvement d'inclinaison latérale ; le long du cou fléchit les vertèbres cervicales en les inclinant à droite ou à gauche.

Ces muscles, étant grêles et s'insérant près du point d'appui des leviers qu'ils doivent mouvoir, semblent ne posséder qu'une faible action ; remarquons cependant que leur débilité est en partie compensée par leur insertion perpendiculaire sur l'occipital et le corps des vertèbres.

§ 6. — Région cervicale profonde et latérale.

A cette région se rattachent : les deux muscles scalènes, les intertransversaires du cou, et le droit latéral de la tête.

Préparation. — Elle ne diffère pas de celle qui a été indiquée pour l'étude des muscles de la région pervertébrale. J'ajouterai seulement qu'après avoir pris connaissance de ces muscles et des scalènes, il devient nécessaire de les détacher de la manière la plus complète, pour mettre en lumière les intertransversaires. Le petit droit latéral sera découvert : 1° en coupant à leur insertion les trois muscles qui se rendent à l'apophyse mastoïde, ainsi que le ventre postérieur du digastrique ; 2° en excisant la veine jugulaire interne et les nerfs qui sortent avec elle par le trou déchiré postérieur ; 3° en enlevant une lame fibreuse assez résistante qui l'entoure et lui adhère étroitement.

I. — Muscles scalènes.

Les auteurs ont beaucoup varié d'opinion sur le nombre des scalènes. Gavard, avec la plupart des anciens, n'en admet qu'un; Winslow en compte deux; Sabatier, trois; Albinus, cinq, et Haller jusqu'à sept. Il est certain qu'on observe, en général, trois faisceaux parfaitement distincts inférieurement : l'un qui s'attache au bord interne de la première côte, en avant de la gouttière sur laquelle passe l'artère sous-clavière; l'autre qui

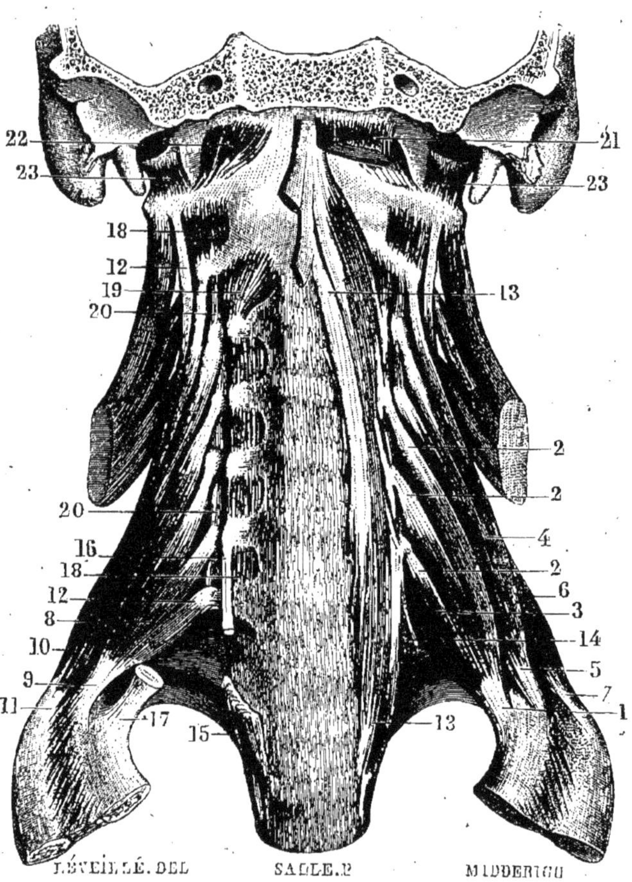

Fig. 265. — *Muscles scalènes et intertransversaires.*

1. Tendon du scalène antérieur. — 2, 2, 2. Tendons par lesquels ce muscle s'insère au tubercule antérieur des apophyses transverses des 4ᵉ, 5ᵉ et 6ᵉ vertèbres cervicales. — 3. Faisceau charnu par lequel il s'attache à l'apophyse tranverse de la 7ᵉ vertèbre du cou; ce premier faisceau est beaucoup plus épais que les trois faisceaux précédents, mais ceux-ci le recouvrent presque entièrement, en sorte qu'on n'aperçoit ici que son bord interne. — 4. Faisceau antérieur du scalène postérieur. — 5. Son attache à la première côte. — 6. Faisceau postérieur du même muscle. — 7. Son attache à la deuxième côte. — 8. Faisceau antérieur du scalène postérieur mis à nu par l'excision du scalène antérieur. — 9. Son attache à la première côte. — 10. Faisceau postérieur du même muscle presque entièrement recouvert par celui qui précède. — 11. Son atta-

s'insère sur la face externe de la même côte en arrière de cette gouttière; le troisième qui naît de la seconde côte. On pourrait donc admettre trois scalènes qui se distingueraient, d'après leur situation relative, en antérieur, moyen et postérieur. Mais le moyen et le postérieur, bien qu'indépendants à leur point de départ, ne tardent pas à s'appliquer l'un à l'autre pour se confondre dans le reste de leur trajet. Le nombre des scalènes, par conséquent, peut être réduit à deux; c'est entre ces deux muscles que passent l'artère et les troncs nerveux destinés au membre supérieur.

1° **Scalène antérieur.** — Situé sur les parties latérale et inférieure du cou; allongé, aplati, plus large supérieurement; étroit et arrondi inférieurement.

Insertions, direction. — Il s'attache en bas au bord interne de la première côte et au tubercule de sa face externe, en avant de la gouttière sous-jacente à l'artère sous-clavière, par un tendon qui remonte en s'épanouissant sur les fibres charnues. De cette origine le scalène antérieur se dirige en haut, en dedans et en arrière, et se termine par quatre faisceaux qui vont se fixer à l'aide de courtes languettes tendineuses, d'abord cachées dans leur épaisseur au tubercule antérieur des apophyses transverses des quatre dernières vertèbres cervicales. Quelquefois il ne s'élève pas jusqu'à la quatrième ou monte jusqu'à la troisième.

Rapports. — Le scalène antérieur est recouvert en bas par la veine sous-clavière, plus haut par le nerf diaphragmatique, la veine jugulaire interne, l'omoplat-hyoïdien et le sterno-mastoïdien. Il répond en arrière au scalène postérieur, dont le sépare un espace angulaire. Cet espace livre passage inférieurement à l'artère sous-clavière, supérieurement aux branches antérieures des nerfs cervicaux, qui forment par leur réunion en dehors des scalènes le plexus brachial.

2° **Scalène postérieur.** — Ce muscle est plus long et plus considérable que le précédent en arrière duquel il se trouve situé, mais du reste assez semblable à celui-ci, par sa forme.

Insertions, direction. — Inférieurement, le scalène postérieur est divisé en deux faisceaux, l'un antérieur, arrondi et beaucoup plus volumineux, l'autre postérieur, aplati et très-mince. — Le faisceau antérieur

che à la deuxième côte. — 12, 12. Tendons à l'aide desquels le scalène postérieur se fixe à l'apophyse transverse de l'atlas et au tubercule postérieur des apophyses transverses des six dernières vertèbres cervicales. — 13, 13. Long du cou. — 14. Petit faisceau naissant du col de la première côte et allant se joindre au corps charnu de ce muscle. — 15. Attache du même muscle au corps des 2ᵉ et 3ᵉ vertèbres dorsales. — 16. Tendon par lequel les fibres musculaires, nées des vertèbres dorsales, s'insèrent au tubercule antérieur de l'apophyse transverse de la 6ᵉ vertèbre cervicale. — 17. Tendon du scalène antérieur. — 18, 18. Intertransversaires antérieurs du cou, au nombre de six. — 19. Second intertransversaire antérieur différant des autres par sa forme rayonnée. — 20, 20. Intertransversaires postérieurs, dont le bord externe est seul visible. — 21. Extrémité supérieure du grand droit antérieur. — 22. Petit droit antérieur. — 23. Droit latéral

s'insère sur toute la largeur de la face supérieure de la première côte, en arrière de la gouttière de l'artère sous-clavière, par de courtes fibres tendineuses qui se mêlent en partie aux fibres musculaires, mais qui se juxtaposent en avant, où elles remontent sur le corps charnu à la hauteur de 2 centimètres environ. — Le faisceau postérieur se fixe au bord supérieur et à la face externe de la seconde côte par des fibres aponévrotiques auxquelles succèdent presque aussitôt les fibres musculaires. Ce faisceau est tantôt plus volumineux et tantôt plus petit que le précédent. Quelquefois il n'existe pas. Chez certains individus, on en rencontre un second qui répond à la partie antérieure du muscle et qui se réunit à celui-ci supérieurement.

Les deux faisceaux du scalène postérieur se dirigent obliquement en haut, en dedans et un peu en avant, en s'appliquant l'un à l'autre, se rapprochent de plus en plus du scalène antérieur, et vont se fixer au tubercule postérieur des apophyses transverses des six dernières vertèbres du cou par autant de petits tendons longtemps cachés dans leur épaisseur. Il n'est pas rare de voir une languette tendineuse le prolonger jusqu'à l'apophyse transverse de l'atlas.

Rapports. — En dehors, le scalène postérieur est recouvert de bas en haut par le grand dentelé, le sous-clavier, l'omoplat-hyoïdien, l'artère cervicale transverse, et toutes les parties molles de la région sous-clavière, dont il forme le plan profond. — En dedans, il est en rapport avec le premier muscle intercostal externe et le sommet des apophyses transverses des vertèbres du cou. — En avant, il répond à l'artère sous-clavière et aux branches antérieures des nerfs cervicaux qui le séparent du scalène antérieur. — En arrière, où il devient très-étroit, ce muscle s'applique à l'angulaire de l'omoplate.

II. — Intertransversaires du cou.

Situés entre les apophyses transverses des vertèbres du cou; verticalement dirigés; très-courts, aplatis, quadrilatères.

Au nombre de onze pour chaque côté et disposés par paires, ils ont été distingués en antérieurs et postérieurs.

1° *Intertransversaires antérieurs.* — On en compte six, un pour chaque espace intertransversaire. Ils s'attachent en bas au bord antérieur de la gouttière que présente la face supérieure des apophyses transverses du cou, et s'élèvent verticalement pour se fixer en haut à la face inférieure de l'apophyse transverse qui est au-dessus.

Rapports. — En avant, ces muscles répondent à ceux qui viennent s'insérer au tubercule antérieur des apophyses transverses, c'est-à-dire au grand droit antérieur, au long du cou et au scalène antérieur. — En arrière, ils sont en rapport avec l'artère vertébrale, qui leur est parallèle;

avec les branches antérieures des nerfs cervicaux, qui les croisent à angle droit et qui les séparent des intertransversaires postérieurs.

2° *Intertransversaires postérieurs.* — Il en existe un pour les cinq derniers espaces intertransversaires. Le premier, ou l'espace compris entre l'atlas et l'axis, en est constamment dépourvu. Inférieurement, ces muscles s'insèrent au bord postérieur de la gouttière des apophyses transverses, et supérieurement à la face inférieure de l'apophyse qui est au-dessus. Leurs dimensions, leur forme, leur direction, ne diffèrent pas, du reste, de celles des antérieurs.

Rapports. — Recouverts en avant par l'artère vertébrale et les branches antérieures des nerfs cervicaux, ils le sont en arrière par les muscles qui viennent se fixer au tubercule postérieur des apophyses transverses : le splénius de la tête et l'angulaire de l'omoplate supérieurement, le scalène postérieur et le petit complexus inférieurement.

III. — Droit latéral de la tête

Le droit latéral de la tête est situé entre l'apophyse jugulaire de l'occipital et l'apophyse transverse de l'atlas, sur le prolongement de la série des intertransversaires antérieurs, dont on peut le considérer comme l'analogue. Il ne diffère de ceux-ci que par son volume, qui est plus considérable, et sa forme, qui est plus arrondie.

Insertions.—Ce muscle s'insère en bas à la partie antérieure et supériure de l'apophyse transverse de l'atlas ; en haut, à la partie inférieure de l'apophyse jugulaire de l'occipital. De même que les autres intertransversaires, il est presque entièrement charnu.

Rapports. — Il répond, par sa face antérieure, à la veine jugulaire interne, par la postérieure à l'artère vertébrale, par son côté externe au ventre postérieur du digastrique, par l'interne à l'articulation occipito-atloïdienne. Une lame fibreuse assez dense le recouvre et le sépare de toutes ces parties.

IV. — Action des muscles de la région cervicale latérale.

Les muscles de cette région, considérés au point de vue des mouvements qu'ils déterminent, se divisent en deux ordres : les uns ne communiquent aux os que des mouvements partiels ; les autres leur impriment des mouvements de totalité.

Le droit latéral et la double série des intertransversaires représentent les premiers. Tous prennent leur point d'appui inférieurement, et par leur contraction rapprochent de la vertèbre inférieure celle qui est au-dessus. Les mouvements partiels s'ajoutant les uns aux autres, le cou et la tête s'inclinent de leur côté. Si les muscles des deux côtés se contractent à la fois, ils deviennent mutuellement antagonistes et contribuent alors à communiquer à la colonne cervicale la rigidité qui lui est nécessaire dans certains actes, lorsque la tête, par exemple, supporte un fardeau qui doit rester en équilibre.

Les muscles destinés à imprimer des mouvements de totalité sont les deux scalènes, qui prennent leur point fixe, tantôt inférieurement et tantôt supérieurement. Lorsque le thorax leur sert de point d'appui, ils communiquent au cou et à la tête un mouvement d'inclinaison latérale qui est direct si les deux muscles du même côté agissent en même temps, antéro-latéral s'il est dû au scalène antérieur, postéro-latéral s'il est produit par le scalène postérieur. Tout mouvement sera annulé si les quatre scalènes se contractent à la fois ; mais cette simultanéité d'action aura pour avantage de les faire participer à la rigidité de la colonne cervicale.

Très-souvent les scalènes prennent leur insertion fixe sur les vertèbres du cou. Dans ces conditions, ils élèvent le thorax et jouent le rôle de muscles inspirateurs : c'est ce qui a lieu le plus habituellement chez la femme, qui respire par le type costo-supérieur.

§ 7. — Aponévroses du cou.

Les muscles de la partie antéro-latérale du cou que nous avons considérés jusqu'à présent comme des organes simplement superposés ou juxtaposés ne sont pas cependant sans connexion. Dans les intervalles qui les séparent, on remarque des plans fibreux, s'attachant comme les plans musculaires aux saillies osseuses, se continuant les uns avec les autres au niveau de leurs bords, les entourant de toutes parts et leur constituant autant de gaînes qui en prennent la forme, la direction et les dimensions. Loin de rester indépendants et immédiatement contigus, ces muscles sont donc enchaînés au contraire dans leur situation relative ; ils jouissent de la liberté qui leur est nécessaire, mais ne peuvent ni abandonner la place qui leur est assignée, ni s'écarter notablement des organes voisins, sans être presque aussitôt rétablis dans leurs rapports primitifs.

Ces lames fibreuses revêtent les attributs qui sont propres aux aponévroses des mucles larges. Comme ces dernières, elles se distinguent : par leur minceur, leur demi-transparence, leur adhérence assez intime aux plans musculaires sous-jacents, et par leur aspect d'un blanc terne, contrastant avec l'aspect nacré des aponévroses des membres.

La disposition que présentent les aponévroses du cou est très-compliquée lorsqu'on s'attache à connaître dans tous leurs détails les nombreux feuillets qui en dépendent. Mais les principaux plans offrent seuls une réelle importance. Ce sont ces plans qui doivent surtout fixer notre attention. En les suivant dans leur trajet, en décrivant leurs connexions, nous aurons du reste à mentionner les feuillets secondaires naissant de chacun d'eux. Ainsi envisagée, l'étude de ces aponévroses se trouve ramenée à une assez grande simplicité. Elle comprend :

1° Une gaîne générale s'étendant de l'extrémité céphalique à la partie supérieure du thorax, c'est l'*aponévrose cervicale superficielle;*

2° Une lame, transversale et triangulaire, embrassant dans ses dédoublements tous les muscles de la région sous-hyoïdienne, les accompagnant dans leur trajet, et s'insérant comme ceux-ci sur le sternum et la clavicule, c'est l'*aponévrose cervicale moyenne*, qu'on pourrait appeler aussi *aponévrose sous-hyoïdienne* ou *cervico-thoracique*.

3° Une lame, verticale et quadrilatère, située au-devant des muscles prévertébraux, c'est l'*aponévrose cervicale profonde* ou *prévertébrale;*

4° Des lames postérieures, curvilignes et concentriques, symétriquement disposées de chaque côté de la ligne médiane, comme les couches musculaires qu'elles séparent : ce sont les *aponévroses cervicales postérieures*. Ces dernières seront décrites plus loin avec les muscles dont elles forment une dépendance.

A. *Aponévrose cervicale superficielle.*

Née de la partie médiane antérieure du cou, cette aponévrose se porte à droite et à gauche, passe au-dessous du peaucier, en dehors du sterno-mastoïdien, se prolonge ensuite du bord postérieur de ce muscle vers le bord antérieur du trapèze, puis recouvre la face cutanée de celui-ci, et se termine sur le ligament cervical postérieur.

Dans son trajet demi-circulaire, elle rencontre donc trois muscles traversant la région cervicale dans toute sa longueur. A chacun d'eux, elle abandonne un feuillet qui s'en détache au niveau de leur bord antérieur et qui complète leur engaînement. — Le feuillet destiné au peaucier est très-mince; il recouvre la plus grande partie de sa face externe, mais dégénère en haut, en bas et en arrière en un simple tissu cellulaire. — Le feuillet qu'elle donne au sterno-mastoïdien revêt sa face postérieure ou profonde et vient se réunir sur son bord postérieur au feuillet externe. — Celui qui naît au-devant du trapèze a été considéré aussi comme tapissant sa face profonde et se prolongeant jusqu'à la ligne médiane. Mais en réalité, le trapèze se trouve séparé de la couche musculaire sous-jacente par la plus superficielle des aponévroses cervicales postérieures; et c'est sur cette aponévrose cervicale postérieure que se termine le feuillet profond du muscle, en formant avec celle-ci un angle aigu qui limite en arrière le creux sus-claviculaire.

Dans la région sus-hyoïdienne, l'aponévrose cervicale superficielle présente en outre deux autres dédoublements, l'un très-petit qui reçoit le ventre antérieur du digastrique, l'autre beaucoup plus important dans lequel sont logées les glandes sous-maxillaire et parotide. — La lame profonde de ce second dédoublement recouvre le mylo-hyoïdien, le stylo-hyoïdien, le ventre postérieur du digastrique, ainsi que l'artère carotide interne, la veine jugulaire interne, et l'apophyse styloïde sur laquelle elle vient se fixer; plus bas elle se continue avec la gaîne du sterno-mastoïdien. La loge que cette lame profonde contribue à former est subdivisée par une cloison verticale en deux loges secondaires dont l'une, antérieure, renferme la glande sous-maxillaire, et l'autre la glande parotide.

Telle est la disposition générale de cette aponévrose. Elle comprend dans sa cavité, d'une part la colonne cervicale et les muscles qui l'entourent, de l'autre toutes les parties molles situées au-devant du rachis. Selon Denonvilliers, l'espace qu'elle circonscrit serait partagé en deux compartiments demi-cylindriques par des cloisons transversales s'étendant de sa surface interne aux apophyses transverses des vertèbres. Il est divisé, en effet, mais par une cloison anguleuse formée de chaque côté, en partie par le feuillet qui se détache de la gaîne générale au devant du trapèze, en partie par la plus superficielle des aponévroses cervicales postérieures, laquelle, après avoir cheminé entre ce muscle et les muscles sous-jacents, vient s'insérer au sommet des apophyses transverses.

L'aponévrose cervicale superficielle affectant la forme d'une gaîne cylindrique, nous offre à considérer deux surfaces et deux extrémités.

a. *Surface externe.*—Dans l'intervalle triangulaire qui sépare les peauciers, cette surface est en rapport immédiat avec la peau à laquelle l'unit un tissu cellulaire assez lâche pour qu'on puisse facilement l'en détacher. Sur les côtés elle répond à ces muscles qui lui adhèrent, à la veine jugulaire externe qui la traverse inférieurement, et aux branches superficielles du plexus cervical.—En arrière l'aponévrose redevient sous-cutanée et s'unit par un tissu cellulaire dense aux téguments.

b. *Surface interne.* — Au-dessus de l'os hyoïde et sur la ligne médiane elle adhère au muscle mylo-hyoïdien. Sur les côtés elle répond : 1° par son feuillet profond au même muscle, au ventre postérieur du digastrique, au stylo-hyoïdien, à la carotide interne, à la veine jugulaire interne et à l'apophyse styloïde ; 2° par son feuillet superficiel à la glande sous-maxillaire, aux ganglions de ce nom, à l'artère faciale, et plus loin à la glande parotide avec laquelle elle contracte des connexions intimes, tandis qu'elle reste à peu près complétement indépendante de la glande précédente. — Au-dessous de l'os hyoïde, elle remplit l'intervalle compris entre les muscles sous-hyoïdiens d'un côté, et ceux du côté opposé, en formant une sorte de ruban qui a reçu le nom de *ligne blanche.* Sur les côtés, l'aponévrose cervicale superficielle recouvre les muscles sterno-hyoïdien et cléido-hyoïdien. Au-dessous du sterno-mastoïdien, elle devient contiguë à l'aponévrose cervicale moyenne et s'unit à celle-ci par un feuillet obliquement dirigé, qui ferme en avant le creux sus-claviculaire. Dans l'intervalle s'étendant du sterno-mastoïdien au trapèze, les deux aponévroses, contiguës en haut, s'écartent d'autant plus en bas qu'elles se rapprochent davantage de la clavicule. De cet écartement résulte le creux sus-claviculaire qui se prolonge un peu en arrière sous le trapèze, et en avant sous le sterno-mastoïdien. Postérieurement la surface interne de l'aponévrose adhère étroitement au trapèze.

c. *Extrémité ou circonférence supérieure.* — En haut et en avant, cette aponévrose s'attache : 1° par son feuillet superficiel, sur toute l'étendue de la base de la mâchoire, sur l'aponévrose masséterine, au tubercule de l'apophyse zygomatique, plus bas, sur la portion cartilagineuse du conduit auditif et sur l'apophyse mastoïde; 2° par son feuillet profond à la ligne mylo-hyoïdienne et à l'apophyse styloïde. — En arrière, elle s'insère à la ligne courbe supérieure de l'occipital.

d. *Extrémité ou circonférence inférieure.* — Considérée aussi d'avant en arrière, cette extrémité prend ses insertions : 1° sur la lèvre antérieure de la fourchette sternale; 2° sur la face supérieure de la clavicule; 3° sur l'acromion et le bord postérieur de l'omoplate. Le feuillet très-mince qui recouvre le muscle peaucier se prolonge en bas sur la face antérieure du grand pectoral, où il se perd dans le tissu cellulaire sous-cutané.

L'aponévrose cervicale superficielle remplit deux principales destinations. D'une part elle enchaîne dans leur situation relative les muscles, les veines et les nerfs superficiels du cou; de l'autre, au moment de l'inspiration, elle supporte en partie le poids de l'atmosphère, et assure aux courants veineux qui convergent vers le sommet du thorax un plus facile accès.

B. *Aponévrose cervicale moyenne.*

L'aponévrose cervicale moyenne ou *sous-hyoïdienne* s'étend dans le sens vertical de l'os hyoïde et des muscles omoplats-hyoïdiens vers le sternum et les clavicules, et dans le sens transversal de l'épaule droite à l'épaule gauche. Sa direction est donc verticale et sa forme assez régulièrement triangulaire. On peut lui considérer par conséquent deux faces et trois bords.

Sa face antérieure répond en avant à la ligne blanche cervicale; de chaque côté de celle-ci, aux muscles sterno-thyroïdiens et sterno-hyoïdiens; sur la limite de ces muscles, à la veine jugulaire antérieure; plus en dehors, au sterno-mastoïdien, et dans la région sus-claviculaire, à l'aponévrose cervicale superficielle dont elle reste séparée par un intervalle angulaire à base inférieure. Par cette face l'aponévrose cervicale moyenne s'unit à la précédente : 1° au niveau de la ligne blanche; 2° sur la limite externe des muscles sterno-thyroïdiens et cleido-hyoïdiens; 3° au-dessous du sterno-mastoïdien. De l'union des deux aponévroses en dedans et en dehors des muscles verticalement descendants de la région sous-hyoïdienne il suit que ces muscles sont logés dans un gaîne fibreuse, à la formation de laquelle elles prennent une part égale. De leur union au-dessous du sterno-mastoïdien par un feuillet obliquement étendu de l'une à l'autre, résulte l'occlusion en avant du creux sus-claviculaire.

La face postérieure de l'aponévrose cervicale moyenne est en rapport : 1° sur la ligne médiane avec le larynx, le corps thyroïde et la trachée; 2° au-dessous du sterno-mastoïdien avec l'artère carotide primitive et la veine jugulaire interne ; 3° en dehors de ce muscle, avec l'artère sous-clavière, l'artère cervicale transverse et les cordons nerveux qui convergent pour former le plexus brachial. En passant au-devant de ces divers organes elle se comporte différemment à l'égard de chacun d'eux. — Sur le larynx, où elle est très-mince, cette aponévrose recouvre les muscles thyro-hyoïdien et crico-thyroïdien. Sur le corps thyroïde elle offre plus d'épaisseur et contracte avec cette glande des connexions si intimes qu'elle semble naître de sa périphérie ; sur la trachée elle voile les veines thyroïdiennes inférieures. — Au-devant des gros vaisseaux du cou, elle donne deux feuillets dont l'un passe en dedans et l'autre en dehors de ceux-ci pour aller se perdre sur l'aponévrose prévertébrale ; de là une longue gaîne cylindrique dans laquelle se trouvent contenus, avec l'artère carotide primitive et la veine jugulaire interne, le tronc du pneumogastrique et le grand sympathique. — Dans la région sus-claviculaire elle se dédouble au-dessus de l'artère cervicale transverse pour se reconstituer au-dessous, de telle sorte que celle-ci semble située dans son épaisseur.

Des trois bords de l'aponévrose, deux sont supérieurs et latéraux, le troisième inférieur et transversal. —Les bords latéraux, très-obliquement descendants, se dirigent de l'os hyoïde vers l'épaule, en décrivant une courbe à concavité supérieure. Ils renferment dans leur dédoublement les muscles scapulo-hyoïdiens. — Le bord inférieur extrêmement long s'insère sur le bord postérieur des clavicules et sur la face postérieure de la première pièce du sternum, immédiatement au-dessous des muscles sterno-thyroïdiens. Au niveau de ses attaches claviculaires, ce bord donne une expansion résistante qui embrasse dans son épaisseur les veines sous-clavières et qui vient ensuite s'unir à l'aponévrose des muscles sous-claviers. En arrière du sternum on voit s'en détacher un autre feuillet non moins résistant, lequel se dédouble aussi pour entourer dans toute leur longueur les troncs veineux brachio-céphaliques. Ce dernier feuillet descend verticalement ; il se continue en bas avec le péricarde.

L'aponévrose cervicale moyenne présente donc des connexions intimes avec les muscles sous-hyoïdiens et avec les gros troncs veineux de la base du cou. En complétant l'engaînement des premiers, elle les relie entre eux et aux parties voisines. En s'unissant étroitement aux seconds, elle les transforme en autant de canaux à parois incompressibles ; ainsi transformés en canaux rigides, les affluents de la veine cave supérieure se comportent à l'égard du sang comme la trachée-artère à l'égard de l'air atmosphérique ; au moment où celui-ci se précipite dans la trachée et les bronches pour se rendre aux poumons, le sang noir se précipite dans les affluents de la veine cave pour se rendre dans le cœur. Il est aspiré aussi par le thorax ; et il l'est d'autant mieux que cette cavité se dilate plus largement ; car l'aponévrose arrive alors à sa plus forte tension, le sternum et la clavicule l'attirant en avant, tandis que les muscles scapulo-hyoïdiens, par leur contraction, l'attirent en haut et en dehors. Elle a pour attribution principale, par conséquent, de favoriser le retour du sang veineux.

C. *Aponévrose cervicale profonde ou prévertébrale.*

Cette troisième aponévrose, verticale et quadrilatère, s'étend de l'apophyse basilaire à la partie supérieure de la colonne dorsale, et dans le sens transversal des apophyses transverses du côté droit à celles du côté gauche.

Sa face antérieure est recouverte, sur la ligne médiane, par le pharynx et l'œsophage auxquels elle n'adhère que par un tissu cellulaire très-lâché, et sur les côtés par l'artère carotide primitive et la veine jugulaire interne dont elle complète la gaîne fibreuse en formant la paroi postérieure de celle-ci. — Sa face postérieure recouvre la portion cervicale du ligament vertébral commun antérieur et les muscles prévertébraux. De chaque côté du ligament elle s'attache au corps des vertèbres et se divise ainsi en trois parties bien différentes, une médiane et deux latérales. La portion médiane ou ligamenteuse revêt, comme celui-ci, la figure d'un triangle à base inférieure ; elle est extrêmement mince. Les portions latérales, beaucoup plus résistantes, sont triangulaires aussi ; mais leur base se dirige en haut ; elles forment avec le corps des vertèbres sous-jacentes, une loge moitié fibreuse, moitié osseuse, dans laquelle sont contenus les muscles prévertébraux.

Par ses bords, l'aponévrose prévertébrale se fixe aux apophyses transverses, immédiatement en dehors des muscles qu'elle recouvre. De chacune de ses parties latérales, on voit naître un feuillet qui passe au-devant du scalène antérieur pour aller se continuer avec celui qui revêt le scalène postérieur, c'est-à-dire avec la plus superficielle des aponévroses cervicales postérieures.

En considérant dans leurs connexions les aponévroses, cervicale moyenne et profonde, on remarque qu'elles entourent non-seulement les muscles et les principaux troncs vasculaires du cou, mais aussi les organes qui en dépendent. Aux gaînes musculaires et vasculaires que nous avons mentionnées, vient donc se joindre une grande gaîne viscérale contenant le larynx, le corps thyroïde, le pharynx et la partie supérieure de l'œsophage. Cette gaîne est constituée en avant par l'aponévrose cervicale moyenne, sur les côtés par le feuillet interne de la gaîne carotidienne, et en arrière par l'aponévrose prévertébrale. Elle adhère en avant au corps thyroïde d'une manière intime, mais n'est unie aux trois autres organes que par un tissu conjonctif très-lâche.

ARTICLE III

MUSCLES DU TRONC

Les muscles du tronc se divisent en trois principaux groupes : muscles de la partie postérieure, muscles de l'abdomen, muscles du thorax.

I. — Muscles de la partie postérieure du tronc.

Ces muscles forment par leur superposition trois couches bien distinctes: 1° une couche superficielle qui s'étend à toute la longueur et à toute la largeur du tronc; 2° une couche moyenne, moins longue et moins large; 3° une couche profonde plus étroite encore, constituée par les muscles logés dans les gouttières vertébrales.

De ces trois couches, les deux premières représentent chacune une région très-naturellement limitée. La dernière en comprend trois.

Les muscles de la partie postérieure du tronc se partagent donc en cinq régions, qui sont, en procédant de la peau vers le rachis : la région lombo-occipitale, la région dorso-cervicale, la région cervico-occipitale superficielle, la région cervico-occipitale profonde, et la région vertébrale.

§ 1er. — Région lombo-occipitale.

Elle ne comprend que deux muscles, le *trapèze* et le *grand dorsal*, remarquables l'un et l'autre par l'étendue de leur surface.

Préparation. — 1° Tendre les muscles à l'aide d'un billot placé sous le sternum, en laissant tomber la tête en avant et les épaules de chaque côté ; 2° inciser les téguments transversalement au niveau de l'épine de l'omoplate ; 4° soulever la lèvre supérieure de l'incision transversale, en détachant simultanément la peau et l'aponévrose, suivre la direction des faisceaux musculaires qui deviennent de plus en plus obliques, et remonter ainsi jusqu'à l'occipital et au bord antérieur du muscle ; 5° découvrir la partie inférieure du trapèze en se conformant aux mêmes principes ; puis l'étudier, le diviser ensuite verticalement sur sa partie moyenne, et rejeter en dedans et en dehors ses deux moitiés pour observer les muscles avec lesquels il se trouve en rapport par sa face profonde ; 6° le trapèze étant connu, on poursuit la dissection du grand dorsal en descendant de son bord supérieur vers son bord antéro-inférieur. A mesure que l'on descend, il importe, pour tendre le muscle, de porter le membre supérieur en haut et en avant; cette élévation du bras devient surtout utile lorsqu'on dissèque les insertions que le grand dorsal prend sur les côtés.

I. — Muscle trapèze.

Le trapèze est un muscle large, plus épais dans sa partie moyenne qu'à ses extrémités, triangulaire plutôt que trapézoïde. Il s'étend : dans le sens vertical, de l'occipital à la douzième vertèbre du dos, dans le sens transversal, de la crête des apophyses épineuses à l'épine de l'omoplate et à la clavicule, en sorte qu'il recouvre le dos, la partie supérieure de l'épaule et toute la partie postérieure du cou.

Insertions, directions. — Ce muscle s'attache : 1° par son angle supérieur tronqué, au tiers interne de la ligne courbe supérieure de l'occipital, et à la protubérance occipitale externe, 2° par son bord interne, au ligament cervical postérieur, à l'apophyse épineuse de la septième vertèbre du cou, à celles de toutes les vertèbres du dos, et aux ligaments surépineux correspondants ; quelquefois cependant il ne s'étend pas au delà de la onzième et même de la dixième vertèbre dorsale.

Les insertions à l'occipital se font par une aponévrose extrêmement mince et très-adhérente à la peau, offrant une longueur et une largeur de 2 centimètres environ.

Les attaches que prend le trapèze sur le ligament cervical postérieur ont lieu en haut par de courtes fibres aponévrotiques. — Sur la moitié inférieure du cou, ces fibres augmentent progressivement de longueur, puis se raccourcissent à la partie supérieure du dos, d'une manière tantôt graduelle, tantôt assez rapide, et forment ainsi pour chaque muscle une aponévrose resplendissante, allongée, plus large à sa partie moyenne qu'à ses extrémités ; en s'ajoutant sur la ligne médiane à celle du muscle opposé, cette aponévrose prend une figure ovalaire ou elliptique, parfois triangulaire, quelquefois losangique.

Les fibres aponévrotiques nées des apophyses épineuses et des ligaments surépineux des quatre vertèbres moyennes du dos sont de la plus extrême brièveté. Mais celles des trois ou quatre dernières redeviennent de plus en plus longues, en sorte qu'elles constituent avec celles du côté opposé un petit triangle dont le sommet se dirige en bas.

Les fibres musculaires du trapèze suivent trois principales directions et affectent aussi trois principaux modes de terminaison. — Les supérieures, émanées de l'occipital et du ligament cervical postérieur, se portent en bas, en dehors et en avant, en se rapprochant d'autant plus de la direction horizontale qu'elles naissent plus bas, et viennent s'attacher au tiers externe du bord postérieur de la clavicule, par de très-courtes fibres tendineuses entremêlées aux fibres charnues. — Les moyennes, parties des apophyses épineuses de la septième cervicale et des trois ou quatre premières dorsales, se dirigent transversalement en dehors pour s'insérer par des fibres tendineuses, plus longues que les précédentes, au bord postérieur de l'acromion et à la lèvre supérieure de l'épine de l'omoplate dans toute son étendue. — Les inférieures, qui ont pour origine les apo-

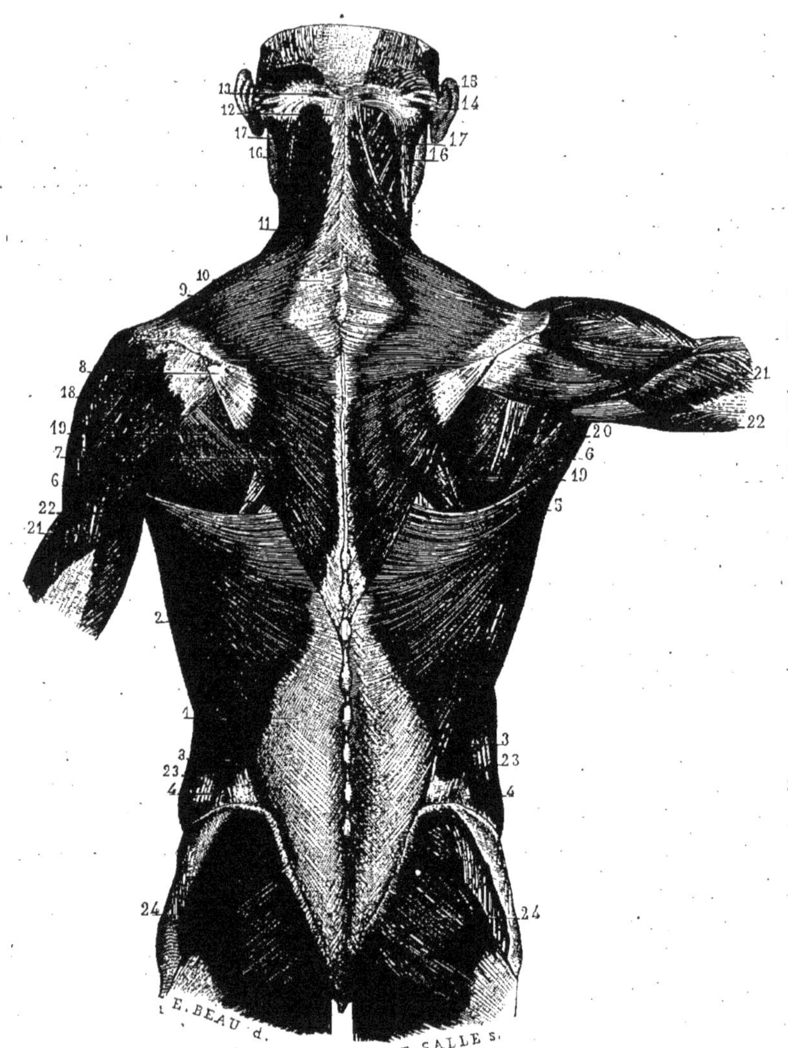

FIG. 266. — *Couche musculaire superficielle de la paroi postérieure du tronc.*

1. Aponévrose lombo-sacrée. — 2. Muscle grand dorsal — 3, 3. Faisceau par lequel ce muscle s'attache à la crête iliaque. — 4, 4. Espace triangulaire qui sépare quelquefois le grand dorsal du grand oblique. — 5. Angle antéro-supérieur du grand dorsal au niveau duquel toutes ses fibres se réunissent pour contourner le bord inférieur du grand rond et aller ensuite se fixer à l'humérus. — 6, 6. Muscle grand rond. — 7. Portion inférieure ou ascendante du muscle trapèze. — 8. Petite aponévrose triangulaire par laquelle cette portion ascendante vient s'attacher à l'épine de l'omoplate. — 9. Portion moyenne ou transversale du même muscle, s'insérant en dehors au bord postérieur de l'épine. — 10. Aponévrose par laquelle cette portion se fixe aux apophyses épineuses et au ligament cervical

physes épineuses et les ligaments surépineux des huit ou neuf dernières vertèbres dorsales, suivent une direction obliquement ascendante ; elles se terminent sur une petite aponévrose triangulaire dont le sommet se fixe à l'extrémité interne du bord postérieur de l'épine de l'omoplate, en dehors de la facette triangulaire qui le termine.

Rapports. — Le trapèze est en rapport par sa face postérieure avec la peau qui le recouvre sur toute l'étendue de sa surface, et qui lui adhère d'une manière intime au-dessous de l'occipital. — Sa face antérieure ou profonde répond : 1° en haut, au grand complexus, puis au splénius, à l'angulaire et à la partie la plus élevée du petit dentelé supérieur ; 2° en dehors, au sus-épineux, au sous-épineux et à la facette triangulaire qui termine en dedans l'épine de l'omoplate ; 3° en bas et en dedans, au rhomboïde, au grand dorsal, et dans le minime intervalle qui sépare quelquefois ces deux muscles, au sacro-lombaire et au long dorsal. Elle n'adhère à tous ces muscles que par un tissu cellulaire assez lâche. Au niveau de la facette triangulaire de l'omoplate, elle glisse sur cette facette à l'aide d'une bourse séreuse dont l'existence cependant n'est pas constante.

Le bord antérieur et supérieur, concave, oblique en bas en dehors et en avant, suit d'abord une direction presque parallèle au bord postérieur du sterno-mastoïdien, dont il se trouve très-rapproché en haut, mais dont il s'écarte de plus en plus en descendant. Ces deux muscles forment avec la clavicule les limites superficielles du creux sus-claviculaire qui les déborde l'un et l'autre pour s'étendre sous leur face profonde. —Le bord antérieur et inférieur, oblique en haut et en dehors, est rectiligne et plus long que le précédent. — Le bord interne se continue sur la ligne médiane avec celui du muscle opposé. Ainsi unis, les deux trapèzes représentent un losange dont le grand axe est vertical et dont les côtés supérieurs sont un peu plus courts que les inférieurs.

Action.—Chacune des trois portions du trapèze possède une action qui lui est propre. Chacune d'elles se comporte différemment aussi suivant qu'elle prend son point fixe en dedans ou en dehors.

a. La portion descendante élève l'épaule, allonge les muscles qui en partent pour aller s'attacher aux parois de la poitrine, favorise par conséquent l'action de ces muscles, et concourt ainsi à la dilatation de la cavité

postérieur. — 11. Portion supérieure ou descendante du muscle. — 12. Mince lame fibreuse à l'aide de laquelle elle s'insère à l'occipital. — 13. Très-petit faisceau musculaire ou muscle sous-occipital qu'on observe quelquefois au niveau de cette insertion. — 14. Les deux faisceaux qui composent le muscle auriculaire postérieur. — 15. Muscle occipital séparé de celui du côté opposé par un large espace triangulaire. — 16. Partie supérieure du muscle sterno-cléido-mastoïdien. — 17, 17. Muscle splénius. — 18. Muscle deltoïde. — 19, 19. Muscle sous-épineux. — 20. Muscle petit rond. — 21, 21. Portion externe du muscle triceps brachial. — 22, 22. Portion interne du même muscle. — 23, 23. Partie postérieure du grand oblique de l'abdomen. — 24, 24. Muscle grand fessier.

thoracique. Elle est donc à la fois pour l'épaule un muscle élévateur, et pour le thorax un muscle inspirateur, qui ne participe du reste qu'aux grands mouvements d'inspiration.

b. La portion moyenne ou transversale attire l'épaule en dedans. Mais ce mouvement d'adduction est complexe. Comme elle s'attache à une saillie osseuse obliquement ascendante et plus rapprochée de la portion supérieure que de la portion inférieure du scapulum ; comme, d'une autre part, les fibres qui la composent augmentent de longueur de bas en haut et jouissent d'une puissance d'adduction d'autant plus grande qu'elles sont plus élevées, il en résulte qu'au moment où elle se contracte et où elle attire l'omoplate en dedans, elle imprime en même temps à cet os un mouvement de bascule qui a pour effet d'élever son angle antérieur et avec celui-ci tout le moignon de l'épaule.

c. La portion ascendante attire le bord spinal de l'omoplate et toute l'épaule en bas et en dedans.

d. Lorsque les trois portions du muscle agissent à la fois, l'épaule n'est ni élevée, ni abaissée ; elle se porte en dedans.

e. Si le trapèze prend son point fixe sur l'épaule, la portion claviculaire étend la tête, l'incline un peu de son côté, et lui imprime en même temps un mouvement de rotation en vertu duquel la face se dirige du côté opposé. — Les deux portions claviculaires entrent-elles simultanément en action, la tête n'exécute ni mouvement d'inclinaison latérale, ni mouvement de rotation ; elle se renverse directement en arrière. — Les portions moyenne et inférieure trouvent bien rarement un point fixe sur l'épaule, douée d'une extrême mobilité ; c'est ce qui a lieu cependant chez un individu qui se suspend par l'un de ses membres supérieurs, comme dans l'action de grimper ; elles attirent alors le tronc vers le bord spinal de l'omoplate.

II. — **Muscle grand dorsal.**

Le grand dorsal est situé sur la partie postérieure, inférieure et latérale du tronc. Aplati, mince, extrêmement large, il s'étend de la crête épinière, de la crête iliaque et des trois ou quatre dernières côtes, à la coulisse bicipitale de l'humérus, et revêt ainsi la figure d'un quadrilatère dont l'angle antéro-supérieur serait très-allongé.

Insertions et direction. — Ce muscle prend ses insertions fixes : 1° en dedans, sur les apophyses épineuses et les ligaments surépineux des six, sept, et quelquefois des huit dernières vertèbres dorsales ; sur les apophyses épineuses et les ligaments surépineux des cinq vertèbres lombaires, et sur toute l'étendue de la crête sacrée ; 2° en bas, sur le tiers postérieur de la lèvre externe de la crête iliaque ; 3° en dehors, sur la face externe et le bord supérieur des trois ou quatre dernières côtes.

Le grand dorsal s'attache à la crête épinière et au tiers postérieur de la crête iliaque par une longue aponévrose, l'*aponévrose lombo-sacrée*, qui lui est commune avec les muscles petit dentelé inférieur, petit oblique et transverse de l'abdomen. Cette aponévrose, extrêmement résistante et d'abord sous-jacente au trapèze s'élargit de haut en bas et atteint sa plus grande largeur au niveau de la crête iliaque ; elle se rétrécit ensuite graduellement pour se terminer en pointe sur le sommet du sacrum. Sa partie supérieure ou sous-musculaire, extrêmement mince, de figure triangulaire, est formée par des fibres transversales ; sa partie inférieure ou sous-cutanée, beaucoup plus étendue, très-résistante, se compose de fibres entrecroisées en divers sens ; c'est à cette dernière que viennent s'unir les aponévroses des trois muscles précédemment nommés.

Le muscle s'attache au quart postérieur de la crête iliaque par une languette aponévrotique, rectangulaire, dont les fibres sont verticalement dirigées.

Les insertions qu'il prend sur les trois ou quatre dernières côtes se font à la face externe et au bord supérieur de celles-ci, à l'aide de très-courtes fibres aponévrotiques auxquelles succèdent des vaisseaux charnus, aplatis et superposés, d'autant plus antérieurs qu'ils naissent de côtes plus élevées. Ces faisceaux ou digitations sont reçus entre les digitations correspondantes du grand oblique, qu'ils recouvrent et croisent presque perpendiculairement de bas en haut. — Le faisceau émané de la crête iliaque appartient manifestement à cette série de digitations sur le prolongement de laquelle il est situé et dont il représente le point de départ. Lorsque la dernière côte n'atteint pas sa longueur ordinaire, ce qui est fréquent, le faisceau qui s'y rattache fait défaut.

Les fibres charnues situées sur le prolongement des fibres tendineuses du grand dorsal suivent d'abord trois directions différentes. Les supérieures, plus courtes, se portent presque horizontalement en dehors. Les moyennes, qui forment la presque totalité du muscle, se dirigent en haut et en dehors, en affectant une direction d'autant plus oblique qu'elles se rapprochent plus de la crête iliaque. Les externes, ou antérieures, montent presque verticalement vers l'aisselle. Toutes convergent donc pour former un gros faisceau, très-allongé, de plus en plus étroit ; recouvrant l'angle inférieur de l'omoplate, au niveau duquel il reçoit ordinairement une languette musculaire qui s'en détache pour se joindre à sa face profonde ; longeant ensuite le muscle grand rond, puis pénétrant avec celui-ci dans l'épaisseur de la paroi postérieure du creux de l'aisselle. En entrant dans cette paroi, il contourne le grand rond à la manière d'une spirale ; situé d'abord en arrière et au-dessous de ce muscle, il lui devient antérieur et supérieur dans sa partie terminale.

Cette partie terminale du grand dorsal est constituée par un tendon aplati, rectangulaire, offrant une longueur de 7 à 8 centimètres et une largeur de 3 ou 4. Les anatomistes sont divisés d'opinion sur son point d'attache. La plupart des auteurs admettent qu'il s'insère à la lèvre interne de la coulisse bicipitale. M. Cruveilhier avance qu'il se fixe au fond de celle-ci, et que la lèvre interne donne insertion au grand rond. Les deux opinions sont fondées. Tantôt il s'attache au fond de la coulisse. Tantôt il

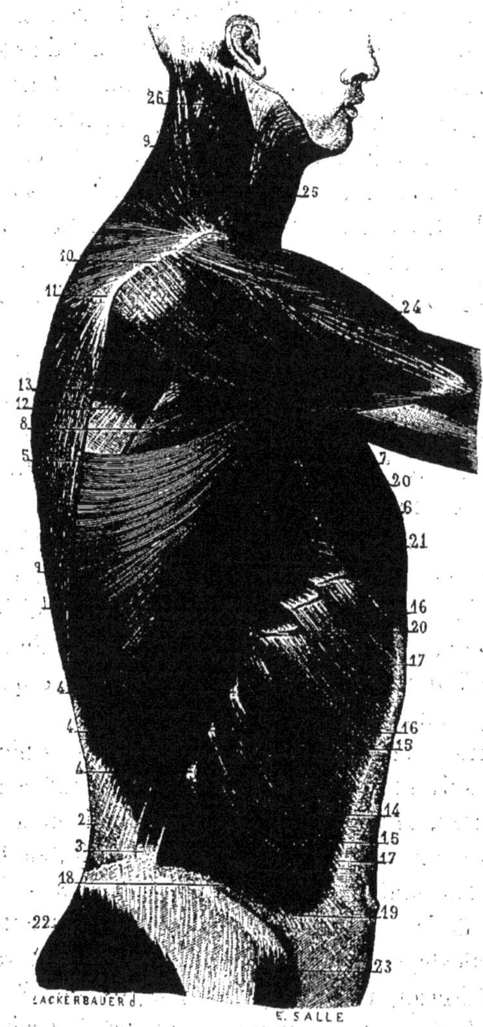

Fig. 267. — *Couche musculaire superficielle des parois latérales du tronc.*

1. Muscle grand dorsal. — 2. Aponévrose lombo-sacrée. — 3. Faisceau par lequel le grand dorsal s'insère à la crête iliaque. — 4, 4, 4. Faisceaux costaux du même muscle, qui sont ordinairement au nombre de quatre, mais très-souvent aussi au nombre de trois seulement. — 5. Son bord supérieur d'abord horizontal, puis obliquement ascendant. — 6. Son bord antérieur presque vertical. — 7. Son angle antéro-supérieur dont les fibres contournent le bord inférieur du grand rond. — 8. Muscle grand rond. — 9, 9. Muscle trapèze. — 10. Portion moyenne ou transversale de ce muscle s'insérant par de courtes fibres tendineuses à l'épine de l'omoplate. — 11. Aponévrose triangulaire par laquelle la portion ascendante du muscle se fixe à cette épine. — 12. Muscle sous-épineux. — 13. Muscle

s'attache très-régulièrement à sa lèvre interne, sur laquelle il semble bridé par une bandelette fibreuse qui vient de la petite tubérosité de l'humérus et qui lui adhère d'une manière intime. Le tendon du grand rond s'insère alors à la face interne de l'os dans une direction un peu oblique; en haut, il est séparé de celui du grand dorsal par un espace angulaire, tandis qu'en bas où il déborde ce dernier, on le voit se placer à son niveau. Ces deux tendons, continus inférieurement, sont séparés l'un de l'autre par une large bourse séreuse dont l'existence est constante.

Rapports. — Le grand dorsal est recouvert en haut et en dedans, sur une petite partie de sa surface, par le trapèze, et dans le reste de son étendue par la peau. Il recouvre : 1° en dedans, le petit dentelé inférieur, les muscles spinaux, et le bord postérieur du petit oblique de l'abdomen; 2° en dehors, l'angle inférieur de l'omoplate, du rhomboïde et du grand dentelé, les digitations du grand oblique, les côtes et les muscles intercostaux; 3° en haut la face postérieure, puis le bord inférieur et la face antérieure du grand rond. — Son bord supérieur, en général horizontal, est descendant et curviligne lorsque le muscle s'attache aux huit dernières dorsales. Il devient rectiligne et légèrement ascendant s'il ne s'insère qu'aux quatre ou cinq dernières, et se trouve alors séparé du bord inférieur du rhomboïde par un espace angulaire d'autant plus grand qu'il est moins élevé. Cet espace est rempli, du reste, par une lame aponévrotique qui les relie l'un à l'autre. — Son bord inférieur, étendu du tiers moyen de la crête iliaque au sommet du sacrum, décrit une courbe à concavité externe; il est recouvert en dedans par le muscle grand fessier auquel il donne attache. — Son bord interne, vertical et très-long, se continue avec celui du muscle opposé. De cette continuité il suit que les deux aponévroses lombo-sacrées forment un long losange. — Le bord externe, presque vertical aussi, s'applique en bas sur le bord postérieur du grand oblique de l'abdomen, dont il est quelquefois séparé par un espace triangulaire à base inférieure qui laisse voir le petit oblique.

Action. — Le grand dorsal a pour usage : 1° d'abaisser le membre supérieur; 2° de le rapprocher du tronc en le portant en arrière; 3° de lui imprimer un mouvement de rotation qui a pour résultat de diriger sa face postérieure en dehors et l'externe en avant.

Les expériences électro-physiologiques de M. Duchenne (de Boulogne)

petit rond. — 14. Muscle grand oblique de l'abdomen. — 15, 15. Ses digitations inférieures s'entrecroisant avec celles du grand dorsal qui les recouvrent en partie. — 16, 16. Ses digitations supérieures qui s'engrènent avec celles du grand dentelé. — 17, 17. Son bord antérieur presque vertical. — 18. Son bord inférieur presque horizontal. — 19. Son angle antéro-inférieur plus ou moins arrondi — 20, 20. Muscle grand dentelé. — 21. Bord inférieur du grand pectoral, à la partie supérieure duquel on entrevoit le bord correspondant du petit pectoral. — 22. Muscle grand fessier. — 23. Muscle tenseur du fascia lata. — 24. Muscle deltoïde. — 25. Muscle peaucier du cou. — 26. Extrémité supérieure du muscle sterno-mastoïdien.

lui ont démontré que lorsque son tiers supérieur agit seul, il attire l'épaule et tout le membre thoracique directement en dedans, en soulevant légèrement le bord spinal de l'omoplate et en le rapprochant de celui du côté opposé de 2 à 3 centimètres. La contraction isolée de ses deux tiers infé-

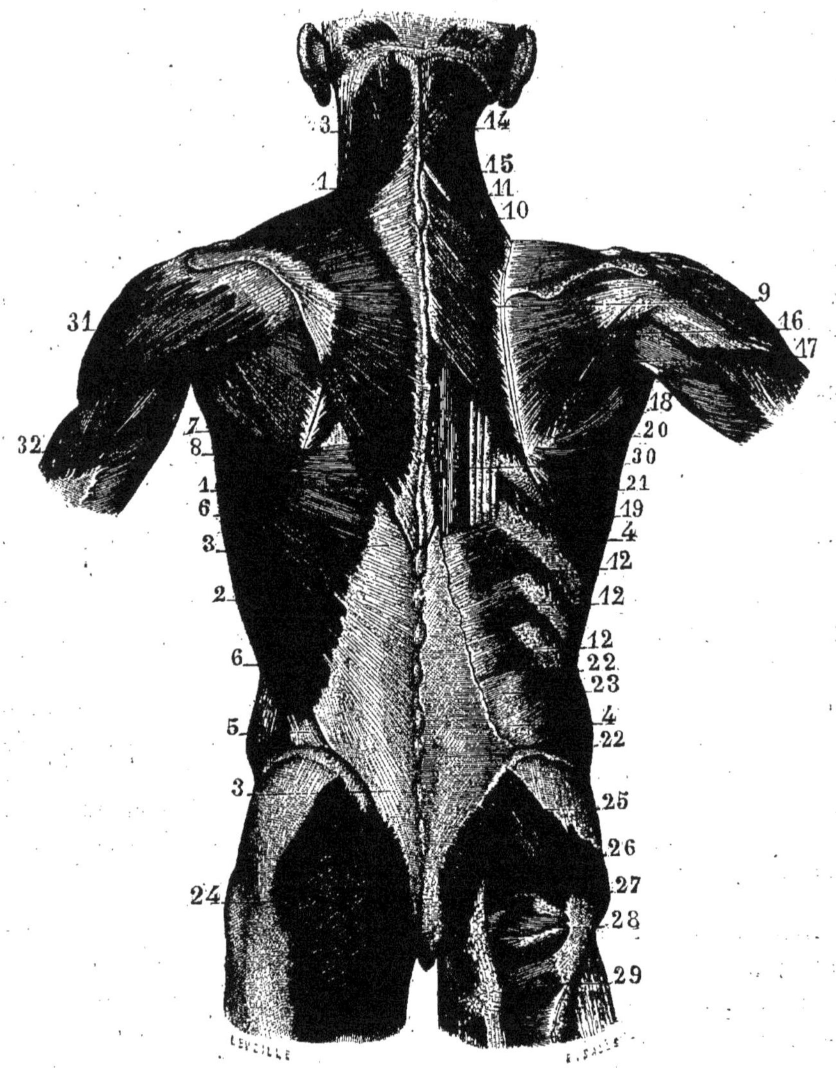

Fig. 268. — *Couches musculaires superficielle et moyenne de la partie postérieure du tronc.*

1, 1. Trapèze. — 2. Grand dorsal. — 3, 3. Aponévrose lombo-sacrée. — 4, 4. Partie de cette aponévrose qui dépend du grand dorsal. — 5. Faisceau par lequel ce muscle s'insère à la crête iliaque. — 6. Bord externe du même muscle. — 7. Grand rond. — 8. Bord supérieur du grand dorsal contournant le grand rond. — 9. Rhomboïde. — 10. Son faisceau supérieur. — 11. Bord supérieur du petit dentelé supérieur. — 12, 12, 12, les trois faisceaux du petit dentelé inférieur. — 13. Sterno-mastoïdien. — 14. Splénius. — 15. Angulaire. — 16. Sous-épineux. — 17. Petit rond. — 18. Grand rond. — 19. Coupe

rieurs a pour résultat l'abaissement direct du membre. L'action simultanée des deux muscles, suivant le même auteur, redresse le tronc en repoussant le thorax en avant et dégage la poitrine en effaçant, abaissant et rapprochant les épaules; ce sont eux qui interviennent plus spécialement dans l'attitude du soldat au port d'armes.

Lorsque ces muscles prennent leur point d'appui sur l'humérus, ils soulèvent le tronc. Par leurs faisceaux antérieurs ou externes, ils élèvent les côtes, et prennent part, comme le faisceau claviculaire des trapèzes, aux grandes inspirations.

§ 2. — Région dorso-cervicale.

Quatre muscles contribuent à former cette région : le *rhomboïde*, l'*angulaire de l'omoplate*, le *petit dentelé supérieur*, le *petit dentelé inférieur*.

Préparation. — Après avoir étudié le trapèze et le grand dorsal, il suffit, pour découvrir l'angulaire, le rhomboïde et le petit dentelé inférieur d'inciser verticalement ces deux muscles et de détacher chacune de leurs moitiés en les repoussant en dedans et en dehors. Au-dessous de la partie moyenne du trapèze se présente le rhomboïde, sur lequel il convient de fixer d'abord son attention. Celui-ci étant connu, on l'incisera aussi verticalement pour rejeter ensuite sa partie interne en dedans et l'externe en dehors, ce qui permettra d'observer son insertion scapulaire. On procédera alors à la préparation des petits dentelés; puis on complètera celle de l'angulaire en le renversant en dehors, afin de mettre en évidence ses insertions cervicales.

I. — **Muscle rhomboïde.**

Obliquement situé à la partie inférieure du cou et supérieure du dos; large et mince ; remarquable surtout par sa figure très-régulièrement rhomboïdale.

Insertions. — Il s'attache en dedans à la partie inférieure du ligament cervical postérieur, à l'apophyse épineuse de la septième vertèbre du cou, à celles des quatre ou cinq premières vertèbres du dos, et aux ligaments inter-épineux correspondants. Ces insertions ont lieu par des fibres aponévrotiques parallèles, obliquement descendantes, assez courtes et inégales supérieurement, où elles s'entremêlent aux fibres musculaires; plus longues et plus égales inférieurement, où elles forment une petite aponévrose de 2 centimètres de largeur.

Aux fibres aponévrotiques succèdent les fibres charnues. Celles-ci, si-

du grand dorsal. — 20. Faisceau qui part de l'angle inférieur de l'omoplate et qui vient se joindre à ce muscle. — 21. Partie inférieure du grand dentelé. — 22, 22. Partie postérieure du petit oblique. — 23. Aponévrose postérieure de ce muscle concourant avec celle du petit dentelé inférieur et du grand dorsal à former l'aponévrose lombo-sacrée. — 24 Grand fessier. — 25. Coupe de ce muscle. — 26. — Moyen fessier. — 27. Pyramidal. — 28. Le tendon de l'obturateur interne et les deux jumeaux. — 29. Carré crural. — 30. Sacro-lombaire et long dorsal. — 31. Deltoïde. — 32. Triceps brachial.

tuées sur le prolongement des précédentes et parallèles aussi, se dirigent de dedans en dehors et de haut en bas pour aller se fixer à l'interstice du bord interne de l'omoplate, depuis l'angle inférieur de cet os jusqu'au milieu de l'intervalle compris entre son angle supérieur et son épine. Très-souvent son insertion ne s'élève pas au-dessus de l'épine. Elle a lieu en haut, par de courtes fibres aponévrotiques. Dans le reste de son étendue, elle se fait sur une bandelette fibreuse qui suit la direction du bord interne de l'os, mais qui ne lui adhère que par ses extrémités et surtout par l'inférieure. Entre ces deux points extrêmes, elle n'est unie au bord spinal que par un tissu cellulaire plus ou moins dense. Cette bandelette, sur laquelle le grand dentelé prend des insertions, est formée par l'ensemble des fibres tendineuses du rhomboïde, qui longent le bord spinal au lieu de s'y attacher, et qui se juxtaposent ainsi de haut en bas.

A l'union du cinquième supérieur avec les quatre cinquièmes inférieurs du muscle, on remarque une ligne celluleuse, plus ou moins accusée, mais à peu près constante, qui le divise en deux parties. C'est à la partie la plus élevée que plusieurs anatomistes ont donné le nom de *petit rhomboïde*. Attaché en dedans, au ligament cervical postérieur et à l'apophyse épineuse de la septième vertèbre du cou, celui-ci s'insère en dehors, au-dessus de l'épine de l'omoplate, entre cette épine et l'angulaire, et quelquefois au niveau de la facette triangulaire qui précède l'épine.

Rapports. — La face postérieure du rhomboïde est recouverte dans la plus grande partie de son étendue par le trapèze; en bas et en dehors, elle se trouve en rapport avec la peau, et plus bas avec le grand dorsal. — Sa face antérieure répond au petit dentelé supérieur, au long dorsal, au sacro-lombaire, aux seconde, troisième, quatrième et cinquième côtes, et aux muscles intercostaux correspondants.

Action. — Le rhomboïde, au début de son action, communique à l'omoplate un mouvement de rotation qui a pour effet : 1° de déprimer son angle antérieur et d'abaisser le moignon de l'épaule ; 2° d'élever son angle inférieur en le rapprochant de la colonne vertébrale, et de détruire par conséquent le parallélisme du bord spinal et du rachis, en donnant à ce bord une direction oblique de haut en bas et de dehors en dedans ; 3° de tendre la moitié inférieure du grand dentelé qui limite alors le mouvement de rotation. Si le muscle continue de se raccourcir, le scapulum est attiré en haut; le grand dentelé se tend davantage, et comme l'omoplate lui offre un point fixe, il peut élever les côtes.

Le rhomboïde a donc pour destination principale d'imprimer à l'épaule un double mouvement de rotation et d'élévation, et pour destination accessoire de concourir, par l'intermédiaire du grand dentelé, à la dilatation du thorax; de même que le trapèze et le grand dorsal, il ne prend part qu'aux grandes inspirations.

Lorsque ce muscle combine son action avec celle du trapèze, le bord spinal de l'omoplate se porte en dedans et en haut en restant parallèle au rachis.

II. — Muscle angulaire.

L'angulaire, situé sur les parties latérale et postérieure du cou, est un muscle allongé et contourné; simple, assez épais, et aplati d'avant en arrière inférieurement; multifide, beaucoup plus mince, aplati de dehors en dedans supérieurement.

Insertions. — Il s'attache en haut à l'apophyse transverse de l'atlas, et au tubercule postérieur des apophyses transverses des trois vertèbres suivantes par des tendons d'autant plus grêles qu'ils sont plus inférieurs. A ces tendons succèdent des faisceaux charnus, en nombre égal, et aplatis aussi, qui augmentent de largeur et d'épaisseur en descendant, et qui se confondent vers le tiers inférieur du muscle. Ainsi constitué, celui-ci continue à se porter en bas et en dehors, en se contournant de telle sorte que son bord postérieur devient interne et l'antérieur externe. — Il s'insère le plus habituellement, par de très-courtes fibres aponévrotiques, à toute cette partie du bord spinal de l'omoplate qui se trouve située au-dessus de l'épine et qui limite en arrière la fosse sus-épineuse. Souvent il ne s'étend pas tout à fait jusqu'à l'épine. Chez quelques individus il descend moins bas encore et se fixe alors réellement à son angle supérieur et interne, d'où la dénomination qui lui a été donnée; mais ce mode d'implantation est le plus rare.

Rapports. — La face externe de l'angulaire est recouverte, de haut en bas par le sterno-mastoïdien, la peau et le trapèze. — Sa face interne recouvre le bord externe du splénius, le transversaire, la portion cervicale du sacro-lombaire, et le petit dentelé supérieur.

Action. — La plupart des auteurs avaient admis, avec Winslow, qu'au moment où l'angulaire se contracte, l'omoplate tourne autour d'un axe fictif passant par sa partie centrale, et qu'en vertu de ce mouvement ses angles postérieurs s'élèvent, tandis que l'antérieur s'abaisse, entraînant avec lui tout le moignon de l'épaule. Mais M. Duchenne (de Boulogne) a été conduit, par ses expériences électro-physiologiques, à reconnaître que l'axe de rotation, beaucoup plus élevé qu'on ne l'avait pensé, correspond à l'angle antérieur : c'est autour de cet angle lui-même que tourne l'omoplate; il ne s'abaisse donc pas. Au début de sa contraction, l'angulaire agit seulement sur le bord spinal qu'il incline de haut en bas et de dehors en dedans. Si les contractions deviennent plus énergiques, le muscle élève directement l'omoplate et par conséquent toute l'épaule. Son mode d'action offre, du reste, beaucoup d'analogie avec celui du rhomboïde.

Lorsqu'il prend son point d'appui sur le scapulum, préalablement immobilisé par les muscles qui s'y attachent, l'angulaire incline de son côté la colonne cervicale. Si les deux muscles agissent à la fois, ils contribuent à immobiliser celle-ci dans l'attitude qui lui est propre.

III. — **Muscle petit dentelé supérieur.**

Ce muscle, situé à la partie inférieure du cou et supérieure du dos, est aplati, extrêmement mince, quadrilatère.

Insertions. — Il s'attache en haut et en dedans, à la partie inférieure du ligament cervical postérieur, à l'apophyse épineuse de la septième vertèbre du cou, et à celles des deux ou trois premières vertèbres du dos, par une aponévrose mince, composée de fibres parallèles, obliques en bas et en dehors, représentant la moitié environ de la longueur du muscle. Nées de la partie externe de cette aponévrose, les fibres charnues suivent la même direction, puis se divisent en quatre digitations pour s'insérer par de courtes languettes tendineuses, de figure angulaire, au bord supérieur et à la face externe des seconde, troisième, quatrième et cinquième côtes. La première digitation s'attache très-près de l'angle de la seconde côte; les autres s'éloignent d'autant plus de l'angle auquel elles correspondent, qu'elles sont plus inférieures. Quelquefois la quatrième digitation fait défaut. Chez certains individus, il en existe une cinquième qui se fixe à la sixième côte.

Rapports. — Le petit dentelé supérieur est recouvert sur la plus grande partie de sa surface par le rhomboïde ; en haut, où il déborde ce muscle, il est en rapport avec le trapèze et l'angulaire ; en dehors il est sous-jacent au grand dentelé. — Sa face antérieure ou profonde recouvre le splénius, le transversaire, le long dorsal, le sacro-lombaire et les intercostaux externes.

Action. — Ce muscle, descendant très-obliquement du rachis sur les côtes, et prenant constamment son point d'appui en haut et en dedans, a manifestement pour usage d'élever les côtes; il est donc inspirateur. Il contribue en outre à brider les muscles des gouttières vertébrales, et devient sous ce point de vue congénère du petit dentelé inférieur, dont la destination est du reste diamétralement opposée à la sienne.

IV. — **Muscle petit dentelé inférieur.**

Le petit dentelé inférieur est situé à la partie inférieure du dos et supérieure des lombes. Aplati, très-mince, de figure quadrilatère comme le supérieur, il diffère de celui-ci par sa largeur et par sa hauteur beaucoup plus considérables, par sa direction légèrement ascendante et surtout par sa destination.

Insertions. — Il s'attache en dedans aux apophyses épineuses des trois dernières vertèbres du dos, à celles des trois premières vertèbres des lombes, et aux ligaments interépineux correspondants, par une mince aponévrose, à fibres parallèles et légèrement ascendantes, formant la moitié ou les deux tiers du muscle, confondue sur la plus grande partie de son étendue avec celles du grand dorsal et du petit oblique. De cette aponévrose naissent les fibres musculaires parallèles et ascendantes aussi, qui se partagent presque aussitôt en quatre digitations, d'autant plus longues et plus larges, qu'elles sont plus élevées. Celles-ci se recouvrent de haut en bas comme les tuiles d'un toit ; elles vont s'insérer au bord inférieur

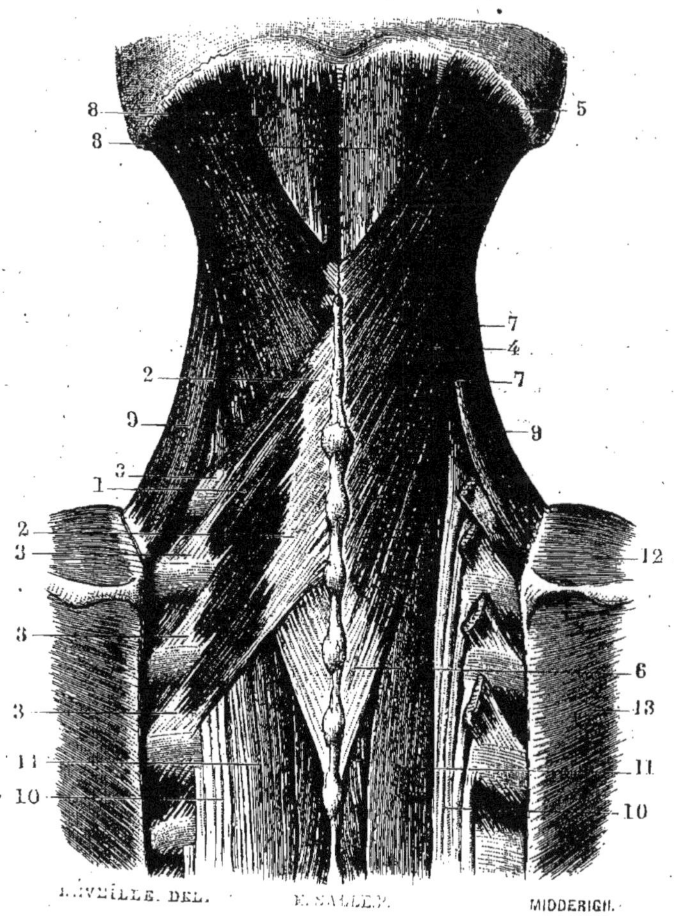

FIG. 269. — *Muscles petit dentelé supérieur, splénius et angulaire.*

1. Petit dentelé supérieur. — 2. Aponévrose par laquelle il s'insère aux apophyses épineuses. — 3, 3, 3, 3. Ses insertions costales. — 4. Splénius du côté droit. — 5. Son attache céphalique. — 6. Ses attaches inférieures et internes; lamelle tendineuse et triangulaire qui le termine. — 7. Portion cervicale de ce muscle se contournant et disparaissant sous sa portion céphalique. —8, 8. Les grands complexus.—9, 9. Angulaire de l'omoplate.—10, 10. Extrémité supérieure du sacro-lombaire.—11, 11. Long dorsal.

des quatre dernières côtes, par de très-courtes fibres tendineuses mêlées aux fibres charnues. La digitation supérieure se fixe au bord inférieur de la neuvième côte, sur une longueur de 10 centimètres ; la seconde au bord inférieur de la dixième, sur une longueur de 6 centimètres ; la troisième au bord inférieur de la onzième, sur une étendue de 2 centimètres ; la quatrième au sommet de la douzième, sur une étendue qui varie de quelques millimètres à 1 centimètre. Lorsque la douzième côte est très-courte, cette dernière fait défaut.

Rapports. — Recouvert par le grand dorsal, ce muscle recouvre de dedans en dehors le long dorsal, le sacro-lombaire, les trois dernières côtes et les muscles intercostaux externes.

Action. — Les insertions et la direction du petit dentelé inférieur démontrent qu'il a pour usage d'abaisser les côtes, et qu'il doit être rangé par conséquent au nombre des muscles expirateurs. Antagoniste du petit dentelé supérieur sous ce rapport, il vient en aide à celui-ci par la part qu'il prend à la contention des muscles spinaux.

§ 3. — Région cervico-occipitale superficielle.

Quatre muscles concourent à former cette région : le *splénius*, le *transversaire*, le *petit complexus* et le *grand complexus*.

Préparation. — 1° Coucher le sujet sur l'abdomen, placer un billot sous le thorax et laisser tomber la tête afin de tendre les muscles de la partie postérieure du cou ; 2° faire sur la ligne médiane une incision étendue du milieu du dos vers la protubérance occipitale, puis abaisser sar sa partie inférieure une seconde incision transversalement dirigée ; 3° détacher à la fois de dedans en dehors la peau et le trapèze, afin de découvrir le splénius sur toute son étendue ; 4° étudier ce muscle, le diviser ensuite verticalement sur sa partie moyenne, pour rejeter son extrémité supérieure en haut et son extrémité inférieure en dedans ; 5° chercher l'interstice celluleux qui sépare le petit complexus du transversaire, pénétrer dans cet interstice et renverser en dehors le second de ces muscles, afin de mettre en évidence chacun de ses tendons internes ou inférieurs ; 6° Séparer le petit complexus du grand complexus, en isolant aussi les tendons par lesquels il s'insère aux apophyses transverses des vertèbres du cou ; 7° enfin achever de préparer le grand complexus.

I. — **Muscle splénius.**

Le splénius est situé à la partie postérieure du cou et supérieure du dos. Aplati, assez mince, il offre la figure d'un triangle, dont le sommet se dirige en bas et en dedans et dont la base, tournée en haut, répond aux parties latérales de la tête et du cou.

Insertions. — Ce muscle s'attache en dedans aux deux tiers inférieurs du ligament cervical postérieur, à l'apophyse épineuse de la septième vertèbre du cou, à celles des quatre ou cinq premières vertèbres du dos et aux ligaments surépineux correspondants, par des fibres aponévrotiques très-courtes, sur la plus grande partie de sa hauteur, mais qui s'allongent de plus en plus inférieurement à mesure qu'on se rapproche de son sommet. — Les fibres charnues situées sur le prolongement de celles-ci sont d'autant plus longues qu'elles deviennent plus inférieures. Elles se portent obliquement en haut et en dehors, en suivant une direction parallèle, et se partagent au niveau de son tiers supérieur en deux faisceaux qui ont fait considérer le splénius comme composé de deux muscles juxtaposés : l'un, interne, beaucoup plus considérable, connu sous le nom de *splénius de la tête* ; l'autre, externe, de dimensions relativement très-minimes, appelé *splénius du cou*.

Le splénius de la tête s'insère : 1° aux deux tiers externes de la ligne courbe supérieure de l'occipital, immédiatement au-dessous du sterno-mastoïdien, par de courtes fibres aponévrotiques ; 2° à la portion mastoïdienne du temporal, et à la moitié inférieure de la face externe de l'apophyse mastoïde par des fibres tendineuses plus longues, plus accusées et beaucoup plus multipliées.

Le splénius du cou se subdivise en deux fascicules auxquels succèdent des tendons aplatis qui vont se fixer : le supérieur, plus large, à l'apophyse transverse de l'atlas ; l'inférieur, à l'apophyse transverse de l'axis.

Rapports. — La face postérieure du splénius est recouverte : en haut par le sterno-mastoïdien ; plus bas par le trapèze et l'angulaire ; inférieurement par le rhomboïde et le petit dentelé supérieur. — Sa face antérieure ou profonde recouvre le grand et le petit complexus, le long dorsal et le transversaire ; — son bord inférieur, très-long et presque vertical, répond à l'angulaire, qui plus bas s'en écarte ; — son bord supérieur, très-court, se dirige en haut et en dehors, en sorte qu'il forme avec celui du côté opposé et l'occipital un triangle dans lequel se trouve inscrite l'extrémité correspondante des grands complexus.

Action. — Le splénius imprime à la tête trois mouvements simultanés : 1° un mouvement d'extension ; 2° un mouvement d'inclinaison latérale ; 3° un mouvement de rotation en vertu duquel la face se tourne de son côté. Si les deux muscles se contactent à la fois, l'extrémité céphalique ne peut ni s'incliner de côté, ni tourner autour de son diamètre vertical ; elle est entraînée alors dans l'extension directe.

II. — **Muscle transversaire.**

Le transversaire, ainsi nommé parce qu'il s'étend des apophyses transverses des vertèbres dorsales aux apophyses transverses des vertèbres cervicales, est situé à la partie supérieure du dos et latérale du cou, en dehors du grand et du petit complexus, en dedans du long dorsal et du sacro-lombaire. Il est allongé de haut en bas, aplati de dedans en dehors, un peu recourbé d'avant en arrière, plus large à sa partie moyenne qu'à ses extrémités.

Inférieurement, le transversaire est en connexion constante avec le long dorsal par un faisceau charnu qui s'étend de l'un à l'autre. Souvent aussi ce muscle est uni par son bord postérieur avec le petit complexus à l'aide d'une languette charnue ou tendineuse. Il offre du reste de nombreuses et fréquentes variétés, d'où la difficulté attachée à son étude, et la nécessité de l'observer sur plusieurs sujets pour en prendre une notion complète.

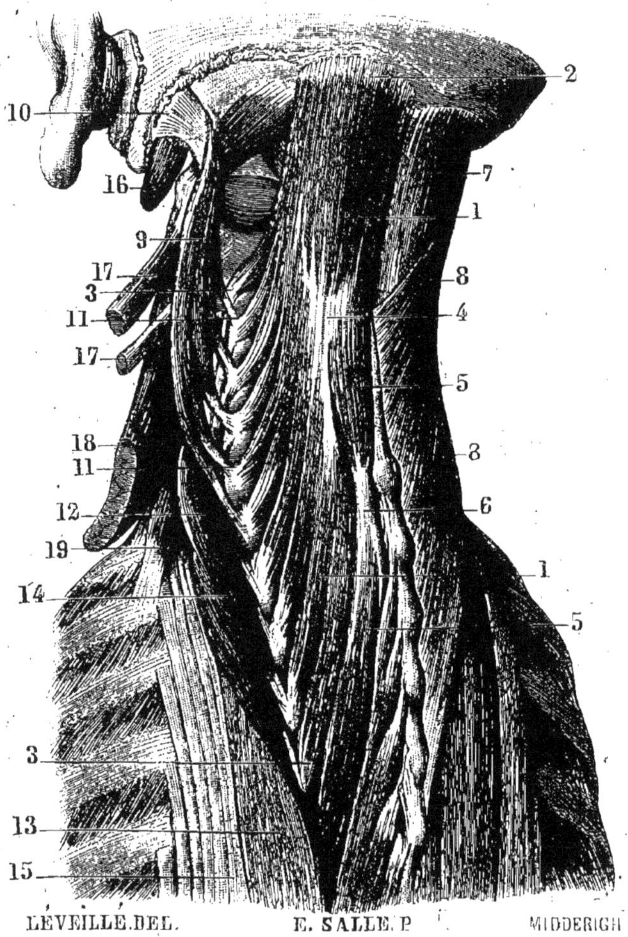

FIG. 270. — *Muscles grand et petit complexus.*

1, 1. Grand complexus du côté gauche. — 2. Son attache à l'occipital. — 3, 3. Ses attaches aux apophyses transverses des quatre premières vertèbres dorsales, et des six dernières vertèbres cervicales. — 4 Son intersection aponévrotique. — 5, 5. Faisceau digastrique longeant le côté interne du muscle. — 6. Tendon occupant la partie moyenne de ce faisceau. — 7. Grand complexus du côté droit. — 8, 8. Splénius recouvrant toute la partie inférieure de ce muscle. — 9. Petit complexus qui a été renversé en dehors pour montrer ses attaches inférieures. — 10. Son attache au bord postérieur de l'apo-

Insertions.—Le transversaire s'attache en bas aux apophyses transverses des cinq ou six premières vertèbres du dos et très-souvent aussi au tubercule postérieur des apophyses transverses des deux ou trois dernières vertèbres du cou, par des tendons d'autant plus longs et plus larges qu'ils sont plus inférieurs.—A cette longue série de tendons externes succède une série égale de faisceaux charnus, obliquement dirigés en haut et en arrière, s'élargissant de plus en plus, puis se confondant avec les faisceaux voisins pour former le corps du muscle.—De la partie supérieure et externe de celui-ci partent d'autres tendons obliquement dirigés en haut et en avant, d'autant plus longs et plus larges qu'ils sont plus élevés. Ces tendons externes ou terminaux vont s'insérer au tubercule postérieur des apophyses transverses des six dernières vertèbres cervicales. Quelquefois le muscle monte jusqu'à l'atlas ; quelquefois aussi il ne prend aucune insertion sur la dernière ou les deux dernières vertèbres du cou.

Rapports.—Par sa face interne, le transversaire s'applique au grand complexus, dont il est séparé supérieurement par le petit complexus.—Sa face externe est en rapport : en bas, avec le long dorsal avec lequel il se continue et qu'il prolonge jusqu'au cou ; plus haut avec la portion cervicale du sacro-lombaire, l'angulaire et le splénius. Son bord postérieur, convexe, se contourne de telle sorte qu'en bas il regarde directement en arrière, tandis qu'en haut il s'incline en dehors.

Action.—Ce muscle étend la colonne cervicale en l'inclinant de son côté lorsque son action est isolée. Si les deux transversaires se contractent à la fois, la colonne est portée dans l'extension directe.

III. — **Muscle petit complexus.**

Le petit complexus, situé sur les parties latérale et postérieure du cou, entre le grand complexus et le transversaire, s'étend des apophyses transverses des quatre dernières vertèbres du cou à l'apophyse mastoïde du temporal. Il est allongé de haut en bas, aplati de dedans en dehors, large et mince inférieurement, plus épais et très-étroit supérieurement.

Insertions.—Ce muscle s'attache en bas aux apophyses transverses des quatre dernières vertèbres cervicales et quelquefois à celle de la première vertèbre du dos, par des languettes tendineuses obliquement dirigées en haut et en dehors, de la face externe desquelles naissent autant de faisceaux charnus, aplatis, et bientôt confondus en un seul corps. Celui-ci se porte

physe mastoïde. — 11, 11. Ses attaches aux apophyses transverses des quatre dernières vertèbres cervicales. — 12. Son attache à l'apophyse transverse de la première vertèbre dorsale. — 13. Long dorsal. — 14. Transversaire du cou dont les faisceaux, situés sur le prolongement du muscle précédent, montent en dehors du petit complexus, en croisant ses tendons à angle très-aigu. — 15. Languettes tendineuses du sacro-lombaire. — 16. Attache du digastrique. — 17, 17. Portion cervicale du splénius. — 18. Extrémité supérieure de l'angulaire. — 19. Attache du scalène postérieur à la seconde côte.

verticalement en haut en se rétrécissant de plus en plus, et s'insère à toute l'étendue du bord postérieur de l'apophyse mastoïde, par un court tendon situé sur sa face profonde. Une intersection fibreuse, linéaire et transversale, occupe le plus habituellement sa partie moyenne.

Rapports. — Le petit complexus s'applique par sa face interne au grand complexus et à l'extremité postérieure du digastrique. — Sa face externe, inclinée en dedans, répond au splénius et au transversaire. — Son bord postérieur, très-long et mince, est uni souvent au second de ces muscles par un faisceau tendineux ou musculaire.

Action. — Ce muscle étend la tête et l'incline de son côté. Lorsqu'il se contracte en même temps que celui du côté opposé, il la ramène dans l'attitude verticale si elle est fléchie, et peut lui communiquer ensuite un léger mouvement d'extension.

IV. — Muscle grand complexus.

Le grand complexus est situé à la partie postérieure du cou et supérieure du dos. Allongé, aplati, assez épais et large en haut, il devient très-mince et se termine en pointe inférieurement.

Insertions. — Ce muscle s'attache en bas aux apophyses transverses des cinq ou six premières vertèbres dorsales par de courts tendons; 2° aux apophyses articulaires et à la base des apophyses transverses des cinq dernières vertèbres cervicales par des tendons semblables; 3° et dans quelques cas à l'apophyse épineuse de la septième vertèbre du cou ou à celles des deux premières vertèbres du dos, par un faisceau charnu aussi variable dans ses dimensions que dans son existence. — De ces diverses origines partent autant de faisceaux, d'autant plus courts et plus obliques qu'ils sont plus élevés; de leur juxtaposition et de leur fusion résulte le corps charnu du muscle, d'abord très-grêle, mais de plus en plus volumineux, lequel se dirige en haut et en dedans pour se rapprocher du ligament cervical postérieur; il devient alors vertical et parallèle à celui du côté opposé; puis s'insère à l'occipital, sur l'empreinte rugueuse qu'on remarque entre les deux lignes courbes de cet os, à droite et à gauche de la crête occipitale externe.

Le grand complexus présente à l'union de son tiers supérieur avec ses deux tiers inférieurs, une intersection aponévrotique, transversale, sinueuse, plus large en dedans qu'en dehors, souvent interrompue sur un ou plusieurs points, très-variable du reste suivant les individus. — Plus bas on voit une autre intersection tendineuse, située sur son bord interne, longitudinalement dirigée, plus étroite dans sa partie moyenne qu'à ses extrémités. Cette seconde intersection forme avec les deux corps charnus correspondants une sorte de muscle digastrique, dont l'extrémité inférieure reste en général indépendante.

Rapports. — La face postérieure de ce muscle est recouverte en haut par le trapèze, plus bas par le splénius et le petit complexus, inférieurement par le transversaire et le petit dentelé supérieur. — Sa face antérieure ou profonde est en rapport, sur la plus grande partie de son étendue, avec le transversaire épineux, et en haut avec les muscles grand et petit droits postérieurs, grand et petit obliques de la tête. — Son bord interne, très-long, est d'abord séparé de celui du côté opposé par un espace angulaire; dans ses deux tiers supérieurs il répond au ligament cervical postérieur. Son bord externe, très-court, croise obliquement le petit oblique.

Action. — Le grand complexus a pour destination principale de présider au mouvement d'extension de la tête. Lorsqu'il se contracte seul, il lui communique en même temps un léger mouvement de rotation en vertu duquel la face se dirige du côté opposé. Si les deux muscles combinent leur action, l'extrémité céphalique se renverse directement en arrière. Dans ce mouvement ils ont pour congénères les petits complexus et les deux splénius. Considérés comme rotateurs, chacun d'eux devient le congénère du splénius du côté opposé, et l'antagoniste du splénius de son côté.

§ 4. — Région cervico-occipitale profonde.

Cette région comprend : le *grand* et le *petit droit postérieurs* de la tête, le *grand* et le *petit obliques*, et toute la série des *muscles interépineux*.

Préparation. — 1° Tendre tous les muscles de la région en élevant le thorax et en abandonnant la tête à son propre poids; 2° exciser les trapèzes, les splénius et les complexus; 3° découvrir les grands droits et les deux obliques en enlevant l'aponévrose, les vaisseaux, les nerfs et le tissu adipeux qui les recouvrent; 4° inciser l'un des grands droits et renverser en sens contraire ses deux moitiés, afin de mettre en évidence le petit droit sous-jacent.

I. — **Grand droit postérieur de la tête.**

Le grand droit, situé à la partie postérieure et supérieure du cou, s'étend un peu obliquement de l'axis à l'occipital. Il est allongé, aplati, de figure triangulaire.

Insertions. — Ce muscle s'attache en bas à l'apophyse épineuse de l'axis par de très-courtes fibres aponévrotiques. Il est d'abord arrondi, mais s'aplatit presque aussitôt, puis se dirige en haut et un peu en dehors, pour aller s'insérer par son autre extrémité, à la face externe de l'occipital au-dessous de la ligne courbe inférieure, entre le petit oblique qui le croise en le recouvrant en haut et en dehors, et le petit droit situé au-dessous et en dedans.

Rapports. — Le grand droit répond, par sa face postérieure au grand complexus et un peu au petit oblique; par sa face antérieure, à l'occipital, à l'arc postérieur de l'atlas et au petit droit postérieur.

Son bord externe limite avec les deux obliques un espace angulaire qui donne passage à la branche postérieure du premier nerf cervical. — Son bord interne est séparé de celui du côté opposé par un espace angulaire dans lequel on aperçoit les petits droits postérieurs.

Action. — Il étend la tête, l'incline latéralement, et concourt en outre à lui imprimer un mouvement de rotation qui a pour résultat de tourner la face de son côté. Lorsque les deux muscles entrent simultanément en action, ils sont seulement extenseurs.

II. — **Petit droit postérieur de la tête.**

Aplati et triangulaire, comme le précédent, mais moins long et plus large que celui-ci, au-devant duquel il est situé.

Insertions. — Le petit droit s'attache inférieurement aux tubercules de l'arc postérieur de l'atlas par un très-petit pinceau de fibres aponévrotiques. Il se porte presque verticalement en haut en s'épanouissant à la manière d'un éventail, et se fixe à l'occipital, au-dessous de la ligne courbe inférieure, à droite et à gauche de la crête qu'on remarque sur la face externe de cet os.

Rapports. — La face postérieure de ce muscle, inclinée en bas, est recouverte en dehors par le grand droit et dans le reste de son étendue par le grand complexus dont la sépare une lame aponévrotique qui se continue inférieurement avec celle du transversaire épineux. — Sa face antérieure, tournée en haut, répond au ligament occipito-atloïdien postérieur. — Son bord externe, obliquement ascendant, est caché sous le grand droit. — Son bord interne, s'adosse à celui du muscle opposé, dont il n'est séparé que par la partie profonde du ligament cervical postérieur, très-mince sur ce point.

Action. — Le petit droit rapproche l'occipital de l'arc postérieur de l'atlas. Il concourt donc à l'extension de la tête, mais ne peut lui communiquer ni mouvement de latéralité, ni mouvement de rotation.

III. — **Grand oblique ou oblique inférieur de la tête.**

Le grand oblique est un muscle court et arrondi, plus volumineux que les autres muscles de la même région, très-obliquement étendu de la seconde à la première vertèbre du cou, en arrière desquelles il se trouve situé.

Insertions. — Il s'attache en dedans à l'apophyse épineuse de l'axis, par des fibres tendineuses à peine apparentes ; se dirige en avant, en haut et en dehors, en augmentant graduellement de diamètre ; puis diminue un peu de volume, et s'insère à la partie postérieure et inférieure de l'apophyse transverse de l'atlas. Cette seconde insertion se fait comme la précédente, à l'aide de fibres aponévrotiques peu sensibles.

Rapports. — Sa face postérieure est recouverte par le grand et le petit complexus. — Sa face antérieure recouvre l'axis et le ligament atloïdo-axoïdien postérieur. — Son bord supérieur est d'abord contigu à celui du grand droit postérieur ; mais il s'en écarte bientôt pour se porter vers l'extrémité inférieure du petit oblique, tandis que le grand droit se dirige au contraire vers l'extrémité supérieure de celui-ci. Ces trois muscles circonscrivent donc un petit triangle que traversent des vaisseaux, des nerfs, et que remplit un tissu cellulaire très-dense. — Son bord inférieur répond au bord externe du grand complexus, qui le croise perpendiculairement.

Action. — Prenant son point fixe sur l'apophyse épineuse de l'axis, et son insertion mobile sur l'apophyse transverse de l'atlas, le grand oblique de la tête attire cette dernière apophyse en arrière et fait tourner par conséquent la première vertèbre du cou sur la seconde ; il est donc essentiellement rotateur de la tête.

IV. — **Petit oblique, ou oblique supérieur de la tête.**

Ce muscle, obliquement étendu de l'atlas à l'occipital, est allongé, aplati, beaucoup moins volumineux que le grand oblique et dirigé en sens inverse de celui-ci.

Insertions. — Le petit oblique de la tête s'attache en bas à la partie supérieure du sommet de l'apophyse transverse de l'atlas, au-devant du grand

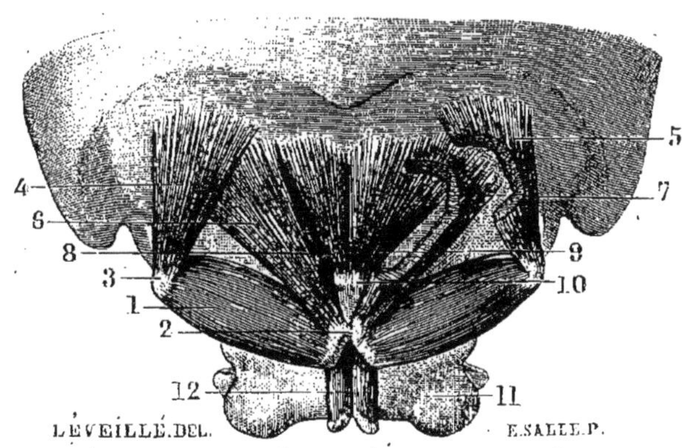

FIG. 271. — *Muscles de la région cervico-occipitale profonde.*

1. Grand oblique. — 2. Sommet de l'apophyse épineuse de l'axis. — 3. Sommet de l'apophyse transverse de l'atlas. — 4. Petit oblique du côté droit. — 5. Petit oblique du côté gauche qui a été échancré pour montrer l'attache supérieure du grand droit. — 6. Grand droit postérieur. — 7. Le même muscle du côté opposé qui a été échancré aussi, pour laisser voir dans toute son étendue le petit droit sous-jacent. — 8. Petit droit, en partie recouvert par le grand droit. — 9. Le même muscle du côté opposé vu dans sa largeur. — 10. Tubercules de l'arc postérieur de l'atlas donnant attache aux deux muscles qui précèdent. — 11. Troisième vertèbre du cou. — 12. Première paire des muscles interépineux.

oblique. De celle-ci il se porte en haut, en arrière et un peu en dedans, en s'élargissant, et va se fixer à la partie externe de la ligne courbe inférieure de l'occipital, sur une crête tantôt peu accusée, tantôt plus ou moins saillante, qui en fait partie. Cette insertion est située en dehors et au-dessus de l'attache du grand droit postérieur qu'elle recouvre, en dedans de celle du digastrique qui en est plus éloignée, au-dessous de celle du splénius.

Rapports. — Sa face postérieure est en rapport avec le splénius, le petit et le grand complexus. — Sa face antérieure répond à l'extrémité supérieure du grand droit, à l'occipital et à l'artère vertébrale. — Son bord inférieur contribue à circonscrire l'espace triangulaire compris entre le grand droit et les deux obliques.

Action. — Il participe au mouvement d'extension de la tête : qu'il porte directement en arrière lorsqu'il se contracte en même temps que celui du côté opposé ; qu'il incline à la fois en arrière et légèrement de son côté, lorsque son action est isolée.

V. — Interépineux du cou.

Très-petits, au nombre de douze, situés entre les apophyses épineuses des vertèbres cervicales, et disposés par paires ; un peu allongés de haut en bas, aplatis de dedans en dehors, de figure quadrilatère.

La première paire occupe l'intervalle compris entre les apophyses épineuses des deuxième et troisième vertèbres du cou, et la dernière celui qui s'étend de la septième cervicale à la première dorsale.

Insertions. — Ces muscles s'attachent en bas à la face supérieure des apophyses épineuses. De cette origine ils se portent en haut et un peu en dehors, en s'écartant à la manière des deux branches d'un compas, puis se fixent aux deux bords de la goutière creusée sur la face inférieure des apophyses qui les surmontent, et au tubercule par lequel se termine chacun de ces bords. — Les interépineux sont presque entièrement charnus.

Rapports. — Par leur face externe ils sont en rapport avec le transversaire épineux. Leur face interne est séparée de celle du muscle opposé par le ligament interépineux correspondant. — Leur bord antérieur est mince ; le postérieur plus épais et plus long.

Action. — Elle est analogue à celle des grands et petits droits postérieurs. De même que ceux-ci rapprochent la tête de l'atlas et de l'axis ; de même les interépineux du cou rapprochent les apophyses auxquelles ils s'insèrent. Les uns et les autres sont extenseurs. Mais les premiers, ayant leur insertion mobile très-rapprochée du point d'appui, et n'agissant sur la tête, par conséquent, que par un bras de levier extrêmement court, ne prennent à son mouvement d'extension qu'une bien faible part.

Les seconds, agissant sur les vertèbres cervicales par un levier relativement plus long, peuvent coopérer à l'extension de la colonne cervicale avec plus d'énergie.

§ 5. — Région vertébrale ou spinale.

La région vertébrale est composée d'un très-grand nombre de faisceaux musculaires qui se groupent de manière à constituer trois principaux muscles : le *sacro-lombaire*, le *long dorsal* et le *transversaire épineux*. Ceux-ci, connus sous le terme générique de *muscles spinaux*, se confondent en partie inférieurement, mais restent séparés dans toute l'étendue de leurs portions dorsale et cervicale par deux lignes celluleuses dans lesquelles rampent des vaisseaux et des nerfs disposés aussi en séries linéaires.

Préparation. — 1° Tendre les muscles spinaux en élevant la partie moyenne du tronc et en abandonnant à leur propre poids ses extrémités ; 2° faire sur la ligne médiane une incision étendue de l'occipital au coccyx, comprenant la peau et la couche cellulo-adipeuse sous-jacente ; 3° diviser à leur insertion rachidienne le trapèze et le grand dorsal, le splénius et le rhomboïde, et les deux petits dentelés ; 4° détacher ces muscles en les renversant en dehors, de manière à mettre en évidence sur toute leur longueur le sacro-lombaire et le long dorsal, plus superficiellement situés que le transversaire épineux ; 5° en procédant de dehors en dedans, on remarquera alors, sur un point assez rapproché du bord externe des muscles spinaux une ligne celluleuse verticale, de laquelle émergent des vaisseaux ; 6° suivre la direction de cette ligne qui sépare le sacro-lombaire du long dorsal, isoler et renverser en dehors le premier de ces muscles, puis couper les vaisseaux et les nerfs qui les séparent : la dissection laissera bientôt distinguer des faisceaux ascendants échelonnés de bas en haut et s'ajoutant les uns aux autres pour prolonger le sacro-lombaire jusqu'à la partie moyenne du cou ; 7° disséquer le bord externe du long dorsal remarquable par la présence de nombreux faisceaux musculaires échelonnés aussi de bas en haut ; 8° rejeter ensuite ce muscle en dehors, afin d'étaler et de rendre plus distincts les faisceaux par lesquels il s'attache aux apophyses épineuses ; 9° après avoir étudié ceux-ci, les inciser et renverser le long dorsal en dehors : ce renversement permettra d'observer les faisceaux par lesquels il s'insère aux apophyses transverses des vertèbres ; 10° enfin, compléter la préparation du transversaire épineux, qui se trouve en évidence dès que le long dorsal a été renversé en dehors,

Des trois muscles spinaux il en est deux, le sacro-lombaire et le long dorsal qui se confondent à leur origine. Le troisième ou le transversaire épineux, au premier aspect, semble s'unir aussi et se confondre inférieurement avec les deux autres ; en réalité, cependant, il en est indépendant sur toute son étendue.

Nous nous occuperons d'abord de la masse musculaire commune à ces deux muscles ; nous étudierons ensuite le sacro-lombaire, le long dorsal et le transversaire épineux ; puis les mouvements qu'ils produisent ; et nous terminerons par un court parallèle de tous les muscles qui prennent part aux mouvements du rachis.

I. — Masse musculaire commune au sacro-lombaire et au long dorsal.

Pour bien observer cette masse musculaire, il convient de l'isoler : 1° en dehors, en enlevant le feuillet postérieur du muscle transverse de l'abdomen ; 2° en dedans, en la séparant du transversaire épineux. Dans ce dernier but on incisera verticalement, à 2 centimètres des apophyses

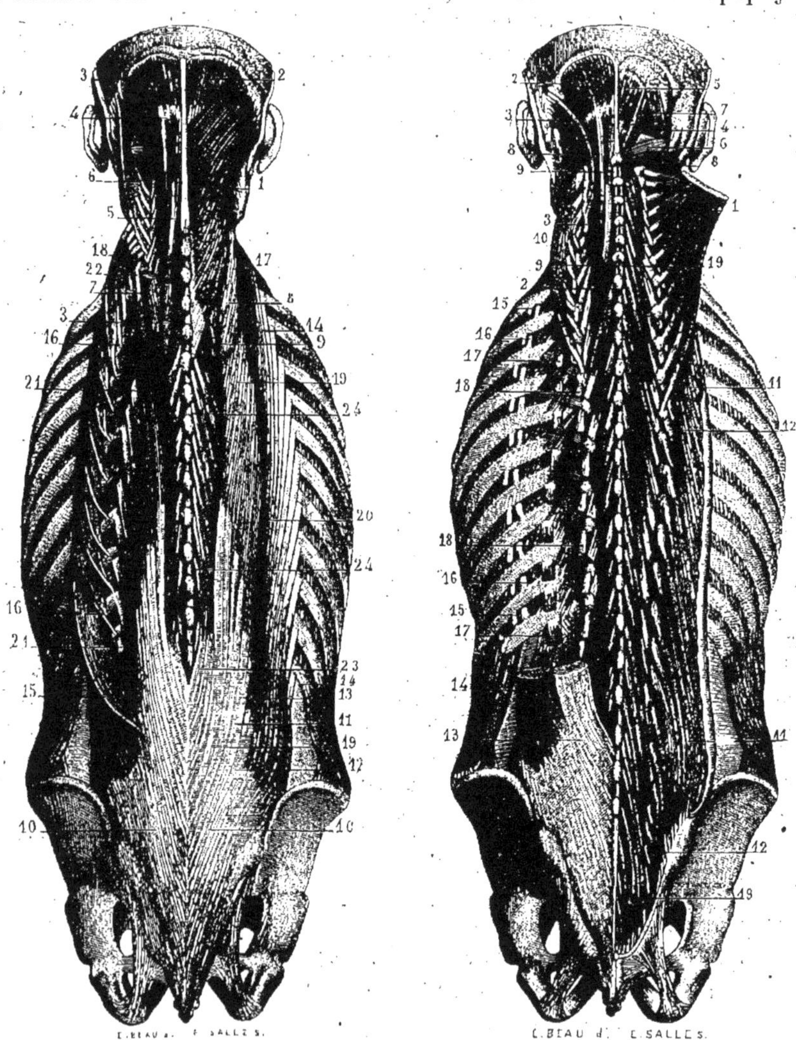

Fig. 272. *Muscle sacro-lombaire et long dorsal.*

Fig. 273. *Muscle transversaire épineux.*

Fig. 272. — 1. Splénius. — 2. Grand complexus du côté droit. — 3, 3. Grand complexus du côté gauche mis à nu sur toute son étendue. — 4. Son intersection fibreuse transversale. — 5. Son intersection fibreuse longitudinale. — 6. Petit complexus qui a été renversé en dehors pour montrer les tendons par lesquels il s'attache aux quatre dernières

épineuses, l'aponévrose qui recouvre inférieurement les muscles spinaux et qui représente leur principale origine, puis on la renversera en dehors. On découvrira alors sans peine l'interstice cellulo-vasculaire qui sépare le transversaire épineux de la masse charnue commune aux deux autres muscles de la même région.

Cette masse musculaire, commune au sacro-lombaire et au long dorsal, s'étend verticalement de l'os iliaque à la douzième côte. Elle offre la forme d'un prisme à base triangulaire. Sa face postérieure convexe est recouverte par l'aponévrose lombo-dorsale. Sa face antérieure répond aux apophyses transverses des vertèbres lombaires et au feuillet moyen du muscle transverse de l'abdomen, feuillet qui la sépare du carré lombaire et sur lequel on la voit souvent s'insérer par quelques fibres.

Insertions. — Elle s'attache : 1° par une longue et forte aponévrose, *aponévrose des muscles spinaux*, aux apophyses épineuses des vertèbres lombaires et aux ligaments interépineux correspondants, à la crête et au sommet du sacrum, au tubercule ou apophyse transverse de la quatrième vertèbre sacrée, au ligament sacro-iliaque postéro-inférieur, et enfin au cinquième ou sixième postérieur de la crête iliaque ; 2° à la tubérosité de l'os iliaque, par de nombreux et courts fascicules tendineux qui disparaissent presque aussitôt au milieu des fibres musculaires.

L'*aponévrose des muscles spinaux* s'étend du sommet du sacrum à la

vertèbres cervicales. — 7. Muscle transversaire dont la moitié supérieure a été enlevée afin de laisser voir les tendons d'origine du muscle précédent. — 8. Transversaire du côté opposé se continuant en bas avec le long dorsal dont il n'est qu'un faisceau de renforcement. 9. Extrémité inférieure du grand complexus. — 10, 10. Aponévrose d'origine des muscles spinaux. — 11. Partie interne de cette aponévrose se décomposant en bandelettes parallèles qui se prolongent sur le long dorsal. — 12. Sa moitié externe se continuant avec le sacro-lombaire. — 13. Muscle sacro-lombaire du côté droit. — 14, 14. Bandelettes aponévrotiques, verticales et parallèles par lesquelles ce muscle s'attache à l'angle des côtes. — 15. Muscle sacro-lombaire du côté gauche qui a été renversé en dehors pour montrer les faisceaux qui le renforcent et le prolongent. — 16, 16. Faisceaux de renforcement de ce muscle. — 17. Son extrémité supérieure se prolongeant jusque dans la région cervicale. — 18. Cette même extrémité qui a été renversée en dehors, afin de laisser voir ses tendons terminaux qui s'entrecroisent avec ceux du petit complexus. — 19, 19. Muscle long dorsal. — 20. Ligne celluleuse qui le sépare du sacro-lombaire. — 21, 21. Ses faisceaux de terminaison externes ou costaux. — 22. Son faisceau transversaire le plus élevé. — 23. Origine de ses faisceaux épineux. — 24, 24. Terminaison de ces mêmes faisceaux.

Fig. 273. — 1. Grand complexus du côté droit qui a été détaché de l'occipital et renversé en dehors pour montrer ses tendons d'origine. — 2, 2. Grand complexus du côté gauche. — 3, 3. Petit complexus vu dans ses rapports avec le précédent. — 4. Grand droit postérieur de la tête. — 5. Petit droit postérieur, — 6. Grand oblique. — 7. Petit oblique. — 8, 8. Extrémité postérieure du digastrique. — 9, 9. Muscles interépineux. — 10. Transversaire du cou. — 11, 11. Long dorsal qui a été renversé en dehors pour laisser voir les faisceaux par lesquels il s'attache au sommet des apophyses transverses. — 12, 12. Faisceaux transversaires de ce muscle. — 13. Extrémité inférieure du long dorsal. — 14. Extrémité inférieure du sacro-lombaire. — 15, 15. Attache des faisceaux externes de ce muscle. — 16, 16. Origine de ses faisceaux de renforcement. — 17, 17. Attache des faisceaux externes ou costaux du long dorsal. — 18, 18. Attache de ses faisceaux transversaires. — 19, 19. Muscle transversaire épineux.

partie moyenne du dos. Très-étroite inférieurement, elle s'élargit comme la gouttière sacrée de bas en haut, pour acquérir sa plus grande largeur au niveau de la crête iliaque, et se rétrécit ensuite progressivement à mesure qu'elle s'élève. Cette aponévrose est constituée en arrière du sacrum par des fibres entrecroisées dans tous les sens. Mais, au-dessus de cet os, elle se décompose en longs rubans juxtaposés et parallèles, d'abord un peu obliques, puis verticalement ascendants, les uns très-larges, d'autres très-déliés, séparés par des interstices linéaires d'une largeur inégale aussi, et reliés entre eux le plus habituellement, au niveau de leur origine, par un plan de fibres plus superficielles. — Sa face postérieure est recouverte par l'aponévrose lombo-sacrée, à laquelle elle adhère inférieurement, et surtout au niveau de l'attache des fibres les plus élevées du grand fessier. — Sa face antérieure est le point de départ de la plupart des fibres qui forment le muscle long dorsal, muscle auquel elle appartient du reste plus spécialement. Son bord externe répond au sacro-lombaire, qu'il sépare du précédent.

Le corps charnu, né de l'aponévrose spinale et de l'os iliaque, se porte de bas en haut et se partage : 1° en faisceaux internes qui se dirigent en haut et en avant pour aller s'attacher aux tubercules mamillaires des vertèbres lombaires; ils forment une dépendance du long dorsal ; 2° en faisceaux antérieurs, larges et aplatis, qui vont s'insérer aux apophyses transverses des mêmes vertèbres et qui appartiennent plus particulièrement au sacro-lombaire; 3° en deux gros faisceaux, l'un interne, qui constitue l'origine du long dorsal, l'autre externe, qui représente celle du sacro-lombaire.

II. — **Muscle sacro-lombaire.**

C'est le plus externe des trois muscles spinaux. Étendu de l'os iliaque à l'apophyse transverse de la troisième vertèbre cervicale, il répond successivement aux lombes, au thorax et à la moitié inférieure du cou.

Sa portion lombaire, très-volumineuse, prismatique et triangulaire, entièrement charnue, est aplatie de dedans en dehors.

Sa portion thoracique, de plus en plus grêle à mesure qu'elle s'élève, est prismatique et triangulaire aussi, mais aplatie d'avant en arrière. On remarque sur sa face postérieure une longue série de rubans aponévrotiques, juxtaposés et parallèles qui l'ont fait comparer, par Winslow, à une feuille de palmier.

Sa portion cervicale, extrêmement grêle, est aplatie comme l'inférieure dans le sens transversal.

Insertions. — Bien que le sacro-lombaire soit confondu inférieurement avec le long dorsal, on peut constater cependant qu'il tire son origine : 1° du sixième postérieur de la crête iliaque, par des fibres musculaires qui descendent jusqu'à l'os; 2° de toute l'étendue du bord externe de l'aponévrose spinale, par des fibres musculaires aussi, qui recouvrent ce bord sur une largeur de 10 à 12 millimètres; 3° de la face externe de toutes les côtes, par des languettes tendineuses à chacune desquelles succède un petit faisceau musculaire allongé et aplati.

Le corps charnu, né de l'os iliaque et de l'aponévrose spinale, se sépare de la portion correspondante du long dorsal, un peu au-dessous de la dernière côte, et monte en se divisant en cinq ou six faisceaux aplatis, dont le volume décroît de bas en haut. — Le plus inférieur, entièrement musculaire, est remarquable par son épaisseur et sa largeur beaucoup plus grandes; il s'attache au bord inférieur de la douzième côte.—Les suivants, relativement minces, vont se fixer chacun à la face antérieure d'une longue

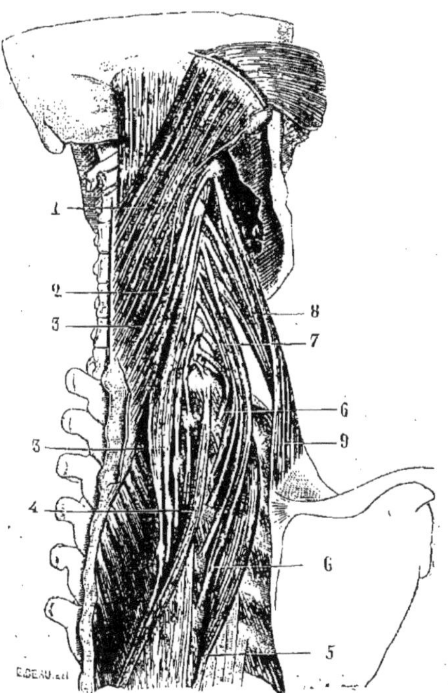

Fig. 274. —*Portion cervicale des muscles sacro-lombaire et long dorsal.*

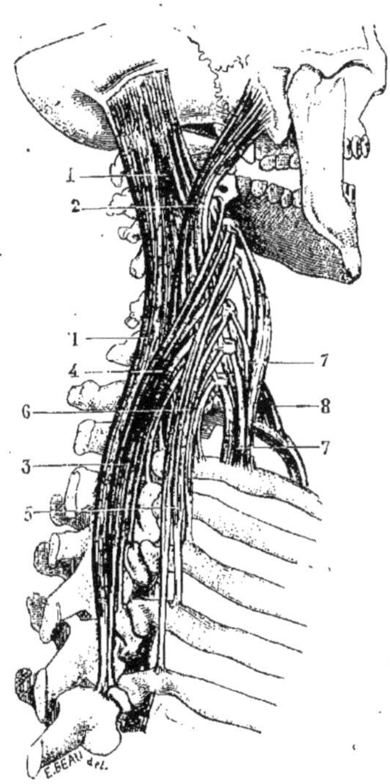

Fig. 275.—*Ces mêmes portions isolées des muscles dont elles dépendent.*

Fig. 274. —1. Portion céphalique du splénius.—2. Portion cervicale du même muscle. —3, 3. Transversaire du cou.—4. Extrémité supérieure du long dorsal rejetée en dehors pour laisser voir les tendons d'origine du transversaire. — 5. Muscle sacro-lombaire dont l'extrémité supérieure a été aussi renversée en dehors. — 6, 6. Ses faisceaux de renforcement qui le prolongent jusque dans la région cervicale.—7. Tendons par lesquels ces faisceaux vont s'insérer aux apophyses transverses des quatre ou cinq dernières vertèbres du cou. — 8. Angulaire de l'omoplate. — 9. Attache de ce muscle.

Fig. 275. — 1, 1. Grand complexus. — 2. Petit complexus. — 3. Transversaire du cou. —4. Faisceaux par lesquels il s'insère aux apophyses transverses des vertèbres cervicales. — 5. Faisceaux de renforcement de la partie supérieure du sacro-lombaire se réunissant pour constituer un seul corps charnu. — 6. Tendons partant de ce corps charnu pour aller s'attacher aux vertèbres cervicales.—7, 7. Scalène antérieur.

bandelette aponévrotique, qui s'insère à des côtes de plus en plus élevées, sur le bord inférieur de celles-ci, au niveau de leur angle. — Si le muscle était constitué uniquement par les faisceaux qui émanent de la région lombaire, il se terminerait donc vers la partie moyenne du dos sous la forme d'une pointe très-effilée. Mais les douze petits faisceaux qui naissent de l'angle des côtes venant s'ajouter à ceux qui précèdent, les renforcent et les prolongent jusque dans la région cervicale.

Ces faisceaux costaux, ou *faisceaux de renforcement*, se dirigent en haut et en dedans. Ils croisent à angle aigu ceux qui proviennent de la région lombaire, lesquels s'inclinent un peu en dehors. Après un court trajet, on les voit se confondre en se recouvrant de bas en haut, puis se terminer comme ceux du faisceau principal, par des bandelettes aponévrotiques et parallèles qui prolongent la série des bandelettes inférieures jusqu'à la tubérosité de la première côte. Le corps charnu, constitué par les faisceaux les plus élevés, monte sur les parties latérales et profondes du cou, où il se divise en quatre ou cinq languettes, d'abord musculaires, puis tendineuses, qui s'insèrent au tubercule postérieur des apophyses transverses des quatre ou cinq dernières vertèbres cervicales. Pris dans leur ensemble, les faisceaux de renforcement ont été considérés comme un muscle particulier que Diemerbroeck a décrit sous le nom de *cervical descendant*, Sténon sous le nom d'*accessoire* du sacro-lombaire, et Winslow sous celui de *transversaire grêle*. Ce dernier auteur le compare avec beaucoup de raison au transversaire du cou ; il renforce et prolonge en effet le sacro-lombaire jusqu'à la région cervicale, de même que le transversaire du cou, dépendance du long dorsal, renforce et prolonge ce muscle jusqu'à l'axis.

Rapports. — Par sa face postérieure, le sacro-lombaire est en rapport avec l'aponévrose lombo-sacrée, plus haut avec les petits dentelés, supérieurement avec l'angulaire. Sa face antérieure répond de bas en haut : au feuillet moyen du transverse et au carré des lombes, aux côtes, aux muscles surcostaux et aux intercostaux externes. — Sa face interne s'applique au long dorsal, dont le séparent une longue série de vaisseaux qui croisent perpendiculairement les deux muscles.

III. — **Muscle long dorsal.**

Le long dorsal, situé entre le sacro-lombaire et le transversaire épineux, offre la forme d'une longue pyramide, verticalement ascendante et quadrangulaire, dont le sommet se dirige en haut.

Insertions. — Ce muscle s'attache, en bas et en arrière : 1° à la tubérosité de l'os iliaque par de courtes fibres tendineuses ; 2° à la face antérieure de l'aponévrose spinale, sur toute sa longueur et sur toute sa largeur au niveau du dos ; mais à sa moitié interne seulement au niveau des lombes ; 3° aux apophyses épineuses des trois premières vertèbres lombaires, et quelquefois de la dernière vertèbre dorsale, par des bandelettes aponévrotiques qui diminuent de largeur et de longueur de bas en haut, et qui s'ajoutent aux autres bandelettes de l'aponévrose spinale; mais celles-ci restent libres sur toute l'étendue de leur face postérieure, tandis que les précédentes sont bientôt recouvertes par les fibres musculaires.

Le corps charnu né de ces diverses origines, d'abord très-considérable et confondu avec le sacro-lombaire, se sépare de celui-ci au niveau ou un peu au-dessous de la douzième côte, et poursuit ensuite sa direction verticalement ascendante en diminuant peu à peu de volume, pour se terminer en pointe à la partie supérieure du dos. Dans le long trajet qu'il parcourt, on voit se détacher de sa périphérie trois séries de faisceaux : 1° des faisceaux de terminaison externes qui s'attachent aux côtes ; 2° des faisceaux de terminaison internes et profonds qui s'insèrent aux apophyses transverses ; 3° des faisceaux de terminaison internes et superficiels, qui vont se fixer aux apophyses épineuses des vertèbres du dos.

a. Les faisceaux externes, ou *costaux*, se présentent sous l'aspect de languettes musculaires, obliquement dirigées en haut, en avant et en dehors, d'autant plus minces et plus étroites qu'elles sont plus supérieures. Ils s'insèrent par de courtes fibres aponévrotiques à la face externe des côtes, entre l'angle et la tubérosité de celles-ci, sur un point d'autant plus rapproché de l'angle, qu'ils sont plus inférieurs, d'autant plus rapproché de la tubérosité, qu'ils sont plus élevés. Leur nombre varie ; on en compte en général de huit à neuf ; quelquefois ils s'arrêtent à la sixième côte ; quelquefois ils s'élèvent jusqu'à la seconde.

b. Les faisceaux internes et profonds, ou *faisceaux transversaires*, sont les plus nombreux et les plus volumineux. Ils constituent essentiellement le long dorsal. Ces faisceaux, de même que les précédents, diminuent de volume de bas en haut. Leur forme est irrégulièrement arrondie ; leur direction oblique en haut, en avant et en dedans. Chacun d'eux se termine par un tendon très-apparent, qui se fixe : 1° au sommet des apophyses transverses de toutes les vertèbres dorsales ; 2° au tubercule des apophyses articulaires des vertèbres lombaires, tubercule considéré avec raison comme l'analogue des apophyses transverses. Leur nombre s'élève donc à 17 ; il est rare qu'il n'atteigne pas ce chiffre, et rare aussi qu'il le dépasse.

c. Les faisceaux internes et superficiels, ou *faisceaux épineux*, n'ont été qu'imparfaitement vus par les auteurs, qui en ont donné jusqu'ici une description un peu vague. Pour les bien observer, il importe de couper à leur attache tous les faisceaux profonds, et d'attirer ensuite le long dorsal en dehors. Dans ces conditions, les faisceaux épineux s'écartant, s'étalant en quelque sorte, leur disposition devient très-manifeste. On peut alors reconnaître : 1° que les bandelettes aponévrotiques venues de l'apophyse épineuse de la douzième vertèbre dorsale et de la première vertèbre lombaire sont étroites et très-courtes ; que celle émanée de la seconde vertèbre des lombes est notablement plus large et plus longue ; que celle née de la troisième est plus large et plus longue encore ; et que toutes les trois suivent une direction oblique en haut et en dehors ; 2° que ces trois bandelettes ne tardent pas à être recouvertes par des fibres charnues qui naissent de leur face externe et qui les croisent pour se diriger en haut et en dedans, en formant des faisceaux aplatis, de largeur très-inégale ; 3° que ces longs et minces faisceaux charnus s'unissent et forment deux couches, l'une superficielle, à fibres plus longues, l'autre profonde, à fibres courtes ; 4° que ces deux couches se terminent par des tendons, au nombre de sept ou huit ; ceux-ci augmentent progressivement de volume des inférieurs aux supé-

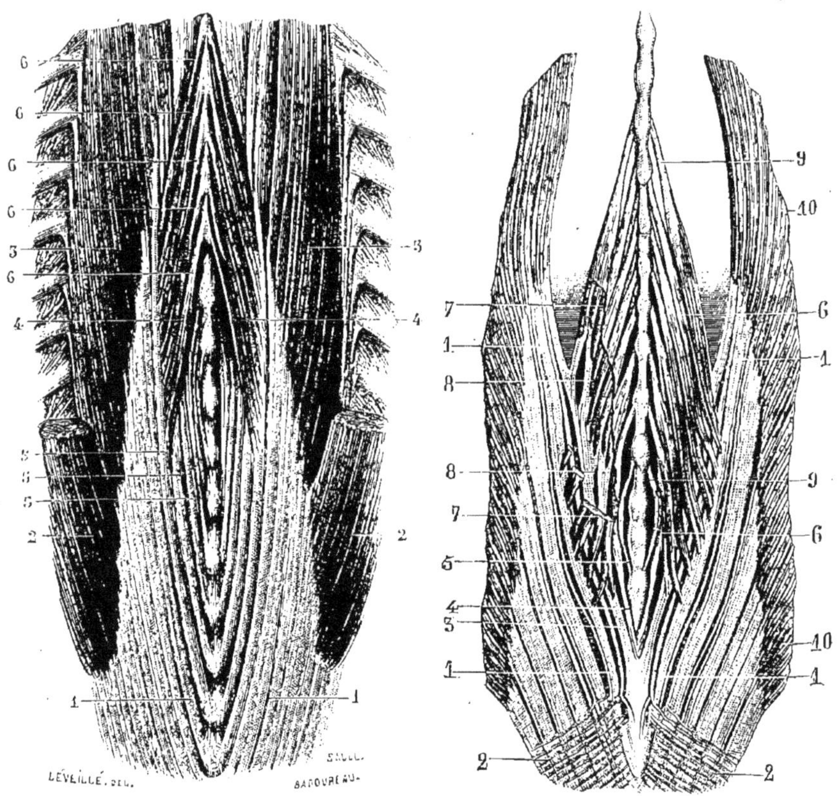

FIG. 276. — *Faisceaux épineux du muscle long dorsal vus en place.*

FIG. 277. — *Ces mêmes faisceaux détachés puis étalés à droite et à gauche.*

FIG. 276. — 1, 1. Aponévrose commune aux muscles sacro-lombaire et long dorsal. — 2, 2. Partie inférieure du sacro-lombaire. — 3, 3. Long dorsal. — 4, 4. Faisceaux épineux de ce muscle. — 5, 5, 5. Languettes tendineuses, sur lesquelles s'insère la portion charnue de ce faisceau. — 6, 6, 6, 6, 6. Tendons qui partent de cette portion charnue pour aller s'attacher aux apophyses épineuses des vertèbres dorsales,

FIG. 277. — 1, 1, 1, 1. Bandelettes fibreuses qui prolongent en haut l'aponévrose spinale ; couche musculaire superficielle de la portion épineuse du long dorsal. — 2, 2. Fibres

rieurs, et vont se fixer aux apophyses épineuses de toutes les vertèbres dorsales comprises entre les deux premières et les deux dernières.

Quelquefois les tendons des faisceaux épineux se confondent avec les tendons du transversaire épineux avant d'atteindre les apophyses épineuses. Mais, à l'aide de la préparation qui a été décrite on réussira facilement à distinguer ce qui appartient aux uns et aux autres. Pour compléter cette préparation, on la répétera sur le côté opposé ; puis on détachera le sommet des apophyses épineuses ; en écartant les deux muscles, les faisceaux épineux apparaîtront alors avec une parfaite évidence.

Rapports. — Le long dorsal est en rapport par sa face postérieure avec l'aponévrose lombo-sacrée, les deux petits dentelés et le plan fibreux qui s'étend de l'un à l'autre. Il répond par sa face antérieure au feuillet moyen de l'aponévrose du transverse de l'abdomen, aux côtes, aux muscles surcostaux et intercostaux externes. — Sa face externe, plane, s'applique à la face interne du sacro-lombaire, dont elle n'est séparée que par une mince couche de tissu conjonctif, des artères et des veines. — Sa face interne, concave, recouvre le transversaire épineux ; une couche celluleuse, des vaisseaux et des nerfs, la séparent aussi de ce muscle. Elle correspond en haut au transversaire, avec lequel elle se continue en partie.

IV. — Muscle transversaire épineux.

Le transversaire épineux est situé dans les gouttières vertébrales qu'il remplit. Étendu du sommet du sacrum jusqu'à l'axis, il diffère des deux autres muscles de la même région, non-seulement par sa situation plus profonde et plus rapprochée du plan médian et par sa longueur plus considérable, mais aussi par sa forme, qui est prismatique et triangulaire, par le nombre beaucoup plus grand des faisceaux qui le composent, et surtout par la direction obliquement ascendante de ces faisceaux.

Dans le long trajet que parcourt le transversaire épineux son volume s'accroît et décroît tour à tour ; très-délié à la partie inférieure de la gouttière sacrée, il augmente d'épaisseur en s'élevant vers les lombes, atteint dans cette région son plus grand diamètre, se rétrécit assez notablement dans sa portion dorsale, et redevient plus épais dans sa portion cervicale ; ses dimensions varient, en un mot, selon la mobilité des diverses régions qu'il parcourt. Cette mobilité étant presque égale pour toutes les vertèbres,

transversales qui unissent ces bandelettes. — 3, 4, 5. Autres bandelettes de moins en moins larges qui donnent aussi naissance à des fibres charnues. — 6, 6. Ensemble des faisceaux formant la couche musculaire superficielle de la portion épineuse. — 7, 7. Cette couche musculaire superficielle en partie excisée pour laisser voir la couche musculaire profonde et les bandelettes dont elle tire son origine. — 8, 8. Ces bandelettes et la couche musculaire qui en part. — 9, 9. Tendons par lesquels les faisceaux épineux vont s'attacher aux apophyses épineuses des vertèbres dorsales. — 10, 10. Fibres charnues qui naissent de l'aponévrose spinale et qui constituent le corps du muscle long dorsal.

dans les premiers temps de la vie, le transversaire épineux présente à cet âge une épaisseur plus uniforme. Chez le vieillard, où les vertèbres tendent de plus en plus à s'immobiliser, il est un des premiers sur lesquels se montre l'atrophie sénile, et un de ceux sur lesquels elle se manifeste par les traits les plus accusés, d'où la dépression qu'on voit se produire à cet âge au niveau des gouttières vertébrales, et la saillie toujours croissante de la crête épinière.

Mode de constitution; insertions. — Ce muscle est constitué par un très-grand nombre de faisceaux aplatis, obliquement étendus des apophyses transverses aux apophyses épineuses des première, seconde, troisième ou quatrième vertèbres qui les surmontent. Les uns sont superficiels, plus longs, plus obliques, plus aplatis; ils se terminent sur les vertèbres les plus élevées, c'est-à-dire les plus éloignées de celles dont ils partent; les autres sont profonds, plus courts, plus rapprochés de la direction transversale, et se fixent à la première ou aux deux premières vertèbres situées immédiatement au-dessus de celle qui leur donne naissance.

Chacun de ces faisceaux est situé entre deux tendons, dont l'un répond à leur face externe, l'autre à leur face interne. Dans leur trajet, on les voit souvent se juxtaposer par leurs bords, se superposer par leurs faces et se confondre en partie, de manière à faire un seul corps charnu entrecoupé de languettes tendineuses, irrégulièrement espacées, très-courtes sur certains points, très-longues sur d'autres. Le muscle transversaire épineux présente du reste quelques différences, suivant la région à laquelle il correspond.

Dans la région sacrée, il s'insère sur la moitié externe de la gouttière du sacrum, et par un petit nombre de fibres sur la partie correspondante de l'aponévrose spinale. De cette double origine partent des faisceaux étroitement unis, presque entièrement charnus, formant un seul corps qui se dirige presque verticalement de bas en haut pour aller se fixer à la partie inférieure de la colonne lombaire.

Dans la région lombaire, les faisceaux deviennent beaucoup plus distincts. Ils naissent par de courts tendons du tubercule des apophyses articulaires, tubercules qui sont les analogues des apophyses transverses, et vont s'insérer en haut et en dedans, par d'autres tendons courts aussi, aux apophyses épineuses des deux ou trois vertèbres situées au-dessus de celles dont ils naissent.

Sur la région dorsale ils s'étendent de toute la face postérieure des apophyses transverses aux apophyses épineuses des quatre ou cinq premières vertèbres situées plus haut. Les faisceaux musculaires sont donc remarquables, dans cette région, par leur longueur plus considérable.

Sur les vertèbres du cou, ces faisceaux redeviennent moins longs, moins obliques, mais plus épais et plus charnus aussi. Ils s'étendent des apophyses transverses au bord inférieur des apophyses épineuses; les plus élevés vont se fixer sur celle de l'axis. Huit muscles, par conséquent, convergent vers cette apophyse : les deux muscles qui précèdent, les deux interépineux les plus élevés, les grands obliques et les grands droits postérieurs de la tête ; de là le volume énorme qu'elle présente ; véritable centre d'irradiation musculaire, elle est sollicitée dans tous les sens par les forces qui prennent sur sa périphérie leur point d'application.

Rapports. — La face postérieure du transversaire épineux est recouverte : en bas, par l'aponévrose spinale ; au niveau des lombes, par cette même aponévrose et une partie du long dorsal ; plus haut, par les faisceaux épineux du même muscle, et supérieurement par le grand complexus. — Sa face antérieure recouvre les apophyses transverses, les lames vertébrales et les ligaments qui les unissent. — Sa face interne répond aux apophyses épineuses et aux ligaments interépineux.

V. — Action des muscles spinaux.

Les muscles spinaux président à l'extension du rachis. Mais, indépendamment de cette action principale qui leur est commune, chacun d'eux est doué d'une action qui lui est propre.

Dans les mouvements d'extension, la colonne vertébrale se comporte à la manière d'un levier du troisième genre, qui s'appuie sur la base du sacrum ; la puissance, constituée par les muscles spinaux, a son point d'application sur la face postérieure du rachis ; la résistance, représentée par l'ensemble des organes qui tendent à fléchir le tronc, répond à la partie antérieure de celui-ci.

Si, au lieu d'avoir égard à la résultante des mouvements imprimés par les six muscles spinaux, on les envisage isolément pour se rendre compte de leur mode d'action, on remarque : 1° que les sacro-lombaires étendent le tronc à l'aide d'un levier angulaire dont la branche verticale est représentée par le rachis, et la branche transversale par l'extrémité postérieure des côtes unie à l'apophyse transverse correspondante ; 2° que les longs dorsaux l'étendent à l'aide d'un levier semblable, dont la branche horizontale est seulement plus courte ; 3° que les transversaires épineux l'étendent à l'aide d'un levier angulaire dont la courte branche n'est pas transversale, mais antéro-postérieure. Autant de faisceaux costaux, transversaires ou épineux, autant de puissances extensives, autant de bras de levier angulairement disposés. Il existe, en un mot, pour le plus externe des muscles spinaux, douze bras de levier représentés par les douze côtes ; pour le moyen, dix-sept, constitués par les apophyses transverses ; pour l'interne, vingt-trois, constitués par les apophyses épineuses.

La multiplicité des faisceaux qui composent les muscles spinaux est donc en rapport avec la multiplicité des pièces qui composent le rachis. Chacun d'eux est destiné à agir sur l'une d'elles. Ainsi composée, la colonne, au moment de son extension, ne se redresse pas à la manière d'une tige rigide, mais à la manière d'une chaîne articulée dont tous les anneaux exécutent un double mouvement : 1° un mouvement de rotation autour d'un axe transversal, en vertu duquel leur partie antérieure s'élève, tandis que la postérieure s'abaisse; 2° un mouvement de translation d'avant en arrière. Ces deux mouvements sont simultanés.

Tels sont les mouvements communiqués à l'axe rachidien, lorsque les six muscles spinaux se contractent en même temps. Si les trois muscles du même côté entrent seuls en action, ils étendent le rachis, l'inclinent de leur côté, et lui font subir une légère torsion. L'inclinaison latérale et l'extension se combinent du reste différemment suivant que la courte branche du levier angulaire mis en mouvement sera plus ou moins étendue. Pour le sacro-lombaire, où cette courte branche atteint sa plus grande longueur, le mouvement d'inclinaison l'emporte sur le mouvement d'extension. Pour le long dorsal, qui agit par une branche transversale très-courte, le tronc s'incline peu sur les côtés et plus en arrière. Pour le transversaire épineux, le mouvement d'inclinaison disparaît; il est remplacé par un mouvement de rotation qui se combine avec l'extension.

Les attributions propres à chacun des muscles spinaux sont donc les suivantes : le sacro-lombaire incline la colonne vertébrale de son côté plus qu'il ne l'étend; le long dorsal l'étend plus qu'il ne l'incline; le transversaire épineux l'étend et lui imprime un mouvement de torsion.

VI. — **Des muscles moteurs du rachis en général.**

Parmi les muscles qui meuvent la colonne vertébrale, il en est qui sont parallèles à son axe et d'autres qui croisent cet axe à angle aigu.

Les uns et les autres se subdivisent en deux groupes. Les premiers, ou muscles parallèles, que j'appellerai avec Winslow muscles longitudinaux, se distinguent en médians et latéraux. Les seconds, ou muscles obliques, se partagent en convergents et divergents.

Telle est la classification à la fois simple et vraie à laquelle Sténon, le premier, a rattaché tous les muscles qui se pressent autour du rachis. Elle résume à grands traits leur disposition générale, et met surtout très-bien en lumière les analogies et les différences qu'ils présentent.

Avant de procéder à son application, remarquons que les saillies si nombreuses dont la colonne vertébrale est comme hérissée se rangent en deux classes : les unes se dirigeant d'avant en arrière, *saillies épineuses;* les autres se dirigeant de dedans en dehors, *saillies transversaires*. Remarquons en outre que les côtes solidement unies aux apophyses transverses doivent être considérées, au point de vue du mécanisme du rachis, comme un simple prolongement de celles-ci. Or, c'est à ces deux classes de saillies que viennent se fixer tous les muscles. Les attaches muscula i res se divisent donc aussi en deux ordres : les insertions épineuses ou médianes, et les insertions transversaires ou latérales.

Ces données établies, il devient facile de définir, d'après leurs attaches, les deux groupes de muscles longitudinaux, et les deux groupes de muscles obliques : les longitudinaux et médians sont des muscles épineux, les longitudinaux et latéraux des muscles transversaires, les obliques convergents des muscles transverso-épineux, et les obliques divergents des muscles épino-transversaires.

a.—**Muscles épineux.**—On peut les diviser en simples et composés.— Les épineux simples sont des faisceaux qui se portent directement de l'une à l'autre apophyse épineuse. A ce premier genre appartiennent les inter-épineux du cou, les grands et petits droits postérieurs de la tête, étendus des apophyses épineuses de l'axis et de l'atlas à l'apophyse épineuse de la vertèbre occipitale. — Les épineux composés se partagent, à chacune de leurs extrémités, en plusieurs faisceaux qui vont s'insérer à un nombre égal d'apophyses épineuses. En les comparant aux précédents ou *bi-épineux*, on peut les appeler *multi-épineux*. A ce second genre se rapportent la portion épineuse du long dorsal. — Tous ces muscles sont extenseurs.

b.—**Muscles transversaires.**—Ils l'emportent sur tous les autres muscles rachidiens par leur nombre et leur volume. Les uns sont simples à une de leurs extrémités, et se partagent à leur extrémité opposée en un grand nombre de faisceaux qui vont s'insérer chacun à une apophyse transverse différente. D'autres sont simples sur toute leur étendue et s'attachent par leurs deux extrémités à ces apophyses. D'autres sont simples dans leur partie moyenne, mais se divisent en haut et en bas en plusieurs faisceaux qui vont se fixer à un nombre égal de saillies du même ordre. Les transversaires comprennent donc trois groupes de muscles qu'on peut appeler : *unitransversaires*, *bitransversaires* et *multitransversaires*.

Les unitransversaires sont remarquables surtout par leurs grandes proportions. A ce premier genre appartiennent le sacro-lombaire, le long dorsal et les deux scalènes, auxquels on pourrait joindre l'angulaire de l'omoplate. Tous restent indépendants de la colonne rachidienne inférieurement; et tous viennent se fixer pas leur extrémité supérieure plus ou moins divisée aux apophyses transverses ou à leurs prolongements.

Les bitransversaires sont caractérisés au contraire par leurs petites dimensions; ils diffèrent en outre des précédents par leur situation plus rapprochée du plan médian, par leur direction plus verticale, par leurs insertions qui se font aux apophyses transverses elles-mêmes et non à leurs prolongements. Ce second genre comprend les intertransversaires du cou et des lombes, ainsi que le petit droit latéral étendu de l'apophyse transverse de l'atlas à l'apophyse transverse de la vertèbre occipitale.

Les multitransversaires sont allongés et assez minces. On en compte six, trois pour chaque côté : le cervical descendant ou accessoire du sacro-lombaire, le transversaire ou premier accessoire du long dorsal, et le petit complexus ou second accessoire du même muscle.

Les muscles transversaires inclinent le tronc de leur côté. Ils concourent en outre à l'extension du rachis.

c. — **Muscles transverso-épineux ou obliques convergents.** — Les nombreux faisceaux du transversaire épineux, les petits obliques postérieurs de la tête, les faisceaux supérieurs et externes du long du cou et les grands droits antérieurs représentent ce troisième ordre de muscles rachidiens. Ils ont pour caractères communs de se diriger obliquement en haut et en dedans et de s'insérer sous une incidence presque perpendiculaire aux saillies osseuses. Cette disposition ainsi que leur longueur et leur nombre très-considérable nous montrent que ces muscles prennent une part importante aux mouvements de la colonne vertébro-crânienne. Les vertèbres soumises à leur influence se meuvent aussi à la manière d'un levier du premier genre qui bascule autour de son diamètre transversal lorsque les deux faisceaux convergents se contractent à la fois, et autour de son diamètre vertical lorsqu'ils agissent isolément.

d. — **Muscles épineux transversaires ou obliques divergents.** — Dans ce dernier groupe viennent se ranger les grands obliques postérieurs de la tête et les splénius étendus des apophyses épineuses des vertèbres dorsales et cervicales aux apophyses transverses de l'axis, de l'atlas et de la vertèbre crânienne moyenne. Prenant leur insertion fixe sur les apophyses épineuses et leur insertion mobile sur les apophyses transverses, ils sont extenseurs de la tête sur le rachis, si leur action est simultanée ; rotateurs, si elle est isolée, et tournent alors l'extrémité céphalique de leur côté.

§ 6. — Aponévroses de la partie postérieure du tronc.

On observe sur la partie postérieure du tronc, comme sur la plupart des autres parties de l'appareil locomoteur, deux sortes d'aponévroses : des aponévroses d'insertion et des aponévroses de contention. Les premières, qui atteignent dans la région lombaire un très-grand développement, ont été précédemment décrites avec les muscles dont elles font partie. — Les secondes seules vont donc fixer notre attention.

Les aponévroses de contention annexées au muscle du dos se continuent entre elles pour la plupart, en sorte qu'il est assez difficile d'en déterminer rigoureusement le nombre. Cependant si l'on considère les bords par lesquels elles s'unissent les unes aux autres comme leurs limites respectives, on peut en admettre sept que je désignerai par le nom des muscles auxquels elles appartiennent. En procédant des superficielles vers les profondes, on remarque que les trois premières appartiennent à des muscles larges : ce sont l'aponévrose du trapèze, l'aponévrose du rhomboïde et du grand dorsal, et celle des petits dentelés. Trois autres répondent aux muscles plus ou moins allongés de la partie postérieure du cou ; elles se superposent dans l'ordre suivant : l'aponévrose du splénius et de l'angulaire, l'aponévrose du grand complexus et du transversaire, et celle des droits et obliques postérieurs de la tête. — A ce dernier groupe on peut oindre l'aponévrose du transversaire épineux.

A. — Aponévroses des muscles larges.

1° *Aponévrose du trapèze.* — Elle recouvre la face postérieure du muscle sur toute son étendue, et lui adhère d'une manière intime.

Cette aponévrose, de figure triangulaire, s'attache par son bord interne aux parties fibreuses de la ligne médiane sur lesquelles elle se continue avec celle du côté opposé. Son bord supérieur se continue avec l'aponévrose cervicale superficielle qu'elle contribue à former. Son bord inférieur s'unit avec l'aponévrose du rhomboïde et du grand dorsal. — En haut, elle se fixe à l'occipital ; en dehors, au bord postérieur de la clavicule, à l'acromion, à la lèvre supérieure de l'épine de l'omoplate, et à l'aponévrose du sous-épineux. Sa face externe adhère au fascia superficialis qui double les téguments de la paroi postérieure du tronc, fascia remarquable par le développement et la direction transversale des faisceaux fibro-celluleux qui le composent ; l'adhérence est intime dans la région cervicale, mais elle ne s'établit que par un tissu conjonctif très-lâche, dans la région dorsale. Il suit de cette disposition que la peau est moins mobile à la partie postérieure du cou que sur le dos et l'épaule.

2° *Aponévrose du rhomboïde et du grand dorsal.* — Sur la partie supérieure du rhomboïde, cette lame fibreuse est si mince, si peu résistante, qu'elle diffère à peine du tissu cellulaire. Mais, à mesure qu'on se rapproche du bord inférieur du muscle, sa densité augmente, en sorte qu'elle revêt bientôt tous les caractères propres aux autres aponévroses des muscles larges. En passant du rhomboïde sur le grand dorsal, elle unit le bord inférieur du premier au bord supérieur du second. Plus bas elle se continue avec l'aponévrose du trapèze, dont le bord ascendant se trouve ainsi logé dans l'angle que forment les deux aponévroses.

3° *Aponévrose des petits dentelés.* — Extrêmement mince, transparente, de figure rectangulaire. Elle augmente aussi d'épaisseur et de résistance de haut en bas. Son bord interne s'attache aux parties osseuses et fibreuses de la crête médiane du dos. L'externe s'insère à l'angle des côtes, en sorte que ses dimensions transversales mesurent très-exactement celles des muscles spinaux. Le supérieur et l'inférieur répondent aux petits dentelés qu'elle relie l'un à l'autre. — Cette aponévrose se compose de fibres transversales d'autant plus prononcées qu'elles sont plus inférieures.

B. — Aponévroses des muscles situés en arrière du rachis.

1° *Aponévrose du splénius et de l'angulaire.* — Née du ligament cervical postérieur, elle se dirige en dehors et en avant, appliquée d'abord sur le splénius ; puis se partage sur la partie moyenne de l'angulaire, en deux feuillets : l'un externe, qui vient se continuer sur le bord antérieur du trapèze avec l'aponévrose cervicale superficielle ; l'autre, interne, qui, après avoir recouvert l'angulaire, se prolonge jusqu'aux apophyses transverses des vertèbres cervicales. Son extrémité supérieure s'insère à l'occipital ; l'inférieure s'unit à l'aponévrose du rhomboïde.

2° *Aponévrose des deux complexus et du transversaire.* — Sa disposition offre beaucoup d'analogie avec celle de la précédente. — Son bord interne se continue aussi avec le ligament cervical postérieur ; l'antérieur se fixe aux apophyses transverses. Comme celles du trapèze, du splénius et de l'angulaire, elle décrit une courbure dont la concavité regarde en arrière et en dedans, en sorte que ces trois lames représentent autant de segments longitudinaux de cylindre ayant un axe commun.

3° *Aponévrose des muscles droits et obliques de la tête.* — Très-profondément située, remarquable par son épaisseur et sa résistance. Elle s'attache en dedans au ligament cervical postérieur, et en haut à l'occipital ; en bas elle se continue avec celle du transversaire épineux.

4° *Aponévrose du muscle transversaire épineux.*—Inférieurement cette aponévrose est très-évidente. Ou peut aussi facilement constater son existence à la region cervicale. Au dos, sa ténuité devient telle, qu'elle semble disparaître. Elle s'insère en dedans aux apophyses épineuses, en dehors aux apophyses transverses. Au niveau des lombes elle est constituée par de larges rubans fibreux qui montent obliquement vers les apophyses épineuses et qui s'unissent en partie par leurs bords.

II. — Muscles de l'abdomen.

Ces muscles prennent une très-large part à la constitution des parois de la cavité abdominale. Ils forment cinq régions :

1° Une région *antéro-latérale*, composée de cinq muscles qui s'étendent de la base du thorax à la circonférence du bassin.

2° La région *thoraco-abdominale*, représentée par un seul muscle, le *diaphragme*, qui appartient à la fois aux deux cavités du tronc, formant la paroi inferieure de l'une et la paroi supérieure ou la voûte de l'autre.

3° La région *lombo-iliaque*, composée de trois muscles qui complètent la paroi postérieure de cette cavité.

4° La région *anale*, composée aussi de trois muscles qui contribuent à former la paroi inférieure de l'excavation du bassin.

5° La région *périnéale*, plus développée chez l'homme que chez la femme; elle comprend quatre muscles annexés à l'appareil génital.

§ 1er. — Région abdominale antéro-latérale.

Parmi les cinq muscles dont elle se compose, il en est trois qui répondent plus spécialement aux parois latérales de l'abdomen: le *grand oblique*, le *petit oblique* et le *transverse;* et deux qui occupent sa paroi antérieure: le *grand droit* et le *pyramidal*, l'un et l'autre longitudinalement dirigés.

Les premiers se superposent, s'entrecroisent, se prêtent un mutuel appui et donnent aux parois latérales de l'abdomen une très-grande résistance sans rien enlever à leur mobilité et flexibilité. Ils sont remarquables surtout par l'étendue de leur aponévrose d'insertion, qui appartient tout entière à la paroi antérieure. Celle du grand oblique passe au devant des muscles longitudinaux; celle du transverse passe en arrière; celle du petit oblique se dédouble sur le bord externe de ces muscles, pour passer à la fois sur leurs deux faces en s'unissant aux lames précédentes. Parvenues sur leur bord interne, les quatre lames fibreuses poursuivent leur trajet, en se croisant pour aller se continuer avec celles du côté opposé. De cette disposition, il suit:

1° Que les deux muscles longitudinaux se trouvent renfermés dans une gaîne dépendante des muscles obliques et transverse;

2° Qu'ils sont séparés l'un de l'autre par une bandelette fibreuse, étendue de l'appendice xiphoïde à la symphyse pubienne: cette bandelette a reçu le nom de *ligne blanche;*

3° Que la paroi antéro-latérale de l'abdomen, considérée dans son mode de constitution, se compose de trois parties bien distinctes: une antérieure, médiane, représentée par les muscles longitudinaux, leurs gaînes aponévrotiques et la ligne blanche; deux latérales, plus épaisses, plus résistantes, formées par des muscles superposés et entrecroisés.

Préparation. — Dans l'étude de ces muscles on débutera par les deux obliques et le transverse. On préparera ensuite le grand droit et le pyramidal.

A. *Préparation du grand oblique :* 1° Placer le sujet dans une situation intermédiaire au décubitus dorsal et au décubitus latéral; 2° tendre le muscle en plaçant un billot sous les téguments qui recouvrent celui du côté opposé; 3° faire sur la peau de l'abdomen deux incisions : l'une, médiane, étendue de l'appendice xiphoïde à la symphyse pubienne; l'autre, latérale, dirigée de la partie moyenne de la première vers le cartilage de la huitième côte; 4° soulever la lèvre supérieure de cette seconde incision et enlever toutes les parties molles situées au-dessus du grand oblique, en y comprenant une mince lame fibreuse qui lui adhère très-fortement; 5° procéder de la même manière à l'égard de la lèvre inférieure, et achever de découvrir le muscle sur toute sa superficie.

B. *Préparation du petit oblique.* — Maintenir le sujet dans la position qui lui a été donnée pour préparer le grand oblique ; inciser celui-ci sur sa partie moyenne, perpendiculairement à la direction de ses fibres, et soulever chacune de ses moitiés en détachant l'aponévrose inhérente au petit oblique.

C. *Préparation du transverse.* — Même position du sujet ; inciser le petit oblique sur sa partie moyenne, dont les deux moitiés seront ensuite détachées.

D. *Préparation du grand droit.* — Inciser l'aponévrose qui recouvre sa face antérieure, et l'enlever en respectant les intersections fibreuses du muscle.

I. — Muscle grand oblique de l'abdomen.

Le *grand oblique* de l'abdomen, ou *oblique externe, oblique descendant*, est un muscle large, irrégulièrement quadrilatère, situé sur la paroi antéro-latérale de l'abdomen. Il s'étend, dans le sens vertical, des parties inférieures du thorax vers la crête iliaque et le pli de l'aine ; et, dans le sens transversal, du bord antérieur du grand dorsal vers la ligne blanche.

Insertions ; direction. — Ce muscle s'attache supérieurement aux sept ou huit dernières côtes, par un bord oblique de haut en bas et d'avant en arrière, décrivant une légère courbure à concavité antérieure et découpé en autant de languettes anguleuses ou *digitations* qui s'entrecroisent avec celles du grand dentelé et du grand dorsal. La digitation supérieure est la plus petite. Les suivantes sont larges, longues, très-régulièrement angulaires, comme celles du grand dentelé, sur le prolongement desquelles elles se trouvent situées. Les inférieures, plus étroites et moins allongées, participent sous ce double point de vue de celles du grand dorsal qui les croisent à angle droit. — Celles qui correspondent au grand dentelé s'insèrent par leur bord supérieur à la face externe et au bord inférieur des côtes, à l'aide de très-courtes fibres aponévrotiques, disposées sur une ligne obliquement descendante. Leur bord inférieur est parallèle au bord supérieur des digitations opposées, dont une simple ligne celluleuse le distingue. Leur sommet, exclusivement formé de fibres aponévrotiques, se prolonge assez loin pour dépasser en arrière les angles rentrants du grand dentelé et s'engager sous la face profonde de celui-ci. — Les digitations inférieures s'attachent à la face externe des côtes, au-dessous de celles du grand dorsal qui les recouvrent de haut en bas en même temps qu'elles se recouvrent les unes les autres.

La digitation la plus élevée est très-voisine du cartilage de la côte à laquelle elle se fixe. Les suivantes s'éloignent du cartilage correspondant jusqu'à la partie inférieure du grand dentelé ; les autres s'en rapprochent au contraire de plus en plus, en sorte que la dernière s'insère à la fois à la portion osseuse de la douzième côte et à toute l'étendue de sa portion cartilagineuse.

Des parties latérales et inférieures du thorax, les fibres charnues du muscle se portent en avant et en dedans, les supérieures presque horizontalement, les moyennes en suivant un trajet d'autant plus long et plus oblique qu'elles naissent plus bas, les inférieures en descendant verticalement. Ces dernières se fixent à la moitié ou au tiers antérieur de la lèvre externe de la crête iliaque par de courtes fibres tendineuses ; elles s'appliquent en arrière au bord antérieur du grand dorsal, qui les recouvre en partie, et quelquefois restent séparées de celui-ci par un espace angulaire à base inférieure. Toutes les autres se rendent au bord externe ou concave d'une longue et large aponévrose qui, réunie à celle du côté opposé, occupe toute la superficie de la paroi antérieure de l'abdomen.

L'*aponévrose* du grand oblique, beaucoup plus large en bas qu'en haut, est constituée par des fibres obliques situées sur le prolongement des fibres charnues, et par des fibres arciformes qui recouvrent son quart inférieur et qui croisent à angle droit les précédentes.

Le bord supérieur de cette aponévrose est très-court ; il répond au muscle grand pectoral. — Son bord interne, étendu de l'appendice xiphoïde à la symphyse pubienne, comme la ligne blanche qu'il concourt à former, s'entrecroise avec celui du côté opposé, en sorte que les fibres des deux muscles poursuivent leur trajet après cet entrecroisement pour aller se continuer, celles du côté droit avec les fibres du petit oblique du côté gauche, et réciproquement. — Son bord inférieur comprend deux parties : l'une qui s'étend de l'épine iliaque antéro-supérieure à l'épine pubienne, l'autre qui répond au corps du pubis. La première constitue l'*arcade crurale*, appelée aussi *ligament de Fallope*, *ligament de Poupart*.

L'arcade crurale sépare l'abdomen de la partie correspondante de la cuisse. Attachée par ses deux extrémités au bord antérieur de l'os iliaque, elle circonscrit avec ce bord un grand espace demi-circulaire, qu'une lame fibreuse partage en deux espaces secondaires de dimensions très-inégales : l'externe, plus grand, est traversé par les muscles psoas et iliaque et par le nerf crural ; l'interne, de figure triangulaire, donne passage aux vaisseaux fémoraux, ainsi qu'à un très-grand nombre de troncs lymphatiques : c'est l'*anneau crural*.

La direction de l'arcade crurale est d'abord très-oblique de haut en bas et de dehors en dedans ; mais, à mesure qu'elle se rapproche du pubis, son obliquité diminue de plus en plus, d'où il suit qu'elle n'est pas rectiligne ; elle décrit une légère courbure dont la concavité se dirige en haut et en dedans.

Les fibres qui la constituent s'étendent de l'épine iliaque à l'épine pubienne, en se contournant pour la plupart de haut en bas, d'avant en arrière et de dehors en dedans, de manière à former une sorte de gouttière à concavité supérieure. Les plus profondes se réfléchissent d'avant en arrière sur sa branche horizontale, et vont s'attacher à toute l'étendue de la crête pectinéale, ou plutôt à une épaisse bandelette fibreuse qui la surmonte et qui en triple la hauteur : cette partie réfléchie de l'arcade crurale porte le nom de *ligament de Gimbernat*. Elle est triangulaire et inclinée

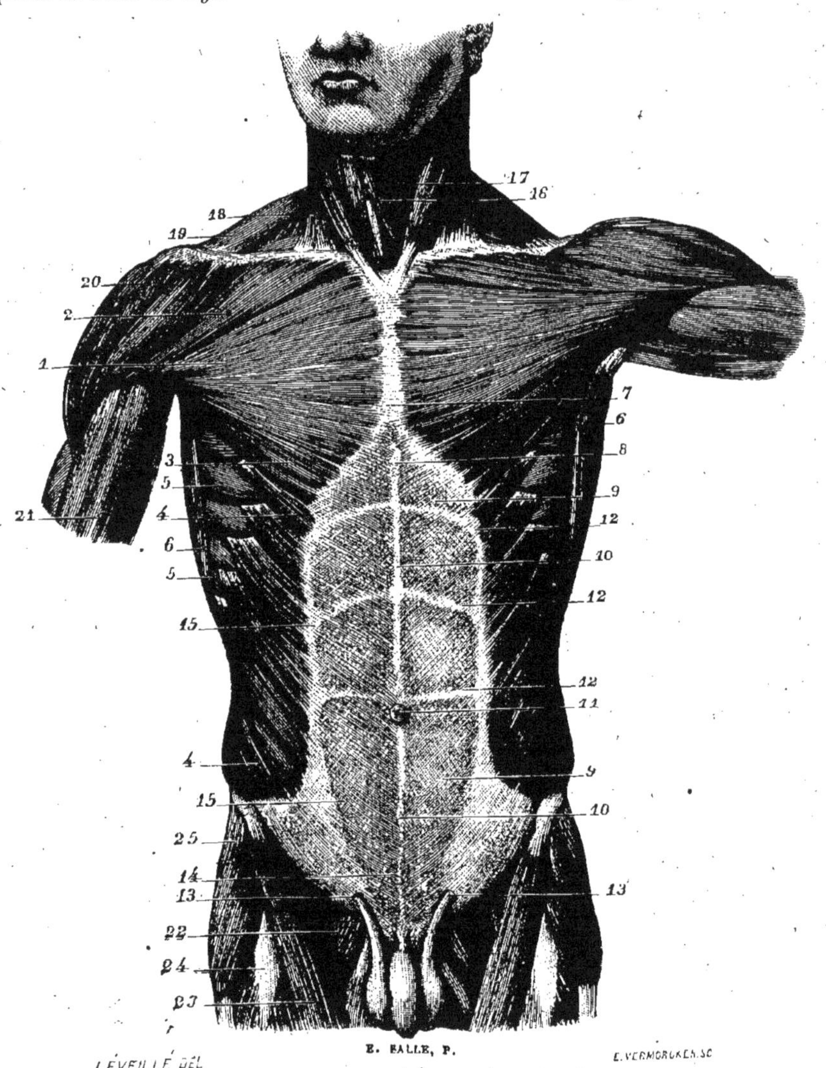

FIG. 278. — *Muscles de la paroi antérieure du tronc.*

1. Grand pectoral. — 2. Son faisceau claviculaire. — 3. Faisceau qui s'attache à l'aponévrose abdominale. — 4, 4. Grand oblique. — 5, 5. Grand dentelé. — 6, 6. Bord antérieur du grand dorsal. — 7. Lame fibreuse formée par les fibres tendineuses entrecroisées des grands pectoraux. — 8. Appendice xiphoïde. — 9,9. Aponévrose abdominale. — 10, 10. Ligne blanche. — 11. Ombilic. — 12, 12, 12. Intersections fibreuses du grand droit de l'abdomen. — 13, 13. Anneau inguinal inférieur livrant passage au cordon des vaisseaux spermatiques. — 14. Muscle pyramidal. — 15, 15. Bord interne du grand droit abdominal. — 16. Cléido-hyoïdien. — 17. Omoplat-hyoïdien. — 18. Sterno-mastoïdien. — 19. Partie cervicale du trapèze. — 20. Deltoïde. — 21. Biceps brachial. — 22. Pectiné. — 23. Couturier. — 24 Droit antérieur de la cuisse. — 25. Tenseur du fascia lata.

de telle sorte que sa face supérieure regarde en dedans et en arrière. Son sommet se fixe à l'épine pubienne. Sa base, dirigée en dehors, libre et concave, forme l'angle interne de l'anneau crural.

Le ligament de Fallope offrant l'aspect d'une gouttière, on peut lui considérer deux faces et deux bords. — Sa face supérieure ou concave donne attache en dehors aux fibres les plus inférieures du petit oblique et du transverse ; en dedans elle contribue à former le canal inguinal et se trouve en rapport avec le cordon des vaisseaux spermatiques chez l'homme, avec le ligament rond chez la femme. — Sa face inférieure adhère en dehors à la gaîne des muscles psoas et iliaque ; en dedans elle répond à l'anneau crural et aux vaisseaux fémoraux qui traversent cet anneau. — Son bord antérieur se continue en haut avec l'aponévrose du grand oblique, en bas avec l'aponévrose de la cuisse. — Son bord postérieur s'unit à une lame fibreuse qui recouvre la partie postéro-inférieure du muscle transverse et qui constitue le *fascia transversalis*.

L'arcade crurale n'est pas formée seulement par le bord inférieur de l'aponévrose du grand oblique. A la moitié externe de ce bord qui en constitue la charpente, vient s'adjoindre en arrière une bandelette fibreuse émanée de la lèvre interne de la crête iliaque. Cette bandelette, suivant Thompson, s'étendrait jusqu'au pubis, d'où le nom d'*ilio-pubienne* qu'il lui a donné. Mais en réalité elle ne se prolonge pas au delà de la partie moyenne du pli de l'aine, où elle se confond avec le fascia iliaca et le fascia transversalis ; la dénomination d'*ilio-inguinale* me semble donc plus exacte. C'est cette bandelette qui, en s'unissant par son bord antérieur à l'arcade crurale proprement dite, donne à sa moitié externe l'aspect d'une gouttière ; c'est sur elle que s'insèrent les fibres inférieures du petit oblique et du transverse ; c'est elle qui, en s'unissant en bas à la gaîne des muscles psoas et iliaque, soude pour ainsi dire la paroi antérieure à la paroi postérieure de l'abdomen.

L'arcade crurale prend une part importante à la formation du canal inguinal et de l'anneau crural, qui seront décrits plus loin.

La portion du bord inférieur qui surmonte le corps du pubis est remarquable par la présence d'un orifice ovalaire, l'*anneau inguinal inférieur*. Cet orifice, dont le grand axe se dirige en bas, en dedans et en avant, résulte d'un écartement des fibres du grand oblique. On lui considère deux bords ou *piliers* distingués en inférieur et supérieur, et deux extrémités, l'une externe, l'autre interne (fig. 280).

Le pilier inférieur est concave ; il s'insère à l'épine du pubis, en se prolongeant sur le corps de l'os, sans arriver jusqu'à la symphyse pubienne.

Le pilier supérieur, rectiligne, s'attache au devant de cette symphyse qu'il dépasse, de telle sorte que les deux piliers internes s'entrecroisent sur la ligne médiane. — Au-dessus de ce pilier se présente un plan de fibres moins large qui passe obliquement sur la symphyse pour aller se fixer au bord supérieur du corps du pubis et à l'épine pubienne du côté opposé, en se prolongeant jusqu'à la crête pectinéale sur laquelle il se termine : c'est le *ligament de Colles*.

Des deux extrémités de l'anneau, l'externe, dirigée en haut, est arrondie et consolidée le plus habituellement par les fibres arciformes, dont la disposition présente, du reste, beaucoup de variétés. L'interne, dirigée en bas, répond au corps du pubis et, plus profondément, aux ligaments de Colles et de Gimbernat.

Du pourtour de l'anneau inguinal on voit se détacher une mince lame cellulo-fibreuse qui se prolonge sur le cordon des vaisseaux spermatiques.

Rapports.—Le grand oblique de l'abdomen est recouvert sur sa portion charnue par une lame fibreuse qui lui adhère d'une manière assez intime, et sur sa portion aponévrotique par le feuillet profond du *fascia superficialis,* auquel il n'est uni que par un tissu conjonctif très-lâche. — Sa face profonde est en rapport : en haut avec les sept ou huit dernières côtes, les cartilages qui les prolongent et les muscles intercostaux ; plus

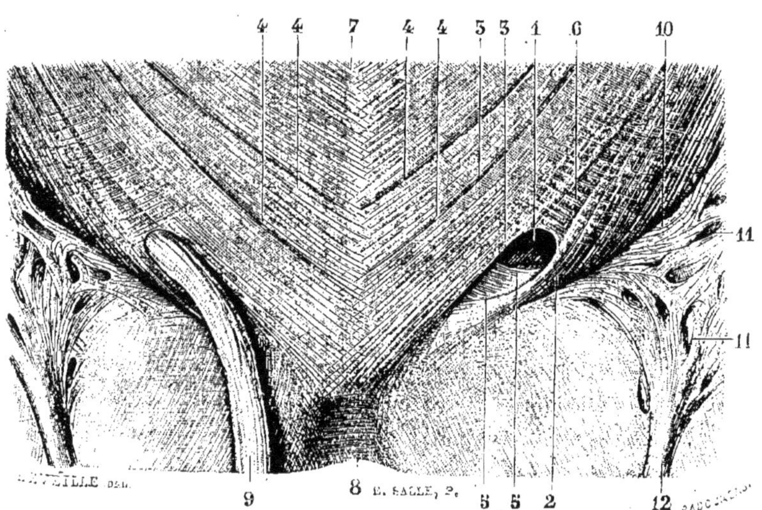

FIG. 279. — *Partie inférieure de l'aponévrose abdominale.*

1. Anneau inguinal externe. — 2. Son pilier inférieur, curviligne, s'attachant à l'épine du pubis. — 3,3. Son pilier supérieur, rectiligne, se prolongeant jusqu'à la ligne médiane, pour s'insérer au-devant de la symphyse pubienne en s'entrecroisant avec celui du côté opposé. — 4,4. Ligaments de Colles, situés au-dessus des piliers précédents, et s'entrecroisant aussi pour aller se fixer à la crête pectinéale du côté opposé, en formant le pilier interne.—5,5. Attache du ligament de Colles, ou pilier interne de l'anneau inguinal. — 6. Fibres arciformes qui renforcent en dehors cet anneau, et qui lui constituent ainsi une sorte de pilier externe plus ou moins accusé suivant les individus. — 7, Ligne blanche.—8. Symphyse des pubis. — 9. Cordon des vaisseaux spermatiques recouvert par les faisceaux musculaires qui proviennent de l'arcade crurale et qui forment le crémaster. — 10. Arcade crurale. — 11, 11 Fascia cribriforme.—12. Veine saphène interne.

bas cette face s'applique au petit oblique. En dedans, sa portion aponévrotique adhère étroitement au feuillet antérieur de l'aponévrose de ce muscle, mais seulement dans ses trois quarts supérieurs ; en bas, les deux aponévroses restent distinctes.

Action. — Le grand oblique remplit plusieurs usages : 1° Il réduit la capacité de la cavité abdominale, en rapprochant la paroi antérieure de celle-ci de sa paroi postérieure. 2° Il abaisse les côtes lorsque le rachis et le bassin ont été préalablement immobilisés, et agit alors comme expirateur. 3° Il fléchit le thorax et la colonne vertébrale lorsque les deux muscles prennent leur point d'appui sur le bassin et se contractent à la fois ; si l'un d'eux seulement entre en contraction, en même temps qu'il fléchit la partie supérieure du tronc, il lui imprime un mouvement de rotation en vertu duquel le thorax se tourne du côté opposé. 4° Quelquefois ces muscles prennent leur point d'appui sur le thorax ; ils soulèvent alors le bassin, mouvement qui a pour effet de redresser la courbure des lombes.

II. — **Muscle petit oblique de l'abdomen.**

Le *petit oblique*, ou *oblique interne, oblique ascendant*, est un muscle large, irrégulièrement triangulaire, situé au-dessous de l'oblique externe. Il s'étend de la région lombaire jusqu'à la ligne blanche, et du rebord cartilagineux de la poitrine jusqu'au ligament de Fallope.

Insertions ; direction. — Ce muscle s'attache : 1° en arrière, à l'apophyse épineuse des trois dernières vertèbres des lombes, à celle de la première vertèbre sacrée, à la tubérosité de l'os iliaque et au quart postérieur de la crête de cet os, par une lame aponévrotique qui fait partie de l'aponévrose lombo-sacrée ; 2° en bas, aux trois quarts antérieurs de l'interstice de la crête iliaque par de courtes fibres tendineuses ; 3° en avant, au quart externe de la face supérieure du ligament de Fallope.

De ces diverses insertions, les fibres charnues se portent en avant et en dedans en affectant une direction divergente. — Celles qui naissent de l'aponévrose postérieure du muscle montent obliquement, croisent à angle droit les fibres du grand oblique, et vont s'insérer à l'extrémité libre de la douzième côte, au cartilage de la onzième et à celui de la dixième, en se confondant au-devant des deux derniers espaces intercostaux avec les fibres des muscles intercostaux internes dont elles suivent la direction, tandis que les fibres de l'oblique descendant sont parallèles au contraire aux fibres des muscles intercostaux externes. — Celles qui partent de la crête iliaque, obliquement ascendantes et perpendiculaires aussi aux fibres de l'oblique descendant, se rendent au bord externe d'une grande aponévrose, l'*aponévrose antérieure* du petit oblique. — Celles qui viennent de l'épine iliaque antérieure et supérieure se portent horizontalement en dedans pour se terminer sur ce même bord.—Celles qui se fixent sur le ligament de Fallope suivent une direction obliquement descendante. Les plus inférieures décrivent une courbe dont la convexité se dirige en bas; plusieurs auteurs, et plus particulièrement M. Jules Cloquet, avaient cru remarquer que ces fibres en anses descendaient sur le cordon des vaisseaux spermatiques jusqu'aux testicules et qu'elles constituaient le *crémaster;* mais elles ne dépassent pas l'arcade crurale. Le muscle qui entoure le cordon des vaisseaux spermatiques est constitué par un faisceau particulier qui provient de la partie moyenne de l'arcade crurale. A celui-ci viendrait se joindre, selon la plupart des auteurs, un faisceau interne, partant de l'épine du pubis. Mais on observe bien rarement ce second faisceau; son existence est tout à fait exceptionnelle.

La portion charnue du petit oblique revêt la figure d'un quadrilatère qui s'élargit de haut en bas; celle du grand oblique est quadrilatère aussi, mais elle s'élargit de bas en haut. Il suit de cette disposition inverse que les deux muscles se débordent réciproquement; en haut et en arrière, le grand déborde le petit; en bas, celui-ci déborde le grand par ses deux extrémités, faiblement en arrière, très-notablement en avant. Le bord antérieur du grand oblique descend verticalement, tandis que celui du petit oblique s'incline en avant et en dedans.

Au niveau du droit abdominal, l'aponévrose antérieure du petit oblique, après avoir parcouru un très-court trajet, se divise en deux lames, dont l'une passe en avant de ce muscle, l'autre en arrière. La lame antérieure recouvre le muscle sur toute sa longueur; elle adhère par une de ses faces aux intersections fibreuses de celui-ci, et par la face opposée à l'aponévrose du grand oblique. La lame postérieure ne recouvre que ses trois quarts supérieurs. — Parvenues sur le bord interne du muscle droit, les deux lames, en se réunissant, complètent sa gaîne; puis les fibres qui les composent se mêlent à celles du grand oblique en avant, à celles du transverse en arrière, pour former la ligne blanche. En les suivant avec attention sur cette ligne, on reconnaît qu'elles croisent celles du grand oblique correspondant et qu'elles vont se continuer avec celles du grand oblique du côté opposé.

Rapports. — La portion charnue du petit oblique, d'abord sous-jacente à celle du grand oblique, est recouverte en avant par l'aponévrose de ce muscle, et en arrière, sur une très-petite étendue, par le grand dorsal. Elle recouvre le muscle transverse.

Son aponévrose postérieure répond, en arrière à celle du grand dorsal qui lui est intimement unie et dont elle ne se distingue que par la direction de ses fibres. Elle est en rapport en avant avec les muscles spinaux. Son bord supérieur se continue avec le bord correspondant du petit dentelé inférieur.

Son aponévrose antérieure, plus large en haut qu'en bas, adhère par son feuillet antérieur à l'aponévrose du grand oblique, par le postérieur à celle du transverse. Ses connexions avec l'une et l'autre sont aussi étroites que celles de l'aponévrose postérieure avec l'aponévrose du grand dorsal.

Action. — Bien que la direction du petit oblique soit diamétralement opposée à celle du grand oblique, il remplit à peu près les mêmes usages que celui-ci. Comme lui, en effet, il comprime les viscères abdominaux en réduisant les dimensions de la cavité qu'ils occupent ; comme lui, il abaisse les côtes et joue le rôle d'un muscle expirateur ; comme lui, il fléchit le thorax en le portant directement en avant si les deux muscles agissent en même temps, mais en le tournant de son côté si leur action est isolée.

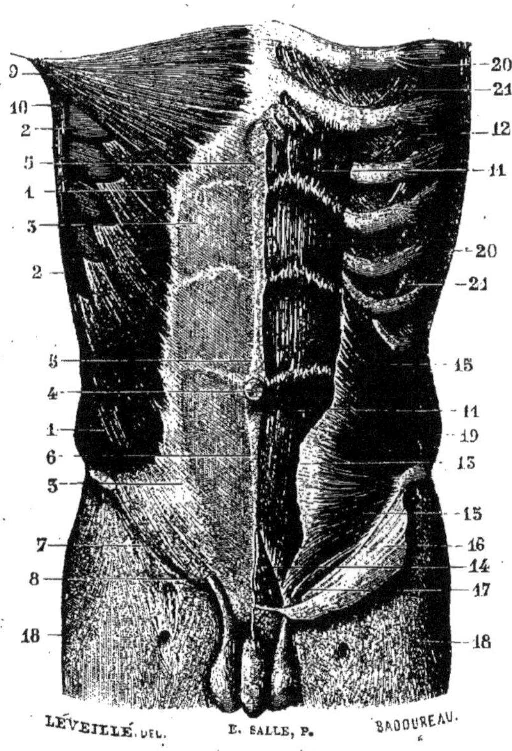

FIG 280. — *Muscles grand et petit obliques; muscles pyramidal et droit de l'abdomen.*

1, 1. Grand oblique du côté gauche. — 2, 2. Grand dentelé, dont les digitations s'entrecroisent avec celles du grand oblique. — 3, 3. Aponévrose de ce muscle. — 4. Ombilic. — 5, 5. Partie supérieure ou sus-ombilicale de la ligne blanche. — 6. Partie inférieure ou sous-ombilicale de celle-ci, beaucoup plus étroite que la précédente. — 7. Arcade crurale ou ligament de Fallope. — 8. Anneau inguinal externe, donnant passage au cordon des vaisseaux spermatiques. — 9. Grand pectoral. — 10. Bord antérieur du grand dorsal. — 11, 11. Muscle droit de l'abdomen. — 12. Son attache aux 5e, 6e et 7e côtes sternales. — 13. Feuillet antérieur de l'aponévrose du muscle petit oblique, dont un lambeau seulement a été conservé. — 14. Pyramidal. — 15, 15. Petit oblique de l'abdomen. — 16. Extrémité inférieure de l'aponévrose du grand oblique, qui a été renversé sur le pli de l'aine. — 17. Cordon des vaisseaux spermatiques, recouvert par le crémaster. — 18, 18. Partie supérieure de l'aponévrose fémorale. — 19. Coupe du grand oblique. — 20, 20. Grand dentelé du côté droit. — 21, 21. Extrémité antérieure des intercostaux externes.

Comme lui aussi, il élève le bassin au point d'effacer la courbure lombaire.

Il résulte de l'effet inverse que produisent le grand et le petit oblique du même côté, lorsqu'ils se contractent ensemble, que le thorax ne se tourne ni à droite ni à gauche, mais s'infléchit latéralement; ils deviennent alors congénères du sacro-lombaire.

III. — Muscle transverse de l'abdomen.

Le *transverse* de l'abdomen, situé au-dessous du petit oblique, est un muscle large et mince, irrégulièrement quadrilatère, contourné en demi-cylindre. Il s'étend de la crête spinale jusqu'à la ligne blanche, et de la base du thorax jusqu'au bassin. Aponévrotique en arrière, où il devient très-étroit, et en avant où il offre au contraire une grande largeur, charnu dans sa partie moyenne, on peut lui considérer trois portions.

A. *Portion moyenne ou charnue.* — Elle offre la figure d'un triangle dont le sommet tronqué se continue avec l'aponévrose postérieure et la base avec l'aponévrose antérieure. Des deux bords de ce triangle, le supérieur s'attache aux côtes et à leur cartilage, l'inférieur à la crête iliaque et à l'arcade crurale.

Les insertions costales se font sur une ligne brisée, parallèle au rebord cartilagineux de la base du thorax. En procédant de bas en haut, on remarque que la portion charnue s'insère : 1° au bord inférieur des deux dernières fausses côtes et à leur cartilage; 2° à la face interne des cartilages des trois premières fausses côtes et à celui de la septième vraie. Dans l'intervalle qui s'étend de celle-ci à l'appendice xiphoïde, le transverse est uni au triangulaire du sternum. Ses attaches à la dernière vraie côte et aux trois côtes suivantes ont lieu par des languettes angulaires ou digitations qui s'entrecroisent avec celles du diaphragme. Au niveau des deux derniers espaces intercostaux, il se continue avec ce muscle par l'intermédiaire d'une intersection aponévrotique.

Inférieurement, la portion charnue du transverse se fixe aux trois quarts antérieurs de la lèvre interne de la crête iliaque par de très-courtes fibres tendineuses, et au tiers externe de l'arcade crurale par des fibres musculaires qui se confondent avec celles du petit oblique.

Les fibres charnues émanées de la base du thorax, de l'aponévrose postérieure et de la crête iliaque, se portent horizontalement d'arrière en avant. Celles qui naissent de l'épine iliaque et de l'arcade crurale sont obliquement descendantes. Toutes viennent se terminer sur l'aponévrose antérieure. Les moyennes, plus longues, n'arrivent pas jusqu'au muscle droit de l'abdomen ; mais les inférieures et les supérieures s'étendent jusque sur ses limites, de telle sorte que la portion charnue du transverse se termine en avant par un bord concave formant, avec le bord correspondant du muscle opposé, une ellipse ouverte en haut et en bas, dont le grand diamètre mesure tout l'espace compris entre l'appendice xiphoïde et la symphyse pubienne.

Cette portion charnue est recouverte par une lame cellulo-fibreuse, et plus superficiellement par le petit oblique. Sa face interne répond au péritoine dont la sépare une mince aponévrose qui adhère intimement au muscle, mais faiblement à la membrane séreuse.

B. *Aponévrose postérieure.* — Née du sommet tronqué de la portion charnue, cette aponévrose, de figure quadrilatère, est d'abord simple. Mais au niveau du bord externe des muscles spinaux et du carré des lombes, elle se divise en trois feuillets distingués en postérieur, moyen et antérieur.

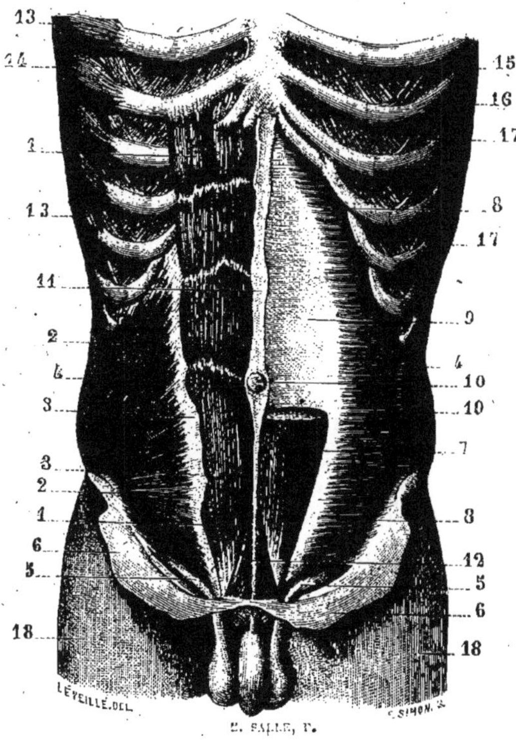

Fig. 281. — *Muscles petit oblique et transverse de l'abdomen.*

1, 1. Muscle droit de l'abdomen.— 2, 2. Petit oblique. — 3, 3. Feuillet antérieur de l'aponévrose du petit oblique, dont un très-minime segment a été conservé.—4, 4. Coupe du grand oblique. 5, 5. Cordon des vaisseaux spermatiques, cheminant au milieu des fibres les plus inférieures du petit oblique et du transverse. — 6, 6. Partie inférieure de l'aponévrose du grand oblique renversée sur la cuisse.—7. Muscle droit de l'abdomen dont la partie supérieure a été excisée pour laisser voir l'aponévrose antérieure du transverse. — 8, 8, Portion charnue de ce muscle.—9. Son aponévrose. —10. Ombilic.—11. Portion sus-ombilicale de la ligne blanche.—12. Sa portion sous-ombilicale, séparant en bas les deux pyramidaux. — 13, 13. Grand dentelé. — 14. Coupe du grand dorsal droit. — 15. Coupe du grand dorsal gauche. — 16. Coupe du grand dentelé.—17, 17. Intercostaux externes. — 18, 18. Aponévrose fémorale. — 19. Coupe du petit oblique.

Le feuillet postérieur, très-mince, passe en arrière des muscles spinaux, en avant des aponévroses du petit oblique et du petit dentelé inférieur, auxquelles il adhère de la manière la plus intime, contribue ainsi à former l'aponévrose lombo-sacrée, puis s'attache au sommet des apophyses épineuses des trois ou quatre dernières vertèbres lombaires.

Le feuillet moyen sépare les muscles spinaux du carré des lombes. Il s'insère au sommet des apophyses transverses des vertèbres lombaires.

Le feuillet antérieur passe au devant du muscle carré des lombes, pour aller se fixer à la base de ces mêmes apophyses.

C. *Aponévrose antérieure.* — Beaucoup plus étendue que la précédente; allongée de haut en bas ; plus large dans sa partie moyenne qu'à ses extrémités; de figure semi-elliptique.

Cette aponévrose se comporte d'une manière très-différente dans ses trois quarts supérieurs et son quart inférieur. — Dans ses trois quarts supérieurs, elle passe en arrière du muscle droit et de la lame postérieure du petit oblique, à laquelle elle ne tarde pas à s'unir par les liens les plus étroits; puis se prolonge jusqu'à la ligne blanche où ses fibres s'entrecroisent avec celles de l'aponévrose du côté opposé. — Inférieurement, elle passe au devant du muscle droit et du pyramidal, en arrière de la partie correspondante de l'aponévrose du petit oblique, pour se prolonger aussi jusqu'à la ligne blanche. Parmi ses fibres, celles qui se rapprochent le plus de l'arcade crurale vont s'insérer sur le corps du pubis.

Action. — Elle diffère beaucoup de celle des deux obliques. Ceux-ci agissent sur l'abdomen et le thorax, sur le rachis et le bassin. L'action du transverse est limitée à la cavité abdominale et aux côtes inférieures. Il resserre la première en rapprochant sa paroi antérieure de la postérieure et ses deux parois latérales l'une de l'autre. En même temps il attire les côtes en dedans et concourt ainsi à l'expiration. Comme les obliques ce muscle est donc à la fois constricteur du thorax et de l'abdomen; mais c'est lui qui prend à ce resserement le rôle principal.

IV. — **Muscle droit abdominal.**

Ce muscle, situé de chaque côté de la ligne blanche, s'étend de la partie inférieure du thorax jusqu'au pubis. Allongé, aplati, plus large et plus mince supérieurement qu'inférieurement, il offre la figure d'un long triangle dont le sommet tronqué répond au bassin.

Insertions. — Le muscle droit de l'abdomen s'insère en bas sur le corps du pubis par un tendon nacré, aplati d'avant en arrière, d'une largeur de 2 à 3 centimètres et d'une longueur à peu près égale, mais variable cependant suivant les individus. Ce tendon occupe tout l'intervalle qui s'étend de l'épine à la symphyse pubienne. Très-souvent il se prolonge du bord supérieur du pubis sur sa face antérieure. Quelquefois il se divise en deux languettes dont l'externe est plus large et plus mince que l'interne.

De l'extrémité supérieure du tendon naissent les fibres charnues; quelques-unes proviennent aussi de la partie correspondante de la ligne blanche. Elles se dirigent de bas en haut, les internes verticalement, les externes un peu obliquement, en formant par leur juxtaposition un large faisceau qui s'élargit en montant et qui vient se fixer à la partie inférieure et antérieure du thorax par trois languettes assez distinctes. L'interne, plus épaisse et plus étroite, s'insère au cartilage de la septième côte et au ligament costo-xiphoïdien; la moyenne, plus large et plus mince, au bord inférieur de la sixième côte; l'externe, plus large encore, au bord inférieur de la cinquième.

Sur son trajet, ce muscle offre de distance en distance des intersections aponévrotiques dont le nombre varie de trois à cinq, situées pour la plupart au-dessus de l'ombilic. Ces intersections, assez souvent ne se voient qu'en avant, d'où il suit que les fibres postérieures sont alors plus longues. Tantôt elles s'étendent à toute la largeur du muscle; tantôt à la moitié ou au tiers seulement de celle-ci. Leur direction peut être transversale, obliquement ascendante ou descendante, rectiligne ou curviligne; très-fréquemment elles sont disposées en zigzag. Aucune des fibres charnues ne se porte d'une attache à l'autre sans être coupée au moins par l'une de ces intersections.

Rapports. — Le muscle droit occupe une gaîne fibreuse composée de deux lames qui s'unissent sur ses bords.

La lame antérieure est formée par l'aponévrose du grand oblique et par le feuillet antérieur de l'aponévrose du petit oblique, auxquelles viennent s'adjoindre : en bas le quart inférieur de l'aponévrose du transverse, et en haut l'aponévrose du grand pectoral. Elle adhère ou plutôt se continue avec les intersections aponévrotiques du muscle.

La lame postérieure est constituée par le feuillet postérieur de l'aponévrose du petit oblique et l'aponévrose du transverse. Sur le tiers inférieur du muscle, elle disparaîtrait, suivant la plupart des auteurs. Selon Retzius, elle s'appliquerait au péritoine pour se porter avec celui-ci derrière la vessie. Mais en réalité elle ne présente ni l'une ni l'autre de ces dispositions. Elle s'amincit très-notablement et assez brusquement, et ne se trouve plus représentée sur ce point que par une lamelle transparente et des filaments fibreux, très-irrégulièrement transversaux, continus en dedans avec la ligne blanche, en dehors avec l'aponévrose du transverse.

Les muscles droits sont très-rapprochés dans leur portion sous-ombilicale, une simple cloison médiane les séparant l'un de l'autre. Ils s'écartent de 15 à 18 millimètres au niveau et au-dessus de l'ombilic; puis se rapprochent de nouveau au voisinage de l'appendice xiphoïde. — Leurs bords répondent aux angles de réunion des deux lames qui forment leur gaîne.

Action. — Ce muscle participe à peine au resserrement de l'abdomen. Son action sous ce point de vue est même entièrement nulle chez les individus dont la paroi abdominale est aplatie ou rentrante ; c'est seulement chez ceux où elle devient plus ou moins saillante, soit par suite de la prédominance progressive du système adipeux, soit sous l'influence de diverses conditions physiologiques ou morbides, qu'il peut jouer le rôle d'agent constricteur.

Sa destination principale est d'imprimer des mouvements au thorax et au bassin. Dans le décubitus dorsal, il élève le premier en prenant un point d'appui sur le second, et réciproquement. Dans l'attitude verticale, le muscle droit contribue à abaisser la cavité thoracique en fléchissant la colonne vertébrale.

Ses intersections semblent avoir pour usage de conserver au muscle la forme aplatie qui lui est propre. Elles rempliraient ici à l'égard des faisceaux musculaires le rôle de ces tiges transversales qui, dans la construction des grilles, relient toute la série des tiges verticales afin de les fixer dans leur situation respective. Elles sont destinées aussi à unir solidement le muscle droit aux aponévroses qui le recouvrent et à maintenir celles-ci toujours parfaitement étalées.

V. — **Muscle pyramidal.**

Très-petit, de forme pyramidale, situé dans la région hypogastrique, au devant du muscle droit, de chaque côté de la ligne blanche. Il s'étend de la symphyse pubienne à la partie moyenne de l'espace compris entre cette symphyse et l'ombilic.

Insertions. — Ce muscle s'attache par sa base à la partie supérieure et antérieure de la symphyse pubienne et à la partie correspondante du pubis, par de courtes fibres aponévrotiques. De celles-ci naissent les fibres charnues qui se dirigent comme les précédentes de bas en haut, les internes verticalement, les autres en suivant une direction d'autant plus oblique qu'elles sont plus externes. Toutes vont se fixer par une languette tendineuse aux parties latérales de la ligne blanche qui revêt, dans cette région, la forme d'une cloison verticale antéro-postérieure.

Rapports. — Par sa face interne, le pyramidal répond à la cloison médiane et verticale constituée par la ligne blanche, cloison qui le sépare de celui du côté opposé. Sa face antérieure est recouverte par les aponévroses des deux obliques et du transverse. — Sa face postérieure recouvre la partie interne du muscle droit, dont elle se trouve séparée par une mince lamelle fibreuse.

Variétés. — Le pyramidal n'est pas constant. Lorsqu'il existe, il est souvent unique. Dans quelques cas plus rares, on en rencontre deux à droite et un à gauche; plus rarement encore deux de chaque côté. — Son volume ne varie pas moins ; il est, en général, en raison inverse de celui de la partie correspondante du muscle droit : lorsqu'il fait défaut, celle-ci est plus épaisse ; lorsqu'il est plus épais, elle devient plus mince. On pourrait donc le considérer comme une portion de ce muscle qui tantôt s'en détache et tantôt reste confondu avec lui. — Sa longueur présente également de très-grandes différences suivant les individus.

Action. — Les usages de ce petit muscle sont assez obscurs. Surajouté au muscle droit, il semble constituer pour celui-ci un simple faisceau de renforcement destiné à consolider la partie médiane de l'abdomen au niveau de l'hypogastre.

VI. — **Des muscles qui forment les parois verticales de l'abdomen, considérés dans leur ensemble.**

Les parois verticales de l'abdomen sont symétriques et divisibles, par conséquent, en deux moitiés. Chacune de ces moitiés peut être subdivisée en trois parties ou trois régions très-distinctes :

1° Une région postérieure, à la fois musculaire et fibreuse, qui s'étend du rachis à l'intervalle compris entre le grand dorsal et le grand oblique.

2° Une région antérieure, musculaire et fibreuse aussi, réunie à celle du côté opposé par la ligne blanche, limitée en dehors par le bord externe des muscles droits.

3° Une région latérale, essentiellement musculaire, traversée, dans sa partie inférieure, par le cordon des vaisseaux spermatiques chez l'homme, par le ligament rond chez la femme. Cette troisième région est donc creusée d'une sorte de canal qui a reçu le nom de *canal inguinal*. Elle contribue, en outre, à former un orifice fort important, l'*anneau crural*.

A. *Région postérieure ou lombaire.*

Très-épaisse en dedans, où elle répond au rachis, se terminant en dehors par un simple bord, cette région revêt la forme d'un prisme à base triangulaire.

Les muscles qu'elle comprend dans sa composition sont disposés sur deux couches : une couche superficielle, constituée par la partie la plus épaisse des muscles spinaux ; une couche profonde, relativement très-mince, représentée par le carré des lombes. A la première est annexée en arrière et en dehors l'extrémité inférieure du grand dorsal ; à la seconde est annexée en avant et en dedans l'extrémité supérieure du grand psoas, qui l'un et l'autre n'appartiennent qu'accessoirement à la région lombaire. Tous ces muscles se dirigent verticalement.

Aux deux plans musculaires correspondent deux gaînes fibreuses. — La gaîne postérieure, beaucoup plus large et plus forte, destinée aux muscles spinaux, est formée : 1° en arrière, par l'aponévrose lombo-sacrée, c'est-à-dire par les aponévroses réunies et confondues du grand dorsal, du petit dentelé inférieur et du petit oblique de l'abdomen, renforcées encore par le feuillet postérieur de l'aponévrose du transverse; 2° en avant par le feuillet moyen de cette aponévrose. — Ce feuillet moyen et le troisième feuillet de la même aponévrose, en s'écartant pour aller s'insérer aux apophyses transverses, constituent la gaîne antérieure.

Les trois plans qui forment ces deux gaînes s'écartent en divergeant de dehors en dedans; chacune d'elles resterait donc ouverte sur le plan médian, si elle n'était complétée de ce côté par la colonne lombaire. La plus large ou postérieure est subdivisée en deux gaînes secondaires, l'une et l'autre aussi verticales, par l'aponévrose qui recouvre le transversaire épineux. Ces divers plans se composent de fibres obliques et transversales. Ils présentent une épaisseur et une résistance d'autant plus grandes qu'ils sont plus superficiels. L'aponévrose lombo-sacrée est surtout remarquable sous ce double point de vue.

B. *Région antérieure*

Cette région contraste étrangement avec la précédente par l'étendue considérable qu'elle présente. Elle n'en diffère pas moins par sa forme; réunie à celle du côté opposé sur la ligne médiane, large et mince en haut, étroite et plus épaisse en bas, la région antérieure peut être comparée à un long triangle isocèle répondant par sa base à la partie antéro-inférieure du thorax, et par son sommet tronqué à l'espace compris entre les deux épines pubiennes. Elle diffère encore de la postérieure par la grande variabilité de ses dimensions longitudinales et transversales; lorsque la cavité abdominale se dilate, c'est sur elle surtout que porte l'élargissement des parois verticales. — La distance qui la sépare de la colonne lombaire est très-variable; chez les individus dont l'abdomen est plus ou moins rentrant, elle s'en écarte de 2 centimètres seulement, en sorte qu'on peut sentir les pulsations de l'aorte en la déprimant légèrement. Chez ceux dont l'abdomen n'est ni saillant ni rentrant, elle ne s'éloigne en général du rachis que de 5 à 6 centimètres.

La région antérieure nous offre à considérer deux parties latérales, qui la constituent essentiellement, et une partie médiane, la *ligne blanche*.

1° *Parties latérales.*

Elles sont représentées principalement par les muscles droits de l'abdomen, dont les pyramidaux forment une dépendance, un simple faisceau de renforcement. Les intersections échelonnées sur leur trajet pourraient les faire considérer aussi comme une série de muscles ajoutés bout à bout, si elles s'étendaient à toute leur épaisseur et à toute leur largeur. Mais nous avons vu qu'elles restent souvent partielles dans l'un et l'autre sens. Il suit de cette disposition que les deux faces du muscle n'offrent pas le même aspect, et que toutes ses fibres n'ont pas la même longueur ; les antérieures, entrecoupées sur deux ou trois points de leur trajet, sont courtes ; les postérieures sont en général plus longues.

Comme ceux de la région lombaire, le muscle droit affecte une direction longitudinale et se trouve entouré aussi d'une gaîne fibreuse. Mais les deux parois de cette gaîne diffèrent très-notablement.

La paroi antérieure, constituée par les fibres obliquement descendantes de son feuillet superficiel et les fibres obliquement ascendantes de son feuillet profond, est renforcée dans son tiers inférieur par l'aponévrose du transverse. Ces deux feuillets adhèrent étroitement l'un à l'autre sur la plus grande partie de leur longueur, et rappellent ainsi le mode de constitution de l'aponévrose lombo-sacrée; ils adhèrent en outre au muscle sous-jacent, ou du moins à ses intersections. Plus bas, les deux feuillets ne sont unis que par une couche celluleuse, en sorte qu'on peut les séparer assez facilement. Cette paroi antérieure est remarquable encore par les nombreux orifices qu'elle présente, orifices destinés au passage des vaisseaux et nerfs qui se portent vers l'enveloppe cutanée. Leur contour, circonscrit sur deux côtés par les fibres venues du grand oblique, sur les deux autres par celles qui dépendent du petit oblique, est irrégulièrement quadrilatère. Tompson pensait qu'il pouvait se modifier sous l'influence de la contraction de ces muscles en s'allongeant dans un sens et se rétrécissant dans le sens opposé ; mais les solides adhérences de la paroi antérieure de la gaîne avec le muscle droit ne permettent pas ces allongements et rétrécissements alternatifs.

La paroi postérieure de la gaîne des muscles droits, formée par le feuillet correspondant de l'aponévrose du petit oblique et par l'aponévrose du transverse, unis l'un à l'autre, est incomplète. Elle ne se trouve représentée inférieurement que par une toile réticulée si délicate, qu'elle a été passée sous silence par le plus grand nombre des auteurs.

2° *Partie médiane ou ligne blanche.*

Cette partie médiane se présente sous la forme d'une longue bandelette fibreuse, étendue de l'appendice xiphoïde à la symphyse des pubis. Sa largeur varie suivant les individus et suivant le sexe ; elle varie surtout très-notablement selon que l'on considère la ligne blanche au-dessus ou au-dessous de l'ombilic.

Au-dessus de l'ombilic, la ligne blanche est remarquable par sa largeur, qui s'accroît graduellement de haut en bas. Supérieurement, cette largeur est en général de 6 à 8 millimètres, et au niveau de l'ombilic de 18 à 20. Selon la plupart des auteurs, ses dimensions transversales sont plus considerables chez la femme que chez l'homme, plus considérables surtout chez celle dont l'abdomen a été distendu par des grossesses répétées : différence que l'observation atteste en effet. Mais il importe de savoir cependant qu'elle n'est pas constante et qu'elle est souvent peu prononcée lorsqu'elle existe.

Au-dessous de l'ombilic, la ligne blanche se rétrécit rapidement pour se terminer en pointe après un trajet de 2 ou 3 centimètres, et n'est plus représentée dans le reste de son étendue que par une très-mince lamelle antéro-postérieure. Parvenue au pubis, cette mince cloison s'élargit brusquement en se renforçant et prend l'aspect d'un petit triangle qui s'insère par sa base à la partie supérieure et postérieure de la symphyse.

La ligne blanche est donc formée de deux parties très-différentes : d'une partie supérieure comprenant ses trois cinquièmes environ, offrant la figure d'une bandelette verticale et transversale, et d'une partie inférieure qui en comprend les deux cinquièmes, quelquefois le tiers seulement, constituée par une bandelette verticale et antéro-postérieure. C'est toujours sur la première que se trouve situé l'anneau ombilical, et après la naissance la cicatrice qui succède à l'oblitération de cet anneau, ou l'*ombilic*.

La portion supérieure ou transversale présente une grande résistance. Vue par sa face antérieure, elle est manifestement formée par le prolongement et l'entrecoisement des fibres aponévrotiques des muscles grands obliques qui vont se continuer avec celles des petits obliques. Les premières, jusqu'alors superficielles, deviennent profondes au moment où s'établit cette continuité. L'entrecroisement, en d'autres termes, a lieu non-seulement de l'un à l'autre côté, mais aussi d'avant en arrière. Il n'est pas du reste simplement linéaire ; il s'opère à la fois sur toute la largeur de l'espace qui sépare les deux muscles droits, en sorte que dans sa portion sus-ombilicale la ligne blanche représente une toile très-solidement, mais très-irrégulièrement tissée.

Vue par sa face postérieure, cette toile fibreuse est loin d'offrir le même aspect. Plane en avant, elle revêt en arrière la forme d'une large gouttière, limitée de chaque côté par les muscles droits, et composée de faisceaux fibreux qui s'entrecroisent sous des angles très-obtus. Ceux-ci, à la formation desquels les fibres aponévrotiques des muscles transverses prennent la plus grande part, sont séparés par des interstices elliptiques ou fusiformes à direction transversale aussi, étagés et comme imbriqués de haut en bas et d'arrière en avant, en sorte qu'un stylet glissé entre deux faisceaux descend obliquement vers la peau.

La gouttière constituée par l'ensemble de ces faisceaux répond sur toute sa longueur au péritoine, qui ne lui adhère que par un tissu cellulo-adipeux extrêmement lâche. Mais il n'en est pas ainsi sur les côtés. A droite et à gauche de celle-ci, immédiatement au-dessus de l'ombilic, la membrane séreuse adhère au contraire d'une manière très-intime à la partie correspondante de la gaîne des muscles droits, sur une hauteur qui varie de 2 à 4 ou 5 centimètres; elle représente un pont membraneux qui transforme la gouttière sus-ombilicale en une sorte de canal.

Chez le fœtus, on remarque déjà la disposition qui existe chez l'adulte; seulement le péritoine étant alors peu adhérent, on le détache sans peine sur les deux bords de la gouttière. Plus tard, l'adhérence devient plus solide; la membrane séreuse s'unit étroitement de chaque côté à l'aponévrose du transverse, mais reste toujours libre au niveau de la gouttière dont elle s'éloigne en haut pour entourer le cordon de la veine ombilicale, tandis qu'elle passe directement en bas de l'un à l'autre côté, à la manière d'un pont plus ou moins élevé, tantôt mince et ayant conservé tous les attributs du péritoine pariétal, tantôt plus épais et plus résistant, quelquefois composé de faisceaux fibreux à direction transverse. Dans ce dernier cas, qui est le plus rare, j'ai vu les faisceaux transversaux s'élever jusqu'au voisinage du bord inférieur du foie. Ces faisceaux transversaux, lorsqu'ils existent, ne forment donc pas une membrane distincte, isolable, indépendante; ils sont le résultat d'une simple hypertrophie de la couche celluleuse sous-péritonéale.

La portion inférieure ou antéro-postérieure de la ligne blanche est extrêmement mince, transparente, très-peu résistante. Au-dessus de l'ombilic, la paroi antérieure de l'abdomen emprunte sa solidité à la fois à la ligne blanche et aux muscles droits; au-dessous, elle en est redevable presque uniquement à ces muscles qui augmentent d'épaisseur et qui sont renforcés encore par les muscles pyramidaux.

Anneau ombilical. — Les parois de l'abdomen se développent d'arrière en avant et de dehors en dedans. Au début de leur évolution il y a donc une courte période pendant laquelle la paroi antérieure tout entière fait défaut. Mais les deux parois latérales s'allongent, se rapprochent, se soudent d'abord en haut, puis en bas; et bientôt la cavité ne reste ouverte que sur un point qui répond à la partie moyenne de la ligne blanche; c'est par cette ouverture connue sous le nom d'*anneau ombilical* que passent pendant la vie embryonnaire : 1° le pédicule de la vésicule ombilicale, c'est-à-dire le canal de plus en plus étroit par lequel celle-ci communique avec l'intestin; 2° les vaisseaux *omphalo-mésentériques* qui l'accompagnent; 3° un autre canal, d'apparition moins précoce, l'*ouraque*, étendu de la vessie vers la *vésicule allantoïde;* 4° enfin, la veine et les deux artères ombilicales qui mettent en communication la mère et le fœtus. Dans le cours du troisième mois de la grossesse, le pédicule de la vésicule ombilicale s'oblitère, s'atrophie et disparaît; il en est de même des vaisseaux qui suivent son trajet. L'ouraque s'oblitère aussi le plus habituellement et se réduit à un simple cordon. Pendant les cinq ou six derniers mois de la vie intra-utérine, l'anneau ombilical n'est donc plus traversé que par la veine et les deux artères ombilicales.

Cet anneau d'apparence circulaire est circonscrit par deux faisceaux fibreux, curvilignes; ne différant de ceux qu'on observe au niveau de la gouttière sus-ombilicale que par leur incurvation plus prononcée. Comme ceux-ci, ils se dirigent dans le sens transversal, l'un tournant sa concavité en bas et l'autre en haut; comme ceux-ci également ils s'entrecroisent à leurs extrémités. L'ouraque et les deux artères ombilicales contournent le faisceau inférieur sans lui adhérer; la veine ombilicale contourne le faisceau supérieur. Sur un plan plus profond on voit le feuillet pariétal du péritoine soulevé quelquefois par une circonvolution de l'intestin qui tend alors à dilater l'anneau.

Ombilic. — Après la naissance, la portion des vaisseaux ombilicaux qui reste appendue au devant de l'anneau est privée de vie; elle se flétrit, noircit, et bientôt se détache. En même temps, l'orifice se resserre et ne tarde pas à s'oblitérer. A l'anneau ombilical succède alors une cicatrice qui porte le nom d'*ombilic*.

Pendant que ces phénomènes se produisent au dehors et au niveau de l'orifice, d'autres, de nature très-différente, se passent au dedans. Les vaisseaux ombilicaux s'unissent par leur tunique externe ou celluleuse avec le pourtour de l'anneau. Leurs deux tuniques internes se rétractent, celles de la veine vers le sillon antéro-postérieur du foie, celles des deux artères vers le pubis. L'ouraque se comporte de la même manière. Cinq ou six semaines après la naissance, les trois vaisseaux commencent à s'oblitérer. L'oblitération débute par leur orifice pour remonter ensuite, de proche en proche, sur leur trajet. Tandis qu'elle s'opère, et après sa production, les deux tuniques internes s'atrophient. La tunique externe, au contraire, devient le siége d'une hypertrophie prononcée. La gaîne celluleuse comprise entre le bout rétracté et l'ombilic participe à cette hypertrophie, s'oblitère aussi par adhésion mutuelle de ses parois, puis se transforme en filaments ligamenteux qui se prolongent sur le pourtour du cordon correspondant.

Vers la fin de la première année le cordon de la veine ombilicale s'est rétracté au point d'arriver au niveau du bord antérieur du foie; ceux des artères et de l'ouraque sont déjà descendus si bas, qu'ils se trouvent au niveau de la branche horizontale des pubis. Les quatre cordons sont reliés alors à l'ombilic par un ensemble de filaments jaunâtres, dont l'existence est constante, mais dont le nombre, les dimensions, la disposition réciproque, varient à l'infini. On voit bien rarement les filaments qui composent chacun d'eux rester indépendants; presque toujours ils s'unissent; et leurs anastomoses sont parfois si multipliées, qu'ils forment un véritable réseau à grandes mailles irrégulières. Dans un très-remarquable travail lu en 1860 à l'Académie de médecine, M. Charles Robin a signalé le premier l'existence de ces filaments dont il a donné une description fort exacte; le premier aussi il a observé et bien exposé les phénomènes de rétraction qui précèdent leur développement; le même auteur a démontré qu'ils sont constitués par un mélange de fibres de tissu lamineux et de fibres élastiques (1).

Dans l'âge adulte, la cicatrice ombilicale répond quelquefois à la partie moyenne de la ligne blanche. Mais, en général, elle est située à 6, 8, 10 ou 12 millimètres au-dessous; on la voit rarement s'abaisser davantage. Sa partie antérieure est d'autant plus déprimée que la couche cellulo-adipeuse sous-cutanée est plus épaisse. Chez les individus très-maigres, elle reste au niveau des téguments.

En arrière de l'ombilic, on observe les filaments ligamenteux précédemment décrits. Ceux qui descendent adhèrent à cette partie de la cicatrice qui était formée primitivement par le faisceau inférieur de l'anneau ombilical. Ceux qui montent adhèrent aussi à ce même faisceau, ou plutôt ils se continuent, en général, avec les filaments descendants. La partie supérieure de l'ombilic sur une très-petite étendue reste donc libre de toute adhérence. Chez la plupart des individus, elle revêt l'aspect d'une dépression infundibuliforme, qui comprend le quart de la cicatrice et qui en représente évidemment le point le plus faible; c'est aussi celui par lequel les viscères abdominaux s'échappent le plus habituellement dans la hernie ombilicale.

Lorsque l'épiploon et l'intestin grêle se portent au dehors, ils rencontrent sur leur trajet le péritoine qui adhère peu à l'ombilic et qui se laisse facilement entraîner.

C. *Régions latérales de l'abdomen.*

Les régions latérales de l'abdomen sont essentiellement musculaires. Cependant on y rencontre aussi des aponévroses d'insertion et des aponévroses de contention.

Les trois muscles qui les composent s'entrecroisent et se prêtent un mutuel appui. Ces muscles, entièrement charnus sur les côtes, deviennent aponévrotiques à mesure qu'ils se rapprochent de la région antérieure, et se superposent alors dans un ordre tel que les régions latérales, au niveau de leur continuité avec la région antérieure, sont formées sur tous les points de deux plans charnus et d'un plan fibreux. Le grand oblique, charnu en haut, est aponévrotique en bas; le petit oblique au contraire est charnu en bas et aponévrotique en haut, en sorte qu'il consolide inférieurement la portion fibreuse du premier et se trouve doublé supérieu-

(1) Ch. Robin, *Mém. sur la rétraction des vaiss. ombil. et sur le syst. ligament. qui leur succède* (*Mém. de l'Acad. de méd.*, t. XXIX, p. 391).

rement par la portion charnue de celui-ci. Le transverse est charnu en haut et en bas, aponévrotique dans sa partie moyenne. De cette disposition inverse des parties fibreuses et musculaires résulte une transition presque insensible des régions latérales à la région antérieure, une épaisseur plus égale des parois de l'abdomen et, pour ces parois, une résistance plus uniforme.

Les aponévroses de contention acquièrent dans cette région une extrême minceur, mais conservent néanmoins une remarquable résistance. Chaque muscle est doublé de deux lames fibreuses qui lui adhèrent de la manière la plus intime. De ces deux lames, l'externe est la plus dense; l'interne est notablement plus mince et plus faible; cependant on peut facilement constater son existence. L'une et l'autre diminuent du reste d'épaisseur et de densité, en passant du muscle le plus superficiel au plus profond. Entre le grand et le petit oblique d'une part, le petit oblique et le transverse de l'autre, il existe donc deux lames fibreuses unies entre elles par une couche de tissu conjonctif dans laquelle cheminent des vaisseaux et des nerfs. Ces lames sont moins résistantes en arrière. En avant, toutes viennent se terminer sur l'aponévrose du muscle correspondant au niveau de son origine.

La lame située sur la face interne du transverse se condense dans sa portion inférieure : c'est à cette partie inférieure plus résistante, offrant les caractères d'une véritable aponévrose, qu'on a donné le nom de *fascia transversalis*.

Les parois latérales de l'abdomen sont traversées, dans leur partie inférieure ou inguinale, par le cordon des vaisseaux spermatiques chez l'homme, par le ligament rond chez la femme, qui se creusent dans leur épaisseur une sorte de canal. Toutes les parties qui contribuent à former le canal inguinal nous sont actuellement connues. Voyons comment elles se disposent pour le constituer. En arrière et au-dessous de ce canal on remarque un anneau qui livre passage aux vaisseaux fémoraux et à la formation duquel le ligament de Fallope prend une large part. Cet anneau mérite aussi de fixer notre attention.

1° *Canal inguinal.*

Dans les deux derniers mois de la grossesse, les testicules, qui jusqu'alors étaient restés dans l'abdomen, tendent à franchir l'enceinte de cette cavité. Situés au-dessus du pli de l'aine, ils s'engagent peu à peu dans l'épaisseur de la paroi abdominale, puis la traversent obliquement en poussant le péritoine devant eux; ils écartent ensuite les fibres de l'aponévrose du grand oblique et ne tardent pas à descendre dans les bourses. Vers la fin de la vie fœtale, il existe donc, au-dessus du pli de l'aine, un canal, établissant une libre communication entre la cavité des bourses et la cavité péritonéale. Ce canal est parcouru de bas en haut par le conduit excréteur de la glande, autour duquel se groupent les divisions vasculaires et nerveuses destinées au testicule ou émanées de cet organe. Ainsi unies au conduit excréteur ou déférent, celles-ci forment le cordon des vaisseaux spermatiques, cordon qui se trouve entouré lui-même de tous côtés par le péritoine. Après l'avoir contourné, la séreuse lui forme une sorte de pédicule membraneux ou mésentère, dont les deux lames se continuent avec les parois du canal, de telle sorte qu'il reste situé en dehors de la cavité péritonéale, comme les autres viscères de l'abdomen.

Après la naissance, la partie terminale du canal, celle qui renferme le testicule, persiste indéfiniment et prend le nom de *tunique vaginale*. Mais celle qui surmonte cet organe s'oblitère avec rapidité sur toute sa longueur par adhésion de ses parois à la périphérie du cordon.

Du canal si complet et si régulier qui avait livré passage chez le fœtus à la glande séminale et à son pédicule, il ne reste donc plus chez l'adulte qu'un vestige : du côté de l'abdomen, une dépression appelée *fossette inguinale externe ;* du côté des téguments, l'orifice ovalaire dû à l'écartement des fibres aponévrotiques du grand oblique ; et dans l'intervalle qui s'étend de la fossette à cet orifice, le cordon des vaisseaux spermatiques chez l'homme, le ligament rond chez la femme, cheminant dans l'épaisseur de la paroi abdominale, à peu près comme les vaisseaux et les nerfs cheminent au milieu des masses musculaires, adhérant de toutes parts aux parties qu'ils traversent et comme ensevelis au sein de celles-ci.

Telles sont les modifications profondes que subit le canal inguinal vers la fin de la grossesse ; tel est l'aspect sous lequel il se présente à nous chez l'enfant, l'adulte et le vieillard.

Ainsi modifié, il ne mérite plus, en réalité, le nom de canal. Cependant, comme les diverses parties qui le traversaient sont restées en place, comme celles qui formaient ses parois se laissent facilement écarter par les viscères lorsque ceux-ci tendent à s'échapper de l'abdomen, comme il se reconstitue alors de toutes pièces sous l'empire de conditions très-analogues à celles qui avaient présidé à sa formation, comme il offre enfin au point de vue chirurgical une extrême importance, on peut continuer à le décrire sous ce nom, l'existence de convention qu'on lui attribue permettant de mieux déterminer la disposition des plans qui le formaient primitivement et qui le formeront s'il est appelé à se reproduire. Nous allons donc étudier sa direction et ses dimensions, ses parois et ses orifices.

Le canal inguinal se dirige de haut en bas, de dehors en dedans, et d'arrière en avant. Il s'élève à son point de départ de 15 millimètres au-dessus de la partie moyenne de l'arcade crurale, et repose par sa partie terminale sur cette arcade, avec laquelle il forme par conséquent un angle dont l'ouverture regarde en haut et en arrière. Sa longueur moyenne, mesurée de la partie interne de l'orifice supérieur à la partie externe de l'orifice inférieur, est de 28 à 30 millimètres, et du centre du premier au centre du second, de 35 à 40. Elle ne diffère pas sensiblement d'un sexe à l'autre.—La plupart des auteurs lui assignent quatre parois, distinguées en antérieure, postérieure, inférieure et supérieure.

La paroi antérieure est constituée par l'aponévrose du muscle grand oblique, et par les fibres les plus inférieures de ce muscle.

La paroi postérieure est formée par le fascia transversalis, c'est-à-dire par l'extrémité inférieure de la lame fibreuse qui revêt la face interne du muscle transverse. Sa densité varie ; souvent il diffère peu sous ce rapport de l'aponévrose dont il fait partie ; en général cependant il est un peu plus épais et plus résistant que celle-ci, et le devient d'autant plus qu'on se rapproche davantage de son bord inférieur.

Ce bord inférieur s'attache par sa moitié externe à la bandelette ilio-inguinale ou partie profonde de l'arcade crurale ; il se continue en outre avec la partie correspondante du fascia iliaca, en sorte que la cavité abdominale se trouve parfaitement close dans toute l'étendue qui sépare l'épine iliaque de l'anneau crural. — En dedans il s'adosse au ligament de Gimbernat, dont on peut le détacher par voie de simple décollement, et s'insère sur la crête pectinéale ou plutôt à l'épaisse bandelette fibreuse qui en triple la hauteur. — Sa partie moyenne, selon l'opinion à peu près unanime des auteurs, se recourberait en avant pour s'unir à l'arcade crurale et former avec celle-ci une gouttière à concavité supérieure. Selon Tompson, elle se prolonge au-dessous de l'arcade pour constituer la paroi antérieure de l'infundibulum qui entoure sur ce point les vaisseaux fémoraux. La disposition signalée par cet anatomiste est très-réelle et facile à constater. Mais, d'un autre côté, il est évident aussi qu'en passant au-dessous du ligament de Fallope, le fascia s'unit à celui-ci. Les deux opinions, qui semblaient contradictoires, sont donc fondées l'une et l'autre ; elles se concilient parfaitement.

Le bord interne du fascia transversalis se continue avec le bord externe du tendon du muscle droit de l'abdomen. Une mince expansion s'en détache et se prolonge au-devant du tendon du muscle droit jusqu'à la ligne blanche en passant entre ce muscle et le pyramidal ; en arrière il donne naissance à une seconde expansion, plus mince encore, qui tapisse la partie inférieure du droit abdominal.

Le fascia transversalis se compose de fibres entrecroisées et dirigées en sens divers, qu'on peut rattacher cependant à deux groupes principaux : les unes suivent une direction verticale, les autres une direction transversale. Les premières occupent surtout le tiers interne de la lame fibreuse ; elles suivent pour la plupart une direction parallèle au tendon du muscle droit, et viennent se fixer à la crête pectinéale. Les fibres transversales se voient sur le bord inférieur du fascia ; elles se portent de la crête pectinéale vers l'aponévrose qui recouvre les muscles psoas et iliaque. Cette crête est donc le centre d'irradiation de la plupart des fibres du fascia transversalis ; ainsi s'explique la densité et la résistance croissantes de celui-ci à mesure qu'on se rapproche de son bord inférieur : disposition qui lui permet de supporter la pression de plus en plus grande aussi des viscères.

Le fascia répond en avant aux fibres les plus inférieures du transverse, et dans le reste de son étendue au cordon des vaisseaux spermatiques ou au ligament rond. En arrière, il est en rapport avec l'artère épigastrique, les deux veines qui l'accompagnent, et une couche celluleuse décrite par quelques auteurs sous le nom de *fascia propria*. Au delà de cette couche on ne trouve plus que le péritoine.

Lorsqu'on observe la paroi postérieure du canal inguinal, on remarque, avant toute dissection, deux reliefs longitudinaux, dont l'un, à peine accusé, est dû aux vaisseaux épigastriques, et l'autre, relativement très-saillant, au cordon des artères ombilicales. Immédiatement en dehors des vaisseaux épigastriques se présente une dépression : c'est la *fossette inguinale externe* qui correspond à l'orifice supérieur ou à l'entrée du canal inguinal. En dehors du repli péritonéal entourant le cordon des artères ombilicales, on voit une seconde dépression : c'est la *fossette inguinale interne*, située directement en arrière de l'anneau inguinal inférieur. Sur le côté interne du même repli existe une troisième dépression, qui a reçu le nom de *fossette vésico-pubienne*, et qui se dirige aussi vers cet anneau, mais très-obliquement.

La paroi inférieure du canal inguinal offre la forme d'une gouttière qui se compose de deux moitiés très-distinctes. La moitié antérieure, opaque, fibreuse, très-épaisse, est constituée par les fibres les plus inférieures de l'aponévrose du grand oblique qui se contournent en demi-spirale pour se rendre à la crête pectinéale. La moitié postérieure, transparente, très-mince, d'aspect homogène, dépend de cette partie du fascia transversalis qui se contourne aussi pour descendre au devant des vaisseaux fémoraux. Les parois antérieure et postérieure du canal se comportent donc en bas de la même manière ; l'une et l'autre tendent à s'enrouler ; seulement elles s'enroulent en sens inverse. La paroi antérieure se termine par un bord très-net, tandis que la paroi postérieure, après s'être unie à ce bord, poursuit son trajet descendant. La gouttière formée par la soudure des deux parois est en rapport, en haut, avec le cordon des vaisseaux spermatiques chez l'homme, et chez la femme avec le ligament rond, qui lui adhèrent l'un et l'autre par un tissu cellulaire lâche.

La paroi supérieure était représentée autrefois, pour la plupart des auteurs, par le bord inférieur des muscles petit oblique et transverse. On pensait aussi que leurs fibres les plus déclives, comme entraînées par le cordon, décrivaient des courbes à convexité descendante, et que ces courbes ou ces anses musculaires se prolongeaient par leur partie moyenne jusque sur le testicule pour former le crémaster. Mais l'observation atteste que le bord inférieur du petit oblique descend au devant du cordon et le couvre en grande partie, sans franchir jamais les limites du canal; que le transverse descend sur sa partie postérieure; qu'il existe constamment aussi un petit groupe de fibres musculaires au-dessous de sa partie inférieure; que ces dernières seules l'accompagnent et seules forment le crémaster. Ainsi les muscles ne répondent pas seulement à la partie supérieure du cordon ou du ligament rond; ils les entourent l'un et l'autre à peu près complétement, au moins sur la moitié externe du canal, en adhérant à toute leur périphérie; ce n'est qu'au voisinage de son orifice inférieur que les parties contenues s'isolent réellement : *une gaîne musculaire courte, contenue dans une gouttière fibreuse plus longue*, telle est en résumé l'idée la plus générale, la plus vraie et aussi la plus simple qu'on puisse donner du mode de constitution du canal inguinal. Si l'on veut lui considérer une paroi supérieure, il faut donc reconnaître qu'elle n'est pas formée par le bord inférieur des muscles petit oblique et transverse, mais par des fibres musculaires plus élevées.

Les orifices du canal inguinal ont été distingués en inférieur et supérieur. — L'inférieur, ou sous-cutané, de figure ovalaire, est constitué par l'écartement des fibres aponévrotiques du grand oblique; il a été précédemment décrit et représenté (voy. p. 225 et 226).

Le supérieur, ou *orifice abdominal*, situé en général à 12 ou 15 millimètres au-dessus de la partie moyenne de l'arcade crurale, répond à la fossette inguinale externe. Il est plus petit que le précédent, moins régulièrement limité, et à peu près demi-circulaire, en sorte qu'on a pu lui considérer aussi deux bords. — Le bord interne décrit une courbure très-prononcée dont la concavité regarde en haut et en dehors. C'est sur ce bord que repose l'artère épigastrique; lorsque les viscères s'engagent dans le canal inguinal, elle répond donc constamment à leur côté interne, d'où le précepte de débrider du côté opposé. — Le bord externe varie un peu selon les individus; mais il varie surtout selon les tractions que l'on fait subir à la paroi abdominale. Lorsqu'on a soin d'éviter toute espèce de tiraillement, il est un peu curviligne, vertical, à peine accusé du reste. Si pour le mieux observer on étale la paroi abdominale, les deux extrémités du bord interne s'allongent; le bord externe se déprime, se creuse en gouttière, et disparaît alors complétement.

L'orifice supérieur du canal inguinal est circonscrit par le fascia transversalis qui se déprime pour pénétrer dans le canal, affectant à l'entrée de celui-ci une disposition infundibuliforme, et dégénérant presque aussitôt en un simple tissu conjonctif par lequel les parties contenantes s'unissent aux parties contenues. Au-dessus du contour fibreux de l'orifice on voit la couche celluleuse sous-péritonéale et plus superficiellement la membrane séreuse qui ferment l'orifice, et qui l'une et l'autre se dépriment, d'où la fossette inguinale externe, située immédiatement en dehors des vaisseaux épigastriques.

2° *Anneau crural.*

En s'attachant aux deux extrémités du bord antérieur de l'os iliaque, l'arcade crurale limite avec ce bord un grand espace demi-circulaire par lequel toutes les parties molles de la fosse iliaque passent de l'abdomen dans le membre inférieur. L'aponévrose qui recouvre les deux muscles de cette région ou le fascia iliaca, fixée en dehors à la crête iliaque, en dedans au détroit supérieur du bassin et à l'éminence ilio-pectinée, partage cet intervalle en deux espaces secondaires : l'un externe, l'autre interne. Le premier, beaucoup plus grand, livre passage aux muscles psoas et iliaque et au nerf crural situé en avant et en dedans de ceux-ci. Le second donne passage aux vaisseaux fémoraux : c'est à ce second espace qu'on a donné le nom d'*anneau crural*.

L'anneau crural est un orifice de figure triangulaire. Des trois côtés qui le circonscrivent, l'un est antérieur, le second postérieur et interne, le troisième postérieur et externe. — Le côté antérieur, très-long, est constitué par l'arcade crurale. — Le côté postéro-interne, beaucoup plus court que le précédent, est formé par l'épaisse bandelette fibreuse qui surmonte la crête pectinéale, par l'aponévrose du muscle pectiné qui vient s'attacher à cette bandelette, et plus profondément par l'extrémité supérieure de ce muscle. — Le côté postéro-externe, plus court encore, est représenté par cette partie du fascia iliaca qui s'étend de la portion moyenne de l'arcade crurale à l'éminence ilio-pectinée.

De la réunion des bords antérieur et externe résulte un angle aigu. C'est dans cet angle que vient se placer l'artère fémorale ; celle-ci est sous-jacente par conséquent à l'arcade crurale et se trouve très-rapprochée aussi du nerf crural, dont elle ne reste séparée que par la gaîne des muscles psoas et iliaque.

En se réunissant, les bords interne et externe forment un angle obtus qui répond à l'éminence ilio-pectinée. Cet angle est recouvert par la veine fémorale, située en dedans de l'artère, sur un plan un peu postérieur à celui qu'elle occupe.

Les bords antérieur et interne sont réunis l'un à l'autre par la base du ligament de Gimbernat. A leur point de rencontre, ce n'est donc pas un angle qu'on observe, mais une arcade demi-circulaire dont la concavité regarde le centre de l'anneau. Entre cette arcade ou cet angle arrondi et les vaisseaux fémoraux, il existe un espace, de dimensions variables, mais en général assez grand pour admettre facilement l'extrémité du petit doigt.

C'est par cet espace que s'échappent les viscères dans la hernie crurale. Il donne passage à la plupart des gros troncs lymphatiques qui se portent des ganglions inguinaux aux ganglions iliaques; il contient aussi un ganglion et souvent deux de forme en général allongée.

Au-dessus de l'anneau crural, on retrouve la couche cellulo-adipeuse sous-péritonéale, et le péritoine lui-même qui passe sur l'anneau sans se déprimer.

Les dimensions de l'anneau crural, comparées dans les deux sexes à celles de l'anneau inguinal inférieur, sont en raison inverse. Chez l'homme, celui-ci est plus grand et l'anneau crural plus petit. Chez la femme, l'anneau inguinal se rétrécit et l'anneau crural s'allonge au contraire de dedans en dehors, par suite de la prédominance chez elle des dimensions transversales du bassin. Or, l'anneau crural s'allongeant dans le sens transversal, l'espace compris entre le ligament de Gimbernat et les vaisseaux cruraux s'agrandit de tout cet allongement, puisque les vaisseaux conservent le même calibre et offrent même dans le sexe féminin un calibre un peu moins considérable. Ainsi s'explique la fréquence des hernies crurales et la rareté des hernies inguinales chez la femme, la rareté des premières et la fréquence des secondes chez l'homme.

§ 2. — Région thoraco-abdominale.

Cette région n'est composée que d'un seul muscle, le *diaphragme*, qui sépare le thorax de l'abdomen à la manière d'une cloison, et qui appartient à la fois à l'une et à l'autre de ces cavités.

Préparation. — Pour voir les insertions du diaphragme, il faut le préparer par sa face inférieure ou concave. Dans ce but, on incise circulairement ou crucialement la paroi antérieure de l'abdomen et l'on enlève ensuite tous les viscères contenus dans sa cavité, en procédant de la manière suivante : 1° Jeter deux ligatures sur la portion abdominale de l'œsophage, à une distance de 2 centimètres l'une de l'autre, puis inciser le conduit entre les deux fils. 2° Couper tous les liens qui attachent le foie au diaphragme, en apportant dans cette dissection les plus grands ménagements, afin de ne pas diviser le muscle ; car toute incision suivie de l'entrée de l'air dans la poitrine aurait pour conséquence immédiate de produire son relâchement, ce qui en rendrait la préparation fort difficile. 3° Après avoir séparé du muscle l'estomac et le foie, les attirer sur l'un des côtés de l'abdomen avec tous les autres viscères, et enlever ceux-ci en masse. 4° Pour arrêter l'écoulement du sang par l'orifice qui donne passage à la veine cave, placer un billot sous les lombes de manière à élever à la fois cet orifice, et toute la face concave du muscle qu'il sera plus facile alors de mettre à nu et d'étudier. 5° Détacher le péritoine par voie de simple décollement, en faisant usage des doigts ou du manche du scalpel. 6° Préparer les piliers du diaphragme et les arcades fibreuses situées sur leurs parties latérales. 7° Mettre en évidence l'entrecroisement des deux faisceaux qu'échangent ces piliers. — Lorsqu'on peut disposer de plusieurs sujets, il y aura avantage à étudier aussi le diaphragme par sa face supérieure. Le thorax alors sera seul ouvert ; on enlèvera le cœur, les poumons, puis on divisera toutes les côtes immédiatement au-dessus du muscle.

Muscle diaphragme.

Le *diaphragme* est une cloison musculaire, *septum transversum*, qui divise la grande cavité du tronc en deux cavités secondaires, l'une supérieure, le thorax, l'autre inférieure, l'abdomen. Cette cloison s'étend, dans le sens transversal, des six dernières côtes droites aux six dernières côtes gauches, et dans le sens antéro-postérieur de l'appendice xiphoïde et du cartilage des septièmes côtes au corps des trois premières vertèbres des lombes. Sa direction, par conséquent, n'est pas horizontale, mais très-oblique de haut en bas et d'avant en arrière : d'où il suit que la cavité thoracique, assez courte en avant, s'allonge beaucoup en arrière ; la cavité abdominale offre une disposition inverse.

Le diaphragme est à l'appareil respiratoire ce que le cœur est à l'appareil de la circulation. Ils remplissent l'un et l'autre des fonctions mécaniques de la plus haute importance : le cœur projette le sang dans toutes les parties du corps par des canaux ramifiés à l'infini ; le diaphragme, par d'autres canaux de plus en plus déliés aussi, attire l'air extérieur dans les poumons en dilatant ceux-ci dans tous les sens. L'un et l'autre font partie des appareils de la vie de nutrition, et l'un et l'autre cependant se composent de fibres striées. Tous deux sont situés sur la ligne médiane, et tous deux aussi ont pour attribut commun leur défaut de symétrie. Remarquons toutefois que le diaphragme, sous ce dernier point de vue, se rapproche beaucoup plus que le cœur des autres muscles à fibres striées ; c'est plus spécialement sur sa partie centrale que porte le défaut de symétrie. Les parties latérales diffèrent peu à cet égard ; la moitié droite cependant est un peu plus élevée que la gauche, en sorte que le muscle ne descend pas seulement de la paroi antérieure vers la paroi postérieure du tronc, il s'incline légèrement aussi de droite à gauche.

Ce muscle comprend dans sa constitution deux parties bien différentes : une partie centrale blanche et mince, et une partie périphérique rouge d'une épaisseur beaucoup plus considérable.

La partie centrale est aponévrotique, horizontale et transversale. On peut la comparer, avec Winslow, à une feuille de trèfle dont les trois folioles se dirigeraient en avant, et dont le pédicule serait remplacé par une large échancrure tournée en bas et en arrière. Des trois folioles l'une est médiane, la seconde répond au côté droit, la troisième au côté gauche. La moyenne ou médiane est la plus grande ; vient ensuite la foliole droite ; puis la foliole gauche, aussi longue que les précédentes, mais plus étroite. Entre les deux premières on remarque un large orifice qui donne passage à la veine cave inférieure.

La partie périphérique est musculaire et rayonnée, concave du côté de l'abdomen, convexe du côté du thorax. Vu par sa face inférieure, le diaphragme représente donc une voûte; sa concavité est plus prononcée sur les côtés qu'au niveau de sa partie médiane; plus aussi à droite, où elle répond au foie, qu'à gauche, où elle répond à la rate. Vu par sa face supérieure, il représente un dôme dont la convexité s'incline assez fortement en arrière. En examinant plus attentivement la direction des fibres qui forment cette partie périphérique, il est facile de constater, ainsi que P. Bérard le premier en a fait la remarque, qu'elles suivent d'abord la direction horizontale de la partie centrale, et qu'au voisinage des côtes elles se coudent pour s'appliquer dans le reste de leur trajet aux parois du thorax.

Insertions. — Par sa circonférence, le diaphragme s'attache : en arrière, aux vertèbres des lombes et à quatre arcades fibreuses transversalement dirigées, deux droites et deux gauches; en avant, à l'extrémité inférieure du sternum; sur les côtés, aux six dernières côtes.

A. *Insertions postérieures.* — Elles sont de deux ordres : médianes et latérales. Les médianes se font sur le corps des trois premières vertèbres lombaires; les latérales sur deux arcades fibreuses, dont l'une, interne, embrasse l'extrémité supérieure du grand psoas, et l'autre externe, plus longue, l'extrémité supérieure du carré des lombes.

Les insertions vertébrales ont lieu par deux larges faisceaux triangulaires qui portent le nom de *piliers* du diaphragme.

a. Le *pilier droit* plus volumineux que le gauche, s'avance jusque sur la ligne médiane. Il naît de la seconde et de la troisième vertèbre lombaire, quelquefois aussi de la première, et des disques intervébraux correspondants, par une série de fascicules tendineux échelonnés de bas en haut et peu distincts les uns des autres, mais dont les fibres suivent une direction différente. Le plus inférieur émane du corps de la troisième vertèbre et du ligament interosseux qui l'unit à la quatrième; il est vertical, large et aplati, comme rubané, en partie confondu avec le grand ligament vertébral commun antérieur. Le suivant se compose de fibres légèrement obliques en haut et en dehors; le troisième, de fibres plus obliques encore, curvilignes et presque transversales. Très-souvent les fibres tendineuses les plus élevées s'entrecroisent sur la ligne médiane avec celles du pilier opposé. De la réunion sucessive de tous ces fascicules résulte un tendon aplati, qui occupe la face profonde et le bord interne du pilier et qui se prolonge sur ce bord en s'effilant de plus en plus jusqu'au point où le pilier droit s'unit au pilier gauche.

Au tendon succède le faisceau charnu. Celui-ci, aplati aussi et vertical, s'élargit graduellement, recouvre toute la moitié droite des vertèbres sous-jacentes, puis se termine par trois ordres de fibres. — Les plus internes se détachent du faisceau principal sous la forme d'une large bandelette qui passe obliquement entre l'aorte et l'œsophage pour aller se joindre au pilier gauche. — Les moyennes, verticalement ascendantes, vont se fixer à la partie médiane de l'échancrure du centre aponévrotique. — Toutes les autres se portent en haut et en dehors, en suivant une direction d'autant plus oblique qu'elles sont plus externes; elles s'attachent à la base du centre phrénique, en dehors des précédentes.

b. Le pilier gauche est moins large et moins long que le droit. Il s'insère par un tendon grêle au corps de la deuxième vertèbre lombaire et au ligament qui l'unit à la troisième. Ce tendon se prolonge aussi sur la face postérieure et le bord interne du pilier; il reçoit sur son trajet d'autres fibres tendineuses qui le renforcent, puis s'incline en dedans pour se continuer

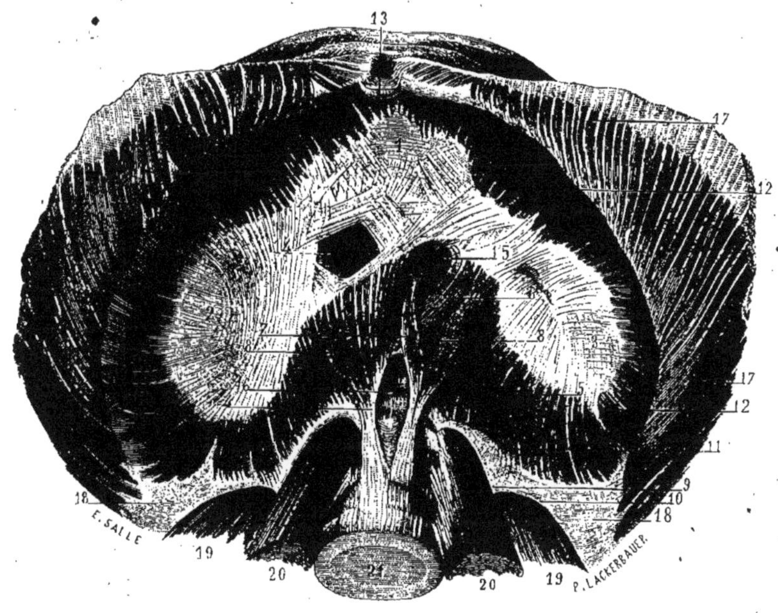

FIG. 282. — *Le diaphragme vu par sa face inférieure.*

1. Foliole antérieure ou moyenne du centre aponévrotique. — 2. Foliole droite. — 3. Foliole gauche. — 4. Pilier droit. — 5. Pilier gauche. — 6. Faisceau que le pilier droit envoie au pilier gauche. — 7. Bandelette qui passe du pilier gauche au pilier droit en croisant le faisceau précédent et en le recouvrant en partie. — 8, 8. Interstice celluleux qui sépare les deux moitiés de chaque pilier et qui se termine en haut par une très-petite arcade sous laquelle passe le nerf grand splanchnique. — 9. Arcade fibreuse interne embrassant l'extrémité supérieure du grand psoas. — 10. Arcade fibreuse externe recouvrant l'extrémité supérieure du carré des lombes. — 11. Ensemble des fibres musculaires qui naissent de ces deux arcades. — 12, 12. Fibres musculaires qui partent de la face interne des six dernières côtes.—13. Fibres qui s'attachent à l'appendice xiphoïde. — 14. Orifice qui donne passage à la veine cave inférieure.— 15. Orifice œsophagien. — 16. Orifice aortique. — 17, 17. Partie supérieure du muscle transverse qui a été renversée en haut et en dehors. — 18, 18. Feuillet antérieur de l'aponévrose de ce muscle. — 19, 19. Muscle carré des lombes, recouvert par ce feuillet antérieur dont la partie la plus élevée forme le ligament cintré ou arcade fibreuse externe. — 20, 20. Muscles grands psoas. — 21. Troisième vertèbre lombaire.

au devant de l'aorte avec celui du pilier droit. De sa partie antérieure et externe on voit naître : 1° un large plan charnu, rayonné, oblique en haut et en dehors ; 2° une étroite bandelette musculaire oblique en haut et en dedans. — Au large plan charnu vient s'adjoindre, au niveau de l'aorte le faisceau émané du pilier droit, faisceau qui en forme le bord interne. Il poursuit ensuite sa direction obliquement ascendante pour aller s'attacher à la partie médiane de l'échancrure du centre aponévrotique. — L'étroite bandelette, oblique en haut et en dedans, passe entre l'aorte et l'œsophage, au-devant du faisceau qui vient du pilier droit, en les croisant en sautoir, et s'applique ensuite à ce pilier, dont elle occupe aussi le bord interne.

Les deux piliers s'unissent donc : 1° par le tendon qui occupe leur bord interne ; 2° par les faisceaux charnus qu'ils s'envoient réciproquement. — De l'union des deux bords tendineux résulte une arcade fibreuse qui forme avec la seconde vertèbre lombaire un large orifice : cet orifice donne passage à l'aorte, à la veine azygos et au canal thoracique. — De l'entre-croisement des deux faisceaux qui unissent le pilier droit au pilier gauche résulte un second orifice plus élevé que le précédent ; il donne passage à l'œsophage et aux nerfs pneumogastriques.

L'ordre dans lequel se superposent les deux faisceaux intermédiaires à l'orifice aortique et à l'orifice œsophagien présente quelques variétés. Le plus habituellement, le faisceau provenant du pilier gauche passe au-devant de celui qui vient du pilier droit ; telle est la position que lui assigne l'illustre Albinus, et après lui un très-grand nombre d'auteurs. Quelquefois cependant ce faisceau passe en arrière ; il est alors plus élevé, plus large et plus oblique. Bichat, et plusieurs anatomistes modernes, considèrent cette situation comme constante ; mais elle est exceptionnelle. Dans certains cas, plus rares, il fait complétement défaut, et diffère beaucoup sous ce point de vue du faisceau émané du pilier droit, dont l'existence au contraire est constante.

Les piliers du diaphragme se dédoublent assez souvent. Chacun d'eux se compose alors d'un pilier interne très-considérable et d'un pilier externe moins long et beaucoup plus étroit. Cette disposition est si fréquente qu'Albinus la considère comme normale. Lorsque les piliers restent simples à leur origine, c'est-à-dire sur leur partie tendineuse, on rencontre toujours sur leur partie charnue une ligne celluleuse se terminant en haut par une petite arcade sous laquelle passe le nerf grand splanchnique ; cet interstice représente évidemment le premier vestige du dédoublement qu'on voit si souvent se réaliser.

c. L'*arcade fibreuse* qui embrasse l'extrémité supérieure du grand psoas s'étend du corps de la seconde vertèbre des lombes à la base de l'apophyse transverse de la première. Elle est constituée par deux faisceaux triangulaires, l'un antéro-interne, l'autre postéro-externe, se continuant entre eux par leur sommet et donnant attache aux fibres charnues par leur bord supérieur. Albinus a décrit le faisceau antéro-interne comme un troisième pilier, et le postéro-externe comme un quatrième; pour cet auteur, il existait ainsi de chaque côté du plan médian quatre piliers échelonnés de bas en haut et de dedans en dehors. — L'arcade produite par la continuité des deux piliers externes, ou arcade du muscle psoas, dirige sa convexité en haut et en dehors. Les fibres charnues nées de cette arcade forment un plan obliquement ascendant qui vient se fixer sur les parties latérales de l'échancrure du centre aponévrotique.

d. L'*arcade fibreuse du carré lombaire*, appelée aussi *ligament cintré* du diaphragme, se porte horizontalement de l'apophyse transverses des deux premières vertèbres des lombes vers le bord inférieur et le sommet de la douzième côte. Elle est plus longue que la précédente, moins incurvée et en diffère aussi beaucoup par son origine. Celle qui recouvre le psoas se compose de fibres tendineuses rayonnées appartenant au diaphragme; celle du carré lombaire se compose de fibres parallèles qui toutes font partie du feuillet antérieur de l'aponévrose du transverse. C'est sur la partie supérieure de ce feuillet que s'insèrent les fibres charnues comprises entre le grand psoas et le sommet de la dernière côte; elles forment un large plan qui se porte verticalement en haut et qui s'insère à l'extrémité du bord postérieur du centre phrénique.

B. *Insertions antérieures ou sternales.* — Le diaphragme s'attache en avant à la partie inférieure et postérieure de l'appendice xiphoïde. Cette attache a lieu quelquefois par un seul plan charnu; mais elle se fait le plus habituellement par deux petits faisceaux rectangulaires, parallèles, ou obliquement ascendants, dont les fibres vont se fixer sur la partie antérieure de la foliole moyenne. Ces faisceaux sont séparés tantôt par une simple ligne celluleuse, tantôt et le plus souvent par une intervalle assez sensible à bords parallèles, ou convergents de bas en haut, au niveau duquel le tissu cellulaire sous-pleural se continue avec le tissu cellulaire sous-péritonéal; de là, pour les inflamations phlegmoneuses qui envahissent le premier, la possibilité de se propager au second, et pour les abcès sous-sternaux, la possibilité aussi de fuser vers la paroi antérieure de l'abdomen.

A droite et à gauche des faisceaux sternaux se présente un faisceau plus petit, qui tire son origine de l'aponévrose antérieure du muscle transverse et qui s'insère, comme ceux-ci, à la foliole moyenne. Chez certains individus ces faisceaux n'existent pas, ou ne se montrent qu'à l'état de vestige; on observe alors de chaque côté de l'appendice xiphoïde un intervalle plus ou moins grand au niveau duquel la plèvre et le péritoine se trouvent en contact immédiat. Quelquefois aussi les fibres qui partent de l'appendice font complétement défaut ; j'ai vu les deux séreuses, dans ce cas, s'appliquer l'une et l'autre sur une étendue de 5, 6 et 7 centimètres.

C. *Insertions latérales ou costales.* — Les attaches de la circonférence du diaphragme aux six dernières côtes ont lieu par des digitations qui s'entrecroisent avec celles du muscle transverse. Parmi ces digitations, la plus élevée se fixe aux deux tiers externes de la face postérieure et du bord supérieur du cartilage de la septième vraie côte. La suivante, beaucoup plus large, s'insère à la partie postéro-supérieure du cartilage de la première fausse côte sur presque toute son étendue. Celle qui part de la troisième fausse côte s'attache en partie à son cartilage et en partie à sa portion osseuse. Celle de la quatrième s'attache presque entièrement à sa portion osseuse. Celle de la cinquième s'attache à tout son cartilage et à la partie correspondante de la portion osseuse. — Dans l'intervalle qui sépare les deux dernières fausses côtes, les fibres musculaires du diaphragme prennent leurs insertions sur l'aponévrose du transverse, comme celles qui naissent de l'arcade fibreuse externe.

D. *Centre aponévrotique.*—Fixée par sa circonférence externe au pourtour de la base du thorax, la portion charnue du diaphragme se continue par sa circonférence interne avec le pourtour du centre phrénique. Toutes les fibres qui la composent convergent, comme autant de rayons curvilignes, vers ce centre commun qui en représente une dépendance, un simple prolongement. Il est à cette portion charnue ce que la ligne blanche est aux muscles obliques et transverses de l'abdomen. Comme celle-ci, il n'existe pas par lui-même ; les fibres tendineuses qui les constituent l'un et l'autre émanent toutes des larges muscles situés à droite et à gauche du plan médian : la ligne blanche est le centre aponévrotique des muscles de l'abdomen ; le centre phrénique est la ligne blanche du diaphragme. Sur la paroi abdominale, la ligne blanche est allongée dans le sens longitudinal, parce que l'intervalle au niveau duquel toutes les fibres tendineuses se rencontrent est allongé dans ce sens et plus étroit ; sur le diaphragme, elle est allongée dans le sens transversal, parce que les parties latérales ou costales du muscle restent très-éloignées, tandis que les parties antérieure et postérieure se rapprochent au contraire beaucoup. — La ligne blanche abdominale ne comprend dans sa composition que trois ordres de fibres, les premières descendantes, les secondes ascendantes, les dernières transversales ; cette structure est donc assez simple et facile à démêler. La ligne blanche diaphragmatique est formée de deux principaux plans de fibres, l'un antéro-postérieur, l'autre transversal, constitués l'un et l'autre par des rubans d'inégale largeur qui s'entrecroisent en se superposant alternativement. A ces deux plans se joignent des bandelettes tendineuses obliquement descendantes de droite à gauche et de gauche à droite, qui croisent aussi les précédentes, et qui sont croisées elles-mêmes par d'autres bandelettes semblables dont l'obliquité n'est pas la même. Le centre aponévrotique offre donc la plus grande analogie avec la ligne blanche; il n'en diffère que par quelques traits d'une importance secondaire : par sa direction transversale, par sa largeur plus grande, et surtout par sa structure plus compliquée.

E. *Orifices du diaphragme.* — Des trois orifices que présente le diaphragme, le plus grand est celui qui donne passage à la veine cave ascendante; vient ensuite l'orifice aortique, puis l'orifice œsophagien.

L'orifice destiné à la veine cave inférieure adhère aux parois de cette veine. Il est situé sur le centre phrénique, à l'union de la foliole moyenne et de la foliole droite. Son contour entièrement fibreux affecte une figure irrégulièrement quadrilatère. Deux de ses bords sont constitués par les bandelettes tendineuses dirigées dans le sens transversal; les deux autres par des bandelettes dirigées dans le sens antéro-postérieur. Mais on remarque aussi sur un ou plusieurs points de ce contour d'autres bandelettes obliques qui en coupent les angles; il prend ainsi une figure polygonale qui tend à devenir circulaire.

L'orifice aortique, limité en arrière par la seconde vertèbre lombaire, sur les côtés et en avant par l'arcade fibreuse des piliers du diaphragme, répond quelquefois à la ligne médiane, mais se trouve en général un peu plus rapproché de la partie latérale gauche du rachis. Il adhère en avant aux parois de l'aorte par un tissu cellulaire assez dense, et sur le reste de son contour par un tissu cellulaire très-lâche. Cet orifice, de forme ovalaire, est allongé de haut en bas et d'avant en arrière. Nous avons vu qu'il donne passage non-seulement à l'aorte, mais aussi à la grande veine azygos et au canal thoracique.

L'orifice œsophagien diffère beaucoup des précédents. Le contour de ceux-ci est entièrement aponévrotique, d'où il suit que leur diamètre et leur figure ne varient pas sous l'influence des contractions du muscle, et que les vaisseaux auxquels ils donnent passage ne sont pas exposés à être comprimés. L'orifice œsophagien est au contraire entièrement musculaire. Son contour adhère aux parois de l'œsophage par un tissu conjonctif dense, en sorte que ce conduit ne peut ni monter, ni descendre, et conserve avec le diaphragme des rapports constants. Il est situé au-dessus de l'orifice aortique, sur un plan antérieur à celui-ci, très-près de la ligne médiane, à laquelle il répond par son bord droit. Allongé de haut en bas, arrondi supérieurement, terminé en pointe inférieurement, l'orifice œsophagien représente une sorte d'ellipse musculaire ou de boutonnière dont le côté droit est formé par le faisceau émané du pilier gauche, et le côté gauche par le faiscau plus considérable détaché du pilier droit. Cette boutonnière a pour limite en bas l'entrecroisement des deux faisceaux qui précèdent, d'où sa disposition anguleuse. Elle a pour limite en haut ces mêmes faisceaux qui se recourbent pour s'entrecroiser de nouveau par leurs fibres les plus rapprochées; ce second entrecroisement sépare l'orifice œsophagien du centre phrénique; sa hauteur est de quelques millimètres seulement.

Une très-mince languette charnue émanée du bord gauche de cet orifice vient se perdre sur la partie correspondante de l'œsophage. Quelquefois il existe deux languettes plus petites qui proviennent de chacun des bords de l'orifice œsophagien, et qui descendent au-devant de l'œsophage, sur lequel M. Rouget a vu leurs fibres s'entrecroiser.

F. *Rapports du diaphragme.*—La face inférieure ou concave du diaphragme répond en arrière et sur la ligne médiane à la veine cave ascendante, au pancréas et aux vaisseaux spléniques; une mince lame fibreuse la sépare de toutes ces parties. En arrière et à droite, elle est en contact immédiat avec le rein et la capsule surrénale. Un peu plus haut, elle se trouve en rapport immédiat aussi avec le bord postérieur du foie. Dans le reste de son étendue cette face est recouverte par le péritoine, qui lui adhère faiblement et qui la sépare de la face convexe du même organe, de la face externe de la rate, de la grosse tubérosité et de la face supérieure de l'estomac.

La face supérieure ou convexe du muscle, très-fortement inclinée en arrière, répond par sa partie antérieure et médiane au péricarde et au cœur, qui s'appuie largement sur elle, d'où la facile transmission de ses battements à la région épigastrique. Sur la circonférence de cette surface d'appui, le feuillet fibreux du péricarde s'unit si solidement au centre aponévrotique qu'il a pu être considéré comme une expansion de celui-ci. De chaque côté, cette face est en rapport avec la plèvre et la base excavée des poumons qui la recouvre entièrement dans les grandes inspirations, mais qui remonte vers sa partie médiane dans les inspirations ordinaires, et plus encore au moment de l'expiration. De cette variabilité de rapports il suit que sur les côtés et en arrière la partie périphérique de la face supérieure s'applique aux parois du thorax, dont elle n'est séparée que par la plèvre. En remontant ainsi pour s'accoler à ces parois, elle peut s'élever jusqu'au niveau de la dixième côte. Mais le point le plus culminant de la face supérieure s'élève beaucoup plus haut; il répond, dans l'état le plus habituel de la respiration, à la cinquième côte à droite, à la sixième côte à gauche. En bas, et sur la ligne médiane, la face supérieure prend l'aspect d'une gouttière qui embrasse immédiatement l'aorte et l'œsophage.

G. *Action du diaphragme.*—Le diaphragme est l'agent principal de l'inspiration. Il dilate largement le thorax et le dilate dans tous les sens à la fois. Pour nous rendre compte de son action excentrique si imprévue et si étrange au premier aspect, rappelons d'abord que lorsqu'un muscle se contracte il agit avec la même intensité par ses deux extrémités; si ces deux extrémités s'attachent à des parties également mobiles celles-ci présentent un égal déplacement; si elles s'insèrent à des parties inégalement mobiles, ces mêmes parties se déplaceront en raison directe de leur mobilité. Or, les fibres contractiles du diaphragme montant obliquement des arcs costaux vers le centre phrénique, agissent par leur extrémité supérieure sur ce centre qu'elles abaissent et par leur extrémité inférieure sur les côtes qu'elles élèvent.

L'abaissement de la partie centrale a pour résultat l'allongement du diamètre vertical de la poitrine. Ce diamètre s'allonge peu sur la ligne médiane, où le centre phrénique présente moins de mobilité. Il s'allonge beaucoup plus sur les parties latérales qui correspondent à la base des poumons. — Ces parties latérales cependant ne s'abaissent pas en totalité. L'abaissement porte : 1° sur la partie correspondante du centre phrénique; 2° sur les fibres charnues qui font suite à ce centre et qui sont recouvertes par la base des poumons; 3° sur l'extrémité supérieure des fibres charnues qui sont appliquées aux parois du thorax, lesquelles se détachent alors de ces parois pour devenir aussi horizontales ou sous-jacentes aux poumons. Cette portion de la périphérie du muscle qui est verticale et contiguë aux parois thoraciques diminue donc de hauteur au moment où la poitrine se dilate; elle s'allonge au contraire au moment où elle se resserre, et varie ainsi d'une manière intermittente sans s'effacer complétement, dans l'état habituel de la respiration. C'est seulement dans les grands mouvements respiratoires qu'elle abandonne entièrement les parois costales.

En élevant les côtes, le diaphragme allonge les diamètres transverse et antéro-postérieur de la poitrine. Le mécanisme de cet allongement a paru longtemps problématique. Il est cependant de la plus extrême simplicité : *toute côte qui s'élève se porte en dehors*; ce fait anatomique que j'ai signalé le premier, je crois, en 1847, est aujourd'hui admis par tous les auteurs. Or, de même que les côtes ne peuvent s'élever sans se porter en dehors, de même elles ne peuvent se porter en dehors sans repousser en avant le sternum, auquel elles s'unissent, c'est-à-dire sans agrandir aussi le diamètre antéro-postérieur du thorax.

Le diaphragme dilate donc cette cavité dans tous les sens; trois ordres de faits le démontrent.

1° *Faits empruntés à la physiologie expérimentale.* — Pour prouver que le diaphragme, en se contractant, élève les côtes et les porte en dehors, Galien liait et quelquefois coupait les nerfs qui se rendent à tous les autres muscles inspirateurs. Ceux-ci, complétement paralysés, le mouvement d'expansion de la base du thorax continuait. En 1843, MM. Beau et Maissiat ont répété l'expérience de Galien en la modifiant; le résultat a été le même : le diaphragme, isolé et agissant seul sur les côtes inférieures, continuait à les élever.

2° *Faits empruntés à l'électro-physiologie.* — En 1850, M. Duchenne (de Boulogne) a soumis à l'excitation électrique les nerfs phréniques, en plaçant les rhéophores de son appareil d'induction sur le point où ces nerfs croisent le muscle scalène antérieur. Aussitôt les côtes inférieures ou diaphagmatiques du côté excité s'élevèrent en se portant en dehors. L'électrisation simultanée des deux nerfs produisit la même expansion des deux côtés à la fois.

Mais on pouvait objecter que l'électrisation dirigée sur les nerfs phréniques à travers les parties molles qui les recouvrent s'irradiait vers d'autres muscles inspirateurs. Afin de lever cette objection, le même auteur, chez des sujets morts depuis quelques instants, fit passer un courant d'induction très-intense dans l'un des nerfs préalablement dénudé; des phénomènes identiques avec ceux qui précèdent se produisirent aussitôt. Cette expérience offre du reste une grande analogie avec celle de Galien, puisque le diaphragme, dans l'une et l'autre, est le seul muscle qui entre en action; mais comme elle n'entraîne avec elle aucune mutilation, elle est plus concluante.

3° *Faits empruntés à l'observation clinique.* — Ce qu'on ne peut observer chez les animaux qu'au prix d'une grave mutilation, et chez l'homme à l'aide d'un courant d'induction, la nature le réalise quelquefois chez ce dernier à la suite des fractures intéressant la troisième vertèbre du cou, et suivies de compression ou de destruction de la moelle épinière à cette hauteur. Tous les muscles inspirateurs, autres que le diaphragme, sont alors paralysés; seul celui-ci se contracte encore, et les côtes auxquelles il s'attache continuent à s'élever et à se porter en dehors.

Des faits qui précèdent on peut donc conclure que le diaphragme agrandit la cavité du thorax, non-seulement de haut en bas, en s'abaissant, mais aussi de dedans en dehors et d'arrière en avant, en élevant les six dernières côtes.

Comment se produit ce mouvement d'élévation? Magendie, en 1833, l'attribua au point d'appui que le muscle prend sur les viscères abdominaux. Ceux-ci, il est vrai, sont mobiles; mais les côtes le sont aussi. En même temps qu'il déprime les premières, il élève donc les secondes; et le mouvement d'élévation se montre d'autant plus grand, que les côtes sont plus mobiles et les viscères plus résistants. Cette théorie était rationnelle. MM. Beau et Maissiat cependant ne l'ont pas admise; dans leur travail publié en 1843, ils font jouer au péricarde le rôle que Magendie attribuait aux viscères de l'abdomen. Cette enveloppe, qu'ils appellent le tendon creux du diaphragme, constitue pour le centre phrénique un moyen de fixité, et ce centre, ainsi immobilisé ou peu mobile, devient le point d'appui de la partie périphérique qui attire les côtes en haut. — Entre ces deux théories on pouvait hésiter. Mais M. Duchenne (de Boulogne) a montré qu'elles n'avaient pas la même valeur, et que la première était la mieux fondée. Il pensa que si la théorie de Magendie était vraie, en enlevant au diaphragme son point d'appui, les côtes cesseraient de s'élever. En conséquence, sur des chevaux il ouvrit l'abdomen, détacha et abaissa rapidement les viscères. Or, le muscle n'élevait plus les côtes, il les attirait en dedans. Il n'était plus inspirateur, il était expirateur (1).

§ 3. — Région lombo-iliaque.

A cette région appartiennent : le *petit psoas*, le *grand psoas*, le *muscle iliaque*, le *carré lombaire*, et les *intertransversaires des lombes*.

Préparation. — Après avoir détaché les viscères abdominaux, il suffit, pour découvrir les muscles de cette région, d'enlever l'aorte, la veine cave, les cordons du grand sympathique, les ganglions lymphatiques, et enfin une mince aponévrose. On trouvera sur un premier plan les deux psoas et le muscle iliaque; plus profondément, le carré lombaire et les intertransversaires.

I. — **Muscle petit psoas.**

Situé au devant du grand psoas qu'il accompagne depuis son origine jusqu'à l'éminence ilio-pectinée, long et grêle, aplati d'avant en arrière, charnu supérieurement, tendineux sur la plus grande partie de son étendue. Son existence n'est pas constante.

Insertions. — Ce muscle s'attache en haut, au corps de la douzième vertèbre dorsale, au ligament interosseux, sous-jacent, et quelquefois aussi, mais rarement, au corps de la première vertèbre lombaire par de

(1) *Diaphragme des mammifères.* — Dans les mammifères, comme chez l'homme, ce muscle se présente sous la forme d'une voûte qui sépare les poumons des viscères abdominaux, en constituant à la fois un moyen de dilatation pour les organes de l'hématose et un moyen de cloisonnement pour la cavité du tronc.

Diaphragme des oiseaux. — Dans les oiseaux, ce muscle affecte une disposition si différente de celle qu'on observe dans les vertébrés supérieurs, que son existence, tour à tour admise et méconnue, était encore problématique pour la plupart des anatomistes, en 1847. A cette époque, je m'attachai à démontrer non-seulement qu'il existe, mais que son développement est en parfaite harmonie avec l'importance de ses fonctions. Deux plans le composent. Confondus à leur point de départ, ces plans s'isolent bientôt pour suivre, l'un une direction transversale, l'autre une direction oblique. — Le plan transversal, se porte des côtes droites aux côtes gauches, en s'appliquant sur la face inférieure des poumons. — Le plan oblique s'étend de la face dorsale du rachis au sternum, et divise la cavité du tronc en deux cavités secondaires, le thorax et l'abdomen.

Dans les oiseaux, comme dans les mammifères, le diaphragme est donc appelé à remplir deux usages principaux ; seulement, pour réaliser cette double destination dans les premiers, il a été en quelque sorte dédoublé. Les oiseaux sont réellement pourvus de deux diaphragmes :

1° D'un *diaphragme pulmonaire*, qui préside à la dilatation des poumons;

2° D'un *diaphragme thoraco-abdominal*, qui cloisonne la grande cavité du tronc et concourt à l'inspiration en dilatant les réservoirs aériens adossés à sa face antérieure.

De ces deux plans musculo-aponévrotiques, le premier a pour analogue, chez l'homme et les mammifères, toute la partie du muscle qui s'insère au sternum et aux côtes. Le second représente manifestement les piliers du diaphragme. (Voyez mes *Recherches sur l'appareil respiratoire des oiseaux*, gr. in-4° avec pl., 1847, pl. II, fig. 1, 2 et 3.)

très-courtes fibres tendineuses auxquelles succède un corps charnu qui descend obliquement en avant du grand psoas, et qui dégénère bientôt en un tendon plat et grêle. Ce tendon s'élargit ensuite progressivement de haut en bas, croise à angle très-aigu le muscle précédent en le contournant de dehors en dedans; puis transformé alors en une large expansion aponévrotique, vient se fixer, d'une part à l'éminence ilio-pectinée, de l'autre à la partie correspondante du détroit supérieur du bassin.

Rapports. — Sa face antérieure est recouverte de haut en bas par l'arcade fibreuse du grand psoas; par l'artère et la veine rénales; par le péritoine, et inférieurement par l'artère et la veine iliaques externes. — Sa face postérieure recouvre le grand psoas.—Par ses bords, il se continue avec l'aponévrose lombo-iliaque ou fascia iliaca.

Action. — Le petit psoas est si grêle qu'il ne peut avoir aucune action sur les os auxquels il s'insère. Sa destination paraît être de tendre le fascia iliaca, en le renforçant au niveau du pli de l'aine, et de concourir à l'engaînement du grand psoas et du muscle iliaque. On comprendra facilement son utilité à cet égard si l'on considère que dans la flexion de la cuisse le fascia iliaca et l'arcade crurale jouent le rôle de poulie de renvoi.

II. — Muscle grand psoas.

Ce muscle s'étend du corps de la douzième vertèbre dorsale au petit trochanter. Dans son long trajet, il répond successivement aux parties latérales de la colonne lombaire, au détroit supérieur du bassin, au bord antérieur de l'os coxal, sur lequel il se réfléchit, et enfin à l'articulation coxo-fémorale qu'il contourne. Allongé, étroit et aplati supérieurement, renflé dans sa partie moyenne, terminé en bas par un tendon qui lui est commun avec le muscle iliaque, le grand psoas est irrégulièrement fusiforme.

Insertions. — Il s'attache en haut : 1° à la partie inférieure du corps de la douzième vertèbre du dos et au corps des quatre premières lombaires; 2° à toute la hauteur des disques intervertébraux qui les unissent; 3° à la base des apophyses transverses des mêmes vertèbres.

Les insertions aux corps des vertèbres se font par des arcades fibreuses, étendues de leur bord supérieur à leur bord inférieur; de la connexité de ces arcades naissent des fibres tendineuses, courtes et très-obliquement descendantes; sous la courbe qu'elles décrivent passent les artères et les veines lombaires ainsi que les filets nerveux unissant le grand sympathique aux nerfs correspondants. — Les insertions aux disques intervertébraux ont lieu par des fibres semblables, mais plus courtes encore. — Les insertions aux apophyses transverses sont représentées par des languettes musculaires étagées et comme imbriquées de haut en bas.

Les fibres charnues parties de ces diverses origines forment par leur convergence un faisceau d'abord très-grêle et aplati transversalement, qui se porte en bas et un peu en dehors, en augmentant progressivement de volume, de manière à atteindre sa plus grande épaisseur sur le détroit supérieur du bassin. De sa partie postérieure et externe on voit naître alors un tendon, caché d'abord dans son épaisseur, qui suit la même direction et sur lequel viennent s'insérer de haut en bas toutes les fibres du grand psoas et toutes celles de l'iliaque, en sorte que dans leur partie terminale les deux muscles se trouvent confondus. Ce tendon, entièrement recouvert par les fibres musculaires en avant, en dehors et en dedans, devient libre en arrière, au niveau de la gouttière que lui présente l'os iliaque, gouttière

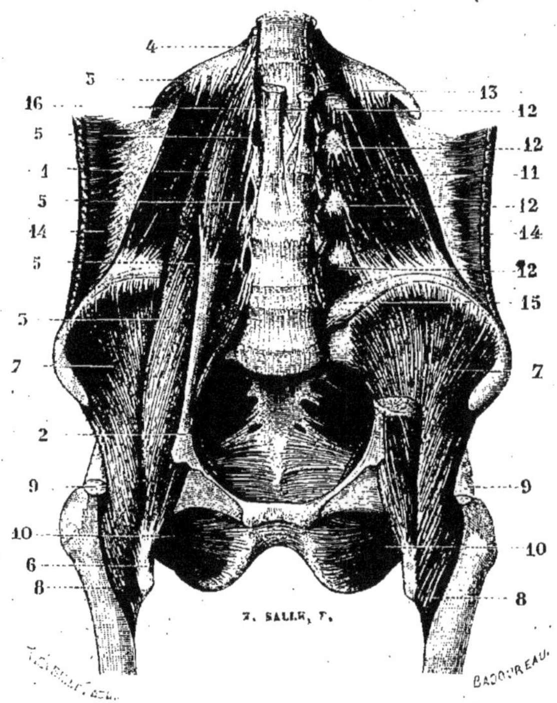

FIG. 283. — *Muscles psoas, iliaque, carré lombaire et intertransversaires.*

1. Petit psoas. — 2. Son tendon coupé au niveau de sa continuité avec le fascia iliaca. — 3. Grand psoas. — 4. Son attache au corps de la 12e dorsale. — 5, 5, 5, 5. Ses attaches au corps des quatre premières vertèbres des lombes; arcades fibreuses répondant à chacun de ces corps. — 6. Tendon par lequel il s'insère au petit trochanter. — 7, 7. Muscle iliaque. — 8, 8. Fibres inférieures et externes de ce muscle; elles vont se fixer, non au petit trochanter, mais à celle des trois branches de la ligne âpre qui passe au-dessous et au-devant de cette apophyse. — 9, 9. Droit antérieur de la cuisse. — 10, 10. — Obturateur externe. — 11. Carré lombaire. — 12, 12, 12, 12. Ses faisceaux postérieurs montant obliquement pour aller s'attacher au sommet des apophyses transverses des quatre premières vertèbres lombaires; les deux faisceaux longitudinaux recouvrant le sommet de ces apophyses ont été enlevés pour laisser voir les faisceaux précédents.—13. Son faisceau externe plus considérable que les postérieurs; il s insère à la douzième côte par une courte aponévrose. — 14, 14. Transverse de l'abdomen.— 15. Ligament ilio-lombaire. — 16. Les deux piliers du diaphragme.

limitée en dehors par l'épine iliaque antéro-inférieure, en dedans par l'éminence ilio-pectinée. Il descend ensuite sur le ligament capsulaire de la hanche, dont le sépare une bourse séreuse, constante, très-allongée, communiquant quelquefois avec l'articulation, se prolongeant en haut jusqu'à l'éminence ilio-pectinée, et en bas jusqu'au voisinage du petit trochanter; puis se contourne en s'aplatissant dans le sens transversal et s'attache non au sommet mais à la face postérieure de cette apophyse. Le sommet de celle-ci est recouvert par une bourse séreuse.

Rapports. — Pour l'étude de ces rapports, il convient de considérer au psoas : une face externe, une face interne et une face postérieure.

Sa face externe devient antérieure inférieurement. Elle est recouverte, en haut, par l'arcade fibreuse qui donne attache au diaphragme; plus bas, par le rein et le péritoine, par les vaisseaux spermatiques ou utéro-ovariens, par l'uretère qui la croise à angle très-aigu, et par le petit psoas.

Sa face interne répond aux parties latérales des quatre premières vertèbres des lombes et aux ligaments interosseux qui les unissent. Elle est séparée du corps de la cinquième par un espace angulaire que remplissent des ganglions lymphatiques et du tissu cellulo-adipeux. Plus bas elle surmonte le détroit supérieur du bassin qu'elle rétrécit, et devient alors contiguë à l'artère et à la veine iliaque externes. Au devant de l'articulation de la hanche, cette face répond au muscle pectiné.

Sa face postérieure est en rapport en haut : 1° avec le carré des lombes dont la séparent les branches antérieures des nerfs lombaires et le feuillet antérieur de l'aponévrose du transverse; 2° avec les apophyses transverses de toutes les vertèbres lombaires; 3° et dans l'intervalle de ces apophyses avec les muscles intertransversaires, qui semblent, au premier aspect, en former une dépendance. Plus bas, cette face s'applique au ligament ilio-lombaire et au muscle iliaque; séparée d'abord de celui-ci par une couche celluleuse et par le nerf crural, elle s'en rapproche de plus en plus et ne tarde pas à se confondre avec lui.

La portion charnue du grand psoas présente quelques attributs qui lui sont propres. Les fibres dont elle se compose ne sont unies entre elles que par un tissu conjonctif peu abondant, très-fin et très-lâche, d'où la facilité avec laquelle le pus provenant de la carie des vertèbres lombaires fuse dans l'épaisseur du muscle, qui se transforme alors en une large cavité fusiforme. Ces fibres sont peu résistantes et s'altèrent rapidement, d'où aussi la facilité avec laquelle le muscle se laisse déchirer lorsqu'on cherche à l'allonger. Elles semblent douées d'une nature plus délicate, au moins dans quelques espèces animales, et particulièrement chez le bœuf, dont le grand psoas, sous ce point de vue, occupe une place à part dans le système musculaire; il figure sur nos tables sous le nom de *filet*, et s'y montre avec assez d'avantages pour occuper un rang toujours distingué parmi les mets les plus recherchés.

Action. — Lorsque le psoas prend son point fixe en haut, ce qui a lieu par exemple dans la progression, il fléchit la cuisse en lui imprimant un mouvement de rotation en dehors. — Dans la station verticale, les psoas prennent au contraire leur point d'appui sur le fémur; ils tendent alors à fléchir le tronc. Si les deux muscles se contractent ensemble, le tronc se porte directement en avant; si l'un d'eux seulement entre en action, en fléchissant le rachis, il l'incline de son côté.

III. — **Muscle iliaque.**

Situé sur la fosse iliaque interne, dont il recouvre la presque totalité, ce muscle s'unit inférieurement au grand psoas et s'approprie en quelque sorte son tendon pour aller s'insérer avec celui-ci sur le petit trochanter. Dans son trajet, il répond donc successivement au bassin, au pli de l'aine et à la partie supérieure de la cuisse. Large en haut, effilé en bas, glissant par sa partie moyenne sur le bord antérieur de l'os coxal, comme sur une poulie, il peut être rangé parmi les muscles rayonnés et réfléchis.

Insertions. — Le muscle iliaque s'attache en haut : 1° aux deux tiers supérieurs de la fosse iliaque interne et à la partie correspondante de la base du sacrum; 2° au ligament ilio-lombaire et aux deux tiers antérieurs de la lèvre interne de la crête iliaque; 3° aux deux épines iliaques antérieures et à l'échancrure qui les sépare; 4° à la partie supérieure et externe du ligament capsulaire de la hanche. Ces insertions ont lieu par des fibres aponévrotiques à peine sensibles.

Les fibres charnues, nées de ces diverses origines, se portent, les internes verticalement en bas, les suivantes en bas et en dedans, dans une direction d'autant plus oblique qu'elles sont plus rapprochées des épines iliaques. Presque toutes viennent se terminer sur le tendon du grand psoas, qu'elles recouvrent de haut en bas jusqu'au voisinage de son insertion.

Sur le bord externe du muscle on voit constamment un petit faisceau formé par les fibres qui s'attachent à l'épine iliaque antéro-inférieure et à la partie voisine du ligament capsulaire de la hanche. Ce faisceau longe le tendon commun aux deux muscles et vient se fixer à la plus antérieure des trois branches supérieures de la ligne âpre (fig. 283, 8).

Rapports.—La face antérieure du muscle iliaque, concave supérieurement, devient convexe inférieurement. Sa portion supérieure ou concave est recouverte par une couche cellulo-adipeuse très-lâche, par le fascia iliaca, par le péritoine, et plus superficiellement par le cæcum à droite, et l'S iliaque du côlon à gauche. La portion inférieure ou convexe répond à l'arcade crurale, plus bas à l'aponévrose fémorale, en dehors au couturier, en dedans aux vaisseaux fémoraux. — La face postérieure recouvre la fosse iliaque interne, l'épine iliaque antérieure et inférieure, le tendon du muscle droit antérieur et le ligament capsulaire de l'articulation de la hanche. — Le bord interne vertical, très-long, est situé d'abord en arrière du psoas dont le sépare le nerf crural. — Le bord externe, beaucoup plus court, s'étend de l'épine iliaque supérieure au petit trochanter; il répond au couturier, qui le recouvre en partie.

Action. — Elle ne diffère pas de celle du psoas. En s'ajoutant à ce muscle, l'iliaque ne fait que doubler ou tripler sa puissance. L'un et l'autre prennent une part très-active à la progression et à la station.

IV. — Muscle carré lombaire.

Situé sur les parties latérales de la colonne lombaire, au devant des muscles spinaux; allongé de haut en bas, aplati d'avant en arrière; de figure rectangulaire (fig. 283, 11).

Insertions. — Il s'attache en bas : 1° sur toute la longueur du ligament ilio-lombaire; 2° et au delà de ce ligament sur la crête iliaque, dans l'étendue de 3 ou 4 centimètres. Ces insertions ont lieu par des fibres aponévrotiques, d'autant plus longues qu'elles sont plus externes et croisées inférieurement par d'autres fibres transversalement dirigées. A ces fibres succède un plan charnu qui se porte en haut et en dedans, mais qui ne tarde pas à se diviser en cinq faisceaux. Le plus externe de ceux-ci, qui est aussi le plus long, monte vers le bord inférieur de la douzième côte, et s'insère sur sa moitié interne par de courtes fibres tendineuses. Les suivants, d'autant plus obliques et plus courts qu'ils deviennent plus inférieurs, vont se fixer au sommet des apophyses transverses des quatre premières vertèbres lombaires.

Au devant de ce plan charnu obliquement ascendant, on observe deux longs et minces faisceaux musculaires qui naissent de l'apophyse transverse des troisième et quatrième vertèbres des lombes, et qui se portent en haut et en dedans, vers la tête de la dernière côte, à laquelle ils s'attachent par une lamelle aponévrotique.

Rapports. — Le carré lombaire, par ses connexions avec l'aponévrose postérieure du transverse, offre une remarquable analogie avec le muscle droit de l'abdomen. Comme celui-ci, il est logé dans une gaîne fibreuse qui l'isole de toutes les parties voisines. Le feuillet moyen de l'aponévrose du transverse sépare sa face dorsale des muscles spinaux; le feuillet antérieur de la même aponévrose sépare sa face abdominale, du psoas en dedans, du rein, du côlon, et du péritoine en dehors. Son bord externe, oblique en haut et en dedans, occupe l'angle de séparation de ces deux feuillets.

Action. — Par celui de ses faisceaux qui répond à son bord externe, le carré des lombes abaisse la dernière côte; il se range ainsi au nombre des muscles expirateurs. Par ses faisceaux transversaires, il incline la colonne lombaire de son côté, lorsque son action est isolée, et concourt à la maintenir dans son état de rectitude lorsqu'elle coïncide avec celle du muscle opposé. — Dans le décubitus dorsal, ce muscle prenant son point fixe sur le rachis, il contribue à imprimer au bassin un léger mouvement de bascule en vertu duquel l'une des crêtes iliaques s'élève tandis que l'autre s'abaisse.

V. — **Muscles intertransversaires des lombes.**

Ces muscles, au nombre de cinq, se présentent sous la forme de petits plans quadrilatères, remplissant l'intervalle compris entre les apophyses transverses des vertèbres lombaires. Le plus élevé occupe l'espace qui sépare l'apophyse transverse de la dernière dorsale de celle de la première lombaire; le plus inférieur est situé entre la quatrième et la cinquième lombaire.

Ils s'attachent par leur bord supérieur à l'apophyse transverse de la vertèbre qui est au-dessus, et par l'inférieur à l'apophyse transverse de la vertèbre qui est au-dessous. — Leur face postérieure répond au sacro-lombaire et au long dorsal; l'antérieure au grand psoas.

Ces muscles ont pour usage de rapprocher les apophyses auxquelles ils s'insèrent, c'est-à-dire d'incliner les vertèbres lombaires de leur côté.

Parallèle des intertransversaires du cou, du dos et des lombes. — Dans la région cervicale, les intertransversaires sont disposés par paires et distingués en antérieurs et postérieurs. Dans la région dorsale, ces muscles sont représentés, ainsi que nous le verrons, par les interscostaux, distingués en internes et externes. Dans la région lombaire, il n'existe qu'un muscle pour chaque espace intertransversaire. Or, ces derniers correspondent-ils aux intertransversaires antérieurs des régions plus élevées, ou aux intertransversaires postérieurs? La réponse à cette question est facile: ils correspondent aux antérieurs.

Pour le démontrer, je rappellerai brièvement qu'au point de vue de l'anatomie philosophique, la moitié antérieure des apophyses transverses du cou est une côte rudimentaire soudée au corps de la vertèbre d'une part, et de l'autre à la véritable apophyse transverse qui est en arrière : c'est de cette soudure que résulte la gouttière sur laquelle passent les nerfs cervicaux. Les intertransversaires antérieurs sont donc des intercostaux, et les postérieurs les vrais intertransversaires. — Dans la région dorsale, non-seulement les côtes restent indépendantes des apophyses transverses; mais elles prennent un immense développement. Les muscles compris dans leur intervalle prennent les mêmes proportions. Les internes ou profonds, qui s'étendent de l'angle des côtes au sternum, sont les vrais intercostaux; les externes ou superficiels, qui s'étendent des apophyses transverses aux cartilages costaux, sont les intertransversaires.

Dans la région lombaire, les apophyses transverses, ainsi que nous l'avons vu, sont aussi des côtes rudimentaires, soudées au corps des vertèbres; les véritables apophyses transverses sont constituées ici par les tubercules des apophyses articulaires; elles n'existent chez l'homme qu'à l'état de vestiges. Les intertransversaires lombaires appartiennent donc à la série des intercostaux; ils sont les analogues des intercostaux internes et des intertransversaires antérieurs du cou. Dans la région lombaire, les vrais intertransversaires font défaut, par suite du degré extrême d'atrophie où sont descendues les apophyses transverses.

VI. — Aponévrose lombo-iliaque ou fascia iliaca.

Cette aponévrose recouvre les muscles psoas et iliaque sur toute leur étendue. Elle forme avec la colonne lombaire d'une part, avec l'os iliaque de l'autre, une gaîne moitié fibreuse moitié osseuse, dans laquelle se trouvent contenus ces deux muscles. Son épaisseur, sa densité, sa résistance, augmentent progressivement de haut en bas. Extrêmement mince, réduite même à une simple toile celluleuse, sur la partie supérieure du psoas, elle prend un caractère fibreux plus accusé sur la partie moyenne de ce muscle, au niveau de la fosse iliaque, et revêt au-dessus du pli de l'aine tous les attributs qui distinguent les aponévroses.

Le fascia iliaca s'insère par son côté interne : 1° sur toute la longueur de la colonne lombaire, immédiatement en dedans du psoas; 2° sur la base du sacrum; 3° sur le détroit supérieur du bassin.

Par son côté externe il se fixe : en haut, sur le feuillet antérieur de l'aponévrose du transverse en dehors du psoas; plus bas, sur le ligament ilio-lombaire, et inférieurement sur tout le contour de la crête iliaque.

Au niveau du pli de l'aine, cette aponévrose se comporte différemment en dehors et en dedans. En dehors, elle est recouverte par l'arcade crurale, à laquelle elle s'unit de la manière la plus intime, en formant avec celle-ci et le fascia transversalis un angle aigu qui clôt très-solidement sur ce point la cavité abdominale. En dedans elle se prolonge à travers l'anneau crural d'une part, sur l'extrémité inférieure des muscles psoas et iliaque, de l'autre, sur le pectiné.

L'aponévrose lombo-iliaque n'est unie aux deux muscles qu'elle recouvre que par un tissu conjonctif extrêmement lâche. Sur le muscle psoas, ce tissu offre à peine quelques traces de cellules adipeuses. Mais au niveau du muscle iliaque celles-ci se déposent çà et là sous forme d'îlots, qui parfois se réunissent et constituent une large couche cellulo-graisseuse. Par sa surface externe, cette aponévrose n'adhère également aux parties correspondantes que par un tissu conjonctif très-lâche, auquel se mêle aussi une portion variable de cellules adipeuses.

Plusieurs branches nerveuses, dépendantes du plexus lombaire, cheminent d'abord dans le tissu cellulaire sous-péritonéal; mais en descendant elles se logent dans un dédoublement du fascia.

Le fascia iliaca est essentiellement constitué par des fibres transversales très-apparentes, d'autant plus nombreuses et plus rapprochées qu'elles deviennent plus inférieures. Ces fibres embrassent donc perpendiculairement les muscles qu'elles sont destinées à brider dans leur situation. Elles se montrent rares et faibles supérieurement, où ceux-ci s'attachent largement aux surfaces osseuses et n'offrent aucune tendance à se déplacer; très-multipliées et très-résistantes au-dessus du pli de l'aine, c'est-à-dire au niveau de la gouttière sur laquelle ils se réfléchissent, et dont ils tendent à sortir dans l'état de flexion de la cuisse ou du bassin. A ce plan de fibres transversales et curvilignes vient s'ajouter un plan de fibres longitudinales représentées par le tendon du petit psoas. Ces fibres s'entremêlent aux précédentes, leur adhèrent étroitement, font corps avec elles, et renforcent très-notablement l'aponévrose lombo-iliaque.

§ 4. — Région anale.

Elle comprend l'*ischio-coccygien*, le *releveur* et le *sphincter de l'anus*. Les deux premiers sont pairs; le troisième est impair et médian.

Préparation. — Les muscles de la région anale forment le plancher de l'excavation du bassin. Pour en prendre une notion complète, il importe de les étudier par leur face inférieure et par leur face supérieure. Deux préparations sont donc nécessaires.

1° *Étude des muscles de la région anale par leur face inférieure*. — Le sujet étant couché sur le dos, fléchir les cuisses sur l'abdomen, distendre la partie inférieure du rectum, et enlever la peau de la région, ainsi que la couche adipeuse sous-jacente, en usant de ménagements, afin de conserver dans son intégrité le sphincter externe de l'anus. En procédant des parties superficielles vers les parties profondes, on découvrira toute la surface de ce muscle, et l'on rencontrera une large excavation anguleuse qui sépare l'ischion du releveur de l'anus. Celui-ci forme la paroi interne de l'excavation; en poursuivant la dissection, il sera facile de le mettre en évidence; dans ce but, excisez la partie interne du grand fessier, détachez ensuite, couche par couche, le grand et le petit ligaments sacro-sciatiques; l'ischio-coccygien est immédiatement au-dessous de leur extrémité postérieure.

2° *Étude des mêmes muscles par leur face supérieure*. — On ne peut avoir une connaissance exacte de la forme du plancher de l'excavation pelvienne qu'en l'examinant par sa face supérieure et dans son ensemble. Pour faire cette seconde préparation, il faut enlever la plus grande partie de la paroi postérieure de l'excavation, à l'aide de deux traits de scie obliques et convergents, réunis par un troisième appliqué sur la partie inférieure du sacrum et transversalement dirigé. Le sommet de l'os, soudé au coccyx, se renversera alors en arrière et laissera une voie suffisamment large pour détacher avec facilité toutes les parties qui recouvrent les deux releveurs et les deux ischio-coccygiens. Le rectum sera disséqué avec soin et conservé. Mais on enlèvera la vessie, les vésicules séminales, les vaisseaux et les nerfs, ainsi que l'aponévrose pelvienne immédiatement appliquée sur les muscles et adhérente à ceux-ci, afin de suivre les fibres du releveur jusqu'à leur extrémité terminale ou inférieure. Incisez alors la symphyse pubienne, puis renversez en dehors les deux moitiés latérales de l'excavation; dans ces conditions, les quatre muscles qui forment le plancher deviendront très-accessibles au scalpel et à la vue.

I. — Muscle ischio-coccygien.

L'ischio-coccygien s'étend de l'épine ischiatique vers les parties latérales du coccyx et du sacrum. Très-court, aplati, rayonné et triangulaire, situé en arrière et sur le même niveau que le releveur, il forme le tiers postérieur du plancher de l'excavation pelvienne, dont ce muscle constitue les deux tiers antérieurs.

Insertions. — Il s'attache en dehors : 1° à la face interne et aux deux bords de l'épine ischiatique; 2° au sommet du petit ligament sacro-sciatique; 3° à la partie postérieure de l'aponévrose de l'obturateur interne. Ces insertions se font par des fibres tendineuses qui forment le tiers environ et quelquefois la moitié de sa longueur. De cette double origine, il se porte en dedans, en arrière et en bas, en s'élargissant de plus en plus, et s'insère par sa base : 1° à toute l'étendue des parties latérales du coccyx, et un peu aussi à la face antérieure de cet os; 2° aux parties latérales du sommet du sacrum. Ces insertions ont lieu par des fibres

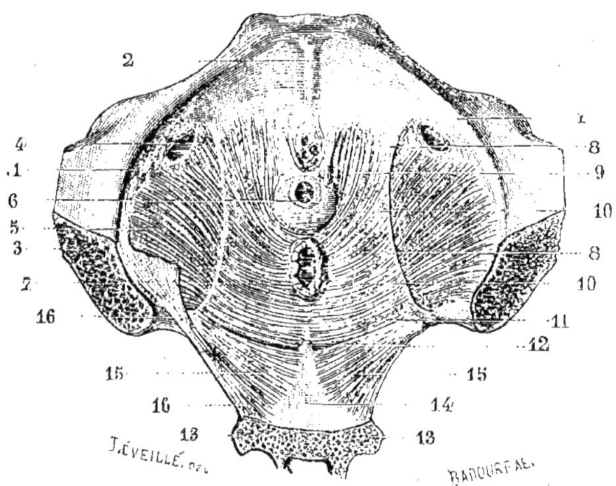

FIG. 284. — *Muscles releveur de l'anus et ischio-coccygien.*

1, 1. Détroit supérieur du bassin. — 2. Symphyse des pubis. — 3. Coupe de l'os iliaque. — 4. Orifice postérieur du canal sous-pubien. — 5. Muscle obturateur interne. — 6. Coupe de la prostate. — 7. Coupe de l'extrémité inférieure du rectum. — 8, 8. Arcade fibreuse à laquelle s'attache la plupart des fibres du releveur de l'anus. — 9. Faisceau interne de ce muscle s'attachant au corps du pubis et contournant la prostate. — 10, 10. Partie moyenne du même muscle, dont les fibres s'insèrent sur les parties latérales du rectum. — 11. Sa partie postérieure. — 12. Raphé fibreux sur lequel elle se fixe. — 13, 13. Extrémité inférieure du sacrum. — 14. Coccyx. — 15, 15. Muscles ischio-coccygiens. — 16, 16. Faisceau postérieur ou accessoire de ce muscle, s'étendant de l'aponévrose de l'obturateur interne au bord correspondant du sacrum.

aponévrotiques, assez longues aussi, mais qui s'entremêlent aux fibres charnues, en sorte que le muscle ischio-coccygien offre un aspect différent, suivant qu'on l'examine par sa face supérieure ou par sa face inférieure ; celle-ci ne présente pas dans sa portion charnue le même mélange de fibres tendineuses et musculaires.

Rapports. — La face inférieure de l'ischio-coccygien répond au petit ligament sacro-sciatique qui lui adhère étroitement en dehors, beaucoup moins en dedans. — Sa face supérieure, légèrement concave, inclinée en avant et en dedans, est recouverte par le rectum et par l'aponévrose pelvienne.—L'inférieure, presque transversale, s'applique au bord postérieur du releveur ; une simple ligne cellulo-fibreuse établit les limites respectives des deux muscles.

Action. — L'ischio-coccygien a été généralement considéré comme prenant son point fixe sur l'épine ischiatique et son insertion mobile sur le coccyx. Mais la base de cet os offre à peine quelques traces de mobilité et le sommet du sacrum est complétement immobilisé. Sur la plus grande partie de son attache interne, il répond donc à des os sur lesquels il ne possède aucune action ; à peine pourrait-il imprimer au coccyx un léger mouvement de latéralité. Sa destination est évidemment de jouer le rôle de paroi. Uni au releveur de l'anus, il forme un plan curviligne à concavité supérieure, sur lequel viennent se concentrer et s'épuiser les efforts combinés du diaphragme et des muscles abdominaux, en sorte qu'il se trouve dans un état d'antagonisme permanent avec ceux-ci.

II. — **Muscle releveur de l'anus.**

Ce muscle est un de ceux qui a été le plus étudié et un de ceux cependant que nous connaissons le moins. La doctrine de la continuité des fibres entre deux ou plusieurs muscles d'action indépendante lui a été appliquée aux diverses époques de la science ; et cette ancienne erreur, sans cesse renouvelée, a singulièrement contribué à compliquer son étude.

Le releveur est situé à la partie inférieure du bassin. Large et mince, curviligne, de figure quadrilatère, il forme avec celui du côté opposé une sorte de plancher qui soutient la prostate et le rectum chez l'homme, le rectum et le vagin chez la femme.

Insertions. — Ce muscle prend ses insertions fixes : 1° sur la partie inférieure du corps du pubis et la partie correspondante de sa branche horizontale ; 2° sur l'épine ischiatique ; 3° sur une longue arcade fibreuse qui s'étend du pubis vers cette épine, et qui constitue une dépendance de l'aponévrose pelvienne par l'intermédiaire de laquelle elle se fixe au détroit supérieur. Les fibres émanées de ces divers points se portent toutes en bas, en dedans et en arrière, en suivant une direction d'autant plus antéro-postérieure qu'elles sont plus rapprochées du pubis, d'autant plus transversales qu'elles se rapprochent davantage de l'épine ischiatique. Arrivées au voisinage du plan médian, elles se partagent en trois ordres, qui se terminent : celles du premier ordre au devant du rectum, celles du second sur les parties latérales de cet organe, celles du troisième en arrière de celui-ci.

Les fibres antérieures naissent sur les parties latérales et inférieures de la symphyse pubienne; elles longent de chaque côté la prostate, puis la coutournent en arrière et cheminent alors entre la glande et le rectum, pour venir se terminer sur le bord supérieur d'un raphé fibreux s'étendant de la partie terminale du rectum vers le bulbe de l'urèthre, raphé qui sera décrit plus loin.

Le groupe des fibres moyennes, plus considérable que le précédent, tire son origine : 1° du corps et de la branche horizontale du pubis; 2° de la moitié antérieure de l'arcade fibreuse. Il se dirige en bas et en arrière en décrivant une courbure à concavité supérieure, et s'attache sur une lame cellulo-fibreuse dépendante de l'aponévrose pelvienne, lame qui donne insertion, par sa face opposée aux fibres longitudinales les plus superficielles du rectum; c'est par son intermédiaire que cet organe et le releveur sont si étroitement unis l'un à l'autre.

Les fibres postérieures, très-nombreuses aussi, partent de l'autre moitié de l'arcade fibreuse; quelques-unes proviennent de l'épine ischiatique. Elles vont se terminer : 1° sur un raphé fibreux s'étendant du rectum au coccyx, beaucoup plus dense et plus résistant en arrière qu'en avant; 2° sur le sommet de cet os. — Les plus antérieures s'attachent au-dessus du raphé fibreux en se croisant à angle très-aigu, et d'une manière très-manifeste; après s'être ainsi entrecroisées, elles parcourent encore 5 à 6 millimètres, en sorte qu'elles couvrent complétement le raphé; celui-ci n'est donc visible le plus habituellement qu'en arrière. — Les autres s'insèrent sur la partie antérieure du sommet du coccyx par de très-courtes fibres aponévrotiques.

En résumé, le releveur de l'anus prend ses insertions fixes sur les parois antéro-latérales de l'excavation du bassin, et ses insertions mobiles : 1° sur les raphés situés en avant et en arrière du rectum; 2° sur une lame fibreuse qui le sépare des parties latérales du rectum; 3° sur le sommet du coccyx. Inférieurement il ne s'attache, en un mot, que sur des parties fibreuses et osseuses; et comme les parties fibreuses sont en connexion intime avec les parois de l'intestin, on voit qu'il est uni aussi très-solidement à cet organe et qu'il peut, non-seulement soutenir, mais relever même son extrémité inférieure, ainsi que l'avaient pensé la plupart des anciens anatomistes.

Rapports. — La face externe de ce muscle répond en haut à l'obturateur interne et à l'aponévrose qui recouvre celui-ci. Plus bas, elle est séparée de l'ischion par une large excavation anguleuse, *excavation ischio-*

rectale, que remplit une masse cellulo-graisseuse. Plus bas encore, elle est en rapport avec la peau et une épaisse couche adipeuse que traversent des vaisseaux et des nerfs. — Sa face interne est recouverte dans toute son étendue par l'aponévrose pelvienne qui la sépare en haut du péritoine, en bas de la vessie et du rectum chez l'homme, du rectum et du vagin chez la femme. Son bord antérieur, très-court et concave répond à la prostate qu'il contourne, et le postérieur à l'ischio-coccygien, dont le sépare une simple ligne celluleuse. L'externe, presque horizontal, est sous-jacent aux vaisseaux et nerf obturateurs. L'interne s'unit étroitement en haut avec le rectum, en bas avec le sphincter externe de l'anus, et en arrière avec celui du côté opposé.

Action. — Au moment où les fibres du rectum se contractent pour expulser les matières contenues dans cet organe, tous les muscles de l'enceinte abdominale entrent aussi en action. Ce n'est donc pas seulement la cavité de l'intestin qui se reserre, c'est la cavité abdominale tout entière. La résultante des efforts associés du diaphragme et des muscles abdominaux est représentée par une ligne obliquement étendue de l'ombilic vers l'articulation sacro-coccygienne, et plus ou moins perpendiculaire par conséquent à la partie moyenne du rectum : condition qui facilite l'expulsion de matières fécales sans exposer cet organe à être projeté lui-même à travers l'orifice anal.

Les releveurs de l'anus soutiennent donc le rectum au moment où le diaphragme et les muscles de l'abdomen le compriment par l'intermédiaire des viscères. Considérés sous ce point de vue, ils s'unissent aux ischio-coccygiens, et représentent une sorte de diaphragme renversé qui oppose sa concavité à la concavité des muscles plus élevés, ses contractions aux contractions de ceux-ci. Pendant la défécation, tous les muscles de l'abdomen se réduisent, en réalité à deux : l'un, supérieur ou abdominal qui rétrécit la cavité abdominale ; l'autre, inférieur ou pelvien, beaucoup plus petit, vers lequel sont projetés les viscères comprimés, qui supporte par conséquent tout l'effort du premier, et qui réagit. Ces deux muscles se trouvent alors dans un état complet d'antagonisme.

Mais les releveurs ne forment pas seulement une paroi contractile destinée à supporter les organes situés dans l'excavation du bassin, et à réagir contre les muscles qui peuvent comprimer ces derniers. Leur insertion mobile étant très-inférieure à leur insertion fixe, ils élèvent alors l'orifice anal, et très-probablement aussi ils contribuent à le dilater. En se raccourcissant, leurs fibres antérieures tendent manifestement à porter la partie antérieure de l'orifice anal en avant, et les latérales en dehors, tandis que les postérieures, plus nombreuses et unies aux ischio-coccygiens, jouent plus spécialement le rôle de paroi. Considérés sous ce second point de vue, les releveurs deviennent les congénères des fibres longitudinales du rectum et les antagonistes du sphincter externe.

III. — Sphincter externe de l'anus.

Le sphincter externe de l'anus entoure la partie terminale du rectum sur une hauteur qui ne dépasse pas 10 millimètres en arrière, mais qui atteint 2 centimètres en avant. Il forme une sorte de canal comprimé de dehors en dedans, très-allongé, au contraire, d'avant en arrière.

Vu par sa partie inférieure, ce canal se présente sous l'aspect d'un orifice elliptique, dont une extrémité se dirige vers le coccyx, et l'autre vers le périnée.

Insertions. — Ce muscle s'attache en arrière sur le raphé fibreux qui s'étend de l'anus au coccyx, mais seulement sur la partie antérieure de ce raphé, au niveau de laquelle ses fibres droites et gauches s'entrecroisent. De cette origine, chacune des moitiés du sphincter se dirige en avant en contournant la partie correspondante du rectum, et en s'épanouissant de manière à augmenter progressivement de hauteur. Parvenues au devant de l'orifice anal, elles s'entrecroisent de nouveau, et se continueraient en partie, suivant quelques auteurs, avec les muscles voisins. Je ne saurais trop répéter que le scalpel devient ici un guide insuffisant, que la physiologie peut seule nous éclairer, et qu'elle repousse cette continuité comme une erreur basée sur une simple apparence. Les fibres les plus inférieures du sphincter externe s'insèrent en avant sur la partie médiane de l'aponévrose périnéale superficielle; d'autres, beaucoup plus nombreuses, se fixent au raphé fibreux étendu du rectum au bulbe de l'urèthre : quelques-unes, plus élevées, poursuivent leur trajet et vont prendre leur insertion sur l'aponévrose moyenne du périnée, où elles se mêlent à celles du bulbo-caverneux ; toutes s'attachent, en un mot, par leurs deux extrémités, sur des parties fibreuses.

Rapports. — Par sa face externe, ce muscle est en rapport avec la couche cellulo-graisseuse sous-cutanée, et la masse adipeuse qui remplit l'excavation ischio-rectale. — Sa face interne entoure le sphincter interne, qu'elle déborde inférieurement de 6 à 8 millimètres. Au-dessous de celui-ci, elle est immédiatement recouverte par la muqueuse rectale. — Sa circonférence supérieure se confond en partie avec les fibres des releveurs. — L'inférieure répond à la peau, dont la sépare une couche adipeuse plus ou moins épaisse.

Action. — Le sphincter externe, par sa puissante tonicité, préside à l'occlusion de l'orifice anal. Son mode d'action, par conséquent, ne diffère pas de celui du sphincter labial et du sphincter palpébral qui, en vertu de la même propriété, opèrent le rapprochement des lèvres et des paupières lorsque les muscles dilatateurs sont inactifs. Sa force tonique seule devient insuffisante cependant lorsque la tunique musculaire de l'intestin se contracte; c'est alors qu'interviennent les contractions du sphincter, assez énergiques pour lutter, non-seulement contre celles du rectum, mais contre l'action combinée du diaphragme et des muscles abdominaux.

IV. — Aponévrose pelvienne.

Le plan charnu formé par les muscles releveurs et ischio-coccygiens est revêtu d'une lame fibreuse qui remonte sur les parties latérales du petit bassin, et qui a été décrite sous les noms de *fascia pelvia*, d'*aponévrose pelvienne supérieure*, d'*aponévrose périnéale supérieure*, d'*aponévrose recto-vésicale*.

Cette lame fibreuse avait été considérée d'abord comme indépendante des muscles. La plupart des auteurs n'étaient pas assez pénétrés de cette pensée que les aponévroses sont des annexes du système musculaire, destinées à les entourer pour les protéger.

En appliquant cette donnée générale à la description de l'aponévrose pelvienne nous sommes conduit à reconnaître d'abord qu'elle n'est pas constituée par une lame unique, mais par quatre lames principales : deux droites et deux gauches qui appartiennent aux releveurs et ischio-coccygiens, et quatre lames accessoires : deux antérieurs qui recouvrent les muscles obturateurs internes, mais qui ne concourent à sa formation que par une très-petite partie de leur surface; deux postérieures très-étroites annexées aux muscles pyramidaux. Ces huit lames se continuent entre elles de manière à former une lame unique qui double le plancher de l'excavation du bassin, et qui en prend le mode de configuration. Elle présente donc une face supérieure, une face inférieure et une circonférence.

La face supérieure ou concave est recouverte, en haut par le péritoine, en bas par un tissu conjonctif très-lâche et mêlé de tissu adipeux qui l'unit aux viscères sus-jacents. — La face inférieure ou convexe adhère par un tissu cellulaire plus fin aux muscles sous-jacents, dont on peut cependant la détacher assez facilement.

La circonférence s'attache d'avant en arrière : 1° sur la partie inférieure du corps des pubis et de leur branche horizontale; 2° au-dessous de la gouttière sous-pubienne, où elle forme une arcade à concavité supérieure qui complète l'orifice postérieur du canal sous-pubien; 3° sur le détroit supérieur du bassin; 4° sur l'épine ischiatique; 5° sur la face antérieure du sacrum et du coccyx en dedans des trous sacrés. Il suit de ces attaches que l'aponévrose fait défaut en avant sur la ligne médiane : les rubans fibreux qui se portent de la symphyse vers la prostate, et que l'on considérait autrefois comme une de ses parties constituantes, sont une dépendance des fibres longitudinales antérieures de la vessie. En haut et en arrière, cette circonférence décrit une seconde et large arcade à concavité supérieure sous laquelle passent le nerf lombo-sacré, ainsi que l'artère et les veines fessières.

Sur la partie centrale du plancher de l'excavation, l'aponévrose, par une expansion qui s'en détache, pénètre de chaque côté entre le rectum et le releveur, pour leur fournir à tous deux des points d'attache, et se continuer avec la partie correspondante de l'aponévrose latérale de la prostate.

L'aponévrose pelvienne a pour usage de protéger les muscles qu'elle recouvre; elle les consolide en les reliant entre eux et en ajoutant à la résistance qu'ils possèdent celle qui lui est propre.

§ 5. — Région périnéale.

Elle diffère suivant qu'on la considère chez l'homme ou chez la femme; dans l'un et l'autre sexe, elle se compose du reste de quatre muscles, entre lesquels on remarque une grande analogie, bien que leur disposition ne soit pas la même.

A. — **Région périnéale chez l'homme.**

Préparation. — 1° Le sujet étant couché sur le dos, attirer le bassin sur le bord de la table, et, après avoir fléchi les jambes sur les cuisses et les cuisses sur l'abdomen, fixer les membres et le corps dans cette position; 2° Diviser les téguments du périnée sur la ligne médiane, en prolongeant l'incision sur les enveloppes du testicule, de manière à pouvoir rejeter ces organes en haut et en avant; 3° enlever à droite et à gauche la peau du périnée, une couche adipeuse dont l'épaisseur varie suivant les sujets, et une aponévrose mince qui recouvre immédiatement les trois muscles superficiels de cette région.

Des quatre muscles qui forment cette région chez l'homme, les trois premiers, superficiellement situés, limitent de chaque côté un espace triangulaire; ce sont : l'*ischio-caverneux*, le *bulbo-caverneux* et le *transverse*. Le quatrième se voit au fond de l'espace circonscrit par ceux qui précèdent; il porte le nom de *transverse profond* ou *ischio-bulbaire*.

I. — **Muscle ischio-caverneux.**

Situé à droite et à gauche du périnée, au-dessous des branches ascendante de l'ischion et descendante du pubis, dont il suit la direction; allongé, aplati, très-étroit et plus épais en arrière, large et mince en avant.

Insertions. — L'ischio-caverneux naît le plus habituellement par deux faisceaux, l'un interne et l'autre externe.

Le premier ou faisceau interne tire son origine de la face interne de la tubérosité de l'ischion. Presque uniquement composé de fibres charnues dans la première moitié de son trajet, il s'applique à la face interne de la racine du corps caverneux, et dégénère alors en une large aponévrose à fibres parallèles et brillantes, qui s'insère sur cet organe au niveau de sa jonction avec l'urèthre et en partie aussi sur ce conduit.

Le faisceau externe naît de la branche ischio-pubienne par des fibres tendineuses auxquelles succède presque aussitôt un long ruban charnu qui recouvre tout le côté externe de la racine correspondante, et qui va se fixer sur les parties latérales du corps caverneux, au-dessous du ligament suspenseur de la verge. Par son bord interne, ce faisceau s'unit au faisceau précédent, d'où la forme semi-conoïde du muscle. L'union des deux faisceaux est intime sur leur moitié antérieure ; en arrière, une simple ligne celluleuse les relie l'un à l'autre, en sorte qu'on peut facilement les séparer ; on remarque alors que toute la partie supérieure du faisceau in-

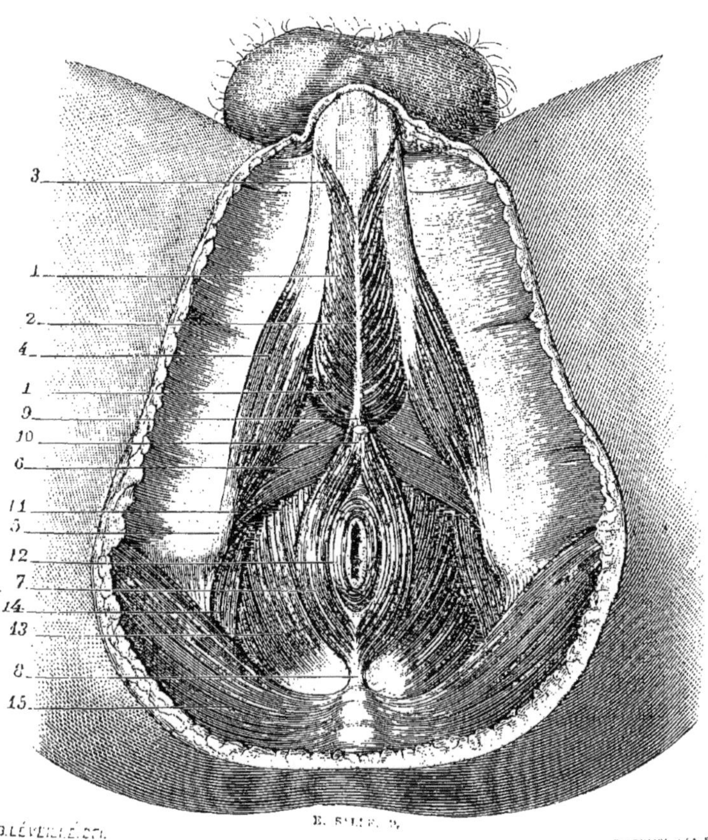

Fig. 285. — *Muscles des régions anale et périnéale.*

1, 1. Muscle bulbo-caverneux recouvrant le bulbe de l'urèthre. — 2. Raphé fibreux de ce muscle. — 3. Languettes par lesquelles il se termine. — 4. Muscle ischio-caverneux embrassant la racine du corps caverneux correspondant. — 5. Tendon par lequel ce muscle s'attache à la tubérosité de l'ischion. — 6. Muscle transverse du périnée. — 7. Sphincter externe de l'anus. — 8. Languette aponévrotique par laquelle il s'insère au sommet du coccyx. — 9. Languette par laquelle il s'attache au raphé fibreux du bulbo-caverneux. — 10. Coupe de la languette par laquelle il s'insère à la peau du périnée. — 11. Faisceau supérieur du même muscle, allant se fixer sur un raphé fibreux qui lui est commun avec les muscles transverses et bulbo-caverneux, mais qui n'a pu être mis ici en évidence. — 12. Sphincter interne de l'anus. — 13. Muscle releveur de l'anus. — 14. Muscle obturateur interne. — 15. Bord interne du muscle grand fessier.

terne offre une assez grande épaisseur et qu'elle parcourt 2 à 3 centimètres avant d'atteindre la racine du corps caverneux correspondant; le faisceau externe s'applique, au contraire, dès son origine, sur cette racine, qu'il dépasse, au contraire, par son extrémité antérieure. Quelquefois ces deux faisceaux sont peu distincts et même tout à fait confondus.

Rapports. — La face inférieure ou convexe du muscle répond à l'aponévrose périnéale inférieure, à la couche graisseuse sous-cutanée et à la peau. Elle est séparée du bulbo-caverneux par un espace angulaire à base postérieure que remplit un tissu cellulo-graisseux. — La face supérieure ou concave embrasse la racine des corps caverneux en lui formant une gaîne que complète en haut et en dehors la branche ischio-pubienne.

Action. — Les ischio-caverneux prennent leur point fixe en arrière; ils ont pour usage d'attirer le pénis directement en bas.

II. — **Muscle bulbo-caverneux.**

Le bulbo-caverneux est un muscle impair, médian et symétrique, situé sur le bulbe de l'urèthre qu'il entoure, comme le précédent entoure l'origine des corps caverneux. Allongé et très-exactement moulé sur le bulbe, il revêt l'aspect d'une gaîne cylindroïde, large et arrondie en arrière, beaucoup plus étroite et bifurquée en avant.

Insertions. — Ce muscle est partagé en deux moitiés symétriques par une cloison fibreuse qui se prolonge en arrière jusqu'au rectum, et qui comprend, par conséquent, deux portions bien distinctes. — La portion antérieure, longue, unie en haut au bulbe de l'urèthre, en bas à l'aponévrose périnéale inférieure, se présente sous l'aspect d'un simple raphé; elle forme la partie médiane du bulbo-caverneux. — La portion postérieure, beaucoup plus courte, mais plus haute, conserve au contraire tous les attributs d'une véritable cloison, d'où les noms de *cloison médiane*, de *lame fibreuse médiane* du périnée qui lui ont été donnés. Continue en haut et en avant, avec l'aponévrose moyenne du périnée, elle est recouverte en bas par les fibres les plus superficielles du sphincter de l'anus. C'est sur elle que nous avons vu s'attacher les fibres antérieures des releveurs; c'est sur elle que viennent se fixer la plupart des fibres du sphincter externe. C'est elle aussi qui est le point de départ des fibres postérieures du bulbo-caverneux.

Ces fibres postérieures contournent la base du bulbe de l'urèthre et s'insèrent sur la partie supérieure de celui-ci. — Du raphé médian partent d'autres fibres en grand nombre qui se dirigent en haut et en arrière en embrassant le corps du bulbe pour aller se fixer sur sa face supérieure par des fibres tendineuses entrecroisées avec celles du côté opposé. — De l'extrémité antérieure du même raphé émanent deux minces bandelettes charnues qui se portent en haut et en dehors, en remontant sur les côtés du bulbe, puis sur les côtés des corps caverneux, et qui se terminent ensuite d'une manière variable. D'après Cobelt, elles s'élèveraient jusqu'à la ligne médiane, puis se termineraient au devant du ligament suspenseur de la verge par des fibres aponévrotiques entrecroisées qui comprimeraient la veine dorsale profonde pendant l'érection. Je les ai toujours vus se perdre sur les côtés du ligament suspenseur.

En résumé, presque toutes les fibres du bulbo-caverneux s'étendent obliquement et parallèlement de son raphé et de la lame fibreuse médiane postérieure vers la partie supérieure du bulbe qu'elles entourent ainsi d'une gaîne complète. Elles sont disposées de chaque côté du raphé médian comme les barbes d'une plume sur leur tige commune.

Rapports. — La face externe de ce muscle est en rapport, en bas, avec l'aponévrose périnéale inférieure. Elle répond, en haut : 1° à l'aponévrose périnéale moyenne; 2° aux fibres les plus élevées du sphincter de l'anus qui viennent s'attacher sur cette aponévrose; 3° aux fibres les plus profondes du transverse qui se réfléchissent pour venir se fixer aussi sur la même aponévrose au devant des précédentes. — Par sa face interne ou concave le bulbo-caverneux s'applique au bulbe de l'urèthre qu'il entoure complétement et auquel il adhère par un tissu cellulaire assez dense.

Action. — Le bulbo-caverneux est un muscle constricteur. En comprimant le bulbe à la manière d'une gaîne contractile, il en réduit le volume, rapproche les parois de l'urèthre au point d'effacer sa cavité, et concourt ainsi à l'émission de l'urine et à l'émission du sperme.

1° *A l'émission de l'urine.* — Lorsque ce liquide a été complétement expulsé de la vessie, la dernière colonne urinaire qui a pénétré dans l'urèthre, n'ayant plus derrière elle une force capable de la mettre en mouvement, tend à séjourner dans ce canal; mais alors le bulbo-caverneux se contracte et supplée en quelque sorte la vessie, d'où le nom de *muscle accélérateur de l'urine* qui lui a été donné.

2° *A l'émission de la semence.* — Les canaux éjaculateurs déposent la liqueur séminale dans la portion prostatique de l'urèthre; le muscle strié annexé à cette première portion entre aussitôt en action pour en rapprocher les parois et expulser ce liquide qui tend à refluer vers ses deux extrémités. Or l'extrémité profonde étant fermée par le sphincter de la vessie, il ne peut se porter que vers la seconde portion ou portion membraneuse du conduit, laquelle est entourée d'un muscle à fibres striées et se contracte à son tour. Le sperme est transmis par conséquent à la portion bulbeuse, d'où il est projeté au dehors par les contractions énergiques du bulbo-caverneux. Trois muscles striés sont donc échelonnés sur la route que parcourt la liqueur séminale; tous les trois entrent successivement en action, mais à un si court intervalle que leurs contractions paraissent simultanées.

Le bulbo-caverneux n'est pas seulement destiné à projeter au dehors les dernières gouttes d'urine et le fluide spermatique. Il a encore pour usage de concourir à l'érection du gland, érection à laquelle il prend une part toute mécanique qui a été bien exposée par Cobelt. Les sensations voluptueuses dont cet organe devient le siége déterminent la contraction du bulbo-caverneux. En comprimant le bulbe, en exprimant, pour ainsi dire, le sang contenu dans ses aréoles, et en le projetant vers le gland, ce muscle contribue à développer le volume de celui-ci; et comme les sensations deviennent de plus en plus vives à mesure que son volume s'accroît, les contractions du muscle deviennent aussi de plus en plus énergiques; le gland réagit ainsi sur le bulbo-caverneux, et le bulbo-caverneux sur le gland, avec une intensité croissante, jusqu'au moment où l'orgasme vénérien, porté à ses dernières limites, produit l'éjaculation.

III. — **Muscle transverse du périnée.**

Le transverse du périnée, appelé aussi *transverse superficiel*, est une bandelette musculaire un peu obliquement étendue de la tubérosité de l'ischion à la partie moyenne de l'espace compris entre le rectum et le bulbe de l'urèthre. Il forme la base du triangle limité, en dehors par l'ischio-caverneux, en dedans par le bulbo-caverneux (fig. 285, 6).

Insertions. — Ce muscle s'attache en dehors à la face interne de la tubérosité ischiatique, immédiatement au-dessus de l'ischio-caverneux. Presque entièrement charnu, il se dirige en dedans et un peu en avant vers la lame fibreuse médiane du périnée où ses fibres se partagent en général en deux groupes. — Le plus grand nombre d'entre elles se fixent sur les parties latérales de cette lame habituellement si mince qu'elle semble parfois ne pas exister. Son existence cependant est constante. Pour le démontrer, il me suffira de rappeler que primitivement les deux moitiés du périnée sont séparées chez l'homme comme chez la femme; qu'à cette époque elles sont recouvertes sur leur bord par une enveloppe cutanée rudimentaire; qu'elles se soudent plus tard par l'intermédiaire de ces deux enveloppes; que celles-ci, en se soudant, ne disparaissent, pas mais persistent au contraire pendant toute la vie, sous la forme d'un simple raphé pour les parties superficielles, sous la forme d'une cloison cellulo-fibreuse pour les parties profondes.

La cloison fibreuse médiane du périnée représente donc le dernier vestige de cette soudure. Il est inconstestable dès lors que les muscles droits et gauches du périnée, que les deux moitiés du sphincter anal, que les deux releveurs, indépendants avant la fusion des deux moitiés de l'appareil génital externe, le sont encore après cette fusion, et que les deux transverses ne se continuent, ni entre eux, ni avec le sphincter.

Au devant et au-dessus des fibres qui vont se fixer sur la cloison médiane, on en voit souvent d'autres, plus ou moins nombreuses, qui se réfléchissent pour se porter en avant et qui s'insèrent sur l'aponévrose moyenne du périnée. Ce second groupe de fibres est ordinairement accompagné par un faisceau musculaire du sphincter externe; comme celui-ci il semble faire partie du bulbo-caverneux, et tous deux ont été considérés en effet comme une dépendance ou une des origines de ce muscle, avec lequel ils n'affectent qu'un simple rapport de contiguïté.

Rapports. — Des deux faces du transverse, la postérieure est recouverte par l'ischio-caverneux, l'aponévrose périnéale inférieure et le sphincter externe de l'anus. L'antérieure répond au tissu cellulo-graisseux qui remplit l'espace angulaire compris entre l'ischio-caverneux et le bulbo-caverneux. Ses bords sont en rapport, l'inférieur avec l'aponévrose périnéale inférieure qui le sépare de la peau, l'autre avec l'aponévrose périnéale moyenne qui le sépare du muscle transverse profond.

Action. — Les usages de ce muscle n'ont pas encore été bien définis. Décrivant au devant de l'orifice anal une courbe à concavité postérieure, il semble surtout destiné à le soutenir et à le protéger contre les fâcheux effets d'une dilatation excessive. Obliquement dirigé en dedans et en avant,

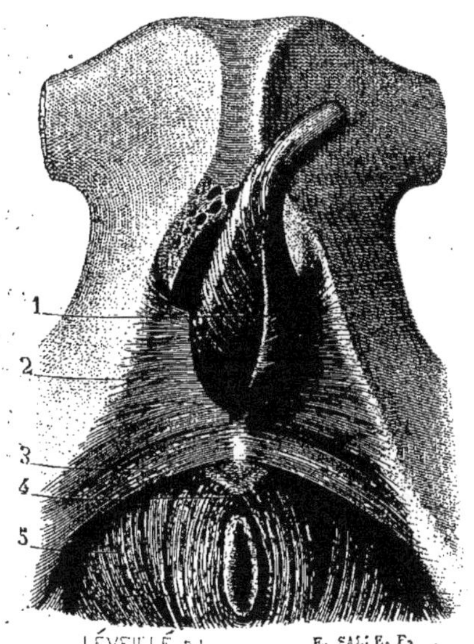

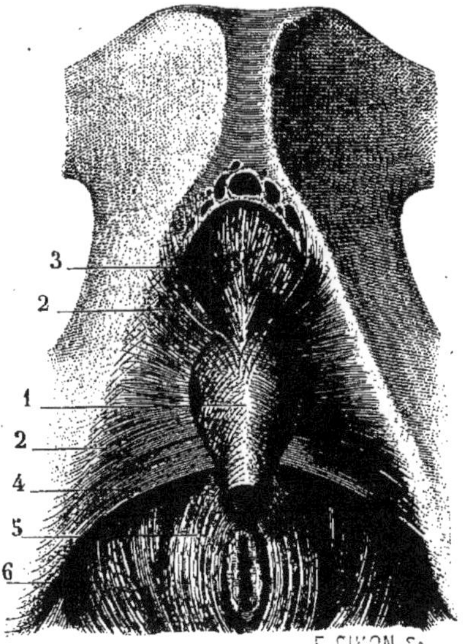

FIG. 286. — *Muscle de Guthrie.* FIG. 287. — *Muscle de Wilson.*

FIG. 286. — 1. Muscle bulbo-caverneux embrassant le bulbe de l'urèthre. — 2. Muscle de Guthrie, ou transverse profond du périnée.—Muscle transverse superficiel.—4. Sphincter externe de l'anus, dont l'extrémité antérieure a été excisée. — 5. Muscle releveur de l'anus.

FIG. 287. — 1. Bulbe de l'urèthre, détaché et renversé d'arrière en avant, pour mettre en évidence le muscle de Wilson. — 2, 2. Muscle de Guthrie. — 3. Muscle de Wilson dont toutes les fibres convergent avec l'extrémité antérieure de la portion membraneuse de l'urèthre. — 4. Muscle transverse superficiel. — 5. Sphincter externe de l'anus. — 6. Releveur de l'anus.

il paraît avoir aussi pour usage d'attirer en arrière la lame fibreuse médiane du périnée, de la tendre par conséquent, et de fournir ainsi au bulbo-caverneux un point d'appui plus solide.

IV. — Muscle ischio-uréthral; muscle de Wilson.

Le transverse profond ou ischio-uréthral est situé au-dessus des racines du corps caverneux et du bulbe de l'urèthre, dans le triangle limité à droite et à gauche par les branches ischio-pubiennes, en avant par la symphyse des pubis, en arrière par les muscles transverses superficiels. Aplati, assez mince, ce muscle revêt la figure d'un triangle dont le sommet tronqué répond à la ligne médiane (fig. 286).

Insertions. — Il s'attache de chaque côté à toute la longueur des branches ischio-pubiennes, sur la lèvre interne ou profonde de celles-ci. Ses fibres, presque entièrement charnues, se dirigent de dehors en dedans en affectant une longueur d'autant plus considérable qu'elles sont plus postérieures. Toutes s'insèrent sur la partie médiane d'une lame fibreuse triangulaire aussi, qui recouvre le muscle et qui constitue l'aponévrose périnéale moyenne. Par l'intermédiaire de cette lame, elles se trouvent en connexions étroites avec la portion membraneuse de l'urèthre et l'extrémité postérieure du bulbe; mais elles ne se fixent en réalité ni sur l'une ni sur l'autre.

Pour voir comment ce muscle se comporte à l'égard de l'urèthre, il faut enlever les racines des corps caverneux, couper le bulbe à son extrémité antérieure, puis le renverser de haut en bas.

Rapports. — La face inférieure du muscle ischio-uréthral est recouverte immédiatement : 1° en dehors par l'artère honteuse interne et les deux veines volumineuses qui l'accompagnent; 2° sur sa partie moyenne par l'artère transverse ou bulbeuse, souvent double, et ses veines satellites; 3° sur un plan superficiel par l'aponévrose périnéale moyenne. — Sa face supérieure, inclinée en arrière, est en rapport avec les parties latérales du plexus veineux de Santorini et le sommet de la prostate; en avant elle répond au *muscle de Wilson.*

Le muscle de Wilson, de figure rayonnée, est situé au-dessus de la portion membraneuse de l'urèthre. Sa base, dirigée en avant, s'insère au ligament sous-pubien; son sommet, tourné en bas et en arrière, se perd sur l'urèthre. Il comble l'intervalle qui sépare en haut les deux muscles précédents, mais occupe un plan plus profond que ceux-ci (fig. 287).

Action.—Ces muscles doivent être considérés comme faisant partie du plancher de l'excavation du bassin. Ils ferment en avant le détroit inférieur, comme les ischio-coccygiens le ferment en arrière et les releveurs dans sa portion moyenne. Cette destination nous explique pourquoi l'ischio-uréthral ne possède que des insertions fixes; sous ce point de vue, il rappelle l'ischio-coccygien. Ce dernier, uni aux releveurs, soutient le rectum. Le transverse profond, uni au muscle de Wilson, soutient la prostate et le réservoir urinaire. Lorsque le diaphragme et les muscles abdominaux se contractent avec énergie, ils exercent une pression considérable sur la vessie, qui pèse elle-même de tout son poids sur la prostate et les muscles sous-jacents. Par leurs contractions ceux-ci deviennent alors principal moyen de réaction et de résistance du périnée.

V. — **Aponévroses du périnée.**

Nous avons vu que les muscles de la région périnéale forment deux couches superposées : une couche inférieure constituée par l'ischio-caverneux, le bulbo-caverneux et le transverse ; une couche supérieure représentée par l'ischio-uréthral. A ces deux couches correspondent deux gaînes aponévrotiques, que leur situation relative permet de distinguer aussi en inférieure et supérieure, et pour la composition desquelles interviennent trois plans fibreux parallèles.

Le plus superficiel de ces trois plans recouvre la couche musculaire superficielle : c'est l'*aponévrose* périnéale inférieure. Le moyen sépare la couche musculaire superficielle de la couche musculaire profonde : c'est l'*aponévrose périnéale moyenne*. Le plus élevé sépare la couche musculaire profonde du muscle de Wilson, du plexus de Santorini et du sommet de la prostate : c'est l'aponévrose périnéale supérieure.

L'aponévrose périnéale moyenne et l'aponévrose périnéale supérieure ont été collectivement décrites sous les noms de *ligament périnéal* par Carcassonne, d'aponévrose moyenne du périnée par Denonvilliers, et ensuite par tous les anatomistes. L'aponévrose pelvienne représentait alors l'aponévrose périnéale supérieure. Mais il est préférable de laisser à celle-ci le nom d'aponévrose pelvienne et de dédoubler l'aponévrose périnéale moyenne des auteurs, c'est-à-dire de restituer à chacun de ses feuillets l'individualité qui leur appartient. Les envisager ainsi c'est rendre au langage anatomique une précision qui était devenue nécessaire ; car sous le nom d'aponévrose moyenne, ou ligament de Carcassonne, on a compris jusqu'à présent non-seulement les deux aponévroses précédemment mentionnées, mais le muscle qui les sépare. Or en groupant sous une commune dénomination trois plans si différents, on a jeté sur la description du périnée une certaine obscurité ; en les distinguant, nous éviterons, en partie au moins, de tomber dans cette confusion, et le mode de constitution de cette importante région sera plus facile à saisir.

A. **Aponévrose périnéale inférieure.** — Cette aponévrose, de figure triangulaire, s'attache de chaque côté sur la branche ischio-pubienne, en dehors de l'ischio-caverneux. — En arrière, elle recouvre et contourne de bas en haut les muscles transverses pour aller se continuer profondément avec le bord postérieur de l'aponévrose périnéale moyenne. Sur la ligne médiane, elle sépare les fibres les plus inférieures du sphincter anal de celles du bulbo-caverneux. — En avant elle se prolonge sur l'urèthre et les corps caverneux pour se continuer avec l'enveloppe fibreuse du pénis.

Sa face inférieure est recouverte en procédant des parties superficielles vers les parties profondes : 1° par la peau, qu'un raphé plus ou moins prononcé partage en deux moitiés symétriques ; 2° par une couche musculaire à fibres lisses qui adhère à la face profonde du derme, et qui se continue en avant avec le dartos ; 3° par une couche cellulo-graisseuse dans laquelle chemine de chaque côté l'artère périnéale inférieure, ainsi que les veines et le nerf qui l'accompagnent.

Sa face supérieure s'applique aux muscles de la couche superficielle, auxquels l'unit un tissu conjonctif lâche. Six minces prolongements s'en détachent : deux médians, qui s'écartent pour recouvrir les deux moitiés du bulbo-caverneux, et lui constituer une gaîne propre ; deux latéraux, qui contournent de dehors en dedans les ischio-caverneux pour leur former aussi une gaîne particulière ; et deux postérieurs, qui descendent au-devant des muscles transverses, en sorte que ceux-ci en reçoivent également une gaîne complète. La loge limitée, en bas par l'aponévrose périnéale inférieure, en haut par l'aponévrose périnéale moyenne, sur les côtés par les branches ischio-pubiennes, se trouve donc subdivisée en six loges ou compartiments secondaires.

Le bord postérieur de l'aponévrose étendu de l'une à l'autre tubérosité ischiatique, arrondi et connexe en arrière, établit les limites respectives des régions anale et périnéale. En se réfléchissant pour aller se continuer avec l'aponévrose périnéale moyenne, il complète la loge inférieure du périnée.

Cette aponévrose participe de la ténuité et de la faiblesse des muscles sous-jacents. Elle est mince, transparente, très-peu résistante. Cependant, chez les individus bien musclés, on peut remarquer qu'elle se compose de fibres dirigées, pour la plupart dans le sens transversal.

B. **Aponévrose périnéale moyenne.** — Cette lame fibreuse, qui représente le feuillet inférieur de l'aponévrose moyenne des auteurs, est plus forte que la précédente, plus profondément située, et beaucoup moins étendue. Elle offre du reste la même figure. Ses bords latéraux s'attachent aussi aux branches ischio-pubiennes, mais à leur lèvre interne, en sorte qu'ils se trouvent séparés des bords correspondants de l'aponévrose inférieure par toute l'épaisseur des racines du corps caverneux et du muscle qui les embrasse. En arrière elle se continue avec cette aponévrose ; en avant, elle se continue avec le ligament sous-pubien.

Sa face inférieure est recouverte de chaque côté par les muscles ischio-caverneux, qui ne lui sont unis que par un tissu cellulaire très-lâche.

Elle répond sur la ligne médiane : 1° à la portion membraneuse de l'urèthre qui la traverse et lui adhère ; 2° au bulbe qui lui adhère aussi, mais moins solidement ; 3° aux fibres supérieures du bulbo-caverneux, au niveau duquel elle se continue avec la gaîne propre de ce muscle ; 4° aux fibres les plus élevées du sphincter externe de l'anus et du transverse qui longent les précédentes et qui s'attachent sur cette aponévrose.

Sa face supérieure recouvre le muscle ischio-uréthral, dont elle est séparée de chaque côté par l'artère et les veines honteuses internes, et au niveau de sa partie moyenne par l'artère et les veines transverses ou bulbeuses.

L'aponévrose moyenne, bien qu'elle contribue à former la gaîne du transverse profond, ne saurait être considérée cependant comme destinée à fixer celui-ci dans la situation qu'il occupe ; car ce muscle n'a évidemment aucune tendance à se déplacer. Elle a pour usage de lui offrir, sur la ligne médiane, une surface d'insertion et de le soutenir. Faisant partie du plancher de l'excavation du bassin, elle ajoute sa résistance à celle du muscle sous-jacent et de l'aponévrose périnéale supérieure. Mais cette aponévrose n'est pas seulement un moyen de consolidation pour la partie antérieure du plancher pelvien, elle est aussi un moyen de fixité pour l'urèthre, et particulièrement pour la portion membraneuse de ce conduit.

C. **Aponévrose périnéale supérieure.** — *Feuillet supérieur de l'aponévrose moyenne des auteurs.* — Cette lame aponévrotique, située immédiatement au-dessus du muscle ischio-bulbaire, présente les mêmes dimensions, la même figure, les mêmes insertions, que celle située sur la face opposée de ce muscle. Elle se comporte aussi de la même manière relativement à l'urèthre, et n'en diffère, en réalité, que par sa situation et ses rapports. Appliquée par l'une de ses faces au muscle sous-jacent, elle répond par l'autre au muscle de Wilson et au plexus de Santorini qui la sépare sur les côtés du bord inférieur des releveurs de l'anus.

Ses usages ne diffèrent pas de ceux de l'aponévrose moyenne. Elle doit être considérée également comme un moyen de fixité et de protection pour l'urèthre, comme un moyen de renforcement pour la partie antérieure du plancher de l'excavation pelvienne.

B. — **Région périnéale chez la femme.**

Elle comprend aussi quatre muscles : l'*ischio-caverneux ;* le *bulbo-caverneux* qui prend, chez la femme, le nom de *constricteur de la vulve ;* le *transverse* et l'*ischio-uréthral,* mieux nommé chez elle *ischio-bulbaire.*

1° **Ischio-caverneux.** — Très-petit, allongé, obliquement situé sur les racines du corps caverneux qu'il embrasse à la manière d'une demi-gaîne, offrant la même disposition, les mêmes insertions, le même usage que chez l'homme. L'ischio-caverneux est en rappprt, en dedans avec le constricteur de la vulve, inférieurement avec une mince lamelle fibreuse qui recouvre le muscle précédent, et qui a été considérée avec raison comme l'analogue de l'aponévrose périnéale inférieure.

2° **Constricteur de la vulve.** — Pour montrer les analogies qui rapprochent le constricteur de la vulve et le bulbo-caverneux, au premier aspect si différents, je rappellerai que le bulbe de l'urèthre existe dans les deux sexes. Mais ses deux moitiés sont soudées chez l'homme. Elles sont séparées au contraire chez la femme, où elles prennent le nom de *bulbe du vagin*. Or, les deux moitiés du bulbe s'étant séparées chez elle, les deux moitiés du bulbo-caverneux se séparent aussi pour suivre la portion de l'organe à laquelle elles correspondaient.

Le bulbo-caverneux, dans le sexe féminin, se présente donc sous la forme de deux plans curvilignes, en général très-minces, allongés d'avant en arrière, aplatis de dedans en dehors, séparés sur leur partie moyenne par toute la largeur de l'orifice du vagin, mais se réunissant par leurs extrémités; il revêt en un mot tous les attributs d'un sphincter et justifie très-bien le nom de constricteur de la vulve qui lui a été donné.

Insertions. — Ce muscle s'attache en arrière sur les côtés de la lame fibreuse médiane du périnée, au niveau de laquelle ses deux moitiés semblent s'entrecroiser pour se continuer chacune avec la moitié opposée du sphincter externe de l'anus. Les mêmes motifs qui nous ont fait considérer chez l'homme cette continuité comme simplement apparente peuvent être invoqués ici pour démontrer qu'elle n'est pas plus réelle chez la femme; en s'entremêlant par une de leurs extrémités, les deux muscles restent complétement indépendants, au point de vue anatomique comme au point de vue physiologique.

Au devant du périnée, les deux moitiés du constricteur se séparent et se portent, l'une à droite, l'autre à gauche, en décrivant une courbure qui se moule sur le contour du bulbe et de l'extrémité antérieure des parois du vagin. Elles se rapprochent ensuite, continuent de se diriger obliquement en haut et en avant, puis s'insèrent par de courtes fibres tendineuses sur la face dorsale du corps du clitoris; quelques-unes des fibres qui les composent se prolongent un peu plus haut et se fixent de chaque côté au ligament suspenseur.

Rapports. — Des deux faces du constricteur de la vulve, l'une regarde en dehors et en avant, l'autre en dedans et en arrière. La face antéro-externe est recouverte par l'aponévrose périnéale inférieure et plus superficiellement par l'appareil élastique supenseur des grandes lèvres qui la sépare des téguments. — Sa face postéro-interne est en rapport avec l'extrémité antérieure du vagin, et particulièrement avec les bulbes situés à droite et à gauche de l'entrée de ce conduit.

Action. — Ce muscle a pour destination de fermer ou au moins de rétrécir l'entrée du vagin. Il préside à cette occlusion en comprimant les deux bulbes qu'il recouvre et en les rapprochant du plan médian.

3° **Transverse.** — Il offre la même disposition que chez l'homme, et à peu près aussi le même développement dans les deux sexes. Ce muscle étant en quelque sorte annexé à l'orifice anal, qu'il soutient en avant au moment de sa plus grande dilatation, on comprend facilement qu'il échappe à l'influence de la sexualité; tandis que le précédent diffère au contraire considérablement d'un sexe à l'autre.

4° **Ischio-bulbaire.** — C'est le plus rudimentaire de tous les muscles de la région périnéale. Il représente le muscle ischio-uréthral de l'homme, mais à l'état de simple vestige. Attaché en dehors à la branche ischio-pubienne, ce petit muscle se perd presque aussitôt sur le bulbe correspondant du vagin.

5° **Aponévroses de la région périnéale.**—On retrouve chez la femme les trois plans aponévrotiques que nous avons observés chez l'homme, mais profondément échancrés en avant, c'est-à-dire au niveau de l'orifice vaginal.

L'*aponévrose périnéale inférieure* s'attache aussi de chaque côté à la lèvre antérieure des branches ischio-pubiennes. Elle se continue de même en arrière avec l'aponévrose moyenne, en se réfléchissant de bas en haut sur les muscles transverses. — Sa face superficielle répond à l'appareil élastique suspenseur des grandes lèvres, qui sera décrit plus tard. — Sa face profonde recouvre les muscles transverses, ischio-caverneux et constricteur de la vulve. En dedans, sur la circonférence interne de ce muscle, l'aponévrose se perd sur les parois de la vulve; en avant, elle se perd dans la couche celluleuse sous-cutanée du pénil.

L'*aponévrose périnéale moyenne, feuillet inférieur du ligament de Carcassonne,* d'une très-minime étendue, de même que la supérieure, s'insère en dehors à l'interstice de la branche ischio-pubienne, en dedans sur le bulbe du vagin. Elle est en rapport, par sa face antérieure, avec l'ischio-caverneux en haut, et le constricteur de la vulve inférieurement. Sa face postérieure recouvre les artères et veines honteuses internes, ainsi que le muscle ischio-bulbaire.

L'*aponévrose périnéale supérieure*, feuillet supérieur du ligament de Carcassonne, s'étend de la lèvre postérieure des branches ischio-pubiennes vers la paroi du vagin. Le bulbe du vagin, l'ischio-bulbaire, les vaisseaux honteux internes, la séparent de la précédente. Elle répond en haut aux releveurs de l'anus et à l'aponévrose pelvienne.

Par les aponévroses moyenne et supérieure, les bulbes du vagin et le vagin lui-même se trouvent rattachés à l'arcade pubienne. En fixant ces organes dans leur situation, elles contribuent à fermer en avant le détroit inférieur du bassin, et jouent ainsi un rôle semblable ou très-analogue à celui qu'elles remplissent chez l'homme.

III. — Muscles du thorax.

Les muscles prennent une large part à la formation des parois du thorax, redevables à leur présence de la mobilité dont elles jouissent.

L'un d'eux constitue à lui seul sa paroi inférieure : c'est le diaphragme, qui fait partie aussi de l'abdomen et qui a été précédemment décrit.

Les autres appartiennent aux parois verticales. Comme celui qui précède, ces derniers se rangent pour la plupart dans la classe des muscles larges. Mais au lieu de s'étendre à toute la largeur de la paroi qu'ils occupent, ils ne parcourent pour la plupart qu'un très-court trajet, occupant les espaces qui séparent les côtes, et alternant avec celles-ci, en sorte que leur nombre vient compenser leur peu d'étendue.

Les parois verticales de la poitrine diffèrent beaucoup sous ce point de vue de celles de l'abdomen : d'un côté, en effet, nous voyons des muscles peu nombreux, très-larges et superposés ; de l'autre, des muscles répandus en grand nombre, très-courts, s'étageant de haut en bas et comme reliés les uns aux autres par des intersections osseuses. Au-dessus de ceux-ci, on observe il est vrai de larges plans musculaires qui les recouvrent. Mais ces larges muscles appartiennent bien plus au membre supérieur qu'ils sont destinés à mouvoir, qu'à la cavité thoracique sur laquelle ils prennent seulement un point d'appui.

Les muscles des parois verticales du thorax se divisent donc en deux groupes, les uns extrinsèques, les autres intrinsèques ; ils forment en un mot deux régions bien distinctes :

1° Une région superficielle ou antéro-latérale, composée des muscles qui s'étendent du thorax au membre supérieur ;

2° Une région profonde ou pariétale, constituée par les muscles qui font partie des parois thoraciques.

§ 1. — Région thoracique antéro-latérale.

Elle comprend quatre muscles : le grand pectoral et le petit pectoral, le sous-clavier et le grand dentelé.

Préparation. — 1° Élever le thorax et placer le membre supérieur dans l'abduction, afin de tendre le grand pectoral. 2° Faire sur la partie médiane du sternum une incision s'étendant à toute sa longueur, et sur le grand pectoral une autre incision qui partira de l'extrémité supérieure de la précédente, pour descendre jusque sur la paroi antérieure du creux de l'aisselle. 3° Soulever successivement l'une et l'autre lèvres de cette seconde incision, en détachant aussi une mince aponévrose qui adhère au muscle sous-jacent ; puis découvrir celui-ci en disséquant parallèlement à ses fibres. 4° Après avoir étudié les insertions du grand pectoral, inciser sa portion claviculaire et la rejeter en bas pour voir la gouttière à concavité supérieure du tendon et les deux lames qui la forment. 5° Diviser ensuite transversalement la portion sternale sur sa partie moyenne ;

en la soulevant avec ménagement, on mettra en évidence ses insertions aux cartilages costaux. 6° Isoler enfin le tendon du muscle, afin d'observer ses attaches et la bourse séreuse qui le sépare du biceps.

De l'étude du grand pectoral on passera à celle du petit. Il suffit d'enlever le premier pour mettre le second à découvert.

Au-dessus du petit pectoral se trouve le sous-clavier que masque une épaisse lame fibreuse. Celle-ci sera incisée parallèlement au muscle et ensuite détachée.

Les trois muscles qui recouvrent le grand dentelé étant connus, on divisera la clavicule sur sa partie moyenne, ainsi que le sous-clavier, et l'on rejettera toute l'épaule en dehors. Le grand dentelé se trouvant alors en évidence sur toute son étendue, il sera facile de terminer sa préparation.

I. — **Muscle grand pectoral.**

Le grand pectoral est situé sur la partie antérieure et supérieure du thorax. Il s'étend de la clavicule, du sternum et des cartilages costaux à l'os du bras. Large et mince en dedans, étroit et plus épais en dehors, ce muscle est rayonné plutôt que triangulaire.

Insertions. — Il s'attache en dedans : 1° à la partie convexe du bord antérieur de la clavicule; 2° à toute l'étendue de la face antérieure du sternum ; 3° aux cartilages des sept premières côtes; 4° à l'aponévrose du muscle droit de l'abdomen.

Les insertions claviculaires ont lieu par des fibres charnues recouvrant la moitié et quelquefois les deux tiers internes du bord antérieur de l'os.

Les insertions sternales se font par des fibres tendineuses parallèles à la surface osseuse, adhérentes à celles-ci sur toute leur longueur, diversement inclinées, s'entrecroisant sous des angles très-aigus et se continuant sur la ligne médiane avec celles du côté opposé. La distance qui sépare les fibres charnues des deux muscles est en général de 2 et rarement de 3 centimètres : souvent elle ne dépasse pas un centimètre; chez certains individus, très-fortement constitués, je l'ai vue se réduire à quelques millimètres seulement. Les fibres sternales les plus élevées se fixent sur le tendon du sterno-mastoïdien.

Les insertions chondro-costales diffèrent beaucoup, suivant qu'elles répondent aux cartilages des premières ou des dernières côtes sternales. Le grand pectoral ne s'attache aux cartilages des trois premières côtes que par de très-petites languettes musculaires, toujours très-rapprochées des bords du sternum; mais il s'insère sur le bord supérieur du quatrième par une large lamelle charnue, et sur le bord supérieur du cinquième par une autre lamelle plus large encore, laquelle se fixe en partie aussi sur l'aponévrose intercostale correspondante. Les insertions du muscle aux cartilages des sixième et septième côtes se font à l'aide de deux lamelles aponévrotiques, l'une supérieure et externe, offrant une longueur et une largeur de 2 à 3 centimètres, l'autre interne et inférieure un peu moins large.

Les fibres par lesquelles il s'attache à l'aponévrose du muscle droit de l'abdomen forment une languette charnue à bord arrondi, de 2 ou 3 centimètres de largeur, qui constitue l'angle antéro-inférieur du grand pectoral, et qui se trouve située immédiatement en dehors de la languette aponévrotique implantée sur le cartilage de la sixième côte.

Les fibres charnues, nées de ces divers points, forment deux faisceaux, l'un supérieur ou claviculaire, l'autre inférieur ou sterno-costal.

Le faisceau claviculaire se dirige en bas et en dehors. Il est triangulaire, très-épais et d'une épaisseur uniforme sur toute son étendue. — Le faisceau sterno-costal, rayonné, beaucoup plus large et plus mince que le précédent se rétrécit et s'épaissit de plus en plus en se rapprochant du bras. Il comprend trois ordres de fibres : 1° des fibres descendantes peu nombreuses, qui naissent de la première pièce du sternum ; 2° des fibres horizontales très-multipliées ; 3° des fibres obliquement ascendantes qui se contournent d'avant en arrière en formant avec les précédentes une gouttière à concavité supérieure.

Ces deux faisceaux, séparés à leur point de départ par une ligne celluleuse et quelquefois par un espace triangulaire, se confondent vers la partie moyenne du muscle.

Considéré dans sa partie terminale, le corps charnu du grand pectoral est formé aussi de deux faisceaux, mais très-différemment disposés, et qu'on ne peut distinguer qu'après l'avoir divisé sur sa partie moyenne. En renversant en dehors sa moitié externe et en examinant le profil de la coupe, on remarque alors que cette seconde moitié se compose : d'un faisceau antérieur, très-large et très-épais, obliquement descendant, et d'un faisceau postérieur, plus petit, plus mince et obliquement ascendant. Le premier est constitué par les fibres qui naissent de la clavicule et de la moitié supérieure du sternum ; le second, par celles qui viennent de la partie inférieure de cet os, des cartilages costaux correspondants et de l'aponévrose du grand oblique.

Au faisceau antérieur ou descendant succède une large et forte lame tendineuse qui va se fixer à la lèvre externe de la coulisse bicipitale. De son bord supérieur on voit naître une étroite bandelette qui remonte jusqu'au ligament capsulaire de l'épaule, et de son bord inférieur une lamelle plus large qui se perd dans l'aponévrose du bras. — Le faisceau postérieur ou ascendant se termine sur une lame tendineuse, située en arrière de la précédente, tantôt plus large, tantôt plus étroite que l'antérieure, qui se fixe aussi au bord externe de la coulisse bicipitale. Ces deux lames juxtaposées forment le tendon du grand pectoral. Elles s'unissent en général par leur bord inférieur et prolongent ainsi jusqu'à l'humérus la gouttière que présente le corps charnu. Leur indépendance, du reste, est rarement complète : elles adhèrent presque toujours l'une à l'autre sur un ou plusieurs points.

Rapports. — La face antérieure du grand pectoral est recouverte par l'extrémité inférieure du peaucier cervical, par la glande mammaire, plus ou moins développée chez la femme, rudimentaire chez l'homme, et dans le reste de son étendue par la peau. Une lame fibreuse mince et très-adhérente le sépare de toutes ces parties.

Sa face postérieure répond : 1° par sa portion interne ou thoracique au sternum, aux cartilages des sept premières côtes, aux muscles intercostaux, au grand dentelé, au sous-clavier, et surtout au petit pectoral ; 2° par sa portion externe ou axillaire, à l'attache scapulaire du même muscle, au

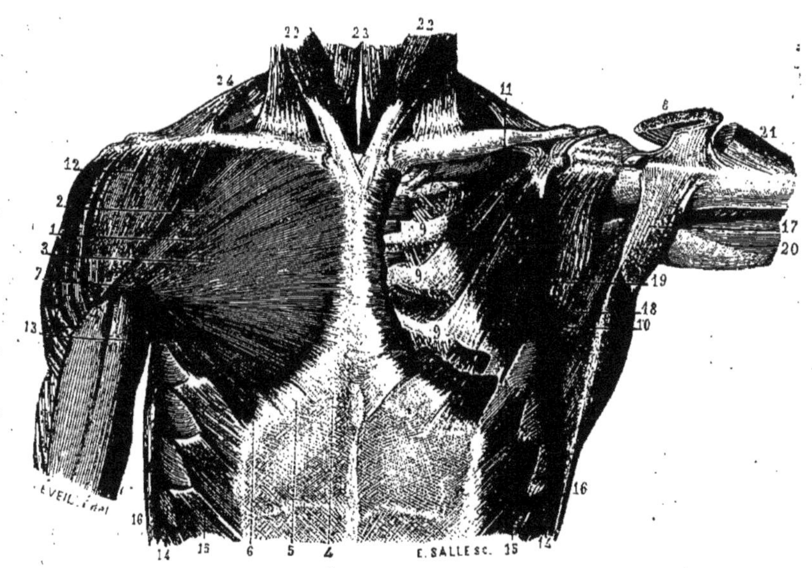

FIG. 288. — *Muscles de la partie antérieure du thorax.*

1. Muscle grand pectoral. — 2. Son faisceau claviculaire. — 3. Son faisceau sterno-costal. — 4. Languette aponévrotique, très-mince, par laquelle ce faisceau s'insère au cartilage de la septième côte. — 5. Languette par laquelle le même faisceau se fixe au cartilage de la sixième côte. — 6. Languette par laquelle il s'attache sur l'aponévrose du grand oblique. — 7. Portion externe ou humérale du grand pectoral. — 8. Cette même portion, qui a été séparée de la portion interne et renversée en dehors pour montrer : son attache à la lèvre externe de la coulisse bicipitale, son faisceau antérieur plus épais et obliquement descendant, son faisceau postérieur, mince, et obliquement ascendant, et la gouttière à concavité supérieure formée par l'union de ces deux faisceaux. — 9, 9, 9. Languettes musculaires par lesquelles le grand pectoral s'insère aux cartilages des côtes. — 10. Muscle petit pectoral. — 11. Muscle sous-clavier. — 12. Muscle deltoïde séparé du bord supérieur du grand pectoral par un interstice celluleux plus large supérieurement. — 13. Bord inférieur du petit pectoral. — 14, 14. Digitations du grand dentelé. — 15, 15. Digitations correspondantes du grand oblique. — 16, 16. Bord antérieur du grand dorsal. — 17. Tendon de ce muscle contournant le grand rond pour venir se fixer à la lèvre interne de la coulisse bicipitale. — 18. Muscle grand rond débordant en bas et en dehors la partie terminale du grand dorsal. — 19. Muscle sous-scapulaire. — 20. Longue portion du triceps brachial. — 21. Extrémité inférieure ou sommet du deltoïde. — 22, 22. Sterno-mastoïdiens. — 23. Extrémité inférieure des muscles cléido-hyoïdiens. — 24. Trapèze.

tendon de la longue portion du biceps brachial, au tendon commun à sa courte portion et au coraco-huméral, et plus profondément aux vaisseaux et nerfs du creux de l'aisselle.

Le bord supérieur du muscle est séparé du deltoïde par un interstice celluleux, linéaire en bas, mais plus large et triangulaire en haut. Cet interstice reçoit la partie terminale de la veine céphalique qui vient se jeter immédiatement au-dessous de la clavicule dans la veine sous-clavière. — Son bord inférieur, d'abord mince, rectiligne et obliquement ascendant, repose sur le bord correspondant du petit pectoral qui le déborde un peu. Sa partie terminale, plus épaisse et plus arrondie, décrit, dans l'attitude la plus habituelle du membre, une courbe dont la cavité regarde en bas. Ce bord forme au-dessous des téguments une saillie très-apparente, mais qui a été beaucoup exagérée par la plupart des statuaires.

Action. — Le grand pectoral a pour destination principale de rapprocher le bras des parois du thorax.

Son faisceau claviculaire, en attirant l'humérus en dedans, le porte aussi en avant, de manière à nous permettre de croiser les bras et d'appliquer la main sur l'épaule du côté opposé. Les fibres antérieures du deltoïde favorisent ce mouvement et lui donnent plus d'étendue. M. Duchenne (de Boulogne) l'attribue exclusivement à ces dernières; mais son opinion sur ce point n'est pas suffisamment justifiée.

La portion sterno-costale a pour effet, lorsque les bras sont étendus en croix ou élevés, de les abaisser en les portant en avant.

Quelquefois le grand pectoral prend son point d'appui sur l'humérus; c'est ce qui a lieu par exemple dans l'action de grimper. Il s'unit alors au grand dorsal pour attirer la poitrine et toutes les parties sous-jacentes du corps vers l'humérus. Dans ces conditions, il peut soulever les côtes et participer à l'inspiration; mais il n'est inspirateur que par ses fibres inférieures, c'est-à-dire par les faisceaux qui s'attachent aux cinquième, sixième et septième côtes, et ne contribue, du reste, à la dilatation de la poitrine que dans les grands mouvements respiratoires; l'attitude tourmentée que certaines personnes communiquent à leurs membres supérieurs au moment du réveil a évidemment pour but d'associer les grands pectoraux à ces mouvements inspirateurs.

II. — **Muscle petit pectoral.**

Le petit pectoral, situé sur les parties antéro-latérales du thorax, en arrière du grand pectoral, s'étend des côtes à l'apophyse caracoïde. Il est aplati aussi, très-mince, de figure triangulaire.

Insertions. — Ce muscle s'attache en bas et en dedans aux troisième, quatrième et cinquième côtes par autant de languettes angulaires. Chacune de ces languettes se fixe, d'une part sur le bord supérieur de la côte correspondante, de l'autre sur sa face externe. Leur insertion sur le bord supérieur se fait par une lamelle aponévrotique resplendissante qui se continue en partie avec l'aponévrose située sur le prolongement des muscles intercostaux externes. Celle qu'elles prennent sur la face externe a lieu en général par des fibres charnues. Très-souvent le muscle s'insère aussi par quelques fibres sur la seconde côte. Chez certains individus, le faisceau provenant de la cinquième côte fait défaut.

Les trois faisceaux qui constituent le petit pectoral à son origine ne tardent pas à se confondre; souvent même ils sont déjà confondus à leur point de départ. Le corps charnu résultant de leur fusion se porte en haut, en dehors et en arrière, en se rétrécissant de plus en plus, passe au devant de la partie la plus élevée du creux de l'aisselle, puis se termine par un tendon qui s'attache à la moitié antérieure du bord interne de l'apophyse coracoïde : une expansion détachée du bord antérieur de ce tendon l'unit le plus habituellement à celui du coraco-huméral.

Rapports. — Sa face antérieure répond au grand pectoral dont le séparent les vaisseaux et nerfs thoraciques. Sa face postérieure est en rapport, en dedans avec les côtes, les muscles intercostaux externes et le grand dentelé, en dehors avec l'artère, la veine et les nerfs axillaires. — Un espace triangulaire sépare son bord supérieur de la clavicule et du muscle sous-clavier. — Son bord inférieur, plus long et presque vertical, longe celui du grand pectoral qu'il déborde d'un centimètre environ. La peau le recouvre sur la plus grande partie de son étendue.

Action. — Le petit pectoral attire l'épaule en bas, en avant et en dedans. En rapprochant l'omoplate des parois du thorax, il lui imprime un mouvement de rotation en vertu duquel son angle antérieur s'abaisse, tandis que l'inférieur se porte en haut et en arrière. Dans ce mouvement, il a pour congénère le muscle rhomboïde. Lorsqu'il combine son action avec celle du grand dentelé, l'omoplate se porte directement en avant. — Quelquefois ce muscle prend son point fixe sur le scapulum, il élève alors les côtes et devient inspirateur.

III. — **Muscle sous-clavier.**

Le sous-clavier remplit l'espace compris entre la clavicule et la première côte. Ce muscle est allongé, plus épais et arrondi dans sa partie moyenne, grêle et aplati à ses extrémités, transversalement dirigé.

Insertions. — Il s'attache en dedans au cartilage de la première côte, et quelquefois en partie aussi à la portion osseuse correspondante, par un tendon qui se prolonge sur son bord inférieur, mais que recouvrent bientôt les fibres charnues. Celles-ci, obliques de bas en haut et de dedans en dehors, forment un faisceau d'abord aplati, qui se renfle ensuite et qui occupe la dépression longitudinale creusée sur la face inférieure de la clavicule. Le sous-clavier s'insère à toute l'étendue de cette dépression en s'aplatissant et s'effilant de plus en plus.

Rapports. — Ce muscle est en rapport : en haut avec le ligament costo-claviculaire, et la clavicule; en bas avec l'artère sous-clavière, la veine sous-clavière, et le plexus brachial, qu'il sépare de cet os; en arrière avec l'aponévrose cervicale moyenne qui le recouvre; en avant avec une lame fibreuse très-résistante qui complète la gaîne, en partie osseuse, en partie fibreuse dans laquelle il est logé.

Action. — Le sous-clavier prenant le plus habituellement son point fixe sur la première côte a pour usage d'abaisser la clavicule et avec cet os tout le moignon de l'épaule qu'il porte un peu en avant. Il résulte de sa direction transversale qu'il tend à attirer la clavicule en dedans et à l'appliquer à la facette sternale; sous ce point de vue il peut être considéré comme un ligament actif de l'articulation sterno-claviculaire. Lorsque la clavicule est brisée sur sa partie moyenne, il contribue avec le muscle adducteur du bras à attirer en dedans le fragment externe qui vient se placer alors au-dessous et un peu en avant du fragment interne.

IV. — **Muscle grand dentelé.**

Le grand dentelé recouvre les parties antéro-latérales du thorax. Il s'étend de la partie moyenne des côtes vers le bord spinal de l'omoplate. Curviligne et rayonné, très-large et mince en avant, plus étroit et plus épais en arrière, ce muscle revêt une figure irrégulièrement quadrilatère.

Insertions. — Il s'attache en avant aux huit ou neuf premières côtes par autant de languettes anguleuses qui ont reçu le nom de *digitations*.

La première digitation se fixe : 1° sur le bord inférieur de la première côte, au-dessous du scalène postérieur; 2° sur la face externe et le bord supérieur de la seconde ; 3° sur l'aponévrose qui se porte de l'une à l'autre. Elle forme un faisceau rectangulaire, assez épais, mais très-court et légèrement ascendant qui recouvre en partie la digitation sous-jacente et le scalène postérieur.

La seconde s'insère à la face externe et au bord inférieur de la deuxième côte, sur une longueur de 5 à 6 centimètres, au-dessous de la première digitation. Elle se présente sous l'aspect d'un large plan triangulaire, en général assez mince, dont les fibres suivent une direction descendante.

La troisième et la quatrième s'attachent aux côtes correspondantes, en arrière du petit pectoral et quelquefois en partie aussi sur l'aponévrose des muscles intercostaux externes. Chacune d'elles est l'origine d'un faisceau aplati et allongé qui se dirige comme la seconde en bas et en arrière en contournant les parois du thorax.

Les quatre ou cinq dernières partent des cinquième, sixième, septième et huitième côtes. Elles naissent du bord supérieur, mais surtout de la face externe de celles-ci et s'entrecroisent avec les digitations supérieures du grand oblique de l'abdomen.

Les digitations du grand dentelé se fixent aux côtes par de courtes fibres

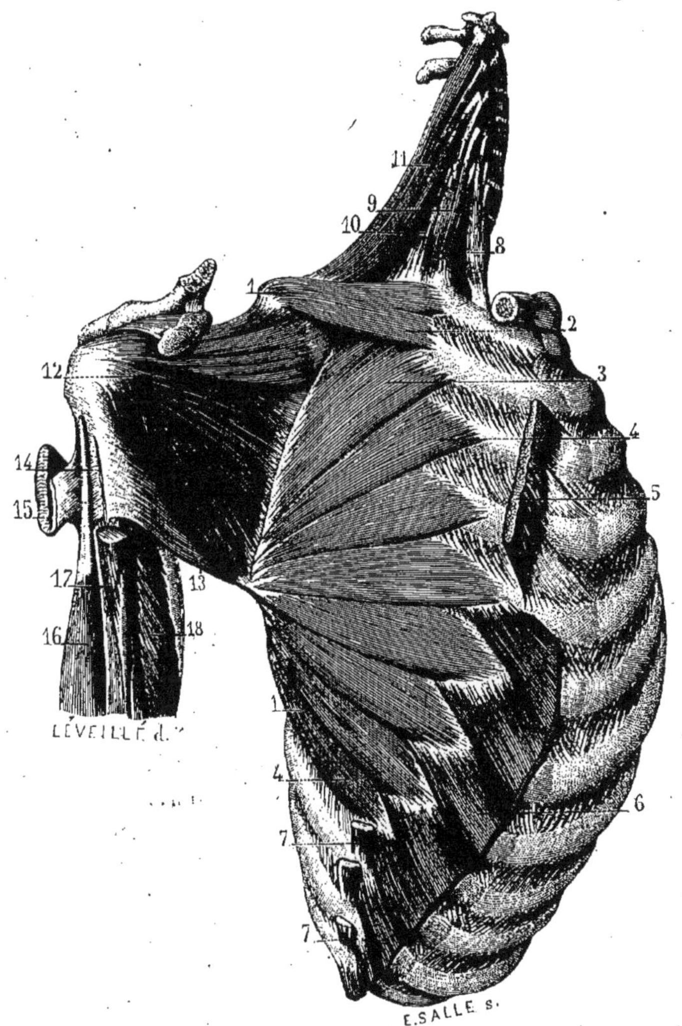

FIG. 289. — *Muscles grand dentelé et sous-scapulaire.*

1, 1. Muscle grand dentelé. — 2. Portion supérieure de ce muscle allant s'insérer à l'angle supérieur et interne de l'omoplate, au-dessous de l'angulaire. — 3. Sa portion moyenne, étendue de la seconde côte au bord spinal de cet os. — 4, 4. Sa portion inférieure ou rayonnée, étendue des côtes suivantes à l'angle inférieur du scapulum. — 5. Les trois digitations du petit pectoral. — 6. Grand oblique de l'abdomen dont les digitations s'entrecroisent avec celles du grand dentelé. — 7, 7. Languettes par lesquelles le grand dorsal s'insère aux trois dernières côtes. — 8. Scalène antérieur. — 9. Faisceau antérieur du scalène postérieur. — 10. Faisceau postérieur du même muscle. — 11. Angulaire de l'omoplate. — 12. Sous-scapulaire. — 13. Grand rond. — 14. Attache du grand dorsal. — 15. Tendon du grand pectoral. — 16. Longue portion du biceps brachial. — 17. Attache du coraco-huméral. — 18. Triceps brachial.

tendineuses, qui sont disposées : pour les cinq premières sur une ligne oblique de haut en bas et d'arrière en avant, et pour les quatre dernières sur une ligne oblique de haut en bas et d'avant en arrière.

Aux digitations du grand dentelé succèdent autant de faisceaux aplatis, d'abord séparés par des lignes celluleuses et très-distincts les uns des autres. Mais bientôt ils se confondent par leurs bords juxtaposés et forment un large plan charnu qui contourne les parois du thorax en se rétrécissant de plus en plus pour aller s'insérer au bord spinal de l'omoplate. Considéré dans ses insertions postérieures ou scapulaires, ce plan charnu présente trois portions.

La *portion supérieure*, prolongement de la première digitation, est remarquable par sa forme quadrilatère, par son épaisseur et par sa direction légèrement ascendante : elle s'attache à l'interstice de l'angle supérieur et postérieur de l'omoplate (fig. 289, 2).

La *seconde portion* ou *portion moyenne*, située sur le prolongement de la seconde digitation, diffère de la précédente par sa figure qui est triangulaire, par sa largeur beaucoup plus considérable, par sa moindre épaisseur, et par sa direction très-obliquement descendante : elle se fixe à l'interstice du bord spinal de l'os dans toute son étendue (fig. 289, 3).

La *troisième portion* ou *portion inférieure*, *portion rayonnée*, est la plus longue, la plus large et la plus épaisse. Parmi les fibres qui la composent, les plus élevées descendent; les suivantes sont horizontales; les autres, beaucoup plus nombreuses, affectent une direction d'autant plus oblique en haut et en arrière qu'elles deviennent plus inférieures. Toutes s'attachent à la partie interne de l'angle inférieur du scapulum.

Rapports. — La face externe ou convexe du grand dentelé est recouverte : en avant et de bas en haut, par la peau, le grand pectoral, le petit pectoral, le sous-clavier, et par les vaisseaux et nerfs du creux axillaire; en arrière, par le grand dorsal et le sous-scapulaire. — Sa face interne ou concave recouvre les huit premières côtes, les muscles intercostaux externes, et les insertions costales du petit dentelé supérieur. Un tissu cellulaire très- lâche l'unit à toutes les parties qui l'entourent. — Les dentelures qu'on remarque sur son bord antérieur sont disposées sur une ligne convexe dont le point le plus saillant répond aux cinquième et sixième côtes. Son bord postérieur beaucoup moins long est vertical et rectiligne; le supérieur très-court, presque horizontal. L'inférieur suit une direction très-obliquement ascendante.

Action. — Elle diffère suivant que le muscle prend son point d'appui sur les côtes ou sur l'omoplate.

Lorsque le thorax représente son point fixe, il porte l'épaule en avant, en haut et en dehors, en lui imprimant un mouvement de rotation; ce mouvement ne s'opère pas, ainsi que l'avait pensé Bichat autour d'un axe passant par le centre du scapulum, mais autour d'un axe qui répond à l'angle supérieur et postérieur de l'os. C'est l'angle antérieur selon M. Duchenne, qui tourne autour de l'angle postérieur immobile. Le grand dentelé a pour congénère dans ce mouvement de rotation la portion moyenne du trapèze, et pour antagoniste le rhomboïde. Pendant qu'il se contracte, ce dernier s'allongeant de plus en plus ne tarde pas à contrebalancer son action ; l'omoplate qui ne peut plus se porter en avant se porte alors directement en haut. Le grand dentelé en un mot est rotateur et élévateur de l'épaule.

Ce muscle prend son point d'appui sur le bord spinal de l'os lorsque celui-ci a été préalablement porté en haut et en dedans par le rhomboïde ; il soulève alors les côtes en les attirant en haut et en dehors et devient, par l'énergie de ses contractions, le plus puissant des inspirateurs auxiliaires, d'où les attitudes que prennent les malades menacés de suffocation, attitudes toutes destinées à placer les omoplates dans les meilleures conditions possibles de fixité.

§ 2. — Région pariétale.

La région pariétale comprend : les muscles intercostaux externes et internes qui complètent les parois du thorax en reliant les côtes entre elles ; les muscles surcostaux, simples faisceaux de renforcement des intercostaux externes ; les muscles sous-costaux qu'on peut considérer comme une dépendance des intercostaux internes ; et le triangulaire du sternum.

Préparation. — Elle ne présente aucune difficulté. Pour mettre en évidence les intercostaux externes, il suffira d'enlever les muscles de la région antéro-latérale. — Les surcostaux, situés sur l'extrémité postérieure des précédents, à droite et à gauche de la colonne dorsale, sont recouverts par le sacro-lombaire et le long dorsal ; en détachant ces muscles avec ménagement, on les mettra en évidence. — Pour observer les intercostaux internes, les sous-costaux et le triangulaire du sternum, divisez la cavité thoracique en deux moitiés latérales et décollez ensuite la plèvre sur toute son étendue.

I. — **Muscles intercostaux externes.**

Au nombre de onze, comme les espaces qu'ils occupent, aplatis de dehors en dedans, comme les côtes qu'ils relient les unes aux autres, ces muscles s'étendent du rachis jusqu'au voisinage des cartilages costaux ; ils ne correspondent par conséquent qu'aux parois postérieure et latérales du thorax.

Insertions. — Les intercostaux externes s'attachent par leur bord supérieur au bord inférieur de la côte qui les surmonte, et par le bord opposé à la lèvre externe du bord supérieur de la côte sous-jacente. Ces insertions se font par des fibres tendineuses de longueur très-inégale, dont les unes naissent de la côte qui est au-dessus, et les autres de la côte qui est au-dessous. Du mélange de ces fibres tendineuses aux fibres charnues résulte, pour les intercostaux, un aspect particulier qui les distingue de la plupart des autres muscles de l'économie, et qui les rapproche, au contraire, beaucoup des ischio-coccygiens.

Comme ces derniers, du reste, ils jouent le rôle de paroi. L'analogie de destination semble donc présider ici à l'analogie de constitution. En s'allongeant, en se multipliant, les fibres tendineuses ont évidemment pour but d'accroître la résistance de ces muscles. Il suit de leur inégale longueur que les fibres charnues affectent une semblable inégalité; un certain nombre d'entre elles se portent de l'une à l'autre côte; mais la plupart ne mesurent qu'une partie très-variable de l'espace intercostal.

Les fibres des intercostaux externes se dirigent de haut en bas et d'arrière en avant. Elles se comportent à l'égard des deux côtes sur lesquelles elles s'insèrent comme autant de sécantes formant, avec la supérieure un angle aigu en avant, et avec l'inférieure un angle aigu en arrière.

Rapports. — Par leur face externe, ces muscles sont en rapport avec les deux pectoraux, le grand et les petits dentelés, le grand oblique et le grand dorsal. Une mince lamelle cellulo-fibreuse les sépare de tous ces muscles. — Leur face interne est recouverte, dans l'espace qui s'étend du rachis à l'angle des côtes, par une lamelle semblable, mais un peu plus résistante, et par la plèvre. Dans le reste de son étendue, elle repond au muscle intercostal interne. Entre les deux plans musculaires cheminent les vaisseaux et nerfs intercostaux, contenus dans la gouttière des côtes qu'ils débordent en général de manière à séparer ces deux plans dans toute la longueur de leur tiers supérieur.

L'extrémité postérieure de chacun de ces muscles répond au ligament qui s'étend des apophyses transverses au bord supérieur du col des côtes. — Leur extrémité antérieure n'arrive pas jusqu'aux cartilages costaux; un intervalle de 3 à 4 centimètres l'en sépare. Elle est reliée au sternum par une aponévrose d'aspect nacré, que constituent une série de rubans fibreux offrant pour la plupart la même direction et les mêmes insertions que les fibres musculaires.

II. — **Muscles intercostaux internes.**

Au nombre de onze, aplatis et contournés aussi d'arrière en avant, les intercostaux internes sont situés au-dessous des externes, mais ne présentent pas les mêmes limites. Ces derniers s'étendent du rachis vers l'extrémité antérieure des côtes. Les premiers se portent de l'angle des côtes au sternum; ils sont donc débordés en arrière par les intercostaux externes qu'ils débordent, au contraire, en avant. Placés au niveau de la face interne des côtes, ils forment, avec cette face interne, un seul et même plan que la plèvre achève de niveler.

Insertions. — Les intercostaux internes s'attachent, par leur bord supérieur, à la lèvre interne de la gouttière des côtes, sur une ligne notablement plus élevée que celle à laquelle s'insèrent les intercostaux externes; et par leur bord inférieur, à la lèvre interne du bord supérieur de la côte sous-jacente. Ils sont donc plus larges que les précédents et par conséquent plus rapprochés les uns des autres; la distance qui les sépare n'excède pas, en moyenne, 10 millimètres, tandis que celle qui sépare les intercostaux externes est de 12 à 14.

Les fibres de ces muscles se dirigent de haut en bas et d'avant en arrière, en sorte qu'elles croisent en sautoir celles des intercostaux externes. Mais leur obliquité est un peu moindre; et en outre elle n'est pas égale pour les antérieures et les postérieures. Les antérieures sont presque perpendiculaires aux cartilages costaux; les suivantes sont plus inclinées, et leur inclinaison devient en général de plus en plus grande à mesure qu'on se rapproche de leur extrémité postérieure.

Leur mode de constitution est, du reste, le même que celui des intercostaux externes.

Rapports. — Par leur face externe ces muscles correspondent, dans leur tiers antérieur, à l'aponévrose qui prolonge les intercostaux externes jusqu'au sternum. Dans leurs deux tiers postérieurs ils sont recouverts par les vaisseaux et nerfs intercostaux, et plus superficiellement par les intercostaux externes. — Leur face interne est en rapport avec la plèvre dont elle se trouve séparée en avant par le triangulaire du sternum.

III. — **Muscles surcostaux et sous-costaux.**

Les surcostaux, au nombre de douze, sont situés en arrière de l'extrémité vertébrale des intercostaux externes, dont ils ont pu être considérés comme une dépendance, c'est-à-dire comme de simples faisceaux de renforcement. Ils en suivent en effet la direction et semblent d'abord en faire partie; mais ils se composent de fibres beaucoup plus allongées. Leur volume s'accroît des supérieurs aux inférieurs. Chacun d'eux affecte la forme d'un petit plan triangulaire.

Insertions. — Par leur sommet dirigé en haut et en dedans, ces muscles s'insèrent à l'apophyse transverse de la vertèbre correspondante. Par leur base tournée en bas et en dehors, ils se fixent à la face externe et au bord inférieur de la côte sous-jacente. Le plus élevé s'attache en haut à l'apophyse transverse de la dernière vertèbre du cou, et en bas à la première côte. Le plus inférieur prend son insertion fixe sur l'apophyse transverse de la onzième vertèbre du dos, et son insertion mobile sur la douzième côte. On voit assez fréquemment quelques-uns d'entre eux, et surtout les inférieurs, s'attacher en partie à la première côte qu'ils rencontrent, et en partie à la seconde. D'autres fois on n'observe qu'un seul faisceau qui passe sur la côte sous-jacente pour aller s'attacher à la côte suivante.

Connexions et rapports. — Au premier aspect, les surcostaux semblent se continuer en dehors pour former un seul muscle vertical, allongé et dentelé sur son bord externe. Cependant ils ne sont que juxtaposés ; une étude attentive permet presque toujours de constater leur indépendance. — Leur face postérieure répond au sacro-lombaire, et leur face antérieure aux intercostaux externes.

Sous-costaux. — Ces muscles, situés entre la plèvre et l'extrémité postérieure des intercostaux internes, sont loin d'offrir la même importance que les précédents. Ils font le plus souvent défaut. Lorsqu'ils existent, on les rencontre seulement sur les intercostaux inférieurs ; et dans ce cas même, leur existence est quelquefois plus apparente que réelle. Il n'est pas très-rare, en effet, de voir les intercostaux internes s'avancer sur la face concave des côtes, s'entrecroiser en partie par leur insertion, et simuler alors un faisceau supplémentaire.

Ces petits muscles sont aplatis, quadrilatères, plus ou moins larges, et en général très-minces. Nés de la face interne des côtes, ils vont s'attacher, non à la côte sous-jacente, mais à la suivante. Ils répondent, en dehors, aux intercostaux internes dont ils représentent une simple dépendance, et en dedans à la plèvre.

IV. — **Muscle triangulaire du sternum.**

Ce muscle est situé sur les parties latérale et inférieure du sternum, en arrière des cartilages costaux. Il offre la figure d'un petit triangle rectangle à base inférieure, dont le côté le plus court serait vertical, et le plus long oblique et dentelé.

Insertions. — Le triangulaire s'attache, par son bord interne ou vertical, aux parties latérales du corps du sternum et de l'appendice xiphoïde, à l'aide d'une courte aponévrose de laquelle partent les fibres charnues. Celles-ci se dirigent en dehors, les inférieures horizontalement, les autres en suivant une direction ascendante, d'autant plus oblique qu'elles sont plus élevées. Le muscle se termine par quatre digitations, qui vont se fixer chacune par une languette tendineuse au bord inférieur et à la face interne des sixième, cinquième, quatrième et troisième cartilages costaux ; quelquefois il s'élève jusqu'au cartilage de la seconde côte.

Rapports. — Le triangulaire du sternum est en rapport, par sa face antérieure, avec les vaisseaux mammaires internes, les muscles intercostaux internes, et les cartilages costaux. Il répond, par sa face postérieure, à la plèvre costale. — Son bord inférieur est parallèle à la partie sous-jacente du muscle transverse de l'abdomen.

V. — Action des muscles de la région pariétale.

Il n'existe pas de muscles dans l'économie dont les usages aient été aussi contestés que ceux des intercostaux. Toutes les hypothèses qu'on pouvait présenter sur leur action ont été émises. Elles sont exactement résumées dans le tableau suivant que j'emprunte à Beau et Maissiat :

« 1° Les intercostaux externes et internes sont les uns et les autres inspi- » rateurs (Boreli, Sénac, Boerhaave, Winslow, Haller, Cuvier, etc.); 2° ils » sont les uns et les autres expirateurs (Vésale, Diemerbroek, Sabatier); » 3° les intercostaux externes sont expirateurs, et les internes inspirateurs » (Galien, Bartholin); 4° les intercostaux externes sont inspirateurs, et les » internes expirateurs (Spigel, Vesling, Hamberger); 5° les intercostaux » externes et internes sont à la fois inspirateurs et expirateurs (Mayow, » Magendie); 6° les uns et les autres sont passifs dans les mouvements » d'inspiration et d'expiration; ils font l'office d'une paroi immobile (Van » Helmont et Arantius). »

On pourrait croire qu'à notre époque, après tant de progrès réalisés, la science est enfin fixée sur ce point : ce serait une erreur.

Longet considère, avec Beau et Maissiat, les intercostaux externes et internes comme des expirateurs. — M. Béclard admet, avec Hamberger, que les intercostaux externes sont inspirateurs, et les internes expirateurs. — M. Duchenne de (Boulogne) se range du côté de Borelli, de Boerhaave, de Haller, etc. Pour lui, les deux muscles sont l'un et l'autre inspirateurs.

L'opinion qui me paraît la mieux fondée eet celle de Van Helmont ; les intercostaux font manifestement l'office de parois ; lorsqu'ils se contractent, c'est pour donner à ces parois une plus grande rigidité. Il est possible cependant qu'ils remplissent un second usage relatif au jeu des côtes ; mais ce second usage paraît accessoire et reste indéterminé.

Les surcostaux qui prennent leur point fixe sur les apophyses transverses et leur point mobile sur les côtes sous-jacentes ont pour destination d'élever celles-ci ; ils sont inspirateurs.

Le triangulaire du sternum, prenant ses insertions fixes en bas et ses insertions mobiles en haut sur les cartilages costaux, abaisse ces cartilages ; il est expirateur.

§ 3. — Aponévroses du thorax.

Les aponévroses du thorax sont de simples lames cellulo-fibreuses, comparables à celles qui recouvrent les muscles larges de l'abdomen. Autant de muscles, autant de lames aponévrotiques. Celles des intercostaux ont été précédemment mentionnées. Les autres appartiennent au grand pectoral, au petit pectoral, au sous-clavier et au grand dentelé.

A. *Aponévrose du grand pectoral.* — Elle s'étale sur toute la largeur de ce muscle, auquel elle adhère par des lamelles qui pénètrent dans son épaisseur. — En dedans, cette aponévrose se prolonge jusqu'à la partie médiane du sternum, en adhérant aux fibres tendineuses sous-jacentes, et se continuant, en partie, avec celle du côté opposé. — En haut, elle s'insère à toute la longueur de la clavicule. — En dehors, un mince prolongement s'en détache pour pénétrer dans l'interstice qui sépare le grand pectoral du deltoïde; elle se continue ensuite avec l'aponévrose de ce muscle. — En bas et en dedans elle adhère à l'aponévrose du grand oblique. En bas et en dehors, elle contourne le bord inférieur du grand pectoral pour s'unir à l'aponévrose axillaire.

Par sa face externe, cette aponévrose répond supérieurement, au peaucier cervical; plus bas, à la mamelle et à la peau.

B. *Aponévrose du petit pectoral.* — Cette lame fibreuse, plus mince et plus faible que la précédente, part de l'aponévrose du sous-clavier, descend au-devant de l'origine des vaisseaux axillaires, puis s'applique à la face antérieure du petit pectoral sans lui adhérer et sans dépasser ses limites.

Parvenue sur le bord inférieur du muscle, elle s'unit à l'aponévrose du grand pectoral et à celle du creux de l'aisselle qui se trouve ainsi rattachée à la clavicule : d'où la forme voûtée qui lui est propre.

C. *Aponévrose du sous-clavier.* — L'aponévrose du muscle sous-clavier est remarquable par son épaisseur, sa résistance et son aspect nacré. Elle diffère sous tous ces rapports des aponévroses des muscles larges et se rapproche au contraire beaucoup de celles qui embrassent les muscles des membres. S'attachant par ses deux bords à la face inférieure de la clavicule, elle constitue avec celle-ci une gaîne à la fois osseuse et fibreuse, dans laquelle se trouve logé le sous-clavier. En dehors, l'aponévrose s'isole, soit du muscle, soit de la clavicule, devient plus étroite et plus épaisse, puis se prolonge horizontalement jusqu'au bord interne de l'apophyse coracoïde auquel elle s'attache.

Cette aponévrose n'est donc pas exclusivement affectée au muscle correspondant; elle a aussi pour destination d'unir la clavicule à l'omoplate; on peut même dire qu'elle représente beaucoup moins un moyen de contention pour le muscle qu'un moyen d'union pour les deux os; de là son épaisseur et sa résistance qui contrastent avec les proportions si grêles du muscle; de là aussi la différence qu'on remarque entre ses deux moitiés : sa moitié interne, simple aponévrose contentive, est mince; l'externe, épaisse, très-dense, fasciculée, forme un véritable ligament, le *ligament caraco-claviculaire externe* ou *horizontal.*

D. *Aponévrose du grand dentelé.* — Elle offre tous les attributs propres aux aponévroses des muscles larges, mais ne se montre pas également développée pour les trois portions du muscle. Sur la portion inférieure ou rayonnée, plus étendue à elle seule que les deux autres réunies, elle est très-manifeste. Sur la seconde et la première elle n'est plus représentée que par une simple lame celluleuse. Cette aponévrose s'attache en arrière au bord spinal de l'omoplate et en avant sur les côtes.

ARTICLE IV

MUSCLES DU MEMBRE THORACIQUE

Ces muscles se groupent autour des quatre principaux segments du membre. On peut donc les diviser en muscles de l'épaule, du bras, de l'avant-bras et de la main.

I. — **Muscles de l'épaule.**

Ils forment deux régions, l'une superficielle qui embrasse toute l'épaule, l'autre profonde qui entoure la tête de l'humérus.

§ 1. — Région scapulaire superficielle.

Cette région ne comprend qu'un seul muscle remarquable par ses grandes dimensions, le deltoïde, auquel l'épaule est surtout redevable du volume et de la forme qu'elle présente.

Muscle deltoïde.

Préparation. — 1° Faire une incision horizontale et demi-circulaire, étendue de l'extrémité interne de la clavicule à l'extrémité postérieure de l'épine de l'omoplate ; 2° sur le tiers externe de cette incision en abaisser une autre qui descendra verticalement jusqu'à la partie moyenne du bras ; 3° disséquer les deux lambeaux en comprenant dans chacun de ceux-ci l'aponévrose mince, mais très-adhérente qui recouvre le muscle, et en ayant soin de suivre la direction des fibres charnues qui convergent de haut en bas ; 4° porter l'extrémité inférieure du bras en dedans pour tendre les fibres moyennes, en arrière pour tendre les antérieures, en avant pour tendre les postérieures ; 5° après avoir étudié le deltoïde, le diviser à ses attaches supérieures, puis le renverser en dehors et en bas, afin d'observer ses rapports avec les muscles sous-jacents.

Le deltoïde est le plus volumineux et le plus puissant des muscles du membre thoracique. Situé à la partie supérieure du bras et externe de l'épaule, il embrasse l'articulation scapulo-humérale et tous les muscles qui la recouvrent à la manière d'une gouttière anguleuse, dont la base s'attache aux deux os de l'épaule et le sommet à l'humérus. Court, large, très-épais, triangulaire et contourné en demi-cône, ce muscle donne à la partie supérieure du membre les proportions, le relief, la rondeur, qui lui sont propres : il constitue le moignon de l'épaule.

Insertions. — Le deltoïde s'attache en haut au tiers et quelquefois à la moitié externe du bord antérieur de la clavicule, au bord convexe de l'acromion et à toute l'étendue de la lèvre inférieure du bord postérieur de l'épine de l'omoplate.

Nées de ces divers points ses fibres se dirigent en bas, les moyennes verticalement, les antérieures en s'inclinant en arrière, les postérieures en s'inclinant en avant. Elles convergent en un mot des os de l'épaule vers l'os du bras en formant une masse charnue, d'abord très-large, se concentrant et s'épaississant de plus en plus pour venir s'insérer sur la face externe de l'humérus, à l'empreinte deltoïdienne. Cette insertion a lieu par un tendon triangulaire dont les fibres charnues recouvrent presque entièrement la face externe; mais elles ne se prolongent pas aussi bas sur sa face interne qui reste libre dans une étendue de 4 ou 5 centimètres et quelquefois plus considérable.

Ainsi constitué, le deltoïde peut être considéré avec Winslow comme formé de trois portions : une portion antérieure, une portion postérieure, une portion moyenne.

La *portion antérieure* ou *claviculaire*, obliquement dirigée en bas, en dehors et en arrière, s'attache à la clavicule par des fibres charnues. En descendant elle se contourne de dehors en dedans et s'engage presque entièrement au-dessous de la portion moyenne, puis se fixe par son tendon au bord interne ou vertical de l'empreinte deltoïdienne, c'est-à-dire à cette partie du bord antérieur de l'os qui s'étend de l'insertion du grand pectoral à la gouttière de torsion. Ce tendon se continue en partie avec celui du muscle précédent.

La *portion postérieure* ou *spinale*, plus large, plus mince et plus oblique que l'antérieure, s'insère à l'épine de l'omoplate par une aponévrose resplendissante et triangulaire. A celle-ci succèdent les fibres charnues obliquement dirigées en bas, en avant et en dehors. Par son extrémité inférieure ou tendineuse, cette seconde portion s'attache sur le bord postérieur ou oblique de l'empreinte deltoïdienne, immédiatement au-dessus de la gouttière de torsion.

La troisième portion ou *portion moyenne*, *portion acromiale*, naît du bord connexe de l'acromion par un mélange de fibres tendineuses et de fibres charnues. Elle se porte verticalement en bas en décrivant toutefois une courbe plus ou moins saillante à convexité externe, et s'implante sur une crête ou ligne rugueuse qui partage l'empreinte deltoïdienne en deux moitiés longitudinales, à peu près égales. Cette troisième portion n'est pas formée comme les deux premières de fibres parallèles. Elle se compose de plusieurs faisceaux dont les fibres charnues se rendent pour chacun d'eux sur les deux faces d'une cloison fibreuse se réunissant plus bas au tendon terminal. Ces faisceaux représentent par conséquent autant de petits muscles penniformes, parallèles ou légèrement inclinés les uns sur les autres et de volume égal. Leur nombre est difficile à déterminer ; il s'élèvreait à cinq selon Albinus, à huit ou dix selon Winslow.

Rapports. — Par sa face externe ou convexe le deltoïde est en rapport avec la peau dont le sépare une mince aponévrose qui se continue en arrière avec celle du muscle sous-épineux, et qui lui adhère d'une manière assez intime. Il suit de cette adhérence et des diverses inclinaisons des faisceaux de la portion moyenne, que la préparation du deltoïde est plus difficile que celle des autres muscles de l'épaule.

Par sa face interne ou concave il répond : en arrière au sous-épineux, au petit rond, au grand rond et à la longue portion du triceps brachial ; en avant à l'apophyse coracoïde, au ligament acromio-coracoïdien, au coraco-huméral, au biceps brachial et au tendon du sous-scapulaire ; en dehors à l'articulation de l'épaule, à la grosse tubérosité de l'humérus, aux tendons des trois muscles qui s'y attachent, et plus bas au tiers supérieur de l'os du bras. — Une bourse séreuse très-étendue et constante le sépare de la grosse tubérosité et des tendons qui l'embrassent. Cette bourse séreuse a pour usage de rendre plus facile le glissement de la grosse tubérosité sur la partie supérieure du muscle et sur la face inférieure de l'acromion.

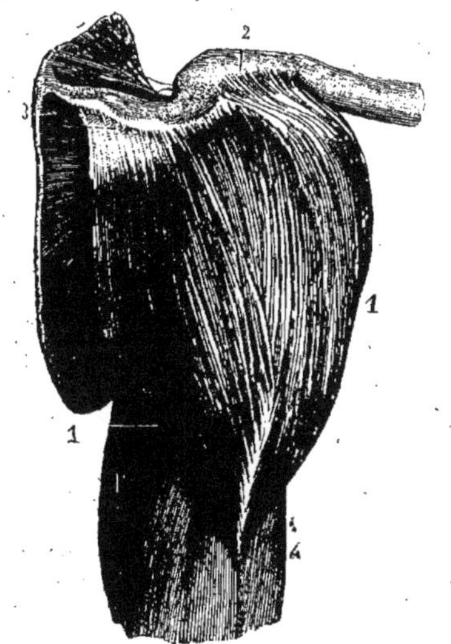

FIG. 290. — *Le deltoïde vu par sa face externe.*

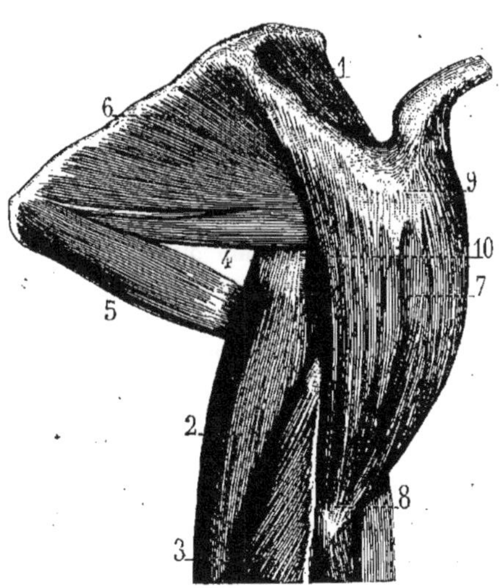

FIG. 291. — *Le deltoïde vu par sa partie postérieure.*

FIG. 290. — 1, 1. Muscle deltoïde. — 2. Sa portion antérieure ou claviculaire. — 3. Sa portion postérieure ou spinale. — 4. Tendon par lequel ce muscle s'attache à l'empreinte deltoïdienne de l'humérus.

FIG. 291. — 1. Sus-épineux. — 2. Longue portion du triceps brachial. — 3. Portion externe de ce muscle. — 4. Petit rond. — 5. Grand rond. — 6. Sous-scapulaire. — 7. Deltoïde dont le bord postérieur a été rejeté en avant pour laisser voir les muscles qu'il recouvre. — 8. Attaches de ce muscle à l'humérus. — 9. Son attache aux deux os de l'épaule. — 10. Son bord postérieur qui, repoussé en avant, offre ici une direction curviligne.

Son bord antérieur est séparé du grand pectoral par un interstice celluleux qui contient la veine céphalique et une artériole. — Son sommet est embrassé par l'extrémité supérieure ou bifide du brachial antérieur.

Action. — Le deltoïde est l'abducteur du membre supérieur. Il porte le bras directement en haut et en dehors. Sa portion moyenne est celle qui prend la plus grande part au mouvement. Les deux autres qui sont antagonistes dans les mouvements antéro-postérieurs, mais qui deviennent congénères dans le mouvement d'abduction, n'y contribuent que pour une part secondaire par suite de la décomposition de leurs forces.

Ce mouvement d'abduction dépasse à peine la direction horizontale, le col chirurgical de l'humérus venant alors s'appliquer au bord externe de l'acromion. Le bras, cependant, peut s'élever davantage; mais l'omoplate dans ce cas exécute un mouvement de bascule qui permet à l'humérus de continuer son mouvement ascensionnel.

§ 2. — Région scapulaire profonde.

Cinq muscles entrent dans la composition de cette région : le *sous-scapulaire*, le *sus-épineux*, le *sous-épineux*, le *petit rond* et le *grand rond*. — Les quatre premiers convergent vers l'extrémité supérieure de l'humérus qu'ils entourent presque entièrement. — Le cinquième, situé plus bas, se joint à la partie terminale du grand dorsal.

Préparation. — 1° Désarticuler la clavicule et séparer du tronc le membre supérieur; 2° détacher le trapèze et le deltoïde à leur insertion scapulaire, et renverser ce dernier sur le bras, ce qui permettra d'étudier les rapports de sa face profonde, son tendon d'insertion, e la bourse séreuse sous-acromiale; 3° scier l'acromion et l'apophyse coracoïde à leur base, puis les enlever, ainsi que la clavicule et le ligament acromio-coracoïdien; 4° enfin achever la proportion des muscles en enlevant toutes les parties molles qui les recouvrent.

I. — **Sous-scapulaire.**

Le sous-scapulaire occupe la fosse de ce nom qu'il remplit. Large, épais, triangulaire, ce muscle s'étend du bord spinal de l'omoplate vers la petite tubérosité de l'humérus.

Insertions. — Il s'insère en dedans : 1° aux trois crêtes de la fosse sous-scapulaire, et aux gouttières qui les séparent; 2° à la lèvre interne du bord spinal de l'omoplate; 3° à la lèvre antérieure du bord axillaire.

Les insertions qui correspondent aux trois crêtes se font par des aponévroses qui cloisonnent le corps du muscle. Celles du bord axillaire ont lieu aussi par une aponévrose qui sépare le sous-scapulaire du grand rond et de la longue portion du triceps brachial. Les autres se font par des fibres charnues.

Les fibres nées de ces diverses origines se portent en dehors, les supérieures horizontalement, les suivantes en affectant une direction d'autant plus oblique qu'elles sont plus inférieures. Elles forment une masse charnue, large et mince à son point de départ, mais qui se rétrécit et s'épaissit de plus en plus en se rapprochant de l'articulation de l'épaule. Toutes convergent autour d'un large tendon, lequel s'isole peu à peu pour aller se fixer sur la petite tubérosité de l'humérus. La partie la plus élevée de ce tendon se confond avec le ligament capsulaire qu'elle renforce. Son bord inférieur est recouvert par les fibres charnues qui se prolongent jusqu'à l'humérus et dont quelques-unes s'insèrent sur le col chirurgical. Sa hauteur au niveau de l'articulation est en général de 5 centimètres, il recouvre par conséquent tout son côté interne.

Rapports. — La face postérieure de ce muscle répond à la fosse sous-scapulaire; elle s'attache à ses deux tiers internes, mais n'adhère à son tiers externe que par un tissu cellulaire très-lâche. — Sa face antérieure est recouverte par une mince aponévrose, l'*aponévrose sous-scapulaire*, qui s'insère sur tout le pourtour de la fosse correspondante, et qui la sépare du grand dentelé.

Les connexions de son tendon méritent une mention particulière. — En arrière celui-ci s'applique au ligament capsulaire, remarquable à ce niveau

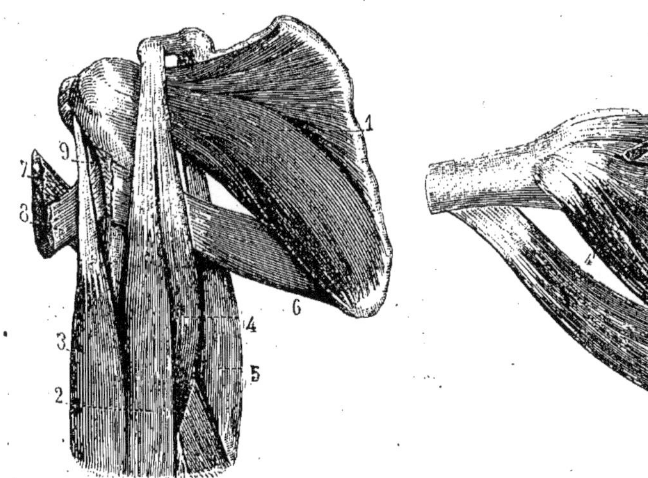

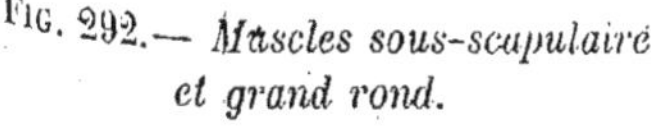
Fig. 292.— *Muscles sous-scapulaire et grand rond.*

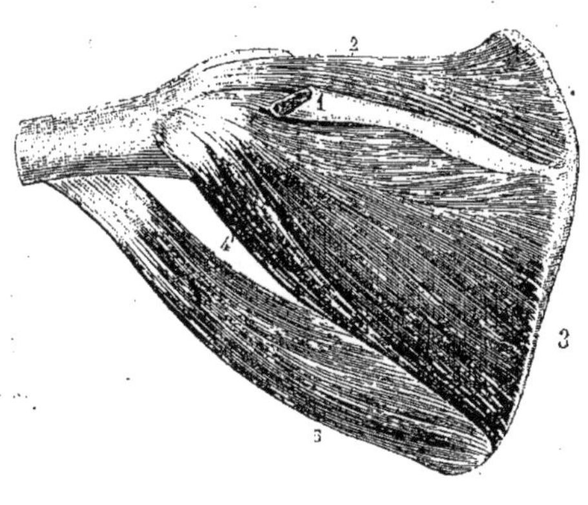

Fig. 293.—*Muscles sus- et sous-épineux, grand et petit ronds.*

Fig. 292. — 1. Sous-scapulaire. — 2. Courte portion du biceps. — 3. Longue portion de ce muscle. — 4. Coraco-huméral. — 5. Longue portion du triceps brachial. — 6. Grand rond. — 7. Faisceau antérieur ou descendant du grand pectoral. — 8. Faisceau postérieur ou ascendant de ce muscle.

Fig. 293. — 1. Épine de l'omoplate dont la partie antérieure ou acromiale a été retranchée pour laisser voir le muscle sus-épineux. — 2. Muscle sus-épineux. — 3. Muscle sous-épineux. — 4. Muscle petit rond. — 5. Muscle grand rond.

par son extrême minceur, et par un large orifice à travers lequel la synoviale articulaire s'échappe pour s'étaler sur toute sa face postérieure et faciliter son glissement. Une partie de sa face profonde repose donc immédiatement sur la tête humérale. — En haut, ce même tendon est séparé de la base de l'apophyse coracoïde par une large bourse séreuse qui favorise aussi son glissement, et qui souvent communique par une ouverture avec la synoviale de l'articulation. — En dehors, il est séparé de la face inférieure de cette apophyse, et du tendon commun au coraco-huméral et à la courte portion du biceps, par une seconde bourse séreuse, la *séreuse sous-coracoïdienne,* qui s'allonge de haut en bas et s'étend jusqu'à la séreuse sous-acromiale.

Action. — Le sous-scapulaire a pour usage d'imprimer à l'humérus un mouvement de rotation qui s'opère de dehors en dedans; il attire par conséquent sa petite tubérosité vers le bord interne de la cavité glénoïde. Essentiellement rotateur en dedans, ce muscle a pour antagonistes le sous-épineux et le petit rond qui sont rotateurs en dehors. Lorsque ces derniers se contractent, le sous-scapulaire s'allonge en s'enroulant autour de l'extrémité supérieure de l'os fortement appliquée alors contre la cavité articulaire; il remplit ainsi le double rôle de modérateur du mouvement et de ligament actif.

II. — **Muscle sus-épineux.**

Le sus-épineux, situé dans la fosse sus-épineuse, est un muscle court, épais, de forme pyramidale et triangulaire.

Insertions. — Il s'insère en dedans : 1° aux deux tiers internes de la fosse sus-épineuse; 2° à la moitié interne d'une aponévrose qui s'attache à tout le pourtour de cette fosse; et qui complète la loge moitié osseuse, moitié fibreuse, dans laquelle le muscle se trouve renfermé. Ces insertions ont lieu par des fibres charnues, de la convergence desquelles résulte un gros faisceau, oblique de dedans en dehors et d'arrière en avant. Toutes viennent se terminer autour d'un tendon qu'elles recouvrent d'abord entièrement. Mais au niveau du ligament acromio-coracoïdien, celui-ci s'isole peu à peu, passe sur le ligament capsulaire, puis s'implante sur la facette supérieure de la grosse tubérosité de l'humérus.

Rapports. — Le sus-épineux est recouvert : en dedans, sur la plus grande partie de son étendue, par le trapèze ; en dehors, par le ligament acromio-coracoïdien et le deltoïde. — Il recouvre la fosse sus-épineuse, le nerf sus-scapulaire, les vaisseaux qui l'accompagnent, et la partie supérieure du ligament capsulaire avec laquelle son tendon contracte les connexions les plus intimes.

Action. — Ce muscle est un auxiliaire du deltoïde. Comme celui-ci, il écarte le bras du tronc et peut l'élever à la même hauteur, bien qu'il soit beaucoup plus faible et que son insertion soit plus rapprochée du point d'appui. En élevant l'humérus, il le porte un peu en avant. M. Duchenne a constaté qu'il lui imprime un léger mouvement de rotation en dedans. Ce muscle est donc à la fois abducteur et rotateur. Il contribue en outre à maintenir la tête de l'humérus en rapport avec la cavité glénoïde; c'est un ligament actif, d'autant plus utile qu'il entre en action en même temps que le deltoïde, c'est-à-dire au moment où la tête humérale, glissant de haut en bas sur la cavité articulaire, a le plus de tendance à l'abandonner.

III. — Muscle sous-épineux.

Le sous-épineux est situé à la partie postérieure de l'épaule, dans la fosse sous-épineuse qu'il remplit. Court, épais, aplati, beaucoup plus large que le sus-épineux, il présente comme celui-ci une forme pyramidale et triangulaire.

Insertions. — Ce muscle s'attache : 1° aux deux tiers internes de la fosse sous-épineuse; 2° à la moitié interne de l'*aponévrose sous-épineuse*, qui recouvre toute sa face postérieure. Nées des plans osseux et fibreux entre lesquels il est logé, mais surtout du premier, les fibres charnues se portent en dehors et en avant, les supérieures horizontalement, les suivantes en affectant une direction ascendante de plus en plus oblique. Elles forment un gros faisceau aplati, d'abord très-large, qui se rétrécit et s'épaissit progressivement, puis se termine sur un tendon commun. Celui-ci est recouvert par les fibres musculaires en haut et en bas sur toute sa longueur, mais devient libre en arrière; il se fixe à la facette moyenne de la grosse tubérosité de l'humérus.

Rapports. — En avant ce muscle répond : 1° par son corps charnu à la fosse sous-épineuse; 2° par son tendon au ligament capsulaire de l'articulation qui s'amincit, puis se confond avec lui. Quelquefois le ligament est perforé au-dessous du tendon; ce dernier se trouve alors en rapport immédiat avec la tête humérale. — La face postérieure du sous-épineux est recouverte en dehors par le deltoïde, en dedans par le trapèze, en bas par le grand dorsal, et sur sa partie centrale par la peau.

Son bord postérieur ou vertical, très-mince, est croisé par le bord ascendant du trapèze. Le supérieur ou horizontal, très-épais, s'adosse en dehors au sus-épineux. L'inférieur, obliquement ascendant, s'unit en dehors au petit rond; il n'est pas rare de voir ces deux muscles se confondre dans la plus grande partie de leur étendue.

Action. — Le sous-épineux est essentiellement rotateur de l'humérus : il fait tourner cet os autour de son axe de dedans en dehors, quelle que soit, du reste, la direction du bras, et se trouve ainsi dans un état d'antagonisme parfait avec le sous-scapulaire. Par ses contractions, ce muscle attire la grosse tubérosité en arrière, et alors le sous-scapulaire s'enroule autour de l'extrémité supérieure de l'humérus qu'il recouvre presque entièrement. Lorsque c'est au contraire celui-ci qui se contractent, le sous-épineux s'enroule à son tour sur la tête humérale. Dans le premier cas, la rotation est limitée par la petite tubérosité qui vient arc-bouter sur le bord antérieur de la cavité articulaire, et par l'allongement du sous-épineux ; dans le second, elle est limitée par la grosse tubérosité qui s'applique au bord postérieur de la même cavité et par l'allongement du sous-scapulaire. Dans l'un et l'autre, la tête de l'os est solidement maintenue dans ses rapports avec la cavité glénoïde.

Aponévrose sous-épineuse. — Cette aponévrose, de figure triangulaire, est assez résistante en dedans, où elle prend un aspect opaque et nacré, très-mince et transparente en dehors, où elle finit par dégénérer en une simple lame celluleuse. Elle s'attache : en haut, à l'épine de l'omoplate ; en dedans, sur le bord spinal de cet os ; en avant et en dehors, sur la lèvre postérieure du bord axillaire ; et plus bas, sur une crête osseuse qui sépare la fosse sous-épineuse de la surface destinée à l'insertion du muscle grand rond. L'aponévrose sous-épineuse forme, avec la fosse correspondante, une grande loge pyramidale et triangulaire qui renferme deux muscles, le sous-épineux et le petit rond. — Sa face antérieure, concave, recouvre ces deux muscles auxquels elle fournit quelques insertions. Sa face postérieure, convexe, est unie en haut à l'aponévrose d'origine du deltoïde.

IV. — **Muscle petit rond.**

Le petit rond est un muscle allongé, étroit et arrondi, situé en arrière du bord axillaire de l'omoplate, au-dessous du sous-épineux, dont il peut être considéré comme une dépendance.

Insertions. — Il s'attache inférieurement : 1° sur une facette étroite et longue que limite : en arrière, la fosse sous-épineuse ; en avant, le bord axillaire de l'omoplate ; en haut, la cavité glénoïde ; en bas, la surface d'insertion du grand rond ; 2° sur une cloison fibreuse qui le sépare de ce muscle ; 3° sur la partie inférieure de l'aponévrose sous-épineuse qui le sépare de la longue portion du triceps brachial. — De ces diverses origines, le petit rond, d'abord effilé et très-mince, se porte en haut, en dehors et en avant, en augmentant graduellement de volume, puis s'insère par un gros tendon à la facette inférieure de la tubérosité externe de l'humérus, et à la partie sous-jacente du col chirurgical.

Rapports. — Le petit rond, situé dans la gaîne ostéo-fibreuse du sous-épineux, contracte en général d'étroites connexions avec ce muscle, dont il est souvent à peu près impossible de le séparer. En bas, il est uni à à l'extrémité interne du grand rond par la cloison commune aux deux muscles. En dehors, il adhère sur une petite étendue à la longue portion du triceps brachial par l'intermédiaire de l'aponévrose sous-épineuse. — Son tendon, en général très-court, se confond en partie, et quelquefois complétement, avec celui du sous-épineux, dont le petit rond représente un simple faisceau de renforcement.

Action. — Ce muscle est aussi rotateur en dehors. Réuni au sous-épineux, il offre au niveau de la tête humérale une hauteur de 5 centimètres, égale à celle du sous-scapulaire.

V. — **Muscle grand rond.**

Le grand rond, situé à la partie postérieure et inférieure de l'épaule, s'étend de l'angle inférieur de l'omoplate vers l'humérus. Il est allongé, assez épais et arrondi en arrière, aplati et quadrilatère sur la plus grande partie de sa longueur.

Insertions. — Ce muscle s'attache inférieurement : 1° à la surface quadrilatère qu'on remarque au-dessous de la fosse sous-épineuse, sur l'angle inférieur de l'omoplate ; 2° à une cloison fibreuse séparant le grand rond du sous-épineux et du petit rond, cloison qui fait partie de l'aponévrose sous-épineuse, dont elle représente le bord inférieur ou axillaire. — Le faisceau charnu, né de ces deux origines, est d'abord étroit, plus ou moins épais et arrondi ; il se porte en haut, en dehors et en avant, en s'aplatissant et s'élargissant de plus en plus ; puis dégénère en une large et mince aponévrose qui s'insère sur la lèvre postérieure de la colonne bicipitale, et quelquefois un peu en arrière de cette lèvre.

Rapports. — Par sa face postérieure, le grand rond répond en bas au grand dorsal, qui bientôt contourne son bord inférieur pour aller s'appliquer à la partie la plus élevée de sa face antérieure. Un peu plus haut, elle est recouverte : par la peau, puis par la longue portion du triceps brachial qui la croise à angle droit, et en dehors par le corps de l'humérus. — Sa face antérieure est en rapport inférieurement, où elle est très-étroite, avec le sous-scapulaire ; plus haut avec le grand dorsal qui la croise à angle très-aigu, de telle sorte que son tendon déborde en haut celui du grand rond, tandis que ce dernier, au contraire, déborde en bas celui du grand dorsal. Une bourse synoviale sépare les deux tendons au voisinage de leur insertion. — Son bord inférieur constitue le bord postérieur du creux de l'aisselle ; il est situé sur le même niveau que le bord inférieur du tendon du grand pectoral, et à peu près parallèle à celui-ci.

Action. — Ce muscle porte le bras en dedans et en arrière. Il le fait tourner, en outre, autour de son axe ; mais ce mouvement de rotation qui s'opère de dehors en dedans est peu prononcé, le grand rond s'attachant très-près du bord interne de l'os. Lorsqu'il combine son action avec celle du grand pectoral, il porte le bras directement en dedans. Si le muscle prend son point d'appui sur l'humérus, il imprime à l'omoplate un mouvement de bascule, en vertu duquel son angle antérieur s'élève, en entraînant avec lui tout le moignon de l'épaule.

II. — Muscles du bras.

Les muscles du bras forment deux couches : l'une est située au-devant de l'humérus, et l'autre en arrière de cet os.

§ 1. — Région brachiale antérieure.

Elle comprend trois muscles : le biceps brachial, le coraco-huméral, et le brachial antérieur.

Préparation. — 1° Diviser sur sa partie moyenne le grand pectoral qui a été préalablement étudié, et renverser son tendon en dehors ; 2° le deltoïde étant connu aussi, le diviser à son insertion supérieure et le renverser de haut en bas ; 3° faire, sur la partie antérieure du bras et supérieure de l'avant-bras, une incision longitudinale comprenant la peau et l'aponévrose, et détacher ensuite simultanément ces deux enveloppes en les renversant en dedans et en dehors, ce qui permettra de mettre à nu le biceps ; 4° Poursuivre la dissection en remontant vers l'épaule, afin d'isoler les tendons de ce muscle et de préparer le coraco-huméral ; 5° après avoir pris connaissance du biceps, le couper sur sa partie moyenne, renverser ses deux moitiés et achever la préparation du brachial antérieur ; 6° pour faciliter l'isolement des tendons du biceps et du brachial antérieur, fléchir l'avant-bras sur le bras.

I. — Muscle biceps brachial.

Le biceps brachial, situé à la partie antérieure du bras, s'étend de l'omoplate à l'extrémité supérieure du radius. Ce muscle est allongé, plus épais à sa partie moyenne qu'à ses extrémités, simple inférieurement, divisé dans sa moitié supérieure en deux portions, l'une externe ou longue, l'autre interne ou courte.

Insertions. — Il s'attache en haut : par sa courte portion, au sommet de l'apophyse coracoïde ; et par sa longue portion à la partie la plus élevée du rebord de la cavité glénoïde.

L'insertion de la courte portion ou portion interne a lieu par un tendon qui lui est commun avec le coraco-huméral, et qui se prolonge, d'une part entre les deux muscles sous la forme d'une cloison, de l'autre au devant de la courte portion sous la forme d'une aponévrose. De la cloison et de la face postérieure de l'aponévrose naissent les fibres charnues qui se portent presque verticalement en bas en formant un faisceau arrondi de plus en plus volumineux.

L'insertion de la longue portion ou portion externe se fait par un tendon long et grêle, qui se continue avec la partie correspondante du bourrelet glénoïdien. Ce tendon, situé dans l'articulation scapulo-humérale, contourne la tête de l'humérus pour se porter vers la coulisse bicipitale dans laquelle il est maintenu par des brides fibreuses transversales, puis l'abandonne et s'épanouit alors en demi-cône au devant du muscle. Nées de la surface postérieure ou concave du tendon, les fibres charnues se dirigent verticalement en bas, en formant un faisceau arrondi et très-grêle, mais qui augmente progressivement d'épaisseur, et qui vient se joindre à la courte portion vers la partie moyenne du bras.

De la réunion des deux faisceaux résulte un corps charnu, volumineux, convexe en avant, aplati en arrière, demi-cylindrique, vertical aussi, dont toutes les fibres se rendent aux deux faces d'une aponévrose d'abord située dans son épaisseur, qui devient libre au niveau de l'articulation du coude, et prend alors tous les caractères d'un tendon. Celui-ci, aplati d'avant en arrière, plonge dans l'espace angulaire que limitent en dedans le grand supinateur et en dehors le grand rond, se contourne de telle sorte que sa face antérieure devient externe, puis se fixe à la moitié postérieure de la tubérosité bicipitale du radius. Entre le tendon et la moitié antérieure de la tubérosité il existe une bourse synoviale constante.

De la face antérieure et du bord interne du tendon du biceps, on voit se détacher une large expansion fibreuse qui se dirige en bas et en dedans; cette expansion ne tarde pas à se confondre avec l'aponévrose de l'avant-bras, qu'elle contribue à former.

Rapports. — Dans son tiers supérieur le biceps est en rapport, par sa longue portion : 1° en avant, avec le ligament capsulaire de l'épaule, avec la bandelette fibreuse qui complète le canal dans lequel elle glisse, et plus bas avec le tendon du grand pectoral qui la croise à angle droit; 2° en arrière avec la tête humérale sur laquelle elle se réfléchit pour s'engager dans la coulisse bicipitale, plus bas avec cette coulisse, et le tendon du grand dorsal qui s'y insère le plus habituellement. — Sa courte portion répond en avant au tendon du grand pectoral, en arrière à celui du sous-scapulaire, du grand dorsal et du grand rond, en dedans au coraco-huméral auquel elle s'unit étroitement.

Dans l'intervalle compris entre le grand pectoral et le pli du coude, le biceps est recouvert par la peau et l'aponévrose brachiale qui en laissent entrevoir la saillie et le contour. La face postérieure, plane, recouvre le coraco-huméral, et le brachial antérieur.

Au-dessous du pli du coude, ce muscle, représenté par son tendon, répond : en haut au brachial antérieur; en dedans à l'origine du rond pronateur; en dehors, au long supinateur, au court supinateur et à la moitié antérieure de la tubérosité bicipitale sur laquelle il glisse pendant les mouvements de pronation et de supination de l'avant-bras.

Action. — Le biceps brachial remplit deux usages principaux. Il fléchit l'avant-bras, lorsque celui-ci se trouve dans la supination. S'il est en pronation, le biceps agit d'abord sur le radius qu'il fait tourner de dedans en dehors; il fléchit ensuite ou simultanément l'avant-bras sur le bras. Simplement fléchisseur dans le premier cas, il est à la fois fléchisseur et supinateur dans le second. Cette double action du muscle avait été déjà très-bien observée par Winslow et Albinus.

Le mouvement de flexion présente une étendue proportionnelle à la longueur des fibres musculaires. Il ne s'opère qu'avec une faible intensité à son début, le muscle étant parallèle aux deux os sur lesquels il agit ; mais devient de plus en plus énergique à mesure que l'avant-bras se rapproche

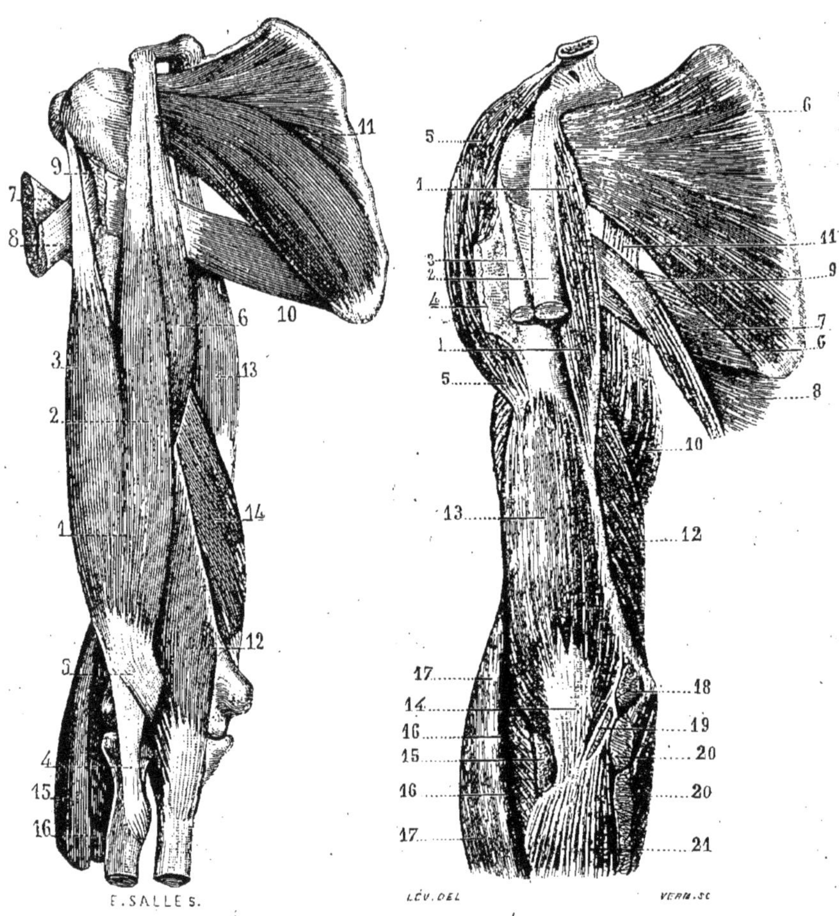

FIG. 294. — *Muscles biceps brachial et coraco-huméral.*

FIG. 295. — *Muscles coraco-huméral et brachial antérieur.*

FIG. 294. — 1. Biceps brachial. — 2. Courte portion de ce muscle. — 3. Sa longue portion. — 4. Tendon par lequel il s'attache à la tubérosité du radius. — 5. Expansion qui part de ce tendon. — 6. Muscle coraco-huméral. — 7, 8. Les deux faisceaux du grand pectoral formant une goutière à concavité supérieure. — 9. Attache du grand dorsal. — 10. Muscle grand rond. — 11. Muscle sous-scapulaire. — 12. Brachial antérieur. — 13. Longue portion du triceps brachial. — 14. Portion interne de ce muscle. — 15. Long supinateur. — 16. Premier radial externe.

FIG. 295. — 1, 1. Coraco-huméral. — 2. Tendon de la courte portion du biceps. — 3. Tendon de la longue portion. — 4. Tendon du grand pectoral. — 5, 5. Deltoïde dont

de l'incidence perpendiculaire à l'axe du bras. Pendant ce mouvement, les os de l'avant-bras qui s'appuient sur l'humérus tendent à le repousser en haut et l'élèveraient, en effet, si le tendon de la longue portion du biceps ne contre-balançait cette tendance en repoussant la tête humérale en sens contraire : de là sa pénétration dans la cavité articulaire et son insertion au sommet de la cavité glénoïde.

Le mouvement de supination est plus énergique au contraire à son début, le tendon du muscle étant alors enroulé autour de la tubérosité bicipitale et perpendiculaire à cette saillie. Pendant qu'il s'opère, le tendon se déroule, se redresse, et finit par devenir parallèle à l'axe du radius. C'est pour faciliter cet enroulement et ce déroulement du tendon, qu'existe la bourse synoviale située en dehors de sa partie terminale.

Lorsque les deux os de l'avant-bras sont fixés, comme dans l'action de grimper, le biceps brachial fléchit le bras sur l'avant-bras.

Pendant son raccourcissement, ce muscle entraîne en haut l'expansion fibreuse qu'il fournit à l'aponévrose antibrachiale ; il devient ainsi tenseur de cette aponévrose et exerce par cette tension une certaine influence sur les vaisseaux profonds du pli du coude.

II. — **Muscle coraco-brachial.**

Le coraco-brachial occupe la partie interne et supérieure du bras. Il est allongé, plus épais à sa partie moyenne qu'à ses extrémités, étroitement uni et confondu en haut avec la courte portion du biceps.

Insertions. — Ce muscle s'attache en haut au sommet de l'apophyse coracoïde : 1° par une aponévrose qui se prolonge sur sa partie antérieure et qui lui est commune avec la courte portion du biceps; 2° par une cloison fibreuse commune aussi aux deux muscles qu'elle sépare l'un de l'autre. Nées de toute la longueur de chacune de ces lames, les fibres charnues se dirigent en bas, en dehors et un peu en arrière; elles constituent un faisceau qui d'abord s'épaissit et s'effile ensuite pour aller s'insérer sur la partie moyenne du bord interne de l'humérus, entre le brachial antérieur et le brachial postérieur, par un tendon aplati.

Rapports. — Dans sa moitié supérieure le coraco-brachial est recouvert par le deltoïde, et plus immédiatement par le tendon du grand pectoral. Il recouvre les tendons du sous-scapulaire, du grand dorsal et du grand rond,

la moitié antérieure a été excisée. — 6, 6. Sous-scapulaire. — 7. Grand rond. — 8. Extrémité supérieure du grand dorsal contournant le muscle précédent. — 9. Son tendon devenu antérieur au grand rond. — 10. Portion moyenne du triceps brachial. — 11. Tendon par lequel elle s'attache au bord axillaire de l'omoplate. — 12. Portion interne du triceps. — 13. Brachial antérieur. — 14. Son tendon. — 15. Tendon du biceps brachial transversalement divisé au devant du court supinateur. — 16, 16. Court supinateur. — 17, 17. Long supinateur. — 18. Coupe de la portion principale du grand rond, au voisinage de son attache. — 19. Coupe de la portion accessoire. — 20, 20. Coupe des autres muscles épitrochléens. — 21. Fléchisseur commun profond des doigts.

qu'il croise à angle droit. En dedans, il répond au tendon du petit pectoral, auquel il s'unit, sur une courte étendue, par un échange réciproque de fibres tendineuses.

Dans sa moitié ou ses deux tiers inférieurs ce muscle est en rapport, en avant avec le biceps qui le croise à angle aigu, en arrière avec la partie supérieure et interne du brachial antérieur.

Le nerf musculo-cutané traverse obliquement sa partie supérieure, d'où le nom de *muscle perforé de Casserius* qui lui a aussi été donné par quelques auteurs.

Action. — Le coraco-brachial porte le bras en dedans, en avant et en haut. Il peut aussi le faire tourner autour de son axe de dedans en dehors, mouvement qui devient plus sensible lorsque le bas a été préalablement tourné en dedans. — Si l'humérus est fixé, ce muscle abaisse l'épaule sur le bras en lui imprimant une sorte de bascule qui projette la partie supérieure de l'omoplate en avant, et son angle inférieur en arrière.

III. — **Muscle brachial antérieur.**

Le brachial antérieur est situé sur la partie antérieure et inférieure de l'humérus. Il s'étend, dans le sens vertical de l'empreinte deltoïdienne à l'apophyse coronoïde du cubitus, et dans le sens transversal du bord interne au bord externe de l'os. Ce muscle est allongé, aplati, creusé en arrière d'une gouttière pour recevoir le corps de l'os sur lequel il prend son point d'appui.

Insertions. — Il s'attache en haut : 1° au-dessous de l'empreinte deltoïdienne qu'il embrasse à la manière d'une fourche ; 2° aux deux faces antérieures et aux trois bords de l'humérus ; 3° aux aponévroses intermusculaires interne et externe. Ces insertions se font par des fibres charnues d'autant plus longues qu'elles sont superficielles ; les moyennes se portent verticalement en bas, les internes en bas et en dehors, les externes en bas et en dedans. Toutes se rendent sur une aponévrose cachée d'abord dans l'épaisseur du muscle, qui devient libre en avant, au niveau de l'articulation du coude, et qui constitue alors un tendon. — Celui-ci, que les fibres musculaires accompagnent en arrière et en dehors, sur toute sa longueur, se recourbe d'avant en arrière, pour aller se fixer au-dessous de l'apophyse coronoïde du cubitus, sur une empreinte rugueuse, irrégulièrement ovalaire, de 2 à 3 centimètres de hauteur, mais beaucoup moins large et séparée du bord antérieur de l'apophyse par une distance de 8 ou 10 millimètres.

Rapports. — Ce muscle est recouvert sur la plus grande partie de son étendue par le biceps ; en dehors par l'aponévrose brachiale, le long supinateur, et le premier radial externe ; en dedans par la même aponévrose et le rond pronateur. Il recouvre : 1° le bord antérieur, la face interne et la face externe de l'humérus sur lesquels il s'attache et se moule; 2° le ligament antérieur de l'articulation qui lui fournit aussi quelques insertions; 3° les aponévrose intermusculaires interne et externe qui le séparent du triceps brachial.

Action. — Le brachial antérieur est fléchisseur de l'avant-bras sur le bras. S'enroulant sur la partie antérieure de l'articulation du coude, moins parallèle par conséquent à l'axe du cubitus que le tendon du biceps à l'axe du radius, il agit sur l'avant-bras avec plus de puissance que ce dernier. Mais ses fibres beaucoup plus courtes ne sauraient communiquer au mouvement de flexion une aussi grande étendue. Il semble appelé à commencer ce mouvement que le biceps serait au contraire plus spécialement destiné à continuer et à terminer.

Quelquefois le muscle prend son point d'appui sur le cubitus; il a pour usage alors de fléchir le bras sur l'avant-bras.

§ 2. — Région brachiale postérieure.

Elle ne comprend qu'un seul muscle composé de trois portions, indépendantes par leur extrémité supérieure, réunies et confondues inférieurement; d'où le nom de *triceps brachial* qui lui a été donné.

Préparation. — Il est utile, pour cette préparation, que le membre soit séparé du tronc. Si l'on désire réserver pour l'étude les muscles qui l'unissent au thorax, on renversera le corps sur sa face antérieure, et l'on procédera ensuite de la manière suivante : 1° fléchir l'avant-bras sur le bras, afin de tendre le muscle et les parties qui le recouvrent; 2° Inciser la peau de l'aponévrose du sommet de l'épaule vers l'olécrâne, puis les détacher en les renversant en en dedans et en dehors; 3° poursuivre la longue portion du triceps jusqu'au bord axillaire de l'omoplate; 4° Descendre ensuite de son insertion vers les portions interne et externe et achever de préparer celles-ci.

Muscle triceps brachial.

Le triceps brachial ou *brachial postérieur* recouvre la face postérieure de l'humérus. Il s'étend de l'omoplate et de l'humérus vers l'olécrâne. Ce muscle est volumineux, allongé, plus épais à sa partie moyenne qu'à ses extrémités; simple inférieurement, divisé en haut en trois portions : une longue ou portion moyenne; une externe, d'une étendue un peu moins grande; et une interne plus petite que les deux autres.

Insertions. — Il s'attache en haut : 1° par sa longue portion à une empreinte triangulaire située sur le bord axillaire de l'omoplate, immédiatement au-dessous de la cavité glénoïde; 2° par sa portion externe à toute la partie de la face postérieure de l'humérus qui surmonte la gouttière de torsion; 3° par sa portion interne à toute la partie de cette face postérieure qui est située au-dessous de la gouttière.

L'insertion de la longue portion ou *portion scapulaire*, se fait par deux lames tendineuses : l'une postérieure, courte ; l'autre antérieure, beaucoup plus longue et plus forte ; se continuant toutes deux par leur bord supérieur avec le ligament capsulaire de l'articulation de l'épaule. Les fibres charnues nées de chacune de ces lames se portent verticalement en bas, en formant un faisceau aplati, de plus en plus volumineux, qui se termine inférieurement sur une aponévrose commune aux trois portions.

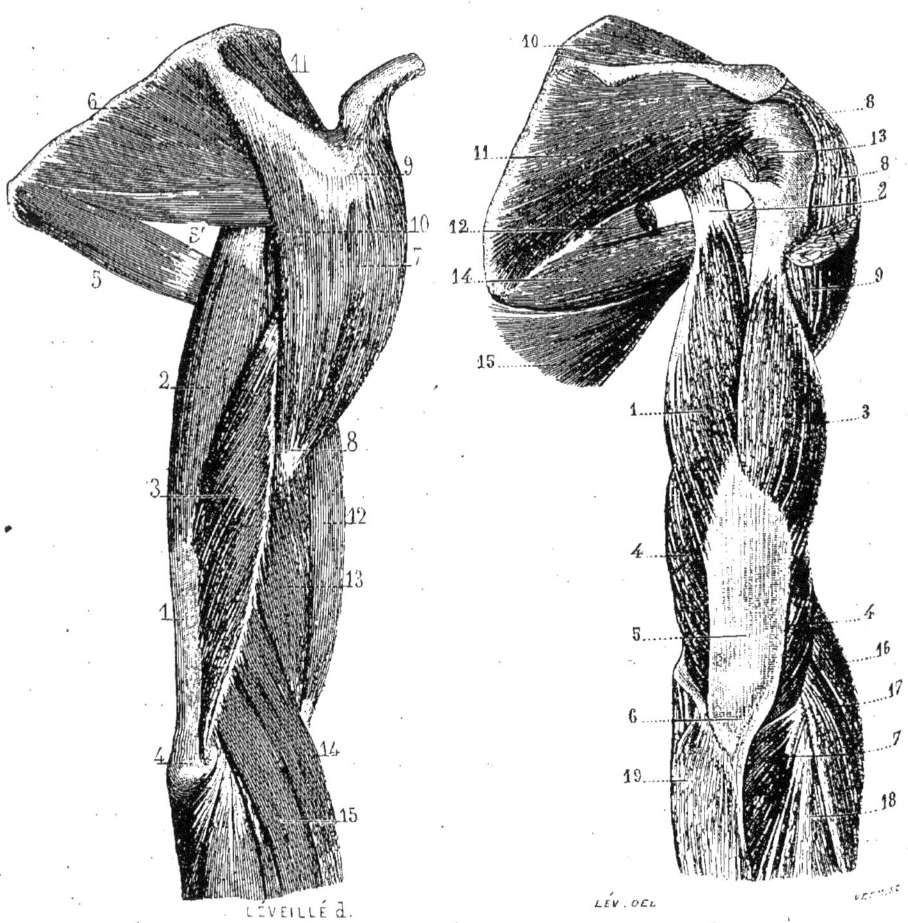

FIG. 296. — *Muscles du bras et de l'épaule, vus par leur partie externe.*

FIG. 297. — *Muscle triceps brachial vu par sa partie postérieure.*

FIG. 296. — 1. Triceps brachial. — 2. Sa longue portion. — 3. Sa portion externe. — 4. Son attache à l'olécrâne. — 5. Muscle grand rond. — 5'. Petit rond. — 6. Sous-scapulaire. — 7. Deltoïde. — 8. Son attache à l'humérus. — 9. Ses attaches à l'épine de l'omoplate et à la clavicule. — 10. Son bord postérieur, repoussé en avant pour laisser voir les muscles sous-jacents. — 11. Sous-épineux. — 12. Biceps brachial. — 13. Brachial antérieur. — 14. Long supinateur. — 15. Premier radial externe.

FIG. 297. — 1. Longue portion du triceps brachial. — 2. Tendon par lequel elle s'attache au bord axillaire de l'omoplate. — 3. Portion externe du même muscle. —

L'insertion de la portion externe a lieu : 1° par un tendon anguleux et aplati, qui en représente l'extrémité supérieure, et duquel partent un grand nombre de fibres charnues ; 2° par des fibres charnues, très-multipliées aussi, sous-jacentes aux précédentes, et immédiatement implantées sur l'os ; 3° par d'autres fibres charnues qui naissent de la cloison intermusculaire externe. — Ces trois ordres de fibres se portent en bas et en dedans, en suivant une direction parallèle ; elles forment un gros faisceau de figure rhomboïdale qui vient s'épanouir sur le tendon commun.

L'insertion de la portion interne se fait : 1° par une languette tendineuse implantée sur le bord inférieur de la gouttière de torsion ; 2° par un nombre très-considérable de fibres charnues émanées des deux tiers inférieurs de la face postérieure de l'humérus ; 3° par d'autres fibres charnues qui proviennent de la cloison intermusculaire interne. — Les fibres émanées de ces diverses origines se portent en bas, mais en affectant des directions très-différentes : les internes, obliques en dehors, se rapprochent d'autant plus de la direction horizontale qu'elles deviennent plus inférieures ; les externes obliques en dedans deviennent aussi transversales inférieurement ; les moyennes sont obliques en bas et en arrière. De leur ensemble résulte un faisceau aplati qui s'élargit considérablement en descendant, et qui s'étend, au niveau du coude, de l'épitrochlée à l'épicondyle.

Les trois corps charnus du triceps convergent vers une large et forte aponévrose qui remonte très-haut dans l'épaisseur du muscle. — Celui de la longue portion se fixe sur la moitié interne de la face postérieure de cette aponévrose qu'il recouvre sur la plus grande partie de sa longueur. — Le corps charnu de la portion externe s'attache sur la partie supérieure de sa moitié externe qui reste ainsi presque entièrement découverte en dehors. — Le corps charnu de la portion interne s'insère sur sa face antérieure, dans toute son étendue et toute sa largeur. Quelques fibres se terminent sur la synoviale de l'articulation du coude.

L'aponévrose, commune aux trois portions, après avoir recueilli l'ensemble des fibres charnues du muscle, se rétrécit, s'épaissit, se transforme, peu à peu, en un fort tendon, qui s'insère sur la partie supérieure et postérieure de l'olécrâne, et sur une crête oblique qui sépare la face postérieure de la face externe de cette saillie. — Au-dessus de la partie antérieure et supérieure de l'olécrâne, immédiatement au devant de la partie termi-

4, 4. Sa portion interne qui déborde son tendon de chaque côté et qui serait mieux nommé antériâure. — 5. Tendon du triceps. — 6. Son attache à l'olécrâne. — 7. Anconé, dont les fibres font suite à celles de la portion interne du muscle précédent. — 8, 8. Partie supérieure du deltoïde, dont la moitié postérieure a été excisée. — 9. Sa partie inférieure. — 10. Sus-épineux. — 11. Sous-épineux. — 12. Petit rond dont la portion moyenne a été excisée pour laisser voir l'attache de la longue portion du triceps. — 13. Insertion humérale du petit rond. — 14. Grand rond. — 15. Extrémité supérieure du grand dorsal. — 16. Long supinateur. — 17. Premier radial externe. — 18. Cubital postérieur. — 19. Cubital antérieur.

nale du tendon, on observe une bourse synoviale qui favorise le glissement de celui-ci sur la saillie osseuse pendant les mouvements d'extension et de flexion de l'avant-bras.

Rapports. — Par sa face postérieure, le triceps brachial est en rapport : supérieurement, avec le petit rond et le deltoïde; dans le reste de son étendue avec l'aponévrose brachiale et la peau. Une expansion fibreuse unit sa longue portion au tendon du grand dorsal. — Sa face antérieure répond au sous-scapulaire, au grand rond, à la face postérieure de l'humérus et à l'articulation du coude. — Ses parties latérales longent les bords correspondants du brachial antérieur, dont elles ne sont séparées que par les aponévroses intermusculaires interne et externe. Entre les trois portions du muscle cheminent le nerf radial, l'artère collatérale externe, et les deux veines qui l'accompagnent.

Action. — Le triceps brachial est extenseur de l'avant-bras sur le bras. Ses trois portions contribuent à la production de ce mouvement; mais il est dû surtout à l'action des portions externe et interne. La portion moyenne qui se fixe sur un os extrêmement mobile ne peut y prendre une part importante qu'à la condition d'une immobilisation préalable du scapulum.

Lorsque l'olécrâne devient son point fixe, comme par exemple chez les bateleurs qui marchent sur leurs mains, le muscle étend le bras sur l'avant-bras.

§ 3. — Aponévroses de l'épaule et du bras.

Une gaîne fibreuse infundibuliforme embrasse les deux premières sections du membre thoracique. Cette gaîne s'attache en haut à la clavicule, à l'acromion et à l'épine de l'omoplate. Elle se continue en arrière avec l'aponévrose sous-épineuse; en avant, avec celle du grand pectoral; en dehors, avec celle du grand dorsal; en dedans, avec celle du grand dentelé. De ces divers points, la gaîne fibreuse se porte en bas, en se rétrécissant rapidement, devient assez régulièrement cylindrique sur le bras, et se prolonge jusqu'à sa partie inférieure pour se continuer au niveau de l'articulation du coude avec l'aponévrose de l'avant-bras.

On peut donc lui considérer deux parties, une partie supérieure ou scapulaire, et une partie inférieure ou brachiale.

A. *Portion scapulaire.* — Cette première partie se compose de deux aponévroses principales, dont l'une verticale, beaucoup plus étendue, embrasse tout le moignon de l'épaule, c'est l'*aponévrose deltoïdienne;* l'autre horizontale ferme en bas le creux de l'aisselle.

L'*aponévrose deltoïdienne,* de figure triangulaire, convexe en dehors, concave en dedans, est remarquable par son adhérence assez intime au muscle sous-jacent. Elle présente la minceur, la transparence et la structure cellulo-fibreuse qui distinguent les aponévroses des muscles larges. — Son extrémité inférieure ou son sommet se dédouble pour se continuer par sa couche la plus superficielle avec l'aponévrose brachiale et se fixer par sa couche profonde à l'empreinte deltoïdienne et au tendon du muscle, d'où le relief de celui-ci, dont la forme se dessine assez fidèlement sous la peau, surtout dans l'état de contraction. — Son bord postérieur, en s'unissant à l'aponévrose sous-épineuse, constitue pour le faisceau correspondant du deltoïde une gaîne incomplète. — Son bord antérieur présente un dédoublement dans l'épaisseur duquel se trouve située la veine céphalique.

L'*aponévrose axillaire*, de figure quadrilatère, se continue par son bord antérieur avec celle du grand pectoral, par le postérieur avec celle du grand dorsal, par l'interne avec celle du grand dentelé, par l'externe avec celle du bras, et par sa face supérieure ou convexe avec celle du petit pectoral qui la rattache à la clavicule, d'où la permanence de la forme propre au creux de l'aisselle. Sa face inférieure ou concave est recouverte par une couche de tissu élastique qui l'unit très-solidement à la peau.

Mince et peu résistante, cellulo-fibreuse plutôt que fibreuse, cette aponévrose est fortifiée d'une part par l'épaisse couche de tissu élastique précédemment mentionnée; de l'autre par des fibres antéro-postérieures qu'on observe seulement sur sa moitié externe. Elle présente de nombreux orifices peu apparents par lesquels passent les vaisseaux lymphatiques qui se rendent aux ganglions axillaires.

B. *Portion brachiale.* — L'aponévrose du bras, de forme cylindrique, se continue en haut et en dehors avec l'aponévrose du deltoïde, en arrière avec celle du grand dorsal, en avant avec celle du grand pectoral, en dedans avec celle du creux de l'aisselle.

Inférieurement et en arrière, elle s'attache à l'olécrâne. Par sa partie interne, elle se fixe à l'épitrochlée, et par l'externe à l'épicondyle. En avant et en dedans, elle se continue avec le bord supérieur de l'expansion fibreuse du biceps; en avant et en dehors avec la partie corrrespondante de l'aponévrose antibrachiale.

Sa face externe est recouverte : 1° par les veines céphalique et basilique, et par les nerfs sous-cutanés qui la traversent très-obliquement, et qui semblent logés dans un dédoublement de l'aponévrose; 2° par le feuillet profond du fascia superficialis; 3° par les vaisseaux lymphatiques superficiels et la couche graisseuse dans l'épaisseur de laquelle ils cheminent; 4° et enfin par la peau.

Sa face interne répond aux muscles du bras et aux cloisons intermusculaires interne et externe qui en ont été considérées comme une dépendance, mais bien à tort; car elles en diffèrent très-notablement. L'aponévrose du bras est remarquable en effet par son extrême minceur et sa demi-transparence, par ses fibres transversalement dirigées, pour la plupart très-déliées et clair-semées. Ces cloisons se composent au contraire de solides rubans fibreux, à direction très-obliquement descendante, représentant pour les fibres charnues auxquelles ils donnent attache bien plutôt des tendons d'origine qu'un simple moyen d'engaînement. Toutes deux s'élargissent de haut en bas et affectent la figure d'un long triangle à base inférieure. L'interne s'élève moins haut que l'externe.

La gaîne constituée par l'aponévrose est cependant cloisonnée dans le sens transversal par une lamelle qui en représente réellement une dépendance. Celle-ci, étendue de son côté interne à son côté externe, sépare le biceps du brachial antérieur. De ces deux muscles, le premier occupe donc une loge fibreuse et le second une loge ostéo-fibreuse, formée en arrière par l'humérus, en avant par la cloison transversale de l'aponévrose, en dedans et en dehors par les cloisons intermusculaires; — autour du coraco-brachial on remarque aussi une mince gaîne cellulo-fibreuse qui lui est commune en haut avec la courte portion du biceps.

L'aponévrose brachiale a pour muscles tenseurs le grand dorsal et le grand pectoral, de chacun desquels elle reçoit une large expansion.

III. — **Muscles de l'avant-bras.**

Ces muscles forment cinq régions; une région antérieure et superficielle, une région antérieure et profonde, une région externe, et deux régions postérieures distinguées aussi en superficielle et profonde.

§ 1. — Région antibrachiale antérieure et superficielle.

Elle est composée de quatre muscles, ainsi disposés en procédant de dehors en dedans : le *grand pronateur*, le *grand palmaire*, le *petit palmaire*, et le *cubital antérieur*.

Préparation. — 1° Faire sur la partie antérieure et médiane du membre une incision longitudinale qui s'étendra de la partie moyenne du bras jusqu'au poignet, et qui comprendra à la fois la peau et l'aponévrose; 2° détacher ces deux couches en les renversant en dedans et en dehors; 3° enlever la lame celluleuse qui entoure les muscles et achever d'isoler chacun d'eux, en respectant les cloisons fibreuses qui les unissent à leur extrémité supérieure; 4° après avoir étudié le petit palmaire, diviser le ligament annulaire antérieur du carpe et poursuivre le tendon du grand palmaire jusqu'à son attache inférieure.

I. — **Muscle grand pronateur.**

Le grand rond ou grand pronateur, obliquement situé à la partie antérieure et supérieure de l'avant-bras, est un muscle allongé, plus volumineux et irrégulièrement arrondi supérieurement, aplati d'avant en arrière et tendineux inférieurement.

Insertions, direction. — Ce muscle s'attache, par son extrémité supérieure : 1° à la partie supérieure de la tubérosité interne de l'humérus et à l'extrémité inférieure de la cloison intermusculaire interne du bras; 2° à une cloison fibreuse qui le sépare du grand palmaire et du fléchisseur superficiel des doigts; 3° à la partie correspondante de l'aponévrose antibrachiale; 4° à la partie interne de l'apophyse coronoïde du cubitus par un faisceau accessoire que le nerf médian sépare du faisceau principal; 5° et en partie aussi à la languette aponévrotique par laquelle le fléchisseur superficiel se fixe à l'apophyse précédente. — De ces diverses insertions les fibres charnues se dirigent obliquement en bas et en dehors, puis se terminent sur un tendon aplati qu'elles recouvrent d'abord entièrement, mais qui devient ensuite libre en haut et en avant, et qui se contourne alors autour du radius, pour s'insérer sur la partie moyenne de sa face externe.

Rapports. — Le grand pronateur est recouvert de haut en bas : par l'aponévrose antibrachiale sur laquelle il prend quelques points d'attache, par l'artère radiale, par les veines et le nerf qui l'accompagnent, par le long supinateur et les deux radiaux externes. Il recouvre le fléchisseur superficiel commun des doigts, auquel il se trouve étroitement uni, et le court supinateur. — Son bord externe, situé d'abord au devant du tendon du brachial antérieur, circonscrit avec le bord interne du long supinateur une fossette angulaire à base supérieure qui occupe la partie médiane du pli du coude, et qui a été considérée avec raison comme l'analogue du creux poplité. Dans sa moitié inférieure, le même bord se cache, sous le long supinateur et les deux radiaux qu'il croise à angle aigu. — Son bord interne répond dans sa moitié supérieure au grand palmaire, plus bas au fléchisseur sublime qu'il recouvre, puis au long supinateur sous lequel il s'engage.

Action. — Ce muscle fait tourner le radius autour de son axe, de dehors en dedans; il prend ainsi une très-large part au mouvement de pronation. Lorsque la pronation est aussi complète qu'elle peut l'être, ou lorsque le radius est immobilisé par l'action des supinateurs, il fléchit l'avant-bras sur le bras, et dans quelques cas le bras sur l'avant-bras.

II. — **Muscle grand palmaire.**

Le grand palmaire, ou *radial interne*, *radial antérieur*, est situé à la partie antérieure et moyenne de l'avant-bras, entre le grand pronateur et le petit palmaire. Il s'étend obliquement de la tubérosité interne de l'humérus au deuxième métacarpien. Ce muscle est allongé, aplati d'avant en arrière, plus large et charnu supérieurement, étroit et tendineux inférieurement.

Insertions, direction. — Il s'attache, par son extrémité supérieure : 1° à la partie antérieure et moyenne de la tubérosité interne de l'humérus; 2° à la surface interne d'une pyramide fibreuse de forme quadrangulaire,

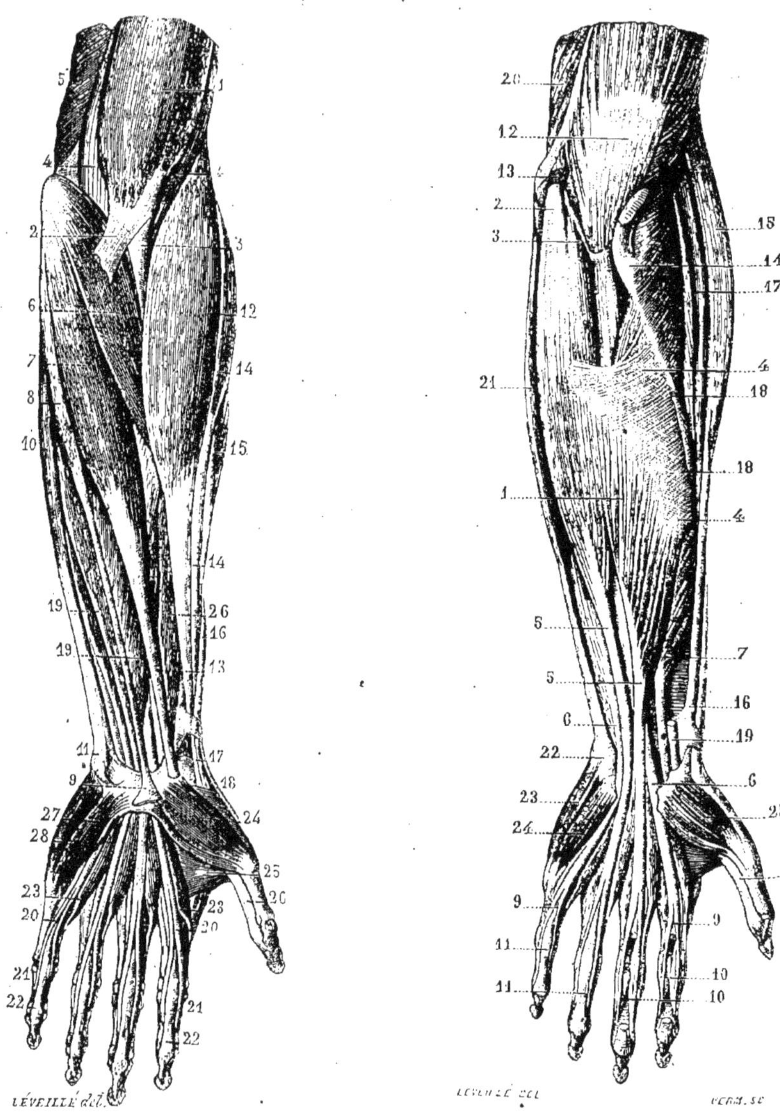

FIG. 298. — *Muscles antérieurs et superficiels de l'avant-bras.*

FIG. 299. — *Muscle fléchisseur superficiel des doigts.*

FIG. 298. — 1. Partie inférieure du biceps brachial. — 2. Expansion fibreuse de ce muscle. — 3. Tendon par lequel il s'attache à la tubérosité bicipitale. — 4, 4. Brachial antérieur. — 5. Portion interne du triceps brachial. — 6. Grand pronateur. — 7. Grand palmaire. — 8. Palmaire grêle. — 9. Extrémité inférieure de ce muscle s'épanouissant pour se continuer avec l'aponévrose palmaire. — 10. Cubital antérieur. — 11. Attache de ce muscle au pisiforme. — 12. Long supinateur. — 13. Attache inférieure de ce muscle. — 14, 14. Premier radial externe. — 15. Second radial externe. — 16. Long abducteur

dont la paroi antérieure est formée par l'aponévrose antibrachiale, la postérieure par une autre aponévrose qui sépare le grand palmaire du fléchisseur sublime, l'externe par une large cloison qui le sépare du grand pronateur, et l'interne par une cloison plus étroite qui le sépare du petit palmaire.

Les fibres charnues émanées du sommet et des parois de cette pyramide forment un faisceau aplati, plus large à sa partie moyenne qu'à ses extrémités. Toutes viennent se terminer autour d'un tendon qui apparaît d'abord sur la face antérieure du muscle, et qui se dirige un peu obliquement de haut en bas et de dedans en dehors. Arrivé au niveau du poignet, ce tendon s'engage dans une coulisse que lui présentent le scaphoïde et le trapèze, devient alors oblique de haut en bas et d'avant en arrière, puis s'insère en s'épanouissant à la partie supérieure et antérieure du deuxième métacarpien, sur une saillie rugueuse et transversale, située à 3 ou 4 millimètres au-dessous de la facette carpienne de l'os ; une expansion se détache du bord interne du tendon pour aller se fixer sur la partie voisine du troisième métacarpien.

Rapports. — La face antérieure ou superficielle du grand pronateur est recouverte par l'aponévrose antibrachiale et la peau, sous laquelle il se dessine dans son état de contraction. — Sa face postérieure ou profonde recouvre le fléchisseur sublime, et plus bas le fléchisseur propre du pouce. — Le bord externe de son tendon longe l'artère radiale située sur un plan un peu plus profond ; pour explorer les pulsations de celle-ci il convient donc de le déprimer avec la pulpe du doigt, dépression qu'on rend facile en rapprochant les deux attaches du muscle, c'est-à-dire en impri-

du pouce. — 17. Tendon par lequel ce muscle s'insère au premier métacarpien. — 18. Tendon du long extenseur du pouce. — 19, 19. Fléchisseur superficiel des doigts. — 20, 20. Tendons de ce muscle se divisant pour laisser passer les tendons du fléchisseur profond. — 21, 21. Attache de ces tendons aux secondes phalanges des quatre derniers doigts. — 22, 22. Attache des tendons du fléchisseur profond aux dernières phalanges. — 23, 23. Lombricaux. — 24. Court abducteur du pouce. — 25. Son attache à la première phalange du pouce. — 26, 26. Long fléchisseur du pouce. — 27. Court fléchisseur du petit doigt. — 28. Abducteur du petit doigt.

Fig. 299. — 1. Fléchisseur superficiel commun des doigts. — 2. Son attache à l'épitrochlée. — 3. Son attache à l'apophyse coronoïde du cubitus. — 4, 4. Aponévrose par laquelle il s'insère au corps du radius. — 5, 5. Ses deux tendons superficiels destinés au médius et à l'annulaire. — 6, 6. Ses deux tendons profonds destinés au petit doigt et à l'index. — 7. Long fléchisseur propre du pouce. — 8. Tendon de ce muscle. — 9, 9. Bifurcation des tendons du fléchisseur commun. — 10, 10. Gouttière que présentent ces tendons. — 11, 11. Tendons du fléchisseur commun profond occupant ces gouttières et les remplissant. — 12. Tendon du brachial antérieur. — 13. Attache des muscles épithrocléens superficiels. — 14. Tendon du biceps brachial. — 15. Long supinateur. — 16. Son attache à la base de l'apophyse styloïde du radius. — 17. Premier radial externe. — 18, 18. Coupe du tendon par lequel le grand pronateur s'insère au corps du radius. — 19. Tendon du grand palmaire. — 20. Triceps brachial. — 21. Cubital antérieur. — 22. Son attache au pisiforme. — 23. Adducteur du petit doigt. — 24. Court fléchisseur du même doigt. — 25. Court adducteur du pouce.

mant à la main un léger mouvement de flexion. — Par sa portion inférieure ou carpienne le tendon répond : en arrière, à la coulisse que lui forment le scaphoïde et le trapèze; en avant, à une gaîne fibreuse qui transforme cette coulisse en canal, c'est-à-dire au ligament annulaire antérieur du carpe, dont cette gaîne est une dépendance. Une membrane synoviale, qui remonte à un centimètre environ au-dessus du poignet, favorise son glissement.

Action. — Ce muscle a pour usage principal de fléchir la main sur l'avant-bras, et pour usages accessoires : 1° de l'entraîner dans la pronation, ainsi que l'a fait remarquer Winslow; 2° de l'incliner sur le bord externe de l'avant-bras; 3° de concourir à la flexion de l'avant-bras sur le bras, comme du reste tous les muscles qui s'insèrent à l'épitrochlée; 4° de participer à la flexion du bras sur l'avant-bras, lorsque le cubitus a été préalablement immobilisé. En un mot, dans les conditions les plus habituelles, il est à la fois fléchisseur, pronateur, et abducteur de la main.

III. — **Muscle petit palmaire ou palmaire grêle.**

Le petit palmaire, dont l'existence n'est pas constante, est situé à la partie antérieure et moyenne de l'avant-bras, entre le grand palmaire et le cubital antérieur. Il s'étend de la tubérosité interne de l'humérus au ligament annulaire antérieur du carpe. Ce muscle est allongé, extrêmement grêle, arrondi et charnu dans son tiers supérieur, aplati et tendineux dans ses deux tiers inférieurs.

Insertions. — Il naît de la surface interne d'un cône fibreux qui s'attache, par son sommet à la partie antérieure et inférieure de la tubérosité interne de l'humérus, et dont les parois sont formées : l'antérieure par l'aponévrose de l'avant-bras, la postérieure très-courte par une cloison qui le sépare du fléchisseur sublime; l'externe très-longue par une cloison qui le sépare du grand palmaire; et l'interne très-longue aussi par une troisième cloison qui le sépare du cubital antérieur.

Les fibres charnues émanées de ce cône forment un petit faisceau fusiforme très-court. A celui-ci succède un long tendon, aplati d'avant en arrière, très-étroit, presque vertical, qui vient se fixer sur la partie moyenne du ligament annulaire antérieur du carpe, en s'élargissant et se continuant par ses fibres profondes avec celui-ci, et par ses fibres superficielles plus nombreuses avec l'aponévrose palmaire.

Rapports. — Ce muscle est recouvert par l'aponévrose antibrachiale; il recouvre le fléchisseur sublime, dont le sépare inférieurement le ligament annulaire antérieur du carpe.

Variétés. — Parmi les muscles de l'avant-bras, le palmaire grêle est un de ceux qui présentent le plus de variétés. Son corps charnu descend quelquefois jusqu'à sa partie moyenne, et même jusqu'au poignet; ou bien un second corps charnu constitue son extrémité inférieure, en sorte qu'il représente alors un muscle digastrique. Il n'est pas extrêmement rare de voir un faisceau long et grêle partir de la moitié inférieure de son tendon pour aller se terminer sur l'aponévrose de l'éminence hypothénar. A ces variétés on pourrait en réunir quelques autres.

Action. — Ce muscle fléchit la main sur l'avant-bras en la portant directement en avant. Il a pour attribution secondaire de tendre le bord supérieur du ligament annulaire, et la partie moyenne de l'aponévrose palmaire.

IV. — **Muscle cubital antérieur.**

Le cubital antérieur est situé à la partie antérieure et interne de l'avant-bras, en dedans du palmaire grêle, en avant et en dedans du cubitus dont il suit la direction. Ce muscle est allongé, aplati, plus large et plus épais supérieurement qu'inférieurement.

Insertions. — Il s'attache en haut : 1° à la partie inférieure de la tubérosité interne de l'humérus par un petit faisceau vertical, étroitement uni au palmaire grêle et au fléchisseur sublime ; 2° au bord interne de l'olécrâne par un faisceau semblable, mais obliquement descendant ; 3° par quelques fibres à une mince arcade fibreuse qui s'étend de l'olécrâne à l'épitrochlée, et sous laquelle passe le nerf cubital ; 4° à une cloison qui l'unit au petit palmaire et au fléchisseur sublime ; 5° enfin aux deux tiers supérieurs du bord postérieur du cubitus, par une large et forte expansion fibreuse qui fait partie de l'aponévrose de l'avant-bras.

Les fibres charnues, émanées de ces divers points, se dirigent en bas : les antérieures verticalement, les postérieures un peu obliquement, pour se terminer sur un tendon qu'elles recouvrent en arrière, mais qui devient libre beaucoup plus tôt en avant. Ce tendon, d'abord large et mince, se rétrécit et s'épaissit inférieurement. Il se fixe à l'os pisiforme en s'épanouissant et l'embrassant dans son épaisseur.

Rapports. — La face antérieure de ce muscle, arrondie et inclinée en dedans, est recouverte par l'aponévrose de l'avant-bras qui lui fournit de nombreuses insertions, et à laquelle, par conséquent, il adhère sur une grande partie de son étendue. — Sa face postérieure, inclinée en dehors, recouvre le fléchisseur sublime, le fléchisseur profond et le carré pronateur ; elle répond en outre sur toute sa longueur à l'artère cubitale, aux deux veines et au nerf qui l'accompagnent.

Action. — Le cubital antérieur imprime à la main un mouvement oblique, en vertu duquel sa face palmaire se porte en avant, et son bord interne en dedans. Il est donc à la fois fléchisseur et adducteur. Lorsqu'il combine son action avec celle du grand palmaire, le mouvement d'adduction est supprimé ; reste le mouvement de flexion qui devient alors plus énergique et qui se fait directement en avant.

§ 2. — Région antibrachiale antérieure et profonde.

Elle comprend aussi quatre muscles disposés sur trois plans différents : le fléchisseur superficiel des doigts, qui forme le premier plan ; le fléchisseur profond, et le long fléchisseur du pouce, qui forment le second ; le petit ou carré pronateur, qui représente le troisième.

Préparation. — 1° Diviser sur leur partie moyenne les muscles rond pronateur, grand et petit palmaires, et rejeter leurs extrémités d'une part en haut et en dedans, de l'autre en bas et en dehors, pour découvrir les trois premiers muscles de la région ; 2° enlever les téguments de la main, depuis l'articulation du poignet jusqu'à l'extrémité des doigts, en conservant le ligament annulaire antérieur du carpe, l'aponévrose palmaire ainsi que les gaînes tendineuses des doigts, et prendre d'abord connaissance de toutes ces parties fibreuses ; 3° Inciser ensuite le ligament annulaire, l'aponévrose, une ou plusieurs des gaînes tendineuses, puis achever de préparer les tendons fléchisseurs et les muscles lombricaux ; 4° après avoir étudié les trois muscles fléchisseurs de cette région, les diviser sur la partie moyenne de l'avant-bras ; en rejetanf vers la paume de la main leur extrémité inférieure, on mettra en évidence le carré pronateur.

I. — **Muscle fléchisseur superficiel des doigts.**

Le fléchisseur superficiel des doigts, *fléchisseur sublime*, *fléchisseur perforé*, est situé à la partie antérieure et moyenne de l'avant-bras, immédiatement au-dessous des muscles de la couche superficielle. Il s'étend de la tubérosité interne de l'humérus à la seconde phalange des quatre derniers doigts. Ce muscle est allongé, aplati d'avant en arrière, simple en haut, divisé en bas en quatre portions (fig. 300).

Insertions. — Il s'attache supérieurement : 1° à la partie inférieure de la tubérosité interne de l'humérus ; 2° au ligament latéral interne de l'articulation du coude ; 3° à la partie inférieure de l'apophyse coronoïde du cubitus, en dedans du tendon du brachial antérieur par un petit tendon de 3 centimètres de longueur ; 4° à la partie moyenne du bord antérieur du radius par une mince aponévrose ; 5° à des cloisons fibreuses qui le séparent du rond pronateur, du grand et du petit palmaires.

Le faisceau charnu, né de ces différents points, est d'abord très-étroit. Mais au-dessous de la tubérosité bicipitale on le voit s'élargir assez brusquement en décrivant une arcade à concavité supérieure sous laquelle passe l'artère cubitale ; il s'aplatit alors d'avant en arrière, descend verticalement en augmentant peu à peu d'épaisseur, et se divise vers la partie moyenne de l'avant-bras en quatre portions de volume inégal qui se disposent sur deux plans. — Le plan antérieur, plus large, est formé par les portions qui se rendent au médius et à l'annulaire ; le second plan par celles qui se portent vers l'index et le petit doigt. Sur la partie postérieure du second plan, on remarque deux ou plusieurs bandelettes tendineuses qui entrecoupent le corps charnu et qui transforment chacune des portions dont il se compose en un petit muscle digastrique.

Des quatre portions du fléchissseur superficiel, celle du médius est la plus considérable; celles de l'annulaire et de l'index sont moins larges et moins épaisses; celle du petit doigt est la plus grêle. A chacune d'elles succède un tendon proportionné à leur volume, que les fibres charnues entourent d'abord complétement, et qu'elles recouvrent ensuite d'un seul côté en l'accompagnant jusqu'au voisinage du ligament annulaire antérieur du carpe.

Les quatre tendons, reliés entre eux et aux tendons voisins par une membrane synoviale qui sera décrite plus loin, passent sous le ligament, s'écartent dans la paume de la main, puis s'engagent sous la gaîne fibreuse des doigts avec le tendon correspondant du fléchisseur profond. Au niveau des premières phalanges, on les voit se diviser en deux bandelettes, dont les bords juxtaposés s'éloignent, tandis que les plus éloignés se rapprochent pour s'unir à l'aide de petites languettes qui passent de l'un à l'autre en s'entrecroisant. De cette disposition résulte : 1° une gouttière à concavité postérieure qui embrasse la face antérieure du tendon profond; 2° un orifice ou plutôt un canal qui livre passage à ce tendon; 3° une seconde gouttière à concavité antérieure qui embrasse la face postérieure de celui-ci. Après s'être ainsi réunies au devant de l'articulation des premières avec les secondes phalanges, les deux bandelettes se séparent définitivement, et vont se fixer sur les bords de la seconde phalange des quatre derniers doigts. Une empreinte rugueuse, linéaire et verticale, située sur la partie moyenne de ces bords correspond à leur insertion, dont l'étendue est de 8 à 10 millimètres (fig. 301).

Rapports. — La face antérieure du fléchisseur sublime est recouverte : à l'avant-bras, par le grand pronateur, le grand et le petit palmaires, le cubital antérieur et l'aponévrose palmaire; au poignet par le ligament annulaire antérieur du carpe; dans la paume de la main, par l'aponévrose palmaire et l'arcade palmaire superficielle qui croise ses tendons à angle droit; au devant des premières phalanges, par la gaîne des doigts; au devant des secondes, par les tendons du fléchisseur profond. — Sa face postérieure recouvre : à l'avant-bras, le ligament latéral interne de l'articulation du coude, le fléchisseur profond des doigts et le fléchisseur propre du pouce; au poignet et dans la paume de la main les muscles lombricaux et les tendons du fléchisseur profond; au devant des premières phalanges, ces mêmes tendons qui sont reçus alors dans la gouttière supérieure des tendons du fléchisseur superficiel.

Action. — Ce muscle fléchit les secondes phalanges sur les premières, et les premières sur les métacarpiens. Après cette double flexion, il peut fléchir encore la main sur l'avant-bras, mais avec moins d'énergie, son raccourcissement étant déjà considérable.

II. — Muscle fléchisseur profond des doigts.

Le fléchisseur profond ou perforant est situé à la partie antérieure et moyenne de l'avant-bras, au-dessous du fléchisseur sublime. Il constitue, avec le fléchisseur propre du pouce, la troisième couche des muscles

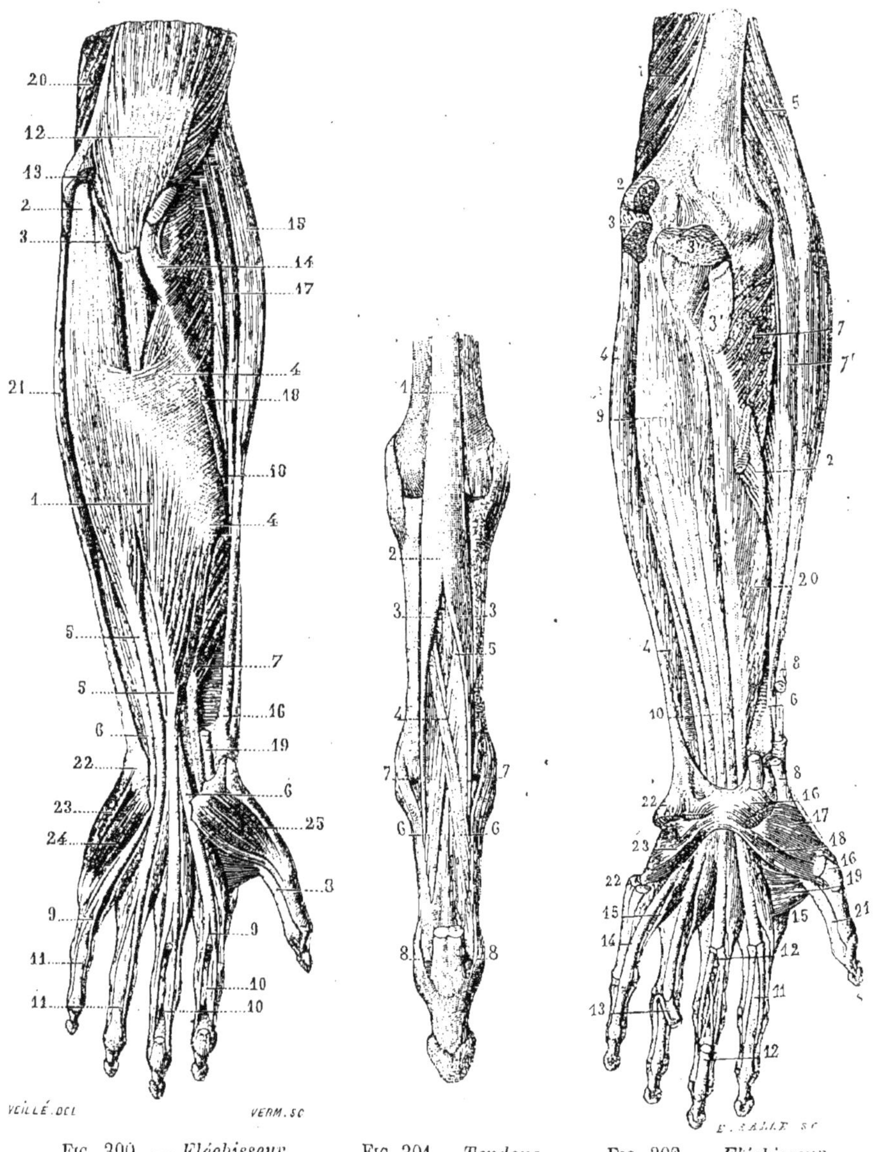

FIG. 300. — *Fléchisseur superficiel des doigts.*

FIG. 301. — *Tendons fléchisseurs des doigts.*

FIG. 302. — *Fléchisseur profond des doigts.*

FIG. 300. — 1. Fléchisseur superficiel commun des doigts. — 2. Son attache à l'épitrochlée. — 3. Son attache à l'apophyse coronoïde du cubitus. — 4, 4. Aponévrose par

antérieurs de l'avant bras. Ce muscle est allongé, aplati d'avant en arrière, simple et charnu supérieurement, divisé inférieurement en quatre portions qui se terminent chacune par un long tendon.

Insertions. — Il s'attache en haut : 1° à l'apophyse coronoïde ; 2° aux trois quarts supérieurs des faces interne et antérieure du cubitus ; 3° aux deux tiers internes du ligament interosseux ; 4° par un petit groupe de fibres au radius, en dedans et au-dessous de la tubérosité bicipitale ; 5° à toute cette partie de l'aponévrose antibrachiale qui s'étend du cubital antérieur au cubitus.

Le corps charnu, né de ces diverses insertions, se porte verticalement en bas. Il est aplati d'avant en arrière, d'abord assez mince, mais s'épaissit en descendant et acquiert un volume très-supérieur à celui du fléchisseur superficiel. Il diminue ensuite de largeur et d'épaisseur ; puis se partage en quatre portions inégales, sur la partie antérieure desquelles apparaît bientôt un tendon que les fibres musculaires recouvrent en arrière

laquelle il s'insère au corps du radius. — 5, 5. Ses deux tendons superficiels destinés au médius et à l'annulaire. — 6, 6. Ses deux tendons profonds destinés au petit doigt et à l'index. — 7. Long fléchisseur propre du pouce. — 8. Tendon de ce muscle. — 9, 9. Bifurcation des tendons du fléchisseur commun. — 10, 10. Gouttière que présentent ces tendons. — 11, 11. Tendons du fléchisseur commun profond occupant ces gouttières et les remplissant. — 12. Tendon du brachial antérieur. — 13. Attache des muscles épithrocléens superficiels. — 14. Tendon du biceps brachial. — 15. Long supinateur. — 16. Son attache à la base de l'apophyse styloïde du radius. — 17. Premier radial externe. — 18, 18. Coude du tendon par lequel le muscle grand pronateur s'insère au corps du radius. — 19. Tendon du grand palmaire. — 20. Portion interne du triceps brachial. — 21. Muscle cubital antérieur. — 22. Attache de son tendon au pisiforme. — 23. Muscle adducteur du petit doigt. — 24. Court fléchisseur du même doigt. — 25. Muscle abducteur du pouce.

Fig. 301. — 1. Tendon du fléchisseur superficiel commun des doigts. — 2. Bifurcation de ce tendon. — 3, 3. Les deux bandelettes résultant de cette bifurcation s'écartent, puis se rapprochent, s'unissent et circonscrivent ainsi un orifice dans lequel passe le tendon correspondant du fléchisseur profond. — 4. Réunion et entrecroisement de ces deux bandelettes. — 5. Orifice qu'elles circonscrivent. — 6, 6. Leur attache sur les parties latérales des secondes phalanges. — 7, 7. Ligaments qui unissent les premières aux secondes phalanges. — 8, 8. Ligaments qui unissent les secondes aux troisièmes.

Fig. 302. — 1. Partie inférieure du triceps brachial. — 2, 2. Attache du grand pronateur. — 3. Attache des muscles grand palmaire, palmaire grêle et fléchisseur superficiel des doigts. — 3'. Tendon du biceps. — 3''. Tendon du brachial antérieur. — 4, 4. Cubital antérieur. — 5. Long supinateur. — 6. Son attache inférieure. — 7. Court supinateur. — 7'. Premier radial externe. — 8, 8. Tendon du long abducteur du pouce qui a été en partie excisé pour laisser voir l'attache du long supinateur. — 9. Fléchisseur profond des doigts. — 10. Ses quatre tendons. — 11. Tendon profond de l'index. — 12, 12. Tendon profond du médius qui a été en partie excisé pour laisser voir la gouttière à concavité antérieure qui lui présente le tendon correspondant du fléchisseur superficiel. — 13. Tendon superficiel de l'annulaire renversé en bas pour montrer sa gouttière à concavité postérieure. — 14. Tendon profond du petit doigt. — 15, 15. Lombricaux. — 16, 16. Attaches du court abducteur du pouce. — 17. Opposant du pouce. — 18. Court fléchisseur du pouce. — 19. Adducteur du pouce. — 20. Long fléchisseur du pouce. — 21. Tendon de ce muscle. — 22, 22. Attaches du court fléchisseur et de l'abducteur du petit doigt. — 23. Opposant du petit doigt.

jusqu'au voisinage du ligament annulaire du carpe. — Les quatre tendons juxtaposés s'engagent sous ce ligament, descendent dans la paume de la main, pénètrent ensuite dans le canal que complètent les gaînes digitales, et traversent les tendons du fléchisseur sublime pour aller s'insérer sur la partie supérieure et antérieure de la dernière phalange des quatre derniers doigts. On remarque sur leur face antérieure un sillon longitudinal très-superficiel qui peut être considéré comme un vestige de dédoublement.

Rapports. — Ils diffèrent pour chacune des trois parties du muscle. — Sur l'avant-bras, depuis son origine jusqu'au ligament annulaire, le fléchisseur profond est recouvert par le fléchisseur sublime. Il recouvre le cubitus, le ligament interosseux et le carré pronateur. Le long fléchisseur propre du pouce longe son bord externe, et le cubital antérieur son bord interne.

Au poignet, ses tendons répondent, en avant, à ceux du fléchisseur superficiel; en arrière, aux articulations carpiennes et radio-carpienne.

Dans la paume de la main, ces mêmes tendons sont en rapport : antérieurement, avec ceux du fléchisseur sublime et les muscles lombricaux auxquels ils donnent attache; en arrière, avec l'arcade palmaire profonde, les muscles interosseux, et l'adducteur du pouce. — Sur les doigts, ils sont situés d'abord entre la première phalange et la gouttière à concavité postérieure des tendons du fléchisseur sublime. Après avoir traversé ceux-ci, ils sont reçus dans leur gouttière à concavité antérieure, et deviennent alors sous-jacents à la gaîne fibreuse des doigts. L'extrémité terminale des tendons du fléchisseur profond est recouverte par la couche graisseuse de la pulpe des doigts; elle recouvre l'articulation des secondes avec les troisièmes phalanges qu'elle complète et consolide.

Action. — Le fléchisseur profond fléchit les troisièmes phalanges sur les secondes, les secondes sur les premières, et celles-ci sur les métacarpiens. Il peut aussi fléchir la main sur l'avant-bras. Lorsque les phalanges sont immobilisées, ce muscle fléchit l'avant-bras sur la main.

III. — **Muscle long fléchisseur propre du pouce.**

Le long fléchisseur propre du pouce est situé à la partie antérieure et externe de l'avant-bras, en dehors du fléchisseur profond des doigts et sur le même plan que celui-ci. Ce muscle, étendu de la face antérieure du radius à la seconde phalange du pouce, est allongé, aplati, charnu supérieurement, tendineux inférieurement (fig. 302).

Insertions. — Il s'attache en haut : 1° aux trois quarts supérieurs de la face antérieure du radius; 2° à la partie correspondante du ligament interosseux; 3° et quelquefois au côté interne de l'apophyse coronoïde par une languette très-grêle.

Le faisceau charnu parti de ces divers points est d'abord étroit et

mince. Il descend verticalement en s'élargissant et s'épaississant, se rétrécit ensuite et se termine autour d'un tendon qui remonte très-haut sur sa partie antérieure, mais que les fibres musculaires accompagnent en arrière jusqu'au voisinage du poignet. Arrivé sur les limites de la main, ce tendon passe sous le ligament annulaire antérieur du carpe, se réfléchit ensuite pour se porter en bas et en dehors, en se logeant dans la gouttière que lui présentent les deux portions du court fléchisseur du pouce, puis s'engage sous la gaîne fibreuse de la première phalange du pouce, pour aller se fixer à la partie supérieure et antérieure de la seconde.

Rapports. — Le long fléchisseur du pouce est recouvert par le fléchisseur sublime, le grand palmaire, le long supinateur et l'artère radiale. — Il recouvre le radius, la partie voisine du ligament interosseux, et le carré pronateur. — Son bord externe, très-mince, repose sur le bord antérieur du radius. Son bord interne, très-épais, répond au fléchisseur profond des doigts.

Action. — Ce muscle fléchit la seconde phalange du pouce sur la première, et la première sur le métacarpien correspondant. Mais il ne prend qu'une faible part à ce second mouvement de flexion. La plupart des anatomistes avaient pensé aussi qu'il fléchit le premier métacarpien, et qu'il était par conséquent un des principaux agents du mouvement d'opposition du pouce; les recherches de M. Duchenne (de Boulogne) nous ont appris que son influence sur cet os est complétement nulle.

IV. — **Muscle carré pronateur.**

Le carré ou petit pronateur occupe la partie antérieure et inférieure de l'avant-bras. Il est aplati d'avant en arrière, assez épais, de figure régulièrement quadrilatère.

Insertions. — Ce muscle s'attache, en dedans : 1° au quart inférieur du bord interne du cubitus par des languettes aponévrotiques d'une longueur très-variable suivant les individus, et quelquefois par une aponévrose plus large en bas qu'en haut; 2° au quart inférieur de la face antérieure de cet os par des fibres charnues. Nées de cette double origine, les fibres musculaires, d'autant plus longues qu'elles sont plus superficielles, se dirigent en dehors et un peu en haut, pour aller se fixer sur le quart inférieur de la face antérieure du radius qu'elles recouvrent dans toute sa largeur.

Le carré pronatenr est quelquefois formé de deux portions triangulaires très-distinctes : l'une antérieure plus large qui naît du cubitus par une aponévrose, et qui va s'attacher au radius par des fibres charnues; l'autre postérieure et inférieure plus petite s'insérant au cubitus par des fibres charnues et au radius par une petite aponévrose de couleur nacrée et resplendissante.

Rapports. — Le petit pronateur est recouvert par le fléchisseur profond, le long fléchisseur du pouce et le cubital antérieur. Il recouvre, par sa partie moyenne, le ligament interossseux ; par ses extrémités, les deux os de l'avant-bras.

Action. — Ce muscle est un des principaux agents du mouvement de pronation. La part active qu'il prend à ce mouvement s'explique suffisamment par sa direction perpendiculaire à l'axe du radius et par la multiplicité des fibres qui le composent.

V. — Annexes des tendons fléchisseurs des doigts.

Ces annexes comprennent : le ligament annulaire antérieur du carpe, les gaînes fibreuses des doigts, et plusieurs gaînes synoviales.

Elles sont donc de deux ordres : les unes, de même nature que les tendons, constituent pour ceux-ci des moyens de contention et des poulies de renvoi ; les autres, de nature séreuse, représentent des moyens de glissement.

A. — Ligament annulaire antérieur du carpe

En s'attachant, par ses extrémités, aux deux bords de la gouttière qu'on remarque sur la face antérieure du carpe, ce ligament la convertit en un canal de forme cylindroïde, un peu aplati d'avant en arrière, dont la hauteur est de 3 centimètres, le diamètre transversal de 2 centimètres et demi, et l'antéro-postérieur de 2 centimètres seulement.

Le ligament annulaire, qui en forme la paroi antérieure, se présente sous la figure d'un plan quadrilatère, vertical et transversal. — Son extrémité interne s'insère au pisiforme et à l'os crochu. — Son extrémité externe se fixe : 1° par une lame superficielle à la saillie du trapèze et à la tubérosité du scaphoïde, en dehors du tendon du grand palmaire ; 2° par une lame profonde, dirigée d'avant en arrière, sur la face antérieure du second de ces os et sur le trapézoïde, en dedans du même tendon. Celui-ci se trouve donc logé dans un dédoublement du ligament ; le canal qu'il parcourt est entièrement formé par ce dédoublement dans sa moitié supérieure ; il est en partie osseux, en partie fibreux dans sa moitié inférieure.

La face antérieure du ligament annulaire est plane. Elle répond : par sa partie moyenne, au tendon du petit palmaire, qui lui adhère par ses fibres profondes ; en dehors, aux muscles de l'éminence thénar qui s'y attachent : en dedans, aux muscles de l'éminence hypothénar auxquels elle fournit aussi des insertions. — Sa face postérieure est concave dans le sens transversal, lisse et unie. — Son bord supérieur se continue avec l'aponévrose de l'avant-bras, et l'inférieur avec l'aponévrose palmaire.

Ce ligament, extrêmement fort et résistant, résulte de la superposition et de l'union de trois plans de fibres. — Le plan superficiel est formé par le tendon du palmaire grêle qui s'épanouit pour se continuer avec l'aponévrose palmaire. Cependant il n'en fait réellement partie que par les fibres moyennes; car en dehors il en est séparé par les muscles de l'éminence thénar, et en dedans par ceux de l'éminence hypothénar. — Le second plan, ou plan moyen, est constitué par les fibres tendineuses des muscles appartenant à ces deux éminences ; il se compose de faisceaux diversement inclinés, qui se croisent à angle aigu. — Le troisième plan, ou plan profond, tire son origine des deux bords de la gouttière carpienne ; il ne comprend dans sa composition que des fibres transversalement dirigées. Ce dernier plan est le plus dense et le plus épais : c'est lui qui constitue en réalité le ligament.

En complétant le canal dans lequel glissent les tendons fléchisseurs des doigts, ce ligament contribue à les maintenir dans leur situation et leur direction. Lorsque la main est fléchie sur l'avant-bras, il devient pour ceux-ci une poulie de renvoi ; lorsqu'elle est portée dans l'extension, c'est le carpe qui fait l'office de poulie ; dans l'état d'adduction ou d'abduction, ce rôle appartient aux parois interne et externe du canal ostéo-fibreux.

B. — Gaînes tendineuses des doigts.

Arrivés au niveau des articulations métacarpo-phalangiennes, les tendons fléchisseurs pénètrent dans la gouttière que leur présentent les premières et les secondes phalanges, et de même qu'ils sont maintenus dans la gouttière du carpe par le ligament annulaire, de même ils sont fixés sur les coulisses digitales par des gaînes demi-cylindriques qui transforment ces coulisses en canaux.

Les gaînes digitales s'étendent depuis les articulations métacarpo-phalangiennes jusqu'à la partie inférieure des secondes phalanges. — Leur face antérieure convexe est recouverte par les vaisseaux et nerfs collatéraux des doigts et par la couche adipeuse sous-cutanée. — Leur face postérieure, concave et lisse, s'applique en haut sur les tendons du fléchisseur sublime ; plus bas, sur les tendons du fléchisseur profond. — Leurs bords s'insèrent sur les crêtes rugueuses qui limitent en dedans et en dehors les gouttières des premières et secondes phalanges, et dans l'intervalle de ces crêtes sur les ligaments des articulations phalangiennes.

Ces gaînes se composent de faisceaux fibreux bien différents, suivant qu'ils répondent aux corps ou aux extrémités des phalanges. — Sur le corps, ceux-ci décrivent une courbe demi-circulaire, transversale ; ils constituent une lame épaisse et opaque, très-dense et très-solide. — Sur les extrémités, les faisceaux fibreux, beaucoup plus minces, affectent en général une direction oblique ; ils se croisent en sautoir. Les gaînes digitales sont donc alternativement très-résistantes et très-faibles : très-résistantes dans les intervalles qui séparent les articulations phalangiennes, très-faibles au devant de celles-ci.

Les usages de ces gaînes se rattachent aussi à la contention des tendons auxquels elles servent de poulies de renvoi pendant la flexion des phalanges.

C. — Synoviales des tendons fléchisseurs.

Cinq gaînes synoviales sont annexées à la portion palmaire des tendons fléchisseurs. La première s'étend de la phalangette du pouce à la partie externe de l'anneau carpien; la seconde de la phalangette du petit doigt à la partie interne du même anneau au niveau duquel elle s'adosse à la précédente. Les autres appartiennent aux trois doigts moyens et ne remontent pas au delà de la tête des métacarpiens.

Il existe, en un mot, deux synoviales carpo-phalangiennes qui offrent une disposition très-différente, et trois synoviales phalangiennes affectant, au contraire, une disposition semblable.

1° *Synoviale carpo-phalangienne externe.*

Elle remonte à un centimètre au-dessus du ligament annulaire antérieur, et se termine à l'union de la première avec la seconde phalange du pouce. Sa longueur moyenne est de 11 centimètres. Cette synoviale atteint sa plus grande capacité au niveau de l'anneau carpien. On peut lui considérer une partie viscérale et une partie pariétale.

La *portion viscérale* entoure le tendon du long fléchisseur du pouce auquel la synoviale externe est spécialement destinée, tendon qu'elle rattache à l'anneau carpien par une sorte de pédicule ou de mésentère s'étendant à toute sa longueur, ou bien à une partie seulement de celle-ci.

La *portion pariétale* adhère par sa face externe aux parties environnantes; pour l'étude de ses rapports il convient de lui considérer quatre parois.

La paroi antérieure très-étroite répond : au-dessus de l'anneau carpien, à l'aponévrose de l'avant-bras, dans l'intervalle compris entre les tendons du grand et du petit palmaires; au niveau de l'anneau, au ligament annulaire du carpe qu'elle tapisse de son bord externe au nerf médian; dans la paume de la main, à l'opposant et au court fléchisseur du pouce.

La paroi postérieure est en rapport : en haut, avec l'articulation radio-carpienne; plus bas avec le scaphoïde, le trapèze et le trapézoïde; inférieurement, avec le muscle adducteur du pouce.

La paroi externe est contiguë au-dessus de l'anneau à un peloton adipeux très-épais qui la sépare de l'artère radiale; au niveau de l'anneau, elle adhère au conduit dans lequel glisse le tendon du grand palmaire, et plus bas au court fléchisseur du pouce.

La paroi interne, s'applique, dans l'anneau carpien, à la synoviale carpo-phalangienne interne, soit en avant, soit en arrière; de là deux cloisons carpiennes, l'une et l'autre verticales.

La cloison antérieure, dont l'existence n'est pas constante, s'étend du ligament antérieur du carpe au nerf médian.

La cloison postérieure, plus large et plus importante, se porte du faisceau du tendon fléchisseur à l'interligne articulaire qui sépare le grand os du scaphoïde et du trapézoïde. On la voit très-bien lorsqu'après avoir transversalement divisé tous les tendons au-dessus du poignet, on les soulève en les reportant vers la paume de la main. C'est par cette cloison qu'arrivent les vaisseaux et les nerfs destinés à la masse des tendons. La cloison antérieure n'est remarquable que par la présence dans son épaisseur du nerf médian. Lorsqu'elle n'existe pas, c'est-à-dire lorsque les deux synoviales en avant n'arrivent pas jusqu'au contact, le tronc nerveux reste libre au devant des tendons, et se trouve alors en rapport immédiat avec le ligament annulaire.

Au-dessus et au-dessous de ce ligament, la synoviale externe présente un repli semi-lunaire transversal comparable par sa forme aux replis valvulaires, mais différant de ceux-ci par la facilité avec laquelle ils peuvent se dédoubler. Ces replis ont pour usage de favoriser l'allongement de la séreuse, et de prévenir les tiraillements auxquels pouvait l'exposer le jeu des muscles et l'extension forcée du pouce.

2° *Synoviale carpo-phalangienne interne.*

Cette seconde synoviale commence au devant de la tête du cubitus, s'engage dans l'anneau carpien, tapisse ses deux tiers internes, en embrassant le faisceau des tendons fléchisseurs, et en s'appliquant en dehors, à la synoviale externe, descend ensuite dans la paume de la main, puis dans le canal ostéo-fibreux du petit doigt.

Sa longueur, plus grande que celle de la synoviale externe, est de 13 à 14 centimètres. Distendue à l'aide de l'insufflation, on remarque qu'elle offre une capacité plus considérable aussi.

Sa partie antérieure est recouverte : 1° au-dessus du ligament annulaire, qu'elle ne dépasse que de 6 à 8 millimètres, par l'aponévrose antibrachiale, dans l'intervalle compris entre les tendons du petit palmaire et du cubital antérieur; 2° au niveau du ligament par les deux tiers internes de celui-ci, dont on peut facilement la détacher; 3° au-dessous de l'anneau carpien, par l'aponévrose palmaire.

Sa partie postérieure revêt l'articulation radio-carpienne, les deux tiers internes de la face correspondante de l'anneau carpien, les articulations carpo-métacarpiennes du médius et de l'annulaire, la partie interne de l'adducteur du pouce et les deux derniers interosseux palmaires.

Sa partie interne répond : au-dessus de l'anneau carpien, à une masse adipeuse qui sépare le cubital antérieur de la tête du cubitus ; dans l'anneau, au pisiforme et à la saillie de l'os crochu; au-dessous de l'anneau, à l'opposant du petit doigt.

Sa partie externe est celle qui affecte les rapports les plus complexes et les plus importants. Considérée dans son ensemble et au niveau de l'anneau carpien, elle représente une sorte de gouttière verticale qui embrasse, dans sa concavité, tout le faisceau des tendons fléchisseurs, et qui répond par ses bords aux deux cloisons précédemment décrites. Suivie dans son trajet transversal, cette gouttière principale se décompose en deux gouttières plus petites : l'une antérieure, comprenant dans sa concavité dirigée aussi en dehors les tendons que le fléchisseur superficiel donne à l'auriculaire, à l'annulaire et au médius; l'autre postérieure à concavité externe également dans laquelle se trouvent renfermés les tendons correspondants de la couche profonde. Au devant de la gouttière qui contient les tendons superficiels, la paroi interne passe sur le nerf médian et s'applique à la synoviale externe pour former la cloison antérieure, lorsqu'elle existe. En arrière de la gouttière entourant les tendons profonds, elle se réfléchit et s'applique de même à la synoviale externe pour constituer la cloison postérieure.

L'extrémité supérieure de la synoviale interne est pourvue d'un repli semi-lunaire, analogue à celui que présente la synoviale externe au devant de l'articulation radio-carpienne. Sur son extrémité inférieure, on remarque un repli semblable, mais beaucoup plus étendu.

Variétés. — Les synoviales carpo-phalangiennes présentent quelques variétés qui méritent d'être mentionnées. La synoviale externe paraît se prolonger à peu près constamment jusqu'à la phalangette du pouce. Mais la synoviale interne s'arrête souvent au devant du cinquième métacarpien; il existe alors pour le petit doigt une synoviale indépendante. Chez certains individus, les deux synoviales communiquent entr'elles,

Dans l'anneau carpien, on voit quelquefois à ces deux synoviales s'en adjoindre une troisième située à la partie postérieure du faisceau tendineux, entre les précédentes. Cette troisième synoviale, ou *synoviale médiane postérieure*, revêt en avant le tendon profond du doigt indicateur, qu'elle peut même entourer d'une manière complète. Lorsqu'on soulève le faisceau tendineux en le reportant en avant, on observe alors sur sa partie postérieure trois cavités séparées par deux cloisons verticales. La cavité médiane varie, du reste, dans ses dimensions transversales.

Il est beaucoup plus rare de rencontrer, à la partie antérieure du faisceau tendineux, une *synoviale médiane antérieure* qui sépare le nerf médian du tendon superficiel de l'index, et qui est spécialement destinée à ce tendon, de même que la synoviale médiane postérieure est spécialement destinée au tendon profond du même doigt.

Mode de préparation. — Pour étudier les synoviales carpo-phalangiennes, on peut les insuffler préalablement, ainsi que le conseillent MM. Malhieurat-Lagemard et Gosselin. Mais cette insufflation n'offre qu'une médiocre utilité; car, en définitive, on ne saurait en prendre une notion complète sans les ouvrir. Il est donc préférable de les inciser sur une sonde cannelée. Dans ce but, on procédera de la manière suivante : enlevez d'abord les muscles qui recouvrent le ligament annulaire antérieur du carpe, ainsi que l'aponévrose palmaire; divisez ensuite ce ligament, d'une part en dehors en rasant la saillie du trapèze, de l'autre en dedans en rasant le pisiforme et l'os crochu; puis abattez, par un trait de scie, tout le bord interne de la gouttière carpienne; vous pourrez alors facilement soulever le faisceau des tendons fléchisseurs, et observer les deux synoviales du poignet, les cloisons qu'elles forment par leur adossement en avant et en arrière, leurs replis, leurs connexions, et tous les détails qui se rattachent à leur étude. — Les mains de femme et d'enfant sont les plus avantageuses pour cette étude. Les mains calleuses, à muscles puissants, sont beaucoup moins favorables, les synoviales, par suite des frottements énergiques et répétés qu'elles ont eu à subir, n'offrant plus dans toute sa pureté leur type primitif de conformation. Pour constater la continuité des synoviales du poignet avec celles du pouce et du petit doigt, il suffira de prolonger les deux incisions

Historique des synoviales carpo-phalangiennes. — Jusqu'en 1837, ces synoviales ont été peu étudiées. Presque tous les auteurs s'accordaient pour admettre dans l'anneau carpien, autour des tendons fléchisseurs, une seule synoviale, entourant ceux-ci de ses plis et replis. A cette époque parurent les recherches de M. Leguey, exposées dans sa dissertation inaugurale (1); deux ans plus tard, celles de M. Malhieurat-Lagemard, publiées dans la *Gazette médicale* (2); puis, en 1850, celles de M. Gosselin, communiquées à l'Académie de médecine (3).

Le travail de M. Leguey est sans contredit le plus complet. A cet auteur appartient le mérite d'avoir, le premier, nettement signalé, démontré et décrit les deux synoviales du poignet. Le premier aussi, il a bien constaté le prolongement de la synoviale externe jusqu'à la phalangette du pouce, et celui de la synoviale interne jusqu'à la phalangette du petit doigt. Cet auteur a mentionné, en outre, la synoviale médiane antérieure. Mais il a eu le tort de nier l'existence d'une synoviale médiane postérieure qu'il a vue cependant; seulement il la considère comme un simple intervalle résultant du dédoublement de la cloison postérieure.

M. Malhieurat-Lagemard affirme de nouveau l'existence d'une synoviale unique, se prolongeant, en dehors, dans la gaîne tendinéuse du pouce, et en dedans dans celle de l'auriculaire. C'est lui qui a, le premier, conseillé

(1) Leguey, *Rech. sur les synoviales des tendons fléchisseurs des doigts*, thèse 1837.
(2) Malhieurat-Lagemard, *Anat. descriptive des synoviales de la main.* (*Gaz. méd.*, 1839, p. 276.)
(3) Gosselin, *Rech. sur les kystes synoviaux de la main et du poignet.* (*Mém. de l'Acad. de méd.*, 1850, t. XVI, p. 367.)

l'insufflation. Son mémoire très-court et très-incomplet n'ajoute rien aux faits connus, et tend à nous ramener à l'erreur ancienne si bien réfutée par l'observateur précédent.

M. Gosselin a constaté l'existence des deux synoviales normales et des deux synoviales exceptionnelles, dont il a donné une bonne description. Cet auteur a reconnu aussi et a pris soin de réfuter l'erreur dans laquelle était tombé M. Leguey, en niant d'une manière absolue la synoviale médiane postérieure.

3° *Synoviales de l'index, du médius et de l'annulaire.*

Sur les doigts, la disposition de la synoviale qui entoure les tendons fléchisseurs est des plus simples. Son feuillet viscéral s'identifie avec les deux tendons. Son feuillet pariétal revêt : d'une part, la gaîne tendineuse à laquelle il adhère par les liens les plus intimes; de l'autre la face antérieure des phalanges, et celle des articulations phalangiennes et métacarpo-phalangiennes. Les trois synoviales indépendantes remontent un peu au-dessus de la tête des métacarpiens sans s'élever assez cependant pour s'adosser au cul-de-sac inférieur des synoviales du poignet.

Le feuillet pariétal est uni au feuillet viscéral : 1° par des replis longitudinaux, de très-petites dimensions et de forme variée; 2° par un repli semi-lunaire qui embrasse les deux tendons fléchisseurs au moment où ils entrent dans la gaîne ostéo-fibreuse des doigts.

Les replis longitudinaux se divisent en inférieurs destinés au tendon perforant, et supérieurs destinés au tendon perforé.

Les replis longitudinaux inférieurs sont au nombre de deux, à peu près constamment et souvent au nombre de trois. Ils s'étendent de la partie médiane de la seconde phalange à la partie médiane et postérieure du tendon perforant, et sont disposés en série linéaire de bas en haut. — Le plus inférieur est toujours le plus considérable. Il affecte la figure d'un petit triangle à base supérieure concave, répondant : par son sommet, à la dernière phalange; par son bord postérieur, à la moitié ou aux deux tiers inférieurs de la seconde, et par l'antérieur au tendon. Ce repli est formé de deux lames, entre lesquelles cheminent des artères, des veinules et des divisions nerveuses. — Au-dessus de ce repli, on voit une cordelette très-obliquement descendante, qui s'étend de l'angle de séparation des deux bandelettes du tendon perforé à la partie postérieure du tendon perforant. —Dans l'intervalle compris entre les deux replis qui précèdent, il en existe souvent un troisième, extrêmement délié, filiforme, se portant de la partie supérieure de la seconde phalange au tendon profond. Ces deux ou trois replis peuvent être considérés comme autant de divisions ou segments d'un petit mésentère dans lequel cheminent les vaisseaux et les nerfs destinés au tendon profond.

Les replis longitudinaux supérieurs sont généralement au nombre de trois : un médian, deux latéraux. — Le médian s'étend du tiers inférieur de la première phalange à l'entrecroisement des deux bandelettes du tendon superficiel. Sa figure diffère suivant que la seconde phalange est étendue ou fléchie sur la première. Lorsqu'elle est étendue, il représente aussi un petit triangle à base supérieure concave; attaché, par son bord postérieur, à la première phalange; par l'antérieur, à l'entrecroisement des deux bandelettes du tendon superficiel. Lorsqu'elle est fléchie, il prend la figure d'un petit quadrilatère dont les bords antérieur et postérieur affectent les mêmes insertions, tandis que les supérieur et inférieur sont libres l'un et l'autre et concaves. Ce repli triangulaire supérieur diffère, en un mot, de l'inférieur, en ce que celui-ci adhère, par son bord postérieur, non-seulement à la phalange, mais aussi à l'articulation sous-jacente, tandis que le premier descend sur l'articulation correspondante sans lui adhérer. — Les replis latéraux, assez longs et très-étroits s'étendent obliquement, du tiers supérieur de la première phalange vers les bandelettes du tendon superficiel; comme le repli médian, ils contiennent des ramuscules vasculaires et nerveux qui pénètrent dans la gaîne digitale par deux trous ovalaires, situés sur les côtés de la gaîne fibreuse.

Le repli semi-lunaire occupe le cul-de-sac supérieur des trois synoviales phalangiennes. Il embrasse dans sa concavité la moitié postérieure du tendon profond; en faisant glisser un stylet entre le tendon profond et le repli, on juge très-bien de sa disposition et de sa profondeur qui est de 4 à 5 millimètres seulement. Il a pour usage, comme tous les replis du même ordre, de favoriser l'allongement de la synoviale des doigts.

Aux replis longitudinaux et semi-lunaires viennent encore s'ajouter : 1° un très-petit repli transversal, situé dans l'angle de séparation des deux bandelettes du tendon superficiel; 2° un repli beaucoup plus étendu, occupant l'angle que forment ces bandelettes avant leur entrecroisement. De ce second repli part ordinairement une languette vasculaire obliquement ascendante destinée au tendon profond.

§ 3. — Région antibrachiale externe ou radiale.

Elle est composée de quatre muscles : le long *supinateur*, le *premier radial externe*, le *second radial externe* et le *court supinateur*.

Préparation. — 1° Faire sur le côté externe de l'avant-bras une incision longitudinale comprenant la peau et l'aponévrose, et s'étendant de son extrémité inférieure jusqu'à la partie moyenne du bras; 2° découvrir le long supinateur, en détachant chacune des lèvres de l'incision, qu'on rejetera en avant et en arrière; 3° celui-ci étant connu, le diviser sur sa partie moyenne pour préparer le premier radial externe; 4° diviser ensuite le premier radial pour étudier le second; puis ce dernier pour mettre à nu le court supinateur.

I. — Muscle long supinateur.

Le long supinateur occupe la partie externe du bras et de l'avant-bras. Il s'étend du tiers inférieur de l'humérus à l'apophyse styloïde du radius. Ce muscle est long et aplati, plus volumineux à sa partie moyenne qu'à ses extrémités, charnu dans sa moitié supérieure, tendineux inférieurement. (Fig. 298.)

Insertions. — Il s'attache, par son extrémité supérieure : 1° au bord externe de l'humérus, sur une étendue de 4 centimètres, entre la gouttière de torsion de cet os et le premier radial externe ; 2° à la cloison intermusculaire externe. — Le faisceau charnu, qui le constitue à son point de départ, est d'abord très-effilé ; mais en descendant il s'élargit et s'aplatit de dedans en dehors, puis d'avant en arrière en arrivant sur l'avant-bras, atteint alors ses plus grandes dimensions, diminue ensuite de volume, et se termine autour d'un long tendon, qui apparaît plutôt sur sa face interne que sur sa face externe. Ce tendon s'insère dans une gouttière oblique qui surmonte l'apophyse styloïde du radius.

Rapports. — Par sa portion brachiale, le long supinateur est en rapport : en dedans, avec le brachial antérieur ; en dehors, avec le triceps brachial, dont le sépare l'aponévrose intermusculaire externe. Plus bas il est recouvert par l'aponévrose brachiale, et recouvre le premier radial externe. — Sa portion antibrachiale répond : en dehors, à l'aponévrose de l'avant-bras ; en dedans, au premier radial externe, au tendon du biceps, au court supinateur, au rond pronateur, au fléchisseur sublime, au long fléchisseur du pouce et au carré pronatenr.

Action. — La plupart des auteurs ont considéré ce muscle comme l'un des principaux agents de la supination. Cependant Albinus avait déjà constaté qu'il est aussi fléchisseur de l'avant-bras, et c'est en effet son principal usage. Les recherches de M. Duchenne (de Boulogne) ont démontré qu'il place et maintient la main dans une position intermédiaire à la pronation et à la supination. Ainsi lorsque la main est en supination, il lui imprime, par ses contractions, un demi-mouvement de pronation ; si elle est en complète pronation, il lui imprime, au contraire, un léger mouvement de supination.

II. — Muscle premier radial externe.

Le premier radial est situé à la partie externe du bras et de l'avant-bras, au-dessous du long supinateur. Il s'étend de l'extrémité inférieure de l'humérus au second métacarpien. Ce muscle, aussi long que le précédent, est aplati comme lui de dedans en dehors dans sa portion brachiale, d'avant en arrière dans sa portion antibrachiale, charnu supérieurement, tendineux dans ses deux tiers inférieurs.

Insertions. — Il s'attache en haut : 1° à la partie inférieure et rugueuse du bord externe de l'humérus, sur une étendue de 2 centimètres ; 2° à la partie correspondante de la cloison intermusculaire externe ; 3° et aussi par quelques fibres sur le tendon d'origine des muscles de la région postérieure de l'avant-bras. — Le faisceau charnu, né de ces divers points, se porte verticalement en bas en s'élargissant d'abord, se retrécissant ensuite, et se termine autour d'un tendon aplati qu'il abandonne au-dessous du tiers supérieur de l'avant-bras. — Celui-ci descend sur la face externe du radius, se dévie plus bas pour s'appliquer à la face postérieure de l'os, passe alors sous les muscles long abducteur et court extenseur du pouce qu'il croise à angle aigu, s'engage avec le second radial dans une coulisse que lui présente le radius, puis s'insère à la partie postérieure et externe de l'extrémité supérieure du second os du métacarpe.

Rapports. — Le premier radial externe est recouvert sur la plus grande partie de son étendue par le long suppinateur ; plus bas par l'aponévrose de l'avant-bras ; au-dessus du poignet, par les muscles long abducteur et court extenseur du pouce, et par le ligament annulaire postérieur du carpe qui convertit en canal la coulisse dans laquelle il est reçu ; au niveau de l'articulation radio-carpienne, par le tendon du grand extenseur du pouce qui le croise aussi très-obliquement ; et sur le carpe, par l'aponévrose dorsale de la main et par la peau. — Il recouvre le second radial, la partie inférieure du radius, l'articulation radio-carpienne, puis le scaphoïde et le trapézoïde.

Action. — Ce muscle étend la main sur l'avant-bras, et lui imprime en même temps un léger mouvement d'abduction.

III. — Muscle second radial externe.

Le second radial, situé à la partie externe de l'avant-bras, au-dessous du premier radial, s'étend de la tubérosité externe de l'humérus au troisième métacarpien. Ce muscle, un peu moins long que le précédent, est aplati aussi et charnu dans son tiers supérieur, tendineux sur ses deux tiers inférieurs.

Insertions. — Il s'attache en haut : 1° à la tubérosité externe de l'humérus ou épicondyle ; 2° à une aponévrose qui occupe sa face profonde ; 3° à une cloison fibreuse qui le sépare de l'extenseur commun des doigts. — De ces différentes insertions part un faisceau charnu qui descend verticalement en augmentant, puis en diminuant de volume, et qui se termine vers la partie moyenne de l'avant-bras autour d'un tendon, d'abord large et mince, caché dans son épaisseur. Ce tendon, devenu libre, se rétrécit et s'épaissit, se dévie en bas pour se placer à la partie postérieure du radius, s'engage alors dans une gouttière qui lui est commune avec le premier radial, passe sur les os du carpe, puis s'insère en arrière de l'extrémité supérieure du troisième métacarpien à l'apophyse pyramidale qui la surmonte.

Rapports. — Le second radial externe est recouvert, supérieurement par le premier radial, plus bas par les muscles long abducteur et court extenseur, puis par le long extenseur du pouce, qui le croisent à angle aigu. — Il recouvre le court supinateur, le tendon du grand pronateur, la face externe, puis la face postérieure du radius, l'articulation radio-carpienne et les articulations des os du carpe.

A son passage dans la gouttière radiale, il est en contact immédiat avec le premier radial. Au-devant de son attache à l'apophyse pyramidale du troisième métacarpien, on observe une petite bourse synoviale.

Action. — Ce muscle étend la main sur l'avant-bras. La plupart des auteurs admettent qu'en l'étendant il la porte aussi un peu dans l'abduction, en sorte que ses attributions ne différeraient pas de celles du premier radial externe. M. Duchenne (de Boulogne) pense au contraire qu'elles en diffèrent assez notablement; le second radial, selon cet observateur, serait un extenseur direct, tandis que le premier est un extenseur oblique.

IV. — **Muscle court supinateur.**

Le court supinateur est situé sur la partie supérieure du radius autour duquel il s'enroule. Il offre la figure d'un cône creux, dont la base tournée en haut répond à l'articulatien du coude, et dont le sommet dirigé en bas et en avant ne dépasse pas le tendon du rond pronateur.

Insertions. — Ce muscle s'attache supérieurement : 1° à l'épicondyle par un tendon vertical qui s'unit de la manière la plus intime au ligament latéral externe de l'articulation du coude; 2° au ligament annulaire de l'articulation radio-cubitale ; 3° à la partie la plus élevée du bord externe du cubitus; 4° à une dépression triangulaire située au devant de ce bord, immédiatement au-dessous de la petite cavité sigmoïde du cubitus; 5° à la face profonde d'une aponévrose qui continue le tendon d'origine et recouvre une grande partie du muscle. — De toutes ces insertions partent les fibres charnues qui suivent des directions différentes; les supérieures se portent presque horizontalement en avant en contournant le col du radius; les autres se dirigent en bas, en avant et en dehors, en suivant une direction d'autant plus oblique qu'elles sont plus inférieures; elles contournent le tiers supérieur du corps de l'os pour aller s'insérer par de courtes fibres aponévrotiques à sa face postérieure, à sa face externe et à la portion oblique de son bord antérieur.

Rapports. — Le court supinateur est recouvert par les deux radiaux externes, l'extenseur commun des doigts, l'extenseur propre du petit doigt, le cubital postérieur et l'anconé. — Il recouvre : 1° l'articulation du coude; 2° la partie supérieure du ligament interosseux de l'avant-bras dont le séparent à leur origine les muscles long abducteur et court extenseur du pouce; 3° la partie supérieure du radius. — Son bord antérieur est comme échancré au niveau du tendon du biceps.

Action. — Ce muscle fait tourner le radius de dedans en dehors et d'avant en arrière. Il préside à la supination dont il représente le principal agent, et ne possède aucune autre attribution.

En décrivant les mouvements de pronation et de supination, je me suis attaché à démontrer que dans ces mouvements le cubitus reste immobile; que le radius seul se meut autour de cet os comme autour d'un axe. Telle est encore l'opinion la plus généralement adoptée. Cependant elle a été mise en doute. Selon Winslow, pendant que l'extrémité inférieure du radius tourne autour du cubitus, celui-ci se meut en sens contraire, en sorte que chacun d'eux décrirait à la fois un quart de cercle (1).

Cette opinion vient d'être reproduite par M. Duchenne (de Boulogne) (2). Pour en constater la valeur, j'ai voulu consulter l'expérimentation et j'ai procédé de la manière suivante :

Après avoir coupé un bras et isolé l'extrémité libre de l'humérus, je l'ai fixé solidement dans un étau. J'ai ensuite enlevé les téguments qui recouvrent le poignet, puis j'ai enfoncé une longue épingle transversalement dans la tête du cubitus et une autre dans l'extrémité inférieure du radius sur le point diamétralement opposé. Prenant alors la main, je la plaçai dans une attitude moyenne entre la pronation et la supination, et j'appliquai la tête de mon épingle cubitale sur une ligne noire longitudinale tracée sur une feuille de papier, parallèlement à l'axe du cubitus, puis j'imprimai à l'avant-bras des mouvements alternatifs de rotation et de supination. Or, pendant que l'épingle du radius parcourait un arc de cercle de 120 à 130 degrés, celle du cubitus restait invariablement sur la ligne parallèle à l'axe de cet os. De cette expérience, j'ai dû conclure que l'opinion ancienne était la mieux fondée.

§ 4. — Région antibrachiale postérieure et superficielle.

Elle est formée de quatre muscles : l'*extenseur commun des doigts*, l'*extenseur propre du petit doigt*, le *cubital postérieur* et l'*anconé*. Ces muscles ont pour commune origine un tendon qui s'attache à la tubérosité externe de l'humérus, et qui se partage en descendant en plusieurs lames ou cloisons s'unissant par leurs bords pour former des pyramides fibreuses, de la cavité desquelles naissent les fibres charnues.

Préparation. — 1° Inciser la peau et l'aponévrose de l'avant-bras depuis la partie inférieure externe du bras jusqu'à la face dorsale du médius; 2° Les détacher simultanément en partant de chacune des lèvres de l'incision : respecter

(1) Winslow, *Exposition anatomique du corps humain*, 1732, p. 314.
(2) Duchenne (de Boulogne), *Physiologie des mouvements*, 1867, p. 143.

cependant l'aponévrose de l'avant-bras sur les points où elle est adhérente aux muscles ; 3° isoler ceux-ci les uns des autres en respectant aussi les cloisons fibreuses qui les séparent ; 4° suivre leurs tendons jusqu'à la partie inférieure des doigts et mettre leurs insertions en évidence.

I. — Muscle extenseur commun des doigts.

Situé à la partie postérieure et superficielle de l'avant-bras, l'extenseur commun s'étend un peu obliquement de la tubérosité externe de l'humérus aux quatre derniers doigts. Ce muscle est plus volumineux et simple supérieurement, divisé en bas en quatre portions qui se terminent chacune par un tendon.

Insertions. — Il s'attache par son extrémité supérieure : 1° à l'épicondyle à l'aide d'un tendon qui lui est commun avec tous les autres muscles de la même région ; 2° à une aponévrose qui le sépare du second radial externe ; 3° à une cloison qui le sépare de l'extenseur propre du petit doigt et du cubital postérieur ; 4° à l'aponévrose du court supinateur ; 5° à l'aponévrose de l'avant-bras. Ces quatre plans fibreux, continus en haut avec le tendon du muscle, circonscrivent une pyramide quadrangulaire dont les parois externe, interne et postérieure sont très-longues et l'antérieure très-courte.

De cette pyramide partent toutes les fibres charnues. Le faisceau qu'elles forment est d'abord peu considérable. Mais il augmente de volume en descendant, se rétrécit ensuite et se partage vers la partie moyenne de l'avant-bras en quatre portions, disposées sur un même plan transversal, deux moyennes plus grosses, destinées au médius et à l'annulaire, deux extrêmes qui se rendent l'une à l'index, l'autre au petit doigt. En poursuivant leur trajet, ces quatre portions se terminent chacune autour d'un tendon arrondi qui apparaît pour l'externe sur son bord interne, pour l'interne sur son bord externe, pour les deux autres sur leur bord postérieur ; d'où il suit qu'elles représentent autant de muscles semi-penniformes. Les fibres charnues descendent beaucoup moins bas sur les deux tendons moyens qui ne tardent pas à se placer en arrière des tendons de l'index et de l'auriculaire. — Ainsi disposés sur deux rangs, les quatre tendons s'engagent sous le ligament annulaire dorsal du carpe, dans la coulisse la plus interne du radius, où ils sont entourés par une synoviale commune qui se prolonge au-dessus et au-dessous du ligament. Arrivés sur le carpe, ils se replacent sur le même plan, descendent en s'écartant sur le métacarpe, puis sur les articulations métacarpo-phalangiennes, et enfin sur les quatre derniers doigts, où ils se terminent. Sur chacun de ces trois points, les tendons de l'extenseur présentent une disposition qui mérite d'être mentionnée.

Sur le métacarpe, les tendons moyens répondent aux métacarpiens correspondants et les deux autres aux second et quatrième espaces interosseux qu'ils croisent à angle aigu. Les quatre tendons s'unissent par des expansions transverses ou obliques. La plus remarquable est celle qui se porte de l'annulaire au médius. Du tendon de l'auriculaire émane une expansion externe très-déliée qui se rend à l'annulaire, et une expansion interne plus large qui se perd sur le tendon de l'extenseur propre de ce doigt. Entre le tendon de l'index et celui du médius il n'existerait pas de connexion, suivant la plupart des auteurs; mais on peut facilement constater que ces deux tendons sont unis par une large lamelle fibreuse, qui ne diffère des précédentes que par son extrême minceur et sa parfaite transparence. En examinant attentivement les quatre tendons, on remarque du reste que des lamelles semblables les relient entre eux sur toute la longueur de leur portion métacarpienne, et que les bandelettes transversales ou obliques décrites par les auteurs ne sont que des faisceaux de renforcement de celles-ci.

Sur les articulations métacarpo-phalangiennes, chacun des quatre tendons de l'extenseur commun est le point de départ de deux expansions curvilignes, très-minces, qui recouvrent les parties latérales de la tête des métacarpiens et qui se continuent avec les tendons des interosseux correspondants. Ces expansions ont pour usage de les fixer dans leur situation pendant la flexion des premières phalanges.

Sur la face dorsale des premières phalanges, ces mêmes tendons se divisent en trois portions : une moyenne, verticale, qui va s'attacher à la partie supérieure et postérieure de la seconde phalange ; deux latérales obliques, qui passent de chaque côté et en arrière de l'articulation de la première avec la seconde, puis se réunissent pour s'insérer à l'extrémité supérieure et postérieure de la troisième.

Rapports. — L'extenseur commun des doigts est en rapport, par sa face postérieure, avec l'aponévrose de l'avant-bras, avec le ligament annulaire dorsal du carpe et la peau. Il répond par sa face antérieure au court supinateur, au long abducteur, aux deux extenseurs du pouce, à l'extenseur propre de l'index, à l'articulation radio-carpienne, au carpe, au métacarpe et aux phalanges.

Action. — Ce muscle étend les troisièmes phalanges sur les secondes, les secondes sur les premières et les premières sur les métacarpiens. Son action sur les premières phalanges est très-énergique, mais beaucoup plus faible sur les deux dernières, dont le mouvement d'extension s'opère surtout sous l'influence des interosseux.

II. — **Muscle extenseur propre du petit doigt.**

L'extenseur propre du petit doigt est situé à la partie postérieure et superficielle de l'avant bras, en dedans de l'extenseur commun, dont il suit la direction, mais dont il diffère par son volume beaucoup moindre.

Insertions. — Ce muscle s'attache supérieurement : 1° à la tubérosité externe de l'humérus par une languette tendineuse très-déliée ; 2° à l'aponévrose de l'avant-bras, par sa partie postérieure ; 3° en dehors à une cloi-

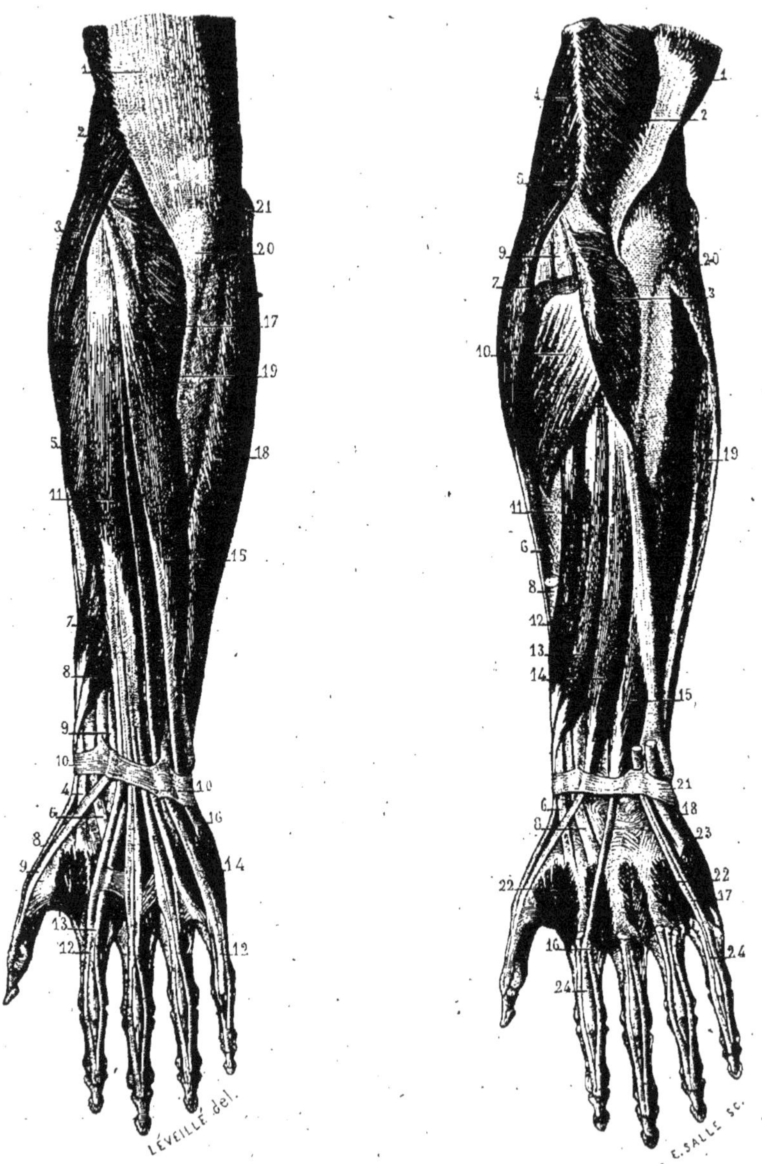

Fig. 303. *Muscles postérieurs de l'avant-bras. Couche superficielle.* Fig. 304. *Muscles postérieurs de l'avant-bras Couche profonde*

Fig. 303. — 1. Tendon du triceps brachial. — 2. Extrémité supérieure du long supinateur. — 3. Premier radial externe. — 4. Attache de ce muscle au second métacarpien. — 5. Second radial externe. — 6. Son attache au troisième métacarpien. — 7. Long abducteur du pouce. —8, 8. Court extenseur du pouce. —9, 9. Long extenseur du pouce. — 10, 10. Ligament annulaire dorsal du carpe. — 11. Extenseur commun des doigts. — 12, 12. Attache des quatre tendons de ce muscle aux secondes et aux troisièmes phason qui le sépare de l'extenseur commun; 4° en dedans, à une autre cloison qui le sépare du cubital postérieur. — Le faisceau charnu qui part de toutes ces insertions s'épaissit en descendant, diminue ensuite de volume, et se termine autour d'un tendon que les fibres musculaires accompagnent en avant jusqu'au ligament dorsal du carpe. Arrivé au-dessous de ce ligament, le tendon traverse un canal fibreux, creusé dans son épaisseur, d'une étendue de 4 à 5 centimètres, situé en arrière de l'articulation radio-cubitale, descend ensuite sur le cinquième métacarpien, en se divisant en deux tendons plus petits qui se montrent souvent beaucoup plus haut, mais qui restent juxtaposés; l'externe reçoit l'expansion interne du tendon annulaire de l'extenseur commun. En passant sur la tête du cinquième métacarpien, les trois tendons s'unissent par leurs bords, et du tendon unique qu'ils forment, on voit naître :

1° Deux expansions latérales qui vont se perdre sur les tendons des interosseux;

2° Trois languettes, une moyenne pour la seconde phalange, deux latérales pour la troisième : lesquelles se comportent sur le petit doigt comme sur les trois autres.

Rapports. — L'extenseur propre du petit doigt est en rapport : en arrière, avec l'aponévrose de l'avant-bras; en avant, avec le court supinateur, le long abducteur du pouce, son court extenseur et l'extenseur propre de l'indicateur; en dehors, avec l'extenseur commun des doigts : en dedans, avec le cubital postérieur.

Action. — Ce muscle étend les trois phalanges de l'auriculaire. Il ne

langes des doigts. — 13. Tendon de l'extenseur propre de l'index s'unissant au tendon correspondant de l'extenseur commun. — 14. Tendon de l'extenseur propre du petit doigt se confondant plus bas avec celui qui vient de l'extenseur commun. — 15. Cubital postérieur. — 16. Attache de ce muscle au cinquième métacarpien. — 17. Anconé. — 18. Cubital antérieur s'attachant au bord postérieur du cubitus par une aponévrose qui fait partie de celle de l'avant-bras. — 19. Bord postérieur du cubitus. — 29. Olécrâne. — 21. Tubérosité interne de l'humérus.

Fig. 304. — 1. Tendon du triceps brachial. — 2. Portion interne de ce muscle s'attachant à la face antérieure ou profonde du tendon commun. — 3. Anconé situé sur le prolongement de la portion interne du triceps dont il semble faire partie. — 4. Attache humérale du long supinateur. — 5. Attache humérale du premier radial externe. — 6, 6. Tendon de ce muscle allant s'insérer au second métacarpien. — 7. Extrémité supérieure du second radial externe. — 8, 8. Tendon de ce muscle s'insérant au troisième métacarpien. — 9. Tendon commun aux muscles de la couche postérieure et superficielle de l'avant-bras. — 10. Court supinateur. — 11. Insertion radiale du grand pronateur. — 12. Long abducteur du pouce. — 13. Court extenseur du pouce. — 14. Long extenseur du pouce. — 15. Extenseur propre de l'index. — 16. Tendon de ce muscle s'unissant au tendon correspondant de l'extenseur commun. — 17. Tendon de l'extenseur propre du petit doigt, s'unissant aussi à celui qui vient de l'extenseur commun. — 18. Tendon du cubital postérieur s'insérant au cinquième métacarpien. — 19. Cubital antérieur rejeté en dedans pour laisser voir le long fléchisseur commun des doigts qu'il recouvre, et l'aponévrose par laquelle il s'insère au bord postérieur du cubitus. — 20. Arcade fibreuse s'étendant de l'épitrochlée à l'olécrâne et formant l'extrémité supérieure de ce muscle. — 21. Ligament annulaire postérieur du carpe. — 22. Interosseux dorsaux. — 23. Abducteur du petit doigt. — 24, 24. Tendons de l'extenseur commun des doigts.

communique pas à ce doigt des mouvements propres ou indépendants de ceux que lui imprime l'extenseur commun ; il ne fait que renforcer l'action de celui-ci.

III. — Muscle cubital postérieur.

Le cubital postérieur est situé à la partie postérieure et superficielle de l'avant-bras, en dedans des extenseurs des doigts. Ce muscle, étendu de l'épicondyle au cinquième métacarpien, est allongé, fusiforme, charnu dans ses deux tiers supérieurs, tendineux inférieurement.

Insertions. — Il s'attache en haut : 1° à la tubérosité externe de l'humérus ; 2° à l'aponévrose de l'avant-bras ; 3° à la face postérieure du cubitus, sur une longue gouttière longitudinale qui lui est destinée ; 4° à une cloison qui le sépare de l'extenseur propre du petit doigt. — De toutes ces insertions part un corps charnu qui se porte obliquement en bas et en dedans, d'abord en augmentant, puis en diminuant de volume, et qui vient se terminer autour d'un tendon conique, longtemps caché dans son épaisseur. Vers le tiers inférieur de l'avant-bras, ce tendon devient libre en arrière ; mais les fibres musculaires l'accompagnent en avant jusqu'au ligament annulaire ; il pénètre alors dans un canal moitié osseux, moitié fibreux, situé sur la partie postérieure de la tête du cubitus, descend sur le carpe et s'insère en arrière de l'extrémité supérieure du cinquième métacarpien. De son insertion se détache une languette tendineuse qui descend sur l'opposant du petit doigt pour aller se fixer à la partie supérieure et interne de la première phalange de l'auriculaire.

Rapports. — Ce muscle est recouvert par l'aponévrose de l'avant-bras. Il recouvre le court supinateur, tous les muscles de la couche profonde et le cubitus.

Action. — Le cubital postérieur est extenseur et adducteur de la main. Lorsque son action coïncide avec celle du cubital antérieur, la main est portée directement et fortement en dedans. Si elle coïncide avec celle des radiaux externes, elle est portée directement en arrière.

IV. — Muscle anconé.

L'anconé est situé à la partie postérieure et supérieure de l'avant-bras, en arrière de l'articulation huméro-radiale, au-dessous de la portion interne du triceps brachial, qui semble se prolonger en dehors de l'olécrâne pour le constituer. Il présente la forme d'une petite pyramide triangulaire, dont le sommet se dirige en bas.

Insertions. — Ce muscle s'attache, en dehors, à la partie inférieure et postérieure de l'épicondyle, par un tendon situé au-dessus du tendon des extenseurs, et qui s'épanouit presque ausitôt en se prolongeant inférieurement sur les fibres charnues. De la réunion de celles-ci résulte un faisceau qui augmente de largeur et d'épaisseur, et qui vient s'insérer : d'une part, à la face externe de l'olécrâne ; de l'autre, à une surface triangulaire limitée en arrière par le bord postérieur du cubitus.

Rapports. — La face postérieure de l'anconé répond à l'aponévrose antibrachiale, qui ne lui adhère que par un tissu cellulaire fin et lâche. — Sa face antérieure est en rapport avec l'articulation huméro-radiale, le court supinateur, et la face postérieure du cubitus. — Son bord supérieur constitué par des fibres horizontales longe les fibres les plus inférieures de la portion interne du triceps brachial, et non de sa portion externe, ainsi que l'ont avancé presque tous les auteurs, pour n'avoir pas assez remarqué que la première recouvre la face postérieure de l'humérus dans toute sa largeur, depuis la gouttière de torsion jusqu'à l'olécrâne. — Son bord inférieur très-obliquement descendant longe le cubital postérieur.

Action. — Ce muscle étend l'avant-bras sur le bras, et dans certaines conditions le bras sur l'avant-bras. Il peut être considéré comme une dépendance du triceps brachial.

§ 5. — Région antibrachiale postérieure et profonde.

Elle est formée de quatre muscles : le *grand* ou *long abducteur du pouce*, son *court extenseur*, son *long extenseur*, et *l'extenseur propre de l'index*. Ces quatre muscles se dirigent obliquement en bas et en dehors, c'est-à-dire en sens inverse des muscles de la couche superficielle qui se dirigent en bas et en dedans, en sorte que les deux plans postérieurs se croisent à angle aigu.

Préparation. — Après avoir étudié les muscles de la couche superficielle, il suffit de les enlever pour découvrir ceux de la couche profonde.

I. — **Muscle long abducteur du pouce.**

Le long abducteur du pouce est le plus élevé et le plus externe et le plus volumineux des quatre muscles de la couche postérieure et profonde. Il s'étend obliquement de la partie supérieure du cubitus au premier os du métacarpe. Ce muscle est allongé, aplati, plus large et plus épais à sa partie moyenne qu'à ses extrémités, charnu supérieurement, tendineux dans son quart inférieur.

Insertions. — Il s'attache en haut : 1° à la face postérieure du cubitus, au-dessous du court supinateur, sur une étendue de 3 centimètres ; 2° au tiers moyen du ligament interosseux ; 3° au tiers moyen de la face postérieure du radius ; 4° à une cloison fibreuse qui le sépare du long extenseur du pouce. — De ces insertions émane un corps charnu, oblique en bas et en dehors, d'abord très-effilé, augmentant graduellement de volume, diminuant ensuite, puis se terminant autour d'un tendon qui remonte assez haut sur sa face antérieure, mais que les fibres musculaires recouvrent en arrière jusqu'à la gouttière du radius. Cette gouttière, située au-dessus et en avant de l'apophyse styloïde de l'os, se dirige obliquement en bas et en avant; elle est convertie en canal par le prolongement du ligament annulaire postérieur. Le tendon du long abducteur, après l'avoir parcourue, passe sur le côté externe du carpe et vient s'insérer en dehors de l'extrémité supérieure du premier métacarpien, par un et le plus habituellement par deux tendons juxtaposés.

Les deux divisions de ce tendon ne s'insèrent pas constamment au premier métacarpien. Très-souvent, l'une d'elles s'y attache, tandis que l'autre se fixe sur le trapèze. Il est fréquent aussi de voir une languette fibreuse s'en détacher pour se porter vers le court abducteur du pouce, à quelques fibres duquel elle donne insertion.

Rapports. — Le long abducteur du pouce répond par sa face postérieure, d'abord à l'extenseur commun et à l'extenseur propre du petit doigt, et plus bas à l'aponévrose de l'avant-bras. — Sa face antérieure est en rapport avec le ligament interosseux, le radius, les tendons des deux radiaux et le côté externe du carpe.

Action. — Selon la plupart des auteurs, ce muscle porte le pouce en dehors et en arrière. Selon M. Duchenne (de Boulogne), il le porte en dehors et en avant. Il imprime en outre à la main un double mouvement d'abduction et d'extension; ces mouvements de totalité sont d'autant plus prononcés qu'il s'insère sur le trapèze par un plus large tendon.

II. — Muscle court extenseur du pouce.

Le court extenseur du pouce, profondément situé à la partie postérieure et inférieure de l'avant-bras, entre le long abducteur et le long extenseur du même doigt, s'étend du cubitus à la première phalange de celui-ci. Ce muscle est allongé et fusiforme, comme le précédent, mais beaucoup plus court et plus grêle.

Insertions. — Il s'attache en haut : 1° au bord interne du cubitus par quelques fibres seulement; 2° au ligament interosseux; 3° au radius sur une longueur de 4 à 5 centimètres. — Le faisceau charnu provenant de ces diverses origines est très-effilé à son point de départ; il se renfle un peu vers sa partie moyenne, se porte en bas et en dehors, contourne le radius, puis se termine autour d'un tendon qui apparaît sur son bord postérieur. Ce tendon s'accole à celui du long abducteur du pouce, s'engage dans la même gouttière que celui-ci, et descend sur le côté externe du carpe, puis sur le premier métacarpien, pour s'insérer en arrière de l'extrémité supérieure de la première phalange.

Rapports. — Sa face postérieure est recouverte supérieurement par l'extenseur commun des doigts et l'extenseur propre de l'auriculaire, plus bas par l'aponévrose et la peau. — Sa face antérieure recouvre le ligament interosseux et le radius. — Son bord externe répond au long abducteur du pouce, et l'interne à son long extenseur.

Action. — Ce muscle étend la première phalange du pouce sur le premier métacarpien. Lorsque cette extension est complète, il attire le premier os du métacarpe en arrière et en dehors.

III. — **Muscle long extenseur du pouce.**

Le long extenseur du pouce est situé à la partie postérieure et profonde de l'avant-bras, entre le court extenseur du même doigt et l'extenseur propre de l'index. Il s'étend du cubitus à la seconde phalange du pouce. Ce muscle, un peu aplati d'avant en arrière, est plus long, plus épais et plus oblique que le précédent.

Insertions. — Il s'attache en haut, au tiers moyen de la face postérieure du cubitus, et au ligament interosseux. — Ses fibres charnues forment un faisceau fusiforme, obliquement dirigé en bas et en dehors, et vont se terminer autour d'un tendon, qu'elles abandonnent au-dessus du ligament annulaire postérieur du carpe. Ce tendon s'engage dans une petite gouttière, oblique, située sur la saillie qui sépare la coulisse des radiaux de celle qu'occupent les tendons de l'extenseur commun. Il passe ensuite sur le carpe, se rapproche des tendons du long abducteur et du long extenseur du pouce, dont le sépare, dans l'état de contraction, une fossette plus ou moins profonde suivant les individus ; longe alors le côté interne de la face dorsale du premier métacarpien ; descend sur la première phalange en s'élargissant, et se fixe en arrière de l'extrémité supérieure de la seconde phalange du pouce.

Rapports. — A l'avant-bras, ce muscle est recouvert par l'extenseur commun, l'extenseur propre du petit doigt et le cubital postérieur qui le croisent à angle aigu. Il recouvre le cubitus, le ligament interosseux et le radius. — Sur l'extrémité inférieure de cet os, il est contenu dans un canal moitié osseux, moitié fibreux, tapissé par une synoviale. — Au poignet, il est situé entre les tendons des deux radiaux dont il croise la direction et la peau qu'il soulève fortement pendant ses contractions. — Sur l'articulation du premier os du métacarpe avec la première phalange, il s'unit par son bord externe avec le tendon du court extenseur, et donne par son bord interne une expansion qui va se fixer au sésamoïde correspondant. Du court extenseur part une expansion semblable qui se fixe au sésamoïde externe.

Action. — Le long extenseur étend la seconde phalange du pouce sur la première, et celle-ci sur le premier métacarpien. Après avoir opéré ce double mouvement, son action n'étant pas épuisée, il porte le pouce étendu en arrière et en dedans.

IV. — **Muscle extenseur propre de l'index.**

L'extenseur propre de l'index, profondément situé à la partie postérieure et inférieure de l'avant-bras, occupe le côté interne du long extenseur du pouce dont il suit la direction. Comme le précédent, il est allongé, fusiforme, charnu supérieurement, tendineux inférieurement.

Insertions. — Ce muscle s'attache à la face postérieure du cubitus et à la partie voisine du ligament interosseux. — De la réunion des fibres charnues émanées de ces deux origines résulte un faisceau renflé sur sa partie moyenne, obliquement dirigé en bas et en dehors, qui se termine autour d'un tendon en s'effilant et en l'accompagnant jusque dans la gaîne de l'extenseur commun des doigts. Après avoir parcouru le canal qui lui est commun avec ce muscle, le tendon de l'extenseur propre passe obliquement sur le carpe et sur le second espace interosseux, en suivant le tendon que l'extenseur commun donne à l'index, se confond avec celui-ci au niveau de l'articulation métacarpo-phalangienne, et partage ensuite son mode de terminaison et d'insertion.

Rapports. — Il est en rapport : en arrière, avec le cubital postérieur, les tendons de l'extenseur commun et la peau ; en avant, avec le ligament interosseux, l'extrémité inférieure du radius, le carpe et le métacarpe ; en dehors, avec le long extenseur du pouce.

Action. — L'extenseur propre de l'index étend la troisième phalange de l'index sur la seconde, celle-ci sur la première, et la première sur le métacarpien correspondant. Son action ne diffère donc pas de celle de l'extenseur commun ; mais il rend les mouvements de l'index indépendants de ceux des autres doigts.

V. — **Annexes des tendons extenseurs de la main.**

A l'étude de ces tendons, il convient de rattacher le ligament annulaire postérieur du carpe qui les fixe dans leur situation, et toutes les synoviales qui favorisent leur glissement.

A. *Ligament annulaire postérieur du carpe.* — Ce ligament est une sorte de bracelet fibreux, demi-circulaire, jeté sur les gouttières de la partie postérieure et inférieure des os de l'avant-bras, pour transformer celles-ci en autant de canaux dans lesquels glissent les tendons des extenseurs.

Il se dirige de dehors en dedans et de haut en bas. Sa longueur mesure la largeur du poignet. Sa hauteur est de 2 centimètres.

Son extrémité externe s'attache à la partie inférieure du bord externe du radius ; l'interne au pisiforme et au pyramidal.

Son bord supérieur se continue avec l'aponévrose de l'avant-bras ; l'inférieur avec l'aponévrose dorsale du métacarpe.

Sa face postérieure, unie et convexe dans le sens transversal, répond à la peau qui ne lui adhère que par un tissu cellulaire filamenteux. — L'antérieure, concave, présente une série de prolongements ou cloisons qui s'insèrent aux bords correspondants des gouttières du radius et du cubitus, et qui les transforment en canaux, moitié osseux, moitié fibreux. En procédant de dehors en dedans, ces canaux sont destinés :

Le premier, très-obliquement dirigé en bas et en avant, aux tendons réunis du long abducteur et du court extenseur du pouce : c'est immédiatement au-dessus de ce canal, situé sur l'apophyse styloïde du radius, que s'attache le tendon du long supinateur ;

Le second, beaucoup plus large et vertical, donne passage aux tendons réunis des deux radiaux externes ;

Le troisième, très-étroit et oblique aussi en bas et en avant, contient le tendon du long extenseur du pouce ;

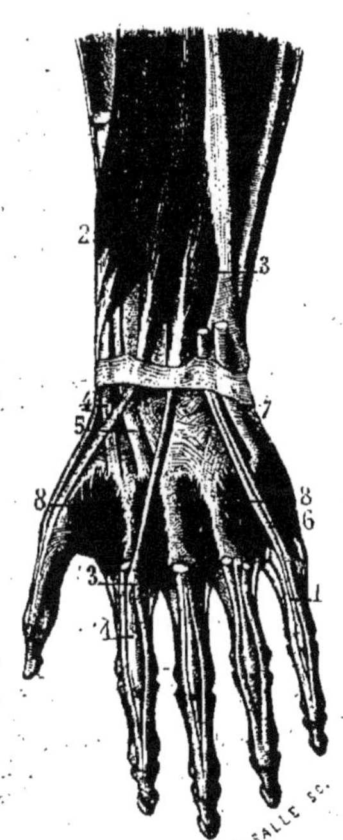

FIG. 305. — *Extenseur propre de l'index.*

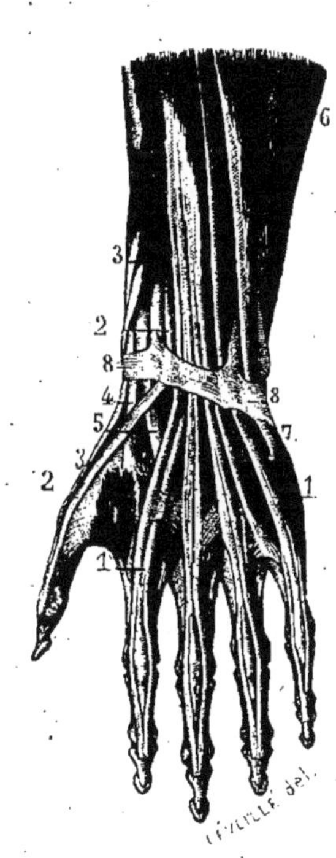

FIG. 306. — *Ligament annulaire postérieur du carpe.*

FIG. 305. — 1, 1. Tendons de l'extenseur commun des doigts. — 2. Long extenseur du pouce. — 3. Extenseur propre de l'index. — 4. Tendon du premier radial externe. — 5. Tendon du second radial externe. — 6. Tendon de l'extenseur propre du petit doigt. — 7. Tendon du cubital postérieur. — 8, 8. Interosseux dorsaux.

FIG. 306. — 1, 1. Tendons de l'extenseur commun des doigts : bandelettes qui unissent ces tendons sur la face dorsale de la main; leurs attaches aux deux dernières phalanges. — 2, 2. Tendon du long extenseur du pouce. — 3, 3. Tendon du court extenseur du pouce. — 4. Tendon du premier radial externe. — 5. Tendon du second radial externe. — 6. Cubital postérieur. — 7. Attache de ce muscle au cinquième métacarpien. — 8, 8. Ligament annulaire postérieur ou dorsal du carpe.

Le quatrième, qui est le plus large et le plus profond de tous, reçoit les tendons de l'extenseur commun des doigts et celui de l'extenseur propre de l'index;

Le cinquième, entièrement fibreux, et comme creusé dans l'épaisseur du ligament annulaire, loge le tendon de l'extenseur propre du petit doigt;

Dans le sixième, glisse le tendon du cubital postérieur. Ce dernier, entièrement fibreux aussi, se prolonge jusqu'au cinquième métacarpien.

Le ligament annulaire postérieur se compose de faisceaux fibreux transversaux, d'autant plus longs qu'ils sont plus superficiels.

B. *Gaînes synoviales des tendons extenseurs.* — Autant de canaux ostéo-fibreux, autant de synoviales. Ceux qui contiennent deux ou plusieurs tendons ne sont tapissés, le plus habituellement, que par une synoviale commune. Cependant il existe quelquefois une synoviale indépendante pour chacun des radiaux externes.

La plus longue de ces synoviales est celle qui entoure le tendon du cubital postérieur; elle n'a pas moins de 6 centimètres. Celles des radiaux et de l'extenseur commun n'excèdent pas 5 centimètres. Celles de l'abducteur du pouce et de son grand extenseur sont les plus courtes.

Les tendons ne sont rattachés, en général, aux parois du canal qu'ils occupent que par un pédicule ou mésentère très-incomplet, quelquefois même représenté par de simples filaments. Aux deux extrémités des gaînes synoviales on observe un repli semi-lunaire, semblable à celui que présentent les synoviales des doigts, au niveau des articulations métacarpo-phalangiennes.

§ 6. — Aponévrose de l'avant-bras.

Préparation. — 1° Faire une incision circulaire à la partie moyenne du bras, et une seconde au niveau des ligaments annulaires du carpe; 2° réunir ces deux incisions circulaires par une incision longitudinale portant sur la partie antérieure de l'avant-bras, et s'étendant, comme la précédente, jusqu'à l'aponévrose sous-jacente sans l'intéresser; 3° soulever chacune des lèvres de l'incision longitudinale en enlevant les parties qui recouvrent l'aponévrose, et mettre celle-ci en complète évidence sur toute l'étendue de sa surface.

L'aponévrose antibrachiale se moule très-exactement sur les muscles qu'elle entoure. Elle est plus épaisse et plus résistante en arrière qu'en avant, en dedans qu'en dehors, et sur la portion tendineuse que sur la portion charnue des muscles.

Extrémité supérieure. — En haut et en avant, l'aponévrose de l'avant-bras se continue avec celle du bras, et se trouve considérablement renforcée sur ce point par l'expansion fibreuse du biceps. Cette expansion, née de la partie antéro-supérieure du tendon du muscle, se porte obliquement en bas et en dedans en s'épanouissant sur les muscles qui partent de l'épitrochlée; ses fibres décrivent des courbes dont la cavité regarde en haut et en dedans, et tendent à mesure qu'elles descendent à devenir de plus en plus horizontales. — En arrière, l'aponévrose s'attache, d'une part, à l'olécrâne en se continuant avec les bords du tendon du triceps brachial, et surtout avec son bord externe; de l'autre, aux tubérosités interne et externe, au niveau desquelles elle adhère de la manière la plus intime aux muscles qui viennent aussi s'y insérer.

Extrémité inférieure. — En bas et en avant, l'aponévrose de l'avant-bras se continue avec le bord supérieur du ligament annulaire antérieur du carpe. En bas et en arrière, où elle est notablement plus épaisse, elle se continue avec le ligament annulaire postérieur qui en forme en réalité une dépendance.

Surface externe. — Cette aponévrose est recouverte par une couche cellulo-graisseuse dans laquelle rampent des veines, des vaisseaux lymphatiques et des divisions nerveuses. Elle présente, dans sa moitié supérieure, des lignes blanchâtres, verticales et opaques qui partent en divergeant des deux tubérosités de l'humérus, et qui correspondent aux cloisons intermusculaires.

Surface interne. — Par sa face interne, elle embrasse les muscles de l'avant-bras, auxquels elle fournit supérieurement de nombreux points d'attache. De cette face partent des prolongements multiples qui pénètrent dans leurs intervalles, et qu'on peut diviser en deux ordres. — Les uns jouent le rôle de surface d'insertion : ce sont les cloisons intermusculaires qui descendent en rayonnant des deux tubérosités de l'humérus, et qui, en s'unissant par leurs bords sous des incidences très-variées, constituent des pyramides à base triangulaire ou quadrangulaire de la cavité desquelles naissent les muscles superficiels antérieurs et postérieurs. — Les autres représentent des membranes contentives et se subdivisent en plans secondaires. Les plus larges séparent les couches musculaires superficielles des couches profondes. Les plus étroites séparent les divers muscles de chaque couche. Ces dédoublements sont très-manifestes à la partie antérieure et inférieure de l'avant-bras, où l'on voit une lame aponévrotique superficielle et très-mince fournir une gaîne au tendon du cubital antérieur, une autre au tendon du palmaire grêle, une troisième au tendon du grand palmaire, une lame aponévrotique profonde et beaucoup plus résistante recouvrir les muscles fléchisseurs des doigts, ainsi que les vaisseaux radiaux et cubitaux. Au-dessous des muscles fléchisseurs se présente un troisième plan fibreux qui complète l'engaînement du carré pronateur; mais ce plan profond est une lame indépendante de l'aponévrose antibrachiale.

Structure. — Cette aponévrose est essentiellement composée de fibres circulaires, clair-semées sur la partie supérieure de l'avant-bras, d'autant plus nombreuses qu'on se rapproche davantage de son extrémité inférieure. A celles-ci viennent s'ajouter quelques fibres longitudinales qui partent des tubérosités interne et externe de l'humérus, mais qui ne s'étendent pas au delà des cloisons intermusculaires.

L'aponévrose de l'avant-bras présente un nombre variable d'orifices : les uns de petites dimensions, donnant passage à des ramifications artérielles destinées à la peau ; les autres plus larges par lesquels passent les anastomoses qui unissent les veines superficielles aux veines profondes. Le plus important de ces orifices est celui qui se voit au-dessous du pli du coude ; il est traversé par une branche volumineuse de la veine médiane, s'étendant de celle-ci aux veines profondes.

IV. — Muscles de la main.

Ces muscles forment quatre régions très-distinctes : 1° la région palmaire moyenne qui comprend quatre muscles conformés sur le même type : les *lombricaux ;* 2° la région palmaire externe, composée aussi de quatre muscles, appelés *muscles de l'éminence thénar ;* 3° la région palmaire interne, composée également de quatre muscles qui constituent l'*éminence hypothénar ;* 4° la région interosseuse.

§ 1. — Muscles lombricaux.

Les lombricaux, au nombre de quatre, occupent la partie moyenne de la paume de la main. On les distingue sous les noms de premier, second, etc., en procédant de dehors en dedans. Allongés, très-grêles, fusiformes, ils s'étendent des tendons du fléchisseur profond des doigts aux tendons de l'extenseur commun.

Insertions. — Par leur extrémité supérieure, qui répond au quart inférieur du ligament annulaire, ces muscles s'attachent : le premier, en dehors et en avant du tendon profond de l'index ; le second en avant du tendon profond du médius, et remonte un peu plus haut que le précédent ; le troisième et le quatrième aux deux tendons entre lesquels ils sont placés. — Nés de ces tendons, les quatre lombricaux, entièrement charnus et d'abord très-grêles, se renflent légèrement à leur partie moyenne, et s'effilent ensuite de nouveau, en se portant : l'externe en bas et en dehors ; l'interne en bas et en dedans ; les deux autres verticalement en bas.

Au niveau des articulations métacarpo-phalangiennes, le premier croise le bord externe de l'aponévrose palmaire, longe le côté externe de l'articulation correspondante, et se termine sur le bord du premier interosseux dorsal, en se prolongeant jusqu'au tendon de l'extenseur. Les trois autres traversent l'orifice que leur présente l'aponévrose palmaire, descendent sur le côté externe des trois derniers doigts, et se terminent alors par un très-petit tendon aplati qui s'unit au bord libre du tendon de l'interosseux correspondant et qui se prolonge aussi jusqu'au tendon de l'extenseur. Ce mode de terminaison des trois derniers lombricaux est le plus habituel; mais il présente de fréquentes variétés. On voit quelquefois le troisième s'insérer sur l'interosseux qui longe le côté interne du médius; souvent l'un deux se divise pour se terminer sur le tendon des deux interosseux compris dans le même espace.

Rapports. — Les lombricaux sont en rapport : en avant avec les tendons du fléchisseur superficiel des doigts, l'arcade palmaire superficielle et l'aponévrose palmaire; en arrière avec les muscles interosseux dont les sépare l'aponévrose interosseuse; sur les côtés, avec les tendons des deux fléchisseurs.—Au niveau des articulations métacarpo-phalangiennes, ils répondent : en avant, aux artères collatérales des doigts, aux nerfs qui les accompagnent et à la peau; en arrière, au ligament transverse qui unit inférieurement les quatre derniers métacarpiens.

Action. — Ces muscles ont pour usage de fléchir la première phalange

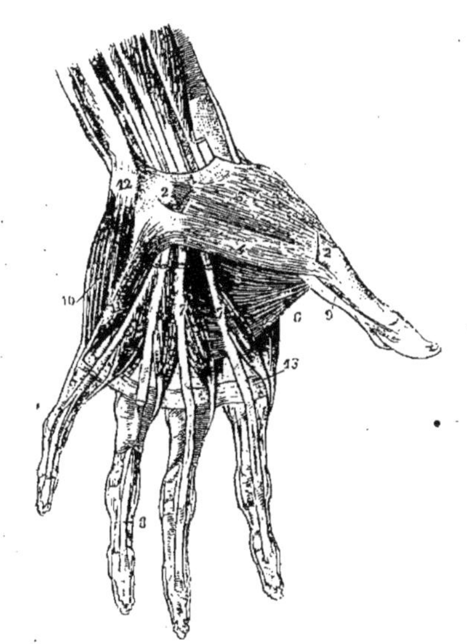

FIG. 307. — *Attache des lombricaux aux tendons du fléchisseur profond.*

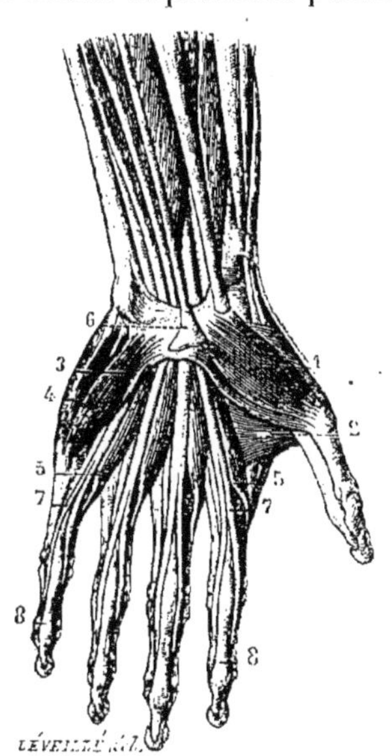

FIG. 308.—*Rapports des lombricaux avec les tendons du fléchisseur superficiel.*

FIG. 307. — 1. Ligament annulaire antérieur du carpe. — 2, 2. Attaches du court abducteur du pouce dont la partie moyenne a été excisée pour laisser voir l'opposant et le court fléchisseur. — 3. Opposant du pouce. — 4. Son court fléchisseur. — 5. Adducteur du pouce. — 6. Bord inférieur de ce muscle. — 7, 7. Les quatre lombricaux. — 8. Tendons fléchisseurs des doigts. — 9. Tendon du long fléchisseur du pouce. — 10. Adducteur du petit doigt. — 11. Court fléchisseur du petit doigt. — 12. Pisiforme donnant attache au tendon du cubital antérieur.

FIG. 308. — 1. Court abducteur du pouce. — 2. Adducteur du pouce. — 3. Court fléchisseur du petit doigt. — 4. Adducteur du petit doigt. — 5, 5. Les quatre lombricaux. 6. Extrémité inférieure du tendon du petit palmaire. — 7, 7. Tendons du fléchisseur superficiel commun des doigts. — 8, 8. Tendons du fléchisseur commun profond.

des doigts, et d'étendre les deux dernières. Ils opèrent ce mouvement d'extension par un mécanisme sans analogue dans l'économie : d'une part, en s'appropriant le tendon des extenseurs pour agir directement sur la troisième et sur la seconde phalanges ; de l'autre en abaissant, c'est-à-dire en relâchant les tendons fléchisseurs.

Fallope, le premier, en 1561, a nettement signalé les deux attributions des lombricaux, qu'on trouve ensuite mentionnées dans les ouvrages de Winslow, de Sabatier, de Gavard, de Boyer, etc. Mais ils avaient été un peu oubliés, lorsque M. J. Parise, aujourd'hui professeur de clinique à l'école secondaire de Lille, me remit, en 1847, une note dans laquelle ces usages étaient non-seulement rappelés, mais démontrés. A cet auteur appartient donc le mérite d'avoir confirmé la découverte de Fallope, en la mettant à l'abri de toute contestation. Pour étudier les usages des lombricaux, M. Parise les détachait à leur extrémité supérieure, fixait un fil à chacun d'eux, et exerçait ensuite sur ces fils des tractions parallèles à l'axe des muscles ; pendant ces tractions, on voit en effet les deux dernières phalanges s'étendre et la première se fléchir.

§ 2. — Muscles de l'éminence thénar.

Ces muscles, au nombre de quatre, président aux mouvements du pouce. Ils se disposent sur trois plans : le plan superficiel est représenté par le *court abducteur ;* le second ou moyen par l'*opposant* et le *court fléchisseur*, et le troisième ou profond par l'*adducteur*.

Préparation. — 1° Faire sur la paume de la main deux incisions, l'une obliquement étendue du ligament annulaire à la première phalange du pouce, l'autre verticale portant sur sa partie moyenne, comprenant l'une et l'autre la peau et l'aponévrose sous-jacente ; 2° détacher ces deux premières couches sur toute l'étendue de l'éminence thénar, et compléter la préparation du court abducteur du pouce, en isolant ses extrémités ; 3° étudier ce petit muscle, le diviser ensuite sur sa partie moyenne, et rejeter ses deux moitiés en sens contraire pour découvrir l'opposant ; 4° inciser alors le ligament annulaire en dedans de l'attache du court abducteur, puis enlever tous les tendons fléchisseurs jusqu'à leur entrée dans la gaîne des doigts ; 5° préparer les deux faisceaux du court fléchisseur, dont l'un s'attache à la moitié externe du ligament annulaire, et l'autre à la face postérieure du carpe ; 6° après avoir pris connaissance de l'opposant et du court fléchisseur, les diviser à leur partie moyenne pour mettre en évidence l'adducteur du pouce.

I. — Muscle court abducteur du pouce.

Le court abducteur du pouce, le plus superficiel et le plus mince des quatre muscles de l'éminence thénar, s'étend du ligament annulaire à la première phalange du pouce. Ce muscle est allongé, aplati, plus large supérieurement qu'inférieurement.

Insertions. — Il s'attache, par son extrémité supérieure : 1° à la partie antérieure et externe du ligament annulaire ; 2° au scaphoïde ; 3° et par quelques fibres au tendon du long abducteur du pouce. De ces insertions part un faisceau charnu, aplati, qui se dirige en bas et en dehors en se rétrécissant, pour aller s'attacher par un étroit et mince tendon au côté externe de l'extrémité supérieure de la première phalange du pouce ; du bord postérieur, de ce tendon part une expansion qui se continue avec le court extenseur du pouce, et qui contribue à le fixer dans la situation qu'il occupe.

Rapports. — Le court abducteur est recouvert par une mince aponévrose et plus superficiellement par la peau. Il recouvre le muscle opposant et le court fléchisseur du pouce.

Action. — La plupart des auteurs avaient admis que ce muscle porte le premier métacarpien et le pouce en dehors et un peu en avant. M. Duchenne (de Boulogne) pense qu'il les porte l'un et l'autre en avant et en dedans. Il ne serait donc pas abducteur, mais adducteur, opinion qui me paraît erronée. Cet observateur suppose constamment dans ses expériences que les muscles peuvent tous se contracter isolément ; or, je ne saurais trop répéter que si quelques-uns peuvent, en effet, se contracter isolément, il en est beaucoup qui sont groupés physiologiquement, et dont l'action est simultanée ; et ce n'est pas alors le résultat produit par l'action de tel ou tel muscle qu'il faut considérer, mais la résultante de leur action commune ; c'est ce qui a lieu ici. Pour le mouvement d'abduction, deux muscles sont nécessaires, le grand et le court abducteurs ; appliquez la pulpe du doigt sur ces muscles au moment où le mouvement se produit, vous constaterez qu'ils se durcissent, qu'ils se contractent, qu'ils agissent tous deux à la fois ; essayez de faire agir l'un d'eux isolément, comme on le fait si facilement avec l'électricité, vous ne réussirez pas. Je persiste donc à admettre, avec le plus grand nombre des anatomistes, que les deux abducteurs portent réellement le pouce en dehors, et méritent la dénomination qui leur a été donnée.

II. — **Muscle opposant du pouce.**

L'opposant est situé dans l'éminence thénar, au-dessous du court abducteur du pouce ; en dehors du court fléchisseur, et sur le même plan que celui-ci. Ce muscle, étendu du trapèze au premier métacarpien, est court, épais, triangulaire.

Insertions. — Il s'attache, par son extrémité supérieure : 1° à la saillie du trapèze ; 2° à la partie antéro-externe du ligament annulaire, au-devant de la gaîne du grand palmaire. — Les fibres charnues, nées de cette double insertion, se portent obliquement en bas et en dehors, d'autant plus longues et plus verticales qu'elles sont plus inférieures, d'autant plus courtes et plus horizontales qu'elles sont plus élevées ; elles constituent, par leur ensemble, un petit muscle rayonné, très-épais, qui se fixe à la moitié externe de la face antérieure du premier métacarpien, sur toute sa longueur.

Rapports. — Sa face antérieure est recouverte par le court abducteur du pouce; et en dehors de celui-ci, sur une très-petite étendue, par l'aponévrose palmaire et la peau. — Sa face postérieure recouvre l'articulation

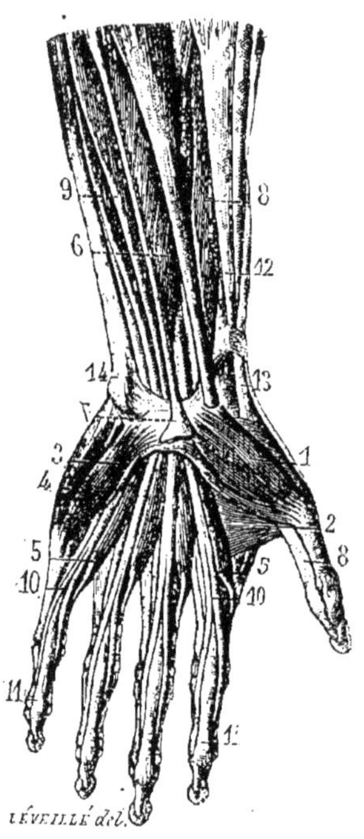

FIG. 309. — *Muscles des éminences thénar et hypothénar (couche superficielle).*

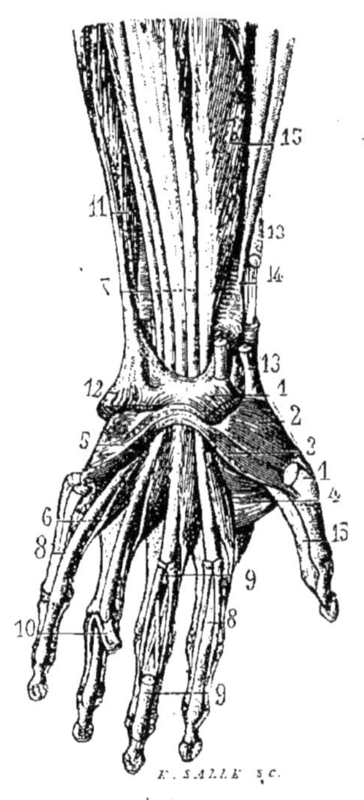

FIG. 310. — *Muscles des éminences thénar et hypothénar (couche profonde).*

FIG. 309. — 1. Court abducteur du pouce. — 2. Adducteur du pouce. — 3. Court fléchisseur du petit doigt. — 4. Adducteur du petit doigt. — 5, 5. Lombricaux. — 6. Fléchisseur superficiel des doigts. — 7. Épanouissement du tendon du palmaire grêle. — 8, 8. Long fléchisseur du pouce. — 9. Fléchisseur profond des doigts. — 10, 10. Tendons du fléchisseur superficiel commun des doigts. — 11, 11. Attache des tendons fléchisseurs profonds. — 12. Tendon du long supinateur. — 13. Tendon du long abducteur du pouce. — 14. Attache du cubital antérieur au pisiforme.

FIG. 310. — 1, 1. Attache du court abducteur du pouce. — 2. Opposant du pouce. — 3. Court fléchisseur du pouce. — 4. Adducteur du pouce. — 5. Opposant du petit doigt. — 6. Les quatre lombricaux. — 7. Tendons de l'extenseur profond des doigts. — 8. Tendon profond de l'index. — 9, 9. Tendon profond du médius, dont la portion moyenne a été excisée pour laisser voir la gouttière que lui forme le tendon superficiel. — 10, 10. Tendon superficiel divisé et renversé pour montrer sa gouttière à concavité postérieure. — 11. Cubital antérieur. — 12. Insertion de ce muscle au pisiforme. — 13, 13. Tendon du long abducteur du pouce dont une partie a été excisée pour laisser voir l'insertion du long supinateur. — 14. Attache du long supinateur. — 15, 15. Long fléchisseur propre du pouce.

du trapèze avec le premier métacarpien, et une partie de la face antérieure de cet os. — Son bord interne répond au court fléchisseur du pouce, dont le sépare supérieurement une ligne celluleuse, mais si peu accusée, qu'il devient fort difficile et même tout à fait impossible de distinguer clairement les deux muscles.

Action. — Ce muscle porte le premier métacarpien en avant et en dedans, en lui faisant exécuter un léger mouvement de rotation qui a pour effet d'opposer le pouce aux quatre derniers doigts de la main.

III. — **Muscle court fléchisseur du pouce.**

Le court fléchisseur du pouce est, de tous les muscles de la main, celui dont l'existence est la plus arbitraire. Il présente avec l'opposant des connexions si intimes, qu'on ne peut jamais l'en séparer complétement ; souvent même les deux muscles semblent presque entièrement confondus. Aussi les anatomistes en donnent-ils une description fort différente. Sabatier, Boyer, Bichat, etc., le font naître en haut par deux faisceaux qui ne tardent pas à se réunir, puis qui se séparent de nouveau pour aller se fixer aux deux sésamoïdes de l'articulation métacarpo-phalangienne du pouce. En réalité il fait partie de l'opposant dont il représente la moitié inférieure ou interne. Cependant, pour ne pas trop m'éloigner de la tradition, je décrirai cette moitié inférieure de l'opposant comme un muscle distinct, bien qu'il soit à peu près impossible de la séparer de la moitié supérieure.

Le court fléchisseur (moitié inférieure de l'opposant) est situé dans l'éminence thénar, au-dessous du court abducteur, en dedans de l'opposant, au devant de l'adducteur du pouce. Ce muscle s'étend du pourtour de l'anneau carpien au sésamoïde externe ; il est épais et allongé, double en haut, simple en bas.

Insertions. — Il s'attache supérieurement : 1° par son faisceau antérieur, à la partie interne du bord inférieur du ligament annulaire et à la saillie du trapèze ; 2° par son faisceau postérieur, à la partie inférieure de la paroi externe de l'anneau carpien. De ces insertions, qui se font par de courtes fibres tendineuses, partent les deux faisceaux du muscle ; ils se dirigent obliquement en bas et en dehors, en s'unissant l'un à l'autre, et en partie aussi à l'opposant, et vont s'insérer au sésamoïde externe. Ces deux faisceaux présentent, du reste, beaucoup de variétés dans leurs dimensions relatives, dans leurs connexions, et même leur insertion. En faisant du court fléchisseur et de l'opposant un seul et même muscle, on simplifierait leur étude, au point de vue anatomique comme au point de vue physiologique, car tous deux remplissent le même usage : l'opposition du pouce aux quatre derniers doigts. L'éminence thénar serait formée alors de trois couches superposées : le court abducteur, étroit et mince ; l'opposant, plus large et très-épais; l'adducteur, plus large encore, mais d'une épaisseur beaucoup moindre.

Rapports. — Ce muscle répond : par sa partie antérieure, à l'aponévrose palmaire et au court abducteur dont le sépare une ligne celluleuse; par sa partie postérieure, à l'adducteur du pouce; par sa partie interne, au tendon du long fléchisseur qui est reçu entre ses deux faisceaux; par sa partie externe, à l'opposant avec lequel il se confond, en partie, dans sa moitié inférieure, et quelquefois sur presque toute son étendue.

Action. — Il ne fléchit pas le pouce, mais le porte en avant et en dedans, en faisant exécuter au premier os du métacarpe un léger mouvement de rotation autour de son axe. Il concourt, en un mot, à opposer le pouce aux quatre derniers doigts. On peut même le considérer comme le principal agent du mouvement d'opposition, ses insertions lui permettant d'agir sur le premier métacarpien avec une puissance supérieure à celle de l'opposant.

IV. — **Muscle adducteur du pouce.**

L'adducteur du pouce est le plus profond des muscles de l'éminence thénar. Il présente la figure d'un large triangle dont la base, verticale, se dirige en dedans, et dont le sommet répond à la première phalange du pouce.

Insertions. — Ce muscle s'attache en dedans : 1° à toute la longueur du bord antérieur du troisième métacarpien; 2° à la partie antérieure du carpe et aux articulations carpo-métacarpiennes correspondantes; 3° à une arcade fibreuse très-profondément située, s'étendant du trapèze à l'extrémité interne de la première phalange du pouce. — De ces insertions naissent les fibres charnues qui se portent : les inférieures, horizontalement en dehors; les autres en bas et en dehors, en affectant une direction d'autant plus oblique qu'elles sont plus élevées. Elles forment, par leur réunion et leur convergence, un large plan triangulaire auquel succède un gros et court tendon. Celui-ci s'insère : 1° sur le sésamoïde interne de l'articulation métacarpo-phalangienne; 2° sur le côté interne de l'extrémité supérieure de la première phalange du pouce. De cette seconde insertion part une expansion qui contourne l'articulation et qui l'unit au tendon du long extenseur du pouce.

L'adducteur du pouce est généralement formé d'un faisceau inférieur ou métacarpien, et d'un faisceau supérieur ou carpien. Mais ces deux faisceaux ne sont pas toujours distincts, et leur largeur relative diffère beaucoup suivant les individus. L'inférieur est d'autant plus large et plus épais que la main est plus fortement musclée; il l'emporte alors sur le supérieur, dont les dimensions varient beaucoup moins, et deviennent ainsi prédominantes sur les mains, d'une charpente plus faible.

Rapports. — Ce muscle, recouvert par une mince lame aponévrotique qui se continue avec l'aponévrose interosseuse, répond en-haut et en dehors au court fléchisseur et à l'opposant ; en dedans, aux tendons du fléchisseur profond et aux muscles lombricaux. Il recouvre les deux premiers espaces interosseux et le second métacarpien. En bas et en dehors, sa face postérieure est sous-cutanée, ainsi que la partie correspondante de son bord inférieur.

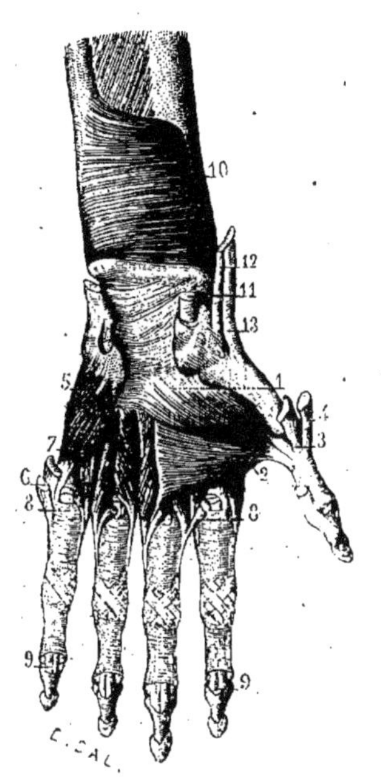

FIG. 311. — *Muscle adducteur du pouce.*

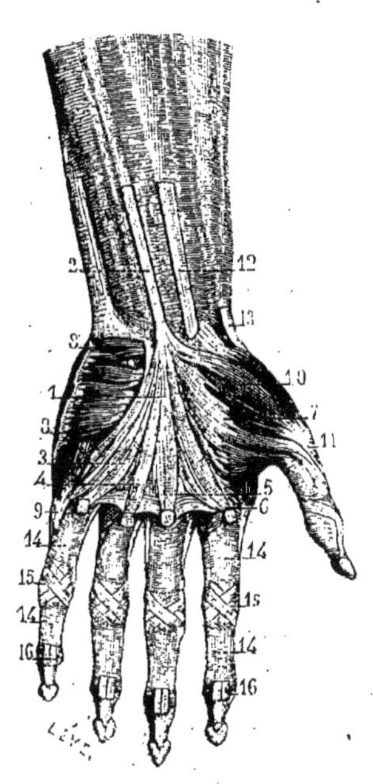

FIG. 312. — *Muscle palmaire cutané.*

FIG. 311. — 1. Faisceau supérieur ou carpien de l'adducteur du pouce. — 2. Faisceau inférieur ou métacarpien de ce muscle, se réunissant en dehors au précédent pour aller se fixer avec celui-ci par un court tendon au sésamoïde interne de l'articulation correspondante. —3. Tendon du court fléchisseur du pouce. — 4. Tendon de l'abducteur du pouce. — 5. Opposant du petit doigt. — 6. Tendon du court fléchisseur du petit doigt. — 7. Muscle interosseux des deux derniers espaces. — 8, 8. Tendon des muscles lombricaux. — 9, 9. Attache des tendons du fléchisseur profond des doigts. — 10. Carré pronateur. — 11. Tendon du grand palmaire. — 12. Tendon du long abducteur du pouce, dont une partie s'attache au premier métacarpien et l'autre au trapèze. — 13. Portion qui s'insère au premier métacarpien. — 14. Portion qui se fixe au trapèze.

FIG. 312. — 1. Aponévrose palmaire. — 2. Tendon du palmaire grêle, dont la gaine fibreuse propre a été ouverte pour montrer sa continuité avec cette aponévrose. — 3, 4, 5, 6. Les quatre bandelettes par lesquelles l'aponévrose s'insère à la peau qui surmonte les quatre derniers doigts. — 7. Expansions par lesquelles elle s'attache à la peau de l'éminence thénar. — 8, 8. Muscle palmaire cutané. — 9. Attache des muscles adducteur et court fléchisseur du petit doigt. — 10. Court abducteur du pouce. — 11. Expansion que le tendon de ce muscle envoie au tendon du court extenseur du pouce. — 12. Tendon du grand palmaire, dont la gaine propre a été ouverte aussi. — 13. Tendon du long abducteur du pouce. — 14, 14, 14, 14. Portions des gaines digitales qui sont composées de fibres annulaires. — 15, 15. Portion composée de fibres entrecroisées en sautoir.

Action. — Ce muscle rapproche le pouce de l'index avec une puissance qu'expliquent suffisamment le nombre considérable de ses fibres et son insertion presque perpendiculaire au levier qu'il est chargé de mouvoir. Il est donc essentiellement adducteur, et par conséquent antagoniste du long et du court abducteurs. Dans la plupart des mouvements du pouce, il unit son action à celles de l'opposant et du court fléchisseur ; c'est ainsi que ces trois muscles se contractent à la fois lorsque nous serrons avec force un objet placé dans la paume de la main.

§ 3. — Muscles de l'éminence hypothénar.

Ils sont au nombre de trois : l'*adducteur*, le *court fléchisseur* et l'*opposant* du petit doigt. A cette région palmaire interne se rattache un muscle peaucier, le *palmaire cutané.*

Préparation. — 1° Faire sur l'axe de la paume de la main une incision verticale, comprenant seulement la peau et s'étendant du poignet au médius ; 2° de chacune des extrémités de cette première incision en faire partir une autre perpendiculaire, qui s'étendra jusqu'au bord interne de la main ; 3° soulever la lèvre interne de l'incision longitudinale, détacher la peau de l'éminence hypothénar en procédant avec ménagement, afin de respecter le muscle palmaire cutané qui occupe la moitié supérieure de la région, et mettre ce petit muscle en complète évidence ; 4° après avoir étudié le palmaire cutané, le soulever de dedans en dehors pour le rejeter sur le ligament annulaire antérieur, et découvrir les muscles adducteur et court fléchisseur du petit doigt, dont les insertions seront ensuite nettement isolées ; 5° ces deux muscles étant connus aussi, les diviser sur leur partie moyenne, puis renverser leurs deux extrémités, afin de pouvoir observer l'opposant qu'ils recouvrent entièrement.

I. — **Muscle palmaire cutané.**

Le palmaire cutané est situé sur la moitié supérieure de l'éminence hypothénar. Ce petit muscle, de figure rectangulaire, présente une hauteur de 3 à 4 centimètres, et une largeur de 2 centimètres et demi.

Insertions. — Il s'attache, en dehors, au ligament annulaire antérieur, et plus bas sur l'aponévrose palmaire, par de petits tendons longs et grêles, au nombre de six à huit. A ces tendons succèdent autant de faisceaux charnus arrondis qui se portent transversalement en dedans, en s'unissant en partie les uns aux autres, et qui viennent se fixer sur le bord interne de la main à la face profonde du derme. Parmi ces faisceaux, les plus inférieurs sont obliquement descendants.

Rapports. — Ce muscle est situé entre deux couches de pelotons adipeux ; l'une superficielle, qui le sépare de la peau ; l'autre profonde, qui le sépare de l'artère cubitale, des veines et du nerf qui l'accompagnent, et de l'aponévrose palmaire. Ces pelotons adipeux pénètrent en partie dans les intervalles des faisceaux dont il est composé.

Action. — Le palmaire cutané attire, en dehors, les téguments du bord interne de la main, et augmente ainsi légèrement la saillie de l'éminence hypothénar.

II. — **Muscle adducteur du petit doigt.**

Ce muscle, situé sur le bord interne de l'éminence hypothénar, s'étend du pisiforme à la première phalange du petit doigt. Il est allongé, aplati, plus large sur sa partie moyenne qu'à ses extrémités.

Insertions. — L'adducteur du petit doigt s'attache en haut, au pisiforme par des fibres aponévrotiques auxquelles succèdent les fibres charnues. Celles-ci se portent verticalement en bas, en formant un faisceau, d'abord étroit, qui augmente de largeur et d'épaisseur en descendant, se rétrécit et s'amincit ensuite, puis s'insère par une languette tendineuse sur le côté interne de l'extrémité supérieure de la première phalange du petit doigt. Une courte et mince expansion s'étend de cette languette tendineuse au bord interne du tendon de l'extenseur de ce doigt.

Rapports. — Il est recouvert par une très-mince lame aponévrotique qui fait partie de l'aponévrose palmaire, par le palmaire cutané dans sa moitié supérieure, et par la peau. Sa face profonde recouvre l'opposant du petit doigt, au tendon duquel il s'unit inférieurement.

Action. — Le muscle adducteur éloigne le petit doigt de l'axe de la main, et lui imprime en même temps un léger mouvement de flexion.

III. — **Muscle court fléchisseur du petit doigt.**

Le court fléchisseur du petit doigt, situé en dehors de l'adducteur et au devant de l'opposant, n'existe pas constamment. Il est allongé, étroit et aplati.

Insertions. — Ce muscle s'attache en haut : 1° à la saillie de l'os crochu ; 2° à une arcade fibreuse à concavité supérieure qui s'étend de cette saillie au pisiforme. — Né de ces deux points par de courtes fibres aponévrotiques, le corps charnu se porte obliquement en bas et en dedans, en longeant le bord externe de l'adducteur, et se termine par un court tendon aplati qui se fixe en dedans de l'extrémité supérieure de la première phalange du petit doigt. Ce tendon est situé, en général, sur un plan plus profond et un peu plus élevé que celui de l'adducteur avec lequel cependant il se confond en partie.

Rapports. — Recouvert par la partie interne de l'aponévrose palmaire, le palmaire cutané et la peau, le court fléchisseur recouvre l'opposant.

Action. — Il fléchit le petit doigt et paraît se contracter en même temps que l'opposant, dont on peut le considérer comme un faisceau de renforcement ; aussi fait-il, en général, défaut lorsque ce dernier est très-développé. L'opposant et le court fléchisseur du petit doigt sont donc les analogues de l'opposant et du court fléchisseur du pouce, de même que l'adducteur du premier est l'analogue de l'abducteur du second. Quant à l'adducteur du pouce, il est représenté à l'éminence hypothénar par un muscle plus profondément situé qui rapproche le petit doigt de l'axe de la main, et qui fait partie de la région interosseuse.

IV. — **Muscle opposant du petit doigt.**

L'opposant, situé au-dessous de l'adducteur et du court fléchisseur du petit doigt, est un muscle court et aplati, de figure triangulaire.

Insertions. — Il s'attache en haut et en dehors : 1° à la partie inférieure et interne du ligament annulaire ; 2° à l'apophyse unciforme de l'os crochu ; 3° à l'arcade fibreuse qui s'étend de cette apophyse au pisiforme. Ces insertions ont lieu par des fibres tendineuses qui forment le tiers environ du muscle. A celles-ci succèdent les fibres charnues obliques de haut en bas et de dehors en dedans, se rapprochant d'autant plus de la direction verticale qu'elles sont plus inférieures ; elles s'insèrent à la face interne du corps du cinquième métacarpien sur toute sa longueur.

Rapports. — Sa face antérieure est recouverte par une languette fibreuse, verticale, qui se détache du tendon du cubital postérieur pour aller se fixer à la partie inférieure du cinquième métacarpien ; et plus superficiellement par le court fléchisseur et l'adducteur du petit doigt. Sa face postérieure recouvre le cinquième métacarpien et le tendon que le fléchisseur sublime envoie au petit doigt.

Action. — Ce muscle oppose le petit doigt au pouce en imprimant au cinquième métacarpien un léger mouvement de rotation et de flexion.

§ 4. — Muscles interosseux.

Ces muscles sont disposés par paires dans les espaces elliptiques qu'interceptent les métacarpiens. Les uns répondent plus spécialement à la face dorsale de la main, et les autres exclusivement à sa face palmaire.

Considérés dans leur situation, ils se divisent donc en deux ordres : les interosseux dorsaux, au nombre de quatre, et les interosseux palmaires, au nombre de trois. A ceux-ci il convient de rattacher l'adducteur du pouce qui représente l'interosseux palmaire du premier espace, mais qui fait partie aussi des muscles de l'éminence thénar avec lesquels il a été décrit ; par conséquent il existe, en réalité, deux muscles pour chacun des espaces compris entre les os du métacarpe.

Préparation. — 1° Enlever sur la face dorsale de la main tous les tendons extenseurs des doigts, et une mince aponévrose qui recouvre dans chaque espace les interosseux dorsaux ; 2° enlever de même sur la face palmaire tous les tendons fléchisseurs, ainsi que les muscles des éminences thénar et hypothénar, en conservant l'extrémité inférieure des quatre lombricaux et une aponévrose mince, mais résistante, qui sépare les interosseux de toutes les parties précédentes, et qui envoie des cloisons dans leurs intervalles; étudier cette aponévrose et la détacher ensuite; 3° désarticuler le premier métacarpien et appliquer un trait de scie sur l'extrémité supérieure des quatre derniers; 4° achever de séparer en haut les quatre métacarpiens en coupant les ligaments qui les unissent, les écarter alors légèrement pour étaler les interosseux; isoler ceux-ci les uns des autres, et disséquer leur tendon, ainsi que celui des lombricaux et ceux de l'extenseur commun des doigts.

A. — *Muscles interosseux dorsaux.*

Comme les espaces intermétacarpiens, on les distingue sous les noms de premier, second, troisième et quatrième, en procédant de dehors en dedans. Ils remplissent la moitié postérieure de ces espaces exclusivement, et la moitié antérieure concurremment avec les interosseux palmaires. Le premier, occupant un espace beaucoup plus étendu, est aussi notablement plus long et plus large que les suivants. — Ces muscles sont allongés, de formes prismatique et triangulaire, bifides et charnus supérieurement, simples et aponévrotiques inférieurement. Tous appartiennent au groupe des muscles penniformes.

Les deux premiers s'étendent de l'espace qu'ils occupent : l'un au côté externe de la première phalange de l'index, l'autre au côté externe de la première phalange du médius; et les deux derniers au côté interne de la première phalange du médius et de la première phalange de l'annulaire; en un mot, ils ont pour commune destination d'éloigner les doigts de l'axe de la main. Ils sont tous abducteurs; le premier est abducteur de l'index, le second et le troisième abducteurs du médius, le quatrième abducteur de l'annulaire.

Insertions. — Les interosseux dorsaux s'attachent par leur partie supérieure aux deux parois de l'espace elliptique dans lequel ils sont logés, mais d'une manière différente : à celle qui est la plus rapprochée de l'axe de la main sur toute sa longueur et toute sa largeur; à celle qui en est plus éloignée sur toute la longueur de son tiers postérieur. Par ses deux tiers antérieurs, cette seconde paroi donne insertion à l'interosseux palmaire correspondant.

Les fibres charnues nées des deux métacarpiens se portent obliquement en bas, celles d'un côté convergeant vers celles du côté opposé, et se rendent à la manière des barbes d'une plume sur une lame tendineuse antéro-postérieure qui descend verticalement. Parvenue entre les articulations métacarpo-phalangiennes, cette lame tendineuse se divise en deux portions : l'une, d'une teinte grisâtre, qui se fixe sur la première phalange de l'index, du médius, et de l'annulaire, du côté qui répond à l'insertion principale du muscle, c'est-à-dire du côté de l'abduction;

l'autre, en général plus importante, d'un aspect brillant et nacré, qui s'épanouit largement pour aller se continuer avec le tendon extenseur correspondant.

C'est sur cette seconde partie du tendon des interosseux que vient se

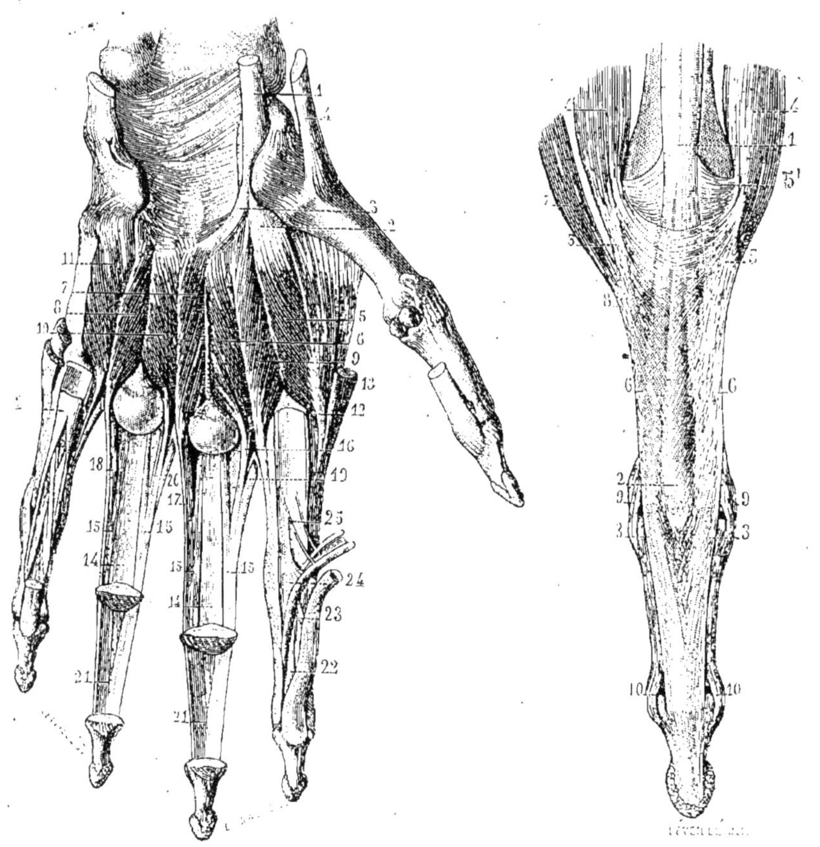

Fig. 313.—*Muscles interosseux. Tendons extenseurs des doigts. Connexions de ceux-ci avec les interosseux et les lombricaux.*

Fig. 314. — *Tendon extenseur de l'un des doigts, vu par sa face postérieure ou convexe.*

Fig. 313. — 1. Tendon du grand palmaire. — 2. Attache de ce tendon au second métacarpien. — 3. Expansion par laquelle le même tendon s'insère au troisième métacarpien. — 4. Tendon du long abducteur du pouce. — 5. Premier interosseux dorsal. — 6. Second interosseux dorsal. — 7. Troisième interosseux dorsal. — 8. Quatrième interosseux dorsal. — 9. Premier interosseux palmaire, s'attachant par son extrémité inférieure au côté externe de la première phalange de l'index et de son tendon extenseur. — 10. Second interosseux palmaire, allant se fixer au côté externe de la première phalange de l'annulaire et de son tendon extenseur. — 11. Troisième interosseux palmaire, s'insérant au côté externe de la première phalange du petit doigt et de son tendon extenseur. — 12. Tendon du premier interosseux dorsal se fixant presque exclusivement au côté externe de la première phalange de l'index. — 13. Extrémité inférieure du premier lombrical, rejeté en dehors pour laisser voir le tendon du premier interosseux dorsal. — 14. Portion moyenne ou médiane des tendons de l'extenseur commun, allant s'attacher aux secondes phalanges. — 15, 15, 15, 15. Leurs portions latérales par lesquelles ils s'insèrent aux troisièmes phalanges. — 16. Expansion par laquelle le tendon

terminer le tendon des lombricaux, tendon qui constitue pour elle un faisceau de renforcement. On peut lui considérer trois ordres de fibres : 1° des fibres supérieures, transversales, qui passent sur le tendon des extenseurs en leur adhérant très-fortement, et qui se continuent avec les fibres semblables du côté opposé; 2° des fibres moyennes obliques qui couvrent les parties latérales du même tendon pour aller se fixer en arrière de l'extrémité supérieure des secondes phalanges; 3° des fibres inférieures avec lesquelles se confond plus spécialement le tendon des lombricaux ; ces fibres se dirigent presque verticalement en bas en renforçant les parties latérales du tendon des extenseurs s'insèrent en arrière de l'extrémité supérieure des troisièmes phalanges.

Les deux divisions du tendon des interosseux présentent beaucoup de variétés. Le plus habituellement celle qui se rend au tendon des extenseurs est la plus considérable. Cependant il y a des exceptions ; ainsi, pour le tendon du premier interosseux dorsal, c'est constamment la portion phalangienne qui est la plus volumineuse; celle qui se porte au tendon de l'extenseur est extrêmement mince. La portion phalangienne prend aussi quelquefois une plus grande importance sur d'autres interosseux, ou présente la même épaisseur que la portion destinée au tendon de l'extenseur; mais ces variétés sont des exceptions assez rares.

Rapports. — Ils diffèrent selon que l'on considère ces muscles dans les espaces intermétacarpiens, au niveau des articulations métacarpo-phalangiennes, ou au-dessous de ces articulations.

Dans les espaces intermétacarpiens ils sont en rapport : par leur face

du second interosseux dorsal se continue avec le tendon de l'extenseur correspondant. — 17. Troisième interosseux dorsal s'insérant sur ce même tendon. — 18. Quatrième interosseux dorsal se terminant sur le tendon extenseur de l'annulaire. — 19. Tendon du second lombrical s'unissant à celui du second interosseux dorsal pour aller se continuer, l'un et l'autre, avec l'extenseur du médius. — 20. Tendon du troisième lombrical s'unissant à celui du second interosseux palmaire pour se continuer tous deux avec l'extenseur du même doigt. — 21, 21. Les deux portions latérales du tendon extenseur se réunissant pour aller se fixer aux troisièmes phalanges. — 22. Repli triangulaire inférieur de la synoviale des doigts, s'étendant de la seconde phalange au fléchisseur profond ou perforant. — 23. Repli filiforme, situé au-dessus du précédent et se rendant au même tendon. — 24. Repli triangulaire supérieur, étendu de la première phalange au tendon fléchisseur superficiel ou perforé. — 25. Replis filiformes se portant des bords de la première phalange aux bords du même tendon.

Fig. 314. — 1. Tendon extenseur des doigts. — 2. Portion médiane de ce tendon s'attachant en arrière de l'extrémité supérieure des secondes phalanges. — 3, 3. Ses deux portions latérales convergeant, puis se réunissant pour aller s'insérer en arrière de l'extrémité supérieure des troisièmes. — 4, 4. Extrémités inférieures des deux interosseux qui dépendent du même doigt. — 5, 5. Tendon de ces muscles s'épanouissant pour se continuer : d'une part l'un avec l'autre en arrière du tendon extenseur, de l'autre avec les portions latérales de ce tendon. — 5'. Expansion par laquelle le tendon des interosseux se continue avec les tendons extenseurs, au niveau de la tête des métacarpiens. — 6, 6. Portion du tendon des interosseux qui s'unit aux tendons extenseurs. — 7. Extrémité inférieure de l'un des muscles lombricaux. — 8. Tendon de ce muscle s'unissant au tendon de l'interosseux et à la portion correspondante du tendon extenseur.

postérieure avec une lame fibreuse qui recouvre chaque espace interosseux et qui les sépare des tendons extenseurs; par celle de leurs faces latérales qui est la plus rapprochée de l'axe de la main, avec toute la largeur de la facette osseuse correspondante; par celle qui est la plus éloignée de cet axe, avec le tiers postérieur seulement de la facette opposée, et l'interosseux palmaire occupant le même espace.

Au niveau des articulations métacarpo-phalangiennes, les interosseux dorsaux répondent : d'un côté à cette articulation; de l'autre, à l'interosseux palmaire; en avant, au ligament transverse unissant les quatre derniers métacarpiens; en arrière, à l'expansion fibreuse qui se détache du tendon des extenseurs, au niveau de la tête de ces os, expansion qui contourne celle-ci de chaque côté pour s'unir étroitement à l'origine du tendon des interosseux.

Au-dessous des articulations métacarpo-phalangiennes, les tendons épanouis des deux interosseux du même doigt forment avec le tendon correspondant des extenseurs une large gouttière à concavité antérieure dans laquelle vient se loger la face dorsale des doigts. Cette gouttière embrasse les deux premières phalanges et l'extrémité supérieure de la troisième; elle est recouverte par la peau. (Fig. 314.)

B. — *Muscles interosseux palmaires.*

Les interosseux palmaires sont situés dans les trois derniers espaces, au devant des interosseux dorsaux, entre ceux-ci et le métacarpien auquel ils s'attachent. Ces muscles affectent, comme les précédents, une forme prismatique et triangulaire; mais ils présentent un volume plus grêle, une forme plus aplatie, des insertions beaucoup moins étendues et une disposition plus simple (fig. 313).

On les distingue aussi sous les noms de premier, second, troisième, en procédant de dehors en dedans. Tous les trois se fixent au métacarpien du doigt auquel ils se rendent. Tous les trois sont adducteurs relativement à l'axe de la main. Le premier s'étend du second métacarpien au côté interne de la première phalange de l'index : il est adducteur de l'index; le second du quatrième métacarpien au côté externe de la première phalange de l'annulaire : il est adducteur de l'annulaire; le troisième du cinquième métacarpien au côté externe du petit doigt : il est adducteur de l'auriculaire.

Insertions. — Situés, comme les interosseux dorsaux, dans un espace elliptique circonscrit par deux parois verticales, ces muscles s'attachent en haut à celle de ces parois qui est la plus éloignée de l'axe de la main, sur toute sa longueur, mais à ses deux tiers antérieurs seulement, le tiers postérieur donnant insertion à l'un des faisceaux de l'interosseux dorsal correspondant : ainsi le premier s'insère à la face interne du second métacarpien, le second à la face externe du quatrième, et le troisième à la face externe du cinquième.

Le faisceau charnu, né de la facette la plus éloignée de l'axe de la main, se porte verticalement en bas, pour se terminer sur un mince tendon qui devient libre au niveau des articulations métacarpo-phalangiennes, et qui se comporte comme celui des interosseux dorsaux. — Par sa courte portion grisâtre et vaguement limitée, ce tendon s'attache à l'extrémité supérieure des premières phalanges de l'index, de l'annulaire et de l'auriculaire, du côté le plus rapproché de l'axe de la main. — Par sa longue portion, largement épanouie, de couleur nacrée et resplendissante, il se fixe aux tendons de l'extenseur des mêmes doigts par trois ordres de fibres offrant le même mode de terminaison que celles des interosseux dorsaux.

Rapports. — Dans les espaces intermétacarpiens, ces muscles sont en rapport : par celle de leur face qui est la plus éloignée de l'axe de la main avec le métacarpien auquel ils s'attachent; par celle qui est la plus rapprochée de cet axe avec l'interosseux dorsal correspondant; par leur bord postérieur avec ce même muscle; par leur bord antérieur avec l'aponévrose interosseuse antérieure qui les sépare de l'adducteur du pouce et des tendons fléchisseurs.

Au niveau des articulations métacarpo-phalangiennes, et au-dessous, ils se comportent comme les interosseux dorsaux.

C. — *Action des interosseux.*

Les muscles interosseux ont pour attributions : 1° d'imprimer aux doigts des mouvements latéraux ; 2° de fléchir leur première phalange ; 3° d'étendre les deux dernières.

1° *Mouvements latéraux.* — Pour la détermination de ces mouvements, on les rapportait autrefois à l'axe du corps. Mais il est préférable de les rapporter avec Cruveilhier à l'axe de la main : car cet axe passant par le médius, les mouvements latéraux se divisent en deux ordres ; par les uns, les doigts s'éloignent de l'axe médian ; par les autres, ils s'en rapprochent. Les premiers ont pour agents les interosseux dorsaux qui sont tous abducteurs, et les seconds les interosseux palmaires qui sont tous adducteurs. Or remarquons que les doigts s'écartent les uns des autres dans un but déterminé, et qu'ils ne se rapprochent, en général, que pour se juxtaposer. L'abduction est donc pour eux une attitude essentiellement active, et l'adduction une attitude le plus souvent passive ; c'est pourquoi celle-ci est desservie par des muscles relativement très-grêles, à l'exception toutefois de l'adducteur du pouce qui, associé à tous les mouvements d'opposition de ce doigt, atteint chez l'homme de grandes proportions.

Suivant que les abducteurs sont plus ou moins développés, ils donnent à la main une envergure plus ou moins grande qui élargit encore le cercle déjà si étendu de ses aptitudes. Les personnes privilégiées sous ce rapport se distinguent par des succès plus faciles, soit dans les arts industriels, soit dans certains cas d'agrément; ainsi les doigts qui s'écartent pour répondre dans la plus grande longueur possible à la colonne d'air d'une flûte ou d'un hautbois; ceux qui, dans leurs mouvements aussi rapides que la pensée, s'étalent en courant sur les touches d'un piano, ou sur les cordes d'une lyre, sont en partie redevables des effets qu'ils produisent à l'action de ces muscles : d'où la nécessité de débuter, dès l'enfance, dans l'étude de la musique instrumentale, soit afin de donner aux interosseux tout le développement qu'ils peuvent atteindre, soit pour procurer et conserver aux articulations métacarpo-phalangiennes tous les avantages d'une extrême souplesse; car l'action des muscles sera d'autant plus prononcée que les leviers à mettre en mouvement seront plus faciles à mouvoir.

2° *Mouvements de flexion et d'extension.* — En imprimant à la première phalange un mouvement de flexion, et aux deux dernières un mouvement d'extension, les interosseux semblent remplir des usages diamétralement opposés. Ces deux usages sont cependant incontestables; une simple traction faite sur leur tendon, parallèlement à l'axe des muscles, suffit pour produire aussitôt la flexion de la première phalange, et l'extension de la seconde et de la troisième. Après la paralysie des muscles fléchisseurs superficiel et profond, les premières phalanges peuvent donc encore se fléchir; après la paralysie de l'extenseur commun, les secondes et les troisièmes peuvent encore s'étendre.

Les attributions des interosseux ont été signalées par Albinus en 1734 (1). Elles sont très-nettement mentionnées aussi dans le *Traité d'anatomie* de Sabatier (2). Les recherches électro-physiologiques de M. Duchenne sont venues les confirmer.

V. — Aponévroses de la main.

La main présente quatre groupes de muscles. Or, autant de groupes, autant de gaînes fibreuses ou ostéo-fibreuses. Nous avons donc à considérer dans la main les aponévroses de la région palmaire moyenne, l'aponévrose de la région palmaire externe, celle de la région palmaire interne, et enfin les aponévroses de la région interosseuse.

A. *Aponévroses de la région palmaire moyenne.* — Trois plans fibreux appartiennent à cette région : l'un antérieur, vertical et transversal, extrêmement fort et résistant, qui constitue l'*aponévrose palmaire* proprement dite; deux latéraux et antéro-postérieurs qui séparent la région moyenne des régions externe et interne, et qui complètent l'engaînement des trois groupes de muscles occupant la paume de la main.

(1) Albinus, *Hist. musculorum homin.*, 1736, p. 511.
(2) Sabatier, *Traité d'anat.*, 1775, t. I, p. 337.

L'*aponévrose palmaire*, réunie aux deux cloisons qui naissent de ses parties latérales, appartient à l'ordre des gaînes tendineuses. Elle fixe au devant du métacarpe les tendons fléchisseurs des doigts, de même que le ligament annulaire antérieur les fixe au devant du carpe, de même que les gaînes digitales les fixent au devant des phalanges. Ainsi que les précédentes, elle représente à la fois une gaîne contentive et une poulie de réflexion, d'où son épaisseur et sa grande résistance qui contrastent avec la faiblesse des muscles intrinsèques de la main; elle mériterait le nom de *gaîne métacarpienne des tendons fléchisseurs des doigts*.

Cette aponévrose, très-étroite au devant du poignet, s'élargit en descendant vers la racine des doigts; elle revêt ainsi une figure assez régulièrement triangulaire.

Sa face antérieure adhère à la face profonde du derme par des tractus fibreux, très-déliés supérieurement, mais offrant une largeur et une épaisseur de plus en plus grandes à mesure qu'on se rapproche de sa base et de ses parties latérales. De sa moitié inférieure on voit naître quatre languettes longitudinales qui s'en détachent pour aller se fixer à la peau. La première, obliquement dirigée en bas et en dehors, répond à la partie externe de la base de l'index, et les suivantes à l'intervalle des doigts. Ces languettes aponévrotiques se tendent pendant l'extension complète des doigts, dépriment la couche graisseuse sous-jacente dans l'intervalle des métacarpiens, et la soulèvent, au contraire, au devant de ceux-ci, d'où les saillies adipeuses qui surmontent la base des doigts, saillies plus ou moins prononcées suivant les individus, presque nulles chez les uns, plus accusées et bien manifestes chez d'autres.

Sa face postérieure recouvre dans son tiers supérieur le ligament annulaire auquel elle adhère d'une manière assez intime par sa partie moyenne, mais dont elle est séparée en dehors par l'origine des muscles de la région palmaire externe, en dedans par l'origine du muscle palmaire cutané. Dans ses deux tiers inférieurs elle se trouve en rapport avec l'arcade palmaire superficielle, les divisions du nerf médian, les tendons des fléchisseurs sublime et profond, et avec les lombricaux; elle n'est unie à toutes ces parties que par un tissu cellulaire très-lâche.

Ses deux bords, mal limités, sont le point de départ de larges expansions fibreuses qui vont s'attacher, en dehors, à la peau de l'éminence thénar, en dedans à celle de l'éminence hypothénar. Ces expansions ne diffèrent de celles émanées de sa partie inférieure que par leur disposition beaucoup moins régulière. — D'une couleur blanche et nacrée à son centre, parfaitement distincte des téguments dans toute l'étendue de cette partie centrale, l'aponévrose palmaire se confond en réalité avec ceux-ci par sa partie périphérique. — Son bord externe se continue avec l'aponévrose palmaire externe, et la cloison fibreuse qui sépare les muscles de l'éminence thénar des tendons fléchisseurs. — Son bord interne s'unit de même à l'aponévrose palmaire interne et à la cloison qui sépare ces mêmes tendons du court fléchisseur et de l'opposant du petit doigt.

Son sommet se continue avec le tendon du petit palmaire et avec l'aponévrose antibrachiale, lorsque ce muscle n'existe pas.

Sa base, ou extrémité inférieure, est creusée en arrière de sept gouttières, dont quatre répondent à la tête des quatre derniers métacarpiens, et trois aux intervalles qui les séparent. — Celles qui sont situées au devant des métacarpiens s'attachent à chacun de ceux-ci par leurs bords et se continuent inférieurement avec la gaîne des doigts dont elles forment l'origine. Ces quatre gouttières livrent passage aux tendons fléchisseurs superficiels et profonds. — Celles qui occupent les intervalles des métacarpiens se continuent par leurs bords avec les parties fibreuses des deux articulations voisines, en s'étendant de l'une à l'autre, à la manière d'une arcade, et en formant avec le ligament transverse autant d'anneaux ; ces anneaux fibreux donnent passage aux muscles lombricaux, aux artères collatérales des doigts et aux nerfs qui les accompagnent.

L'aponévrose palmaire est composée de deux ordres de fibres : 1° de fibres longitudinales, beaucoup plus nombreuses, qui la constituent exclusivement dans ses deux tiers supérieurs ; 2° de fibres transversales destinées à renforcer son tiers inférieur, et à compléter les arcades sous lesquelles s'engagent, d'une part, les tendons fléchisseurs, de l'autre, les muscles lombricaux. — Ces fibres transversales s'entremêlent en partie aux fibres longitudinales, mais sont situées cependant, pour la plupart, en arrière de celles-ci. Nées des parties latérales de la tête des métacarpiens, et des parties fibreuses des articulations métacarpo-phalangiennes, elles se portent, les unes de dedans en dehors, et les autres de dehors en dedans, en s'entrecroisant sous des angles très-aigus. Les superficielles, plus longues, vont s'attacher à un autre métacarpien ou à une autre articulation plus ou moins éloignée ; en passant au devant des tendons fléchisseurs, elles complètent les gouttières sous lesquelles s'engagent ces tendons, et les soudent, en quelque sorte, aux gaînes digitales. Les profondes, très-courtes, se portent d'une articulation à l'articulation voisine ; unies aux précédentes, elles forment les arcades sous lesquelles passent les lombricaux. Ainsi constituées, les sept gouttières de la partie inférieure de l'aponévrose palmaire ont évidemment pour usage, non-seulement de maintenir, dans leur situation, les tendons et les muscles qui les traversent, mais aussi de représenter pour ceux-ci autant de poulies sur lesquelles ils prennent un point d'appui pendant les mouvements de flexion des doigts.

Les cloisons qui séparent la gaîne palmaire moyenne des gaînes externe et interne, s'étendent du ligament annulaire à la partie inférieure de la paume de la main. — La cloison externe, oblique en bas et en dehors, se continue, par son bord antérieur, avec les aponévroses palmaire moyenne et palmaire externe, mais plus spécialement avec celle-ci, dont elle semble un prolongement. Elle s'attache, par son bord postérieur, à l'aponévrose qui recouvre l'adducteur du pouce, en dehors du premier lombrical. — La cloison interne, moins oblique que l'externe, s'unit en avant aux aponévroses moyenne et interne, et en arrière à l'aponévrose interosseuse. De même que la précédente, elle est extrêmement mince.

Les lombricaux et les tendons fléchisseurs sont donc logés dans une gaîne formée, en avant, par l'aponévrose palmaire moyenne; en arrière, par l'aponévrose interosseuse; sur les côtés, par les cloisons qui s'étendent de l'une à l'autre. Cette gaîne constitue un véritable canal qui fait suite à l'anneau carpien, et qui se divise en bas en sept canaux secondaires, dont quatre, très-longs, sont destinés aux tendons fléchisseurs des doigts, et trois, extrêmement courts, aux muscles lombricaux.

B. *Aponévroses palmaires externe et interne.* — Ces deux lames fibreuses forment une dépendance des muscles de l'éminence thénar et de l'éminence hypothénar; et comme ces muscles sont courts et assez minces, elles sont très-minces aussi. L'une et l'autre contrastent par leur transparence avec l'aponévrose palmaire moyenne qui participe des caractères du ligament annulaire antérieur et des gaînes digitales.

L'aponévrose palmaire externe recouvre les quatre muscles de l'éminence thénar. Elle s'insère : en dehors, au bord externe du premier métacarpien; en dedans, au bord antérieur du troisième en se continuant avec l'aponévrose interosseuse; en haut, au scaphoïde. Sa face antérieure, unie en dehors à la peau d'une manière intime, se continue en dedans avec l'aponévrose palmaire et la cloison externe. Sa face postérieure adhère au court abducteur du pouce à l'aide d'un tissu cellulaire assez dense, et aux muscles sous-jacents par un tissu cellulaire très-lâche.

L'aponévrose palmaire interne recouvre le court fléchisseur et l'adducteur du petit doigt. Continue en dehors avec l'aponévrose palmaire moyenne et la cloison interne, elle s'attache en dedans au cinquième métacarpien. Sa face antérieure est recouverte en haut par le palmaire cutané, et plus bas par la peau. Sa face postérieure donne naissance à un prolongement qui sépare l'opposant des deux muscles superficiels.

Aux trois aponévroses superficielles de la paume de la main on peut rattacher une couche de fibres transversales situées au devant de la gaîne des doigts, à l'union du quart supérieur des premières phalanges avec leurs trois quarts inférieurs. Les plus superficielles passent au devant des quatre derniers doigts ; les profondes s'étendent d'une gaîne digitale à la gaîne voisine. Elles constituent, par leur ensemble, une sorte de ligament qui semble avoir pour destination de limiter l'écartement des doigts. Lorsqu'on écarte ceux-ci, elles se tendent à la manière d'une corde qui fixe le repli de la peau au niveau de chaque espace interdigital.

C. *Aponévroses interosseuses.* — Au nombre de six, deux antérieures distinguées en interne et externe, et quatre postérieures ou dorsales.

L'aponévrose interosseuse antérieure et interne s'étend du troisième métacarpien au cinquième. Elle recouvre les muscles interosseux contenus dans les deux derniers espaces, et envoie entre eux des prolongements qui complètent leur engaînement.

L'aponévrose interosseuse antéro-externe se porte du troisième métacarpien au premier ; recouverte par l'adducteur du pouce, elle recouvre les interosseux du second espace et le premier interosseux dorsal.

Les aponévroses interosseuses dorsales répondent par une de leurs faces aux interosseux dorsaux, auxquels les unit un tissu cellulaire assez dense, et par l'autre aux tendons extenseurs des doigts.

Au-dessus de ces tendons, on remarque une lamelle fibreuse, extrêmement mince, continue en haut au ligament annulaire postérieur, et simplement celluleuse en bas : c'est à cette lamelle cellulo-fibreuse qu'on a donné le nom *d'aponévrose dorsale du métacarpe.*

ARTICLE V

MUSCLES DU MEMBRE ABDOMINAL.

Le membre abdominal étant composé, comme le membre thoracique, de quatre segments, ses muscles se divisent aussi en quatre groupes principaux : les muscles du bassin, de la cuisse, de la jambe et du pied.

I. — **Muscles du bassin.**

Les muscles du bassin se partagent en deux groupes secondaires ou deux régions. Les uns occupent sa partie postérieure : ils forment la *région pelvienne postérieure* ou *fessière ;* les autres naissent de sa partie inférieure : ils constituent la *région pelvienne inférieure.*

§ 1. — Région pelvienne postérieure ou fessière.

Elle est composée de trois muscles superposés, le *grand fessier*, le *moyen fessier* le *petit fessier*. Ces muscles ont pour caractères communs : 1° leur situation, leur direction et leurs insertions, tous les trois s'étendant obliquement de l'os iliaque à l'extrémité supérieure du fémur ; 2° leurs grandes dimensions, qui diminuent cependant du plus superficiel au plus profond, et qui sont en rapport avec l'attitude bipède.

Préparation. — 1° Coucher le sujet sur la face antérieure du tronc, élever le bassin, et placer le membre inférieur dans la rotation en dedans, afin de tendre le grand fessier ; 2° faire sur la partie moyenne de la région fessière une incision, obliquement étendue de la base du sacrum au grand trochanter, comprenant la peau et l'aponévrose du muscle sous-jacent; 3° soulever successivement l'une et l'autre lèvres de l'incision pour détacher les deux couches précédentes, en disséquant parallèlement aux faisceaux du grand fessier; 4° ce muscle étant découvert et ses attaches étudiées, le diviser sur sa partie moyenne perpendiculairement à ses fibres, rejeter ses deux moitiés en haut et en bas, et compléter son étude en examinant son tendon; 5° achever de préparer le moyen fessier; prendre aussi connaissance de ses insertions, puis le diviser également sur sa partie moyenne, et renverser ses extrémités en sens contraire pour mettre en évidence le petit fessier (fig. 315 et 316).

I. — Muscle grand fessier.

Le grand fessier est situé à la partie postérieure du bassin, et supérieure de la cuisse. Il s'étend obliquement de la crête iliaque et de la colonne sacro-coccygienne à la partie la plus élevée du corps du fémur. Ce muscle est remarquable par son volume, supérieur à celui de tous les autres muscles de l'économie : c'est lui qui détermine la forme, la saillie de la fesse, et le sillon oblique qui la limite inférieurement. Il est large, aplati, plus épais dans sa partie centrale qu'à sa périphérie, et assez régulièrement quadrilatère.

Insertions. — Le grand fessier s'attache, par son bord interne : 1° en haut à l'extrémité postérieure de la lèvre externe de la crête iliaque ; à la facette rugueuse située sur le prolongement de cette lèvre, et à la partie voisine de l'aponévrose lombo-sacrée ; 2° plus bas au ligament sacro-iliaque postérieur ou vertical, à la moitié inférieure du sacrum, et aux bords du coccyx ; 3° inférieurement au grand ligament sacro-sciatique sur toute sa longueur et toute sa largeur.

Les insertions qui recouvrent ce ligament se font par des lamelles aponévrotiques très-nombreuses, lesquelles s'en détachent à la manière des feuillets d'un livre entr'ouvert. Celles qui répondent à d'autres parties fibreuses ont lieu par l'implantation directe des fibres charnues; et celles qui partent de l'os iliaque par des fibres tendineuses.

Les fibres charnues, nées de toutes ces insertions, se groupent en petits faisceaux que séparent des cloisons cellulo-fibreuses. Ceux-ci, extrêmement multipliés et d'autant plus longs qu'ils sont plus inférieurs, se dirigent en dehors et en bas, en suivant une direction parallèle, et en formant, par leur juxtaposition, la masse du muscle. Arrivés au niveau du grand trochanter, ils se terminent différemment.

Les faisceaux supérieurs s'insèrent à la face profonde de petits tendons rubanés et parallèles, d'autant plus longs qu'ils sont plus élevées, lesquels contournent le grand trochanter en se condensant et en formant une lame épaisse, de plus en plus étroite, pour aller se fixer sur la partie terminale de la branche externe de la ligne âpre. Cette lame tendineuse est logée dans un dédoublement de l'aponévrose fémorale, dont le feuillet interne passe sur sa face profonde en lui adhérant de la manière la plus intime, tandis que l'externe, beaucoup plus épais et très-adhérent aussi, passe sur la face opposée. Ainsi doublée de deux lames à fibres verticales, elle offre une remarquable épaisseur et une extrême résistance.

Les faisceaux inférieurs se rendent à un gros et court tendon aplati qui se continue en haut avec la lame précédente, et en dehors avec l'aponévrose de la portion externe du triceps crural ; ce tendon s'attache à la branche externe de la ligne âpre et à la partie supérieure de cette ligne.

Rapports. — La face postérieure ou superficielle du grand fessier est recouverte par la peau, par une couche adipeuse plus ou moins épaisse, suivant les individus, et par une très-mince aponévrose de laquelle se dé-

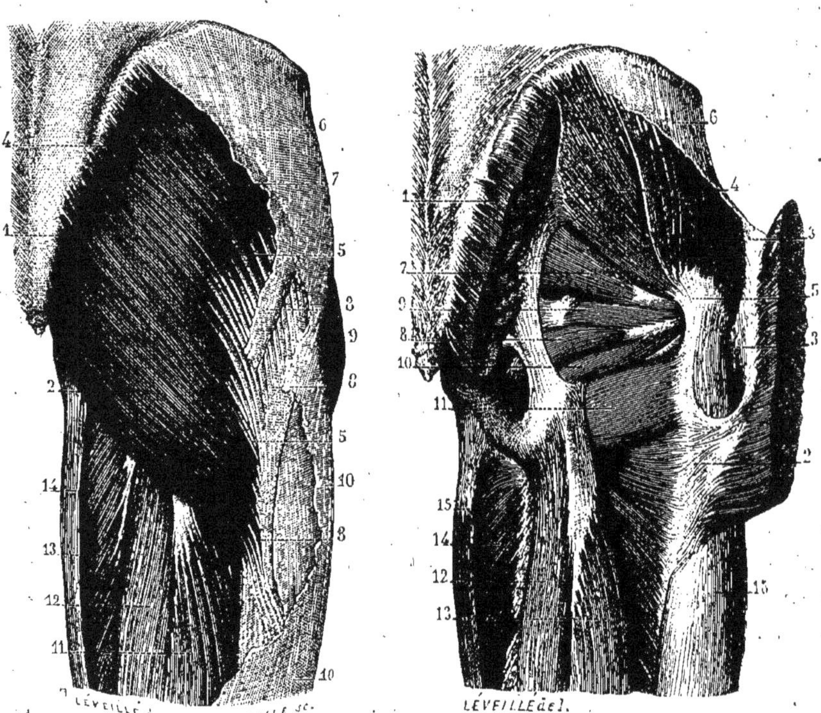

FIG. 315. — *Muscle grand fessier.* FIG. 316. — *Muscle moyen fessier.*

FIG. 315.—1. Grand fessier. — 2. Portion inférieure de ce muscle. — 3. Faisceaux tendineux très-serrés par lesquels cette partie inférieure s'attache à toute l'étendue de la branche externe de la ligne âpre. — 4. Partie supérieure du même muscle. — 5, 5. Rubans tendineux, très-obliquement descendants et convergents, par lesquels cette partie supérieure vient aussi s'insérer à la branche externe de la ligne âpre. — 6. Partie supérieure de l'aponévrose fémorale. — 7. Dédoublement de cette aponévrose au niveau du bord supérieur du grand fessier. — 8. Portion de son feuillet superficiel qui adhère étroitement aux rubans tendineux; il a été presque entièrement enlevé pour montrer ces rubans. — 9. Extrémité inférieure du tenseur du fascia lata. — 10, 10. Portion de l'aponévrose fémorale qui se continue avec les faisceaux tendineux du muscle, excisée aussi pour mettre en évidence complète son insertion au fémur. —

tachent une foule de lamelles qui pénètrent entre ses faisceaux pour former à chacun d'eux une gaîne particulière.

La face antérieure ou profonde recouvre le moyen fessier; le pyramidal, les jumeaux, le tendon de l'obturateur interne, le carré crural, la tubérosité de l'ischion, la longue portion du biceps, le demi-tendineux, le grand adducteur et la portion externe du triceps fémoral. — Une large bourse séreuse, en général cloisonnée et imparfaite, le sépare de la tubérosité ischiatique et des muscles qui s'y attachent. — Une autre bourse séreuse, souvent rudimentaire, le sépare du grand trochanter. — Entre le tendon du muscle et le vaste externe on observe une troisième bourse synoviale un peu moins étendue que les précédentes, mais plus complétement développée et dont les parois sont toujours lisses et humides.

Son bord supérieur, très-mince, est reçu dans un dédoublement de l'aponévrose fémorale, dont les deux feuillets descendent, le superficiel en arrière du muscle pour le recouvrir en totalité, et le profond en avant pour séparer celui-ci du moyen fessier; c'est entre ces deux mêmes feuillets que se trouve logée l'aponévrose triangulaire du bord externe.

Le bord inférieur est plus épais et plus long que le supérieur. Il occupe l'angle de réunion des deux feuillets précédents, qui après s'être séparés en haut, afin d'embrasser le grand fessier dans leur intervalle, se rapprochent en bas pour reconstituer l'enveloppe fibreuse de la cuisse.

Action. — Le grand fessier a pour usage essentiel d'étendre la cuisse sur le bassin. Il peut en outre imprimer au membre abdominal un léger mouvement d'abduction, et le faire tourner autour de son axe de dedans en dehors. Mais il ne prend qu'une faible part à ces deux mouvements dont l'exécution est plus particulièrement confiée aux moyen et petit fessiers.

Lorsque le fémur est immobilisé, ce qui a lieu dans la station verticale, le grand fessier agissant sur le bassin le maintient dans sa rectitude naturelle, et les muscles spinaux qui prennent alors sur le sacrum et les os iliaques un large point d'appui peuvent agir à leur tour sur la colonne vertébrale pour la ramener dans le prolongement de l'axe du corps : le grand fessier joue donc un rôle important dans ce mode de station. De là le volume considérable qu'il présente, volume qui a été considéré, avec raison,

11. Portion supérieure du biceps fémoral. — 12. Extrémité supérieure du demi-tendineux. — 13. Extrémité supérieure du demi-membraneux. — 14. Droit interne.

Fig. 316. — Extrémité interne du grand fessier. — 2. Attache de ce muscle à la branche externe de la ligne âpre. — 3, 3. Aponévrose triangulaire formée par l'ensemble des faisceaux tendineux convergents de la moitié supérieure du même muscle. — 4. Moyen fessier. — 5. Tendon par lequel ce muscle s'insère au grand trochanter. — 6. Partie supérieure de l'aponévrose fémorale, se continuant avec l'aponévrose triangulaire du grand fessier, qu'elle embrasse dans son dédoublement. — 7. Pyramidal. — 8. Obturateur interne. — 9, Jumeau supérieur. — 10. Jumeau inférieur. — 11. Carré crural. — 12, 13. Extrémité supérieure de la longue portion du biceps fémoral. — 14. Grand adducteur. — 15. Droit interne. — 16. Vaste externe.

comme une des preuves les plus concluantes que l'on puisse invoquer en faveur de la destination de l'homme à l'attitude bipède.

Selon M. Duchenne (de Boulogne), ce muscle cependant ne serait nullement extenseur du bassin : opinion que l'observation des faits les plus élémentaires repousse manifestement. Le bassin en effet est aussi mobile que la cuisse. S'attachant, par ses extrémités, sur deux parties également mobiles, il agit à la fois sur l'une et sur l'autre. Si d'autres muscles fixent le bassin, il devient extenseur de la cuisse ; si la cuisse est fixée, il devient au contraire, extenseur du bassin ; et après avoir étendu celui-ci, il le maintient dans l'attitude verticale. Cet observateur fait remarquer, il est vrai, que pendant la station verticale, les grands fessiers ne présentent pas la dureté des muscles contractés ; mais il n'est pas nécessaire, pour le maintenir dans cette attitude, qu'ils se contractent avec une grande énergie. Ne savons-nous pas d'ailleurs que dans la station verticale tous les extenseurs de la tête, du rachis, du bassin et des membres abdominaux entrent en action ? Si les extenseurs du bassin restaient inactifs, quels muscles contrebalanceraient donc la tendance du tronc à tomber en avant?

II. — Muscle moyen fessier

Le moyen fessier, situé sur la partie postérieure et externe du bassin, s'étend de la fosse iliaque externe au grand trochanter. Ce muscle est large, épais, rayonné.

Insertions. — Il s'attache en haut : 1° aux trois quarts antérieurs de la lèvre externe de la crête iliaque ; 2° à toute cette portion de la fosse iliaque externe qui est comprise entre les deux lignes demi-circulaires ; 3° à l'épine iliaque antérieure et supérieure et à l'échancrure sous-jacente ; 4° à la face profonde de l'aponévrose fémorale, dans l'espace qui s'étend de la crête iliaque au bord supérieur du grand fessier.

Le corps charnu, né de ces différents points, est d'abord très-large. Il se rétrécit et s'épaissit en descendant par suite de la convergence de ses fibres qui se dirigent : les postérieures presque horizontalement en avant, les moyennes verticalement en bas, les antérieures obliquement en bas et en arrière. Toutes viennent se terminer sur une large aponévrose, rayonnée aussi, qu'elles recouvrent sur la plus grande partie de son étendue. Dégagée du corps charnu, celle-ci revêt l'aspect d'un épais et large tendon qui s'insère à la face externe du grand trochanter, sur une empreinte irrégulièrement triangulaire, limitée en avant par un bord vertical, en haut par un bord horizontal, en bas par un bord très-obliquement descendant. Une très-petite bourse séreuse sépare ce tendon du bord supérieur du grand trochanter.

Rapports. — Ce muscle est en rapport, par sa face postérieure, avec l'aponévrose fémorale qui le sépare de la peau, et plus bas avec le grand fessier. — Sa face antérieure recouvre la fosse iliaque externe et le petit fessier. — Son bord antérieur, très-épais et obliquement étendu de l'épine iliaque antéro-supérieure au grand trochanter, est intimement uni en haut au tenseur du fascia lata. Une ligne celluleuse le sépare plus profondément du bord correspondant du petit fessier; mais cette ligne est si déliée et si peu apparente, que pour isoler les deux muscles il convient de procéder à leur séparation d'arrière en avant : quelquefois ils sont réellement confondus dans leur partie antérieure. — Son bord postérieur, mince et obliquement descendant, longe le pyramidal qu'il croise et recouvre en dehors, mais dont il est séparé, en arrière, par une ligne celluleuse.

Action. — Le moyen fessier porte la cuisse en dehors. Il prend part aussi à son mouvement d'extension. En outre, il fait tourner le fémur autour de son axe de dehors en dedans par ses fibres antérieures, et de dedans en dehors par les postérieures. Mais comme les antérieures sont beaucoup plus multipliées que les postérieures, le premier mouvement est notablement plus énergique que le second. Dans la rotation en dedans, il a pour congénère le petit fessier. Dans la rotation en dehors, il est secondé par tous les muscles de la région pelvienne inférieure. Lorsqu'il prend son point d'appui sur le bassin, ce muscle est donc essentiellement abducteur et rotateur en dedans du membre abdominal, accessoirement extenseur et rotateur en dehors.

Si au contraire le fémur est fixé, le moyen fessier étend le bassin sur la cuisse, l'incline de son côté, et lui communique un mouvement de rotation qui porte la face antérieure du tronc de son côté.

III. — **Muscle petit fessier.**

Le petit fessier, situé à la partie postérieure et externe du bassin, est un muscle large, moins épais que le moyen fessier, mais plus régulièrement rayonné.

Insertions. — Il s'attache en haut : 1° au cinquième antérieur de la crête iliaque, au-dessous du moyen fessier; 2° à la partie supérieure de la grande échancrure sciatique; 3° à toute cette partie de la fosse iliaque qui est située au-dessous de la ligne courbe inférieure. — De cette large surface d'implantation part un corps charnu, d'abord très-mince, dont les fibres suivent trois directions principales : les moyennes descendent verticalement; les antérieures, plus nombreuses, se portent en bas et en arrière; les postérieures, en bas et en avant. Toutes se terminent à la face postérieure d'une aponévrose rayonnée, qui se condense de plus en plus, et finit par constituer un fort tendon. Celui-ci s'insère à la partie antérieure du grand trochanter, sur une empreinte rugueuse de 3 à 4 centimètres de longueur, de 12 à 15 millimètres de largeur, séparée de celle du moyen fessier par une crête verticale.

Rapports. — Le petit fessier est recouvert sur toute son étendue par le moyen fessier. Il recouvre la fosse iliaque externe, le tendon réfléchi du muscle droit antérieur de la cuisse, et la partie sous-jacente de l'articulation coxo-fémorale. Du ligament capsulaire de cette articulation on voit, le plus habituellement, se détacher une expansion qui vient se perdre dans le tendon du petit fessier, et qui l'unit à ce muscle.

Son bord antérieur, très-épais, s'étend de l'épine iliaque antéro-supérieure au grand trochanter, en suivant le bord correspondant du moyen fessier, avec lequel il semble confondu, mais dont on peut en général le séparer sans peine en procédant à cette séparation d'arrière en avant.

Son bord postérieur, étendu de la moitié supérieure de l'échancrure scia-

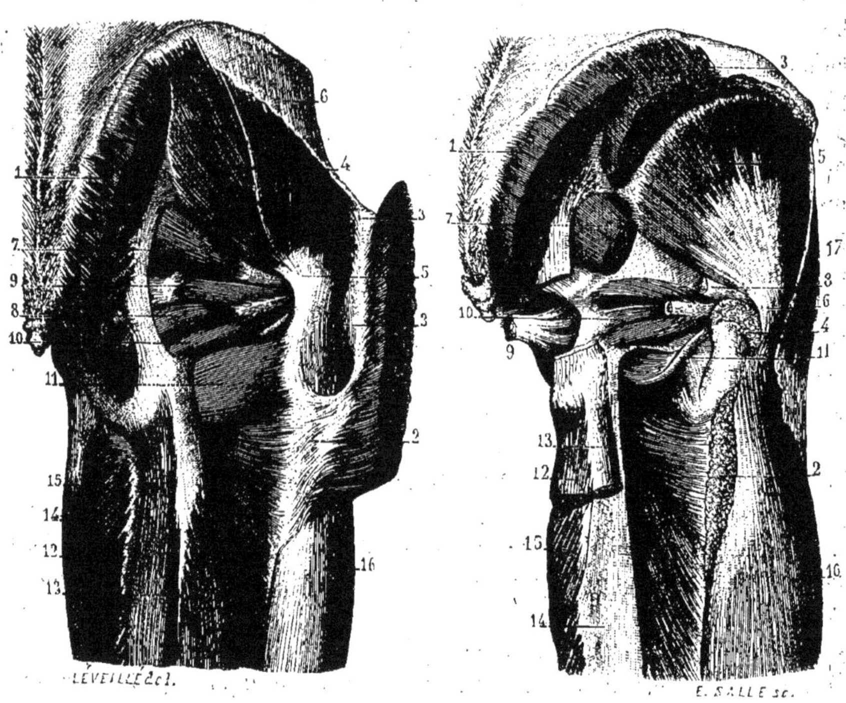

FIG. 317. — *Muscles postérieurs du bassin. Couche moyenne.*

FIG. 218. — *Muscles postérieurs du bassin. Couche profonde.*

FIG. 317. — 1. Extrémité interne du grand fessier. — 2. Attache de ce muscle à la branche externe de la ligne âpre. — 3, 3. Aponévrose triangulaire du même muscle. — 4. Moyen fessier. — 5. Tendon par lequel il s'insère au grand trochanter. — 6. Partie supérieure de l'aponévrose fémorale, se continuant en dehors avec l'aponévrose triangulaire du grand fessier, qu'elle embrasse dans son dédoublement. — 7. Pyramidal. — 8. Obturateur interne. — 9. Jumeau supérieur. — 10. Jumeau inférieur. — 11. Carré crural. — 12. Demi-tendineux. — 13. Longue portion du biceps fémoral. — 14. Grand adducteur de la cuisse. — 15. Droit interne. — 16. Vaste externe.

FIG. 318. — 1. Extrémité interne du grand fessier. — 2. Pyramidal dont la partie moyenne a été excisée. — 3. Extrémité supérieure du moyen fessier. — 4. Facette trian-

tique au trochanter, est recouvert en arrière par le pyramidal qui, en dehors, le croise pour s'engager sous sa face profonde.

Action. — Ce muscle remplit les mêmes usages que le moyen fessier.

§ 2. — Région pelvienne inférieure.

C'est à cette région que Bichat, et beaucoup d'autres après lui, ont donné le nom de *pelvi-trochantérienne*, parce que, en effet, tous les muscles qui la composent viennent se fixer, par leur extrémité mobile, au grand trochanter, d'où la dénomination de *pelvi-trochantériens*, sous laquelle ceux-ci sont également connus. Mais le moyen et le petit fessiers sont aussi des muscles pelvi-trochantériens. Cette dénomination n'établit donc pas entre les deux groupes de muscles une suffisante distinction ; celle que je propose me paraît préférable à ce point de vue.

La région pelvienne inférieure comprend six muscles : le *pyramidal*, l'*obturateur interne*, les *jumeaux*, le *carré crural* et l'*obturateur externe*. Tous ces muscles s'attachent au grand trochanter ; tous sont rotateurs en dehors, tandis que le moyen et le petit fessiers, par le plus grand nombre de leurs fibres, sont, au contraire, rotateurs en dedans ; ils forment donc un groupe très-naturel.

Préparation. — Les muscles de la région pelvienne inférieure sont en partie découverts lorsqu'on a enlevé le grand fessier. Pour terminer leur préparation, il convient : 1° de détacher le nerf sciatique, les vaisseaux et la couche celluleuse qui les recouvre ; 2° de les isoler les uns des autres ; 3° de séparer le bassin du rachis, de le partager ensuite en deux moitiés, puis de découvrir l'origine de l'obturateur interne et celle du pyramidal ; 4° d'exciser aussi les muscles de la partie antéro-interne de la cuisse pour mettre en évidence l'obturateur externe. — Si les muscles de la cuisse n'ont pas encore été étudiés, la préparation de l'obturateur externe sera différée jusqu'au moment ou ceux-ci pourront être sacrifiés sans inconvénient.

I. — Muscle pyramidal.

Le pyramidal s'étend de la face antérieure du sacrum au bord supérieur du grand trochanter. Par sa situation, il répond donc tour à tour : à la paroi postérieure de l'excavation pelvienne, à la grande échancrure sciatique qu'il traverse, puis à la partie postérieure du bassin et supérieure de la cuisse.

gulaire à laquelle s'attache son tendon. — 5. Petit fessier. — 6. Tendon de ce muscle allant s'insérer à une facette située sur la partie antérieure du grand trochanter. — 7. Tenseur du fascia lata. — 8. Tendon du pyramidal allant se fixer à la moitié antérieure du bord supérieur du grand trochanter. — 9. Tendon de l'obturateur interne qui a été divisé, et dont la partie interne a été ensuite renversée en dedans pour montrer ses divisions taillées à quatre pans. — 10. Jumeaux pelviens s'insérant sur la lèvre externe de la petite échancrure sciatique et formant une gouttière dans laquelle est reçu le tendon de l'obturateur interne. — 11. Tendon de l'obturateur externe. — 12. Extrémité supérieure du demi-tendineux. — 13. Longue portion du biceps fémoral. — 14. Demi-membraneux. — 15. Grand adducteur. — 16. Vaste externe.

Ce muscle est allongé, aplati d'avant en arrière à son origine, conique plutôt que pyramidal dans le reste de son étendue.

Insertions. — Il s'attache en dedans : 1° sur les parties antéro-latérales du sacrum au fond des gouttières qui correspondent aux second et troisième trous sacrés antérieurs, et aux crêtes qui les séparent l'un de l'autre et des trous voisins ; 2° à la face supérieure du grand ligament sacro-sciatique ; 3° à la partie la plus élevée de l'échancrure sciatique. — Le corps charnu parti de ces différents points se porte en bas et en dehors, en affectant une direction presque horizontale. D'abord aplati d'avant en arrière, il augmente d'épaisseur et s'arrondit au niveau de l'échancrure sciatique, diminue ensuite rapidement de volume, puis se termine autour d'un tendon sur la face antérieure duquel il se prolonge. Devenu libre, celui-ci poursuit le même trajet, se rapproche du tendon de l'obturateur interne, en lui abandonnant une expansion, et s'insère à la moitié antérieure du bord supérieur du grand trochanter (fig. 323, 20).

Rapports. — Dans l'excavation du bassin, ce muscle répond : en arrière, au sacrum ; en avant, au plexus sacro, aux vaisseaux hypogastriques, et

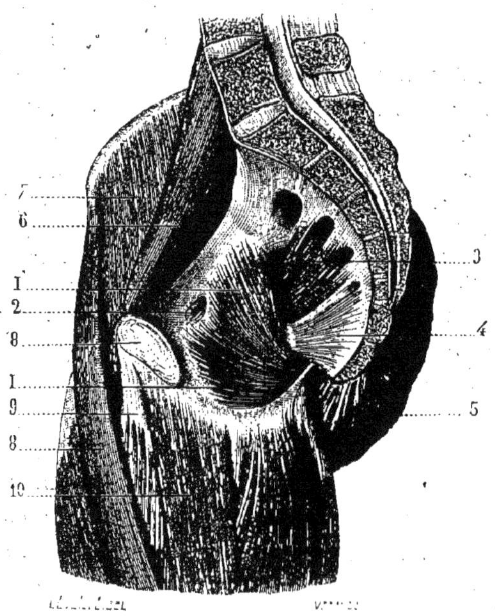

Fig. 319. — *Coupe médiane du bassin. — Origine du pyramidal et de l'obturateur interne.*

Fig. 319. — 1, 1. Obturateur interne. — 2. Canal sous-pubien. — 3. Pyramidal. — 4. Ischio-coccygien. — 5. Grand fessier. — 6. Grand psoas. — 7. Iliaque. — 8. Symphyse pubienne. — 9. Premier adducteur. — 10. Droit interne.

Fig. 320. — 1, 1. Obturateur externe. — 2. Petit psoas. — 3. Grand psoas. — 4. Iliaque. — 5. Tendon du droit antérieur. — 6. Paroi postérieure de la bourse séreuse sur laquelle glisse le psoas iliaque.

Fig. 321. — 1. Extrémité interne du grand fessier. — 2. Pyramidal, dont la partie moyenne a été excisée. — 3. Extrémité supérieure du moyen fessier. — 4. Facette à

au rectum. —Hors de l'excavation pelvienne, il est en rapport : par sa face profonde, avec l'os iliaque et l'articulation coxo-fémorale ; par sa face superficielle, avec le grand fessier ; par son bord supérieur, avec le moyen fessier, et au niveau du grand trochanter avec le petit fessier ; par son bord inférieur, avec le nerf sciatique, l'artère honteuse interne, l'artère ischiatique et le jumeau supérieur.

Le pyramidal est quelquefois divisé en deux portions entre lesquelles passe une partie du grand nerf sciatique.

II. — Muscle obturateur interne

L'obturateur interne s'étend de la paroi antérieure du bassin vers la petite échancrure sciatique, et de celle-ci vers le grand trochanter. De même que le précédent, ce muscle est donc situé en partie dans l'excavation pelvienne, et en partie hors de cette excavation. Il diffère de celui-ci, du reste, par l'étendue beaucoup plus grande de ses insertions, par sa direction réfléchie, et par sa forme rayonnée.

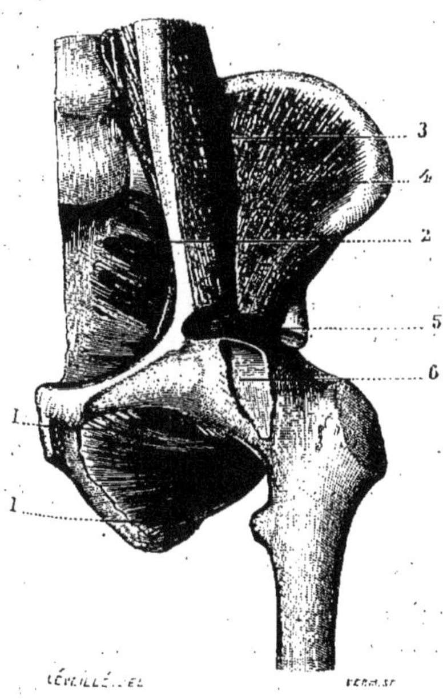

Fig. 320. — *Origine de l'obturateur externe.*

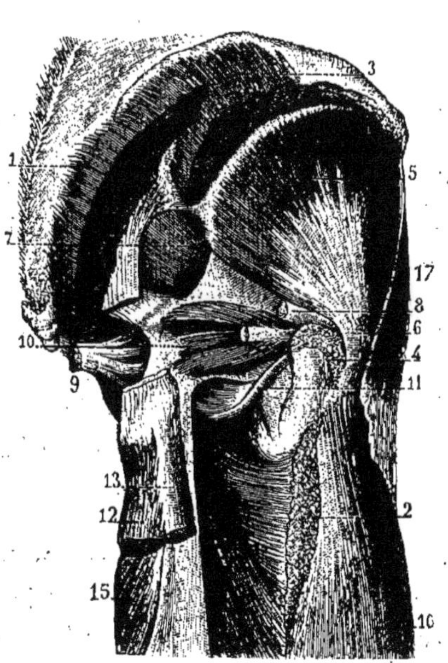

Fig. 321. — *Partie terminale des deux obturateurs.*

laquelle s'attache le tendon de ce muscle. — 5. Petit fessier. — 6. Tendon de ce muscle. — 7. Tenseur du fascia lata. — 8. Tendon du pyramidal. — 9. Tendon de l'obturateur interne qui a été divisé, et dont la partie interne a été ensuite renversée en dedans pour montrer ses divisions taillées à quatre pans. —10. Jumeaux pelviens, formant une gouttière dans laquelle est reçu le tendon de l'obturateur interne. — 11. Tendon de l'obturateur externe. — 12. Extrémité supérieure du demi-tendineux. — 13. Extrémité supérieure de la longue portion du biceps fémoral. — 14. Extrémité supérieure du demi-membraneux. — 15. Grand adducteur. — 16. Vaste externe.

Insertions et direction. — Ce muscle s'attache en dedans : 1° à la face postérieure de l'aponévrose obturatrice et à l'arcade fibreuse qui complète en bas le canal sous-pubien ; 2° à la partie postérieure du corps et de la branche horizontale du pubis ; 3° à la branche ischio-pubienne ; 4° à la surface quadrilatère qui s'étend du trou ovale à la grande échancrure sciatique.

Les fibres charnues nées de cette large surface d'implantation se portent en convergeant vers la petite échancrure sciatique, qu'elles traversent pour se porter vers le grand trochanter. Toutes se terminent sur un large tendon réfléchi, dont la disposition est exceptionnelle. Il commence très-haut dans l'épaisseur du corps charnu, par quatre ou cinq languettes qui apparaissent sur sa face profonde, bien au-dessus de l'échancrure sciatique, qui convergent aussi en descendant, deviennent de plus en plus saillantes, représentent alors autant de petits tendons taillés à quatre pans et séparés les uns des autres par des sillons profonds ; arrivés sur l'échancrure, ceux-ci se réfléchissent à angle droit, et se réunissent ensuite pour constituer un tendon unique, d'abord aplati, puis arrondi, qui se fixe à la partie la plus élevée de la surface interne du grand trochanter, entre le tendon du pyramidal qui est au-dessus et en avant, et celui de l'obturateur externe qui est au-dessous et en arrière (fig. 321, 9).

Pour observer le tendon de l'obturateur interne, il faut le diviser entre le trochanter et l'échancrure sciatique, exciser ensuite la partie interne du grand ligament sacro-sciatique, et renverser le muscle en dedans, de manière à mettre en lumière toute sa face profonde. On pourra remarquer alors : que les divisions du tendon offrent un volume très-inégal ; que toutes représentent assez bien un prisme à quatre pans ; que chacune d'elles se creuse sur l'échancrure sciatique une rainure, c'est-à-dire une petite poulie particulière ; que cette échancrure est revêtue d'une mince couche de cartilage, et tapissée d'une large bourse synoviale qui se prolonge sur le tendon de l'obturateur et toutes ses divisions en pénétrant dans les intervalles de celles-ci.

Rapports. — Dans l'excavation du bassin il répond, par sa face antéro-inférieure à l'aponévrose obturatrice et à l'os iliaque. Sa face postéro-supérieure est recouverte par une lame fibreuse, qui s'attache à cet os en haut, sur la périphérie du muscle, qui se continue en bas avec la portion réfléchie du grand ligament sacro-sciatique, qui complète par conséquent son engaînement et qui constitue l'*aponévrose de l'obturateur interne.* Cette aponévrose assez résistante sépare l'obturateur interne du releveur de l'anus. — Par sa portion extra-pelvienne, ce muscle est en rapport : en arrière avec le grand fessier et le grand nerf sciatique qui le croise à angle droit, en avant avec la gouttière que lui forment les deux jumeaux, en haut avec le jumeau supérieur qui le sépare du pyramidal, en bas avec le jumeau inférieur qui le sépare du carré crural, en dehors avec ces mêmes muscles qui s'insèrent sur la partie terminale de son tendon, et avec les tendons du pyramidal et de l'obturateur externe auxquels il est presque toujours uni par d'étroites connexions.

III. — **Muscles jumeaux.**

Situés en arrière de l'articulation coxo-fémorale, au-dessus et au-dessous de la partie terminale du muscle qui précède, les jumeaux pelviens s'étendent horizontalement de la petite échancrure sciatique vers le grand trochanter. Ces muscles sont allongés de dedans en dehors, aplatis d'avant en arrière et creusés en gouttières pour recevoir dans leur intervalle l'obturateur interne auquel ils vont se réunir, et pour lequel ils constituent en définitive un double faisceau de renforcement.

Insertions. — Ils s'attachent en dedans à la lèvre externe de la petite échancrure sciatique : le supérieur à la moitié supérieure de cette lèvre et à la face externe de l'épine ischiatique, l'inférieur à sa moitié inférieure et à la partie correspondante de la tubérosité de l'ischion. — De ces insertions naissent deux faisceaux charnus qui se portent en dehors. Le jumeau supérieur, plus petit et horizontal, s'insère au-dessus et en arrière du tendon de l'obturateur interne, très-près du grand trochanter. Le jumeau inférieur, légèrement ascendant, se fixe au-dessous et en arrière du même tendon, au niveau du précédent. Tous deux s'attachent donc au grand trochanter par l'intermédiaire de ce tendon qui est commun aux trois muscles, ou plutôt qui réunit trois muscles en un seul ; car les jumeaux pelviens dépendent manifestement de l'obturateur interne ; ils ne diffèrent des autres faisceaux du même muscle que par leur ralliement un peu plus tardif.

Rapports. — Le jumeau supérieur répond, par sa partie postérieure, au grand nerf sciatique et au grand fessier ; par sa partie antérieure à l'os iliaque et à l'articulation coxo-fémorale ; par sa partie supérieure au pyramidal, dont le sépare une simple ligne celluleuse ; par sa partie inférieure, creusée en gouttière, à l'obturateur interne. — Le jumeau inférieur présente en arrière et en avant les mêmes rapports que le précédent. Sa partie supérieure, creusée aussi en gouttière, remonte assez haut pour aller s'appliquer au jumeau supérieur, et pour former avec celui-ci un demi-canal que remplit l'obturateur interne.

IV. — **Muscle carré crural**

Le carré crural est situé à la partie postérieure et supérieure de la cuisse, au-dessous du jumeau inférieur qui le sépare de l'obturateur interne. Ce muscle, étendu de la tubérosité de l'ischion au grand trochanter, est aplati, assez épais, de figure rectangulaire.

Insertions. — Il s'attache en dedans à la partie inférieure et externe de la tubérosité de l'ischion, au devant du tendon du demi-membraneux, par de très-courtes fibres aponévrotiques. A celles-ci succèdent les fibres charnues qui se portent horizontalement en dehors, pour s'insérer à la partie postérieure et inférieure du grand trochanter.

Rapports. — Ce muscle est en rapport, par sa face postérieure, avec le grand nerf sciatique, le muscle grand fessier et le tendon du demi-membraneux ; par sa face antérieure, avec la partie terminale de l'obturateur externe, le petit trochanter, et l'attache du tendon des muscles psoas et iliaque ; par son bord le plus élevé, avec le jumeau inférieur ; et par le bord opposé, avec le petit adducteur de la cuisse.

V. — Muscle obturateur externe

L'obturateur externe, situé à la partie inférieure du bassin et supérieure de la cuisse, s'étend de la circonférence du trou sous-pubien au grand trochanter. Ce muscle est aplàti, assez épais, de figure triangulaire ou rayonnée.

Insertions. — Il s'attache en dedans : 1° à la moitié interne du ligament sous-pubien ; 2° à la face antéro-inférieure du corps du pubis, et à la partie voisine de sa branche horizontale ; 3° à toute l'étendue de la branche ischio-pubienne. Le plan charnu, émané de cette large surface d'insertion, se porte de dedans en dehors, devient plus étroit et plus épais au niveau du corps de l'ischion, se réfléchit alors de bas en haut, et monte obliquement sur la partie postérieure de l'articulation coxo-fémorale pour s'insérer dans la cavité digitale du grand trochanter. Cette insertion se fait par un tendon arrondi, d'abord caché dans son épaisseur, que les fibres charnues recouvrent même en bas et en arrière, jusqu'au voisinage de son attache, mais qui devient libre en haut et en avant beaucoup plus tôt.

Composé, dans la première partie de son trajet, de fibres généralement descendantes, et, dans la seconde, de fibres qui sont toutes ascendantes, l'obturateur externe, de même que l'interne, doit être rangé au nombre des muscles réfléchis. On ne le voit pas cependant s'infléchir comme celui-ci à angle droit ; il se coude à angle obtus et ne possède pas de synoviale qui facilite son glissement.

Rapports. — Ce muscle répond : par sa face postérieure et supérieure, au ligament sous-pubien, aux parties qui l'entourent, et à l'articulation de la hanche ; par sa face antéro-inférieure, aux muscles psoas et iliaque, au pectiné, aux grand et petit adducteurs, et au carré crural.

VI. — Action des muscles de la région pelvienne inférieure.

Ces muscles remplissent des attributions très-différentes, suivant que le membre abdominal est étendu ou fléchi, et suivant aussi qu'ils prennent leur point fixe sur le bassin ou sur le fémur.

Dans l'état d'extension du membre ils lui impriment un mouvement de rotation qui a pour effet de porter la pointe du pied en dehors. Ce mouvement s'accomplit autour d'une ligne étendue de la tête fémorale, au centre de l'articulation tibio-tarsienne, d'où il suit que les deux extrémités du pied se portent en sens contraires. Je ferai remarquer toutefois que l'extrémité inférieure de cette ligne peut être reportée en arrière sur le talon ; dans ce cas, la pointe seule du pied se déplace, mais décrit un arc de cercle plus étendu. Le grand trochanter, séparé de l'axe de rotation par toute la longueur du col du fémur, décrit aussi un arc de cercle, en se portant d'avant en arrière. Cet arc de cercle déjà très-court à l'état normal devient nul dans les fractures du col. Les six muscles qui président au mouvement de rotation en dehors ont pour auxiliaires les fibres postérieures du petit et du moyen fessiers ; aussi ce mouvement est-il très-énergique. La rotation en dedans, confiée surtout aux fibres antérieures de ces deux derniers muscles, s'opère avec une force beaucoup moindre.

Dans l'état de flexion de la cuisse, les muscles de la région pelvienne inférieure ne sont plus rotateurs ; ils deviennent abducteurs des membres, ainsi que Winslow, le premier, l'a très-bien constaté. Dans l'attitude assise, par exemple, ils écartent les cuisses que les adducteurs sont chargés, au contraire, de rapprocher.

II. — Muscles de la cuisse.

Les muscles de la cuisse sont à la fois et plus nombreux et plus volumineux que ceux du bras. On peut les rattacher à trois régions : une région postérieure, une région antéro-externe, et une région interne.

§ 1. — Région crurale postérieure.

Elle correspond à la région brachiale antérieure, et comme celle-ci elle se compose de trois muscles : le *biceps fémoral*, le *demi-tendineux* et le *demi-membraneux*.

Préparation. — Le sujet étant couché sur l'abdomen, et le bassin élevé à l'aide d'un billot : 1° Faire une incision qui s'étendra de la crête iliaque au-dessous du creux poplité, et qui comprendra la peau et l'aponévrose sous-jacente ; 2° détacher ces deux premières couches, d'abord snr le grand fessier, puis terminer la préparation de celui-ci, et en prendre connaissance, s'il n'a pas encore été étudié ; le sacrifier s'il l'a été, en le divisant sur sa partie moyenne, et rejeter chacune de ces moitiés en sens contraire ; 3° achever de découvrir les muscles de la région crurale postérieure, en enlevant la couche celluleuse qui les entourent et en conservant le grand nerf sciatique, ainsi que les vaisseaux du creux poplité ; 4° étudier d'abord le biceps fémoral, puis le demi-tendineux et le demi-membraneux ; pour terminer l'étude de celui-ci, détacher alors les vaisseaux poplités et isoler son tendon, de manière à mettre en évidence sa triple insertion.

I. — Muscle biceps fémoral.

Le biceps fémoral, situé à la partie postérieure de la cuisse, s'étend de la tubérosité de l'ischion et de la ligne âpre du fémur à la tête du péroné. Ce muscle est très-allongé, assez épais, simple en bas, divisé en haut en deux portions : l'une superficielle, longue et arrondie, *portion ischiatique*, l'autre profonde, courte et aplatie, *portion fémorale*.

Insertions. — Sa longue portion s'attache en haut, à la partie externe de la tubérosité de l'ischion, au-dessous du jumeau inférieur, par un tendon qui s'épanouit presque aussitôt en demi-cône, et qui donne insertion : par sa convexité, aux fibres charnues du demi-tendineux, et par sa concavité tournée en dehors à celles du biceps; ces deux muscles sont donc étroitement unis à leur extrémité supérieure sur une longueur de 12 centimètres environ. Né de la concavité de ce tendon, le corps charnu de la longue portion, irrégulièrement arrondi, se porte en bas et en dehors, puis se termine au devant d'une longue et large aponévrose, sur la partie inférieure de laquelle vient aussi se fixer la courte portion (fig. 322, 2).

Cette courte portion s'insère en haut : d'une part, à la moitié et quelquefois aux deux tiers inférieurs de la ligne âpre du fémur, en dehors du grand adducteur de la cuisse; de l'autre à la cloison intermusculaire externe, de laquelle émane exclusivement son extrémité supérieure. — De ces insertions part un large faisceau charnu, de figure rhomboïdale, dont les fibres, obliquement dirigées en bas et en arrière, se terminent sur la partie inférieure du tendon commun (fig. 323, 9).

Le tendon commun, large et mince en haut, étroit et arrondi en bas, s'attache : 1° à l'apophyse styloïde de la tête du péroné, en arrière du ligament latéral externe de l'articulation du genou, qu'il entoure en partie; 2° à la face antérieure de la tubérosité externe du tibia, par un gros faisceau de fibres curvilignes qui s'engage sous ce ligament. — Une large expansion se détache de son bord postérieur pour contribuer à former l'aponévrose de la jambe (t. I, fig. 234, 6 et 7).

Rapports. — Ce muscle est recouvert par le grand fessier et l'aponévrose fémorale. — Il recouvre la partie supérieure du demi-membraneux, le grand adducteur, et la partie inférieure du vaste externe. Sa face antérieure ou profonde répond en outre au grand nerf sciatique. — Son bord interne, étroitement uni en haut au demi-tendineux, est simplement accolé à celui-ci dans sa partie moyenne; il s'en sépare plus bas pour former le côté supérieur et externe du creux poplité, et s'applique alors au plantaire grêle, au jumeau externe, et au ligament latéral externe de l'articulation du genou. Ses rapports avec ce ligament diffèrent beaucoup suivant que la jambe est étendue ou fléchie ; dans l'extension, il lui est parallèle ; dans la flexion, il lui devient plus ou moins perpendiculaire. — Une très-petite synoviale se voit sur son côté interne au niveau de son attache.

Action. — Le biceps fémoral fléchit la jambe sur la cuisse. Après l'avoir placée dans la demi-flexion, il peut lui imprimer, par suite de son obliquité, un léger mouvement de rotation en vertu duquel la pointe du pied est portée en dehors. — Lorsque le muscle prend son point fixe sur la jambe, il étend le fémur sur le tibia et le bassin sur le fémur.

II. — **Muscle demi-tendineux.**

Le demi-tendineux, situé à la partie postérieure de la cuisse et interne du creux poplité, s'étend de la tubérosité de l'ischion à la partie supérieure du tibia. Arrondi, assez épais et charnu supérieurement, ce muscle est remarquable surtout par le tendon long et grêle qui le termine et qui en forme le tiers inférieur environ.

Insertions. — Il s'attache en haut : 1° à la partie inférieure de la tubérosité de l'ischion, au-dessous du grand ligament sacro-sciatique, en dedans du tendon du biceps ; 2° à la face interne ou convexe de ce tendon, sur une étendue de 12 centimètres. — Les fibres charnues nées de ces insertions forment un long faisceau fusiforme, verticalement descendant, qui se fixe sur le tendon terminal en se prolongeant un peu sur son côté externe. Devenu libre au-dessus des condyles, celui-ci est d'abord vertical aussi. Mais plus bas il s'incline en dedans, décrit une courbure dont la concavité regarde en haut et en avant, puis s'insère, en s'épanouissant, sur la partie la plus élevée de la face interne du tibia, en dedans et un peu au-dessous de la tubérosité antérieure de cet os. — De la convexité de sa courbure partent deux ou plusieurs expansions, d'inégale largeur, épaisses et résistantes, destinées à l'aponévrose de la jambe, qu'elles contribuent à former.

Ces expansions brident le tendon, soit dans sa situation, soit dans sa direction ; elles jouent à son égard le rôle de poulies de renvoi, et lui permettent de s'attacher sur l'os principal de la jambe dans une direction presque perpendiculaire, incidence très-favorable à l'action du muscle. Sous ce point de vue, le demi-tendineux diffère beaucoup du biceps, dont le tendon est presque parallèle au péroné dans l'état d'extension du membre (fig. 322 et 325).

Le corps charnu du demi-tendineux présente, sur sa partie moyenne, une intersection fibreuse, très-étroite, en général filiforme, qui paraît constante, et qui se dirige obliquement de haut en bas et de dedans en dehors.

Rapports. — Ce muscle est en rapport : en arrière, avec le grand fessier, l'aponévrose fémorale, et l'aponévrose de la jambe, à la formation de laquelle il prend une part très-importante ; en avant, avec le grand adducteur, le demi-membraneux et le jumeau interne ; en dehors, avec la longue portion du biceps qui lui est étroitement unie dans son quart supérieur, et dont il s'écarte à angle aigu au niveau du creux poplité; en dehors et en bas, avec les tendons du demi-membraneux et du droit interne qui en sont séparés par un espace de 10 à 12 millimètres de largeur, au fond duquel on aperçoit le jumeau interne. (Fig. 319.)

Au niveau de son insertion tibiale il répond : par sa face antérieure, au

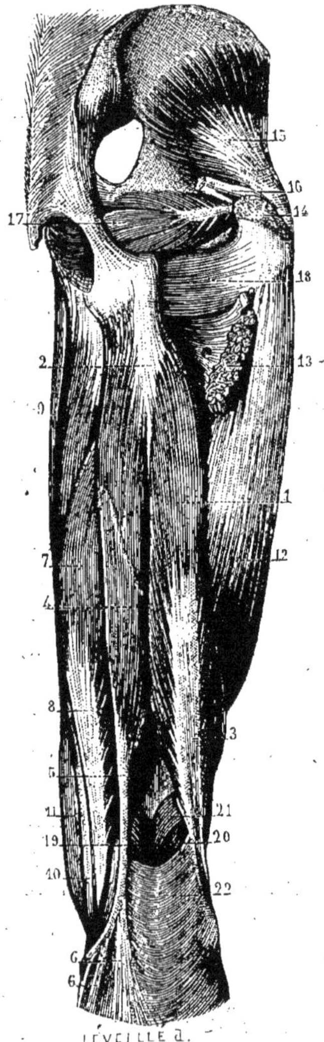

FIG. 322. — *Longue portion du biceps et demi-tendineux.*

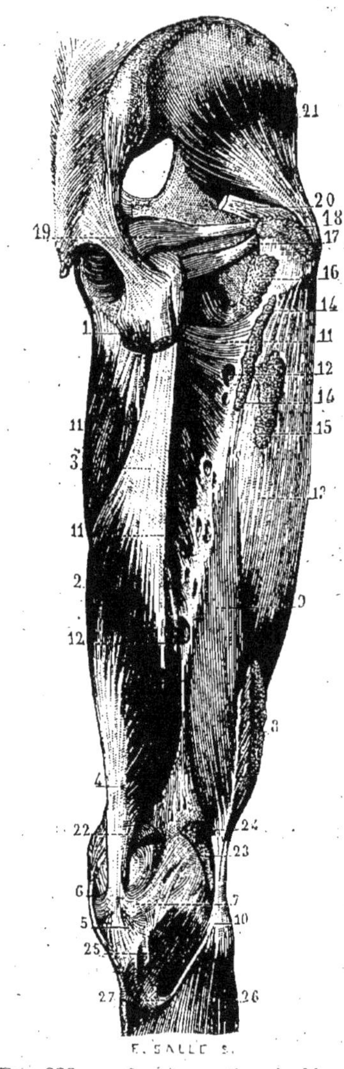

FIG. 323. — *Courte portion du biceps et demi-membraneux.*

FIG. 322. — 1. Longue portion du biceps fémoral. — 2. Tendon commun à cette longue portion et au demi-tendineux, allant se fixer à la tubérosité de l'ischion. — 3. Tendon inférieur du même muscle, allant se fixer à la tête du péroné — 4. Demi-tendineux. — 5. Tendon de ce muscle. — 6, 6. Expansions par lesquelles ce tendon se continue avec l'aponévrose de la jambe. — 7. Demi-membraneux. — 8. Son tendon inférieur. — 9. Droit interne. — 10. Son tendon. — 11. Couturier. — 12. Vaste externe. — 13. Attache fémorale du grand fessier. — 14. Insertion du moyen fessier. — 15. Petit

tendon du couturier, dont il reste indépendant; et par son bord supérieur, au bord inférieur du droit interne. Une expansion détachée de celui-ci unit ces deux bords de la manière la plus intime, en sorte qu'ils forment au devant du tibia un seul plan fibreux dont la face postérieure est séparée du ligament latéral interne du genou par une large synoviale commune aux deux muscles, et dont la face antérieure est recouverte par le tendon épanoui du couturier. C'est à ces trois tendons, membraneux, considérés dans leur ensemble et leurs connexions, qu'on a donné le nom de *patte d'oie* (fig. 328).

Action. — Le demi-tendineux fléchit la jambe sur la cuisse, et lui imprime autour de son axe, après l'avoir fléchie, un léger mouvement de rotation qui porte la pointe du pied en dedans. Il est donc congénère du biceps fémoral sous le premier point de vue, et son antagoniste sous le second. Le plus souvent les deux muscles se contractent en même temps; ils se font alors équilibre comme rotateurs de la jambe; reste le mouvement de flexion qui devient plus énergique. — Lorsque le demi-tendineux prend son point fixe sur la jambe, ce muscle contribue à étendre le bassin sur la cuisse.

III. — Muscle demi-membraneux.

Situé, comme le précédent, à la partie postérieure et interne de la cuisse, ce muscle s'étend aussi de la tubérosité de l'ischion à l'extrémité supérieure du tibia. Il est allongé, aplati d'avant en arrière, très-épais et charnu à sa partie moyenne, mince et aponévrotique dans son tiers supérieur, arrondi et tendineux inférieurement.

Insertions. — Le demi-membraneux s'attache en haut à la partie la plus élevée et la plus externe de la tubérosité de l'ischion, au devant de la longue portion du biceps, par un tendon aplati, mais qui s'épanouit presque aussitôt pour former une longue aponévrose de plus en plus large,

fessier. — 16. Tendon du pyramidal, se continuant par un prolongement avec celui de l'obturateur interne. — 17. Obturateur interne, sur le tendon duquel viennent s'attacher les deux jumeaux. — 18. Carré crural. — 19. Jumeau interne de la jambe. — 20. Jumeau externe. — 21. Plantaire grêle. — 22. Aponévrose poplitée.

Fig. 323. — 1. Attache à l'ischion de la longue portion du biceps et du demi-tendineux. — 2. Demi-membraneux. — 3. Son tendon supérieur, — 4. Son tendon inférieur. — 5. Portion moyenne de ce tendon. — 6. Sa portion antérieure. — 7. Sa portion postérieure. — 8. Coupe de la longue portion du biceps. — 9. Sa courte portion. — 10. Son attache à la tête du péroné. — 11, 11, 11. Grand adducteur. — 12, 12. Série des orifices qui livrent passage aux artères et veines perforantes. — 13. Vaste externe. — 14, 14. Insertion du grand fessier. — 15. Coupe de l'expansion par laquelle le tendon de ce muscle se continue avec l'aponévrose du vaste externe. — 16. Attache du carré crural. — 17. Tendon de l'obturateur externe. — 18. Attache du moyen fessier. — 19. Obturateur interne. — 20. Tendon du pyramidal. — 21. Petit fessier. — 22. Coupe du jumeau interne de la jambe. — 23. Coupe du jumeau externe. — 24. Coupe du plantaire grêle. — 25. Poplité. — 26. Soléaire. — 27. Anneau du soléaire.

obliquement dirigée en bas et en dedans; le bord externe de cette aponévrose est notablement plus épais que l'interne, et se prolonge aussi beaucoup plus bas. — A celle-ci succède un corps charnu dirigé dans le même sens, aplati d'avant en arrière, très-large, très-épais, remarquable par la brièveté de ses fibres, un peu plus longues cependant en avant qu'en arrière. Toutes viennent se fixer au devant d'une longue aponévrose resplendissante qu'elles accompagnent jusqu'au condyle interne, et qui commence en haut au niveau du point où finit l'aponévrose supérieure; elle s'étendent très-obliquement et parallèlement de l'une à l'autre. L'aponévrose inférieure, obliquement descendante, devient plus étroite, plus épaisse, et constitue, au moment où les fibres charnues l'abandonnent, un fort tendon qui se termine en arrière de la tubérosité interne du tibia, en se partageant en trois faisceaux que leur situation relative permet de distinguer en moyen, antérieur et postérieur.

Le faisceau moyen, beaucoup plus fort que les deux autres, s'insère à la partie postérieure de la tubérosité interne, sur une empreinte circulaire située à 5 millimètres au-dessous de l'interligne articulaire du genou. Une synoviale le sépare de la surface osseuse. — De ce faisceau moyen ou principal partent deux groupes de fibres verticalement descendantes, dont les unes vont se perdre sur l'aponévrose du muscle poplité, tandis que les autres s'insèrent sur le bord interne du tibia.

Le faisceau antérieur, horizontal, contourne la tubérosité interne du tibia d'arrière en avant et s'attache, après un court trajet, à sa partie interne; la synoviale qui sépare le faisceau moyen de la tubérosité interne se prolonge pour l'entourer sur toute la longueur.

Le faisceau postérieur ou externe, obliquement ascendant, se confond avec le ligament postérieur de l'articulation du genou, qu'il est destiné à renforcer. Parmi les fibres qui le composent, les plus longues remontent jusqu'au condyle externe. Ce troisième faisceau est plus large que les précédents, mais moins épais; il présente du reste beaucoup de variétés dans ses dimensions et sa forme.

Rapports. — Ce muscle est recouvert par le grand fessier, la longue portion du biceps, le demi-tendineux et l'aponévrose de la cuisse. Une très-petite synoviale, située au devant de son tendon, immédiatement au-dessous de la tubérosité de l'ischion, le sépare de la partie correspondante du tendon du biceps. — Il recouvre le carré crural, le grand adducteur, le jumeau interne et l'articulation du genou. — Son bord externe répond au biceps et au nerf sciatique supérieurement; plus bas aux vaisseaux poplités et au nerf sciatique poplité interne. — Son bord interne longe le muscle droit interne.

Action. — Le demi-membraneux est fléchisseur de la jambe lorsqu'il prend son point fixe sur le bassin, et extenseur du bassin lorsqu'il prend son point d'appui sur la jambe.

§ 2. — RÉGION CRURALE ANTÉRO-EXTERNE.

Trois muscles seulement forment cette importante région : le *tenseur du fascia lata*, le *couturier*, et le *triceps fémoral*; mais le dernier est remarquable par ses grandes proportions.

Préparation. — Les muscles de la paroi abdominale antérieure étant connus : 1° détacher cette paroi, ouvrir la veine iliaque primitive, élever le membre inférieur, puis exercer sur ce membre des pressions dirigées du pied vers le bassin, afin de faire écouler par la veine ouverte la plus grande partie du sang contenu dans les vaisseaux; 2° faire sur la partie antérieure de la cuisse une incision qui s'étendra de l'épine iliaque antérieure et supérieure à la partie interne du genou et de la jambe, et qui comprendra la peau et l'aponévrose fémorale; 3° enlever ces deux couches, en partant de chacune des lèvres de l'incision; on mettra ainsi à découvert le muscle couturier; 4° faire partir de l'épine iliaque antéro-supérieure une autre incision qui descendra un peu obliquement en arrière, en comprenant aussi les téguments et l'enveloppe fibreuse sous-jacente, et découvrir le tendon du fascia lata; 5° étudier ces deux muscles; puis les diviser et les détacher pour préparer le triceps crural; 6° isoler d'abord la portion moyenne de celui-ci, étendue de l'épine iliaque antéro-inférieure à la rotule, en prendre connaissance, la diviser ensuite et renverser ses deux moitiés en sens contraire; immédiatement au-dessous se présenteront les portions externe et interne, séparées l'une de l'autre par une ligne celluleuse.

Dans cette préparation, il importe de faire varier la position du membre, suivant le muscle qu'on dissèque : ainsi, pour le couturier, la jambe sera étendue; elle sera fléchie, au contraire, lorsqu'on disséquera le triceps.

I. — Muscle tenseur du fascia lata.

Le tenseur du fascia lata est situé à la partie supérieure et externe de la cuisse, dans un dédoublement de l'aponévrose fémorale. Il s'étend de l'épine iliaque antérieure et supérieure à 6 ou 8 centimètres au-dessous du grand trochanter. Ce muscle est allongé, assez épais et très-étroit supérieurement, large et mince inférieurement.

Insertions. — Il s'attache en haut : 1° à l'échancrure comprise entre les deux épines iliaques antérieures, par une aponévrose qui s'étale sur la face profonde du muscle; 2° à la partie correspondante de l'épine iliaque antéro-supérieure par de courtes fibres tendineuses; 3° sur l'aponévrose du moyen fessier par des fibres musculaires. De ces trois origines part un corps charnu, d'abord prismatique et triangulaire, qui se dirige en bas et un peu en arrière, en s'élargissant et s'amincissant de plus en plus. Les fibres qui le forment se terminent à l'union du tiers supérieur avec les deux tiers inférieurs de la cuisse, à 8 ou 10 centimètres au-dessous du grand trochanter, dans l'angle de séparation des deux feuillets de l'aponévrose fémorale, par des fascicules tendineux qui semblent se fixer sur cet angle, mais qui, en réalité, poursuivent leur trajet en se mêlant aux fibres aponévrotiques. De la réunion de ces fascicules et de ces fibres résulte une bande fibreuse, très-épaisse, extrêmement résistante, laquelle se porte verticalement en bas pour aller se fixer à la partie antérieure de la tubérosité externe du tibia, en se confondant du reste sur toute sa longueur, avec l'aponévrose crurale dont elle fait partie.

Rapports. — Ce muscle est en rapport : par sa face externe avec le feuillet superficiel de sa gaîne fibreuse et la peau ; par sa face interne, avec le feuillet profond de cette gaîne, le droit antérieur et le vaste externe ; par son bord antérieur, avec le couturier dont le sépare plus bas un espace angulaire ; par son bord postérieur, avec le moyen et le petit fessiers, dont il s'écarte aussi inférieurement.

Action. — Le tenseur du fascia lata imprime à la cuisse un mouvement de rotation qui porte la pointe du pied en dedans, et en même temps il la fléchit sur le bassin. Lorsque ses contractions coïncident avec celles des muscles psoas et iliaque qui sont fléchisseurs et rotateurs en dehors, la cuisse ne tourne pas autour de son axe ; elle se fléchit en se portant directement en avant. Quelques auteurs pensent, en outre, que ce muscle prend part au mouvement d'abduction du membre ; mais ce dernier usage ne me paraît pas démontré ; Winslow déjà l'avait contesté.

II. — **Muscle couturier.**

Le couturier est situé à la partie antérieure et interne de la cuisse. Il s'étend de l'épine iliaque antérieure et supérieure à la partie la plus élevée de la face interne du tibia. Extrêmement long, le plus long du corps humain, aplati et assez mince, ce muscle présente une largeur de 3 à 4 centimètres.

Insertions. — Il s'attache en haut par un tendon très-court, qui s'épanouit sur ses deux faces, à l'épine iliaque antéro-supérieure, et à l'échancrure sous-jacente, entre le tendon du fascia lata et le muscle iliaque. Au tendon succède un corps charnu aplati, dont le tiers supérieur, oblique en bas et en dedans, croise l'axe de la cuisse à la manière d'une diagonale, tandis que son tiers moyen, dirigé dans le même sens, tend au contraire à devenir parallèle à cet axe : son tiers inférieur, d'abord vertical, décrit une courbe à concavité antérieure, puis se termine autour d'un tendon aplati, en se prolongeant sur le côté postérieur de celui-ci.

Le tendon inférieur ou terminal du couturier apparaît sur le bord antérieur du muscle, au niveau du condyle interne, ou immédiatement audessous ; il contourne la tubérosité interne du tibia, en s'épanouissant et s'amincissant, se porte ensuite transversalement en dehors et s'attache sur la partie la plus élevée de la face interne du tibia, en dedans de la tubérosité antérieure de cet os. Au niveau de son bord supérieur ou concave, l'aponévrose de la jambe se dédouble et l'embrasse entre ses deux feuillets, puis se reconstitue sur son bord inférieur ou convexe, en se continuant et en formant avec celui-ci une expansion qui descend au devant des tendons épanouis du droit interne et du demi-tendineux : réuni à ces derniers, le tendon du couturier forme la *patte d'oie*.

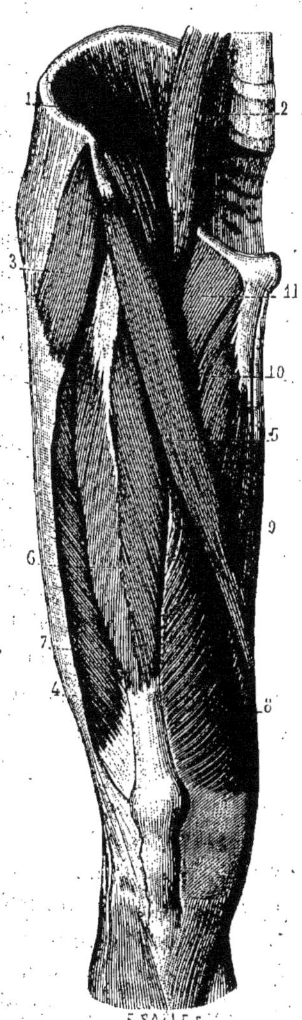

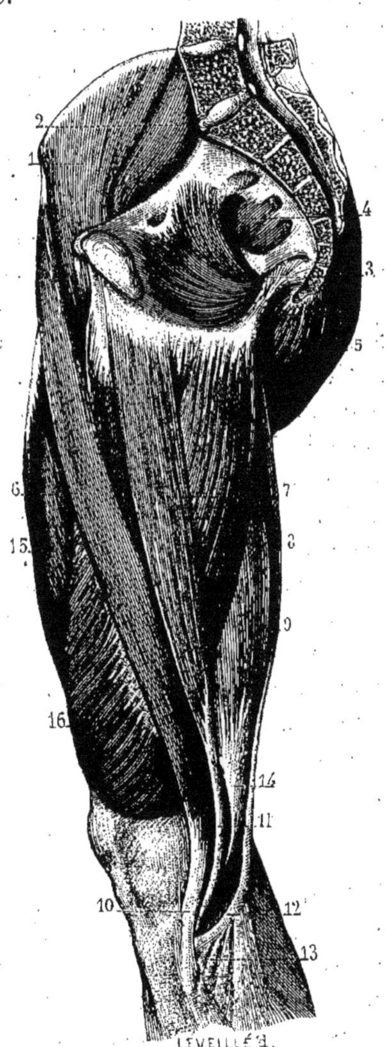

Fig. 324. — *Muscles de la partie antérieure de la cuisse.*

Fig. 325. — *Muscles de la partie interne de la cuisse.*

Fig. 324. — 1. Iliaque. — 2. Grand psoas. — 3. Tenseur du fascia lata. — 4. Bande fibreuse par laquelle ce muscle s'attache au devant de la tubérosité externe du tibia. — 5. Couturier. — 6. Droit antérieur. — 7. Vaste externe. — 8. Vaste interne. — 9. Droit interne. — 10. Premier ou moyen adducteur. — 11. Pectiné.

Fig. 325. — 1. Iliaque. — 2. Grand psoas. — 3. Obturateur interne. — 4. Pyramidal. — 5. Grand fessier. — 6. Couturier. — 7. Droit interne. — 8 Demi-tendineux. — 9. Demi-membraneux. — 10. Tendon du couturier, et son expansion fibreuse. — 11. Tendon du droit interne. — 12. Tendon du demi-tendineux. — 13. Expansions qui en partent. — 14. Tendon du demi-membraneux. — 15. Droit antérieur. — 16. Vaste interne.

Les trois tendons se recouvrent de haut en bas et d'avant en arrière. Ils ne sont donc pas situés sur le même plan : celui du couturier est constamment le plus élevé et le plus antérieur ; viennent ensuite celui du droit interne, puis celui du demi-tendineux, qui forment un second plan sous-jacent à celui du couturier. Ces trois tendons sont curvilignes et à peu près parallèles.

Rapports. — Le couturier est en rapport, par sa face superficielle, avec l'aponévrose fémorale qui le sépare de la veine saphène interne et de la peau. Il répond, par sa face profonde : en haut, au droit antérieur, à l'iliaque et au psoas ; plus bas, au moyen adducteur et au vaste interne, puis à ce dernier et au grand adducteur ; inférieurement au ligament latéral interne de l'articulation du genou. — Ce muscle affecte en outre des rapports importants avec l'artère et la veine fémorales : son tiers supérieur forme avec le premier ou moyen adducteur et l'arcade crurale, un triangle irrégulier, appelé *triangle de Scarpa;* une ligne abaissée de la partie moyenne du pli de l'aine au sommet de ce triangle indique la direction des vaisseaux fémoraux. Son tiers moyen passe au devant de ces vaisseaux, en les croisant à angle aigu, de telle sorte que ceux-ci, situés d'abord en dedans du muscle, sont placés inférieurement sous son bord externe.

Action. — Le couturier fléchit la jambe sur la cuisse et la cuisse sur le bassin, en imprimant à celle-ci un mouvement de rotation en dehors et en portant le talon en dedans. Il concourt ainsi à placer le membre abdominal dans la position que lui donnent les tailleurs, mais ne saurait réaliser à lui seul une semblable attitude ; il a pour congénères dans ce mouvement complexe les adducteurs de la cuisse et ses rotateurs en dehors.

III. — **Muscle triceps crural.**

Le triceps crural est situé autour de la diaphyse du fémur qu'il recouvre dans toute sa longueur et sur toute sa périphérie. Il s'étend du bord antérieur de l'os iliaque et de la base des deux trochanters à la rotule. Ce muscle, extrêmement volumineux et simple en bas, se divise en haut en trois portions, qui offrent avec les trois portions du triceps brachial la plus grande analogie. Un court parallèle des deux muscles établira cette analogie (fig. 326 et 327).

A la longue portion, ou portion moyenne du triceps brachial, correspond la longue portion ou portion moyenne du triceps crural, plus généralement connu sous le nom de muscle droit antérieur. La première s'attache au bord antérieur de l'omoplate, très-près du ligament capsulaire de l'articulation de l'épaule, et en partie sur ce ligament ; la seconde s'insère au bord antérieur de l'os iliaque, très-près du ligament capsulaire de l'articulation de la hanche, et en partie aussi sur ce ligament. L'une se fixe inférieurement par un épais tendon à l'olécrâne ; l'autre, par un puissant tendon à la base de la rotule.

La portion externe du triceps brachial qui prend ses insertions fixes sur la partie la plus élevée de la face externe de l'humérus, en remontant jusqu'à sa grosse tubérosité, est représentée sur le triceps crural par le vaste externe qui s'attache en haut sur la face externe du fémur et qui remonte aussi jusqu'à la base du grand trochanter.

La portion interne du triceps brachial, recouvrant sur la plus grande partie de son étendue la face postérieure de l'os du bras, est représentée par le vaste interne qui recouvre sur toute sa longueur la face antérieure du corps du fémur.

Comparées dans leurs connexions avec le système osseux, les trois portions du triceps fémoral sont donc disposées comme les trois portions du triceps brachial, et doivent être considérées comme leurs analogues.

Comparées entre elles, ces trois portions diffèrent par leur situation, leur direction, leur forme, leurs insertions et leurs rapports.

A. **Portion moyenne, ou muscle droit antérieur de la cuisse.** — Le droit antérieur, situé au-dessous du couturier, au devant du vaste interne et du vaste externe, s'étend verticalement de l'os iliaque à la base de la rotule. Ce muscle est allongé, plus volumineux à sa partie moyenne qu'à ses extrémités, arrondi et bifurqué en haut, aplati et confondu en bas avec les deux autres portions du triceps.

Insertions. — Il s'attache en haut à l'os iliaque par deux tendons : 1° par un gros tendon, arrondi et vertical, *tendon direct*, à l'épine iliaque antérieure et inférieure, qu'il recouvre entièrement et dont le volume toujours considérable est en rapport avec celui de la longue portion du triceps ; 2° par un tendon aplati, perpendiculaire au précédent, mais beaucoup moins fort que celui-ci, à la partie supérieure du pourtour de la cavité cotyloïde, sur une gouttière qui lui est destinée. Le second tendon, ou *tendon réfléchi*, est recouvert par la couche superficielle du ligament capsulaire, qui le croise à angle droit, avec laquelle il se continue en partie par son bord inférieur et qu'il faut enlever pour le mettre en évidence. — Aux tendons *direct* et *réfléchi* succède un tendon unique, volumineux, vertical, qui s'aplatit en descendant, puis s'épanouit sur la moitié supérieure et antérieure du muscle (fig. 327, 1, 2, 3).

De la face postérieure et des deux bords de celui-ci naissent les fibres charnues. Les internes se portent d'abord en bas et en dedans, puis en bas, en dehors et en arrière, en se contournant en demi-spirale ; les externes obliques, en bas et en dehors à leur point de départ, se contournent de la même manière. Elles forment ainsi deux groupes qui convergent et qui sont séparés, en avant, par une ligne celluleuse plus ou moins accusée, située sur la partie médiane du muscle. Toutes s'insèrent à la face antérieure d'une large et très-longue aponévrose dont elles recouvrent la moitié supérieure.

Devenue libre, l'aponévrose antérieure de la longue portion du triceps prend l'aspect d'un tendon rectangulaire de 10 centimètres de longueur, qui donne attache par son bord interne aux fibres les plus superficielles

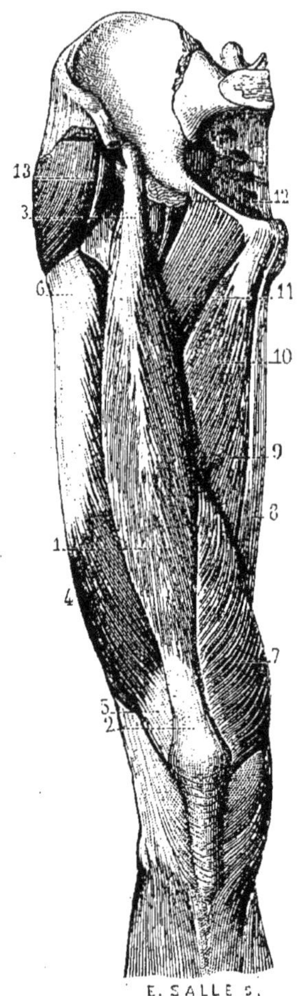

FIG. 326. — *Longue portion du triceps, ou droit antérieur de la cuisse.*

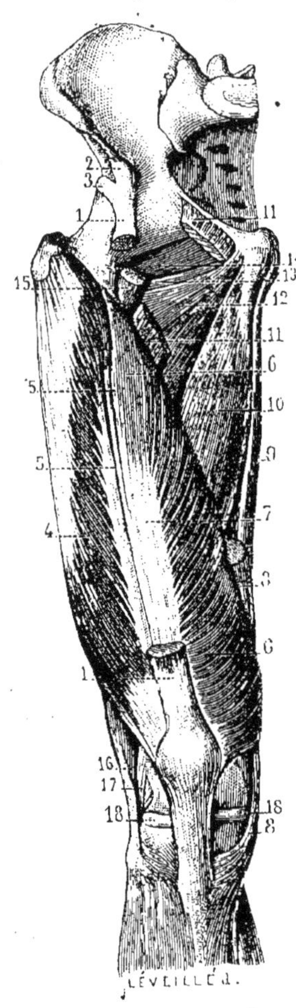

FIG. 327. — *Les deux portions profondes du triceps, ou vastes interne et externe.*

FIG. 226. — 1. Droit antérieur, ou portion moyenne, portion antérieure, longue portion du triceps. — 2. Tendon par lequel cette portion antérieure s'attache à la base de la rotule. — 3. Tendon par lequel elle s'insère à l'épine iliaque antéro-inférieure et au rebord de la cavité cotyloïde. — 4. Vaste externe. — 5. Tendon inférieur du vaste externe. — 6. Son tendon supérieur. — 7. Vaste interne. — 8. Droit interne. — 9. Grand adducteur. — 10. Premier ou moyen adducteur. — 11. Pectiné. — 12. Partie inférieure des muscles psoas et iliaque. — 13. Moyen et petit fessiers.

FIG. 327. — 1. Tendon du droit antérieur. — 2. Partie de ce tendon qui s'insère à l'épine iliaque antéro-inférieure. — 3. Partie inférieure ou réfléchie par laquelle le même tendon s'attache sur le pourtour de la cavité cotyloïde. — 4. Vaste externe. —

du vaste interne, et qui s'unit étroitement en arrière au tendon du vaste externe. Au-dessus de l'articulation, ce tendon s'élargit un peu, puis s'insère au tiers antérieur de la base de la rotule et à toute la face antérieure de cet os, en se continuant par sa couche superficielle avec la couche correspondante du ligament rotulien.

Rapports. — Le droit antérieur est recouvert: dans son quart supérieur, par le couturier et le tenseur du fascia lata superficiellement; par le petit fessier et le muscle iliaque sur un plan plus profond; dans ses trois quarts inférieurs par l'aponévrose crurale qui le sépare de la peau. — Il recouvre l'articulation coxo-fémorale, le vaste interne, le vaste externe et le cul-de-sac supérieur de la synoviale du genou.

B. **Portion externe ou vaste extrne.** — Le vaste externe, situé à la partie externe de la cuisse, s'étend de la base du grand trochanter à la rotule. Des trois portions du triceps, c'est la plus volumineuse. Ce muscle est aplati, très-large, plus épais à sa partie moyenne qu'à ses extrémités convexe en dehors, concave en dedans.

Insertions. — Il s'attache en haut: 1° sur une crête rugueuse, verticale, qui occupe la partie antérieure du grand trochanter, et qui limite en avant l'empreinte à laquelle s'insère le petit fessier; 2° sur une crête horizontale, située à la partie inférieure et externe de la même saillie, au-dessous des facettes qui donnent insertions aux petit et moyen fessiers; 3° sur la branche externe de la ligne âpre, en dehors du tendon du grand fessier, et en partie sur ce tendon; 4° à toute l'étendue de la lèvre externe de cette ligne, et à la cloison intermusculaire externe; 5° à la partie la plus élevée de la face externe du corps du fémur. — Les insertions qu'il prend sur le grand trochanter ont lieu par une épaisse et large aponévrose, qui recouvre toute sa moitié supérieure; les autres se font par l'implantation directe des fibres musculaires.

Le corps charnu, provenant de toutes ces insertions, est formé de trois ordres de fibres, dont les unes partent de la face profonde de l'aponévrose; les autres du fémur et de la cloison intermusculaire externe; les dernières, de la partie inférieure de cette cloison.

Les fibres nées de la face profonde de l'aponévrose se dirigent en bas

5, 5. Ligne celluleuse qui sépare ce muscle du vaste interne. — 6, 6. Vaste interne. — 7. Aponévrose par laquelle le vaste interne s'insère à la base de la rotule. — 8. 8. Couturier dont la partie supérieure a été enlevée pour laisser voir les muscles sous-jacents. — 9. Droit interne. — 10. Premier ou moyen adducteur. — 11, 11. Les deux extrémités du pectiné dont la partie moyenne a été excisée pour montrer le petit ou second adducteur. — 12. Petit adducteur se divisant en dehors en deux faisceaux, l'un supérieur, l'autre inférieur. — 13. Bord supérieur de la première portion ou portion supérieure du grand adducteur. — 14. Obturateur externe. — 15. Extrémité inférieure des muscles psoas et iliaque. — 16. Tendon du biceps fémoral. — 17. Ligament latéral externe de l'articulation du genou, obliquement recouvert par ce tendon. — 18. 18. Fibro-cartilages interarticulaires du genou.

et en avant, d'autant plus longues et plus verticales qu'elles viennent d'un point plus élevé, d'autant plus courtes et plus obliques qu'elles sont plus inférieures. Elles constituent un plan vertical de 12 à 14 centimètres de largeur, convexe en dehors, concave en dedans. Toutes se terminent sur la face externe d'une seconde aponévrose, remarquable aussi par sa longueur, sa largeur et sa résistance. Les plus superficielles circonscrivent, par leur implantation, une courbe à convexité inférieure, située à 3 ou 4 centimètres au-dessous du corps charnu du droit antérieur, à 5 ou 6 centimètres au-dessus de la base de la rotule. Libre alors, l'aponévrose de terminaison, plus étroite et plus épaisse, se dirige en bas et en avant, s'engage obliquement sous le tendon du droit antérieur, en s'unissant par d'intimes connexions à celui-ci, puis s'insère aux deux tiers externes de la base de la rotule, et à la partie supérieure de son bord externe.

Les fibres émanées du fémur et de la cloison intermusculaire externe se portent très-obliquement en bas, en dehors et en avant, pour s'insérer sur la face profonde de l'aponévrose de terminaison. Les plus inférieures se confondent avec les fibres voisines du vaste interne.

Celles qui tirent leur origine de l'extrémité inférieure de la cloison intermusculaire externe forment un petit faisceau bien distinct, sous-jacent et parallèle au bord postérieur de l'aponévrose terminale; il est continué par un tendon qui s'unit à cette aponévrose et qui se fixe avec celle-ci au bord externe de la rotule.

Rapports. — Le vaste externe est en rapport : par sa face externe, avec le tenseur du fascia lata, l'aponévrose fémorale et la peau; par sa face interne, avec le fémur et la partie externe du vaste interne qu'il recouvre. Une ligne celluleuse, des vaisseaux et des nerfs, le séparent de celui-ci. Cette ligne de démarcation, très-apparente en haut, devient plus déliée en descendant et finit par disparaître.

C. **Portion interne ou vaste interne.** — Cette troisième portion du triceps s'étend : dans le sens vertical, de la base du col fémoral à l'articulation du genou, et dans le sens transversal, de la lèvre interne à la lèvre externe de la ligne âpre. Elle embrasse la presque totalité du corps du fémur, à la manière d'une gaîne qui aurait été longitudinalement incisée en arrière. Le vaste interne est aussi long et aussi large que le vaste externe, mais un peu moins épais.

Insertions. — Il s'attache en haut : 1° à la plus antérieure des trois branches de la ligne âpre ; 2° à toute l'étendue de la lèvre interne de cette ligne et à la cloison intermusculaire interne ; 3° à la branche interne de sa bifurcation inférieure ; 4° à toute la longueur des faces interne et antérieure du corps de l'os et de ses deux bords antérieurs ; 5° par quelques fibres à la partie la plus élevée de sa face externe. — Les insertions qui correspondent à la lèvre interne de la ligne âpre et à ses prolongements se font par une courte et mince aponévrose qui se confond en partie avec l'aponévrose d'origine des adducteurs. Les autres ont lieu par l'implantation directe des fibres musculaires. — Le corps charnu né de toutes ces insertions se porte verticalement en bas, en embrassant la diaphyse du fémur et en s'épaississant de plus en plus. Les fibres qui le composent suivent trois directions différentes.

Les fibres externes se portent en bas et en avant. Elles se fixent sur la face profonde d'une longue, large et très-forte aponévrose qui descend verticalement.

Les fibres moyennes, moins nombreuses que les précédentes, sont verticales. Elles s'insèrent aussi sur la face profonde de cette aponévrose, en dedans des précédentes. — Les plus inférieures, c'est-à-dire celles qui naissent de la face antérieure du fémur, à 8 ou 10 centimètres au-dessus de la poulie fémorale, forment un petit faisceau particulier, aplati, vertical, qui vient se perdre sur la partie supérieure de la synoviale du genou. Ce faisceau, composé le plus habituellement de cinq ou six rubans musculaires qui descendent en divergeant, a pour attribution spéciale d'attirer en haut le cul-de-sac supérieur de la synoviale, au moment où la rotule s'élève, et de prévenir ainsi son pincement entre les deux surfaces osseuses : il porte le nom de *muscle sous-crural.*

Les fibres internes se dirigent en bas, en avant et en dehors, en affectant une direction d'autant plus verticale qu'elles sont plus antérieures et plus élevées, d'autant plus obliques qu'elles deviennent plus inférieures. Elles se terminent sur la face superficielle de l'aponévrose commune, dont elles recouvrent seulement la moitié interne et sur laquelle elles descendent jusqu'au niveau de la base de la rotule et même un peu au-dessous, en décrivant par leur implantation une grande courbe à convexité inférieure, située à 5 ou 6 centimètres au-dessous de celle du vaste externe. — Dégagée des fibres charnues, l'aponévrose de terminaison du vaste interne se dirige en bas et en avant, en passant d'abord sous le tendon du droit antérieur qu'elle croise à angle aigu, puis sous celui du vaste externe qu'elle croise également, et s'insère à toute la largeur de la base de la rotule.

Le tendon par lequel le triceps se fixe à la rotule est donc composé de trois plans : d'un plan antérieur appartenant à la longue portion, d'un plan moyen dépendant du vaste externe, et d'un plan profond provenant du vaste interne.

A ces trois plans, étroitement unis entre eux, mais cependant très-distincts par la direction de leurs fibres, vient s'en ajouter un quatrième qui mérite aussi d'être mentionné. Du bord convexe du vaste interne et du vaste externe on voit naître des fibres qui se dirigent, celles du vaste externe en bas et en dedans, celles du vaste interne en bas et en dehors, fibres assez multipliées de part et d'autre, pour former une large expansion fibreuse, recouvrant tout le tendon du droit antérieur, toute la rotule à laquelle elle n'adhère que par du tissu cellulaire, et tout le ligament rotulien, ainsi que la partie antérieure des condyles du fémur et des tubérosités du tibia. Cette large expansion, parfaitement distincte de l'aponévrose fémorale, s'attache en bas sur la tubérosité antérieure du tibia et sur ses deux tubérosités latérales. Elle est assez mince en dehors, plus épaisse et plus résistante en dedans. Le triceps fémoral présente donc deux insertions très-différentes : l'une supérieure, principale, à la base de la rotule; l'autre inférieure, accessoire, à l'extrémité supérieure du tibia, dans toute sa largeur.

Rapports. — Par sa face profonde ou concave, le vaste interne embrasse le corps du fémur, dans ses quatre cinquièmes supérieurs; il répond plus bas à la synoviale du genou. — Par sa face superficielle ou convexe, ce muscle est en rapport : en dedans avec l'iliaque, le psoas, le pectiné, le premier et le troisième adducteurs dont il est séparé par les vaisseaux fémoraux, et inférieurement avec le couturier, l'aponévrose et la peau; en avant avec le droit antérieur; en dehors avec le vaste externe.

D. **Action du triceps fémoral.** — Lorsqu'il prend son point fixe sur le fémur et le bassin, ce muscle est extenseur de la jambe sur la cuisse. Ses trois portions concentrent leurs efforts sur la rotule, et celle-ci favorise leur action en inclinant son tendon sur l'axe du tibia.

Dans l'attitude verticale, le triceps prend au contraire son point d'appui sur l'extrémité supérieure de cet os; il étend alors la cuisse sur la jambe et la maintient dans l'état d'extension.

§ 3. — Région crurale interne.

Cinq muscles composent cette région : le *droit interne*, le *pectiné* et les *trois adducteurs*, distingués d'après leur superposition et d'après leur volume, en premier ou moyen, second ou petit, et troisième ou grand.

Préparation. — Cette préparation nécessite le sacrifice de la plupart des muscles des régions postérieure et antérieure. Si ces derniers ne sont pas encore connus, il importe donc d'en prendre d'abord connaissance. De leur étude on passera ensuite sans peine à celle des muscles de la région crurale interne qui seront déjà en grande partie découverts. Si l'on débute dans la dissection des muscles de la cuisse par la préparation de ceux-ci, on procédera de la manière suivante :

1° Inciser longitudinalement les téguments et l'aponévrose de la cuisse depuis l'épine du pubis jusqu'à la moitié supérieure et interne de la jambe; 2° sur cette incision, en abaisser deux autres, qui s'étendront de son point de départ, la première vers l'épine iliaque antéro-supérieure, la seconde vers l'ichion; 3° détacher les enveloppes cutanée et aponévrotique sur toute l'étendue des parties interne et antérieure de la région; 4° enlever aussi les vaisseaux et les nerfs pour découvrir l'insertion fémorale du pectiné et des adducteurs; 5° séparer les muscles les uns des autres, en suivant le tendon du droit interne jusqu'à la patte d'oie ; 6° enlever les muscles de la région crurale postérieure, afin de mettre en complète évidence les attaches du petit et du grand adducteurs.

I. — **Muscle droit interne.**

Le droit interne, situé à la partie interne de la cuisse et du genou, s'étend du pubis au tibia. Ce muscle est allongé, aplati, très-mince et large à son point de départ, de plus en plus étroit en descendant, en sorte qu'on peut le comparer à un long triangle isocèle.

Insertions. — Il s'attache en haut : 1° à la moitié inférieure du corps du pubis, de chaque côté de la symphyse pubienne ; 2° aux deux tiers supérieurs de la lèvre externe de la branche ischio-pubienne. Ces insertions ont lieu par une courte et très-mince aponévrose.—A l'aponévrose succède un corps charnu vertical, aplati de dedans en dehors, qui diminue de largeur et augmente d'épaisseur en descendant, puis se termine sur un tendon long et grêle en se prolongeant sur le bord antérieur de celui-ci jusqu'au voisinage du condyle interne du fémur. Ce tendon, d'abord vertical, comme le corps charnu, devient oblique ou plutôt curviligne au niveau du genou ; il s'incline en avant, contourne la tubérosité du condyle interne du fémur, ainsi que la tubérosité correspondante du tibia, et s'insère à la partie supérieure de la face interne du corps de cet os, immédiatement au-dessus du tendon du demi-tendineux auquel il s'unit par son bord inférieur, de manière à former avec celui-ci un seul et même plan que recouvre l'expansion fibreuse du tendon du couturier.

Rapports. — Ce muscle est recouvert par l'aponévrose fémorale sur presque toute sa longueur, et inférieurement par le couturier. Il recouvre le bord interne des trois adducteurs, et plus bas le ligament latéral interne de l'articulation du genou, sur lequel il glisse à l'aide d'une synoviale qui lui est commune avec le demi-tendineux.

Action. — Le droit interne fléchit la jambe en la portant en dedans. Son action ne diffère pas sensiblement de celle du couturier, lorsqu'il prend son point fixe sur le pubis. Dans la station verticale où son extrémité inférieure est immobilisée, il peut contribuer à la flexion du bassin.

II. — **Muscle pectiné.**

Le pectiné est situé à la partie supérieure, antérieure et interne de la cuisse, en dedans du grand psoas, au-dessus et en dehors du premier adducteur. Il s'étend de la branche horizontale du pubis, à la partie la plus élevée du corps du fémur. Ce muscle est allongé, aplati, assez large en haut, plus étroit en bas.

Insertions. — Il s'attache : 1° à l'épine du pubis ; 2° à toute l'étendue de la crête pectinéale ; 3° à une bandelette fibreuse, épaisse et résistante (ligament de Cooper), qui surmonte cette crête et qui s'étend de l'épine pubienne à l'éminence ilio-pectinée ; 4° à la partie supérieure de l'aponévrose qui part de cette bandelette. Quelques auteurs avancent qu'il s'insère en outre à toute la surface triangulaire située au devant de la crête pectinéale ; mais on peut facilement constater qu'il n'est qu'appliqué sur cette surface, à laquelle il adhère par un tissu cellulaire assez lâche. Les insertions qui répondent à l'épine pubienne se font par de courtes fibres tendineuses ; les autres, par l'implantation directe des fibres charnues. De la réunion de celles-ci résulte un faisceau aplati, de 5 à 6 centimètres de largeur, qui se dirige en bas, en dehors et en arrière, en se rétrécissant, et qui se termine entre deux aponévroses, l'une antérieure plus forte et plus longue, l'autre postérieure, courte et mince. Ces deux aponévroses se réunissent au voisinage du fémur, puis s'insèrent à la branche moyenne de la ligne âpre, c'est-à-dire à la ligne qui s'étend obliquement de celle-ci au petit trochanter.

Rapports. — Le pectiné est recouvert par le feuillet profond de l'aponévrose fémorale et par les vaisseaux fémoraux qui le croisent à angle aigu. Il recouvre la partie supérieure et interne du ligament capsulaire de l'articulation de la hanche, l'obturateur externe et une partie du petit adducteur. Son bord externe, très-mince, longe le bord interne du grand psoas. Son bord interne s'applique en haut au bord supérieur du moyen adducteur, dont il est séparé en bas par un espace angulaire.

Action. — Le pectiné fléchit la cuisse, la rapproche de celle du côté opposé, et lui imprime autour de son axe un mouvement de rotation qui porte la pointe du pied en dehors. Lorsqu'il prend son point fixe sur le fémur, il fléchit le bassin sur la cuisse.

III. — **Muscle premier ou moyen adducteur.**

Le premier ou moyen adducteur est situé à la partie supérieure, antérieure et interne de la cuisse, au-dessous et en dedans du pectiné, sur le même plan que celui-ci. Il s'étend du corps du pubis à la partie moyenne de la ligne âpre. Ce muscle est allongé, aplati d'avant en arrière, beaucoup plus large inférieurement que supérieurement, de figure triangulaire.

Insertions. — Il s'attache en haut : à la partie supérieure et interne du corps du pubis, entre le pectiné et la symphyse pubienne, par un tendon qui s'épanouit sur la partie antéro-inférieure du muscle. Le corps charnu né de ce tendon se dirige en bas, en dedans et en arrière, en s'élargissant et s'amincissant de plus en plus ; il est reçu comme le pectiné entre deux lames aponévrotiques, lesquelles, après s'être réunies, vont se fixer à la partie moyenne de la ligne âpre du fémur, entre le vaste interne et le grand adducteur. Cette aponévrose de terminaison est percée, au niveau de son insertion, de deux ou trois larges orifices qui donnent passage aux artères et veines perforantes.

Rapports. — Le premier adducteur est en rapport par sa face antérieure, en haut, avec la peau et l'aponévrose fémorale, et plus bas avec les vaisseaux fémoraux qui le séparent du couturier. Il répond par sa face postérieure d'abord au petit adducteur, sur une minime étendue, puis au grand adducteur auquel il s'unit inférieurement par son aponévrose terminale. Son bord supérieur s'applique au bord inférieur du pectiné. L'inférieur se continue au-dessous du pubis avec le bord antérieur du droit interne; plus bas, il lui est seulement juxtaposé, et ensuite il s'en écarte à angle aigu.

Action. — Ce muscle est fléchisseur, adducteur et rotateur de la cuisse en dehors, lorsqu'il prend son point fixe en haut; fléchisseur du bassin, lorsqu'il prend son point fixe sur le fémur.

IV. — **Muscle second ou petit adducteur.**

Le second ou petit adducteur est situé à la partie supérieure et interne de la cuisse, en arrière du pectiné et du premier adducteur. Il s'étend du pubis à la partie supérieure et postérieure du corps du fémur. Ce muscle est aplati d'avant en arrière, assez mince, triangulaire, simple en haut, divisé en bas en deux parties à peu près égales et triangulaires aussi, l'une supérieure, l'autre inférieure.

Insertions. — Il s'attache en haut au corps du pubis et à sa branche descendante, au-dessous du pectiné, au-dessus du grand adducteur, entre l'obturateur externe et le droit interne. Son insertion se fait par de courtes fibres tendineuses. De celles-ci naît un corps charnu, d'abord très-étroit et assez épais, qui se porte en bas, en arrière et en dehors, en s'élargissant, s'amincissant et se divisant en deux faisceaux de mêmes dimensions, quelquefois inégaux. Chacun de ces faisceaux se termine par de courtes fibres aponévrotiques. Le supérieur passe en arrière du petit trochanter pour s'insérer à la branche externe de la ligne âpre, en dedans du tendon du grand fessier. L'inférieur se fixe au quart ou au tiers supérieur de l'interstice de cette ligne.

Rapports. — Le petit adducteur est recouvert par le pectiné, le moyen adducteur, le tendon des muscles psoas et iliaque et le petit trochanter. Il recouvre le grand adducteur. — Son bord supérieur répond à l'obturateur externe, puis aux muscles psoas et iliaque qu'il croise à angle aigu et en arrière au carré crural. L'inférieur, plus long et plus oblique, est reçu dans l'angle que forme par leur juxtaposition le moyen et le grand adducteurs.

Action. — Ce muscle remplit les mêmes usages que le moyen adducteur et le pectiné.

V. — Muscle grand adducteur.

Le grand ou troisième adducteur, situé à la partie interne de la cuisse, s'étend de l'ischion à la partie postérieure du fémur et au condyle interne de cet os. Extrêmement volumineux, aplati d'avant en arrière, large et très-épais en haut, terminé en pointe inférieurement, ce muscle présente une figure assez régulièrement triangulaire.

Insertions. — Il s'attache en haut et en dedans : 1° sur les deux tiers inférieurs de la branche ischio-pubienne, dont la lèvre externe présente au niveau du grand adducteur une crête plus ou moins saillante; 2° sur la partie inférieure et externe de la tubérosité de l'ischion. Les insertions qui répondent à la branche ischio-pubienne se font par de courtes fibres tendineuses; celles qui ont lieu à la tubérosité de l'ischion, par des fibres beaucoup plus longues, se réunissant pour la plupart et formant un tendon presque aussitôt recouvert par le corps charnu. — Celui-ci, d'abord très-épais, se porte en bas et en dehors, en s'élargissant, puis se partage, au voisinage du fémur, en trois faisceaux secondaires, que leur situation relative permet de distinguer en supérieur, moyen et inférieur.

Le faisceau supérieur est aplati, assez étroit, presque transversal. Il se fixe par une aponévrose rectangulaire à la branche externe de la ligne âpre, en contournant le petit trochanter dont le sépare une large bourse séreuse.

Le faisceau moyen, beaucoup plus considérable que les deux autres réunis, se dirige en bas et en dehors. Il se termine par une aponévrose à fibres transversales et diversement inclinées les unes sur les autres, qui s'attache à toute l'étendue de l'interstice de la ligne âpre. Cette aponévrose est percée de trous pour le passage des artères perforantes. Elle s'unit étroitement à celle du premier adducteur.

Le faisceau inférieur ou interne, très-long, vertical, arrondi, se sépare du faisceau moyen, vers le tiers inférieur de la cuisse, diminue graduellement de volume, puis se termine sur la face postérieure d'une aponévrose à laquelle succède un tendon assez grêle, continu en arrière avec la cloison intermusculaire interne. Ce tendon fait saillie sous les téguments; il s'insère sur le tubercule qui surmonte la tubérosité du condyle interne du fémur.

Au niveau de l'angle de séparation des faisceaux moyen et interne, on remarque un canal fibreux de 12 à 15 millimètres de longueur, que circonscrivent en bas l'aponévrose du faisceau interne et la cloison intermusculaire interne, en haut l'aponévrose du faisceau moyen, unie et confondue avec celle du premier adducteur. C'est par ce canal que passe l'artère fémorale pour pénétrer dans le creux poplité, ainsi que la veine fémorale et les vaisseaux lymphatiques profonds du membre. Se continuant avec la partie inférieure de la gaîne des vaisseaux fémoraux, on peut le considérer comme la terminaison d'un long conduit dont l'anneau crural forme l'origine : il est connu sous le nom d'*anneau du troisième adducteur*. Sur sa paroi interne on remarque un orifice qui donne passage à une branche de l'artère fémorale, la *grande anastomotique*, et au nerf saphène interne.

Rapports. — Le grand adducteur est recouvert par le pectiné, le petit adducteur, le moyen adducteur, et inférieurement par la peau et l'aponévrose. Au devant du tendon par lequel il s'insère à la tubérosité du con-

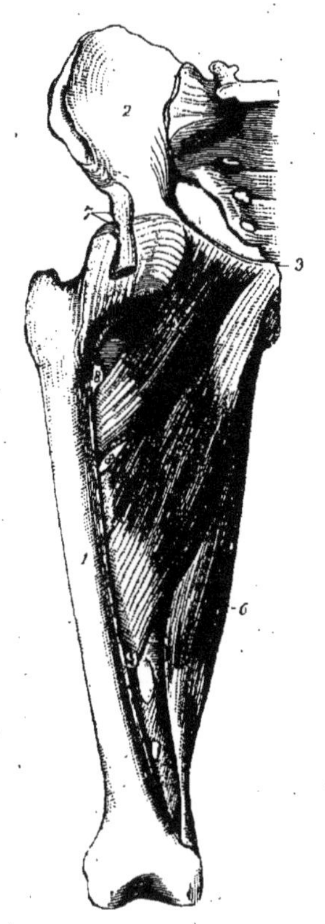

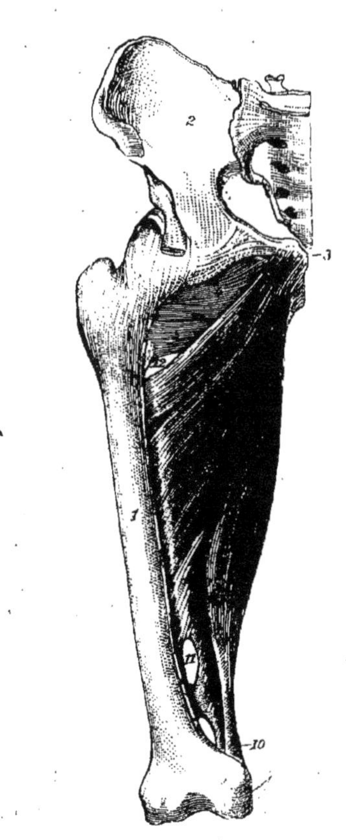

FIG. 328. — *Pectiné et moyen adducteur*. FIG. 329. — *Petit et grand adducteurs*.

FIG. 328. — 1. Fémur. — 2. Os iliaque. — 3. Pubis. — 4. Pectiné. — 5. Premier ou moyen adducteur. — 6. Portion inférieure ou longue portion du grand adducteur. — 7. Tendon du droit antérieur. — 8, 8. Orifices vasculaires. — 9. Anneau du grand adducteur.

FIG. 329. — 1. Fémur. — 2. Os iliaque. — 3. Pubis. — 4. Obturateur externe. — 5. Portion supérieure du grand adducteur. — 6. Portion supérieure du petit adducteur. 7. Portion inférieure du même muscle. — 8. Portion moyenne du grand adducteur, recouverte presque entièrement par le petit adducteur. —9. Portion inférieure du grand adducteur. — 10. Tendon par lequel cette portion inférieure s'attache à la tubérosité du condyle interne du fémur. — 11. Anneau du troisième adducteur. — 12. Orifice qui donne passage à l'artère et aux veines circonflexes internes.

dyle interne, entre ce tendon et le vaste interne, on voit une dépression longitudinale plus ou moins accusée, mais constante. — La face postérieure du muscle répond au demi-membraneux, au demi-tendineux, au biceps et au grand fessier. — Son bord supérieur est en rapport avec l'obturateur externe ; son bord inférieur avec le droit interne qui lui est parallèle et le couturier qui le croise obliquement.

Action. — Ce muscle est essentiellement adducteur de la cuisse. Par ses faisceaux supérieur et moyen, il est en outre rotateur du membre en dehors. Par son faisceau interne, il ramène la pointe du pied en dedans, lorsqu'elle a été d'abord fortement tournée en dehors ; si elle regarde en avant, son influence comme muscle rotateur devient nulle. Ses insertions pelviennes répondant à la partie interne du bassin, son rôle comme muscle fléchisseur est à peu près nul aussi. Il diffère beaucoup à cet égard du pectiné qui, prenant son point fixe sur les parties antérieure et supérieure du pubis, est plus fléchisseur qu'adducteur, et du moyen et petit adducteurs, qui sont également l'un et l'autre.

§ 4. — Aponévrose fémorale.

L'aponévrose fémorale ou crurale présente dans sa disposition la plus grande analogie avec celle du bras, dont elle ne diffère que par ses prolongements plus nombreux et sa plus grande résistance, double modification que nécessitaient des muscles plus multipliés, plus puissants, plus longs et par conséquent plus exposés à se déplacer.

Cette aponévrose nous offre à considérer ses extrémités, ses faces interne et externe, les deux cloisons intermusculaires auxquelles elle s'unit, les prolongements qui partent de sa face interne, les gaînes secondaires que forment ces prolongements, et enfin sa structure.

A. *Origine ou extrémité supérieure de l'aponévrose fémorale.*

Par son extrémité supérieure, cette aponévrose s'attache : en dehors, à toute l'étendue de la crête iliaque, à l'aide de faisceaux rubanés d'autant plus épais et plus larges qu'on se rapproche davantage de l'épine iliaque antérieure et supérieure ; en arrière, à l'aponévrose lombo-sacrée et au bord interne du grand ligament sacro-sciatique ; en dedans, à la tubérosité de l'ischion, à la branche ischio-pubienne et à la symphyse des pubis ; en avant, à l'arcade crurale.—Les connexions qui l'unissent à cette arcade sont très-différentes, selon que l'on considère sa moitié externe ou sa moitié interne.

Sur la moitié externe, c'est-à-dire dans l'intervalle compris entre l'épine iliaque et l'anneau crural, l'aponévrose, très-épaisse et très-forte, se continue et se confond avec l'arcade crurale qu'elle attire en bas, en sorte que celle-ci décrit une courbe à convexité inférieure et se trouve ainsi dans un état permanent de tension.

Au niveau de l'anneau crural l'aponévrose se dédouble. Sa lame antérieure ou superficielle, très-mince, s'unit seule avec le ligament de Fallope. Sa lame postérieure ou profonde passe en arrière des vaisseaux fémoraux pour recouvrir, d'une part le pectiné, de l'autre les muscles psoas et iliaque. La partie de cette lame profonde qui recouvre le pectiné s'insère à la crête de ce nom, ou plutôt se continue avec la bandelette fibreuse qui la surmonte. Celle qui répond aux muscles psoas et iliaque se continue en haut avec le fascia iliaca. Recouvrant deux muscles qui s'inclinent l'un sur l'autre et qui forment un angle obtus, la lame profonde reproduit cet angle en arrière, tandis qu'elle s'unit en avant à la lame superficielle par chacun de ses bords. De là un canal prismatique et triangulaire, dont la paroi antérieure est percée en bas d'un large orifice qui donne passage à la veine saphène interne. Ce canal forme l'extrémité supérieure, légèrement évasée de la gaîne des vaisseaux fémoraux; il ne constitue donc pas un canal particulier, comparable au canal inguinal, mais une très-minime partie d'un long canal fibreux qui s'étend de l'anneau crural à l'anneau du troisième adducteur. C'est par cette partie supérieure de la gaîne des vaisseaux fémoraux que s'échappent quelquefois l'épiploon et l'intestin grêle dans la hernie crurale. A ce point de vue, il offre une certaine analogie avec le canal inguinal et présente un intérêt très-réel.

Canal crural. — Le canal crural est donc cette partie de la gaîne des seaux fémoraux qui s'étend de l'anneau crural à l'orifice de la saphène interne. Sa longueur moyenne, de 4 centimètres chez l'homme, varie 3 à 3 et demi chez la femme. Son axe descend verticalement. Sa capacité diminue de haut en bas; sa forme, par conséquent, est plutôt celle d'une pyramide triangulaire à sommet tronqué que celle d'un prisme. C'est par ce sommet que le canal se continue avec la partie sous-jacente de la gaîne vasculaire. — Au devant de celle-ci se voit l'orifice par lequel passe la veine saphène interne, orifice qui a été considéré à tort comme l'extrémité inférieure du canal. Son bord supérieur adhère aux parois de la veine, en sorte qu'il est très-mal délimité. Son bord inférieur se présente sous l'aspect d'une longue arcade, transversale, à concavité supérieure, mentionnée par quelques auteurs sous le nom de *repli falciforme*.

L'orifice supérieur du canal crural a été précédemment décrit. Nous avons vu que son bord antérieur plus long est représenté par le ligament de Fallope, l'interne par le ligament de Cooper, l'externe par le fascia iliaca. (Voy. p. 247.)

Des trois parois du canal, la postérieure et interne est formée par cette partie de l'aponévrose qui recouvre le pectiné; la postérieure et externe par cette autre partie qui recouvre le bord interne du psoas iliaque. —

L'antérieure est mince, cellulo-fibreuse plutôt que fibreuse, et criblée d'orifices très-inégaux, d'où le nom de *fascia cribriformis* qui lui a été donné. Cette paroi, recouverte par les ganglions lymphatiques superficiels du pli de l'aine et par le fascia superficialis, recouvre les vaisseaux fémoraux et les lymphatiques profonds. Ses orifices donnent passage aux vaisseaux efférents des ganglions lymphatiques superficiels.

L'artère fémorale, la veine fémorale, les ganglions lymphatiques et les vaisseaux lymphatiques profonds du membre abdominal, telles sont donc les parties contenues dans le canal. — L'artère répond à la paroi postérieure et externe ; c'est-à-dire au grand psoas qui la sépare de l'éminence ilio-pectinée. — La veine repose sur l'angle postérieur au niveau duquel le grand psoas et le pectiné se juxtaposent ; elle est située par conséquent en dedans et un peu en arrière de l'artère. — Les ganglions lymphatiques profonds, au nombre de trois ou quatre seulement, occupent l'espace compris entre la veine et l'angle interne du canal, angle qui s'arrondit supérieurement. C'est dans cet espace aussi que se trouvent, d'une part, les troncs lymphatiques profonds du membre, au nombre de trois ou quatre, de l'autre les troncs émanés des ganglions inguinaux superficiels au nombre de dix ou douze. Remarquables pour la plupart par leur volume, ils le remplissent dans l'état de complète dilatation. Mais comme ils sont rarement dilatés et se laissent d'ailleurs très-facilement comprimer, il en résulte que cet espace reste accessible à l'épiploon et à l'intestin grêle, qui tendent à s'y engager, tendance plus accusée chez la femme, où l'anneau et le canal présentent des dimensions transversales un peu plus grandes que chez l'homme, d'où la fréquence relative des hernies crurales dans le sexe féminin.

Selon quelques anatomistes, le canal crural serait cloisonné dans le sens vertical par deux lames fibreuses, antéro-postérieures, dont l'une séparerait le tronc artériel du tronc veineux, et l'autre le tronc veineux des troncs lymphatiques. J'ai vainement cherché à constater l'existence de ces lamelles. L'artère et la veine sont unies seulement par leur tunique celluleuse. En dedans de la veine on n'observe que du tissu conjonctif et les troncs lymphatiques précédemment signalés. Parmi ces troncs, il en est du reste plusieurs qui cheminent au devant des vaisseaux sanguins ; on en voit même constamment un ou deux qui longent le côté externe de l'artère.

B. *Extrémité inférieure de l'aponévrose fémorale.*

Parvenue au niveau du genou, l'aponévrose fémorale se comporte différemment en arrière, sur les côtés et en avant.

En arrière, elle reçoit une expansion importante du tendon du biceps crural, deux autres fort remarquables aussi du demi-tendineux, et se continue avec l'aponévrose de la jambe. Elle présente sur la partie moyenne du creux poplité un orifice qui donne passage à la veine saphène externe et aux deux ou trois troncs lymphatiques qui l'accompagnent.

En dehors, où elle offre une grande épaisseur et une très-grande résistance, cette aponévrose se fixe à la tête du péroné et sur toute la partie antéro-inférieure de la tubérosité externe du tibia. — En dedans, elle se dédouble. Son feuillet profond s'attache sur la tubérosité interne du même os. Le superficiel se subdivise pour embrasser le tendon du couturier, puis se reconstitue plus bas et se confond avec l'expansion fibreuse de ce muscle et l'aponévrose jambière.

En avant, les fibres moyennes de l'aponévrose se terminent sur la rotule. Les externes se contournent de dehors en dedans, et les internes de dedans en dehors, pour se continuer entre elles au devant du ligament rotulien. L'enveloppe fibreuse de la cuisse se prolonge, en un mot, sur toute la portion antéro-latérale du genou, afin de s'insérer à l'extrémité supérieure des deux os de la jambe.

Au devant de la rotule, on remarque une large bourse séreuse sous-cutanée à parois irrégulières et le plus souvent en partie cloisonnée.

C. *Surfaces de l'aponévrose fémorale.*

La face externe de l'aponévrose est recouverte immédiatement par le feuillet profond du fascia superficialis qui forme une lame régulière, blanchâtre, assez dense sur la moitié antérieure et supérieure de la cuisse, beaucoup plus faible en arrière et sur la moitié inférieure. Au-dessus de ce feuillet s'étalent : 1° une couche cellulo-graisseuse, plus ou moins épaisse, dans laquelle cheminent les veines et les vaisseaux lymphatiques superficiels du membre; 2° le feuillet superficiel du même fascia; 3° la peau, assez mince en avant et en dedans, plus épaisse en dehors et en arrière. — Sur le grand trochanter, la peau est séparée de l'aponévrose par une bourse séreuse rudimentaire.

En dedans et en arrière, où elle est très-mince, l'aponévrose laisse entrevoir la couleur et la forme des muscles sous-jacents. En dehors, où son épaisseur devient très-grande, elle présente une couleur blanche et voile complétement le vaste externe; en haut cependant elle conserve une demi-transparence, au niveau du tenseur du fascia lata.

Sur la surface externe de l'aponévrose on remarque des orifices dont les uns livrent passage à des vaisseaux sanguins et les autres à des rameaux nerveux. Ces orifices se voient en plus grand nombre sur sa partie antérieure. Les premiers se distinguent à leur contour plus grand et régulièrement circulaire. Les seconds sont coupés très-obliquement et représentent l'extrémité terminale de canaux plus ou moins longs creusés dans l'épaisseur de l'enveloppe fibreuse; beaucoup de rameaux nerveux sont logés dans un dédoublement de cette enveloppe sur une longueur de 4 à 6 centimètres, et même plus considérable.

La face profonde de l'aponévrose répond aux muscles de la cuisse auxquels elle n'adhère que par un tissu cellulaire lâche. En haut et en arrière cependant, au niveau du moyen et du grand fessiers, elle est unie à ces muscles de la manière la plus intime. Sur le moyen fessier l'union est due aux fibres charnues qui naissent de sa face profonde. Sur le grand fessier, elle est établie par les cloisons cellulo-fibreuses qu'elle envoie entre les faisceaux charnus, et par ses connexions avec le tendon du muscle.

D. *Cloisons intermusculaires.*

Comme celles du bras, elles sont au nombre de deux, et se distinguent aussi en interne et externe.

La *cloison intermusculaire interne* s'étend de l'extrémité supérieure de la ligne âpre à la tubérosité du condyle interne du fémur. Elle sépare les muscles de la région crurale interne de ceux de la région antéro-externe. Cette cloison se confond dans ses deux tiers supérieurs avec l'aponévrose d'origine du vaste interne; en bas, elle devient indépendante de ce muscle, dont on peut facilement la séparer. Son bord externe s'attache à la ligne âpre, et plus bas à la branche interne de sa bifurcation. Son bord interne se continue inférieurement avec le tendon de la longue portion du grand adducteur.

La *cloison intermusculaire externe* s'étend de la base du grand trochanter au condyle externe. Elle sépare le vaste externe des fléchisseurs de la jambe. En dedans, cette cloison s'insère : 1° à toute l'étendue de la ligne âpre; 2° à la branche externe de sa bifurcation inférieure. En dehors, elle se continue avec l'aponévrose fémorale. Sa face antérieure donne attache au vaste externe; c'est sur cette face que s'insère surtout la partie inférieure du muscle. Sa face postérieure, inclinée en dehors, est en partie recouverte par les insertions qu'elle fournit à la courte portion du biceps. — Cette cloison se compose, comme la précédente, de rubans fibreux obliquement descendants, très-forts, et très-analogues à ceux qui forment les cloisons intermusculaires du bras. Ils sont croisés par d'autres faisceaux fibreux plus déliés, qui offrent une obliquité inverse et qui les relient entre eux.

Les deux cloisons partant l'une et l'autre de la ligne âpre sont très-rapprochées en haut; elles divergent en bas comme les deux branches résultant de sa bifurcation, et comme les deux bords supérieurs du losange poplité qu'elles contribuent à former.

Ces cloisons ne naissent pas de l'aponévrose fémorale; elles n'en forment pas une dépendance. Mais il en est d'autres plus nombreuses qui tirent leur origine de celle-ci, qui s'unissent entre elles pour constituer des gaînes, et qui méritent aussi d'être mentionnées.

E. *Cloisons émanées de l'aponévrose fémorale.*

Ces cloisons et ces gaînes diffèrent suivant que l'on considère les muscles annexés au bassin ou les muscles de la cuisse.

Sur la région fessière l'aponévrose descend de la crête iliaque jusqu'au bord externe du grand fessier. Arrivée à cette limite, elle se dédouble, sa lame superficielle passant sur la face postérieure du muscle pour aller se continuer en bas avec l'aponévrose de la cuisse ; sa lame profonde cheminant entre le grand et le moyen fessiers, pour aller s'attacher, en dedans sur le grand ligament sacro-sciatique. De là deux larges gaînes : 1° une gaîne postérieure ou superficielle dans laquelle se trouve logé le grand fessier ; 2° une gaîne antérieure ou profonde, ostéo-fibreuse, contenant le moyen, le petit fessier, et tous les autres muscles pelvi-trochantériens.

Sur la cuisse, la cavité circonscrite par l'aponévrose fémorale est subdivisée aussi en deux grandes loges qui sont constituées sur le même type que celles du bras. Nous avons vu que pour celui-ci les cloisons intermusculaires divisaient la cavité circonscrite par l'aponévrose en une loge postérieure contenant le triceps et une loge antérieure destinée aux fléchisseurs de l'avant-bras. Sur la cuisse il existe également une loge pour le triceps et une loge pour les fléchisseurs de la jambe et les adducteurs. La première est antérieure, la seconde postérieure.

1° *Grande loge musculaire antérieure.* — Elle est limitée en avant par l'aponévrose fémorale, en arrière par le fémur, en dehors par la cloison intermusculaire externe, en dedans par la cloison intermusculaire interne et par la lame fibreuse qui descend de la branche horizontale du pubis sur le pectiné et les adducteurs. En se prolongeant jusqu'à la ligne âpre, où elle s'unit à la cloison intermusculaire interne, cette lame fibreuse sépare le pectiné et les trois adducteurs du triceps et complète l'engaînement de celui-ci.

La grande gaîne antérieure ne renferme pas seulement le triceps ; elle contient aussi le tenseur du fascia lata, le couturier et les vaisseaux fémoraux. — Les muscles psoas et iliaque sont situés au-dessus et en dedans ; le fascia iliaca, en se prolongeant sur leur partie terminale, les recouvre et les sépare de tous les muscles voisins ; leur gaîne fibreuse propre s'unit du reste en dedans à la gaîne du pectiné et en dehors à celle du tenseur du fascia lata. — Ce dernier est contenu dans un simple dédoublement de la paroi antérieure de la loge. Il en est de même du couturier.

La gaîne du triceps est divisée en deux gaînes secondaires par une lame transversale qui s'étend de la cloison intermusculaire interne à l'externe, en passant au-dessous du droit antérieur. Il existe par conséquent une gaîne pour ce muscle et une gaine plus large commune aux vastes interne et externe.

La gaîne des vaisseaux fémoraux, étendue de l'anneau crural à l'anneau du troisième adducteur, se compose d'éléments divers. Nous avons vu comment elle est constituée dans sa partie supérieure, c'est-à-dire au niveau du canal crural. Dans le reste de son étendue, elle est formée : en avant par la paroi antérieure de la gaîne générale et le feuillet postérieur de la gaîne du couturier ; en dedans par l'aponévrose d'origine du vaste interne ; en dehors par la lame fibreuse qui sépare le pectiné et les adducteurs de ce dernier muscle. Cette gaîne présente en haut et en dehors un orifice par lequel le nerf saphène interne pénètre dans sa cavité ; en avant, deux orifices plus considérables donnent passage chacun à une artère et deux veines destinées au couturier ; en bas et en dedans, un quatrième orifice plus large encore, occupé par le nerf saphène interne, et par une branche de l'artère fémorale, la grande anastomotique.

2° *Grande loge musculaire postérieure.* — Cette seconde loge, plus considérable que l'antérieure, a pour limites: en arrière l'aponévrose fémorale, en avant la ligne âpre du fémur, en dehors la cloison intermusculaire externe, en dedans la cloison intermusculaire interne et la lame fibreuse qui recouvre le pectiné et les adducteurs. Elle contient les muscles de la région crurale interne et ceux de la région crurale postérieure. De sa paroi interne on voit se détacher quatre lames :

1° Une lame supérieure qui sépare le pectiné du second adducteur et de l'obturateur externe ; — 2° Une lame postérieure sous-jacente au pectiné et au premier adducteur ; — 3° Une lame postérieure, plus profonde, sous-jacente au second adducteur et s'unissant par ses bords à la précédente ; — 4° Une lamelle postérieure plus profonde encore, extrêmement mince et cellulo-fibreuse, séparant le grand adducteur des muscles fléchisseurs de la jambe.

De ces quatre lames, la première complète la gaîne ostéo-fibreuse de l'obturateur externe. La seconde complète celle du pectiné et celle du moyen adducteur, la troisième celle du petit, et la quatrième celle du grand adducteur. — Les trois muscles de la région crurale postérieure sont renfermés dans la même gaîne.

Structure de l'aponévrose fémorale. — Cette enveloppe est composée de deux ordres de fibres réciproquement perpendiculaires : de fibres circulaires qui sont prédominantes en avant, en dedans et en arrière, et de fibres longitudinales très-multipliées en dehors. Sur la plus grande partie de son étendue, les deux ordres de fibres s'entremêlent comme les fils de la toile et forment une seule couche. Sur le côté externe de la cuisse, où l'aponévrose acquiert une épaisseur considérable, les fibres circulaires constituent un plan superficiel très-mince, et les fibres longitudinales un plan profond très épais.

Ces deux ans diffèrent très-notablement par leur structure. — Le superficiel renferme des artérioles, des veinules, des ramifications nerveuses anastomosées entre elles et des cellules adipeuses échelonnées sur le trajet des vaisseaux. Ces mêmes éléments se voient également sur tous les points où l'aponévrose se compose d'une seule couche de fibres entremêlées. — Le plan profond est dépourvu au contraire de vaisseaux et de nerfs.

III. — Muscles de la jambe.

Les muscles de la jambe forment quatre régions : une région antérieure, une région externe, une région postérieure et superficielle, une région postérieure et profonde.

§ 1. — Région jambière antérieure.

Elle est composée de quatre muscles ainsi disposés, en procédant de dedans en dehors : le *jambier antérieur*, l'*extenseur propre du gros orteil*, le *long extenseur commun des orteils* et le *péronier antérieur*.

Préparation. — 1° Inciser la peau de la partie antérieure de la jambe et de la face dorsale du pied, depuis la rotule jusqu'au second orteil, et la détacher en la rejetant en dedans et en dehors ; 2° diviser l'aponévrose jambière dans ses deux tiers inférieurs, ainsi que l'aponévrose de la face supérieure du pied, la détacher en la rejetant aussi de chaque côté ; conserver le ligament annulaire qui sépare les deux aponévroses et qui sert aux tendons de poulie de renvoi ; 3° isoler les divers muscles, en enlevant la lame celluleuse qui les entoure, et découvrir nettement les insertions de chacun d'eux.

I. — Muscle jambier antérieur.

Le jambier ou tibial antérieur, situé à la partie antérieure de la jambe et interne du pied, s'étend de la tubérosité externe du tibia au grand cunéiforme. Ce muscle est allongé, prismatique et triangulaire dans sa moitié supérieure, aplati et tendineux inférieurement (fig. 332).

Insertions. — Il s'attache : 1° à la ligne demi-circulaire qui limite en avant et en bas la tubérosité externe du tibia et particulièrement au tubercule qu'on observe sur la partie moyenne de cette ligne ; 2° au bord externe de la tubérosité antérieure de cet os ; 3° au tiers supérieur de sa face externe ; 4° à la partie voisine du ligament interosseux ; 5° à une cloison fibreuse qui sépare ce muscle de l'extenseur commun ; 6° à la face profonde de l'aponévrose jambière dans sa partie supérieure.

Toutes ces insertions ont lieu par l'implantation directe des fibres charnues. De la réunion de celles-ci résulte un gros faisceau prismatique et triangulaire, qui se porte verticalement en bas pour se terminer autour d'un tendon, apparaissant vers la partie moyenne de la jambe, mais sur lequel il se prolonge un peu plus bas en arrière. Ce tendon, vertical aussi, à son point de départ, devient libre à l'union du quart inférieur avec les trois quarts supérieurs du tibia, se dévie alors, passe obliquement sur la

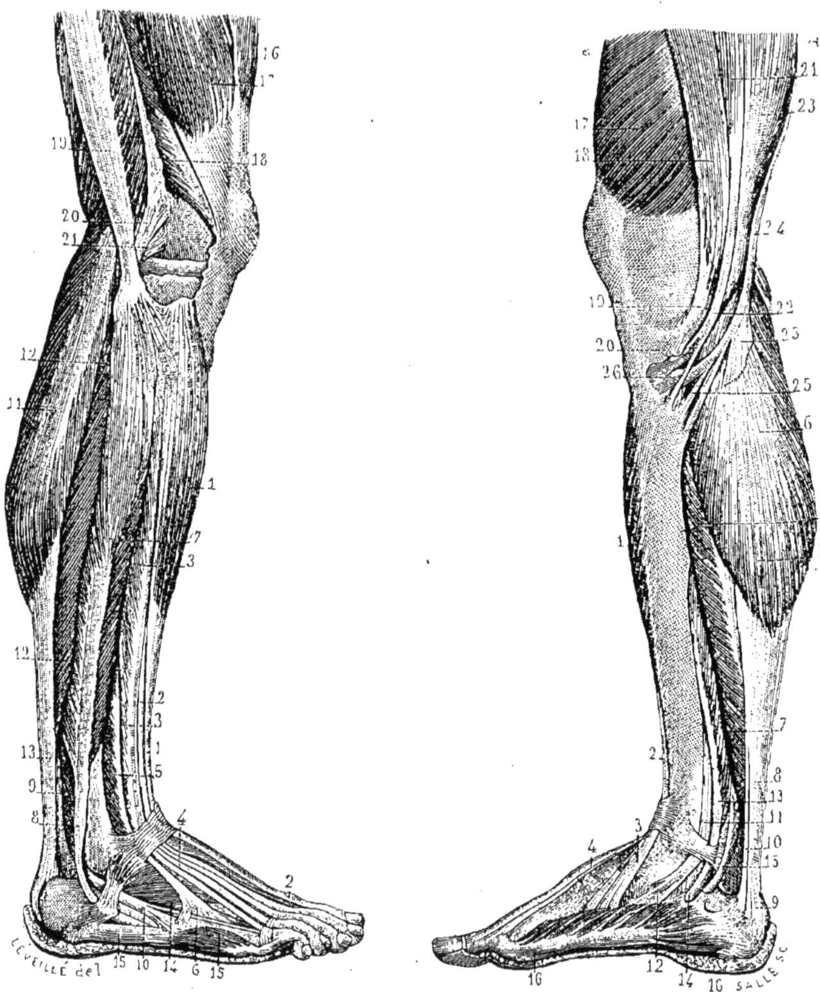

FIG. 330. — *Muscles de la jambe. Face externe.*

FIG. 331. — *Muscles de la jambe. Face interne.*

FIG. 330. — 1, 1. Jambier antérieur. — 2, 2. Tendon de l'extenseur propre du gros orteil. — 3, 3. Long extenseur commun des orteils. — 4. Tendons de ce muscle destinés aux quatre derniers orteils. — 5. Péronier antérieur. — 6. Attache de ce muscle aux deux derniers métatarsiens. — 7. Long péronier latéral. — 8. Tendon de ce muscle. — 9. Court péronier latéral. — 10. Son tendon qui vient s'insérer à la tubérosité du cinquième métatarsien; une division très-grêle s'en détache pour se rendre à la première phalange du petit orteil. — 11. Jumeau interne. — 12, 12. Soléaire. — 13. Tendon d'Achillé. — 14. Pédieux. — 15, 15. Abducteur du petit orteil. — 16. Droit antérieur. — 17. Vaste externe. — 18. Son faisceau inférieur. — 19. Tendon du biceps fémoral. — 20. Ligament latéral externe du genou. — 21. Tendon du poplité.

FIG. 331. — 1. Jambier antérieur. — 2. Son tendon qui contourne la face externe du

partie antérieure de l'os, s'engage sous le ligament annulaire supérieur du tarse, puis descend sur le bord interne du pied et s'insère : par sa moitié antérieure au côté interne de l'extrémité postérieure du premier métatarsien, et par sa moitié postérieure à la partie inférieure et interne du grand cunéiforme. Une expansion grisâtre, émanée de sa partie terminale, l'unit au tendon de l'adducteur du gros orteil.

Rapports. — Par sa portion jambière, le tibial antérieur est en rapport : en avant avec l'aponévrose de la jambe, qui lui adhère en haut de la manière la plus intime ; en dedans avec le tibia qu'il contourne inférieurement ; en dehors, avec l'extenseur commun des orteils, et plus bas avec l'extenseur propre du gros orteil. — Par sa portion tarsienne ou réfléchie il répond : en dehors à l'articulation du pied avec la jambe, au scaphoïde et au premier cunéiforme dont le sépare une synoviale rudimentaire ; en dedans au ligament annulaire, et plus bas à une gaîne fibreuse dépendante de l'aponévrose dorsale du pied. Cette gaîne, et surtout le canal fibreux qu'il traverse en passant au devant de la malléole interne, constituent pour le jambier antérieur, non-seulement un moyen de fixité, mais une poulie de renvoi.

Action. — Ce muscle imprime au pied trois mouvements bien différents :

1° Un mouvement de rotation autour d'un axe fictif, transversal, passant par les deux malléoles ; ce mouvement s'opère de bas en haut ; il prend le nom de *flexion.*

2° Un mouvement de rotation autour d'un axe vertical situé sur le prolongement de l'axe de la jambe ; dans ce mouvement, les deux extrémités du pied se meuvent en sens inverse ; la pointe de dehors en dedans, et le talon de dedans en dehors ; il a reçu le nom d'*adduction.*

3° Un mouvement de rotation autour de l'axe antéro-postérieur du pied, mouvement très-accusé qui a pour résultat d'élever son bord interne et d'abaisser l'externe, tandis que ses faces dorsale et plantaire s'inclinent, l'une en dehors, l'autre en dedans.

Le jambier antérieur, en un mot, est à la fois fléchisseur, adducteur et rotateur du pied en dedans. Ces trois mouvements étant simultanés, l'extrémité antérieure du pied se porte obliquement en haut et en dedans,

tibia. — 3. Ce même tendon qui vient s'attacher au premier cunéiforme et au premier métatarsien. — 4. Tendons de l'extenseur commun des orteils. — 5. Jumeau interne. — 6. Son aponévrose d'origine. — 7. Soléaire. — 8. Tendon d'Achille. — 9. Attache de ce tendon au calcanéum. — 10. Tendon du plantaire grêle. — 11. Tendon du jambier postérieur. — 12. Attache de ce tendon au scaphoïde. — 13. Tendon du long fléchisseur commun des orteils. — 14. Ce même tendon se réfléchissant sous la petite apophyse du calcanéum. — 15. Tendon du long fléchisseur du gros orteil. — 16, 16. Adducteur du gros orteil. — 17. Vaste interne. — 18. Couturier. — 19. Son tendon. — 20. Expansion de ce tendon presque entièrement enlevée pour laisser voir les tendons du droit interne et du demi-tendineux. — 21. Droit interne. — 22. Tendon de ce muscle. — 23. Tendon du demi-membraneux. — 24. Tendon du demi-tendineux. — 25, 25. Ses expansions fibreuses. — 26. Tendons réunis des muscles droit interne et demi-tendineux.

tandis que le talon se dirige au contraire en bas et en dehors ; en même temps sa face dorsale se tourne dans ce dernier sens. — Indépendamment de ces mouvements de totalité, il détermine des mouvements partiels qui se passent dans les différentes articulations du tarse, et particulièrement dans l'articulation médio-tarsienne. En s'ajoutant les uns aux autres, ces mouvements partiels acquièrent une certaine étendue.

II. — Muscle extenseur propre du gros orteil.

L'extenseur propre du gros orteil est situé à la partie antérieure de la jambe, entre le jambier antérieur et l'extenseur commun. Il s'étend de la partie moyenne du péroné à la seconde phalange du gros orteil. Ce muscle est allongé, plus large à sa partie moyenne qu'à ses extrémités, aplati de dehors en dedans, charnu supérieurement, arrondi et tendineux inférieurement.

Insertions. — Il s'attache en haut : 1° à la face interne du péroné, dans l'intervalle qui s'étend de son quart supérieur à sa partie moyenne ; 2° à la partie voisine du ligament interosseux, sur lequel il s'insère uniquement en bas, tandis qu'en haut il s'implante exclusivement sur l'os. Ces insertions se font directement par les fibres charnues, qui se portent en bas et un peu en dedans, en formant un faisceau aplati, d'abord très-effilé, puis de plus en plus large. Elles se terminent sur le bord postérieur d'un long tendon qu'elles accompagnent jusqu'au voisinage du ligament annulaire supérieur du tarse. Devenu libre, le tendon poursuit son trajet obliquement descendant, s'engage presque aussitôt sous ce ligament en se réfléchissant à angle obtus, longe ensuite le côté interne de la face dorsale du pied, recouvre la première phalange du gros orteil, et s'insère en s'épanouissant sur la partie supérieure et postérieure de la seconde. On voit souvent un petit tendon filiforme s'en détacher sur le métatarse, pour aller se fixer à la partie supérieure et postérieure de la première phalange.

Rapports. — A la jambe, ce muscle répond : en dedans au jambier antérieur, dont il est séparé par les vaisseaux tibiaux antérieurs ; en dehors à l'extenseur commun des orteils. Son bord antérieur, recouvert en haut par les muscles précédents, se place plus bas au niveau de ceux-ci et devient alors sous-aponévrotique. — Sa portion pédieuse est située entre l'aponévrose dorsale superficielle qui la sépare de la peau et l'aponévrose dorsale profonde qui la sépare des os du tarse et du premier métatarsien. Son bord interne, d'abord contigu au tendon du jambier antérieur, se sépare bientôt de celui-ci à angle aigu. Son bord externe est parallèle à l'artère et aux veines pédieuses qui en sont très-rapprochées, mais qui occupent un plan plus profond.

Action. — Ce muscle étend la seconde phalange du gros orteil sur la première, et la première sur le métatarsien correspondant ; il fléchit ensuite le pied sur la jambe. Son obliquité lui permet de s'associer au jambier antérieur pour concourir avec celui-ci à la rotation du pied en dedans.

III. — Muscle long extenseur des orteils.

Le long extenseur commun des orteils, situé à la partie antérieure de la jambe et supérieure du pied, s'étend du tibia et du péroné aux secondes et troisièmes phalanges des quatre derniers orteils. Ce muscle est allongé, aplati de dehors en dedans, simple et charnu supérieurement, divisé en bas en quatre tendons (fig. 330, 3).

Insertions. — Il s'attache en haut : 1° à la tubérosité externe du tibia, en dehors du jambier antérieur ; 2° aux trois quarts supérieurs du péroné, à cette partie de sa face interne qui est située au devant du ligament interosseux ; 3° à la partie externe de ce ligament sur une très-minime étendue ; 4° à la partie supérieure de l'aponévrose jambière ; 5° aux cloisons aponévrotiques qui le séparent, en dedans du jambier antérieur, en dehors des long et court péroniers latéraux.

Les fibres charnues nées de ces nombreuses insertions se portent en bas, les internes verticalement, les autres en s'inclinant en dedans et en affectant une direction d'autant plus oblique qu'elles sont plus inférieures. Toutes convergent autour d'un tendon qui apparaît sur le bord antérieur du muscle, vers la moyenne de la jambe, ou un peu plus tôt, et qui ne tarde pas à se diviser en deux portions, l'une interne et l'autre externe plus petite. Ces deux tendons descendent parallèlement, s'engagent sous le ligament annulaire supérieur du tarse, dans une gaîne qui leur est commune avec l'extenseur propre du gros orteil, et se réfléchissent alors à angle obtus pour passer sur la face dorsale du pied. Au-dessous du ligament annulaire, le tendon interne se bifurque et sa branche interne se subdivise presque aussitôt. De ces divisions successives résultent quatre tendons qui s'avancent sur le muscle pédieux en croisant les tendons de celui-ci et qui longent ensuite la face dorsale des quatre derniers orteils en s'unissant à ces tendons par leur bord externe.

Arrivés sur la première phalange, les tendons réunis du long et du court extenseurs communs se partagent en trois faisceaux : un faisceau médian qui s'attache sur la partie supérieure et postérieure de la seconde phalange ; et deux faisceaux latéraux qui convergent pour s'insérer sur la partie supérieure et postérieure de la troisième. Les tendons extenseurs des quatre derniers orteils se comportent en un mot comme ceux des quatre derniers doigts.

Rapports. — Par sa portion jambière, l'extenseur commun est en rapport : en dedans avec le jambier antérieur, et plus bas avec l'extenseur propre du gros orteil ; en dehors avec le long, puis avec le court péronier latéral, et le péronier antérieur ; en avant avec l'aponévrose de la jambe et la peau ; en arrière avec le péroné. — Sa portion pédieuse répond, en haut à l'aponévrose dorsale superficielle, en bas au muscle pédieux.

Sur l'extrémité antérieure des métatarsiens, chaque tendon extenseur est uni par ses bords aux tendons des interosseux à l'aide d'une double expansion fibreuse qui le maintient dans sa situation.

Action. — Ce muscle étend les phalanges des quatre derniers orteils. Après avoir étendu les troisièmes sur les secondes et celles-ci sur les premières, il imprime à la colonne formée par les trois osselets un mouvement total d'élévation. Il concourt ensuite, avec le jambier antérieur, à la flexion du pied.

En même temps qu'il étend les orteils et fléchit le pied, ce muscle porte

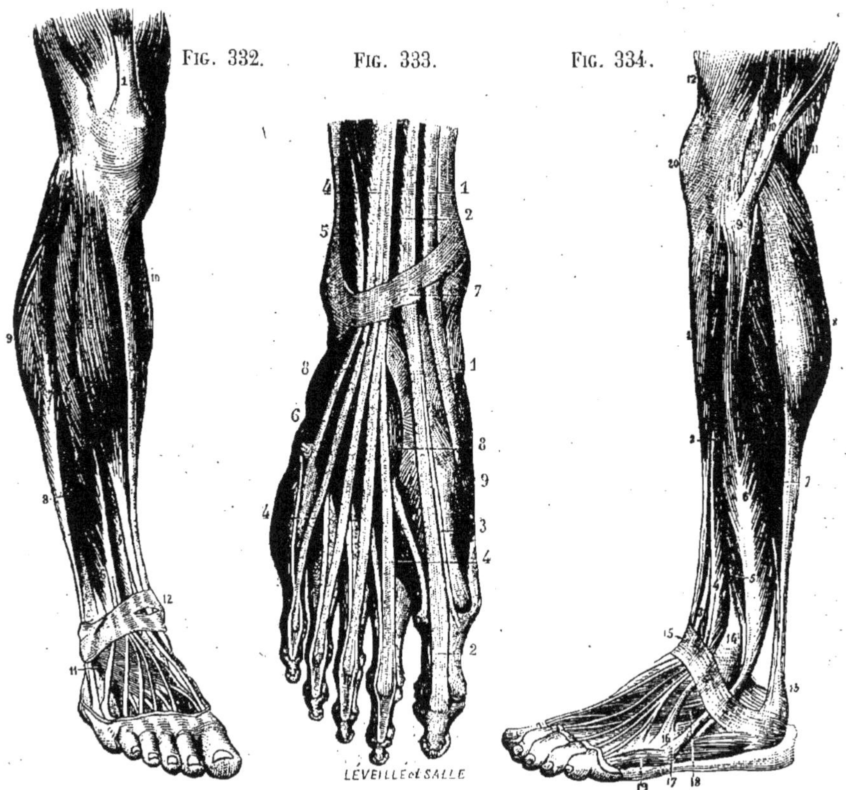

Muscles de la région antérieure de la jambe. — *Tendons extenseurs des orteils.* — *Muscles de la région externe de la jambe.*

Fig. 332. — 1. Tendon du droit antérieur. — 2. Tibia. — 3. Jambier antérieur. — 4. Extenseur commun des orteils. — 5. Extenseur propre du gros orteil. — 6. Péronier antérieur. — 7. Long péronier latéral. — 8. Court péronier latéral. — 9. Jumeau externe. — 10. Jumeau interne. — 11. Pédieux. — 12. Ligament annulaire supérieur ou dorsal du tarse.

Fig. 333. — 1, 1. Tendon du jambier antérieur. — 2, 2. Tendon de l'extenseur propre du gros orteil. — 3. Division très-grêle de ce tendon qui vient s'attacher à la première phalange du gros orteil. — 4, 4, Tendons de l'extenseur commun des orteils. — 5. Péro-

les premiers un peu en dehors, et communique au second un léger mouvement de rotation en vertu duquel son bord externe s'élève. Indépendamment de l'action qu'il exerce sur les orteils, il est donc à la fois fléchisseur, abducteur et rotateur du pied en dehors. Comme fléchisseur, il est congénère du jambier antérieur; comme abducteur et rotateur en dehors, il est son antagoniste. Lorsque les deux muscles se contractent simultanément, le pied ne tourne ni autour de son axe vertical, ni autour de son axe antéro-postérieur, mais seulement autour de son axe transversal.

IV. — **Muscle péronier antérieur.**

Le péronier antérieur est situé à la partie antérieure de la jambe et externe du pied. Il s'étend de la moitié inférieure du péroné au cinquième métatarsien. Ce muscle, qui n'existe pas toujours, est allongé, aplati transversalement, extrêmement mince, charnu au-dessus du ligament annulaire, tendineux au-dessous (fig. 330, 5).

Insertions. — Il s'attache en haut à la moitié inférieure de la face interne du péroné et du bord antérieur de cet os par des fibres charnues, qui semblent d'abord confondues avec celles de l'extenseur commun, mais dont on peut en général très-facilement les séparer. Ces fibres, obliquement dirigées en bas et en avant, viennent se terminer à la manière des barbes d'une plume sur le bord postérieur d'un tendon, qu'elles accompagnent jusqu'au ligament annulaire et souvent même jusqu'au bord inférieur de celui-ci. Au-dessous du ligament le tendon devient libre, se porte en avant, en bas et en dehors, et s'insère en s'épanouissant : d'une part sur l'extrémité postérieure du quatrième métatarsien, de l'autre sur la partie supérieure de l'extrémité postérieure du cinquième.

Rapports. — Sur la jambe, ce muscle est en rapport : en dedans, avec l'extenseur commun, en dehors avec les péroniers latéraux, en arrière avec le péroné, en avant avec l'aponévrose de la jambe. — Sur le pied il répond, par sa face supérieure, à l'aponévrose dorsale superficielle qui le sépare des téguments, et par sa face inférieure au pédieux qu'il croise très-obliquement.

Action. — Le péronier antérieur est fléchisseur, abducteur et rotateur

nier antérieur. — 6. Attache de son tendon au cinquième métatarsien. — 7. Ligament supérieur du tarse. — 8, 8. Pédieux dont le tendon interne va s'attacher à la première phalange du gros orteil, tandis que les trois autres vont se joindre aux tendons correspondants de l'extenseur commun. — 9. Adducteur du gros orteil.

Fig. 334. — 1. Jambier antérieur. — 2. Extenseur commun des orteils. — 3. Tendon de l'extenseur propre du gros orteil. — 4. Péronier antérieur. — 5. Court péronier latéral. — 6. Long péronier latéral. — 7. Soléaire. — 8. Jumeau externe. — 9. Tête du péroné. — 10. Tendon du biceps fémoral. — 11. Demi-membraneux. — 12. Tendon du droit antérieur. — 13. Tendon d'Achille. — 14. Malléole externe. — 15. Ligament annulaire supérieur du tarse. — 16. Insertion du péronier antérieur. — 17. Insertion du court péronier latéral. — 18. Pédieux. — 19. Abducteur du petit orteil. — 20. Rotule.

du pied en dehors. Ses attributions sont donc les mêmes que celles de l'extenseur commun ; seulement, comme il s'insère sur la partie moyenne du bord externe du pied, il prend au mouvement de rotation en dehors une part plus importante. Par le premier de ses usages, ce muscle est congénère du jambier antérieur ; par les deux autres il est son antagoniste.

§ 2. — Région jambière externe.

La région jambière externe est composée de deux muscles seulement : le *long péronier* et le *court péronier latéral*.

Préparation. — 1° Inciser la peau en dehors sur toute la longueur de la jambe, et la détacher en rejetant ses lambeaux en avant et en arrière ; 2° diviser ensuite l'aponévrose et la détacher aussi ; 3° isoler les péroniers l'un de l'autre et chacun d'eux des muscles voisins ; 4° ouvrir les gaînes qui brident leur tendon ; 5° pour terminer la préparation du long péronier, enlever les parties molles de la région plantaire, et inciser le canal ostéo-fibreux que parcourt son tendon.

I. — **Muscle long péronier latéral.**

Le long péronier latéral est situé à la partie externe de la jambe. Il s'étend de l'extrémité supérieure du péroné à l'extrémité postérieure du premier métatarsien, en contournant le bord externe du pied. Ce muscle est allongé, assez épais, prismatique et charnu supérieurement ; étroit, aplati et tendineux inférieurement (fig. 330, 7).

Insertions. — Il s'attache en haut : 1° à la partie antérieure de la tête du péroné et par quelques fibres à la partie voisine de la tubérosité externe du tibia ; 2° au tiers supérieur de la face externe du péroné, sur une gouttière longitudinale très-accusée ; 3° en avant, à une cloison fibreuse qui part du bord antérieur de cet os, et qui le sépare de l'extenseur commun des orteils ; 4° en arrière à une autre cloison plus longue, qui s'insère sur le bord externe du même os, et qui le sépare en haut du soléaire, en bas du fléchisseur propre du gros orteil ; 5° en dehors à l'aponévrose de la jambe.

Ces insertions ont lieu, pour la plupart, par l'implantation immédiate des fibres charnues. De la réunion de celles-ci résulte un faisceau taillé à quatre pans inégaux, vertical, qui se termine sur une longue aponévrose, d'abord cachée dans son épaisseur. Cette aponévrose apparaît sur la face externe du muscle, un peu au-dessous de son tiers supérieur ; large et mince à son origine, elle se rétrécit et s'épaissit en descendant, devient libre à l'union du quart inférieur avec les trois quarts inférieurs du péroné et constitue alors un tendon aplati de dehors en dedans. — Celui-ci se contourne presque aussitôt, comme la face externe de l'os, dont il suit la direction, passe en arrière de la malléole externe, sur une gouttière qui reçoit aussi le tendon du court péronier latéral, et se coude ensuite à angle obtus pour se porter très-obliquement en avant et en bas, vers la gouttière du cuboïde. — Arrivé sur ce point, le tendon du long péronier latéral se réfléchit une seconde fois, pénètre dans cette gouttière, parcourt un canal ostéo-fibreux qui se dirige obliquement en dedans et en avant, puis s'insère au tubercule externe de l'extrémité postérieure du premier métatarsien, sur une facette ovalaire qu'on remarque à la partie interne de ce tubercule.

Deux fois réfléchi, le tendon du long péronier latéral décrit une grande courbe dont la concavité tournée en avant, en dedans et en haut, embrasse la malléole péronéale, le côté externe du tarse et la face inférieure du pied. Il est fixé dans ce trajet : 1° au niveau de la malléole par une gaîne fibreuse qui lui est commune avec le court péronier latéral; 2° sur la face externe du calcanéum par une gaîne qui lui est propre et qui se continue en haut avec la précédente; 3° sur la face plantaire du pied par des faisceaux antéro-postérieurs qui forment pour la plupart une dépendance du ligament calcanéo-cuboïdien inférieur.—Deux synoviales tapissent ce long canal curviligne : la première répond à sa partie descendante ou externe; la seconde, à sa partie inférieure ou plantaire.

A son entrée dans la gouttière du cuboïde, le tendon de ce muscle présente un renflement fibro-cartilagineux, constant, dont la face supérieure, plane ou légèrement concave, glisse sur la tubérosité de cet os; quelquefois aussi on remarque un renflement analogue, mais beaucoup moins prononcé sur sa portion péronéale.

Rapports. — A la jambe, le long péronier latéral est en rapport : en dehors, avec l'aponévrose et la peau; en dedans avec le péroné, et plus bas avec le court péronier latéral; en avant, avec l'extenseur commun des orteils et le péronier antérieur; en arrière, avec le soléaire et le fléchisseur propre du gros orteil.—Derrière la malléole, il est contigu au tendon du court péronier latéral qui le croise à angle aigu en passant à son côté interne. — Sur le calcanéum, il occupe un canal ostéo-fibreux sous-jacent et à peu près parallèle à celui du muscle précédent. — A la région plantaire, il répond : en haut, au cuboïde et aux articulations tarso-métatarsiennes, en bas au ligament calcanéo-cuboïdien inférieur qui le sépare de toutes les autres parties molles de cette région.

Action.—Ce muscle imprime au pied un triple mouvement de rotation : 1° un mouvement de rotation autour de son axe transversal, en vertu duquel les orteils s'abaissent, tandis que le talon s'élève; 2° un mouvement de rotation autour de son axe vertical par lequel les orteils sont portés en dehors et le talon en dedans; 3° un mouvement de rotation autour de son axe antéro-postérieur qui a pour effet d'élever son bord externe en abaissant son bord interne. — A ces mouvements, qui ont pour centre l'articulation tibio-tarsienne, s'en ajoutent d'autres qui se passent dans les articulations du tarse, et principalement dans l'articulation médio-tarsienne, mouvements complexes pendant lesquels le scaphoïde glisse de haut en bas sur l'astragale en tournant aussi autour de son axe antéro-postérieur. Il résulte de ces derniers mouvements que le bord interne du pied s'abaisse plus que l'externe ne s'élève, et que la concavité de la voûte plantaire devient alors plus prononcée.

Le long péronier latéral, en un mot, est à la fois extenseur, abducteur et rotateur du pied en dehors. Ces trois mouvements étant simultanés, on voit, au moment où le muscle se contracte, les orteils se porter obliquement en bas et en dehors en inclinant leur face dorsale en dedans, tandis que le talon se dirige en haut et en dedans en inclinant sa face plantaire en dehors.

Considéré comme abducteur et rotateur du pied, le long pronier latéral est essentiellement antagoniste du jambier antérieur; considéré comme extenseur il est congénère de ce muscle.

II. — Muscle court péronier latéral.

Le court péronier latéral, situé à la partie externe de la jambe et du pied, s'étend du péroné au cinquième métatarsien. Ce muscle est allongé, aplati de dehors en dedans, plus épais à la partie moyenne qu'à ses extrémités.

Insertions. — Il s'attache en haut : 1° au tiers moyen de la face externe du péroné et un peu au-dessous ; 2° à une cloison fibreuse qui le sépare des muscles de la région jambière antérieure ; 3° à une autre cloison qui le sépare du fléchisseur propre du gros orteil. Les fibres charnues nées de ces insertions se portent en bas et viennent successivement se fixer autour d'un tendon d'abord membraneux et caché dans l'épaisseur du muscle, en se prolongeant sur sa face externe jusqu'au niveau de l'articulation tibio-tarsienne. Ce tendon descend dans la coulisse creusée sur le bord postérieur de la malléole externe. Parvenu au sommet de celle-ci et dégagé alors des fibres musculaires, il croise le tendon du long péronier en passant sur son côté interne et en se réfléchissant presque à angle droit, puis se dirige d'arrière en avant, et s'insère à la tubérosité du cinquième métatarsien. — Du bord supérieur de sa partie terminale on voit se détacher le plus habituellement un prolongement filiforme qui traverse l'insertion du péronier antérieur pour aller se fixer à la partie externe et postérieure de la première phalange du petit orteil.

Au niveau de la malléole externe, le tendon du court péronier latéral est fixé sur la gouttière correspondante par une gaîne fibreuse qui lui est commune avec le tendon du long péronier. Dans le trajet qu'il parcourt de la malléole au cinquième métatarsien, il est contenu dans un canal ostéo-fibreux situé au-dessus de celui qu'occupe le tendon du muscle précédent.

La synoviale qui revêt les parois de ce canal se continue en haut avec la synoviale supérieure du long péronier latéral.

Rapports. — Ce muscle est recouvert par le long péronier latéral qui le croise au-dessous de la malléole externe à angle très-aigu et qui lui devient alors inférieur. Il recouvre le péroné, le ligament péronéo-calcanéen et la face externe du calcanéum.

Action. — Le court péronier latéral est abducteur et rotateur du pied en dehors. Winslow pensait qu'il était en outre fléchisseur, et Sabatier qu'il était extenseur. La plupart des anatomistes se sont rangés à cette dernière opinion. M. Duchenne, par ses recherches électro-physiologiques, est arrivé à une conclusion différente, d'après laquelle l'une et l'autre opinion seraient en partie fondées et en partie erronées. Lorsque le pied est dans l'extension, le court péronier latéral le ramène à son attitude la plus habituelle et agit alors comme fléchisseur ; si le pied forme avec la jambe un angle aigu, il le ramène également à l'incidence perpendiculaire et devient dans ce cas extenseur. Il tend donc en définitive à le maintenir dans la direction horizontale et à l'y ramener chaque fois qu'il s'en écarte. Mais cette dernière attribution n'offre qu'une importance secondaire. Son action essentielle est de relever le bord externe du pied en portant sa pointe en dehors.

§ 3. — Région jambière postérieure et superficielle.

Les muscles de cette région sont disposés sur deux plans, dont l'un superficiel est constitué par les *jumeaux*, et l'autre profond par le *soléaire*. Entre ces deux plans chemine le plantaire grêle, qui les croise l'un et l'autre en se portant obliquement du fémur vers le calcanéum. Indépendants dans leur moitié supérieure, le jumeau et le soléaire se réunissent inférieurement pour former un puissant et remarquable tendon, connu sous le nom de *tendon d'Achille*. Ces trois muscles n'en forment donc en réalité qu'un seul, le *triceps de la jambe* ou *triceps sural*.

Préparation. — 1° Inciser la peau et l'aponévrose de la jambe depuis la partie supérieure du creux poplité jusqu'au talon ; en détachant simultanément ces deux couches on mettra à découvert les jumeaux; 2° isoler ces muscles à leur extrémité supérieure et circonscrire nettement leur insertion ; 3° séparer le plantaire grêle du jumeau externe ; 4° écarter les deux jumeaux afin de laisser voir l'aponévrose sur laquelle ils se terminent, aponévrose qu'on entrevoit au fond de l'interstice qui les sépare ; 5° après avoir étudié ces muscles, les diviser transversalement sur la partie inférieure de leur portion charnue, en respectant le tendon du plantaire grêle qui répond à leur partie antérieure et médiane, et renverser ensuite chacun d'eux vers son insertion fémorale ; 6° compléter alors la préparation du plantaire grêle en le suivant depuis son origine jusqu'à sa terminaison ; 7° achever aussi la préparation du soléaire et celle du tendon d'Achille.

I. — Muscle triceps de la jambe.

Le triceps de la jambe ou *triceps sural* (de *sura*, mollet) s'étend du fémur, du tibia et du péroné au calcanéum. C'est un muscle puissant, volumineux, allongé de haut en bas, aplati d'avant en arrière, très-large,

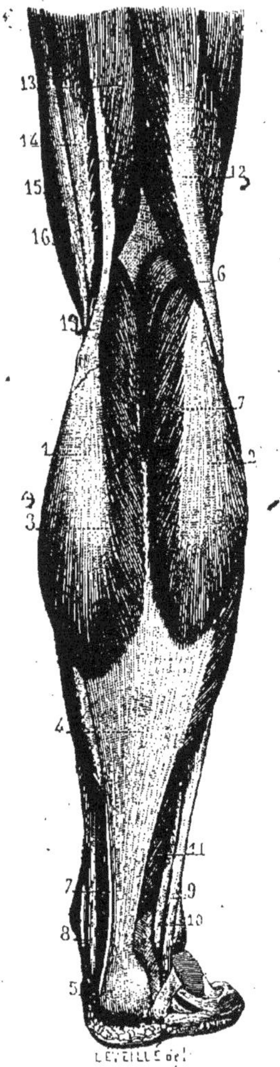

Fig. 335. — *Muscles jumeaux.*

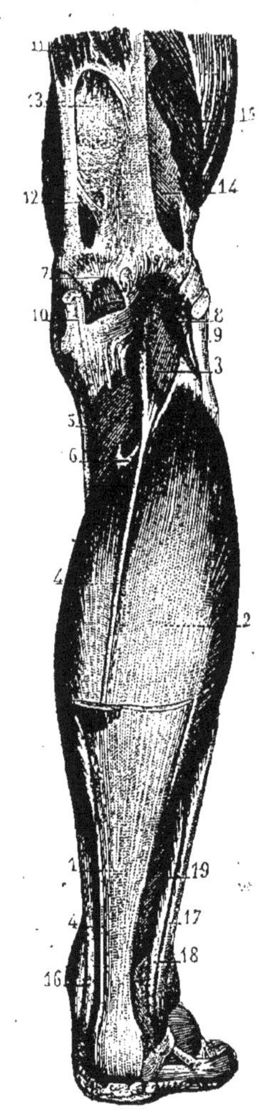

Fig. 336. — *Soléaire et plantaire grêle.*

Fig. 335. — 1. Jumeau interne. — 2. Jumeau externe. — 3. Aponévrose de terminaison de ces muscles, qu'on entrevoit en les écartant fortement. — 4. Tendon d'Achille. — 5. Attache de ce tendon au calcanéum. — 6. Faisceau charnu du plantaire grêle. — 7. Tendon de ce muscle vu à travers l'interstice des jumeaux. — 8. Ce même tendon, qui longe le bord interne du tendon d'Achille pour aller s'attacher au bord interne de la face postérieure du calcanéum. — 9. Tendon du long fléchisseur commun des orteils. — 10. Tendon du long péronier latéral. — 11. Tendon du court péronier latéral. — 12. Long fléchisseur du gros orteil. — 13. Tendon du biceps fémoral. — 14. Demi-tendineux. — 15. Demi-membraneux. — 16. Droit interne. — 17. Couturier.

très-épais et divisé supérieurement en trois portions, étroit, tendineux et simple inférieurement.

Des trois portions de ce muscle, deux sont postérieures et s'attachent au fémur, ce sont les *jumeaux;* la troisième est antérieure et s'attache aux os de la jambe, c'est le *soléaire*.

A. Muscles jumeaux.

Les jumeaux ou *gastrocnémiens* (de γαστὴρ, ventre, et κνημη, jambe) sont situés à la partie postérieure et supérieure de la jambe, immédiatement au-dessous de l'aponévrose, l'un en dedans, *jumeau interne*, l'autre en dehors, *jumeau externe*. Ces muscles sont allongés, aplatis, plus épais à leur partie moyenne qu'à leur extrémité. Le mollet leur est spécialement redevable de son volume et de sa forme.

Insertions.—Le jumeau interne s'attache en haut, au-dessus du condyle interne, sur une facette triangulaire, unie, dont le sommet, dirigé en avant, répond au tubercule sur lequel vient se fixer le tendon de la longue portion du grand adducteur. Cette insertion se fait par un gros tendon, aplati, qui contourne le condyle pour s'épanouir presque aussitôt en aponévrose, en se prolongeant sur la partie interne et postérieure du muscle jusqu'à son quart inférieur. Quelques fibres charnues naissent en outre directement de la partie du fémur qui est située en dedans du tendon d'origine.

Le jumeau externe, un peu moins long et moins épais que l'interne, s'insère en haut, sur une empreinte arrondie, située en dehors du condyle correspondant, en arrière de la tubérosité de ce condyle, au-dessus de la fossette curviligne qui donne attache au muscle poplité. Cette insertion a lieu par un tendon droit et aplati qui s'épanouit sur la partie externe et postérieure du muscle en se prolongeant jusqu'à son tiers inférieur. En outre, on voit un petit groupe de fibres charnues s'attacher directement sur la capsule fibreuse du condyle.

Des tendons d'origine et de chacune des aponévroses formées par leur épanouissement, naissent un très-grand nombre de fibres charnues auxquelles viennent s'ajouter celles qui émanent directement du fémur et de la capsule fibreuse des condyles. Toutes ces fibres se dirigent en avant pour aller se terminer sur une longue et très-vaste aponévrose, commune

FIG. 336. — 1. Tendon d'Achille. — 2. Soléaire. — 3. Plantaire grêle. — 4, 4. Tendon de ce muscle. — 5. Poplité. — 6. Anneau fibreux du soléaire. — 7. Attache du jumeau interne. — 8. Attache du jumeau externe. — 9. Tendon du biceps fémoral. — 10. Tendon du demi-membraneux. — 11. Grand adducteur de la cuisse. — 12. Tendon de sa longue portion.—13. Son anneau fibreux destiné à livrer passage aux vaisseaux fémoraux. — 14. Cloison intermusculaire externe. — 15. Faisceau inférieur du vaste externe. — 16. Tendon du long fléchisseur commun des orteils. — 17. Tendon du long péronier latéral. — 13. Tendon du court péronier latéral. — 19. Long fléchisseur propre du gros orteil.

aux deux jumeaux. Elles forment deux faisceaux de figure ovalaire plus épais à leur partie moyenne qu'à leurs extrémités, et sur le bord qui répond à l'axe de la jambe que sur le bord opposé. — Le faisceau interne est circonscrit en bas par une ligne courbe à convexité inférieure qui marque le défaut du mollet et qui répond le plus habituellement à la partie moyenne de la jambe. — Le faisceau externe est circonscrit par une ligne semblable qui reste en général un peu plus élevée, mais qu'on voit cependant chez quelques individus s'abaisser au contraire davantage. En se réunissant sur la partie médiane de l'aponévrose commune, les deux courbes forment un angle ouvert en bas.

Des deux bords des jumeaux, le plus éloigné de l'axe de la jambe est mince, convexe et en partie recouvert par l'aponévrose d'origine. Le plus rapproché de cet axe est constitué par des fibres obliquement descendantes qui convergent avec celles du bord voisin et qui s'insèrent sur la partie médiane de l'aponévrose commune. Les supérieures, séparées à leur origine par toute la largeur de l'espace intercondylien, forment un angle ouvert en haut : c'est l'angle inférieur du creux poplité. Les suivantes se comportent de la même manière; mais celles d'un bord se juxtaposent à celles du bord opposé, sur toute leur longueur : de là un sillon vertical qui établit la limite respective des deux muscles; en écartant les jumeaux, on aperçoit au fond du sillon la partie médiane de l'aponévrose commune (fig. 335).

L'aponévrose de terminaison des jumeaux, ou aponévrose antérieure, aponévrose commune, remonte presque jusqu'au niveau des condyles. Elle est formée de deux portions d'abord indépendantes, mais qui se réunissent plus bas en s'entrecroisant sur la partie médiane du muscle, et qui forment alors un plan fibreux d'une largeur égale à celle des deux corps charnus. Cette aponévrose, d'un blanc nacré, s'épaissit et se rétrécit en descendant, puis s'unit un peu au-dessous de la partie moyenne de la jambe à celle du soléaire.

Rapports. — Les jumeaux sont recouverts par l'aponévrose et la peau. La veine et le nerf saphènes externes répondent à leur interstice. — Ils recouvrent le soléaire, le plantaire grêle et le poplité.—Le jumeau interne est en rapport, à son origine, avec la capsule fibreuse du condyle correspondant, à laquelle il adhère en haut de la manière la plus intime, et en bas par un tissu cellulaire très-lâche. La partie centrale de cette capsule est souvent percée d'un large orifice; le tendon du muscle s'applique alors immédiatement à la surface cartilagineuse du condyle sur laquelle il glisse. Dans quelques cas rares, ce tendon renferme un noyau fibro-cartilagineux qui a été considéré par plusieurs auteurs comme un os sésamoïde, mais bien à tort; car il n'offre jamais à son centre aucune trace de phosphate calcaire.—Le jumeau externe recouvre aussi la capsule fibreuse du condyle sous-jacent, capsule qui reste toujours imperforée et avec laquelle il s'identifie. Son tendon présente plus fréquemment que le précédent un noyau fibro-cartilagineux, constamment dépourvu aussi de sels calcaires.

B. — **Muscle soléaire.**

Le soléaire (de *solea*, semelle), situé au devant des jumeaux, est un muscle allongé, très-large, plus épais, charnu et ovalaire supérieurement, étroit et tendineux inférieurement (fig. 336, 2).

Insertions. — Il s'attache en haut au péroné, au tibia et à une arcade fibreuse étendue de la tête du péroné à l'aponévrose de ce muscle.

Les insertions qu'il prend sur le péroné se font : 1° à la partie postérieure et interne de la tête de cet os ; 2° sur les deux cinquièmes supérieurs de son bord externe ; 3° sur le tiers supérieur de sa face postérieure. Ces insertions ont lieu par une aponévrose qui s'étale sur la moitié externe de la face antérieure du muscle, et qui descend jusqu'au tiers inférieur de la jambe.

Les insertions qu'il prend sur le tibia répondent : 1° à la ligne oblique de cet os ; 2° au tiers moyen de son bord interne. Elle se font par une seconde aponévrose, plus forte et plus large que la précédente, se prolongeant aussi loin que celle-ci, à laquelle elle s'unit sur la plus grande partie de son étendue. De la partie postérieure et médiane du plan formé par leur réunion, s'élève une mince cloison antéro-postérieure qui divise le corps charnu du muscle en deux faisceaux, l'un interne, l'autre externe, parfaitement comparables aux deux jumeaux.

L'arcade fibreuse du soléaire sous laquelle passent l'artère, la veine poplitée et le tronc nerveux qui les accompagne, naît ordinairement de la tête du péroné, quelquefois en partie de celui-ci, en partie du bord inférieur du tendon du poplité. Elle forme une bandelette épaisse, très-résistante, qui se porte en bas et en dedans, puis se partage en arrière des vaisseaux poplités en deux branches : dont l'une, beaucoup plus importante, se dirige verticalement en bas pour renforcer la partie médiane de l'aponévrose d'origine, tandis que l'autre, notablement plus mince, contourne les vaisseaux pour venir se perdre sur l'aponévrose du poplité. Par sa concavité tournée en haut et en avant, cette arcade embrasse les troncs vasculaires et nerveux ; par sa convexité, elle donne attache à un grand nombre de fibres musculaires qui la recouvrent presque entièrement.

Les fibres charnues émanées de cette arcade, des deux os de la jambe et de la face antérieure des deux aponévroses d'origine, se portent en bas, les moyennes verticalement, les internes en s'inclinant en dehors, les externes en s'inclinant en dedans. Les premières s'insèrent, pour la plupart, sur les deux faces de la cloison médiane du muscle. Les autres, infiniment plus nombreuses, vont se rendre sur la face antérieure et sur les bords d'une longue et large aponévrose de terminaison qu'elles recouvrent presque entièrement. Les plus inférieures sont séparées du calcanéum par un intervalle moyen de 5 centimètres, que j'ai vu se réduire à 3, à 2 et même à 1 centimètre. Cette aponévrose, en descendant, se rétrécit et s'épaissit, puis se confond avec l'aponévrose des jumeaux, un peu au-dessous de la partie moyenne de la jambe, pour constituer avec celle-ci le tendon d'Achille.

Rapports. — Le soléaire est recouvert par les jumeaux et le tendon du plantaire grêle. Il recouvre le jambier postérieur, le long fléchisseur commun des orteils et le long fléchisseur propre du gros orteil.

Tendon d'Achille. — Ce tendon, formé par la fusion des aponévroses terminales du soléaire et des jumeaux, est ainsi constitué : l'aponévrose de terminaison des jumeaux, parvenue à l'extrémité inférieure des deux corps charnus qui la recouvrent, poursuit son trajet, parcourt encore 3 à 4 centimètres, et s'unit à celle du soléaire.

De cette union résulte un large tendon qui se rétrécit, s'épaissit et sur la face antérieure duquel les fibres charnues continuent de s'attacher. A 5 centimètres au-dessus du calcanéum, la face antérieure elle-même devient libre. Au niveau de l'articulation tibio-tarsienne, le tendon acquiert sa plus grande étroitesse et sa plus grande épaisseur. En descendant derrière le calcanéum, il s'élargit un peu, puis s'insère à la moitié inférieure de sa face postérieure. Une synoviale constante le sépare du tiers supérieur de cette face (fig. 336, 4).

Action du triceps de la jambe. — Ce muscle imprime au pied un triple mouvement de rotation : 1° un mouvement autour de son axe transversal, qui a pour effet l'abaissement de sa pointe et l'élévation du talon ; 2° un mouvement autour de son axe vertical par lequel la première est portée en dedans et le second en dehors ; 3° un mouvement autour de son axe antéro-postérieur par suite duquel son bord externe s'élève pendant que l'interne s'abaisse. Le triceps sural, en un mot, est à la fois extenseur, adducteur et rotateur du pied en dedans. De ces trois mouvements, le plus important est le mouvement d'extension, mouvement extrêmement énergique que nous expliquent bien la multiplicité des fibres dont le muscle se compose et l'insertion perpendiculaire de celui-ci sur le levier qu'il doit mouvoir.

C'est surtout pendant la marche que le triceps sural entre en action : c'est dans le saut qu'il déploie toute sa vigueur. Dans l'un et l'autre cas, le pied représente un levier du second genre ; le point d'appui est en avant, la puissance en arrière, et la résistance constitué par le poids du corps au milieu. Il est secondé par le long péronier latéral, qui est extenseur aussi, mais en même temps abducteur et rotateur en dehors. Congénère du triceps sous le premier point de vue, ce muscle devient son antagoniste sous les deux derniers; l'extension est alors le seul mouvement qui se produise; mais elle s'opère directement et avec une très-grande force.

II. — **Muscle plantaire grêle.**

Le plantaire grêle, situé à la partie postérieure de la jambe, entre les jumeaux et le soléaire, s'étend du condyle externe du fémur au calcanéum. Ce muscle est constitué dans son quart supérieur par un petit faisceau charnu pyriforme, et dans le reste de son étendue par un tendon aplati, très-long et très-grêle.

Insertions. — Il s'attache en haut : 1° à la partie supérieure du condyle externe du fémur; 2° sur la capsule fibreuse de ce condyle; 3° sur le tendon d'origine du jumeau externe. De ces insertions part un faisceau charnu arrondi, obliquement dirigé en bas et en dedans, qui se termine autour d'un tendon filiforme, en diminuant graduellement de volume, après un trajet de 10 à 11 centimètres. Le tendon qui succède aux fibres musculaires est aplati, très-étroit; il naît de la partie postérieure du corps charnu, chemine d'abord entre les jumeaux et le soléaire, longe ensuite le bord interne du tendon d'Achille, puis s'insère sur le côté interne de la face postérieure du calcanéum. Quelquefois il s'unit au tendon d'Achille; ou bien il se perd dans le tissu cellulaire voisin.

Rapports. — Par son corps charnu, le plantaire grêle est en rapport : en dehors, avec le jumeau externe, dont il semble faire partie; en dedans avec les vaisseaux poplités et le nerf sciatique poplité interne. — Son tendon répond à l'interstice des jumeaux qu'il croise à la manière d'une diagonale.

Action. — Ce petit muscle paraît avoir le même usage que le triceps sural dont il n'est qu'un faisceau détaché.

Selon Winslow, il soulèverait la capsule fibreuse du condyle pour prévenir son pincement pendant la flexion de la jambe. Mais cet usage serait plutôt dévolu au poplité, beaucoup mieux disposé pour le remplir.

§ 4. — Région jambière postérieure et profonde.

Les muscles de cette région sont au nombre de quatre : le *poplité*, le *jambier postérieur*, le *long fléchisseur commun des orteils*, et le *long fléchisseur propre du gros orteil.*

Préparation. — Les muscles de la région superficielle ayant été préalablement préparés et étudiés, pour découvrir ceux de la couche profonde, il suffira d'inciser transversalement les jumeaux un peu au-dessous des condyles, et de diviser ensuite le soléaire immédiatement au-dessous de son insertion à la ligne oblique du tibia. En détachant et renversant les jumeaux, on mettra en évidence le muscle poplité dont on achèvera la préparation; en détachant et renversant la partie inférieure du soléaire, on mettra à découvert tous les autres muscles de la région. Pour compléter leur préparation, on poursuivra les tendons du jambier postérieur, du fléchisseur commun et du fléchisseur propre du gros orteil, à travers les muscles de la plante du pied, sans diviser ceux-ci ; dans ce but, on se conformera aux règles suivantes :

1° Inciser les téguments d'arrière en avant sur la partie médiane de la plante du pied, disséquer ces téguments et les rejeter de chaque côté, en les enlevant aussi sur la partie interne du pied ; 2° inciser de même l'aponévrose sous-jacente et l'enlever également, ainsi que les cloisons émanées de sa face supérieure ; 3° Préparer le muscle le plus superficiel de la région plantaire moyenne, c'est-à-dire le court fléchisseur commun des orteils ; 4° Détacher des bords interne et externe du pied les muscles qui les recouvrent, puis passer au-dessous de la couche musculaire superficielle une petite scie à dos mobile et exciser la partie du calcanéum qui lui donne attache. En soulevant ce segment osseux et les muscles qui en partent, on découvrira l'accessoire du long fléchisseur commun, les tendons de ce muscle, et celui du long fléchisseur propre du gros orteil, qu'on pourra poursuivre jusqu'à leur insertion phalangienne.

I. — Muscle poplité.

Le poplité, situé profondément à la partie postérieure et supérieure de la jambe, au-dessus du soléaire, s'étend du condyle externe du fémur à la partie supérieure du tibia. Ce muscle est aplati, très-court, assez épais, de figure rhomboïdale.

Insertions. — Il s'attache en haut et en dehors : 1° sur une fossette à parois lisses située au-dessous de la tubérosité du condyle externe du fémur et précédée d'une courte gouttière ; 2° sur la partie inférieure de la capsule fibreuse de ce condyle.

Son insertion fémorale se fait par un tendon volumineux et aplati, curviligne, contenu dans l'articulation du genou, dont la synoviale l'entoure presque entièrement. Ce tendon s'applique d'abord à la circonférence du fibro-cartilage semi-lunaire externe, sur lequel il glisse, mais auquel l'unit cependant une expansion membraneuse détachée de son bord interne. Il est reçu ensuite dans une large gouttière obliquement descendante, située en arrière de l'articulation péronéo-tibiale ; un prolongement de la synoviale du genou l'accompagne jusqu'à la partie inférieure de cette gouttière, et communique assez souvent dans son trajet avec la synoviale de l'articulation péronéo-tibiale par une ouverture de dimensions variables qui occupe la partie supérieure de celle-ci. Arrivé sur le tibia, le tendon se divise en quatre ou cinq faisceaux divergents, bientôt recouverts par les fibres charnues.

Les insertions que prend ce muscle sur la capsule fibreuse ont lieu par de courtes fibres aponévrotiques. — Au tendon et à ces fibres succède un corps charnu quadrilatère qui se dirige en bas et en dedans pour s'insérer au bord interne du tibia, à la ligne oblique de cet os et à toute la surface triangulaire située au-dessus de cette ligne. Ses fibres supérieures sont courtes et presque transversales ; les suivantes obliquement descendantes ;

les inférieures presque verticales. Les plus superficielles s'étendent jusqu'au bord interne du tibia, sur lequel elles se fixent par de courtes fibres tendineuses. Quelques-unes se terminent sur la face profonde d'une aponévrose assez dense qui recouvre le poplité et qui lui constitue avec le tibia une loge ostéo-fibreuse.

Rapports. — Ce muscle répond : 1° par sa face postérieure ou superficielle aux vaisseaux poplités, aux jumeaux et au ligament latéral externe de l'articulation du genou qui le croise à angle aigu ; 2° par sa face antérieure ou profonde, au tibia, au fibro-cartilage semi-lunaire externe sur lequel il glisse, et enfin à la gouttière que lui présente le condyle. Dans l'état de flexion il occupe cette gouttière et la remplit; dans l'état d'extension de la jambe, il en sort et la croise alors obliquement. — Son bord supérieur repose sur le ligament postérieur de l'articulation auquel il est uni par l'intermédiaire de son aponévrose. — Son bord inférieur s'attache à la ligne oblique du tibia. C'est à la partie moyenne de ce bord que correspond l'anneau du soléaire.

Action.—Le poplité fléchit la jambe sur la cuisse, et après l'avoir fléchie il lui imprime un mouvement de rotation qui a pour effet de porter la pointe du pied en dedans. Par ses fibres les plus élevées, il attire en bas et en dehors la capsule fibreuse du condyle externe, et semble ainsi prévenir son pincement entre les surfaces articulaires au moment de la flexion de la jambe.

II. — **Muscle jambier postérieur.**

Le jambier postérieur, situé immédiatement en arrière du ligament interosseux, entre le tibia et le péroné, s'étend du tiers supérieur de cet os à la tubérosité du scaphoïde. Ce muscle est allongé; plus volumineux, prismatique et charnu supérieurement; aplati, tendineux et réfléchi inférieurement.

Insertions. — Il s'attache : 1° en haut et en dedans, à la ligne oblique du tibia, au-dessous du soléaire et du fléchisseur commun des orteils, et à une cloison fibreuse qui le sépare de ce muscle ; 2° en haut et en dehors à toute la partie de la face interne du péroné qui est située en arrière du ligament interosseux, et à une cloison qui le sépare du long fléchisseur propre du gros orteil ; 3° en haut et en avant à la moitié supérieure du ligament interosseux sur toute sa largeur.

Nées de cette large surface d'insertion, les fibres charnues se dirigent en bas en suivant des directions différentes : les moyennes verticalement, les internes en s'inclinant en dehors, les externes en s'inclinant en dedans. Toutes viennent se terminer sur une longue aponévrose antéro-postérieure, remontant jusqu'à l'extrémité supérieure du muscle, mais d'abord cachée dans son épaisseur. En écartant les fibres musculaires sur sa partie médiane, on aperçoit le bord postérieur de cette aponévrose, lequel descend verticalement en s'épanouissant de plus en plus. A l'aponévrose succède un tendon qui apparaît sur le tiers inférieur de la face postérieure du corps charnu, et qui devient libre un peu au-dessous de la malléole in-

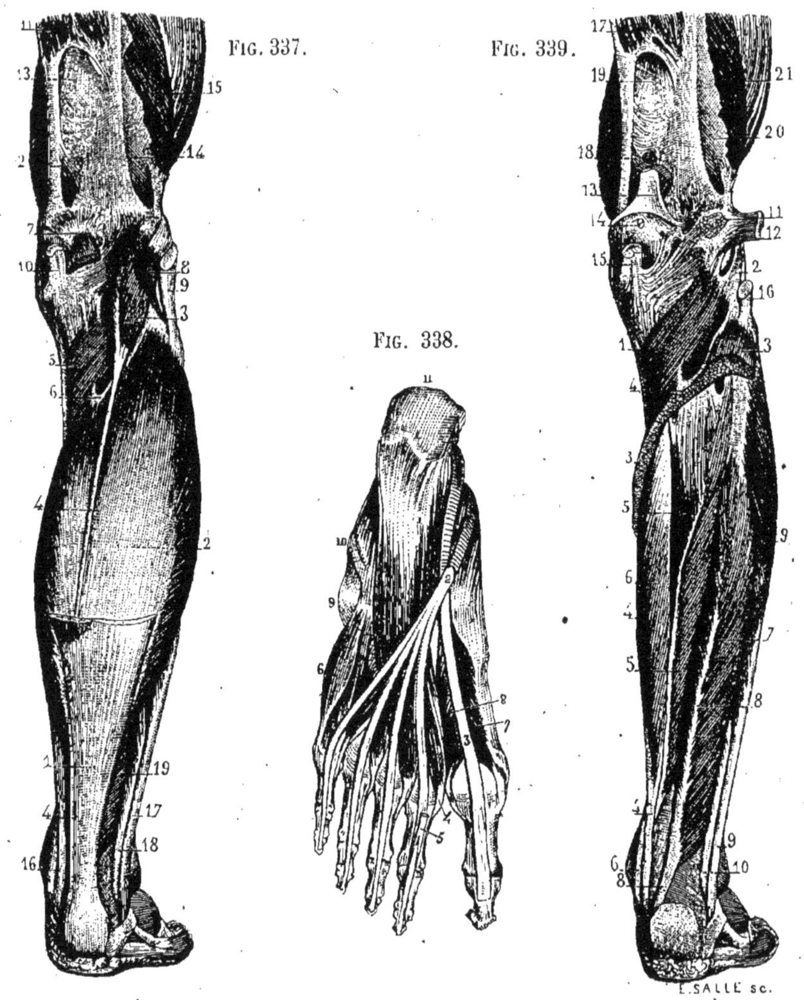

Fig. 337. *Muscles soléaire et plantaire grêle.*

Fig. 338. *Accessoire du long fléchisseur des orteils.*

Fig. 339. *Muscles postérieurs de la jambe. Couche profonde.*

Fig. 337. — 1. Tendon d'Achille. — 2. Soléaire. — 3. Plantaire grêle. — 4, 4. Tendon de ce muscle. — 5. Poplité. — 6. Anneau fibreux du soléaire. — 7. Attache du jumeau interne. — 8. Attache du jumeau externe. — 9. Tendon du biceps fémoral. — 10. Tendon du demi-membraneux. — 11. Grand adducteur de la cuisse. — 12. Tendon de la longue portion de ce muscle. — 13. Anneau du troisième adducteur. — 14. Cloison intermusculaire externe. — 15. Faisceau inférieur du vaste externe. — 16. Tendon du long fléchisseur commun des orteils. — 17. Tendon du long péronier latéral. — 18. Tendon du court péronier latéral. — 19. Long fléchisseur propre du gros orteil.

Fig. 338. — 1. Accessoire du long fléchisseur commun. — 2. Tendon du long fléchisseur commun des orteils. — 3. Tendon du long fléchisseur propre du gros orteil. — 4. Série des lombricaux. — 5. L'un des tendons du court fléchisseur commun traversé

terne. Ce tendon passe au devant du fléchisseur commun en le croisant à angle aigu, occupe alors la gouttière creusée sur le bord postérieur de la malléole interne, gouttière transformée en canal par une gaîne fibreuse qui le sépare du fléchisseur commun. Plus bas, il se réfléchit à angle obtus, passe au-dessous de la malléole, sur le ligament latéral interne de l'articulation tibio-tarsienne, puis sur le ligament calcanéo-scaphoïdien inférieur, en parcourant un second canal ostéo-fibreux continu avec le précédent. Il s'insère en bas : 1° sur la tubérosité du scaphoïde; 2° par une forte expansion sur la partie inférieure du premier cunéiforme; 3° par un gros faisceau arrondi qui s'en détache pour se porter immédiatement au-dessous de la voûte plantaire, aux deux autres cunéiformes et aux trois métatarsiens moyens. On remarque sur sa partie terminale un noyau cartilagineux qui glisse sur un noyau semblable du ligament calcanéo-scaphoïdien inférieur.

Rapports. — A la jambe, ce muscle est recouvert par le soléaire, le fléchisseur commun et le fléchisseur propre du gros orteil. Il recouvre le ligament interosseux et le tiers inférieur de la face postérieure du tibia. — Sur la malléole, il est situé en avant et en dedans du tendon du long fléchisseur commun, et sur la face interne du pied, en avant et au-dessus de celui-ci.

Action. — Le jambier postérieur est à la fois extenseur, adducteur et rotateur du pied en dedans. Comme extenseur, il est antagoniste du jambier antérieur, et congénère du triceps sural et des péroniers latéraux. Dans ce mouvement, il agit à la fois sur l'articulation tibio-tarsienne et sur l'articulation médio-tarsienne. Après la section du tendon d'Achille, les puissances extensives du pied ne sont donc pas complétement abolies; mais elles sont très-affaiblies, non-seulement parce que le jambier postérieur et les péroniers latéraux représentent un muscle moins volumineux que le triceps de la jambe, mais surtout parce que le bras du levier sur lequel ils agissent est beaucoup plus court; pour eux le pied se convertit en levier du troisième genre ou interpuissant, tandis qu'il représente pour le triceps un levier du second genre ou interrésistant.

par le tendon correspondant du long fléchisseur. — 6. Court fléchisseur du petit orteil. — 7. Court fléchisseur du gros orteil. — 8. Abducteur oblique du gros orteil. — 9. Tubérosité du cinquième métatarsien. — 10. Gaîne fibreuse du long péronier latéral. — 11. Calcanéum.

Fig. 339. — 1. Poplité. — 2. Tendon de ce muscle. — 3, 3. Coupe du soléaire. — 4. Anneau fibreux de ce muscle. — 5. Jambier postérieur. — 6. Tendon de ce muscle. — 7. Long fléchisseur propre du gros orteil. — 8, 8. Son tendon. — 9. Tendon du long péronier latéral. — 10. Tendon du court péronier latéral. — 11. Attache du plantaire grêle. — 12. Attache du jumeau externe. — 13. Tendon du jumeau interne soulevé pour laisser voir l'orifice de la capsule fibreuse sous-jacente. — 14. Orifice de cette capsule fibreuse. — 15. Tendon du demi-membraneux. — 16. Tendon du biceps. — 17. Grand adducteur. — 18. Sa longue portion. — 19. Anneau fibreux de ce muscle. — 20. Cloison intermusculaire externe. — 21. Faisceau inférieur du vaste externe.

Ce muscle ne prend du reste qu'une faible part au mouvement d'extension. Il est essentiellement adducteur et rotateur en dedans.

III. — **Muscle long fléchisseur commun des orteils.**

Le long fléchisseur commun des orteils, situé à la partie postérieure du tibia et inférieure du pied, s'étend du tiers moyen de cet os à la dernière phalange des quatre derniers orteils. Ce muscle est allongé, aplati, et plus volumineux sur la partie moyenne de la jambe; grêle et tendineux à sa partie inférieure; divisé en quatre tendons divergents sous la voûte plantaire.

Insertions. — Il s'attache en haut : 1° à la ligne oblique du tibia, au-dessous du soléaire; 2° au tiers moyen de la face postérieure de cet os; 3° à une cloison fibreuse qui le sépare du jambier postérieure. Ces insertions se font pour la plupart par des fibres aponévrotiques. A celles-ci succèdent les fibres charnues, lesquelles se dirigent en bas et en arrière pour se terminer autour d'un long tendon qu'elles accompagnent jusqu'au niveau de la malléole interne.

Le tendon du fléchisseur commun apparaît sur sa partie antérieure, vers le tiers inférieur du muscle, se porte verticalement en bas, passe sur le bord postérieur du ligament latéral interne de l'articulation du pied avec la jambe, puis sur le sommet de la petite apophyse du calcanéum; se réfléchit alors, devient horizontal, croise à angle aigu le tendon du long fléchisseur propre du gros orteil, qui lui est supérieur et qui lui envoie une expansion; puis se divise en quatre tendons destinés aux quatre derniers orteils. Le tendon du second orteil se porte directement en avant; les autres suivent une direction d'autant plus oblique en dehors qu'ils sont plus externes. — Arrivés sous les articulations métatarso-phalangiennes, chacun de ces tendons s'engage avec ceux du court fléchisseur commun sous la gaîne fibreuse qui transforme en canal la face inférieure des orteils et se comporte à l'égard des tendons du court fléchisseur comme le fléchisseur profond des doigts envers le fléchisseur sublime : ils les traversent pour aller s'insérer à la partie inférieure et postérieure des troisièmes phalanges.

Rapports. — A la jambe, ce muscle est recouvert par le soléaire et les vaisseaux tibiaux postérieurs; il recouvre le tibia et le jambier postérieur. — Au niveau de l'articulation tibio-tarsienne il est entouré par une synoviale et par une gaîne fibreuse qui les sépare du tendon du jambier postérieur, situé en dedans et en avant. — Sur la plante du pied il est en rapport, en bas, avec l'adducteur du gros orteil et le court fléchisseur commun des orteils; en haut avec son accessoire et les lombricaux.

Action. — Le long fléchisseur commun des orteils fléchit les troisièmes phalanges sur les secondes, les secondes sur les premières et celles-ci sur les métatarsiens. Sur les premières il agit seul. Mais dans son action sur les secondes et les premières phalanges, il a pour auxiliaires d'autres muscles; les secondes sont fléchies surtout par le court fléchisseur commun; et les premières par les interosseux et les lombricaux.

IV. — Muscle long fléchisseur du gros orteil.

Le long fléchisseur propre du gros orteil, situé à la partie postérieure du péroné et inférieure du pied, s'étend de l'os qui précède à la dernière phalange du gros orteil. Ce muscle est réfléchi, très-long, assez épais, irrégulièrement arrondi et charnu à la jambe; grêle et tendineux dans la région plantaire.

Insertions. — Il s'attache en haut : 1° aux deux tiers inférieurs de la face postérieure du péroné; 2° à une cloison qui le sépare des péroniers latéraux; 3° à une arcade fibreuse sous laquelle passe l'artère et les veines péronières; 4° et par quelques-unes de ses fibres à la partie inférieure du ligament interosseux.

Le corps charnu né de ces insertions se porte verticalement en bas et se termine autour d'un long tendon qu'on entrevoit sur presque toute l'étendue de sa face postérieure, mais d'abord très-délié, puis de plus en plus apparent. Ce tendon ne devient entièrement libre qu'au niveau de l'articulation tibio-tarsienne. Il descend obliquement sur cette articulation, s'engage dans la coulisse que lui présente l'astragale, se réfléchit ensuite pour devenir horizontal, parcourt alors une seconde coulisse située sous la petite tubérosité du calcanéum, se porte directement d'arrière en avant, croise le tendon du long fléchisseur commun, au-dessus duquel il passe en lui envoyant une expansion arrondie et obliquement dirigée en dehors, puis s'engage dans le canal ostéo-fibreux de la face plantaire du gros orteil, pour s'insérer à la partie inférieure et postérieure de sa seconde phalange.

Rapports. — A la jambe, ce muscle est recouvert par le soléaire et le tendon d'Achille qu'il croise obliquement; il recouvre le péroné, la partie externe du jambier postérieur, puis l'extrémité inférieure du ligament interosseux et du tibia. Au niveau de l'articulation tibio-tarsienne et du calcanéum, il est logé dans un canal, parallèle à celui qu'occupe le long fléchisseur commun, mais situé en dehors et au-dessous de celui-ci. — Sous la voûte du pied, il répond : par sa face supérieure, au sillon qui sépare le court fléchisseur du gros orteil de son abducteur oblique, et à la première articulation métatarso-phalangienne; par sa face inférieure, au court fléchisseur commun et à l'aponévrose plantaire.

Action. — Le long fléchisseur du gros orteil fléchit la seconde phalange sur la première avec force, et la première sur le premier métatarsien, mais faiblement.

§ 5. — Annexes des muscles de la jambe.

Les muscles de la jambe sont entourés par une aponévrose qui contribue à les fixer dans leur situation, et par des anneaux fibreux extrêmement résistants qui jouent à l'égard de leurs tendons le rôle de poulie de renvoi : ces anneaux, situés autour de l'articulation du pied avec la jambe, portent le nom de *ligaments annulaires*.

A. — Aponévrose jambière.

Cette aponévrose s'étend du genou aux malléoles, et dans le sens transversal, du bord antérieur du tibia qui forme son point de départ, au bord interne de cet os sur lequel elle vient se terminer après avoir contourné toute la jambe. Elle se présente donc sous la forme d'une longue gaîne infundibuliforme qui resterait ouverte en avant et en dedans, si elle n'était complétée dans ce sens par le tibia.

Son *extrémité supérieure* s'attache en dehors à la tête du péroné, en avant aux trois tubérosités du tibia. Sur toute cette partie du genou elle ne se continue avec l'aponévrose fémorale que par une très-mince lame résultant de son dédoublement. Mais en arrière, la continuité des deux aponévroses est complète. Au niveau de cette continuité, on voit un large orifice qui donne passage à la veine saphène externe et aux deux ou trois troncs lymphatiques qui l'accompagnent. On remarque, en outre, que l'aponévrose est formée seulement de fibres transversales sur toute la longueur du creux poplité, et qu'à celles-ci viennent se joindre un peu plus bas des fibres verticales ou obliques provenant des expansions tendineuses : du biceps fémoral en dehors, du couturier, du droit interne et surtout du demi-tendineux en dedans.

Son *extrémité inférieure* se fixe aux deux malléoles et au calcanéum. Dans l'intervalle de ces trois saillies, elle se continue : en avant, avec le ligament annulaire supérieur, en dedans avec le ligament annulaire interne, en dehors avec le ligament annulaire externe.

Sa *surface externe* est recouverte par une couche cellulo-adipeuse dans l'épaisseur de laquelle rampent les veines saphènes, les vaisseaux lymphatiques superficiels du membre et des rameaux nerveux. On observe sur cette surface des orifices veineux, assez nombreux, occupant pour la plupart son côté interne, et sur quelques points de véritables canaux. Le plus important de ces canaux est celui qui loge la veine saphène externe ; il répond à l'interstice des jumeaux et s'étend de la partie moyenne de la jambe au creux poplité. D'autres canaux fibreux, moins longs et moins larges, se voient à sa partie antérieure ; ils sont destinés à des branches nerveuses.

Sa *surface interne* recouvre les muscles de la jambe, sans leur adhérer, si ce n'est en haut et en avant, où elle fournit des insertions au jambier antérieur et au long extenseur commun des orteils. De cette surface naît en dehors : 1° une longue cloison, verticale et antéro-postérieure, qui sépare les muscles de la région jambière antérieure de ceux de la région jambière externe ; 2° une autre cloison semblable, située entre ces derniers et les muscles de la région postérieure. Toutes deux vont se fixer au péroné, la première au bord antérieur de cet os, la seconde à son bord externe. Ces cloisons divisent la gaîne principale en trois gaînes secondaires : une antérieure de capacité moyenne ; une externe, petite et cylindroïde ; une postérieure très-grande.

Les gaînes antérieure et externe ne sont pas subdivisées par des cloisons de second ordre ; les muscles qu'elles renferment sont séparés les uns des autres par une simple lame celluleuse dépendante de leur périmysium. Mais il n'en est pas ainsi de la gaîne postérieure qu'une cloison transversale partage constamment en deux loges ; la loge superficielle contient le triceps sural, la loge profonde les autres muscles de la partie postérieure de la jambe. Cette cloison transversale s'étend du bord interne du tibia au bord externe du péroné. Elle comprend du reste deux parties bien distinctes, s'attachant toutes deux à la ligne oblique du tibia : une partie supérieure, triangulaire, très-forte, qui recouvre le poplité ; une partie inférieure, rectangulaire, très-mince en haut, de plus en plus épaisse à mesure qu'on se rapproche de l'articulation tibio-tarsienne. Cette partie inférieure de la cloison recouvre le jambier postérieur, le fléchisseur commun des orteils et le long fléchisseur propre du gros orteil, ainsi que les vaisseaux tibiaux postérieurs et les vaisseaux péroniers. Les muscles contenus dans la loge profonde, de même que ceux qui occupent les gaînes interne et externe, ne possèdent pas d'enveloppe fibreuse particulière.

Structure. — L'aponévrose de la jambe que nous avons vue formée en arrière, d'abord uniquement de fibres transversales, puis par un mélange de fibres transversales et de fibres verticalement ou obliquement descendantes, provenant des nombreuses expansions qui viennent la renforcer, est constituée en haut et en avant par des fibres s'entrecroisant dans toutes les directions. L'analyse histologique démontre que dans toute cette moitié antérieure et supérieure elle comprend deux plans : 1° un plan superficiel exclusivement composé de fibres élastiques disposées en réseaux et très-nombreuses ; 2° un plan profond composé de fibres de tissu conjonctif.

Dans sa moitié inférieure, l'aponévrose est formée surtout de fibres transversales : beaucoup plus multipliées en avant et de plus en plus serrées au voisinage des ligaments annulaires ; plus rares en arrière, sur le tendon d'Achille où l'enveloppe fibreuse de la jambe n'est représentée que par une lamelle s'amincissant de haut en bas et se perdant inférieurement dans le tissu cellulaire du talon.

Cette aponévrose, comme toutes les membranes du même ordre, renferme des vaisseaux et des nerfs. Elle a pour muscles tenseurs le couturier, le biceps fémoral, mais surtout le demi-tendineux, muscle réfléchi à l'égard duquel elle joue le rôle de poulie de renvoi.

B. — Ligaments annulaires du tarse.

Les tendons qui entourent l'articulation tibio-tarsienne forment trois principaux groupes, dont l'un, plus considérable, passe en avant de celle-ci, l'autre en dedans, le dernier en dehors. A chacun de ces groupes correspond un ligament annulaire : au premier, le *ligament annulaire supérieur ou dorsal;* au second, le *ligament annulaire interne;* au troisième le *ligament annulaire externe.*

1° *Ligament annulaire supérieur ou dorsal.* — Ce ligament s'attache par son extrémité externe sur la partie supérieure et antérieure du calcanéum, dans l'excavation calcanéo-astragalienne, immédiatement en arrière du muscle pédieux. De cette insertion il se porte en haut et en dedans, en s'élargissant. Parvenu au devant de l'articulation tibio-tarsienne, il se partage en deux branches : l'une supérieure, qui poursuit sa direction ascendante pour aller se fixer sur le tibia, au devant et au-dessus de la malléole interne ; l'autre qui s'infléchit en avant et descend sur le bord interne du pied pour aller se continuer avec l'aponévrose plantaire. Ainsi disposé, le ligament annulaire supérieur ressemble assez bien à un Y transversalement couché sur les tendons extenseurs du pied. Sa branche antéro-inférieure passe sur le tendon du jambier antérieur qu'elle fixe sur le côté interne du tarse. Sa branche ascendante, située sur le prolongement de la portion initiale, forme avec celle-ci un long ruban qui constitue le ligament annulaire supérieur proprement dit et qui fixe les tendons extenseurs au-devant de l'extrémité inférieure du tibia.

Ce ligament se comporte différemment à l'égard des tendons qu'il recouvre. Parvenu au-devant du péronier antérieur et du long extenseur commun des orteils, il se dédouble pour embrasser leurs tendons dans une gaîne commune, que tapisse une synoviale commune aussi.—Il passe ensuite sur le tendon de l'extenseur propre du gros orteil et sur les vaisseaux et nerf tibiaux antérieurs sans se diviser. — Puis se dédouble de nouveau au devant du jambier antérieur auquel il forme une gaîne complète que tapisse également une synoviale.

La face supérieure du ligament est recouverte par la peau et l'origine de la veine saphène interne. Sa face inférieure recouvre l'articulation tibio-tarsienne dont elle est séparée par une couche cellulo-adipeuse constante, mais plus ou moins épaisse. Son bord supérieur, incliné en dehors, se continue avec l'aponévrose jambière, et l'inférieur tourné en dedans avec l'aponévrose dorsale superficielle du pied.

2° *Ligament annulaire interne.* — Il s'étend de la malléole interne à la face interne du calcanéum et au bord correspondant de l'aponévrose plantaire avec laquelle il se continue. De sa face supérieure ou profonde naissent deux cloisons : 1° une cloison antérieure et supérieure qui va s'attacher à la lèvre externe de la coulisse creusée sur le bord postérieur de la malléole, à l'astragale et à la petite apophyse du calcanéum ; elle sépare le tendon du jambier postérieur du tendon du long fléchisseur commun ; 2° une cloison située au-dessous et en arrière de la précédente, laquelle se fixe au bord externe de la coulisse de l'astragale et de la coulisse de la petite apophyse du calcanéum ; elle sépare le tendon du long fléchisseur commun de celui du long fléchisseur propre du gros orteil.

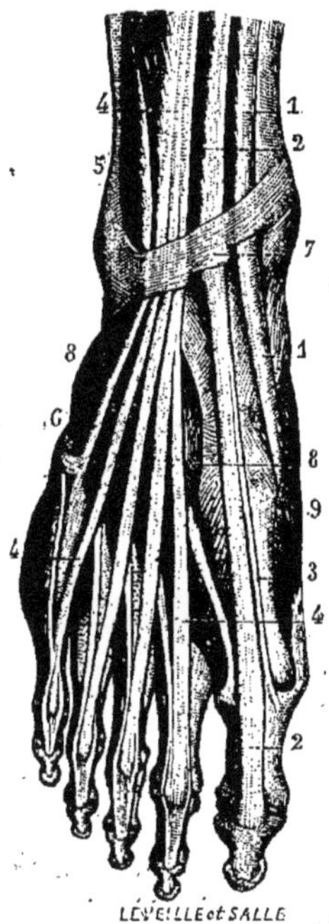

FIG. 340.—*Ligament annulaire supérieur ; tendons extenseurs des orteils.*

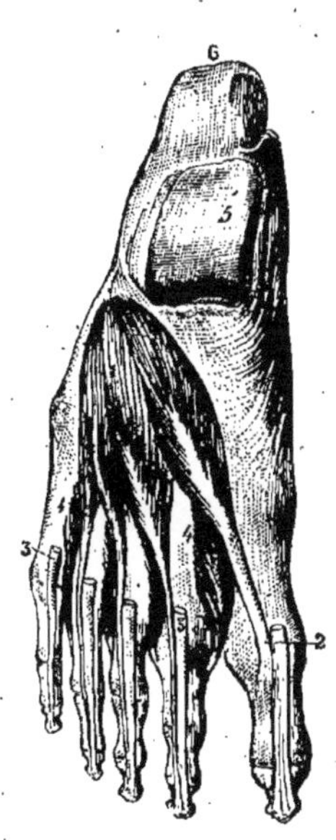

FIG. 341. — *Muscles pédieux, muscles interosseux dorsaux.*

FIG. 340. — 1, 1. Tendon du jambier antérieur. — 2, 2. Tendon de l'extenseur propre du gros orteil. — 3. Division très-grêle de ce tendon qui vient s'attacher à la première phalange du gros orteil. — 4, 4, 4. Tendons de l'extenseur commun des orteils. — 6. Péronier antérieur. — 6. Attache de son tendon au cinquième métatarsien. — 7. — Ligament annulaire supérieur du tarse. — 8, 8. Pédieux, dont les tendons vont se joindre à ceux du long extenseur. — 9. Adducteur du gros orteil.

FIG. 341. — 1. Muscle pédieux dont les quatre tendons vont se rendre aux quatre premiers orteils. — 2. Tendon de l'extenseur propre du gros orteil, allant se fixer à la seconde phalange de celui-ci, tandis que le premier tendon du pédieux s'insère à la première.—3, 3. Tendon de l'extenseur commun des orteils ; à leur côté externe viennent s'adjoindre les trois derniers tendons du pédieux. — 4, 4. Interosseux dorsaux. — 5. Astragale. — 6. Calcanéum.

Ces cloisons longitudinales et parallèles complètent l'engaînement des trois tendons qui occupent chacun un canal ostéo-fibreux.

Le tendon du jambier postérieur glisse sur la coulisse de la malléole interne; celui du long fléchisseur commun sur l'astragale et le sommet de la petite apophyse du calcanéum ; celui du long fléchisseur du gros orteil sur la coulisse de cet os. Le premier et le second sont entourés par une synoviale commune, le dernier par une synoviale qui lui est propre.

La face interne du ligament annulaire interne est en rapport avec les vaisseaux et nerf tibiaux postérieurs, sur lesquels se prolonge l'aponévrose de la jambe, de telle sorte qu'ils sont logés aussi dans une gaîne fibreuse sous-jacente aux trois gaînes tendineuses.

3° *Ligament annulaire externe.* — Il forme une sorte d'arcade étendue de la malléole externe au calcanéum. Sous cette arcade passent les péroniers latéraux. Ceux-ci sont contenus d'abord dans la même gaîne. Mais une cloison émanée de la face profonde du ligament divise bientôt la gaîne commune en deux gaînes secondaires, dont l'une reçoit le tendon du court péronier latéral, et l'autre celui du long péronier.

IV. — Muscles du pied.

Ils forment cinq régions : la région dorsale, qui comprend un seul muscle, le *pédieux;* la région plantaire moyenne; la région plantaire interne; la région plantaire externe, et la région interosseuse.

§ 1. — Région dorsale.

Muscle pédieux.

Le pédieux, ou court extenseur commun des orteils, est situé sur la face dorsale du pied, au-dessous des tendons du long extenseur commun. Il s'étend obliquement du calcanéum aux quatre premiers orteils. Ce muscle est court, aplati, irrégulièrement quadrilatère; simple, épais et plus étroit en arrière; divisé en avant en quatre portions qui se terminent chacune par un tendon.

Insertions. — Il s'attache en arrière, sur la partie antérieure et supérieure du calcanéum, dans l'excavation calcanéo-astragalienne, par de courtes fibres tendineuses. A ces fibres succède un corps charnu, d'abord étroit et assez épais, qui se porte en avant et en dedans, en s'élargissant et s'amincissant, et qui se divise sur le tarse en quatre faisceaux d'autant plus volumineux qu'ils sont plus internes. Ceux-ci croisent à angle très-aigu les tendons du long extenseur commun. Chacun d'eux se termine autour d'un tendon aplati qui occupe leur côté externe.

Le tendon du faisceau interne, très-obliquement dirigé, vient se placer en dehors du tendon de l'extenseur propre du gros orteil, s'épanouit alors, puis s'insère à la partie supérieure et postérieure de la première phalange de cet orteil. Les trois autres, parvenus au niveau des articulations métatarso-phalangiennes, s'appliquent au côté externe du tendon correspondant de l'extenseur commun, marchent parallèlement à celui-ci sur la face dorsale des premières phalanges, puis s'unissent à lui pour former un tendon plus large, lequel se divise aussitôt en trois portions : une médiane et deux latérales. La portion médiane s'insère à la partie supérieure et postérieure des secondes phalanges ; les portions latérales convergent, s'unissent aussi et se fixent à la partie supérieure et postérieure des troisièmes. Les tendons réunis des long et court extenseurs des orteils se comportent en un mot comme les tendons extenseurs des doigts.

Rapports. — Le pédieux est recouvert par le tendon du péronier antérieur et les tendons du long extenseur commun qu'il croise à angle aigu ; plus superficiellement par l'aponévrose dorsale qui le sépare des téguments. Il recouvre le tarse, le métatarse et les interosseux dorsaux.—Son bord interne, très-oblique relativement à l'axe du pied, répond à l'artère pédieuse qui déborde le muscle en arrière et qui lui devient sous-jacente en avant ; il répond aussi au tendon de l'extenseur propre du gros orteil avec lequel il forme un angle aigu à sinus postérieur.— Son bord externe est moins oblique et beaucoup plus rapproché du bord externe du pied que le précédent du bord interne.

Action. — Le pédieux concourt avec le long extenseur commun à l'extension des trois phalanges des orteils. Mais il remplit encore une autre attribution importante : par son obliquité, ce muscle corrige l'obliquité en sens inverse du long extenseur ; il le redresse, et ainsi redressé, celui-ci élève directement les orteils.

§ 2. RÉGION PLANTAIRE MOYENNE.

A cette région appartiennent : le *court fléchisseur commun des orteils*, l'*accessoire du long fléchisseur commun* et les *lombricaux*.

Préparation. — 1° Enlever les téguments de la plante du pied, et découvrir l'aponévrose sous-jacente sur toute sa surface ; 2° étudier cette aponévrose et la détacher ensuite, en usant de ménagement dans la dissection de son tiers postérieur qui fournit des insertions au court fléchisseur commun ; 3° séparer ce muscle de ceux avec lesquels il est en rapport, et poursuivre ses tendons en ouvrant une ou plusieurs des gaînes tendineuses des orteils ; 4° après avoir pris connaissance de celui-ci, détacher la partie du calcanéum qui lui donne attache par deux traits de scie antéro-postérieurs et convergents ; puis soulever ce segment osseux et le court fléchisseur commun en les reportant sous les orteils ; 5° au fond de la gouttière que laisse le muscle se présente l'accessoire du long fléchisseur ; 6° enfin, terminer par la préparation des lombricaux.

I. — Muscle court fléchisseur commun des orteils.

Le court fléchisseur commun des orteils est situé à la partie inférieure et moyenne de la plante du pied. Il s'étend du calcanéum à la seconde phalange des quatre derniers orteils. Ce muscle est allongé, aplati; plus épais, plus étroit et simple en arrière; divisé en avant en quatre faisceaux conoïdes qui se terminent chacun par un tendon.

Insertions. — Il s'attache : 1° à la face inférieure du calcanéum, sur ses deux tubérosités et sur la dépression qui les sépare; 2° à la partie correspondante de l'aponévrose plantaire moyenne; 3° à une cloison fibreuse qui le sépare de l'adducteur du gros orteil; 4° à une autre cloison qui le sépare de l'abducteur du petit orteil. Les insertions que prend le muscle sur le calcanéum ont lieu en partie par l'implantation immédiate des fibres musculaires, en partie par des fibres et des faisceaux tendineux, dont quelques-uns se prolongent assez loin sur la face inférieure du corps charnu. Né de ces divers points, celui-ci, d'abord étroit et assez épais, se porte directement d'arrière en avant, en s'élargissant. Parvenu sous le métatarse, il se divise en quatre portions, dont les deux premières ou internes sont plus volumineuses, et les dernières en général très-grêles. De l'extrémité terminale de chacun de ces faisceaux part un tendon arrondi qui s'engage sous les gaînes fibreuses des orteils, en se plaçant au-dessous du tendon correspondant du long fléchisseur commun, se creuse alors en gouttière à concavité supérieure pour recevoir ce tendon, s'entr'ouvre pour le laisser passer, se reconstitue ensuite en gouttière à concavité inférieure, puis se partage de nouveau en deux bandelettes qui vont s'insérer sur les côtés de la face inférieure des secondes phalanges.

Le court fléchisseur commun des orteils est donc au long fléchisseur commun ce que le fléchisseur sublime ou perforé des doigts est au fléchisseur profond ou perforant. La disposition des gaînes fibreuses qui brident les deux tendons et de la synoviale qui favorise leur glissement est parfaitement semblable aussi à celle que présentent les gaînes fibreuses et les synoviales des doigts.

Rapports. — Le court fléchisseur commun est en rapport : par sa face inférieure, avec l'aponévrose plantaire et la peau; par sa face supérieure, d'abord avec l'accessoire et les tendons du long fléchisseur commun, puis avec les lombricaux et les vaisseaux et nerfs plantaires externes qui le croisent obliquement. Sur les côtés, il répond aux cloisons intermusculaires interne et externe.

Action. — Ce muscle a pour usage de fléchir la seconde phalange des quatre derniers orteils sur la première, et celle-ci sur le métatarsien correspondant. Attaché aux deux extrémités de la voûte plantaire, comme une corde aux deux extrémités de son arc, il peut les rapprocher simultanément et rendre ainsi cette voûte plus concave. Le mouvement qu'il détermine se passe alors dans les articulations des os du tarse et principalement dans l'articulation médio-tarsienne.

II. — Muscle accessoire du long fléchisseur.

L'accessoire du long fléchisseur commun est situé profondément à la partie postérieure et moyenne de la plante du pied, au-dessus du court fléchisseur commun, au-dessous du calcanéum. Il s'étend des deux tubérosités de cet os au tendon du long fléchisseur, sur lequel il se termine au niveau de sa quadruple division. Ce muscle est court, aplati de haut en bas, allongé d'arrière en avant, de figure quadrilatère.

Insertions. — Il s'attache en arrière : 1° à la partie interne de la grosse tubérosité du calcanéum, et à la face inférieure de cet os par un faisceau

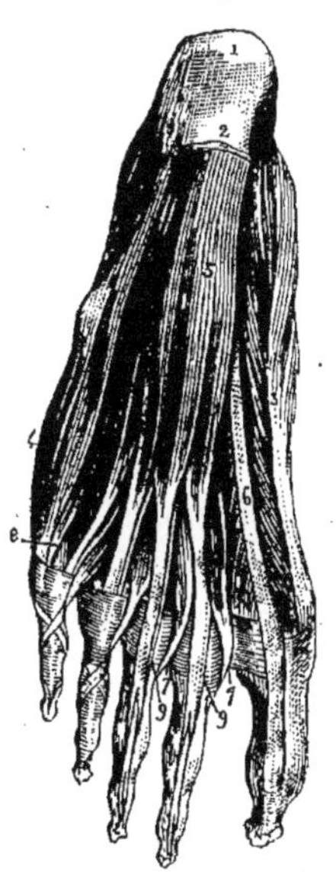

Fig. 342. — *Muscles de la plante du pied. Couche superficielle.*

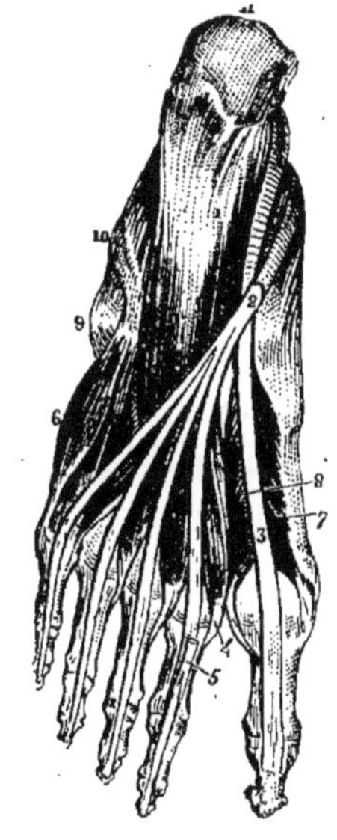

Fig. 343. — *Muscles de la plante du pied. Couche moyenne.*

Fig. 342. — 1. Calcanéum. — 2. Coupe de l'aponévrose plantaire. — 3. Abducteur du gros orteil. — 4. Abducteur du petit orteil. — 5. Court fléchisseur des orteils. — 6. Tendon du long fléchisseur propre du gros orteil. — 7, 7. Tendon des lombricaux. — 8. Court fléchisseur du petit orteil. — 9, 9. Tendons du long fléchisseur commun.

Fig. 343. — 1. Accessoire du long fléchisseur commun. — 2. Tendon du long fléchisseur commun, sortant de sa gaîne, et se divisant en quatre tendons secondaires. — 3. Tendon du long fléchisseur propre de son orteil. — 4. Série des quatre lombricaux. — 5. L'un des tendons du court fléchisseur commun traversé par le tendon correspondant du long fléchisseur. — 6. Court fléchisseur du petit orteil. — 7. Faisceau interne du court fléchisseur du gros orteil. — 8. Faisceau externe du même muscle. — 9. Tubérosité du cinquième métatarsien. — 10. Muscle long péronier latéral se réfléchissant sur le bord externe du cuboïde. — 11. Calcanéum.

charnu entremêlé de quelques fibres tendineuses; 2° à la petite tubérosité du même os, par un tendon rubané qui contourne le ligament calcanéo-cuboïdien inférieur; 3° à une très-petite arcade fibreuse qui s'étend de ce tendon au faisceau interne. Les deux faisceaux de l'accessoire, d'abord indépendants, se rapprochent, ne tardent pas à se confondre, et constituent alors un corps charnu assez épais, rectangulaire, antéro-postérieur, qui s'insère tantôt directement, tantôt par une courte aponévrose, au-dessus des quatre tendons du long fléchisseur commun, immédiatement en arrière de l'origine des quatre lombricaux.

Rapports. — L'accessoire du long fléchisseur commun répond: par sa face inférieure aux vaisseaux et nerfs plantaires externes qui le croisent obliquement, et au court fléchisseur commun; par sa face supérieure au calcanéum et au ligament calcanéo-cuboïdien inférieur.

Action. — Ce muscle ajoute son action à celle du long fléchisseur commun et corrige l'obliquité de ses tendons. Lorsqu'il se contracte isolément, celui-ci, en même temps qu'il fléchit les orteils, leur imprime un mouvement de rotation par lequel leur face plantaire s'incline en dedans et leur face dorsale en dehors. Mais l'accessoire, en redressant ses tendons, supprime ce mouvement de rotation, et la flexion s'opère alors directement de haut en bas.

III. — Muscles lombricaux.

Les lombricaux, au nombre de quatre, s'étendent des tendons du long fléchisseur commun dans l'intervalle desquels ils sont situés, au côté interne de la première phalange des quatre derniers orteils. On les distingue aussi sous les noms de premier, second, etc., en procédant du gros vers le petit orteil. Ces muscles sont allongés, cylindroïdes ou fusiformes, d'autant plus grêles qu'ils se rendent à un orteil plus externe.

Insertions. — Ils s'attachent, en arrière, aux quatre tendons du long fléchisseur commun : le premier en dedans et au-dessous du tendon le plus interne; le second dans l'angle de séparation des deux premiers; le troisième dans l'angle de séparation des deux moyens; le quatrième dans l'angle des deux derniers.

De cette origine, les quatre lombricaux se dirigent horizontalement en avant, en divergeant légèrement, passent au-dessous du ligament transverse du métatarse, puis s'infléchissent et s'insèrent par un tendon long et grêle, d'une part à la partie postérieure et interne de la première phalange des quatre derniers orteils, de l'autre par une mince expansion au tendon extenseur correspondant.

Rapports. — Les lombricaux du pied répondent: par leur face supérieure, aux muscles des régions plantaires interne et externe, et par leur face inférieure au court fléchisseur commun des orteils, qui les sépare de l'aponévrose plantaire. — Au niveau des articulations métatarso-phalangiennes ces muscles se trouvent en rapport, en haut avec le ligament transverse du métatarse, en bas avec une couche cellulo-adipeuse très-épaisse et la peau.

Action. — Comme les lombricaux de la main, ils fléchissent les premières phalanges et étendent les deux dernières. Mais ceux-ci en outre impriment aux doigts des mouvements latéraux que les lombricaux du pied ne communiquent pas aux orteils, ou à la production desquels ils ne prennent qu'une très-faible part.

§ 3. — Région plantaire interne.

La région plantaire interne est composée de quatre muscles : l'*adducteur du gros orteil*, son *court fléchisseur*, son *abducteur oblique*, son *abducteur transverse*.

Préparation. — Pour découvrir les muscles des régions plantaires interne et externe, il faut séparer la couche musculaire superficielle de la plante du pied, de la couche musculaire moyenne, à l'aide d'une coupe connue dans les salles de dissection sous le nom de *coupe du calcanéum*.

Cette coupe consiste à détacher par un trait de scie toute la partie du calcanéum qui donne attache, en dedans à l'adducteur du gros orteil, en dehors à l'abducteur du petit orteil, et au milieu au court fléchisseur commun. Pour l'exécuter convenablement il importe : 1° d'isoler à leur extrémité postérieure les trois muscles précédents ; 2° de passer une petite scie à dos mobile entre ceux-ci et l'accessoire du long fléchisseur commun ; 3° de faire agir cette scie d'avant en arrière et un peu de bas en haut de manière à enlever toute la partie de l'os sur laquelle s'insèrent les trois muscles superficiels.

A cette première coupe on peut en ajouter une seconde qui retranchera du calcanéum le segment auquel s'attache l'accessoire. En soulevant ce nouveau plan, on achèvera de découvrir les muscles profonds, et il deviendra facile alors de séparer ceux-ci les uns des autres.

I. — Muscle adducteur du gros orteil.

Ce muscle, situé à la partie interne de la plante du pied, s'étend du calcanéum à la première phalange du gros orteil. Il est allongé, aplati, plus volumineux en arrière qu'en avant.

Insertions. — L'adducteur du gros orteil s'attache par son extrémité postérieure : 1° à la face interne du calcanéum, en arrière et au-dessus du faisceau interne de l'accessoire ; 2° à une longue arcade fibreuse, *arcade plantaire*, qui s'étend de cet os à la malléole interne, et sous laquelle passent les vaisseaux et nerfs tibiaux postérieurs ; 3° par un tendon bien distinct à la gaîne du long fléchisseur commun des orteils ; ce tendon forme avec l'arcade plantaire et le ligament annulaire interne un large anneau que remplissent les vaisseaux et nerfs précédents ; 4° par un autre tendon semblable à la gaîne du long fléchisseur propre du gros orteil. Ce second tendon divise l'anneau destiné aux vaisseaux plantaires en deux moitiés: l'une donne passage aux vaisseaux et nerfs plantaires internes; l'autre aux vaisseaux et nerfs plantaires externes.

Les fibres tendineuses émanées de ces divers points constituent par leur réunion une aponévrose mince qui s'étale sur la face profonde du muscle. De celle-ci part un corps charnu horizontalement dirigé en avant, dont les fibres se terminent obliquement sur un large tendon situé à sa partie inférieure et interne, mais qu'elles accompagnent en dehors jusqu'à l'articulation métatarso-phalangienne. Au niveau de cette articulation, le tendon s'isole et s'insère presque aussitôt, d'une part sur le sésamoïde interne, de l'autre au-dessous et en dedans de l'extrémité postérieure de la première phalange du gros orteil.

Rapports. — Ce muscle répond: par ses faces interne et inférieure à l'aponévrose plantaire interne; par sa face externe à la cloison qui le separe des muscles de la région plantaire moyenne; par sa face supérieure, à l'accessoire et au tendon du long fléchisseur commun, au court fléchisseur et au tendon du long fléchisseur propre du gros orteil, à l'insertion inférieure des jambiers postérieur et inférieur, et aux vaisseaux et nerfs plantaires.

Action. — L'adducteur n'imprime au gros orteil qu'un très-faible mouvement d'adduction. Il est essentiellement fléchisseur; chez la plupart des individus, en exerçant des tractions sur ce muscle parallèlement à son axe, on ne produit qu'un simple mouvement de flexion, que son attache au-dessous de la première phalange explique du reste très-bien.

II. — Muscle court fléchisseur du gros orteil.

Le court fléchisseur du gros orteil est situé à la parti interne et antérieure de la plante du pied, en dehors de l'adducteur, au-dessous du premier métatarsien. Il s'étend horizontalement des os de la seconde rangée du tarse aux deux sésamoïdes de l'articulation métatarso-phalangienne. Ce muscle est allongé, simple en arrière, divisé en avant, sur la plus grande partie de sa longueur, en deux faisceaux parallèles, l'un externe, et l'autre interne un peu plus volumineux.

Insertions. — Il s'attache en arrière: 1° sur la partie inférieure et antérieure du calcanéum par une languette tendineuse qui se continue obliquement avec le ligament calcanéo-cuboïdien inférieur; 2° par une autre languette sur le cuboïde et le moyen cunéiforme; 3° très-souvent on le voit se continuer par une de ses origines avec le tendon du jambier postérieur. De la réunion de ces languettes résulte un court tendon auquel succède le corps charnu du muscle. Celui-ci se partage sous la partie moyenne du premier métatarsien en deux faisceaux antéro-postérieurs et juxtaposés qui se terminent d'une manière très-différente. L'interne s'insère sur l'extrémité terminale du tendon de l'adducteur, et par l'intermédiaire de celui-ci sur le sésamoïde interne de l'articulation métatarso-phalangienne et la partie adjacente de la première phalange du gros orteil. L'autre se fixe sur le tendon de l'abducteur oblique qu'il renforce, et par l'intermédiaire de ce tendon sur le sésamoïde externe et la partie voisine de la même phalange.

Rapports. — Le court fléchisseur du gros orteil est en rapport, par sa face supérieure, en avant, avec le premier métatarsien, en arrière avec la gaîne du long péronier latéral qu'il contourne et sur laquelle il glisse à l'aide d'une synoviale. — Sa face inférieure est creusée d'un sillon antéro-postérieur, de figure angulaire, qui loge le tendon du long fléchisseur du gros orteil. — Sa face interne répond à l'adducteur et l'externe à l'abducteur oblique.

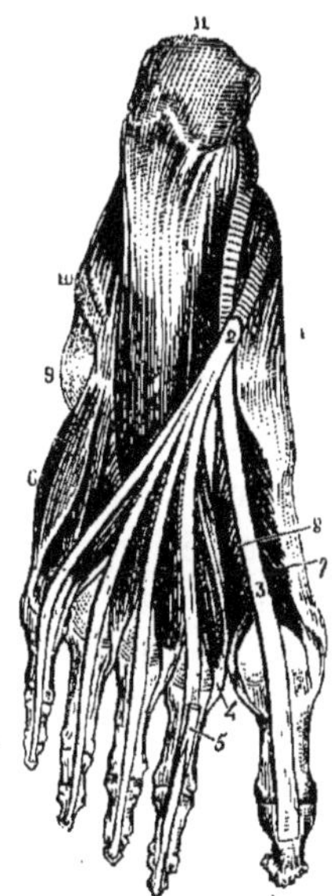

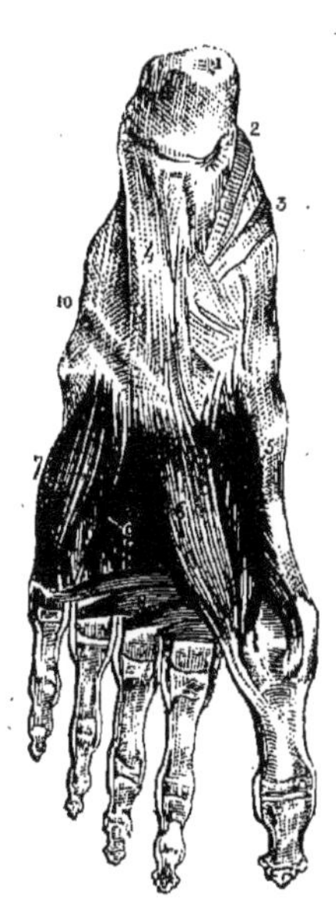

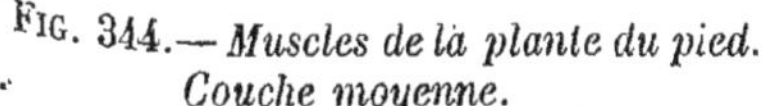

FIG. 344.— *Muscles de la plante du pied. Couche moyenne.*

FIG. 345.— *Muscles de la plante du pied. Couche profonde.*

FIG. 344. — 1. Accessoire du long fléchisseur commun. — 2. Tendon du long fléchisseur commun des orteils. — 3. Tendon du long fléchisseur propre du gros orteil. — 4. Série des lombricaux. — 5. L'un des tendons du court fléchisseur commun, traversé par le tendon correspondant du long fléchisseur. — 6. Court fléchisseur du petit orteil. — 7. Faisceau interne du court fléchisseur du gros orteil. — 8. Faisceau externe du même muscle. — 9. Tubérosité du cinquième métatarsien. — 10. Gaîne fibreuse du long péronier latéral. — 11. Calcanéum.

FIG. 345. — 1. Calcanéum. — 2. Gaîne fibreuse du long fléchisseur propre du gros orteil. — 3. Gaîne fibreuse du long fléchisseur commun des orteils. — 4. Ligament calcanéo-cuboïdien inférieur. — 6. Court fléchisseur du gros orteil. — 6. Abducteur oblique du même orteil. — 7. Court fléchisseur du petit orteil. — 8. Abducteur transverse du gros orteil. — 9. Interosseux plantaires. — 10. Gaîne du tendon du long péronier latéral.

Action. — Ce muscle est à l'adducteur et à l'abducteur du gros orteil ce que l'accessoire est au long fléchisseur commun, ce que le court extenseur est au long extenseur ; comme ceux-ci, il corrige l'obliquité des muscles auxquels il est uni, et, de fléchisseurs obliques qu'ils étaient, les transforme en fléchisseurs directs, lorsqu'il combine son action avec la leur. Remarquons que ce procédé de redressement, dont les applications sont si rares à la main et si multipliées au pied, n'était pas nécessaire sur le membre supérieur, où tous les tendons des doigts arrivent directement à leur destination, mais très-utile au contraire pour le membre inférieur où les tendons plantaires sont repoussés de chaque côté par l'énorme saillie du calcanéum : d'autant plus utile que les mouvements latéraux des orteils se trouvent presque annulés, tandis que les mouvements de flexion et d'extension conservent toute leur importance.

III. — **Muscle abducteur oblique du gros orteil.**

L'abducteur oblique, profondément situé à la partie moyenne et antérieure de la plante du pied, s'étend du cuboïde à la première phalange du gros orteil. Ce muscle est court, assez épais, de forme pyramidale et triangulaire.

Insertions. — Il s'attache par son extrémité postérieure : 1° sur la face inférieure du cuboïde à l'aide d'un mince faisceau tendineux ; 2° à la partie antérieure de la gaîne du long péronier latéral, et à l'extrémité postérieure des troisième et quatrième métatarsiens par de courtes fibres aponévrotiques. — De ces fibres et du tendon part un large corps charnu. assez épais pour remplir l'excavation profonde que limite en dedans le premier métatarsien. Il se dirige en avant et en dedans en diminuant peu à peu de volume, et s'insère par un tendon aplati au sésamoïde externe, et par un prolongement au-dessous et en dehors de l'extrémité postérieure de la première phalange du gros orteil.

Rapports. — L'abducteur oblique est en rapport : par sa face inférieure, avec le long fléchisseur commun des orteils et son accessoire, avec les lombricaux, et plus superficiellement le court fléchisseur commun et l'aponévrose plantaire ; par sa face supérieure avec les interosseux ; par sa face interne avec le premier métatarsien et le court fléchisseur du gros orteil, auquel l'unit étroitement son tendon.

Action. — Ce muscle imprime au gros orteil un mouvement oblique en vertu duquel sa pointe se porte en bas et en dehors. Il est à la fois abducteur et fléchisseur ; mais il ne l'est pas d'une manière égale. Lorsqu'on le soumet à des tractions parallèles à son axe, on remarque qu'il n'attire que faiblement l'orteil en dehors et qu'il le fléchit beaucoup. Chez quelques individus, c'est à peine si le mouvement d'abduction est sensible, tandis que le mouvement de flexion est toujours très-accusé.

IV. — Muscle abducteur transverse du gros orteil.

L'abducteur transverse du gros orteil est situé à la partie antérieure de la plante du pied, sous la tête des quatre derniers métatarsiens. Ce muscle, transversalement étendu du cinquième os du métatarse à la première phalange du gros orteil, est court, aplati, très-mince, plus large en dehors qu'en dedans.

Insertions. — Il s'attache sur les parties fibreuses des quatre dernières articulations métatarso-phalangiennes, par autant de digitations, dont le volume est très-variable suivant les individus. La digitation émanée de la base du petit orteil se porte transversalement en dedans; les suivantes obliquement en dedans et en arrière. De leur juxtaposition résulte un faisceau charnu, aplati, d'une largeur de 12 à 15 millimètres, qui se rétrécit peu à peu et se termine par un très-petit tendon, lequel se joint à celui de l'abducteur oblique pour aller se fixer avec ce dernier au côté externe de l'extrémité postérieure de la première phalange du gros orteil.

Rapports. — L'abducteur transverse répond : par sa face inférieure aux tendons du long et du court fléchisseurs communs des orteils et aux lombricaux, qu'il croise perpendiculairement; par sa face supérieure aux articulations métatarso-phalangiennes et au ligament transverse du métatarse qui le sépare des interosseux.

Action. — Ce muscle incline le gros orteil en dehors et en bas. De même que l'abducteur oblique, il est plus fléchisseur qu'abducteur. En outre, il rapproche les quatre derniers orteils les uns des autres.

§ 4. — Région plantaire externe.

Cette région est formée de deux muscles seulement : l'*abducteur* et le *court fléchisseur* du petit orteil.

I. — Muscle abducteur du petit orteil.

L'abducteur du petit orteil, situé à la partie externe de la plante du pied, s'étend du calcanéum à la première phalange du petit orteil, plus volumineux et presque entièrement charnu en arrière, mince et tendineux en avant, ce muscle rappelle, par sa disposition et sa constitution, l'adducteur du gros orteil avec lequel il offre une grande analogie.

Insertions. — Il s'attache en arrière : 1° à la petite tubérosité du calcanéum, en dehors du court fléchisseur commun qui le recouvre en partie; 2° à la cloison intermusculaire externe; 3° à cette partie de l'aponévrose plantaire externe qui s'étend du calcanéum à la tubérosité du cinquième métatarsien.

Le corps charnu né de ces insertions, d'abord assez volumineux se porte directement en avant. Parvenu au niveau de la tubérosité du cinquième os du métatarse, on le voit tantôt poursuivre son trajet sans lui adhérer, et tantôt s'y attacher par un petit faisceau musculaire, ou bien par un tendon, et le plus souvent à la fois par des fibres tendineuses et des fibres charnues. Il continue ensuite son trajet primitif pour se terminer sur un long tendon en s'amincissant graduellement. Ce tendon, qui remonte très-loin dans l'épaisseur du muscle, apparaît sur sa partie interne au niveau du cuboïde, devient libre sur la tête du cinquième métatarsien, puis se fixe au tubercule externe de la base de la première phalange du petit orteil.

Rapports. — L'abducteur du petit orteil répond : par sa face inférieure à l'aponévrose plantaire externe et à la peau ; par sa face supérieure, à l'accessoire du long fléchisseur commun des orteils, au ligament calcanéo-cuboïdien inférieur, à la gaîne du long péronier latéral et au cinquième métatarsien ; par son bord interne, au court fléchisseur commun qui lui est étroitement uni en arrière, et au court fléchisseur du petit orteil.

Action. — Ce muscle est abducteur et fléchisseur du petit orteil. Lorsqu'il s'attache par un faisceau accessoire au cinquième métatarsien, il devient en outre abducteur de la seconde rangée du tarse sur la première.

II. — Muscle court fléchisseur du petit orteil.

Le court fléchisseur du petit orteil, situé au-dessous du cinquième métatarsien, s'étend de la gaîne du long péronier latéral à la première phalange du petit orteil. Ce muscle est allongé, assez grêle, fusiforme.

Insertions. — Il s'attache en arrière : 1° à la gaîne du long péronier latéral ; 2° à la partie inférieure de l'extrémité postérieure du cinquième métatarsien, et au ligament qui se porte de celui-ci au quatrième. Ces insertions ont lieu par un court tendon auquel succède un corps charnu, d'abord très-grêle, qui se renfle un peu vers sa partie moyenne et diminue ensuite ; il se termine par un tendon aplati qui s'insère à la partie inférieure de la base de la première phalange du petit orteil. Très-souvent on voit un groupe de fibres se détacher du faisceau principal pour se fixer sur la moitié ou les deux tiers antérieurs du bord externe du cinquième métatarsien.

Rapports. — Le court fléchisseur du petit orteil est en rapport : en bas, avec l'abducteur du même orteil et l'aponévrose plantaire ; en haut avec le cinquième métatarsien et le dernier interosseux plantaire.

Action. — Ce muscle est fléchisseur du petit orteil par son faisceau principal. Par son faisceau accessoire, il semble pouvoir imprimer au cinquième métatarsien un léger mouvement d'adduction.

§ 5. — Région interosseuse.

Les muscles de cette région offrent la plus grande analogie avec ceux de la main. Comme ces derniers, ils sont au nombre de sept, sur lesquels six appartiennent aux trois orteils moyens et un au cinquième. Seul le premier en est dépourvu. Mais son adducteur et ses abducteurs les représentent.

Les interosseux du pied ont été divisés aussi en deux groupes : les *interosseux dorsaux* et les *interosseux plantaires*.

A. — *Interosseux dorsaux.*

Les interosseux dorsaux, au nombre de quatre, sont situés dans les espaces intermétatarsiens qu'ils remplissent entièrement. On les distingue sous les noms de premier, second, etc., en procédant de dedans en dehors. Ces muscles étendus de l'extrémité postérieure des espaces interosseux à la première phalange des trois orteils moyens, sont prismatiques et triangulaires : bifides et charnus en arrière, simples et tendineux en avant ; penniformes.

Insertions. — Ils s'attachent en arrière : 1° à celle des deux faces latérales des métatarsiens qui est la plus rapprochée de l'axe du pied (cet axe passant par le second orteil), sur toute sa longueur ; 2° à celle de ces faces qui est la plus éloignée de l'axe, mais sur sa moitié postérieure seulement. De ces deux faces latérales les fibres charnues convergent pour se terminer sur un tendon antéro-postérieur qui devient libre au niveau de

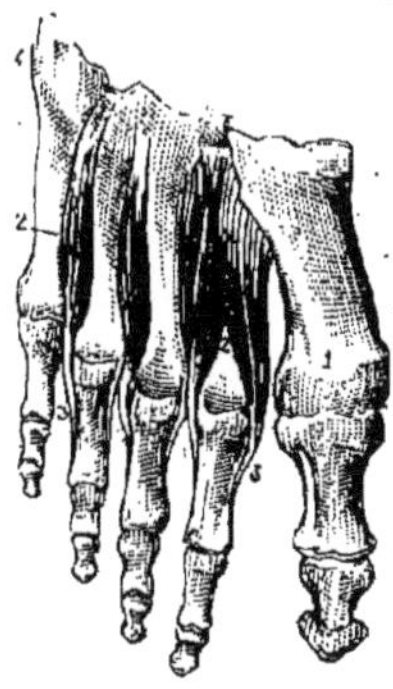

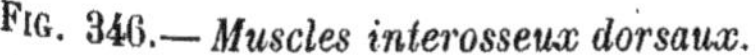

Fig. 346.— *Muscles interosseux dorsaux.*

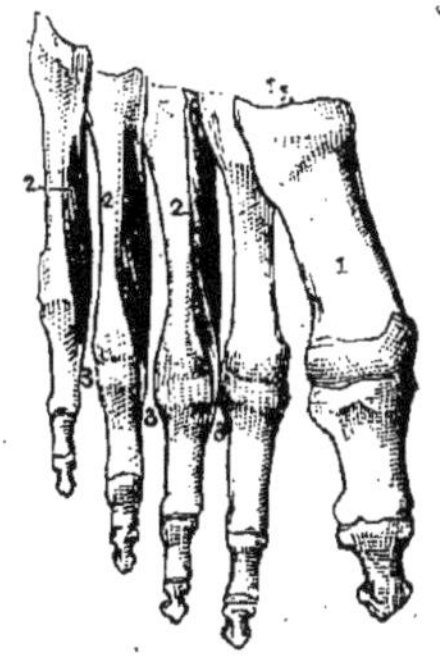

Fig. 347.— *Muscles interosseux plantaires.*

Fig. 346. — 1. Série des cinq métatarsiens. — 2, 2. Série des quatre interosseux dorsaux. — 3, 3. Tendon par lequel chacun de ces muscles vient s'attacher à l'extrémité postérieure des premières phalanges. — 4. Extrémité postérieure du métatarse.

Fig 347. — 1. Les cinq métatarsiens vus par leur face inférieure ou plantaire. — 2, 2, 2. Les trois interosseux plantaires. — 3, 3, 3. Tendon par lequel chacun de ces muscles s'insère en dedans de l'extrémité postérieure des premières phalanges des trois derniers orteils.

la tête des métatarsiens, passe au-dessous du ligament transverse qui les unit, puis s'insère : celui du premier espace interosseux au tubercule interne de la première phalange du second orteil; celui du second au tubercule externe de la même phalange; celui du troisième au tubercule externe de la première phalange du troisième orteil; celui du quatrième au tubercule externe de la première phalange du quatrième orteil.

Les tendons des interosseux dorsaux du pied sont plus volumineux et plus longs que ceux des interosseux dorsaux de la main. Ils diffèrent surtout de ceux-ci par leur attache exclusive aux phalanges. Du reste, au pied comme à la main, les tendons extenseurs sont unis de chaque côté aux tendons des interosseux par une expansion qui recouvre la tête du métatarsien correspondant, expansion qui est perpendiculaire aussi à leur direction.

Rapports. — Ces muscles répondent : en haut aux tendons extenseurs des orteils, dont les séparent les aponévroses interosseuses; en bas, à l'abducteur oblique du gros orteil; en arrière, aux artères perforantes qui passent entre leurs deux faisceaux d'origine.

Action. — Ils paraissent avoir pour unique attribution de fléchir les premières phalanges. M. Duchenne (de Boulogne) avance qu'en fléchissant les premières, ils étendent les deux dernières. Il en est ainsi pour les doigts, où ce second usage s'explique très-bien par les connexions qu'on observe entre les interosseux et les tendons extenseurs. Mais sur les orteils où ces connexions n'existent pas, comment pourraient-ils agir sur les secondes et les troisièmes phalanges ?

Si les orteils étaient doués comme les doigts de mouvements latéraux, les interosseux dorsaux auraient pour commune destination de les écarter de l'axe du pied : ils seraient abducteurs; en admettant comme réels ces mouvements d'abduction, il faut reconnaître qu'ils sont à peine sensibles.

B. — *Interosseux plantaires.*

Ils sont au nombre de trois, comme les interosseux palmaires. Mais, de même que l'adducteur du pouce constitue un quatrième interosseux palmaire, de même l'abducteur oblique du gros orteil peut être considéré comme un quatrième interosseux plantaire.

Les interosseux plantaires rampent sous la face inférieure des trois derniers métatarsiens, et n'occupent nullement les espaces compris entre les os du métatarse. Ces muscles sont allongés, aplatis, plus volumineux à leurs partie moyenne qu'à leurs extrémités.

Insertions. — Ils s'attachent à la moitié postérieure de la face inférieure des trois derniers métatarsiens et se portent horizontalement en avant pour aller se fixer par un tendon assez long au tubercule interne de la première phalange des trois derniers orteils.

Rapports. — Ces muscles sont en rapport : en haut avec les métatarsiens ; en bas avec l'abducteur oblique du gros orteil et le court fléchisseur du petit orteil ; sur les côtés avec les interosseux dorsaux.

Action. — Leur attache nous montre qu'ils sont fléchisseurs et adducteurs des premières phalanges des trois derniers orteils. Mais le mouvement d'adduction, de même que celui d'abduction, est à peu près nul.

§ 6. — Aponévroses du pied.

Ces aponévroses sont au nombre de quatre : l'*aponévrose dorsale*, l'*aponévrose plantaire* et les *aponévroses interosseuses supérieure* et *inférieure*.

A. — *Aponévrose dorsale.*

Elle est beaucoup plus forte que l'aponévrose correspondante du métacarpe. Continue en dedans avec l'aponévrose plantaire, insérée en dehors sur le cuboïde et le cinquième métatarsien, elle s'unit en arrière au ligament annulaire supérieur du tarse et se termine en avant sur les parties latérales des articulations métatarso-phalangiennes.

Sur le bord interne du pied, cette aponévrose est composée d'une seule lame. Mais au niveau du tendon de l'extenseur propre du gros orteil elle se divise en deux feuillets. Le supérieur passe au-dessus de ce tendon et des tendons du long extenseur commun, pour aller s'attacher sur le bord externe du pied. L'inférieur s'engage sous le tendon de l'extenseur du gros orteil, recouvre les vaisseaux pédieux, puis se subdivise en deux lamelles cellulo-fibreuses, dont l'une recouvre le pédieux, tandis que l'autre se perd sur les articulations des os du tarse. Il suit de cette disposition qu'il existe sur la face dorsale du pied trois gaînes fibreuses :

1° Une gaîne superficielle contenant les tendons extenseurs des orteils ;

2° Une gaîne moyenne dans laquelle se trouve logé le muscle pédieux ;

3° Une gaîne profonde occupée par l'artère pédieuse, les veines et le nerf qui l'accompagnent.

Cette aponévrose est formée surtout de fibres transversales. Elle présente quelques orifices par lesquels les veines superficielles communiquent avec les veines profondes.

B. — *Aponévrose plantaire.*

Plus étendue, plus fortement constituée que l'aponévrose palmaire, elle rappelle très-exactement la disposition générale de celle-ci.

On peut lui considérer aussi trois portions : une moyenne très-large, très-épaisse, très-résistante ; et deux latérales, étroites et minces.

1° *Aponévrose plantaire moyenne.* — Cette aponévrose s'étend horizontalement du calcanéum à la base des orteils. Étroite et très-épaisse en arrière, large et plus mince en avant, elle revêt la figure d'un triangle isocèle dont le sommet tronqué répond au calcanéum, et dont la base s'étend du premier au cinquième orteil.

Sa face inférieure n'adhère que faiblement à la couche adipeuse sous-cutanée, en sorte qu'on peut très-facilement l'en détacher, sur ses deux tiers postérieurs. — Sa face supérieure donne insertion en arrière au muscle court fléchisseur commun des orteils, auquelle elle n'est unie en avant que par un tissu cellulaire lâche. — Ses bords se continuent avec les aponévroses plantaires interne et externe et avec les cloisons inter-musculaires. Dans sa moitié antérieure, l'interne se prolonge au-dessous de l'aponévrose plantaire interne, dont une couche adipeuse le sépare, puis se termine en se continuant, d'une part avec les téguments de la partie interne du pied, de l'autre avec l'aponévrose dorsale. Sur toute l'étendue de ces bords on remarque inférieurement un long sillon qui répond aux cloisons intermusculaires et qui distingue très-nettement de chaque côté les muscles de la région moyenne de ceux des régions latérales.

Par son sommet, cette aponévrose s'attache aux deux tubérosités du calcanéum. De cet os elle se porte directement en avant en s'élargissant et s'amincissant, puis se divise sous le métatarse en cinq faisceaux qui vont s'insérer aux cinq métatarsiens et aux articulations métatarso-phalangiennes.

Le faisceau interne, qui est le plus volumineux, se divise en deux languettes entre lesquelles passe le tendon du long fléchisseur du gros orteil.

Le faisceau externe, très-grêle, se subdivise également en deux languettes pour donner passage aux tendons fléchisseurs du petit orteil.

Les trois faisceaux moyens se partagent chacun en trois languettes terminales bien distinctes : l'une, superficielle, par laquelle ils s'insèrent à la face adhérente du derme ; les deux autres, profondes, semblables à celle des orteils précédents, par lesquelles ils se fixent à la tête des deuxième, troisième et quatrième métatarsiens et aux fibro-cartilages glénoïdiens des articulations correspondantes. Ainsi attachée en arrière au calcanéum, en avant aux cinq os du métatarse, l'aponévrose plantaire moyenne peut être considérée comme un puissant ligament qui conserve à la voûte du pied sa courbure naturelle. C'est surtout lorsque le poids du corps porte sur la tête des métacarpiens que ce ligament entre en action ; il se tend alors à la manière de la corde d'un arc qu'on chercherait à redresser.

Les languettes terminales de l'aponévrose plantaire moyenne présentent une disposition qu'on ne remarque pas à la main. Non-seulement elles s'attachent au métatarsien et à l'articulation dont celui-ci fait partie, mais elles se dédoublent pour aller se fixer aussi au métatarsien et à l'articulation métatarso-phalangienne qui en sont les plus rapprochés. Les deux languettes voisines s'entrecroisent donc en s'entremêlant et s'unissant étroitement. Il suit de cette disposition que l'aponévrose unit entre eux les cinq os du métatarse, et qu'au moment où nous nous élevons sur la pointe du pied, ceux-ci ne peuvent ni se renverser en avant ni s'écarter les uns des autres.

L'aponévrose plantaire moyenne est constituée presque exclusivement par des fibres antéro-postérieures qui divergent en avant. C'est seulement sous la tête des métatarsiens que ces fibres divergentes sont reliées entre elles par un petit groupe de fibres transversales.

2° *Aponévrose plantaire interne.* — Beaucoup plus mince que la précédente, elle présente comme celle-ci une figure triangulaire, mais dont la base est dirigée en arrière. Par cette base, l'aponévrose s'attache à la grosse tubérosité du calcanéum et à sa face interne; par son sommet, au côté interne de l'articulation métatarso-phalangienne du gros orteil. — Son bord externe se continue, d'une part avec l'aponévrose plantaire moyenne, de l'autre avec la cloison intermusculaire voisine. L'interne est constitué en arrière par l'arcade sous laquelle passent les vaisseaux plantaires; au devant de celle-ci il s'insère sur le scaphoïde, le premier cunéiforme et le premier métatarsien, en se continuant en partie avec l'aponévrose dorsale.

Cette aponévrose est recouverte par la couche adipeuse sous-cutanée qui lui adhère d'une manière assez intime. Elle recouvre l'adducteur du gros orteil auquel elle donne attache, et son court fléchisseur.

3° *Aponévrose plantaire externe.* — Elle est assez faible en avant et en dedans, mais très-forte en arrière et en dehors, où elle s'étend du calcanéum au cinquième métatarsien, à la manière d'un ligament.

Son bord externe se fixe à toute la longueur du bord correspondant du pied, en se continuant en arrière avec le ligament annulaire externe et en avant avec l'aponévrose dorsale. — Son bord interne s'unit à l'aponévrose plantaire moyenne et à la cloison intermusculaire voisine. — Sa base, dirigée aussi en arrière, se fixe à la face externe du calcanéum. — Son sommet se perd sur l'articulation métatarso-phalangienne du petit orteil.

Cette aponévrose, recouverte par la couche adipeuse sous-cutanée et par la peau, recouvre l'abducteur et le court fléchisseur du petit orteil.

4° *Cloisons intermusculaires et gaînes fibreuses de la plante du pied.* — Les deux cloisons intermusculaires, distinguées en interne et externe, se dirigent d'arrière en avant en divergeant un peu, et de bas en haut en divergeant beaucoup plus. — L'interne, en effet, passe au-dessous de l'adducteur du gros orteil pour aller s'insérer sur le bord interne du tarse; en avant, elle s'engage entre les deux parties du court fléchisseur du même orteil, et se fixe à la face inférieure du premier métatarsien. — L'externe, dans sa moitié postérieure, passe au-dessous de l'abducteur du petit orteil, puis s'attache au bord externe du tarse; dans sa moitié antérieure, elle pénètre entre les deux derniers interosseux, et s'insère au quatrième métatarsien. L'une et l'autre, du reste, sont très-minces et incomplètes.

Par ces cloisons, l'espace compris entre la voûte et les aponévroses plantaires, se trouve partagé en trois espaces secondaires ou trois loges : une interne, une externe et une moyenne ou médiane très-grande.

La première ne contient que l'adducteur et le faisceau externe du court fléchisseur du gros orteil.

La seconde renferme l'abducteur, le court fléchisseur du petit orteil et le dernier interosseux plantaire.

La loge médiane se présente sous l'aspect d'un cône creux, dont la base tournée en avant serait percée de neuf conduits : cinq situés sur le prolongement de l'axe des orteils et destinés aux tendons qui les fléchissent ; quatre situés sur le prolongement des espaces interdigitaux, et occupés par les vaisseaux et nerfs qui vont se ramifier dans leur épaisseur. Cette loge médiane contient non-seulement les muscles de la région plantaire moyenne, mais en outre l'abducteur oblique et l'abducteur transverse du même orteil, et tous les vaisseaux et nerfs plantaires.

C. — *Aponévroses interosseuses.*

La situation qu'elles occupent permet de les distinguer aussi en supérieure ou dorsale, et inférieure ou plantaire.

L'*aponévrose interosseuse dorsale* se compose de quatre lamelles elliptiques, appliquées sur les interosseux dorsaux et insérées, par leur circonférence, aux métatarsiens correspondants. Ces lamelles sont très-minces, transparentes, mais cependant assez résistantes.

L'*aponévrose interosseuse plantaire* sépare les interosseux de l'abducteur oblique du gros orteil. Sa face supérieure donne naissance à des cloisons qui vont s'attacher aux bords latéraux des métatarsiens, et qui forment aux trois interosseux plantaires autant de gaînes complètes. Chacun des interosseux dorsaux est contenu dans une gaîne semblable constituée en haut par l'aponévrose qui les recouvre, sur les côtés par les deux métatarsiens correspondants ; en bas par l'aponévrose interosseuse plantaire. Cette lame fibreuse est aussi extrêmement mince.

ANGIOLOGIE

CONSIDÉRATIONS GÉNÉRALES SUR L'APPAREIL DE LA CIRCULATION.

L'angiologie est cette branche de l'anatomie qui a pour objet l'étude de l'appareil de la circulation.

Cet appareil comprend le cœur et les vaisseaux, c'est-à-dire un vaste ensemble de conduits destinés à régulariser le cours du sang et de la lymphe. En s'ajoutant les uns les autres, ces conduits donnent naissance à trois canaux principaux ;

L'un de ces canaux s'étend des poumons dans toutes les parties du corps ; il est parcouru par le sang rouge ;

Le second s'étend de toutes les parties du corps dans les poumons ; il est parcouru par le sang noir ;

Le troisième se porte de la plupart des organes vers le canal à sang noir ; il est parcouru par le sang blanc ou la lymphe.

Le *canal à sang rouge* est formé à son point de départ d'innombrables vaisseaux qui convergent de toutes parts pour se terminer par quatre troncs volumineux, les *veines pulmonaires*. — Sa partie moyenne ou centrale est constituée par une cavité à parois musculaires très-épaisses, qu'un étranglement divise en deux cavités secondaires, communiquant largement entre elles, dont l'une prend le nom d'*oreillette* et l'autre celui de *ventricule*. — Sa partie terminale ou l'*aorte*, simple à sa sortie du ventricule, se divise presque aussitôt, puis se subdivise en conduits de plus en plus déliés pour porter à tous les appareils, à tous nos organes, à tous les points de l'économie les éléments réparateurs nécessaires à chacun d'eux.

Considéré dans son ensemble, le canal à sang rouge se présente donc sous l'aspect d'un long conduit : simple sur sa partie centrale ; composé à son origine de vaisseaux dans lesquels le sang se meut en colonnes confluentes, et sur sa partie terminale de vaisseaux dans lesquels il se meut en colonnes divergentes. Ainsi conformé, on peut le comparer à un arbre dont les racines s'étendraient des poumons vers le cœur, et les branches du cœur dans tous nos organes.

Après avoir été soumis dans les poumons au contact vivifiant de l'atmosphère, le sang se porte en colonnes de moins en moins nombreuses et de plus en plus volumineuses vers le cœur pour y trouver la force d'impulsion qui lui manque. A peine est-il arrivé dans l'oreillette, que celle-ci se contracte pour le faire pénétrer dans le ventricule, lequel entre à son tour en contraction pour le projeter, par l'aorte, dans toutes les directions. La première, à laquelle un faible effort suffit, est munie de parois minces; le second, chargé de faire parvenir le fluide nutritif jusqu'aux dernières limites de l'organisme, offre au contraire des parois très-épaisses.

La partie centrale du canal à sang rouge est donc remarquable par sa capacité plus grande, par l'épaisseur de ses parois et par sa constitution essentiellement musculaire. — La partie convergente se distingue par la brièveté de ses canaux, qui s'affaissent sur eux-mêmes dans l'état de vacuité. La partie divergente a pour attributs une longueur beaucoup plus considérable, des parois notablement plus épaisses, plus élastiques, plus fragiles, qui restent béantes lorsqu'on les divise.

Le *canal à sang noir* se compose à son origine et sur la plus grande partie de son étendue de conduits de plus en plus volumineux, et de moins en moins nombreux qui convergent et se terminent par trois troncs principaux; les *veines caves* et la *grande veine coronaire.* — Sa partie moyenne est formée par le cœur droit, constitué sur le même type que le cœur gauche. — Sa partie terminale, ou l'*artère pulmonaire*, simple à sa sortie du ventricule droit, se divise bientôt, puis se ramifie dans les poumons où elle verse le sang noir, pour l'étaler au contact de l'air.

Considéré dans son ensemble, le canal à sang noir peut être comparé aussi à un arbre dont les racines, extrêmement longues, s'étendent des divers organes vers le cœur droit, et dont les branches, comparativement très-courtes, vont se perdre dans les poumons. — Dans les premières, le sang progresse d'un mouvement uniformément accéléré par suite de leur convergence et de la réduction progressive de la capacité du canal. Dans les secondes, où cette capacité s'accroît graduellement, son mouvement est saccadé et uniformément retardé.

Envisagés sous un point de vue purement hydraulique, le canal vasculaire à sang rouge et le canal vasculaire à sang noir peuvent être comparés aussi, l'un et l'autre, à deux cônes qui se réunissent, par leur sommet tronqué, dans le cœur gauche pour le premier, dans le cœur droit pour le second. Le sang précipite son cours dans leurs racines pour se rendre à l'organe qui lui donne le mouvement; il se ralentit en parcourant leurs branches : d'une part, pour séjourner plus longtemps dans la trame de nos tissus auxquels il apporte la chaleur et la vie; de l'autre pour passer moins rapidement aussi dans la trame des poumons, où il vient s'épurer au contact de l'air. Ces deux canaux offrent donc entre eux la plus grande analogie :

Tous deux sont simples dans leur partie moyenne, qui se dilate et se resserre tour à tour à tour pour imprimer au sang le mouvement nécessaire à la vie;

Tous deux présentent à leurs extrémités d'innombrables ramifications par lesquelles ils s'abouchent et se continuent; passant de l'un à l'autre, le fluide qui les parcourt se meut ainsi dans une direction constante ou circulaire;

Tous deux se composent, à leur origine, de vaisseaux dans lesquels le sang se meut en colonnes confluentes, ce sont les *veines;* et dans leur partie terminale de vaisseaux dans lesquels ce même liquide se répand en colonnes divergentes: ce sont les *artères;*

Tous deux se rapprochent, puis s'unissent par leur partie moyenne pour former un seul et même organe, le cœur, au niveau duquel ils semblent se confondre, mais dont les cavités gauches cependant restent indépendantes des cavités droites, en sorte qu'au niveau même de ces cavités, sous l'unité apparente, on retrouve encore la dualité qui se montre sur tous les quatre points de leur trajet.

Tous deux, enfin, ont pour élément commun une tunique unie, transparente, partout continue, partout tapissée d'une lame épithéliale, et consolidée : sur leur partie convergente, par des fibres élastiques et des fibres musculaires lisses, formant une mince paroi; sur leur partie divergente, par des fibres semblables formant une paroi beaucoup plus épaisse; sur leur partie moyenne, par une épaisse couche de fibres musculaires striées.

Les vaisseaux par lesquels les deux grands canaux vasculaires communiquent entre eux diffèrent beaucoup des artères et des veines. Extrêmement déliés, ces vaisseaux ont reçu le nom de *capillaires.* Ils sont de deux ordres : les uns s'étendent de la partie terminale du canal à sang rouge à la partie initiale du canal à sang noir : ce sont les *capillaires généraux;* les autres relient la partie terminale du canal à sang noir à la partie initiale du canal à sang rouge : ce sont les *capillaires pulmonaires.*

Les capillaires généraux, répandus dans toute l'économie, sont le siége des principaux phénomènes de la nutrition, des sécrétions, des exhalations, de l'absorption, de la calorification, etc.; c'est dans ces capillaires que le sang rouge perd sa coloration, son oxygène, ses propriétés nutritives, pour se charger d'acide carbonique et d'éléments divers qui viennent altérer sa pureté primitive. — Des phénomènes diamétralement opposés se passent dans les capillaires pulmonaires; en les parcourant, le sang retrouve sa couleur rouge et ses propriétés essentielles.

Les fonctions les plus importantes s'accomplissent donc au sein des capillaires. Entre celles qui s'opèrent dans les capillaires généraux, et celles qui se passent dans les capillaires pulmonaires, on remarque un antagonisme si complet, qu'ils peuvent être considérés comme les deux pôles de l'appareil circulatoire. Remarquons cependant que ces fonctions sont liées entre elles par la plus étroite corrélation. Les phénomènes qui se produisent dans les capillaires généraux sont sans cesse contrebalancés par ceux qui se produisent dans les capillaires pulmonaires; entre les uns et les autres il existe une sorte de compensation exacte et constante; la santé et la vie elle-même dépendent de leur équilibre.

Le *canal à sang blanc* se compose de conduits à direction convergente, dont le tronc commun vient s'ouvrir dans le grand canal circulaire résultant de la continuité des vaisseaux sanguins. Le rapport qu'il affecte avec ce canal est celui d'une tangente avec sa circonférence.

Envisagé sous un point de vue physiologique, l'appareil de la circulation comprend donc cinq parties : le canal à sang rouge, le canal à sang noir, les capillaires généraux, les capillaires pulmonaires, et le canal à sang blanc ou l'ensemble des *vaisseaux lymphatiques*.

Considéré sous un point de vue anatomique, cet appareil est formé : 1° par le cœur, agent principal de l'impulsion du sang; 2° par les artères qui, du cœur, portent le sang dans toutes les parties du corps; 3° par les capillaires qui conduisent le sang des artères aux veines; 4° par les veines qui le ramènent vers le cœur; 5° enfin par les lymphatiques qui versent incessamment dans le courant sanguin un liquide réparateur.

CHAPITRE PREMIER

DU CŒUR

CONSIDÉRATIONS GÉNÉRALES

Le cœur, partie centrale de l'appareil circulatoire, est un organe contractile, formé de deux conduits musculaires étroitement unis et situés, l'un sur le trajet du sang noir pour le chasser vers les poumons; l'autre sur le trajet du sang rouge pour le projeter dans toutes les parties du corps.

Ces deux conduits musculaires sont liés entre eux d'une manière si intime, qu'ils semblent se confondre en un conduit unique, dont la cavité serait cloisonnée. Mais si l'on coupe les liens qui leur sont communs, on pourra leur restituer l'indépendance qu'ils conservent dans les espèces animales les plus inférieures. Il existe par conséquent deux cœurs : un *cœur droit* ou *pulmonaire* affecté à la circulation du sang veineux, et un *cœur gauche* ou *aortique*, qui préside à la circulation du sang artériel. Chacun d'eux est étranglé au niveau de sa partie moyenne, et cet étranglement, simulant une cloison incomplète, la cavité du principal agent de la circulation se trouve divisée en quatre cavités plus petites, par deux cloisons réciproquement perpendiculaires : l'une longitudinale, parallèle à l'axe des deux cœurs et résultant de leur juxtaposition; l'autre perpendiculaire à cet axe et produite par leur étranglement.

Ces cavités ont été distinguées en supérieures et inférieures : les premières portent le nom d'*oreillettes*, les secondes celui de *ventricules*.

Situation, volume, poids du cœur.

Le cœur est situé dans la cavité thoracique : entre les poumons qui lui forment une sorte de couche et qui le recouvrent en partie; au-dessus du diaphragme qui le sépare des viscères abdominaux; au-devant de l'œsophage et de l'aorte qui le séparent de la colonne vertébrale; derrière le sternum et les cartilages costaux du côté gauche qui le protégent à la manière d'un bouclier.

Envisagé dans ses rapports avec l'économie entière, cet organe répond à l'union du tiers supérieur du corps avec ses deux tiers inférieurs, d'où il suit, ainsi que l'a fait remarquer Bichat, que les parties supérieures et particulièrement l'encéphale sont placées sous l'influence plus immédiate de ce viscère.

Il est fixé dans sa position par son enveloppe fibro-séreuse, le *péricarde*, qui s'unit étroitement en bas au centre aponévrotique du diaphragme, et se continue en haut avec la partie médiane de l'aponévrose cervicale moyenne. Or, cette aponévrose étant immobilisée par les insertions qu'elle prend, d'une part sur l'os hyoïde et le corps thyroïde, de l'autre sur la clavicule et le sternum, le cœur ne saurait se déplacer, ou du moins il n'est soumis dans le sens vertical qu'à de très-minimes oscillations; le centre aponévrotique sur lequel il repose est lui-même à peine mobile. — Latéralement, les poumons lui présentent une large surface d'appui. Mais peu consistants et très-élastiques, ces viscères constituent des moyens de fixité beaucoup moins solides; d'ailleurs ils se laissent eux-mêmes déplacer et déprimer par tous les épanchements qui peuvent se produire dans la cavité des plèvres; c'est surtout à la suite de ces épanchements qu'on voit l'organe central de la circulation se dévier dans le sens transversal.

Le *volume* du cœur, comme celui de tous les organes creux, est variable. Laennec le comparait à celui du poing. Sans doute ce mode d'évaluation est simple, ingénieux et quelquefois assez précis. Mais il faut reconnaître aussi qu'il est souvent infidèle; car tandis que les professions demeurent sans influence bien manifeste sur les dimensions de ce viscère, combien ne modifient-elles pas celles de la main!

La mensuration est un procédé moins expéditif dans son application, mais plus sûr dans ses résultats. Il appartenait à M. le professeur Bouillaud d'en faire ressortir les avantages dans son *Traité clinique des maladies du cœur*, en déterminant avec une remarquable exactitude l'étendue moyenne des diamètres de cet organe, et les dimensions comparatives des diverses parties qui le composent (1).

La circonférence du cœur, mesurée à la base des ventricules, chez un adulte de 25 à 60 ans, = 258 millimètres.

Sa longueur, représentée par une perpendiculaire conduite de l'origine de l'aorte à la pointe du cœur, = 98 millimètres.

Sa largeur, déterminée par une ligne tirée du bord droit au bord gauche, au niveau de la base des ventricules, = 107 millimètres.

Son épaisseur, évaluée à l'aide d'une perpendiculaire dirigée de la face antérieure à la face postérieure, au niveau de la base des ventricules et du sillon qui les sépare, = 52 millimètres.

Le volume du cœur s'hypertrophie chez la femme pendant la grossesse. Ce fait, signalé par M. Larcher en 1826, a été confirmé d'abord par les recherches de MM. Ducrest, et plus récemment par celles de M. Blot. L'hypertrophie commence avec la gestation et persiste encore quelque temps après l'accouchement; elle croît et décroît en un mot avec celle de l'utérus. Le ventricule gauche en est presque exclusivement le siége; l'épaisseur de ses parois augmente alors dans une proportion qui varie du quart au tiers; dans certains cas exceptionnels elle est presque doublée.

Poids.—Il ne présente pas moins de variétés que le volume. M. le professeur Bouillaud l'évalue en moyenne de 250 à 280 grammes chez les adultes de 20 à 60 ans (2). Il importe toutefois d'établir une distinction entre les deux sexes.

Chez l'homme, des recherches qui ont porté sur quatorze individus, âgés de 25 à 40 ans, m'ont démontré que le poids moyen du cœur, préalablement vidé de tout le sang qu'il contient, est de 266 grammes. Mais chez la femme, il serait seulement de 220 à 230, d'après les observations très-précises de M. Blot. Ce poids varierait donc d'un sexe à l'autre, et la différence s'élèverait à 40 grammes environ. — Sous l'influence de la grossesse, cette différence s'efface. Dans la dernière période de la gestation, elle tourne même à l'avantage du sexe féminin : le poids moyen du cœur, selon le même auteur, atteint alors 292 grammes.

Ce poids, du reste, n'est nullement en rapport avec le volume. Il peut être même, dans certains cas, en raison inverse de celui-ci. C'est ce qui a lieu lorsque les parois du cœur s'amincissent et se dilatent ; ainsi aminci et dilaté, il peut atteindre un volume considérable et offrir cependant un poids très-ordinaire, ou même moins élevé.

Quelquefois, au contraire, les parois augmentent d'épaisseur aux dépens des cavités, et le poids s'accroît notablement sans que le volume participe à cet accroissement d'une manière très-sensible.

(1) Bouillaud, *Traité des maladies du cœur*, 1841, 2e édit., t. I, p. 50 et suiv.
(2) Bouillaud, *Traité des maladies du cœur*, 2e édit., 1841, t. I, p. 50.

Dans l'atrophie et l'hypertrophie du cœur, le poids de cet organe se modifie donc ; il ne subit cependant pas de variations aussi considérables que l'admettent plusieurs auteurs. M. Bouillaud, qui a pu observer un très-grand nombre de faits de ce genre, a constaté que dans l'atrophie la plus prononcée le cœur pèse encore 135 grammes, et que dans l'hypertrophie la plus grande il ne dépasse pas 688 grammes. Ainsi, l'atrophie la plus extrême lui fait perdre la moitié seulement de son poids normal, et l'hypertrophie peut être portée à un degré tel que celui-ci est doublé et presque triplé.

Le cœur nous offre à considérer sa conformation extérieure, sa conformation intérieure, sa structure et son développement.

§ 1. — Conformation extérieure du cœur.

Le cœur présente la forme d'un cône dont la surface serait comprimée d'avant en arrière et de haut en bas. Sa base tournée en haut, en arrière et à droite, est plus rapprochée de la paroi postérieure du thorax que de l'antérieure, tandis que son sommet répond au contraire à cette dernière.

Son axe se dirige en bas, en avant et à gauche ; il présente par conséquent une double obliquité, l'une relative au plan médian, l'autre relative aux parois antérieure et postérieure de la poitrine. La situation et la direction du cœur relatives au plan médian sont telles que l'oreillette droite ou le quart environ de son volume total occupe la moitié droite du thorax, et ses trois autres cavités la moitié gauche ; de là ses rapports beaucoup plus étendus avec le poumon gauche, qui se creuse pour le recevoir et qui le recouvre en grande partie.

Par leur mode de conformation les ventricules diffèrent, du reste, très-notablement des oreillettes. Il importe par conséquent d'étudier séparément ces deux ordres de cavités.

A. — *Conformation extérieure des ventricules.*

Par leur volume plus considérable que celui des oreillettes et par leur consistance plus grande, les ventricules déterminent la forme du cœur. On leur considère deux faces, deux bords, une base et un sommet.

a. *Face antérieure ou sternale.* — Elle est convexe, et divisée en deux parties inégales par un sillon étendu directement de la base à la pointe des ventricules. Ce sillon qui loge l'artère coronaire antérieure, ainsi que la veine et les lymphatiques qui l'accompagnent, répond à la cloison interventriculaire, c'est-à-dire à l'adossement des deux cœurs ; et comme deux conduits cylindroïdes ne peuvent s'adosser sans intercepter en avant et en arrière de leur jonction un espace prismatique et triangulaire, il en résulte : 1° que ce sillon se reproduit sur la face opposée ; 2° que ces sillons établissent chacun sur la face qu'ils occupent la limite précise des cavités ventriculaires. Des deux parties que sépare le sillon longitudinal antérieur, celle du côté gauche est plus longue, plus convexe et plus étroite. Celle du côté droit est large, presque plane et triangulaire.

Cette face est en rapport : 1° avec la moitié inférieure du corps du sternum; 2° avec le muscle triangulaire du sternum qui la sépare des troisième, quatrième et cinquième cartilages costaux du côté gauche et des muscles intercostaux internes correspondants; 3° avec le poumon

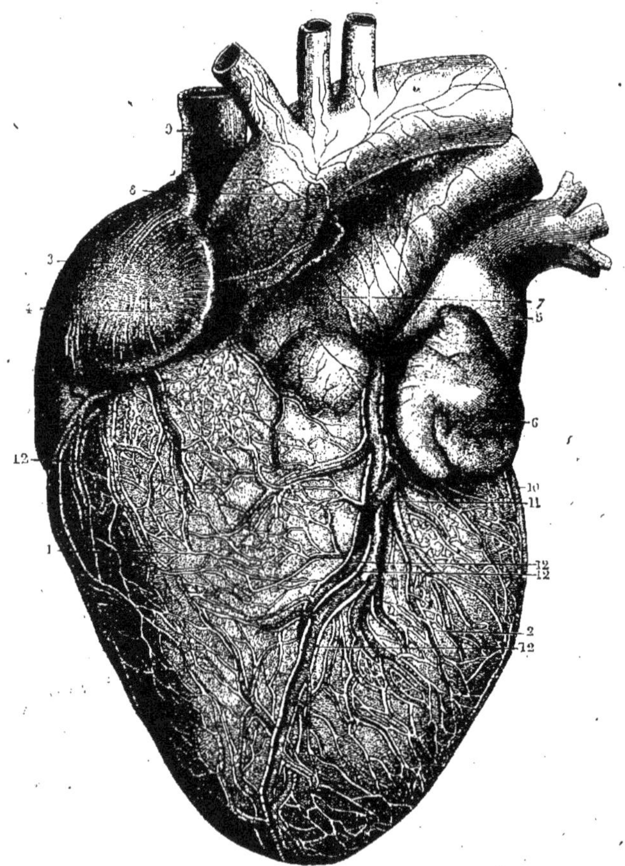

Fig. 348 (1). — *Face antérieure du cœur.*

1. Ventricule droit. — 2. Ventricule gauche. — 3. Oreillette droite. — 4. Appendice de cette oreillette. — 5. Oreillette gauche. — 6. Auricule gauche. — 7. Artère pulmonaire. — 8. Aorte. — 9. Veine cave supérieure. — 10. Artère coronaire antérieure. — 11. Branche antérieure de la veine coronaire. — 12, 12, 12. Vaisseaux lymphatiques de la face antérieure du cœur.

(1) Cette figure et toutes celles qui sont relatives à la description du cœur ont été empruntées à l'*Atlas d'anatomie descriptive*, de MM. Bonamy et Beau. Par l'extrait que nous mettons sous leurs yeux, nos lecteurs pourront constater le mérite de cet ouvrage que nous aimons à louer pour son habile exécution et sa valeur anatomique.

gauche qui en recouvre la plus grande partie. — Elle s'étend dans le sens vertical du bord supérieur de la troisième côte gauche, au bord inférieur de la cinquième ; et dans le sens horizontal à 8 centimètres au delà du plan médian, au niveau des troisième et quatrième espaces intercostaux du côté gauche.

Ces rapports permettent au médecin de circonscrire très-facilement par la percussion le contour du cœur, et de reconnaître ainsi avec une grande exactitude toutes ses variations de volume. Ils lui permettent également

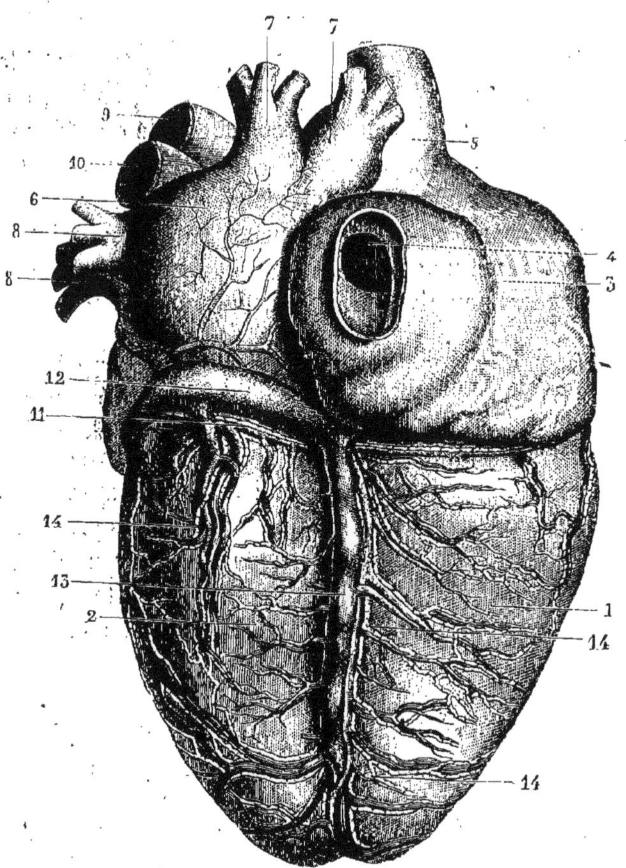

Fig. 349. — *Face postérieure du cœur.*

1. Ventricule droit. — 2. Ventricule gauche. — 3. Oreillette droite. — 4. Embouchure de la veine cave inférieure. — 5. Extrémité terminale de la veine cave supérieure. — 6. Oreillette gauche. — 7, 7. Les deux veines pulmonaires droites. — 8, 8. Les deux veines pulmonaires gauches. — 9. Aorte. — 10. Branche gauche de l'artère pulmonaire. — 11. Branche auriculo-ventriculaire de l'artère coronaire antérieure. — 12. Tronc de la veine coronaire venant s'ouvrir dans l'oreillette droite. — 13. Branche postérieure de cette veine se jetant perpendiculairement dans le tronc principal, très-près de son embouchure. — 14, 14, 14. Vaisseaux lymphatiques de la face postérieure des ventricules. Parmi ces vaisseaux, il en est qui longent les parties latérales ou les bords du cœur ; mais les principaux troncs suivent la veine coronaire.

d'apprécier par l'auscultation le rhythme de ses battements, les bruits qui coïncident avec ceux-ci et toutes les modifications qu'ils peuvent offrir.

b. *Face postérieure et inférieure ou diaphragmatique.*—Elle est plane, presque horizontale et divisée en deux parties égales par le *sillon longitudinal postérieur*, sillon qui contient aussi une artère et une veine. Des deux parties que sépare le sillon postérieur, l'une appartient au ventricule droit, l'autre au ventricule gauche. Cette face repose sur le centre aponévrotique du diaphragme, auquel elle communique les pulsations du cœur que ce muscle transmet ensuite à l'épigastre.

c. *Bords.* — Les deux bords du cœur diffèrent très-notablement. Le *bord droit* est mince, rectiligne, obliquement dirigé, en bas, en avant et à gauche. Couché sur le diaphragme, il occupe l'angle que forme ce muscle avec la paroi antérieure du thorax. — Le *bord gauche* est très-épais, convexe, oblique de haut en bas et d'arrière en avant, plus élevé que le précédent; il répond au poumon gauche, dont la face interne se déprime pour lui former une sorte de loge, et dont le bord antérieur présente une échancrure au niveau de sa partie la plus saillante.

d. *Base.* — La base des ventricules regarde en haut, en arrière et à droite. Elle est coupée obliquement de haut en bas et d'avant en arrière, en sorte que leur face postérieure offre moins de longueur que l'antérieure. Pour voir cette coupe oblique, il faut disséquer avec soin la surface de jonction des oreillettes et des ventricules. On peut alors constater qu'il règne sur toute sa périphérie un sillon circulaire, plus profond en arrière qu'en avant : ce sillon, dû à l'étranglement des deux conduits qui forment les cœurs droit et gauche, loge l'artère coronaire droite et la veine coronaire, qu'entoure un tissu cellulaire adipeux plus ou moins abondant. Il est masqué en avant par deux troncs artériels volumineux qui s'entrecroisent à la manière des deux branches d'un X.

De ces deux troncs, l'antérieur se dirige en haut et à gauche, et ne tarde pas à se bifurquer pour aller se ramifier dans les poumons : il constitue l'*artère pulmonaire*.

Le second ou postérieur se porte en haut et à droite, en croisant le précédent à angle très-aigu : il représente l'origine de l'aorte.

En renversant en avant les deux troncs artériels, tandis qu'on refoule les oreillettes en arrière, on découvre le sillon qui circonscrit la base des ventricules, et l'on peut apprécier le degré d'obliquité de cette base.

e. *Sommet.* — Le sommet ou la pointe du cœur répond au cinquième espace intercostal gauche. La distance qui le sépare du plan médian varie de 8 à 10 centimètres.

En se réunissant sur ce sommet, les sillons antérieur et postérieur le divisent en deux portions inégales : l'une, dépendante du ventricule droit;

l'autre, plus saillante et plus volumineuse, représentant l'extrémité inférieure du ventricule gauche. Le sillon compris entre les deux saillies est comblé par du tissu cellulo-adipeux et par la partie terminale des artères coronaires qui s'anastomosent entre elles.

B. — *Conformation extérieure des oreillettes.*

Les oreillettes se présentent sous l'aspect de deux renflements veineux, surajoutés à la base des ventricules. Elles forment une sorte de réservoir à deux loges, de capacité variable et de forme irrégulièrement cuboïde qui permet de lui considérer quatre faces et deux extrémités.

a. *Face antérieure.* — Elle décrit une courbure demi-circulaire qui embrasse les troncs aortique et pulmonaire. Pour la voir, il faut donc diviser ceux-ci à leur sortie des ventricules; on remarque alors : 1° que cette face est profondément excavée; 2° qu'elle se trouve située sur un plan beaucoup plus profond que celui qu'occupe la face antérieure des ventricules; 3° qu'elle ne présente aucun vestige de l'indépendance des deux cœurs, disposition due à une bandelette musculaire qui passe au devant de la cloison interauriculaire.

b. *Face postérieure.* — Elle est plane ou légèrement convexe, et située sur le même plan que la face postérieure des ventricules. On observe, sur sa partie moyenne, un sillon curviligne qui répond à l'adossement des deux oreillettes, ou plutôt à la cloison interauriculaire, et dont la convexité se dirige à gauche. A droite du sillon se présente la partie terminale de la veine cave inférieure, et un peu plus bas la partie terminale de la grande veine coronaire. — Cette face, inclinée en bas, regarde la colonne dorsale dont la séparent l'œsophage et l'aorte thoracique.

c. *Face supérieure.*—La face supérieure, inclinée en arrière et à droite, forme, à proprement parler, la base du cœur. Elle répond à la bifurcation de la trachée-artère. Un sillon curviligne à convexité tournée à droite la divise en deux moitiés. La moitié droite reçoit la partie terminale de la veine cave supérieure. La moitié gauche est le point de convergence de quatre troncs veineux, plus petits, et disposés par paires; deux de ces troncs s'ouvrent immédiatement à gauche du sillon : ce sont les *veines pulmonaires droites;* les deux autres s'ouvrent à l'extrémité gauche des oreillettes : ce sont les *veines pulmonaires gauches.*

d. *Face inférieure.* — Elle s'unit à la base des ventricules et ne se distingue de celle-ci que par le sillon auriculo-ventriculaire précédemment mentionné. Il n'est pas sans intérêt de remarquer que cette base contraste par la disposition de ses principaux diamètres avec ceux de la face inférieure des oreillettes; son diamètre antéro-postérieur, en effet, est très-étendu au niveau de l'adossement des deux cœurs, par suite de la superposition des troncs artériels qui en partent; il diminue à mesure qu'on se rapproche des bords de l'organe. Le diamètre antéro-postérieur de la face inférieure des oreillettes, très-petit au contraire à sa partie moyenne, augmente de plus en plus à mesure qu'on s'en éloigne, et atteint sa plus grande longueur sur leurs parties latérales.

e. *Extrémités.* — Chacune des oreillettes est surmontée à son extrémité d'un appendice qu'on peut comparer, avec Winslow, à une crête de coq ou au pavillon flottant de l'oreille du chien. Ces appendices portent le nom d'*auricules*. L'une est sous-jacente au sternum, c'est l'auricule droite; l'autre, plus profondément située, est recouverte par le poumon, c'est l'auricule gauche.

L'auricule droite est large, courte, triangulaire, dentelée sur son bord. Elle s'étend, par son sommet arrondi, jusqu'à l'aorte. Sa base se continue graduellement avec l'oreillette correspondante.

L'auricule gauche, plus longue et plus étroite que la précédente, courbée et recourbée sur elle-même, dentelée aussi sur son bord, s'applique par son sommet au tronc de l'artère pulmonaire. Sa base est légèrement rétrécie, en sorte qu'elle ne représente pas, comme l'auricule droite, une expansion partielle de la cavité auriculaire, mais un diverticule de celle-ci.

§ 2. — Conformation intérieure du cœur.

Préparation. — Pour étudier la conformation intérieure de cet organe on peut faire usage de cœurs préalablement dilatés et desséchés, sur lesquels on pratique ensuite des ouvertures qui permettent d'observer les parois de leurs différentes cavités. Mais les préparations fraîches seront toujours préférables à ces procédés trop artificiels; elles sont du reste beaucoup plus expéditives et plus simples. Elles consistent à pratiquer sur les parois de chaque cavité une ou deux incisions dirigées de manière à n'intéresser aucune partie importante. Dans ce but on se conformera aux règles suivantes :

1° Pour le ventricule droit, faites une incision en V à pointe inférieure, dont l'un des côtés longera le bord droit du cœur, et l'autre son sillon antérieur. Les deux incisions convergeant de haut en bas se réuniront sur le sommet du cœur; il suffira de relever la pointe du lambeau ainsi obtenu pour mettre en évidence tous les détails de la conformation intérieure de ce ventricule.

2° Pour le ventricule gauche, une seule incision longitudinale suffira. Elle sera faite sur sa paroi antérieure, afin de laisser intactes ses deux grosses colonnes charnues; en écartant les deux lèvres de cette longue incision, il sera facile d'étudier le mode de configuration de sa cavité.

3° Pour l'oreillette droite, on pratiquera sur sa face antérieure une incision transversale, étendue de son auricule à la veine cave inférieure.

4° Pour l'oreillette gauche, l'incision sera faite de préférence sur la paroi postérieure, et transversalement aussi, à l'union de cette face avec la supérieure.

Considéré dans sa conformation intérieure, le cœur se compose de quatre cavités : deux supérieures ou *auriculaires*, et deux inférieures ou *ventriculaires*.

Ces cavités sont distinguées aussi en droites et gauches. Les deux cavités droites communiquent largement entre elles : elles forment le *cœur droit*, ou *pulmonaire*. Les deux cavités gauches communiquent également : elles forment le *cœur gauche*, ou *aortique*. Les premières sont séparées des secondes par une cloison complète chez l'adulte, incomplète chez le fœtus.

L'orifice par lequel chacune des oreillettes communique avec le ventricule correspondant est muni d'une valvule qui laisse passer le sang de la cavité supérieure dans l'inférieure, mais qui ne lui permet pas de remonter vers sa source. Il porte le nom d'*orifice auriculo-ventriculaire*.

Les deux cavités auriculaires se contractent ensemble ; les deux cavités ventriculaires se contractent ensuite, et simultanément aussi. Le sang rouge et le sang noir, en d'autres termes, entrent au même instant dans les cavités qui surmontent la base du cœur ; et au même instant, aussi, dans celles qui sont chargées de le projeter, d'une part vers les poumons, de l'autre dans la trame de tous nos tissus.

A. — *Conformation intérieure des ventricules.*

Les cavités ventriculaires affectent une direction parallèle à l'axe du cœur. Toutes deux sont étroites et fermées à une de leurs extrémités qui répond à la pointe de cet organe, beaucoup plus larges et percées de deux orifices à leur extrémité opposée, appelée base. De ces deux orifices, le plus considérable s'ouvre dans l'oreillette correspondante ; il est pourvu d'une valvule très-résistante qui fait saillie dans le ventricule. L'autre s'ouvre dans l'artère pulmonaire à droite, dans l'aorte à gauche ; il présente trois replis du même ordre, ce sont les valvules sigmoïdes.

Sur les parois des ventricules on remarque un très-grand nombre de saillies qui en proviennent et qui portent le nom de *colonnes charnues*. Ces colonnes sont de trois ordres.

Celles du premier ordre, de forme conoïde, se continuent par leur base avec les parois ventriculaires ; elles donnent naissance par leur sommet, quelquefois divisé en deux ou trois colonnes plus petites, à des cordages tendineux qui vont s'insérer sur les valvules auriculo-ventriculaires. On les désigne aussi quelquefois sous les noms de *piliers* et de *muscles papillaires*.

Celles du second ordre, de forme cylindrique, se continuent avec les parois des ventricules par leurs deux extrémités, et restent libres par leur partie moyenne.

Celles du troisième ordre se continuent avec ces mêmes parois, non-seulement par leurs deux extrémités, mais par toute l'étendue de leur partie moyenne ; elles semblent comme sculptées sur leur surface, à la manière des bas-reliefs.

Les colonnes charnues ont pour siége spécial le sommet des ventricules et les parties qui s'en trouvent le plus rapprochées ; de leur multiplicité et de leur entrecroisement en tout sens résulte une sorte de tissu caverneux. A mesure qu'on remonte vers la base de ces cavités, elles se montrent plus rares, et disparaissent en général dans leur partie la plus large.

Les cordages tendineux provenant des colonnes charnues du premier ordre se terminent différemment. Les plus importants vont s'insérer sur le bord adhérent des valvules auriculo-ventriculaires, en s'élargissant et se continuant entre eux par leurs bords. — D'autres, plus nombreux, se fixent sur celle de leurs faces qui répond aux parois ventriculaires ; — d'autres, plus multipliés encore et plus déliés, s'attachent sur leur bord libre en se continuant aussi et en formant, comme les précédentes, des arcades de figure et de dimensions très-diverses.

a. **Conformation intérieure du ventricule droit.** — Le ventricule droit occupe la partie antérieure et inférieure du cœur ; de là les noms de *ventricule antérieur*, de *ventricule inférieur* sous lesquels il a été quelquefois désigné, par opposition au ventricule gauche, qui a été aussi appelé *ventricule supérieur, ventricule postérieur*. Sa cavité revêt la forme d'une pyramide triangulaire ; on peut lui considérer par conséquent trois parois, un sommet et une base.

Les parois se distinguent en interne, antérieure et postérieure. La première est convexe ; elle répond à la cloison interventriculaire. Les deux autres sont concaves. Toutes sont lisses et unies dans leur tiers supérieur ; mais dans le reste de leur étendue elles sont hérissées de faisceaux ou colonnes charnues qui leur donnent un aspect réticulé et aréolaire.

Les colonnes charnues de la première espèce, ou les *piliers* du ventricule sont au nombre de quatre à cinq. Le plus important de ces piliers naît de la paroi antérieure, très-près de l'angle qu'elle forme en s'unissant à la paroi interne. Son point d'implantation ou sa base, répond à la partie moyenne de cette paroi ; il est aplati, et libre sur toute son étendue. Ce pilier antérieur se divise et quelquefois se trifurque à son sommet, duquel partent des cordages tendineux destinés aux deux valves externes de la valvule tricuspide. — De la paroi postérieure, très-près aussi de la cloison, partent deux ou trois piliers plus petits. Les cordages de ces piliers postérieurs vont s'attacher aux valves postérieure et interne de la même valvule. — De la partie supérieure de la paroi interne ou de la cloison, on voit en outre émaner plusieurs cordages tendineux, qui proviennent, soit immédiatement de sa surface, soit du sommet de très-petits mamelons charnus.

Les colonnes charnues du second et du troisième ordre occupent surtout le sommet du ventricule, où elles s'entrecroisent dans tous les sens.

La base du ventricule droit présente deux orifices : l'un situé à droite et en arrière, par lequel il communique avec l'oreillette droite ; l'autre dirigé à gauche et en avant, établissant une communication semblable entre sa cavité et celle de l'artère pulmonaire.

Orifice auriculo-ventriculaire droit. — Sa figure, suivant quelques anatomistes, est celle d'une ellipse dont le grand diamètre se dirigerait d'avant en arrière. Mais cette disposition elliptique peu manifeste nous paraît être le résultat de la déformation qui accompagne l'état de vacuité et d'affaissement du cœur. La figure annulaire qu'on retrouve dans toutes les autres parties de l'appareil circulatoire peut être considérée comme un caractère général qui appartient aussi aux divers orifices du cœur ; c'est celle qu'ils nous présentent sur un cœur desséché dans l'état de réplétion.

Un repli valvulaire occupe l'orifice auriculo-ventriculaire droit. Ce repli, appelé *valvule tricuspide* (du latin *tres*, trois, et *cuspis*, pointe) ou *triglochine* (du grec τρεῖς, trois, et γλωχίν, angle), offre deux faces et deux bords.

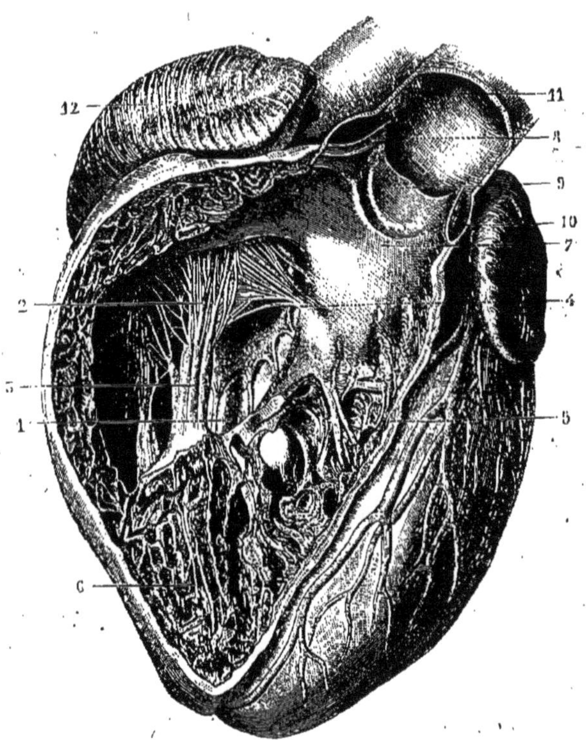

FIG. 350. — *Cavité ventriculaire droite.*

1. Cavité du ventricule droit. — 2. Valvule tricuspide. — 3. Colonnes charnues dont les tendons vont s'insérer à la face externe et au bord libre de cette valvule. — 4. Petit bouquet de cordages tendineux naissant directement de la paroi interne du ventricule droit. — 5. Épaisseur des parois du ventricule droit. — 6. Tissu aréolaire formé par l'entrecroisement des colonnes charnues. — 7. Infundibulum. — 8, 9, 10. Valvules sigmoïdes de l'artère pulmonaire. — 11. Artère pulmonaire. — 12. Oreillette droite.

Les faces sont cylindriques. Elles répondent, l'une à l'axe de la cavité, et l'autre aux parois du ventricule. La première est unie sur toute son étendue. La seconde reçoit l'insertion des filaments tendineux provenant, soit des colonnes charnues du premier ordre, soit directement des parois ventriculaires. En arrivant sur la face pariétale du repli valvulaire, ces tendons s'aplatissent, se divisent, s'entrecroisent, s'unissent les uns aux autres par leurs bords en formant des arcades, et communiquent ainsi à toute cette face une disposition réticulée, un aspect rugueux, une extrême irrégularité.

Des deux bords de la valvule tricuspide, le supérieur ou adhérent est fixé à la zone fibreuse de l'orifice correspondant. Le bord inférieur ou bord libre est très-irrégulier aussi. Il présente trois échancrures qui se rapprochent plus ou moins du bord adhérent, sans cependant jamais l'atteindre, et qui permettent de considérer à la valvule tricuspide trois segments principaux ou trois valves, l'une interne, la seconde antérieure, la troisième postérieure.

La valve interne, plus petite que les deux autres, répond à la cloison interventriculaire, à laquelle elle s'applique soit pendant la diastole, soit pendant la systole ventriculaire. Les cordages tendineux partant de cette cloison lui sont surtout destinés.

La valve antérieure est la plus étendue ; c'est celle aussi qui prend la part la plus importante à l'occlusion de l'orifice auriculo-ventriculaire. Elle est plutôt quadrilatère que triangulaire. A sa partie antérieure se rend un bouquet de cordages tendineux provenant tous de la cloison interventriculaire ; le plus inférieur longe son bord libre de haut en bas. A sa partie postérieure et à sa face pariétale viennent s'attacher les nombreux tendons qui naissent du pilier antérieur. Parmi ces derniers, le plus élevé longe son bord libre de bas en haut, et s'anastomose avec celui qui précède en formant une longue arcade dont la concavité, au moment de la systole, s'applique étroitement à la convexité de la cloison interventriculaire.

La valve postérieure donne attache en arrière aux cordages émanés des piliers postérieurs, et en avant à d'autres cordages qui dépendent du pilier antérieur. Leur disposition générale est la même que sur la valve précédente ; les plus inférieurs forment aussi sur son bord libre une arcade qui, au moment de la contraction du ventricule, embrasse par sa concavité la convexité de la cloison.

Les trois valves de la valvule tricuspide pendant la systole ventriculaire ne tendent donc pas à prendre une direction perpendiculaire à l'axe de l'orifice qu'elles ferment. M. Marc Sée, par une étude plus attentive de leur disposition, a démontré qu'elles restent plus ou moins parallèles à cet axe : « L'occlusion de l'orifice auriculo-ventriculaire droit résulte de » l'application de la valve antérieure et de la valve postérieure sur la

» cloison interventriculaire et de la tension, par suite de la contraction » des piliers des deux arcades qui forment leur bord libre... Pendant que » leur moitié inférieure s'applique à la cloison, leur moitié supérieure » s'applique à l'orifice ; et celle-ci étant moins soutenue, peut devenir légè- » rement concave en haut, sous l'influence de la pression sanguine (1) ».

Orifice pulmonaire. — Il est plus petit que le précédent et situé sur un plan antérieur et plus élevé. Une saillie musculaire offrant la forme d'une cloison rudimentaire ou plutôt d'un croissant à concavité inférieure, sépare cet orifice du précédent, et semble partager la cavité du ventricule en deux cavités secondaires : l'une auriculaire plus considérable, et l'autre pulmonaire plus petite. Cette dernière, en se prolongeant un peu obliquement en haut et à gauche, affecte une disposition infundibuliforme fort remarquable que Wolf le premier a nettement signalée. L'orifice pulmonaire occupe le sommet de cet *infundibulum;* il est régulièrement circulaire, plus étroit que l'artère correspondante, obliquement tourné en haut et à gauche, et garni de trois valvules appelées sigmoïdes.

Ces valvules qui, selon la remarque de Winslow, sont suspendues à l'entrée de l'artère pulmonaire, comme des paniers de pigeons, regardent par leur face supérieure ou concave les parois de l'artère, et par leur face inférieure ou convexe l'axe de l'infundibulum. Leur bord adhérent est fixé à l'anneau fibreux qui circonscrit l'orifice artériel. Leur bord libre présente sur sa partie moyenne un noyau fibro-cartilagineux connu sous le nom de *nodule de Morgagni*. Lorsque les trois bords libres se juxtaposent dans l'état d'abaissement ou d'activité des valvules, le petit espace triangulaire qu'ils interceptent est lui-même rempli par le contact qui s'établit entre ces trois nodules.

b. **Conformation intérieure du ventricule gauche.** — Le ventricule gauche présente dans sa conformation intérieure la plus grande analogie avec le ventricule droit. Sa cavité, un peu moins considérable, se prolonge davantage dans le sens vertical. L'épaisseur de ses parois, très-considérable, égale à peu près trois fois celle du ventricule droit. Sa forme est celle d'un cône comprimé de dehors en dedans; il offre par conséquent deux faces, un sommet et une base.

Les faces distinguées en droite ou interne et gauche ou externe, sont concaves. La face droite répond à la cloison; elle est lisse sur la plus grande partie de sa longueur. La face gauche, présente au contraire une grande irrégularité, dû à la présence de nombreuses colonnes charnues.

On n'observe sur les parois de ce ventricule que deux colonnes charnues du premier ordre, ou deux piliers; mais leur volume est considérable. Elles ont été bien décrites par M. Bouillaud, et plus récemment par M. Marc Sée. Toutes deux naissent sur les limites de la paroi externe, au niveau

(1) Marc Sée, *Recherches sur l'anatomie et la physiologie du cœur*, 1875, p. 61.

de sa partie moyenne, l'une en avant et l'autre en arrière. Toutes deux sont aplaties de dedans en dehors. Celle de leurs faces qui regarde l'axe de la cavité est lisse; celle qui regarde la paroi ventriculaire reçoit un très-grand nombre de trabécules musculaires qui ont pour effet, lorsqu'elles se contractent, de l'appliquer très-solidement à celle-ci. Il suit de cette disposition, ainsi que le fait remarquer M. Bouillaud, que pendant la systole toute la portion gauche de la cavité est comblée par les piliers, fortement pressés l'un contre l'autre et comme soudés alors avec la paroi gauche du ventricule, tandis qu'entre ces piliers et la paroi droite ou interventriculaire il reste un long et large espace, une sorte de canal conoïde à surface unie, s'ouvrant supérieurement dans l'aorte.

Le pilier antérieur est arrondi et le plus souvent divisé à son sommet en deux ou trois piliers secondaires. Les cordages tendineux qui en partent vont se terminer sur la partie antérieure du bord libre des deux valves de la valvule mitrale.

Le pilier postérieur est creusé en général d'une gouttière qui regarde le pilier opposé, et qui est destinée à le recevoir pendant la systole; il se produit alors une sorte d'emboîtement ou d'engrènement des deux piliers qui contribue à combler d'une manière plus parfaite la partie gauche de la cavité. Les cordages émanés du sommet de ce pilier se rendent à la partie correspondante du bord libre de la valvule mitrale.

La base du ventricule gauche présente également deux orifices, dont l'un s'ouvre dans l'oreillette correspondante, et l'autre dans l'aorte.

L'*orifice auriculaire ou auriculo-ventriculaire gauche*, est arrondi et muni d'une valvule composée de deux segments ou valves qui lui ont mérité depuis Vésale le nom de *mitrale*, parce qu'elle ressemble, dit Winslow, à une mitre renversée. Cette valvule, appelée aussi *bicuspide*, est constituée sur le même type que celle de l'orifice auriculo-ventriculaire droit; elle en diffère seulement par sa résistance plus grande, proportionnée à la puissance également plus considérable du ventricule gauche, et par la disposition plus régulière de son bord libre.

La valvule mitrale est circulaire. Par l'une de ses faces, lisse et unie sur toute son étendue, elle regarde l'axe de l'orifice; par l'autre, en partie rugueuse et réticulée, elle répond aux parois du ventricule. Son bord adhérent se continue avec la zone fibreuse de l'orifice auriculo-ventriculaire gauche. Son bord libre est profondement échancré en avant et en arrière. Elle se trouve ainsi décomposée en deux parties inégales ou deux valves, l'une droite, l'autre gauche beaucoup plus petite.

Ces valves sont l'une et l'autre assez régulièrement triangulaires. — La valve droite, ou grande valve, regarde la cloison. Elle sépare l'orifice auriculo-ventriculaire gauche de l'orifice aortique. Sa face pariétale est lisse, ne recevant point de cordages tendineux du premier ordre, mais seulement des cordages du second ordre, qui se rendent, ceux du pilier antérieur à son bord antérieur, et ceux du pilier postérieur à son bord postérieur. Ces cordages, réunis en faisceau et appliqués à la paroi gauche du ventricule pendant la systole, entraînent de leur côté la grande valve, qui figure alors, ainsi que le fait remarquer M. Marc Sée, un large rideau obliquement tendu entre la moitié droite de l'orifice auriculo-ventriculaire et la paroi gauche du ventricule, masquant cet orifice en haut, se continuant en bas avec la surface lisse des piliers juxtaposés.—La valve gauche, ou petite valve, regarde la paroi gauche du ventricule. Sa face externe, très-inégale, et d'aspect réticulé, donne attache à des cordages de premier,

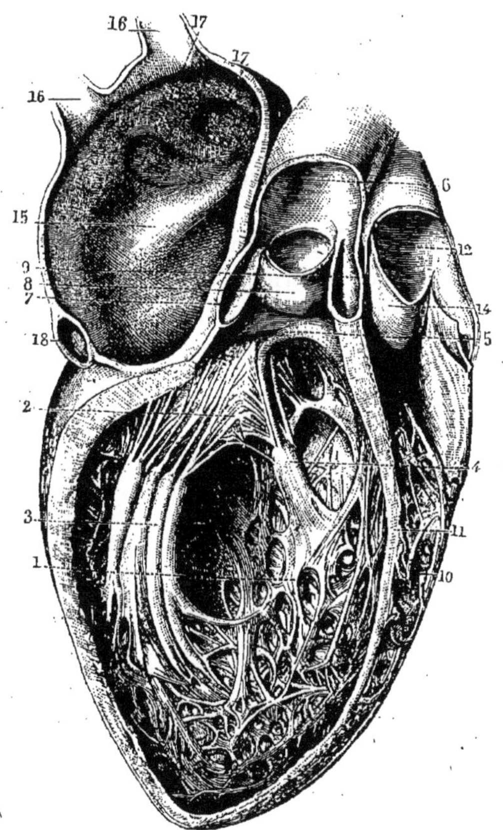

Fig. 351. — *Cavités ventriculaire et auriculaire gauches.*

1. Cavité ventriculaire gauche. — 2. Valvule mitrale. — 3. Pilier antérieur vu par sa face interne; ce pilier, très-volumineux, se divise en deux faisceaux qui se subdivisent eux-mêmes à leur sommet. — 4. Pilier postérieur qui est ici beaucoup plus petit que le précédent, mais dont il diffère en général très-peu par son volume. — 5. Orifice ventriculo-aortique.— 6. Aorte. — 7, 8, 9. Les trois valvules sigmoïdes de l'aorte. — 10. Cavité ventriculaire droite. — 11. Cloison interventriculaire. — 12. Artère pulmonaire. — 13, 14. Valvules de cette artère. — 15. Cavité auriculaire gauche. — 16, 16. Veines pulmonaires droites. — 17, 17. Embouchure de ces veines. — 18. Coupe de la veine coronaire, contournant l'oreillette gauche pour se porter à sa partie postérieure et aller s'ouvrir dans l'oreillette droite.

de second et de troisième ordre, partant les uns du pilier postérieur, les autres du pilier antérieur, et formant sur ses deux bords et sur le sommet de la valve des arcades de dimensions très-inégales. Accolés à la paroi gauche du ventricule pendant la systole, ils l'appliquent comme la précédente contre cette paroi, en l'attirant directement en bas.

En résumé, au moment de la systole, les deux valves s'appliquent l'une à l'autre et à la paroi ventriculaire gauche dans la plus grande partie de leur longueur. Elles s'écartent seulement au niveau de l'orifice auriculo-ventriculaire comme les deux faces d'un coin (1). Au niveau de cet écartement la grande valve, répondant seule à l'orifice qu'elle ferme, peut se laisser déprimer par la pression du sang, de manière à former du côté de l'oreillette une sorte de dôme qui a fait croire à son abaissement; mais en réalité, les deux valves, accolées à la paroi ventriculaire gauche, en suivent la direction.

L'*orifice aortique* est tout à fait identique avec l'orifice pulmonaire: même figure, même diamètre, mêmes valvules sigmoïdes. Toutefois sa situation, relativement à l'orifice auriculo-ventriculaire, n'est pas la même; tandis que les deux orifices du ventricule droit sont placés à une hauteur différente, ceux du ventricule gauche sont situés au même niveau et contigus. Sur les limites de ce contact, la partie droite du bord adhérent de la valvule mitrale s'unit à la valvule sigmoïde correspondante; et si l'on détruit cette union, on voit les deux orifices du ventricule gauche s'ouvrir l'un dans l'autre et se confondre en partie.

B. — Conformation intérieure des oreillettes.

a. **Conformation intérieure de l'oreillette droite.** — La cavité de l'oreillette droite est très-irrégulière. Sur une grande partie de sa surface on remarque des colonnes charnues de second et de troisième ordre qui se prolongent jusque dans son appendice. Malgré son irrégularité, on peut cependant lui considérer six parois.

La *paroi supérieure*, inclinée à droite, présente l'embouchure de la veine cave descendante, circulaire, et dépourvue de tout repli valvulaire.

La *paroi inférieure* adhère par sa périphérie à la base du ventricule droit, avec laquelle elle est en grande partie confondue; sur sa partie centrale on observe l'orifice auriculo-ventriculaire droit, circulaire aussi, et plus grand que celui de la veine précédente.

La *paroi antérieure*, toute recouverte de colonnes charnues, offre en dehors une large ouverture infundibuliforme par laquelle la cavité de l'oreillette communique avec celle de l'auricule.

(1) Marc Sée, *Op. cit*, p. 55.

La *paroi postérieure* reçoit l'embouchure de la veine cave inférieure et celle de la grande veine coronaire.

La veine cave inférieure s'ouvre dans l'oreillette droite horizontalement, c'est-à-dire en formant un angle droit avec sa direction primitive qui est verticale. Son orifice est circulaire comme celui de la veine cave supérieure; mais il est plus considérable et muni d'une valvule incomplète, la *valvule* d'Eustachi. Cette valvule, de figure semi-lunaire, occupe la moitié et quelquefois les deux tiers antérieurs du pourtour de l'orifice veineux; — l'une de ses faces regarde en arrière et à droite du côté de la veine cave, l'autre en avant et à gauche du côté de l'oreillette; — son bord adhérent ou convexe se dirige en bas; son bord libre ou concave en haut

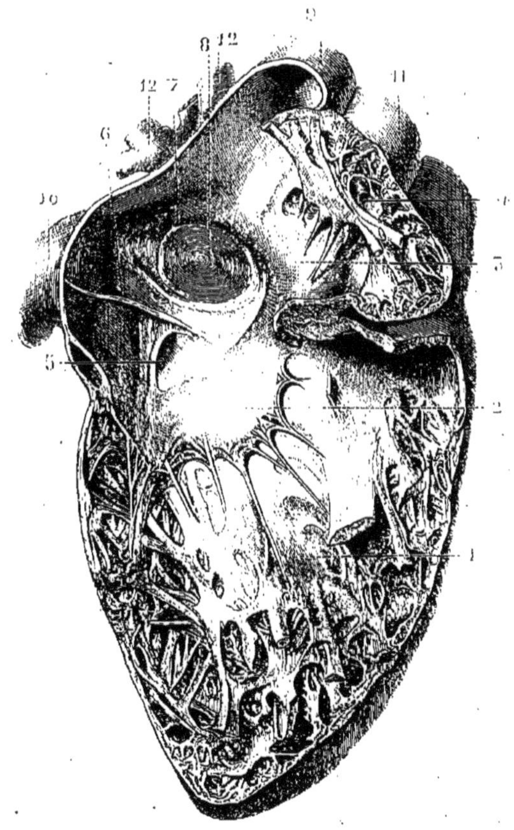

FIG. 352. — *Cavité auriculaire droite.*

1. Cavité du ventricule droit. — 2. Valve postérieure de la valvule tricuspide, vue par sa face interne. — 3. Cavité auriculaire droite. — 4. Tissu aréolaire formé par les colonnes charnues qui occupent la cavité de l'auricule droite. — 5. Coupe de la grande veine coronaire. — 6. Valvule d'Eustachi. — 7. Anneau de Vieussens. — 8. Fosse ovale. — 9. Veine cave supérieure. — 10. Veine cave inférieure. — 11. Aorte. — 12, 12. Veines pulmonaires droites.

et à droite; son extrémité droite, inclinée en avant, se perd sur la circonférence de l'embouchure de la veine. Son extrémité gauche, en se prolongeant vers l'anneau de Vieussens, sépare la veine cave inférieure de la veine coronaire.

La valvule d'Eustachi a pour usage de prévenir le reflux du sang dans la veine cave inférieure. Mais elle ne s'oppose à ce reflux que d'une manière très-imparfaite; car elle oblitère à peine le tiers de la lumière du vaisseau. Ses dimensions varient du reste suivant les individus et surtout suivant les âges. Elle est d'autant plus développée qu'on l'examine à une époque plus rapprochée du terme de la conception. Dans les premiers mois de la vie intra-utérine, cette valvule est assez développée pour diviser la cavité de l'oreillette en deux loges, l'une antérieure dans laquelle s'ouvre la veine cave supérieure, l'autre postérieure qui prolonge en quelque sorte la veine cave inférieure jusqu'au trou de Botal; par conséquent, dans l'embryon le sang de la veine cave inférieure, c'est-à-dire celui de la veine ombilicale, passe immédiatement dans l'oreillette gauche. Mais plus tard on voit le trou de Botal diminuer peu à peu, son repli valvulaire se développant de plus en plus, et la veine cave entrer graduellement en communication avec l'oreillette droite par suite de la réduction de la valvule d'Eustachi. Ainsi ces deux replis présentent une évolution inverse; le développement du premier entraîne l'atrophie du second. A l'époque de la naissance la communication interauriculaire est entièrement supprimée, et celle de la veine cave inférieure avec l'oreillette droite complétement établie.

L'orifice de la grande veine coronaire est situé au-devant de l'extrémité gauche ou postérieure de la valvule d'Eustachi, très-près de la cloison interauriculaire. Il est pourvu d'une valvule, la *valvule de Thébésius*, qui l'oblitère complétement. Au moment où l'oreillette droite se contracte, le sang qui reflue sous l'influence de cette contraction, dans la veine cave inférieure très-incomplétement fermée par sa valvule rudimentaire, et plus encore dans la veine cave supérieure privée de tout moyen d'occlusion, ne peut donc en aucune manière refluer dans la grande veine coronaire: disposition heureuse qui prévient la stase du sang veineux dans le cœur, et la fâcheuse influence qu'il pourrait exercer sur un organe dont les mouvements sont aussi essentiels à la vie.

La *paroi externe*, très-étroite, pourrait être et a été considérée en effet comme un simple bord; elle s'étend verticalement de la veine cave supérieure, à la veine cave inférieure qu'elle semble relier l'une à l'autre.

La *paroi interne* répond à la cloison des oreillettes. Elle diffère suivant qu'on l'examine chez l'adulte ou chez le fœtus.

Chez l'adulte, elle présente en arrière et en bas une dépression circulaire appelée *fosse ovale*. Cette dépression, tantôt unie et tantôt inégale, s'efface en bas en se continuant avec la veine cave inférieure. Sur sa partie antéro-supérieure on remarque assez souvent une sorte de fissure, ou de fente par laquelle on peut glisser obliquement l'extrémité d'un stylet, de l'oreillette droite dans l'oreillette gauche. Il existe alors une communication apparente entre les deux oreillettes; mais cette communication n'entraîne jamais le passage du sang de l'une de ces cavités dans l'autre, les deux lames qui forment cette fissure se juxtaposant aussitôt que la partie auriculaire du cœur se contracte. — Une saillie musculeuse, inégalement prononcée suivant les individus, et ordinairement incomplète, circonscrit la fosse ovale : elle porte le nom d'*anneau de Vieussens*, et a été considérée avec raison comme une sorte de sphincter. Interrompu en bas et en arrière, cet anneau affecte la disposition d'un arc, dont l'extrémité antérieure, un peu plus saillante que la postérieure, se dévie à droite et sépare la fosse ovale de l'embouchure de la veine coronaire.

Chez le fœtus la paroi interne de l'oreillette droite, ou mieux la cloison interauriculaire est perforée. A la place de la fosse ovale on trouve un large orifice connu sous le nom de *trou ovale* ou de *trou de Botal*. Ce trou est dépourvu de valvule pendant les deux ou trois premiers mois de la vie intra-utérine. Mais après cette époque on voit naître de la moitié inférieure et postérieure de sa circonférence un repli valvulaire, très-mince, transparent, contenant dans son épaisseur quelques fibres musculaires. Ce repli, qui regarde par une de ses faces du côté de la veine cave inférieure et par l'autre du côté de l'oreillette gauche, occupe le plan de la cloison interauriculaire. Sa forme est celle d'un croissant, dont le bord libre ou concave s'élève peu à peu en se portant en avant. Au cinquième ou sixième mois de la grossesse, ce bord concave atteint la partie la plus élevée du trou de Botal, en sorte que celui-ci est presque entièrement fermé. A la naissance, il déborde la partie correspondante de l'anneau de Vieussens et commence à contracter avec cet anneau une union de plus en plus intime. Quelquefois cependant cette union ne s'opère pas ou reste incomplète; alors existe la fissure oblique, précédemment mentionnée, établissant entre les deux oreillettes une communication apparente, mais disposée de telle sorte que les deux cavités en réalité restent parfaitement indépendantes.

b. **Conformation intérieure de l'oreillette gauche.** — L'oreillette gauche, un peu moins grande que l'oreillette droite, présente une forme plus régulièrement cuboïde que celle-ci

En bas, cette oreillette s'unit au ventricule aortique avec lequel elle communique par une large ouverture, l'*orifice auriculo-ventriculaire gauche*, elliptique dans l'état de vacuité du cœur, circulaire dans l'état de réplétion.

En haut, elle reçoit l'embouchure des quatre veines pulmonaires, dont les orifices sont disposés par paires et situés : ceux du côté gauche au-dessus de l'extrémité correspondante de l'oreillette, et ceux du côté droit très-près de la cloison interauriculaire. Ces orifices sont circulaires et dépourvus de valvules.

En avant, où elle répond aux grosses artères qui partent des ventricules, elle est convexe du côté de la cavité et concave extérieurement.

En arrière, elle est plane et unie.

En dehors, elle communique avec l'auricule gauche par un orifice circulaire, qui sépare nettement sa cavité de celle de cet appendice. Vue intérieurement, l'auricule gauche semble partir de l'oreillette correspondante à la manière d'un doigt de gant contourné sur lui-même ; ses parois sont hérissées de colonnes charnues irrégulièrement entrecroisées.

En dedans, elle est lisse et imperforée chez l'adulte, et offre chez le fœtus l'orifice interauriculaire.

D. — Parallèle des deux cœurs.

Après avoir considéré les ventricules et les oreillettes dans leur conformation extérieure et intérieure. il n'est pas sans intérêt de comparer les deux cœurs sous ce double point de vue, et aussi de déterminer l'épaisseur relative de leurs parois et de leur capacité.

Bien que juxtaposés et étroitement liés l'un à l'autre, les deux cœurs n'occupent pas exactement le même niveau ; le gauche descend un peu plus bas que le droit, et forme à lui seul presque tout le sommet de l'organe.

Leur direction est aussi un peu différente. Le cœur à sang noir, couché sur le centre aponévrotique du diaphragme, se dirige en bas, en avant et à gauche ; son axe croise à la fois très-obliquement le plan médian et le plan antérieur du thorax. Le cœur à sang rouge est presque-parallèle au plan médian, et à peu près perpendiculaire à la paroi antérieure du thorax.

Le premier est formé par une pyramide triangulaire, à la base duquel vient s'ajouter un renflement très-irrégulier : c'est au niveau de cette base qu'il offre sa plus grande épaisseur. Le second se présente sous l'aspect d'un cône surmonté aussi d'un renflement analogue au précédent ; il est comme étranglé à sa base, en sorte qu'il n'atteint sa plus grande épaisseur qu'à un centimètre au-dessous de cet étranglement.

Mais c'est surtout par l'épaisseur de leurs parois et leur capacité relative que les deux cœurs diffèrent très-notablement.

Différence d'épaisseur. — Le cœur droit, chargé de projeter le sang dans les organes de l'hématose qui en sont très-rapprochés, possède des parois fort minces. Le cœur gauche, qui doit lui imprimer une impulsion assez forte pour le faire parvenir jusqu'aux dernières limites de l'organisme, présente des parois notablement plus épaisses. La différence varie beaucoup suivant les individus. Pour la déterminer avec toute la précision possible, il importait donc de réunir un grand nombre de mensurations afin d'en dégager une moyenne suffisamment approximative ; c'est ce qu'ont fait plusieurs auteurs, dont les évaluations ne sont pas cependant parfaitement identiques.

Selon M. Bouillaud, la plus grande épaisseur des parois du ventricule droit est de 6 millimètres, et celle du ventricule gauche de 15 à 16. D'après M. Bigot, celle du premier ne dépasserait pas 3 millimètres, et celle du second serait de 11 à 12 seulement. M. Vernois, qui a mesuré cette épaisseur des deux ventricules chez quatre-vingt-douze adultes, âgés de trente à soixante ans, est arrivé à des résultats confirmatifs de ceux de M. Bigot. Les parois du ventricule gauche ne sont donc pas seulement un peu plus que doubles de celles du ventricule droit, ainsi que le pensait Laennec ; elles sont trois fois aussi épaisses que ces dernières.

Cette grande différence d'épaisseur ne s'applique qu'à la portion ventriculaire des deux cœurs. Leur portion auriculaire, dont la destination est la même, n'offre pas à cet égard de différences bien sensibles.

La cloison qui sépare les cavités droites des cavités gauches présente une grande épaisseur inférieurement, où elle est constituée surtout par le ventricule aortique. M. Bouillaud estime son épaisseur à 16 millimètres, M. Vernois à 13, et M. Bigot à 11 ou 12 seulement. Au niveau de la base des ventricules, elle s'amincit rapidement, et n'est plus formée sur ce point que par l'adossement des deux endocardes. La cloison interauriculaire est très-mince, surtout dans sa partie centrale.

Les orifices des deux cœurs présentent aussi dans leurs dimensions des différences que M. Bizot détermine dans le tableau suivant :

	Hommes.	Femmes.
	m	m
Circonférence de l'orifice auriculo-ventriculaire gauche....	110,37	92,68
Circonférence de l'orifice auriculo-ventriculaire droit.....	123,62	107,50
Circonférence de l'orifice aortique....................	70,38	64,09
Circonférence de l'orifice pulmonaire..................	71,86	66,87

Ces mensurations nous montrent que les orifices du cœur droit sont plus grands que ceux du cœur gauche, et que ces quatre orifices sont plus grands aussi chez l'homme que chez la femme. Cette seconde différence disparaît pour la femme dans l'état de gestation.

Différence de capacité. — Les observateurs qui ont cherché à déterminer la capacité absolue et relative des cavités du cœur sont unanimes pour reconnaître que les cavités droites sont plus grandes que les cavités gauches. Mais lorsqu'ils ont voulu formuler en termes précis les différences qu'elles présentent, ils sont arrivés à des résultats contradictoires ou du moins très-peu concordants.

Ainsi au temps de Haller on admettait déjà généralement que la capacité du ventricule gauche est plus petite que celle du ventricule droit ; et la différence variait selon les auteurs : de 31 à 33, de 10 à 11, de 5 à 6, de 2 à 3, de 1 à 2. Une telle divergence dans les évaluations obtenues atteste sans doute que les moyens mis en usage par ces divers auteurs étaient défectueux ; mais elle atteste aussi que la différence cherchée est un problème assez difficile à résoudre.

Il est incontestable que sur le cadavre les cavités droites l'emportent sur les cavités gauches. En est-il de même pendant la vie ? Rien ne le démontre rigoureusement. N'oublions pas en effet qu'au moment de l'agonie les premières se dilatent par suite de la stase du sang veineux, tandis que les secondes se resserrent par suite des proportions de plus en plus minimes du sang qu'elles reçoivent. Rappelons aussi que le cœur est un muscle, soumis comme tous les autres à la rigidité cadavérique ; et que cette rigidité vient surprendre le cœur droit dans l'état de réplétion et le cœur gauche dans l'état de vacuité. Il est donc permis de penser que si leur capacité diffère, c'est surtout parce que l'un est resté plein et dilaté, l'autre vide et contracté. Cette conclusion paraît d'autant plus légitime que lorsqu'on lie l'aorte sur un mammifère les cavités gauches restées pleines et dilatées offrent alors une capacité supérieure à celles des cavités droites.

Ces évaluations ont été reprises il y a quelques années par MM. Robin et Hiffelsheim, qui ont injecté les quatre cavités d'une manière lente et graduelle avec des liquides coagulables, et qui ont ensuite déterminé le volume du liquide contenu dans chacune d'elles. Le tableau suivant résume les résultats de leurs recherches :

	Adulte.	Nouveau-né.
Oreillette droite...........	110 à 185 cent. cubes.	7 à 10 cent. cubes.
— gauche...........	100 à 130 —	4 à 5 —
Ventricule droit...........	160 à 230 —	8 à 10 —
— gauche.........	143 à 212 —	6 à 1 —

Il suit de ces recherches : 1° que les cavités droites du cœur sont en effet plus considérables que les cavités gauches, soit qu'on les compare chez l'adulte, soit qu'on les compare dans les premiers temps de la vie ; 2° que la capacité des oreillettes est plus petite que celle des ventricules, et que la différence varie d'un cinquième à un tiers ; elle s'élève à un quart le plus habituellement.

Ces résultats sont précis, sans être cependant à l'abri de toute objection. Les cavités droites étant beaucoup plus minces que les cavités gauches, ne seraient-elles pas plus dilatables aussi ? et si en effet elles sont plus dilatables, les différences observées ne seraient-elles pas une simple conséquence de cette inégale dilatabilité ?

§ 3. — Structure du cœur.

Le cœur réduit à sa plus simple expression peut être considéré comme une cavité musculaire comprise entre deux membranes séreuses. Longtemps on a pensé que dans les parois de cette cavité il n'existait aucun de ces tissus à fibres blanches et inextensibles dont les organes à fibres rouges et contractiles recherchent la présence pour leur demander un point d'appui. Mais une analyse plus complète des divers éléments qui entrent dans la structure de cet organe ne permet plus aujourd'hui d'adopter une semblable opinion. Nulle part la fibre musculaire n'est isolée et comme abandonnée à elle-même; sur tous les points où on la rencontre elle emprunte à des tissus plus résistants une charpente, une sorte de squelette, autour duquel elle forme des masses plus ou moins considérables. Le cœur comprend en effet dans sa structure :

1° Des parties denses et résistantes de nature fibreuse qui sont au nombre de quatre et qui affectent une forme annulaire : ce sont les *anneaux fibreux* du cœur.

2° Des fibres musculaires qui le constituent essentiellement et qui se fixent à ces anneaux par leurs deux extrémités;

3° Les éléments généraux de toute organisation : vaisseaux, nerfs et tissu conjonctif;

4° Enfin des membranes séreuses au nombre de trois, dont l'une revêt les cavités droites du cœur, et l'autre les cavités gauches. La troisième, ou le *péricarde*, embrasse toute la périphérie de l'organe, le sépare des parties environnantes, et favorise ses mouvements.

I. — Anneaux fibreux du cœur.

Ces anneaux, appelés aussi *zones fibreuses* du cœur, couronnent les orifices situés à la base des ventricules. Deux sont antérieurs ou artériels, et deux postérieurs ou auriculo-ventriculaires.

Les *anneaux artériels* présentent un diamètre un peu inférieur à celui des vaisseaux auxquels ils sont unis. Cette disposition a pour résultat un rétrécissement d'autant plus prononcé sur l'orifice de l'aorte que cette artère, immédiatement au-dessus de son origine, présente trois renflements qui en augmentent notablement le calibre. Par leur partie interne, ces anneaux fournissent :

1° Trois prolongements anguleux qui remplissent les intervalles compris entre les trois festons d'origine des artères aorte et pulmonaire;

2° Trois prolongements semi-lunaires contenus dans la duplicature des valvules sigmoïdes.

La zone aortique renferme deux noyaux fibro-cartilagineux situés l'un à gauche et l'autre à droite. La zone pulmonaire, placée à 10 ou 12 millimètres au-dessus de la précédente, est exclusivement fibreuse. La première regarde en haut et à droite, la seconde en haut et à gauche.

Les *anneaux auriculo-ventriculaires* sont moins caractérisés que les précédents dont ils diffèrent aussi par leur position; tandis que ceux-ci s'inclinent en dehors, ceux-là s'inclinent en arrière. Ils sont l'un et l'autre circulaires. De leur circonférence interne naissent des prolongements qui pénètrent dans l'épaisseur des valvules tricuspide et mitrale et qui en forment la couche moyenne ou la charpente.

Ces anneaux sont fortifiés, soit par des filaments tendineux qui viennent s'y terminer directement, soit par les tendons qui s'insèrent sur le bord adhérent des valvules correspondantes.

L'espace angulaire qu'ils interceptent en avant est occupé par la zone aortique, de telle sorte que ces trois anneaux, situés à la même hauteur, s'adossent entre eux. Les noyaux fibro-cartilagineux que présente la zone aortique correspondent au point de contact de cette zone avec les deux autres. Dans quelques cas rares on a vu ces deux points s'encroûter de phosphate calcaire, et simuler une concrétion osseuse plus ou moins rudimentaire qui est normale dans les grands animaux, et que quelques auteurs anciens ont décrite sous le nom d'*os du cœur*.

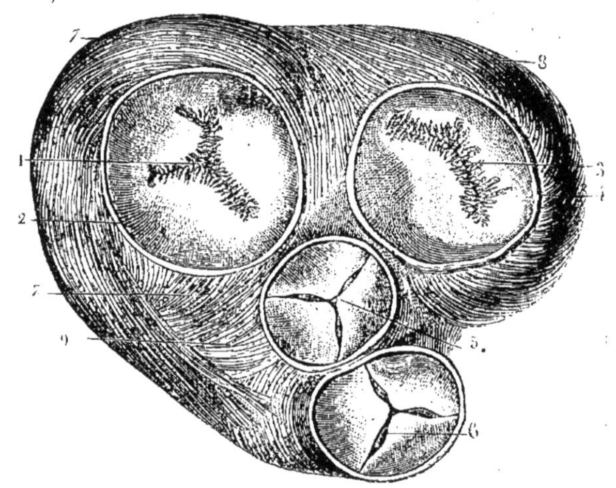

Fig. 353. — *Anneaux fibreux du cœur.*

1. Orifice auriculo-ventriculaire droit, fermé par la valvulve tricuspide. — 2. Anneau fibreux circonscrivant cet orifice. — 3. Orifice auriculo-ventriculaire gauche fermé par la valvulve mitrale. — 4. Anneau fibreux de cet orifice. — 5. Orifice ventriculo-aortique et ses trois valvulves sigmoïdes abaissées et presque juxtaposées par leur bord libre. — 6. Orifice ventriculo-pulmonaire et ses trois valvules sigmoïdes. — 7. Fibres musculaires naissant de la zone auriculo-ventriculaire droite. — 8. Fibres musculaires partant de la zone auriculo-ventriculaire gauche. — 9. Fibres musculaires provenant de la zone aortique.

Les anneaux artériels ou antérieurs du cœur sont constitués par du tissu fibreux, c'est-à-dire par des fibres de tissu conjonctif condensées, auxquelles se mêlent quelques fibres élastiques.

II. — **Fibres musculaires du cœur.**

Préparation. — 1° Soumettre le cœur à l'action de l'eau bouillante pendant une demi-heure, ou bien le faire macérer pendant quelque temps dans une solution modérément concentrée d'acide azotique; 2° enlever la membrane externe de l'organe en procédant par voie d'arrachement et en suivant la direction des fibres; 3° après avoir observé les plans musculaires superficiels, incisez ceux-ci dans la direction des sillons ventriculaires, puis écartez avec ménagement les parties situées à droite et à gauche de cette incision, vous réussirez à les désunir et à séparer les deux cœurs.

Vers le milieu du XVIIe siècle, Nicolas Sténon démontra : 1° que les fibres du cœur, comme celles de tous les autres muscles, sont charnues à leur partie moyenne et tendineuses à leurs extrémités; 2° que toutes ces fibres partent des orifices ventriculaires; que, superficielles et descendantes à leur point de départ, elles se réfléchissent à travers la pointe du cœur pour devenir ensuite ascendantes et profondes; 3° que par leur disposition spiroïde à la pointe du cœur elles interceptent un orifice qui n'est fermé que par l'adossement des séreuses; 4° qu'en étalant cette pointe, elle prend la forme d'une étoile à rayons courbes.

En présence de résultats si précis, il faut reconnaître que si Sténon n'a pas résolu complétement le problème de la texture du cœur, il a du moins réuni les données les plus importantes pour arriver à cette solution; aussi ses travaux se reflètent-ils dans les écrits de tous ses successeurs, bien que son nom ait été trop souvent laissé dans l'oubli.

Lower, qui écrivait à la même époque, nous a légué sur l'arrangement général des fibres musculaires du cœur une formule incomplète, mais heureuse cependant, en avançant que toutes ces fibres forment des anses dont une des branches s'insère à la circonférence externe des anneaux fibreux, tandis que l'autre se fixe à leur circonférence interne.

Mais Winslow a été mieux inspiré encore lorsqu'il a dit : le *cœur est composé de deux sacs musculeux, renfermés dans un troisième également musculeux* », il nous paraît difficile, en effet, de trouver pour une structure aussi compliquée une définition plus simple et plus claire.

Depuis Winslow, de nombreuses recherches ont été faites sur le même sujet. Parmi les auteurs qui ont le plus contribué à l'élucider, nous devons citer Senac, Wolf, et surtout Gerdy, dont les travaux entrepris sur une plus large base tendent à établir qu'il n'existe nulle part dans l'économie des tissus musculaires inextricables.

Avant d'étudier dans leur ensemble et leurs rapports les fibres constitutives du cœur, il importe de les considérer d'abord en elles-mêmes. Nous verrons ensuite comment elles s'unissent pour constituer des faisceaux; comment ces faisceaux se groupent pour constituer des couches; comment ces couches se superposent pour former les ventricules et les oreillettes.

1° *Des fibres musculaires du cœur considérées en elles-mêmes.*

L'analyse microscopique nous a appris qu'il existe deux espèces de fibres musculaires : la *fibre striée* et la *fibre lisse*. La première se montre dans tous les muscles de la vie animale; elle est rouge, décomposable en fibrilles plus ténues, arrondie ou polyédrique, et revêtue d'une gaîne propre. La seconde, qui appartient au contraire aux muscles de la vie organique, est d'un rose pâle, non décomposable en fibrilles, légèrement aplatie, et sans enveloppe spéciale.

Le cœur faisant partie des muscles viscéraux, il n'était pas sans intérêt de rechercher si les fibres dont il se compose présentent tout les caractères de celles qui constituent les autres muscles de la même classe. L'observation a démontré qu'il n'en est pas ainsi; sous ce point de vue l'agent d'impulsion du sang, bien qu'on ait pu le considérer comme le centre de la vie nutritive, est une exception remarquable au fait général que nous avons énoncé. Cet organe, qui se rapproche des muscles volontaires par sa charpente fibreuse, par les tendons terminaux de ses fibres, et par sa couleur rouge si prononcée, se compose exclusivement aussi de fibres striées.

Par l'ensemble de leurs caractères, les fibres musculaires du cœur rappellent donc celles des muscles locomoteurs. Elles en diffèrent cependant par quelques traits d'une importance secondaire.

Leur volume est plus petit. Le diamètre moyen des fibres striées des muscles volontaires est de à 0^{mm},06 ou 0^{mm},08; celui des fibres charnues du cœur ne dépasse pas 0^{mm},02.

Les fibres striées des muscles volontaires se groupent en faisceaux secondaires, puis tertiaires, isolés les uns des autres par du tissu conjonctif, formant à chaque faisceau une gaîne de plus en plus épaisse à mesure que ceux-ci deviennent plus volumineux. Celles du cœur ne se groupent pas en faisceaux parallèles et graduellement croissants.

Chaque fibre dans les muscles volontaires est entourée d'une gaîne ou *sarcolemme* qui l'isole complétement des fibres voisines. Celles du cœur sont dépourvues de sarcolemme. Quelques auteurs admettent, il est vrai, que ce sarcolemme existe, et qu'il est seulement extrêmement délié; M. Ch. Robin n'hésite pas à affirmer qu'il fait complétement défaut : son opinion me paraît la mieux fondée.

Enfin, les fibres charnues du cœur, loin de rester parallèles et indépendantes, se divisent, s'unissent entre elles, et constituent par leurs divisions incessantes et leurs continuelles anastomoses, un réseau inextricable.

Remarquons aussi que les faisceaux primitifs des muscles volontaires peuvent être appelés à se contracter isolément; c'est pourquoi chacun d'eux est entouré d'une gaîne particulière. Mais les faisceaux primitifs du cœur se contractent toujours simultanément; une gaîne assurant leur mutuelle indépendance ne leur était donc pas nécessaire. Il importait au contraire qu'elles fussent étroitement solidarisées dans leur action; de là l'absence d'une gaîne isolante à leur surface; de là leur enchaînement réciproque et la disposition en apparence inextricable qu'elles présentent: disposition soumise elle-même à cette loi générale, qui veut *que partout où il y a un mouvement à imprimer la fibre musculaire apparaisse avec ses propriétés essentielles, et qu'immuable en quelque sorte dans sa constitution intime, elle se modifie à l'infini dans sa forme, pour s'harmoniser avec la fonction qu'elle doit servir*. Cette loi est écrite pour ainsi dire sur tous les organes doués de la faculté de se contracter; mais c'est dans la structure du cœur qu'elle trouve sa plus haute expression.

2° *Modes de groupement des fibres musculaires du cœur.*

Ces fibres se réunissent sur quelques points par simple juxtaposition. Sur d'autres elles s'inclinent les unes vers les autres et se confondent par une de leurs extrémités; ou bien elles s'entremêlent par leurs parties terminales, leur partie moyenne demeurant indépendante. On voit aussi quelquefois plusieurs fibres s'insérer obliquement à un filament tendineux, et affecter une disposition qui rappelle celle des muscles penniformes. Les faisceaux résultant de ces diverses agglomérations de fibres sont tantôt aplatis et rubanés, comme ceux qu'on observe sur les oreillettes; tantôt arrondis et cylindriques, coniques ou filiformes, comme ceux que nous voyons naître en si grand nombre de la surface interne des ventricules.

Les bandelettes et faisceaux musculaires du cœur se confondent, le plus souvent, par une de leurs extrémités. D'autres fois deux faisceaux qui marchent parallèlement s'envoient sur divers points de leur trajet des divisions qui passent obliquement de l'un à l'autre; sur une foule de points, il s'opère entre les faisceaux parallèles un échange réciproque. Ces échanges, soit entre les divers faisceaux d'une même couche, soit entre les faisceaux de couches différentes, ont pour effet de relier les couches les unes aux autres, d'enchaîner entre elles les diverses parties constituantes du cœur, de grouper en un mot toutes les forces qui doivent concourir à l'impulsion du sang, en une force unique, dont l'action devient à la fois plus puissante et plus précise.

Les couches en se superposant forment un tissu stratifié. Wolf, qui a tenté d'en faire le dénombrement, porte le chiffre de ces couches à six pour le ventricule gauche, et à trois seulement pour le ventricule droit. Mais elles sont si intimement unies, que la détermination précise de leur nombre paraît presque impossible. Celles qui occupent la surface extérieure du cœur sont plus épaisses et reliées entre elles par la séreuse externe ou *le péricarde*. Celles qui répondent aux cavités du cœur sont inégales et tapissées par les séreuses internes ou *les endocardes*, qui se dépriment pour pénétrer profondément dans les aréoles qu'interceptent les colonnes charnues.

Ces couches n'offrent pas toutes la même étendue, et il est facile de se rendre compte de ce fait en remarquant qu'elles sont les unes enveloppantes les autres enveloppées. En outre ces dernières ne descendent pas jusqu'à la pointe du cœur, de telle sorte que c'est au niveau de cette pointe où elles sont le moins nombreuses, tandis qu'elles sont au contraire toutes représentées vers la base de l'organe, ce qui nous explique la plus grande épaisseur de cette base et la forme conique des ventricules.

Une autre disposition fort importante de ces couches est l'entrecroisement qu'elles présentent; si le cœur, par la plupart de ses attributs, se rapproche des muscles extérieurs, par l'extrême intrication de ses faisceaux il appartient au contraire aux muscles viscéraux dans lesquels cette disposition est constante et inhérente à la nature même de leurs fonctions.

3° *Des fibres musculaires du cœur considérées dans leurs connexions.*

Le cœur étant formé de deux sacs musculeux contenus dans un troisième musculeux aussi, on voit par cette seule donnée que les fibres qui le composent se divisent en deux ordres, les unes propres à chaque ventricule, les autres communes à ces deux cavités.

Les fibres communes s'enroulent autour des fibres propres à la manière de ces toiles fibreuses qui engaînent la plupart des muscles. Leur rôle est d'enchaîner le cœur droit au cœur gauche, en formant à ceux-ci une sorte d'enveloppe contractile, qui pour mieux les unir se durcit sur eux au moment même où ils se contractent. Ce rôle des fibres communes a été très-bien défini par Gerdy, lorsqu'il les a désignées sous le nom si éminemment vrai de *fibres unitives*.

La disposition de ces deux ordres de fibres diffère du reste suivant qu'on les examine dans les ventricules ou les oreillettes.

A. — *Fibres musculaires des ventricules.*

a. **Fibres propres des ventricules.** — Ces fibres constituent par leur ensemble deux cylindres creux, parallèles et adossés l'un à l'autre comme ceux qui forment le canon d'un fusil double. Par leur extrémité supérieure, ces cylindres correspondent aux orifices auriculo-ventriculaires. Par leur extrémité inférieure, beaucoup plus étroite, ils regardent la pointe du cœur, dont ils restent assez éloignés, surtout celui du côté droit. Leur forme, par conséquent, n'est pas cylindrique, mais conique. Les fibres dont ils sont composés se contourneraient à la manière d'une spire selon Senac. Mais l'observation ne permet pas d'admettre cette disposition spiroïde. Gerdy a très-bien démontré :

1° Que toutes ces fibres forment des anses attachées par leurs extrémités aux zones auriculo-ventriculaires ;

2° Qu'elles s'embrassent toutes les unes les autres comme des cornets de papier d'inégales dimensions, dont les plus petits seraient régulièrement emboîtés dans les plus grands, et qu'on aurait aplatis en une lame triangulaire.

En 1865, l'existence de ces fibres propres des ventricules a été niée en Allemagne par M. Winckler. Cet anatomiste avance qu'elles forment des anses et des spirales, s'entrecroisant sous des angles extrêmement variés; qu'il est impossible de les séparer en lames distinctes par suite de cet entrecroisement, et qu'elles se confondent avec la couche des fibres internes.

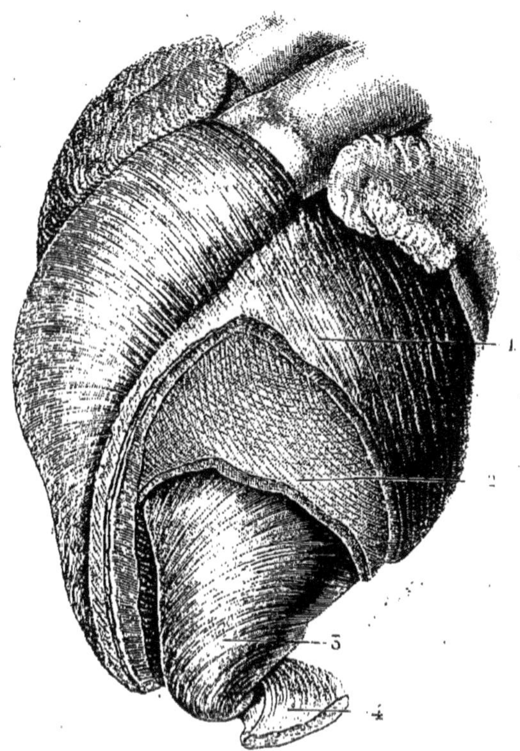

Fig. 354. — *Fibres musculaires des ventricules.*

1. Fibres unitives antérieures et superficielles se dirigeant en bas et à gauche vers la pointe du cœur. — 2. Fibres propres du ventricule gauche. — 3. Fibres unitives antérieures et profondes remontant sur la base du ventricule gauche après s'être contournées et réfléchies à la pointe du cœur. — 4. Fibres unitives antérieures se tordant sur elles-mêmes et se réfléchissant pour pénétrer dans le ventricule gauche.

A ses yeux, les ventricules ne posséderaient pas de fibres propres; ils seraient exclusivement formés par les fibres communes, et la formule de Winslow cesserait d'être exacte. J'admettrai volontiers avec M. Winckler que la couche constituée par les fibres propres des ventricules est étroitement unie à la couche des fibres profondes, et presque inséparable de celle-ci sur la plus grande partie de son contour. Mais en enlevant les fibres unitives antérieures et postérieures, on peut séparer les deux couches moyennes assez facilement au niveau de la cloison interventriculaire, et l'on constate alors leur existence. Je persiste donc à considérer la formule de Winslow comme parfaitement fondée.

b. **Fibres communes ou unitives.**—Ces fibres, qui constituent essentiellement les ventricules, forment les quatre cinquièmes environ de leurs parois. Elles se distinguent en antérieures et postérieures.

Les fibres unitives antérieures recouvrent toute la face sternale du cœur, et les fibres unitives postérieures toute sa face diaphragmatique.

Les premières partent, soit de la zone pulmonaire, soit des deux zones situées à la base du ventricule aortique, pour se diriger en bas et à gauche vers la pointe du cœur; et les secondes des deux zones auriculo-ventriculaires pour se porter en bas et à droite, vers le bord tranchant de l'organe.

Parvenues à la pointe du cœur, les antérieures se contournent autour de l'axe prolongé du ventricule gauche, puis se réfléchissent de bas en haut, pénètrent pour la plupart dans ce ventricule par son orifice inférieur, et reviennent aux zones aortique et auriculo-ventriculaires.

Arrivées au bord tranchant du cœur, les postérieures s'engagent sous les précédentes, remontent obliquement de différentes hauteurs vers l'orifice inférieur du ventricule droit, pénètrent pour la plupart aussi dans sa cavité et se fixent aux zones pulmonaire et auriculo-ventriculaire droite.

Les unes et les autres forment donc des anses, et toutes ces anses se groupent autour de deux faisceaux.

Chacun de ces faisceaux unitifs présente une partie superficielle ou descendante qui revêt la forme d'un plan, et une partie profonde ou ascendante qui revêt la forme d'une gerbe.

Les cylindres constitués par les fibres propres des ventricules occupent l'angle de réflexion de ces faisceaux. Le cylindre gauche est logé dans l'angle de réflexion du faisceau unitif antérieur, et le cylindre droit dans l'angle de réflexion du faisceau unitif postérieur : d'où il suit que si les faisceaux unitifs enlacent ces cylindres par leur partie descendante, les cylindres à leur tour embrassent la partie réfléchie ou ascendante de ces mêmes faisceaux : double enchevêtrement qui devient un puissant moyen d'union pour les ventricules, et qu'on peut exprimer en disant que les trois sacs musculeux du cœur, représentent chacun une cavité à la fois contenue et contenante.

En se réfléchissant par un trajet spiroïde autour de l'axe du ventricule gauche, les fibres unitives antérieures circonscrivent un orifice, ou plutôt un canal, par lequel on peut faire pénétrer un stylet dans ce ventricule. Nous avons déjà vu que la réflexion de ces fibres, les spires qu'elles décrivent, et le canal qu'elles interceptent, avaient été très-bien observés par Sténon, qui comparait la pointe du cœur, lorsqu'elle est déplissée, à une étoile. Cette pointe avait aussi fixé l'attention de Lower qui l'a fait représenter sous la figure d'une circonférence à rayons courbes, et de Senac qui s'est servi pour la définir de l'expression de rose tournante. Gerdy a exprimé la même pensée en disant qu'au sommet du cœur les fibres se contournent en tourbillon.

Les fibres unitives postérieures présentent un mode de réflexion qui n'a été bien décrit que par cet auteur. Ce n'est pas seulement au niveau de l'extrémité inférieure du ventricule droit que ces fibres se réfléchissent, mais sur la plus grande partie de son bord libre. Elles ne se contournent pas en tourbillon, comme les précédentes ; elles forment des anses simples d'autant plus longues qu'elles répondent à un point plus rapproché du sommet de l'organe. Cette différence dans la manière dont se comportent les fibres communes antérieures et postérieures nous explique la brièveté comparative du ventricule droit.

Parvenues dans l'intérieur des ventricules, les fibres unitives se terminent différemment. Les unes forment des anses simples avec leur portion superficielle ; d'autres se contournent en huit de chiffre ; d'autres forment les colonnes charnues du cœur.

Les fibres à anses appartiennent par leur moitié superficielle et par leur moitié profonde à des ventricules différents et à des parois opposées ; ainsi celles qui répondent par leur branche descendante à la paroi antérieure du ventricule droit, se jettent par leur branche ascendante dans la paroi postérieure du ventricule gauche et réciproquement.

Les fibres en huit de chiffre se confondent par leur partie superficielle avec les fibres précédentes, et appartiennent par leur partie profonde à des ventricules différents et à des parois semblables ; ainsi celles qui répondent par leur moitié superficielle à la paroi antérieure du ventricule droit se terminent par leur moitié profonde dans la paroi antérieure du ventricule gauche. Ces fibres ont été niées par Winslow. Nous croyons avec Gerdy qu'elles n'existent pas dans le ventricule droit ; mais leur existence n'est pas contestable pour le ventricule gauche. Dans le huit de chiffre qu'elles décrivent, l'anneau inférieur, extrêmement resserré, est représenté par l'orifice qu'on voit à la pointe du cœur.

Les fibres qui donnent naissance aux colonnes charnues sont tantôt disposées en anses et tantôt contournées en huit de chiffre.

La cloison des ventricules n'a pas d'existence propre; elle est formée de fibres appartenant les unes au ventricule droit, les autres au ventricule gauche; Winslow a démontré ce fait par la séparation des deux cœurs.

B. — *Fibres musculaires des oreillettes.*

Les oreillettes se composent aussi de fibres qui sont propres à chacune d'elles, et de fibres qui leur sont communes.

a. **Fibres propres à l'oreillette droite.**—Elles ne forment pas un plan continu, mais des faisceaux multiples, parmi lesquels on distingue :

1° Une bandelette qui entoure l'orifice auriculo-ventriculaire droit.

2° Une autre bandelette jetée en écharpe autour de la veine cave supérieure.

3° Un sphincter pour la veine cave inférieure.

4° Un faisceau demi-circulaire interposé à la veine cave supérieure et à l'auricule droite;

5° A la partie antérieure de l'oreillette, une série de faisceaux très-prononcés qui s'entrecroisent assez régulièrement, en formant un tissu réticulé.

6° Dans l'auricule des colonnes charnues irrégulèrement disposées.

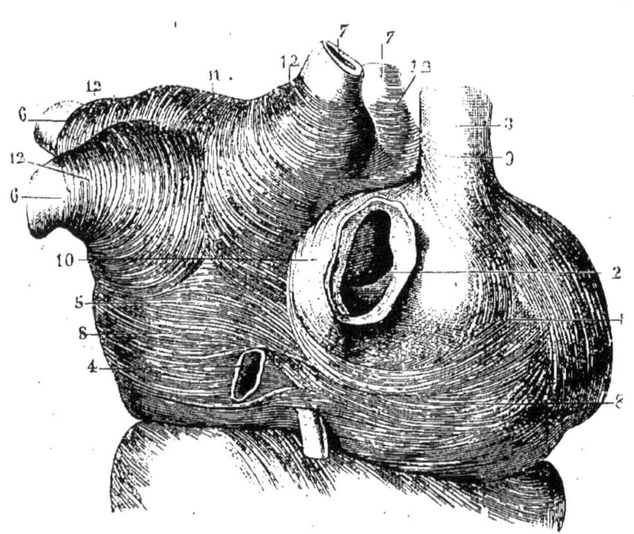

FIG. 355. — *Fibres musculaires des oreillettes.*

1. Oreillette droite. — 2. Orifice de la veine cave inférieure. — 3. Veine cave supérieure. — 4. Veine coronaire pénétrant dans l'oreillette droite. — 5. Oreillette gauche. — 6, 6. Veines pulmonaires gauches. — 7, 7. Veines pulmonaires droites. — 8, 8. — Faisceaux charnus circonscrivant les orifices auriculo-ventriculaires droit et gauche. — 9. Fibres musculaires entourant l'orifice de la veine cave supérieure. — 10. Fibres entourant l'orifice de la veine cave inférieure.—11, 11. Fibres musculaires de l'oreillette gauche.—12, 12, 12, 12. Fibres entourant l'embouchure des veines pulmonaires.

b. **Fibres propres à l'oreillette gauche.** — Elles forment une couche non interrompue, dans laquelle on remarque :

1° Un ruban qui circonscrit l'orifice auriculo-ventriculaire gauche ;

2° Une bandelette séparant l'auricule des veines pulmonaires gauches ;

3° Une anse très-large, qui embrasse toute la partie de l'oreillette comprise entre les veines pulmonaires droites et gauches.

4° Un sphincter pour chacune des quatre veines pulmonaires.

5° Des faisceaux irrégulièrement disséminés sur les parois de l'auricule.

c. **Fibres communes aux deux oreillettes.** — Elles sont beaucoup moins nombreuses que les fibres propres, et forment une simple bandelette appliquée sur la face antérieure de ces appendices ; cette bandelette s'étend de l'auricule droite à l'auricule gauche.

Dans la cloison interauriculaire il existe aussi des fibres musculaires. Elles sont situées pour la plupart autour de la fosse ovale et constituent l'anneau de Vieussens dont elles font un sphincter incomplet.

III. — Vaisseaux, nerfs, tissu conjonctif du cœur.

A. **Artères.** — Au nombre de deux, les artères cardiaques ont été distinguées en gauche ou antérieure, et droite ou postérieure. Ces artères qui naissent immédiatement au-dessus des valvules sigmoïdes de l'aorte, rampent d'abord sous l'enveloppe séreuse de l'organe, dans une couche cellulo-adipeuse, dont l'épaisseur varie beaucoup suivant les individus, et suivant l'âge. Chemin faisant elles fournissent un grand nombre de branches qui se ramifient dans les parois des ventricules et des oreillettes, puis s'anastomosent à leur partie terminale, en formant deux cercles réciproquement perpendiculaires, dont l'un occupe les sillons ventriculaires et l'autre le sillon auriculo-ventriculaire.

Les divisions qui en naissent passent d'une couche à la couche sous-jacente, en se ramifiant dans leur épaisseur ; quelques-unes s'étendent jusqu'à l'endocarde et dans l'épaisseur des valvules auriculo-ventriculaires.

B. **Veines.**—Le sang versé dans les parois du cœur par deux artères est ramené dans l'oreillette droite : 1° par la grande veine coronaire ; 2° par les veines de Galien ; 3° par les veinules et les canaux auriculaires dont M. Lannelongue a récemment signalé l'existence.

La *grande veine coronaire* recueille le sang de la presque totalité des ventricules et de l'oreillette gauche. Dans la première partie de son trajet, elle forme aussi un cercle qui occupe les sillons antérieur et postérieur du cœur, et qui reçoit les veines émanées des deux ventricules. Dans sa partie terminale, elle contourne la moitié gauche du sillon auriculo-ventriculaire pour aller s'ouvrir dans l'oreillette droite. Un large repli valvulaire, la *valvule de Thébésius*, ferme son orifice.

Les *veines de Galien* tirent leur origine de la paroi antérieure du ventricule droit. La plus importante occupe le bord libre de ce ventricule. Ces veinules s'ouvrent dans l'oreillette droite par un tronc commun dont l'embouchure, bien observée par M. Lannelongue, est située sur les parois de l'auricule près de sa base.

Les canaux et les veinules qui versent dans l'oreillette droite le sang provenant de ses parois ont été découverts et décrits en 1867 par le même auteur.—Les *canaux veineux* s'ouvrent sur les parois de l'oreillette par trois orifices : dont l'un répond à l'embouchure de la veine cave supérieure, le second à l'embouchure de la veine coronaire, et le troisième à la base de l'auricule. Ces canaux, qui communiquent entre eux, sont le confluent de presque toutes les veines auriculaires. Il en est cependant quelques autres plus déliés qui viennent s'ouvrir directement sur les parois de l'oreillette, par des orifices d'une extrême ténuité, que M. Lannelongue désigne sous le nom de *foraminula*, par opposition à l'embouchure des canaux principaux qu'il appelle *foramina* (1).

Sur les parois de l'oreillette gauche, cet auteur a pu constater aussi l'existence de plusieurs veinules qui s'ouvrent dans sa cavité. Au sang rouge versé dans cette oreillette par les veines pulmonaires, se mêle donc une très-minime quantité de sang noir.

C. **Vaisseaux lymphatiques**.— Le cœur est le point de départ de nombreux vaisseaux lymphatiques, les uns superficiels, les autres profonds.

Les lymphatiques superficiels semblent naître du péricarde ; mais ils ont pour origine réelle le tissu musculaire sous-jacent. Ces vaisseaux forment à la surface des ventricules un réseau à mailles serrées, d'autant plus facile à injecter qu'on se rapproche davantage de la pointe du cœur. De celui-ci naissent trois ou quatre vaisseaux principaux qui suivent les sillons antérieur et postérieur, et qui se réunissent en arrière du tronc de l'artère pulmonaire. Le tronc résultant de leur fusion passe entre cette artère et l'aorte, monte perpendiculairement au-devant de celle-ci, puis se jette dans l'un des ganglions situés autour de la trachée.

Les lymphatiques profonds ont été signalés, en 1851, par M. Papenheim, et décrits, en 1866, par M. Belaieff. Ils ont été très-bien observés aussi par M. Ch. Robin. J'ai vu dans le laboratoire de cet auteur une série de pièces qui ne laissent aucun doute sur leur existence. Ces pièces ont été préparées par la méthode allemande, qui consiste à colorer l'épithélium des vaisseaux à l'aide d'une solution de nitrate d'argent. Sur les grands mammifères ils sont en effet très-manifestes. J'ai pu les injecter sans peine sur l'endocarde du bœuf; et je les ai injectés aussi chez le cheval. En quelques instants j'ai vu l'endocarde des ventricules se couvrir d'un très-beau réseau à larges mailles.

(1) Lannelongue, *Circulat. veineuse des parois auricul. du cœur*. Th. 1867.

En les examinant avec plus d'attention, je remarquai qu'ils sont visibles à l'œil nu, et je les injectai alors en y introduisant directement la pointe de mon tube. Mais j'ai vainement cherché ces vaisseaux sur les parois des oreillettes. Vainement aussi je les ai cherchés sur l'endocarde de l'homme. Leur existence cependant ne paraît pas douteuse. M. Belaieff les a suivis jusque sur les parois des valvules mitrale, tricuspide et sigmoïdes. M. Robin les a vus aussi sur toute l'étendue des endocardes de l'homme (1).

Au niveau de la pointe du cœur, les lymphatiques profonds communiquent avec ceux qui rampent sur la superficie de l'organe. Les troncules émanés du tiers inférieur des cavités ventriculaires se dirigent pour la plupart vers leur sommet pour se jeter dans les troncs antérieurs et postérieurs qu'ils contribuent à former. Les autres vont se terminer dans les troncs qui suivent le sillon auriculo-ventriculaire. Entre les vaisseaux superficiels et profonds, il existe donc une remarquable continuité qu'on peut invoquer pour expliquer la coïncidence si fréquence de la péricardite et de l'endocardite : coïncidence signalée par M. Bouillaud, longtemps avant que l'anatomie vînt nous en montrer la cause (2).

D. **Nerfs.** — Les nerfs du cœur émanent du système nerveux ganglionnaire et du système cérébro-spinal. Les premiers naissent des ganglions cervicaux du grand sympathique, les seconds des pneumogastriques. Les uns et les autres sont remarquables par la longueur du trajet qu'ils parcourent et par leur ténuité. Parvenus au-dessous de la crosse de l'aorte, ils se rapprochent, se divisent, s'anastomosent et forment un plexus, le *plexus cardiaque*, dans les mailles duquel on observe quelquefois un ou deux ganglions signalés par Wrisberg. De ce plexus partent deux plexus secondaires : l'un antérieur qui accompagne l'artère coronaire gauche et ses principales divisions; l'autre postérieur, qui suit le trajet de l'artère coronaire droite. Sur les divisions artérielles de troisième ordre, les filets nerveux deviennent indépendants et se ramifient alors dans le tissu musculaire où ils se terminent.

Indépendamment de ces nerfs, le cœur possède une chaîne de ganglions qui lui constituent un petit système nerveux particulier. Parmi ces ganglions échelonnés sur le trajet des filets venus du grand sympathique il en est trois principaux. Le premier ou *ganglion de Remak* répond à l'embouchure de la veine cave inférieure; le second ou *ganglion de Bidder*, *ganglion ventriculaire*, se voit sur la base du ventricule gauche, très-près de la valvule mitrale; le troisième ou *ganglion de Ludwig*, *ganglion auriculaire*, appartient à l'oreillette droite. Les expériences et les observations faites sur les animaux tendent à démontrer que ces ganglions représentent un véritable centre d'activité. Le cœur puise ainsi son influx

(1) Communication orale.
(2) Bouillaud, *Traité des maladies du cœur*, 2e édit., t. I, p. 346.

nerveux à trois sources différentes : dans le bulbe rachidien par les pneumogastriques ; dans la moelle épinière par les ganglions cervicaux du grand sympathique, et dans les ganglions qui lui sont propres.

E. **Tissu cellulo-adipeux.**—Le tissu conjonctif n'existe qu'à l'état de vestige dans l'épaisseur des parois auriculaires et ventriculaires. Le cœur, sous ce point de vue, diffère très-notablement de tous les autres muscles. Mais ce tissu est assez abondant au-dessous du péricarde, sur le trajet des vaisseaux sanguins ; c'est plus spécialement dans les sillons que parcourent ceux-ci qu'on le rencontre.

Chez le fœtus, et dans les premières années qui suivent la naissance, le tissu conjonctif sous-péricardique présente à peine quelques traces de graisse. Sous l'influence de l'âge, les vésicules adipeuses se déposent peu à peu dans ses mailles. Chez la plupart des adultes on les voit s'accumuler autour des vaisseaux, dans les sillons verticaux et dans le sillon horizontal. Chez le vieillard et chez les individus chargés d'embonpoint, la couche graisseuse s'étend peu à peu des sillons sur les autres points de la périphérie du cœur. Je l'ai vu plusieurs fois former une enveloppe qui entourait complétement les ventricules.

IV. — **Membranes séreuses du cœur.**

Ces membranes sont au nombre de trois : l'une d'elles recouvre les parois des cavités droites ; la seconde revêt les parois des cavités gauches ; la troisième est extérieure et commune aux deux cœurs. Avec M. le professeur Bouillaud, nous appellerons les premières *endocardes ;* la dernière est connue sous le nom *péricarde.*

A. — *Des endocardes.*

Les endocardes, tuniques internes des cavités du cœur, s'étendent de l'embouchure des veines dans les oreillettes, à l'origine des artères aorte et pulmonaire. Dans ce trajet, l'un et l'autre recouvrent toute les saillies, toutes les dépressions qu'ils rencontrent. Celui du côté droit forme un revêtement complet à la valvule tricuspide et aux diverses colonnes charnues des cavités auriculaire et ventriculaire ; celui du côté gauche se comporte de la même manière à l'égard des cavités qu'il tapisse.

L'épaisseur des endocardes n'est pas égale sur tous les points de leur trajet. Le gauche est plus épais que le droit. Tous deux sont plus épais sur l'oreillette que sur le ventricule. C'est sur l'oreillette gauche que la séreuse endocardique atteint sa plus grande épaisseur.

Ces membranes adhèrent au tissu musculaire de la manière la plus intime, en sorte qu'on ne peut en détacher que de minimes lambeaux. Leur face libre est remarquable par l'aspect uni qu'elle présente.

Les tuniques internes du cœur se composent de deux couches, l'une épithéliale, l'autre fibro-élastique. — La couche épithéliale est formée d'un seul plan de cellules polygonales, unies entre elles par une matière amorphe. — La couche fibro-élastique comprend dans sa composition : 1° des fibrilles élastiques anastomosées, s'entrecroisant dans tous les sens, et constituant un réseau à mailles extrêmement serrées ; 2° des fibres de tissu conjonctif. Ces deux ordres de fibres sont ainsi répartis : au-dessous de la couche épithéliale on ne rencontre que des fibres élastiques ; puis à celles-ci se mêlent quelques fibres lamineuses qui deviennent plus abondantes à mesure qu'on se rapproche du tissu musculaire.

Dans la trame aréolaire résultant de l'association de ces deux ordres de fibres, on voit cheminer quelques capillaires sanguins, difficiles à voir chez l'homme, mais très-apparents chez les grands mammifères. A cette trame aussi viennent s'adjoindre les nombreuses radicules lymphatiques, anastomosées entre elles, qui ont été précédemment décrites.

Les endocardes considérés autrefois comme privés des éléments essentiels de l'organisation sont donc pourvus au contraire de presque tous ces éléments. La présence du tissu conjonctif et des capillaires sanguins aurait suffi pour nous rendre compte des inflammations dont ils sont si fréquemment le siége. Mais le riche réseau lymphatique compris dans leur épaisseur, et la continuité de ce réseau avec celui du péricarde, nous explique mieux encore la facilité avec laquelle ils se laissent envahir par les phlegmasies aiguës ou chroniques.

B. — *Du péricarde.*

Le péricarde est une membrane fibro-séreuse qui entoure le cœur sans le contenir dans sa cavité.

Cette enveloppe se présente sous la forme d'un cône irrégulier, à base inférieure, dont l'axe est à peu près vertical.

A. **Dimensions.** —L'étendue verticale et transversale du péricarde doit être déterminée avec précision. Il s'étend dans le sens vertical de la base de l'appendice xiphoïde à la partie moyenne de la première pièce du sternum ; son extrémité supérieure n'est éloignée de la fourchette de cet os que de 15 à 18 millimètres. Dans le sens transversal il se prolonge, du côté gauche : à 8 ou 10 centimètres au delà de la ligne médiane, au niveau des cinquième et quatrième espaces intercostaux ; à 6 ou 7 au niveau du troisième ; et à trois seulement au niveau du deuxième. A droite, il s'étend à 3 centimètres de la ligne médiane, au niveau du quatrième espace intercostal, et dépasse le sternum de 12 à 15 millimètres.

De ces dimensions du péricarde il suit que les cinquième et quatrième espaces intercostaux du côté gauche sont ceux auxquels il faut donner la préférence dans la ponction de cette séreuse. Le quatrième est celui qui me paraît le plus favorable ; et comme au niveau de cet espace le péricarde dépasse le bord gauche du sternum de 7 centimètres en général, il convient, pour rester également éloigné de son extrême limite et des vaisseaux mammaires internes, de plonger le trocart à 4 ou 5 centimètres environ du bord correspondant de l'os.

B. **Rapports.** — Par sa surface externe ou adhérente, le péricarde répond, d'une part au médiastin antérieur, de l'autre au diaphragme, au cœur et aux troncs vasculaires qui s'y rendent ou qui en partent. Par sa face interne, il s'applique à luimême, et isole ainsi l'organe central de la circulation de toutes les parties qui l'entourent.

a. *Surface externe.* En avant le péricarde est en rapport : 1° par sa partie moyenne ou médiane, avec la face postérieure du sternum sur presque toute sa longueur et dans toute sa largeur ; 2° par sa partie latérale gauche avec les cartilages des seconde, troisième, quatrième, cinquième et sixième côtes ; avec les muscles intercostaux internes, et les vaisseaux mammaires internes dont elle est séparée par le triangulaire du sternum ; 3° par sa partie latérale droite avec les cartilages des quatrième et cinquième côtes, les vaisseaux mammaires internes et le triangulaire correspondants. — La partie médiane de la face antérieure du péricarde est séparée du sternum par une couche graisseuse d'épaisseur très-variable. Les parties latérales en sont séparées par la plèvre médiastine, et le plus souvent aussi par le bord antérieur des poumons.

En arrière, il répond à l'œsophage, à l'aorte, au canal thoracique, à la grande veine azygos, en un mot, à toutes les parties contenues dans le médiastin postérieur, et plus profondément à la colonne dorsale.

De chaque côté il adhère par un tissu cellulaire lâche à la plèvre médiastine qui le sépare des poumons. Entre la plèvre et le péricarde chemine à droite et à gauche le nerf phrénique.

Par sa base, le péricarde adhère au centre aponévrotique du diaphragme. En avant, l'adhérence est intime ; en arrière, elle a lieu par un tissu conjonctif très-lâche.

Par son sommet, il se prolonge sur les gros vaisseaux de la base du cœur, en se continuant en partie avec leur tunique celluleuse. Il se continue aussi avec l'aponévrose cervicale moyenne qui, s'insérant en haut à l'os hyoïde et au corps thyroïde, le tient comme suspendu, et concourt puissamment à l'immobiliser. MM. Lannelongue et Le Dentu considèrent comme un moyen de fixité propre à cette enveloppe une lame fibreuse qui s'étendrait de celle-ci aux premières côtes, en passant au devant du thymus chez le fœtus, et de ses derniers vestiges chez l'adulte. Cette lame, qu'ils appellent *ligament costo-péricardique* est une dépendance de l'aponévrose précédente ; elle en représente la partie terminale. — En arrière, on voit une mince expansion se détacher du feuillet fibreux du péricarde pour aller se fixer aux corps de la deuxième et de la troisième vertèbre du dos.

b. *Surface interne.* — Comme celle de toutes les membranes séreuses, elle est lisse, unie et lubrifiée par la sérosité qu'elle sécrète.

Structure. —Le péricarde est composé, d'un feuillet fibreux qui constitue pour le cœur un moyen de fixité, et d'un feuillet séreux qui représente pour cet organe un moyen de glissement. Ces deux feuillets sont intimement unis; cependant, comme ils remplissent des attributions opposées, et se comportent d'ailleurs d'une manière très-différente dans leur trajet, il convient de les considérer isolément.

a. *Feuillet fibreux.* — Il est mince, mais néanmoins très-résistant. C'est par ce feuillet que le péricarde se continue en bas avec le centre phrénique du diaphragme, dont il a pu être considéré comme une expansion, et en haut avec l'aponévrose cervicale moyenne. C'est ce feuillet aussi qui se prolonge en haut sur les gros vaisseaux du cœur, et particulièrement sur l'aorte, en formant à chacun d'eux une gaîne infundibuliforme qui se confond avec leur tunique externe.

Le feuillet fibreux est formé de faisceaux de fibres lamineuses de dimensions très-inégales et entrecroisés. On ne rencontre dans son épaisseur qu'un très-petit nombre de fibres élastiques.

b. *Feuillet séreux.* — Plus mince que le précédent, il forme un sac sans ouverture qui s'applique par une partie de son étendue au feuillet fibreux; par l'autre, au cœur et aux gros vaisseaux qui en dépendent. On peut donc lui considérer une portion pariétale et une portion viscérale.

La portion pariétale adhère au feuillet fibreux et s'identifie avec celui-ci, dont elle se distingue seulement au moment où elle l'abandonne pour se porter sur le cœur.

La portion viscérale ou réfléchie embrasse d'abord les gros vaisseaux qui surmontent la base du cœur. Elle forme à l'aorte et à l'artère pulmonaire une gaîne commune presque complète, de 2 à 3 centimètres de longueur. A chacune des veines caves et des veines pulmonaires. elle fournit une demi-gaîne qui répond à leur partie antérieure. La séreuse se prolonge ensuite sur les oreillettes et sur les ventricules.

Toute cette portion réfléchie du feuillet séreux adhère de la manière la plus intime au tissu musculaire du cœur. Au niveau des vaisseaux qui en partent ou qui s'y rendent, l'adhérence est beaucoup plus faible, en sorte qu'il est facile de la détacher.

c. *Vaisseaux et nerfs.* — Le péricarde reçoit un grand nombre d'artérioles qui viennent des bronchiques, des diaphragmatiques supérieures et des œsophagiennes. Tous ces ramuscules s'anastomosent dans son épaisseur. Ils se distribuent à peu près exclusivement au feuillet fibreux.— A ceux-ci succèdent des veinules, les unes latérales qui vont se jeter dans les veines diaphragmatiques supérieures; les autres postérieures, qui se terminent dans les veines azygos. Sur le feuillet réfléchi du péricarde, on observe un riche réseau de vaisseaux lymphatiques au niveau des ventricules. Mais ces vaisseaux appartiennent au cœur proprement dit, et non à son enveloppe.

Les nerfs émanent du grand sympathique et des pneumogastriques. Ils pénètrent dans le péricarde, les uns par sa partie supérieure, la plupart par sa partie postérieure. Ces nerfs sont très-grêles, mais assez nombreux. Ils suivent les artères en s'anastomosant entre eux dans leur trajet.

§ 4. — Développement du cœur.

Le cœur est remarquable par la précocité de son développement. Aussi, remarque-t-on que le volume de cet organe, au début de la vie embryonnaire, l'emporte très-notablement sur celui de tous les autres.

Dans la première période de son évolution, il se présente sous la forme d'un simple canal, rectiligne et parallèle au grand axe de l'embryon. Le sang est versé dans sa cavité par deux veines, dont l'embouchure répond à son extrémité postéro-inférieure; il en est chassé par deux artères qui partent de son extrémité antéro-supérieure.

Mais bientôt ce canal devient flexueux; il se contourne en *S*; et bien que réduit encore aux plus minimes proportions, on le voit déjà s'agiter de mouvements rhythmiques qui lui ont mérité d'Aristote le nom de *punctum saliens*. A peine ébauché, il imprime au sang, à peine formé lui-même, une impulsion lente, mais régulière, par laquelle s'annonce en quelque sorte le début de la vie.

D'abord très-peu accusées, les flexuosités ne tardent pas à se prononcer davantage. En même temps le cœur éprouve une torsion sur son axe, qui a pour effet d'attirer sa courbure inférieure en arrière et à droite, en portant la supérieure en avant et à gauche.

A cette torsion succède un phénomène plus important; l'organe se renfle et se rétrécit tour à tour. On voit se produire trois renflements séparés par deux étranglements. Le premier renflement situé à droite et en arrière répond à l'embouchure des veines : il représente les *oreillettes* dans leur état primitif. Le second, ou renflement moyen, représente les *ventricules*. Le troisième, situé à gauche et en avant, constitue le *bulbe* de l'aorte. Des deux rétrécissements, celui qui sépare les oreillettes des ventricules est appelé *canal auriculaire*, et celui qui se trouve compris entre les ventricules et le bulbe aortique *détroit de Haller*. Chacune de ces parties subit des modifications qui se succèdent rapidement.

Les ventricules, continuant de se dilater, prennent un volume supérieur à celui des deux autres renflements. En même temps leurs parois s'épaississent; les sillons ventriculaires se dessinent; et la cloison interventriculaire apparaît, s'élevant peu à peu de la partie inférieure ou du sommet du renflement vers sa partie supérieure ou sa base.

A mesure que la cloison augmente de hauteur, on voit le canal auriculaire et le détroit de Haller diminuer de longueur et passer de l'état de canaux à celui de simples orifices. Parvenue à la base des ventricules, elle rencontre donc, d'une part, en arrière, l'orifice auriculo-ventriculaire qu'elle divise en deux orifices secondaires, l'un droit et l'autre gauche; de l'autre, en avant, l'orifice du bulbe de l'aorte qu'elle divise de même.

Pendant que ces phénomènes se produisent du côté des ventricules, d'autres analogues se passent du côté des oreillettes. Les auricules se développent. Les deux veines caves, qui jusque-là s'ouvraient dans la cavité auriculaire par un tronc commun, se rapprochent de celle-ci très-rapidement; le rapprochement s'opère par suite de la dilatation progressive de la cavité qui absorbe en quelque sorte ce tronc commun. La dilatation continuant encore après qu'il a disparu, les deux veines, qui étaient d'abord contiguës, s'écartent pour s'ouvrir dans l'oreillette droite, l'une en haut et en avant l'autre en bas et en arrière.

Avec la dilatation de la cavité auriculaire coïncide son cloisonnement, qui se fait par l'entrecroisement de deux lames semi-lunaires. L'une d'elles naît de la paroi antéro-inférieure de la cavité, l'autre de la paroi postéro-supérieure. Ces lames se regardant par leur bord concave et marchant en sens contraire, circonscrivent d'abord un orifice ovalaire; la cavité se trouve ainsi divisée en deux cavités plus petites qui communiquent par cet orifice appelé *trou de Botal*. Leur développement continuant, les bords concaves se rapprochent, puis s'entrecroisent par leurs extrémités; l'orifice de communication diminue ainsi peu à peu. Au cinquième ou sixième mois de la grossesse, il est presque entièrement oblitéré. Dans les mois qui suivent, les deux lames se débordent réciproquement, mais restent juxtaposées, en sorte qu'on les écarte sans peine à l'aide d'un stylet obliquement dirigé de l'oreillette droite dans l'oreillette gauche. A la naissance et souvent plus tard, elles finissent par se souder l'une à l'autre.

Pendant la première moitié de la vie intra-utérine, tout le sang qu'apporte la veine cave inférieure passe directement de l'oreillette droite dans l'oreillette gauche par l'orifice de la cloison interauriculaire. La veine cave inférieure en réalité s'ouvre alors dans l'oreillette gauche; elle est prolongée jusqu'au trou de Botal par la valvule d'Eustachi qui est très-élevée dans cette première période et qui s'étend de son embouchure au bord antérieur de l'orifice de communication. Dans la seconde moitié de la grossesse, et surtout après la naissance, cette valvule diminue de hauteur; nous avons vu qu'elle n'existe plus chez l'adulte qu'à l'état de vestige.

CHAPITRE II

DES ARTÈRES

Les artères sont des canaux à ramifications divergentes, dans lesquels le sang se porte par un mouvement saccadé des ventricules du cœur aux divers organes. — Tous ces canaux émanent de deux troncs.

L'un de ces troncs naît du ventricule droit et se ramifie dans les poumons ; l'autre naît du ventricule gauche et se ramifie dans toutes les parties du corps. Le premier ou l'*artère pulmonaire* étale le sang noir au contact de l'air ; le second ou l'*aorte* étale le sang rouge au contact de nos tissus. Celui-ci est le siége d'une réaction toute chimique qui transforme le sang noir en sang rouge ; et celui-là le siége d'une réaction toute vitale qui transforme le sang rouge en sang noir.

La communauté d'origine de ces troncs a pour but de maintenir une sorte d'équilibre entre les deux grands phénomènes qui s'accomplissent dans leur partie terminale. Soumis à l'influence d'un seul et même agent, ils reçoivent des quantités de sang à peu près égales : ce fluide arrive à leurs dernières limites sous des proportions identiques, et les modifications qu'il subit en se répandant dans la trame de nos tissus sont ainsi contre-balancées par celles qu'il éprouve en se tamisant dans les poumons au contact de l'atmosphère. Le mécanisme si simple de cet équilibre nous montre dans toute son évidence l'utilité de la fusion des deux cœurs.

Les systèmes pulmonaire et aortique ne diffèrent pas seulement par leur terminaison ; ils diffèrent aussi par la situation qu'ils occupent et par la longueur du trajet qu'ils parcourent. Étendu du ventricule droit aux poumons, le premier de ces systèmes se concentre tout entier dans la poitrine. Disséminant ses ramifications dans tous les organes, le second n'a d'autres limites que celles de l'économie elle-même. De leur inégale longueur découle l'inégalité des forces mises en usage pour faire circuler le sang dans leur cavité ; et cette dernière inégalité vient nous expliquer le peu d'épaisseur des parois du ventricule droit, et l'épaisseur au moins triple des parois du ventricule gauche.

Considérés dans leur disposition la plus générale, les deux systèmes artériels affectent une grande analogie : simples l'un et l'autre à leur point de départ, ils ne tardent pas à se diviser en troncs moins volumineux, qui se subdivisent à leur tour pour donner naissance à une série de canaux dont le calibre décroît graduellement, jusqu'à ce qu'enfin ils aient atteint une ténuité capillaire. Ce mode de division rappelle celui que nous présentent les diverses parties constituantes d'un arbre ; il existe ainsi dans l'économie un arbre à courtes dimensions dont les branches, rameaux et ramuscules, se déploient sur un seul point; et un arbre dont les ramifications, étendues au loin, embrassent l'organisation entière.

Ce n'est pas seulement par leur ensemble que les systèmes pulmonaires et aortique sont arboriformes. Ils le sont aussi par les dimensions respectives de leurs troncs et de leurs branches, de leurs branches et de leurs rameaux, de leurs rameaux et de leurs ramuscules : chaque fois qu'un tronc se divise, en effet, les deux branches résultant de sa bifurcation présentent, lorsqu'elles sont réunies, un calibre supérieur à celui du tronc générateur. En ramenant par la pensée tous les canaux qui se détachent de chacun de ces systèmes, à un canal unique, on voit que ce canal idéal irait sans cesse s'élargissant jusqu'à sa terminaison, et prendrait la forme d'un cône dont le sommet tronqué répondrait au cœur, tandis que sa base s'adosserait, pour le cône pulmonaire à la muqueuse aérienne, et pour le cône aortique à la surface du corps.

Les artères présentent des attributs qui leur sont communs, et des caractères qui sont propres à chacune d'elles. Il importe donc de les considérer d'abord dans leur ensemble et ensuite en particulier.

ARTICLE PREMIER

DES ARTÈRES EN GÉNÉRAL

Envisagées dans leur ensemble, les artères nous offrent à étudier leur conformation extérieure, leur structure et leurs propriétés.

§ 1. — Conformation extérieure des artères.

L'étude générale de la conformation des artères comprend : leur mode d'origine ; leur situation, leur direction et leur forme ; leurs rapports ; leurs communications ou anastomoses : leur mode de terminaison et leurs variétés ou anomalies.

A. — *Origine des artères.*

Après avoir pris naissance dans le cœur par deux troncs principaux, les artères naissent les unes des autres, de telle sorte que chacune d'elles joue tour à tour le rôle de branche et de tronc générateur.

Les troncs principaux naissent au niveau des grandes segmentations du corps. Du sommet du thorax s'élèvent trois gros troncs destinés à la tête et aux membres thoraciques. Au niveau des dernières vertèbres lombaires où l'axe vertébral semble se diviser pour produire les extrémités inférieures, le système aortique fournit deux troncs volumineux qui leur correspondent. Dans ces membres même correspondance : ainsi, au devant de l'articulation sacro-iliaque, on observe une première grande division : au devant de l'articulation de la hanche, une seconde; au voisinage de l'articulation du genou, une troisième ; au voisinage de celle du pied avec la jambe, une quatrième; et ce rapport se reproduit ou plutôt se prolonge jusqu'aux phalanges. Il en est de même pour les membres supérieurs, dans lesquels cependant les grandes divisions artérielles correspondent moins régulièrement aux espaces interarticulaires.

On peut donc admettre d'une manière générale que les principales divisions du système artériel sont subordonnées à celles du squelette, ou en d'autres termes, que les principaux troncs ont leur origine au niveau des principales articulations. Sous ce point de vue l'homme et tous les vertébrés offrent une analogie éloignée avec les animaux les plus inférieurs dans lesquels le système vasculaire, de même que leur organisation entière, se compose d'une série de pièces identiques soudées ou articulées entre elles.

Le mode d'origine des troncs et des branches n'est pas le même. — Les troncs naissent à angle aigu d'un tronc plus rapproché du cœur : ils se succèdent comme des séries de canaux qu'on voit successivement diminuer de calibre et augmenter de nombre. — Les branches naissent des précédents sous une incidence très-variable, mais en général moins oblique, quelquefois même perpendiculaire à l'axe de ceux-ci. Chaque tronc principal donne donc naissance.

1° A deux branches terminales qui vont le jouer le rôle de troncs principaux dans d'autres parties du corps plus éloignées du centre circulatoire :

2° A des branches collatérales plus ou moins nombreuses qui s'épuisent dans les organes voisins.

Les premières par leur direction et leurs dimensions rappellent le tronc générateur qui en réalité ne fait que se réduire et se dévier légèrement pour se prolonger dans chacune d'elles. Les secondes, au contraire, en diffèrent notablement sous ce double point de vue.

L'angle d'incidence sous lequel les branches terminales et les branches collatérales se détachent du vaisseau qui les produit n'est pas sans influence sur la rapidité du cours du sang. Il est facile de pressentir que plus cet angle sera aigu, plus il deviendra favorable à la circulation ; car deux vaisseaux ne sauraient naître sous un angle très-aigu sans présenter au niveau de leur séparation un croissant taillé en coin dont le bord concave ou tranchant coupe la colonne liquide, à l'instar de ces doubles plans inclinés que les ingénieurs font construire en tête des piliers qui supportent les arches d'un pont. Ce croissant a reçu le nom d'*éperon*. Si l'on incise les parois d'une artère au niveau de sa bifurcation, on voit cet éperon s'avancer en quelque sorte au devant du courant, et le diviser en deux courants secondaires qui se dévient très-peu de leur direction primitive. A l'origine des artères collatérales, l'éperon est d'autant moins saillant qu'elles se détachent du tronc principal sous un angle plus ouvert.

Toutes les divisions du système artériel, les plus volumineuses comme les plus grêles, sont soumises dans leur origine à de nombreuses et fréquentes variétés qui viennent souvent modifier leur situation, leur direction et leurs rapports. Ces variétés ou anomalies ne sauraient trop fixer l'attention du chirurgien qui puisera dans leur connaissance un nouvel élément de sécurité; car les connaître c'est les prévoir; et les prévoir c'est constater leur existence ou leur non-existence avant ou pendant le cours d'une opération. Nous reviendrons plus loin sur leur étude et nous chercherons à en déterminer les causes.

B. — *Nombre, volume des artères.*

1° **Nombre.** — La quantité de sang qui pénètre dans les divers organes est en raison directe de leur importance et de leur vitalité. Dans quelques-uns, comme les poumons, les reins, le foie, une artère unique et volumineuse préside à sa répartition. Mais, dans le plus grand nombre, il est apporté par deux ou plusieurs branches émanées de sources différentes : ainsi l'encéphale reçoit quatre artères, les deux carotides internes et les deux vertébrales; sur le pharinx et l'œsophage, le larynx et la trachée-artère sont échelonnées des branches toujours multiples; l'estomac est entouré d'un cercle artériel provenant de trois branches différentes; au tube intestinal se rendent les deux mésentériques qui s'anastomosent largement entre elles et qui, en outre, communiquent, la supérieure avec l'artère hépatique, l'inférieure avec l'artère iliaque interne; quatre branches convergent vers l'utérus; quatre vers la vessie, quatre vers les enveloppes des testicules, etc.

La plupart des organes, mais plus spécialement ceux qui sont situés sur le plan médian, puisent donc les éléments de leur nutrition et de leurs sécrétions à des sources multiples. Cette multiplicité d'origine pour les branches destinées à un même organe a évidemment pour but de laisser une porte toujours ouverte au sang artériel. Que l'une, que deux, et même trois de ces sources viennent à se tarir momentanément ou définitivement, l'organe dans lequel se rendent ces branches imperméables n'aura pas à souffrir de leur oblitération, si l'une des artères qu'il reçoit est restée intacte, celle-ci se dilatant, et suppléant toutes les autres.

Les ramifications qui succèdent aux branches artérielles ne sont pas également abondantes dans toutes les parties du corps, quelques organes en possèdent un très-grand nombre; dans cette classe il faut ranger les glandes, les membranes muqueuses, la peau, les muscles. D'autres en contiennent beaucoup moins : tels sont les cordons nerveux, les tendons, les aponévroses; ou n'en présentent que de simples vestiges, comme la dure-mère spinale, les ligaments jaunes, les cartilages périchondriques ; et d'autres enfin en sont complétement dépourvus, par exemple le cristallin, la cornée transparente, les cartilages d'encroûtement.

2° **Volume.** — Le volume des artères est généralement en rapport avec celui des organes auxquels elles se rendent; mais il est subordonné aussi aux fonctions qu'ils remplissent et au degré d'activité qu'ils possèdent. La plupart des glandes reçoivent des artères volumineuses ; et l'importance de celles-ci est proportionnelle en général à l'abondance du liquide sécrété : voyez le volume considérable de l'artère rénale, et celui relativement très-minime de l'artère hépatique ; la peau et les muqueuses, la muqueuse gastrique et la muqueuse intestinale, surtout, sont extrêmement riches en artérioles, parce qu'elles sont riches aussi en glandules.

Le calibre des artères tend du reste constamment à s'accroître ; elles sont petites chez l'enfant plus grosses relativement chez l'adulte, volumineuses chez le vieillard. Sous l'influence de l'âge, leurs parois se dilatent d'une manière lente, mais continue.

C. — *Situation, direction, forme des artères.*

1° **Situation.** — Une tendance constante à s'éloigner des parties superficielle pour se réfugier dans les interstices des organes les plus rapprochés de l'axe du tronc et des membres, telle est la loi qui détermine la position des artères. C'est en vertu de cette tendance qu'on les voit se dévier au voisinage des articulations pour venir occuper le côté de la flexion, où elles trouvent un abri sûr contre toute cause d'élongation violente ; dans cette situation, elles sont protégées aussi contre l'action des corps extérieurs, soit par l'attitude naturelle, soit par les mouvements en quelque sorte instinctifs de nos membres.

2° **Direction.** — Les artères suivent en général le grand axe des régions qu'elles traversent. Dans les membres elles sont longitudinales, et par conséquent parallèles aux os et aux muscles. Ce parallélisme toutefois est moins parfait pour les premiers de ces organes que pour les seconds. Nous avons vu, en effet, que les vaisseaux artériels se dévient au voisinage des extrémités articulaires pour se porter du côté de la flexion. Cette déviation ne saurait s'accomplir sans incliner l'axe des artères sur celui des os longs ; en s'ajoutant ces inclinaisons successives donnent naissance à une courbe spiroïde, de telle sorte que les principaux troncs artériels, bien qu'ils soient longitudinaux, s'enroulent autour des colonnes osseuses qui forment l'axe des membres et répondent par leurs extrémités à des plans diamétralement opposés ; c'est ainsi que la principale artère des membres abdominaux correspond tour à tour à leur côté antérieur, interne et postérieur ; tandis que celle des membres thoraciques, d'abord interne, puis antérieure, devient externe dans sa partie terminale.

Aux dernières limites des membres où les articulations, quoique plus multipliées, se fléchissent toutes vers le même plan, on voit la direction des vaisseaux artériels devenir plus régulièrement parallèle à celle des os : telles sont les artères situées dans les espaces intermétatarsiens ou intermétacarpiens, et celles qui côtoient les phalanges ; telles sont aussi les artères qui s'abritent sous le bord inférieur des côtes.

Les artères sont en général rectilignes. Cependant, lorsqu'elles traversent des régions ou des organes dont la surface s'accroît rapidement ou progressivement au devant d'elles, on les voit s'infléchir et décrire des courbures ou arcades de la convexité desquelles partent un certain nombre de branches à direction rectiligne. Nous trouvons des exemples remarquables de ces inflexions artérielles à la paume de la main et à la plante des pieds, où les membres, après s'être graduellement réduits jusqu'à la hauteur du poignet et des malléoles, diminuent d'épaisseur pour s'élargir de plus en plus jusqu'à leur terminaison. La plupart des viscères abdominaux suspendus au devant du rachis par des liens très-étroits à leur insertion, mais dont la superficie s'accroît considérablement d'arrière en avant, reçoivent des artères qui décrivent dans l'intérieur de ces replis, une, deux et même trois séries d'arcades, avant d'arriver à leur destination. Ces arcades ont évidemment pour usage de multiplier le nombre des branches vasculaires et de favoriser ainsi la distribution du sang dans les diverses parties d'un même organe ou d'une même région en la régularisant. Mais comme les branches qu'elles fournissent reprennent aussitôt la direction du tronc primitif, on voit qu'elles n'infirment nullement le fait général que nous avons énoncé.

Ce fait toutefois comporte de nombreuses exceptions ; les plus remarquables sont assurément celles que nous offrent les artères carotides internes et vertébrales à leur entrée dans le crâne, où elles décrivent des sinuosités qu'on retrouve ensuite sur toutes leurs divisions et qui paraissent avoir pour but de modérer l'influence du cœur sur le cerveau, en ralentissant le cours du sang. A ces artères nous pouvons joindre celles de l'utérus, celles des ovaires et celles des organes érectiles surtout que leur enroulement a fait désigner sous le nom d'*artères hélicines*.

Par les progrès de l'âge, la plupart des artères qui suivaient un trajet rectiligne s'infléchissent dans divers sens et deviennent plus ou moins sinueuses. On se rendra facilement compte de ces flexuosités séniles, si l'on considère : 1° que les canaux artériels sont élastiques et s'allongent chaque fois que le ventricule gauche se contracte, pour revenir à leurs dimensions premières dès que cet organe cesse d'agir ; 2° que l'élasticité en vertu de laquelle ils réagissent sur la cause qui les allonge, s'affaiblit peu à peu. Ces canaux, après avoir présenté une élongation intermittente comme les contractions du cœur, deviennent donc le siége d'un allongement permanent, qui doit se manifester par des sinuosités, puisque l'espace qu'ils occupent ne saurait s'agrandir. L'apparition de semblables flexuosités sur les artères coïncide ordinairement avec leur dilatation qui dérive de la même cause.

En même temps qu'elles s'allongent et se dilatent, les artères deviennent le siége de dépôts athéromateux et calcaires irrégulièrement disséminés dans l'épaisseur de leurs parois. Quelquefois les dépôts calcairess se multiplient assez pour envahir toute leur circonférence sur une étendue indéterminée; elles prennent alors l'aspect d'un canal osseux, canal dont la fragilité pourrait avoir les plus funestes conséquences au terme moyen de l'existence, mais qui entraîne moins de dangers dans la vieillesse extrême, où l'homme est condamné au repos par la débilité de ses muscles.

3° **Forme.** — Les vaisseaux artériels sont cylindriques. Les branches, de plus en plus multipliées qui s'en détachent, semblaient annoncer une diminution graduellle de leur calibre et une forme conique ; il n'en est aucun cependant qui présente ce mode de configuration. Le diamètre des artères mesuré à leur origine et à leur terminaison entre deux branches collatérales n'offre aucune différence notable ; et dans les circonstances assez rares où une légère différence a été constatée, ce n'est pas à leur extrémité initiale que correspondait le diamètre le plus long, mais à leur partie terminale ; dans ce cas on observe au niveau de la bifurcation du vaisseau un léger renflement. Entre toutes les artères, les carotides primitives sont remarquables sous ce rapport.

La forme cylindrique des artères leur permet de glisser, de rouler en quelque sorte sur les organes qui les entourent ; de là, pour elles, la possibilité de se soustraire aux tiraillements de toute sorte occasionnés par le jeu des organes actifs et passifs de la locomotion ; de là le privilége dont elles jouissent de fuir au-devant des causes vulnérantes, et de demeurer quelquefois intactes au milieu des plus graves désordres ; de là aussi la facilité avec laquelle elles se dérobent aux doigts qui la compriment lorsqu'il s'agit de prévenir l'effusion du sang pendant le cours d'une opération.

D. — *Rapports des artères.*

Le système artériel présente des connexions importantes avec les veines, les nerfs, les aponévroses, les muscles, les os, et sur quelques points avec la peau. Un tissu cellulaire filamenteux l'unit à ces divers organes.

a. *Rapports avec les veines.* — Les vaisseaux veineux affectent les rapports les plus intimes avec les artères. Sur presque tous les points de l'économie on voit ces deux ordres de conduits s'accoler l'un à l'autre, et cet accolement devenir d'autant plus complet que l'on s'éloigne davantage du centre circulatoire. Tandis qu'un seul tronc veineux correspond aux troncs artériels qui occupent le thorax, le cou, la tête et la racine des membres, deux veines accompagnent les artères qui se distribuent au bras, à l'avant-bras et à la main, à la jambe et au pied. Le sang qui est transporté aux organes par une seule artère est donc assez fréquemment ramené vers le cœur par deux veines.

Lorsque trois vaisseaux se juxtaposent, l'artère est intermédiaire aux deux veines, qui marchent l'une à droite et l'autre à gauche, ou bien l'une en avant et l'autre en arrière.

Lorsqu'une artère est accompagnée d'une seule veine, celle-ci est en général plus superficielle : ainsi les veines jugulaires internes sont plus rapprochées des téguments que les carotides primitives, les veines sous-clavières sont plus antérieures que les artères correspondantes, les veines poplitées sont plus postérieures que les artères qu'elles accompagnent, etc.

b. *Rapports avec les nerfs.* — Les divisions nerveuses naissent de deux sources, du système cérébro-spinal et du système ganglionnaire.

Les nerfs émanés de l'axe cérébro-spinal comparés aux artères voisines occupent une situation plus superficielle que celle-ci : ainsi les cordons du plexus brachial sont plus voisins des téguments du creux sus-claviculaire que l'artère sous-clavière ; les nerfs médian et cubital recouvrent l'artère axillaire ; le premier de ces nerfs passe au devant de l'artère brachiale et se place ensuite à son côté interne : les nerfs radial et cubital sont situés, l'un en dehors de l'artère radiale, et l'autre en dedans de l'artère cubitale, de telle sorte que ces vaisseaux se rapprochent plus de l'axe de l'avant-bras, et les nerfs davantage des téguments. A la cuisse, le nerf crural occupe également le côté externe et antérieur de l'artère fémorale ; le nerf saphène interne côtoie le côté antérieur du même vaisseau, etc. ; en un mot, la loi qui détermine la situation respective des artères et des veines est aussi celle qui règle les rapports des nerfs sensitifs ou moteurs avec le système artériel ; et cette loi elle-même dérive de la tendance constante que présentent les artères à se réfugier au milieu des parties les plus profondément situées. On peut exprimer les rapports généraux des artères, des veines et des nerfs, en disant qu'une incision pratiquée sur les membres, des parties superficielles vers les parties profondes, dans le but de découvrir ces divers organes, rencontrera d'abord les cordons nerveux, puis les vaisseaux à sang noir, puis enfin les vaisseaux à sang rouge. Dans la pratique des opérations on utilise quelquefois la connaissance de ce fait général, en considérant successivement les nerfs et les veines comme des points de repère ou de ralliement qui dirigent l'opérateur dans la recherche des vaisseaux artériels.

Les nerfs émanés du système ganglionnaire présentent des relations très-intimes avec la plupart des artères viscérales du tronc. Ils s'anastomosent et forment des plexus qui les enlacent et qui leur constituent une sorte de tunique nerveuse. Ces connexions ont fait penser à quelques anatomistes que les branches venues du grand sympathique s'épuisaient en totalité dans les parois des vaisseaux correspondants, opinion que les faits viennent formellement démentir; car si l'on suit quelques-unes de ces branches, on les voit s'éloigner des parois artérielles à une certaine distance des viscères, et plonger dans l'épaisseur de ces derniers isolément des ramifications vasculaires. Les nerfs ganglionnaires ne sont donc nullement destinés aux artères qu'ils entourent, mais aux organes dans lesquels ces vaisseaux se terminent. S'ils rampent sur ces vaisseaux, c'est afin de leur emprunter le soutien qui leur manque, semblables à ces plantes grimpantes que nous voyons prendre un point d'appui sur tout ce qui s'élève et résiste autour d'elles, sans rien perdre cependant de leur indépendance. Pour compléter la démonstration, j'ajouterai que j'ai pu suivre jusqu'à leur terminaison les nerfs ganglionnaires de plusieurs viscères et particulièrement ceux des poumons; eh bien, pour ce dernier organe, non-seulement les ramifications nerveuses ne s'épuisent pas dans l'artère pulmonaire, mais elles n'affectent aucun rapport de contiguïté avec ce tronc artériel; toutes se jettent sur le tronc aérifère, plus résistant encore que l'artère; elles le suivent jusqu'à ses dernières divisions, sans s'en écarter un seul instant, et s'y épuisent manifestement (1).

c. *Rapports avec les aponévroses.* — Les artères sont sous-aponévrotiques, et séparées en général par un ou plusieurs muscles des toiles fibreuses qui entourent les membres. Mais si elles ne sont pas en contact immédiat avec les aponévroses, elles sont en rapport avec les cloisons émanées de la face interne de celles-ci. De l'union de ces cloisons résultent quelquefois pour les canaux vasculaires, de véritables gaînes, tout à fait analogues aux gaînes musculaires; les artères carotides primitives, les artères humérales, crurales, etc., nous offrent des exemples remarquables de ce mode d'engaînement.

A l'intérieur de ces gaînes vasculaires, on ne trouve pas seulement un tronc artériel, mais aussi le tronc veineux qui l'accompagne et le plus souvent un cordon nerveux : ainsi le pneumogastrique est compris dans la gaîne des vaisseaux du cou, le médian dans celle des vaisseaux du bras, et le saphène interne dans celles des troncs fémoraux; de là ce précepte important qui prescrit, après l'incision de la gaîne commune, de dénuder attentivement l'artère afin de ne jamais comprendre dans la ligature la veine et le nerf qui lui sont accolés.

(1) J'ai suivi les nerfs pulmonaires non-seulement sur les bronches du poumon de l'homme, mais sur celles des poumons du bœuf et du cheval, chez lesquels ils sont plus volumineux et plus apparents; une préparation déposée dans le musée d'anatomie comparée de la Faculté, montre ces nerfs, sur les poumons du cheval, suivant jusqu'à leur terminaison les ramifications bronchiques.

Si les cloisons fibreuses ne sont pas assez multipliées pour circonscrire complétement par leur rencontre les troncs vasculaires, il n'y a plus d'engaînement. Mais alors il existe encore le plus souvent une lame aponévrotique qui passe dans leur voisinage et qui les maintient appliqués, tantôt sur un plan musculaire et tantôt sur des plans ligamenteux ou osseux : les artères, tibiale postérieure, interosseuse de l'avant-bras et pédieuse nous présentent autant d'exemples de cet engaînement incomplet.

d. *Rapports avec les muscles.* — Les artères sont logées dans les interstices des muscles ; elles affectent par conséquent avec ces organes des rapports étendus et fort importants à connaître.

Parmi les muscles il en est un grand nombre qui se dessinent au-dessous des téguments. A l'aide des reliefs qu'ils présentent on arrive quelquefois à déterminer la situation et la direction précises d'un vaisseau, de même que par l'étude des saillies osseuses on arrive à reconnaître les interlignes articulaires. Les muscles qui marchent parallèlement aux artères et qui les indique en quelque sorte aux doigts et à l'œil de l'opérateur par les saillies qu'ils forment, ont reçu le nom de *muscles satellites*.

Chaque artère importante possède son muscle satellite ; le sterno-mastoïdien est celui de la carotide primitive, le biceps celui de la brachiale, le long supinateur celui de la radiale, etc.

Les troncs artériels n'occupent pas exclusivement les interstices des muscles. Quelquefois ils traversent l'épaisseur de ces organes, et l'on pouvait craindre alors que les contractions musculaires ne missent momentanément obstacle à la marche du sang. Toutefois il n'en est pas ainsi. Un appareil fort simple dans sa disposition protége les canaux vasculaires pendant la contraction des muscles, et soustrait si complétement la circulation à toute influence fâcheuse de l'appareil locomoteur, qu'elle ne jouit jamais d'une intégrité plus parfaite que lorsque la locomotion s'accomplit. Cet appareil protecteur consiste dans une arcade fibreuse jetée au-dessus des vaisseaux, arcade qui va se fixer par ses piliers, soit sur une surface osseuse, soit sur une couche fibreuse. Toutes les fibres musculaires s'insérant à la convexité de cette arcade, elles tendent à soulever celle-ci, d'où il suit que la perméabilité des vaisseaux est d'autant mieux garantie que l'action des muscles est plus énergique. L'aorte à son passage entre les piliers du diaphragme, l'artère crurale à son passage à travers le grand adducteur, les artères perforantes au moment où elles traversent le même muscle, l'artère poplitée au niveau du soléaire, l'artère péronière au niveau du jambier postérieur, etc., nous présentent autant d'exemples de ces arcades, dont les piliers sont souvent si rapprochés l'un de l'autre qu'elles forment des anneaux complets.

e. *Rapports avec les os.* — Nous avons vu que les artères, en vertu de leur tendance constante à se porter vers les parties profondes, se rapprochent plus ou moins dans leur trajet des leviers osseux qui forment l'axe des membres. Les vaisseaux du cou, du bras, de l'avant-bras, de la cuisse, etc., ne sont séparés des plans osseux que par des couches musculaires assez minces. Sur plusieurs points les troncs artériels se trouvent même en contact immédiat avec les os; l'aorte dans toute sa longueur repose sur l'axe vertébral, les iliaques externes sur le détroit supérieur du bassin, les intercostales sur le bord inférieur des côtes, les faciales sur le maxillaire inférieur, etc. Cette disposition nous montre que les artères peuvent être comprimées sur plusieurs points de leur étendue, mais qu'il existe pour cette compression des lieux d'élection : pour les membres thoraciques, ce lieu d'élection réside à la partie supérieure de l'humérus ou sur la première côte; aux membres inférieurs il est représenté par la branche horizontale du pubis.

Par les rapports qu'ils affectent avec les extrémités articulaires des os, ces vaisseaux sont quelquefois exposés à de funestes tiraillements à la suite des luxations; cependant au moment où les surfaces osseuses se luxent, les artères se déplacent elles-mêmes avec une si grande facilité, qu'il est rare de voir les accidents de ce genre entraîner leur déchirure.

f. *Rapports avec la peau.* — On ne trouve au-dessous des téguments aucun tronc artériel. Mais aux limites les plus reculées du centre circulatoire, quelques branches d'une certaine importance deviennent sous-cutanées : telles sont les artères collatérales des doigts et des orteils; telles sont les artères faciale, occipitale, temporale. Le cuir chevelu, la peau de la face, celle qui recouvre les phalanges de la main et du pied puisent dans la présence de ces vaisseaux une vitalité mieux assurée que celle des autres parties du système tégumentaire. Qu'une inflammation phlegmoneuse et diffuse très-étendue se déclare sur les membres ou sur le tronc, on verra le plus souvent les téguments affectés se mortifier sur un ou plusieurs points; qu'une inflammation semblable envahisse le cuir chevelu, les doigts ou les orteils, rarement cette mortification surviendra. Pourquoi la gangrène dans le premier cas, et son absence à peu près constante dans le second? L'anatomie nous en donne la raison en nous montrant que les artères destinées à la peau du tronc et des membres n'y arrivent qu'à l'état de ramuscules très-grêles; une inflammation violente s'emparant du tissu cellulaire dans lequel rampent ces ramuscules les détruit, et la peau se mortifie par privation de sucs nutritifs. A la tête et sur la partie terminale des membres, les artères étant plus volumineuses et ces artères adhérant à la face profonde du derme, le foyer purulent les soulève avec la peau dans laquelle les sucs réparateurs continuent à être versés avec la même abondance. Mais alors un phénomène inverse pourra se produire : de ces artères, en effet, partent des ramuscules assez grêles qui vont se distribuer aux os du crâne, aux phalanges et aux articulations de ces dernières; ces ramuscules sont aussi très-facilement détruits; c'est pourquoi, tandis que les téguments continuent à vivre, il n'est pas rare de voir l'inflammation phlegmoneuse du cuir chevelu et des doigts déterminer dans le premier cas une nécrose superficielle, et dans le second la mortification de toute une phalange.

g. *Rapports avec le tissu cellulaire.* — Autour de la plupart des vaisseaux artériels on trouve une couche de tissu cellulaire qui leur forme une sorte de gaîne, et devient pour chacun d'eux, à la fois, un moyen d'union et d'isolement. Au niveau de leur contiguïté avec les veines, ce tissu cellulaire est assez serré. Sur tous les points par lesquels ils sont en contact avec des plans fibreux, musculaires ou osseux, ce tissu est au contraire extrêmement lâche. Sa densité dans le premier sens a pour effet d'associer les artères et les veines dans les divers déplacements ou glissements qu'elles éprouvent; elle nous montre aussi que dans la ligature des troncs artériels le temps le plus difficile de la dénudation est celui qui consiste à les isoler des troncs veineux.

E. — *Anastomoses des artères.*

Les vaisseaux artériels communiquent entre eux. Mais ces communications, qui ont reçu le nom d'*anastomoses*, ne s'établissent pas toujours de la même manière. Il existe :

1° Des *anastomoses en arcades* ou par *inoculation* dans lesquelles deux branches s'infléchissent l'une vers l'autre, et s'abouchent par leur extrémité pour former un canal unique et curviligne;

2° Des *anastomoses en angle* ou par *convergence* caractérisées par le rapprochement des deux vaisseaux qui se confondent à leur partie terminale pour en constituer un troisième plus considérable : les artères vertébrales à leur entrée dans le crâne nous présentent un exemple remarquable de ce mode de communication;

3° Des *anastomoses par communication transversale* qui ont lieu lorsque deux artères sont unies par une branche perpendiculaire à leur direction : les cérébrales antérieures, les cérébrales postérieures et les carotides internes, sont ainsi unies par des artères qui ont été désignées avec raison sous le nom de *communicantes*.

A ces trois variétés d'anastomoses on pourrait en ajouter une quatrième, savoir : les anastomoses annulaire, elliptique, polygonale, etc., qu'on observe lorsque deux artères, après s'être divisées, s'abouchent par les branches qui résultent de cette division en circonscrivant un espace de figure et de dimensions variables. Tantôt cet espace est un cercle : l'iris est ainsi compris dans un anneau artériel; tantôt ce sont des losanges comme ceux qu'interceptent sur le bord libre de l'intestin, les artères venues de ses parties latérales, ou des quadrilatères irréguliers comme ceux qui existent sur les deux faces d'un estomac bien injecté, etc. Ces anastomoses ont sans doute un caractère qui leur est propre. Cependant nous ne saurions les considérer comme une variété distincte. Elles sont le résultat de communications artérielles multiples et associées : ainsi les circulaires se composent d'une double anastomose en arcade ; les quadrilatères ou rhomboïdales, d'une double anastomose par convergence ; l'hexagone artériel situé à la base du cerveau est une triple anastomose par communication transversale. Quelquefois les types se combinent, et l'anastomose prend alors une figure plus ou moins irrégulière. Si aux trois variétés que nous avons admises on voulait en ajouter une quatrième, il conviendrait donc de la désigner sous le nom d'*anastomose mixte* ou *composée*.

Les quatre variétés d'anastomoses n'offrent pas la même fréquence. Celles par communication transversale sont assez rares. Les anastomoses par convergence sont plus nombreuses. Les anastomoses en arcades sont plus multipliées encore. Les anastomoses composées sont innombrables. Elles ont pour avantages communs :

1° De régulariser la diffusion du sang dans toutes les parties du corps et principalement dans les organes qui offrent une grande longueur comme les intestins, ou une large surface comme l'estomac et l'encéphale ;

2° D'établir entre toutes les portions d'un même organe une solidarité qui permet à chacune d'elles d'emprunter à la portion voisine les sucs réparateurs qui pourraient lui manquer.

3° D'établir dans les membres, à côté des grands courants artériels, des courants secondaires ou collatéraux qui constituent pour la circulation une voie dérivative, lorsque ceux-ci sont interceptés sur un point de leur trajet par une cause morbide ou mécanique.

Les courants collatéraux traversent des régions diamétralement opposées à celles qu'occupent les courants principaux. Ils ne sont pas situés en dedans et du côté de la flexion, mais en dehors et du côté de l'extension. C'est autour des articulations qu'ils offrent le plus de développement, d'où il suit qu'ils établissent des communications plus faciles entre les troncs appartenant à des sections différentes des membres, qu'entre les différentes parties d'un même tronc; c'est ainsi que la sous-clavière et l'axillaire communiquent largement entre elles à l'aide de branches, les unes descendantes, les autres ascendantes, anastomosées autour de l'épaule; l'artère du bras communique de même avec celles de l'avant-bras par des anastomoses qui occupent la partie postérieure de l'articulation du coude ; des communications analogues sont établies entre l'iliaque interne et la crurale, entre la crurale et la poplitée, entre la poplitée et la tibiale antérieure, etc. Lorsque l'un de ces troncs aura été divisé ou deviendra le siége d'un anévrysme, ce ne sera donc pas à l'amputation qu'il faudra recourir, comme le conseillaient les anciens, mais à l'application d'une ligature; le sang refluant dans la voie dérivative que lui présentent les anastomoses, arrivera dans le tronc situé sur le prolongement de celui qui a été oblitéré, et la circulation se rétablira peu à peu d'une manière complète.

F. — *Terminaison des artères.*

Plus les artères s'éloignent de leur origine commune, plus les communications établies entre elles se multiplient. A leurs dernières limites, ces anastomoses deviennent si nombreuses que le système artériel ne se présente plus sous l'aspect de conduits à direction rectiligne et à marche divergente, mais sous celui d'un plexus dont les mailles inégales et serrées enlacent toutes les particules de nos organes.

Ces vaisseaux présentent, dans la disposition de leurs ramifications terminales, quelques différences que Ruysch, Prochaska et Sœmmerring avaient déjà signalées pour la plupart. Ainsi ces ramifications sont disposées en treillage sur la tunique de l'intestin grêle, en pinceaux sur les papilles de la langue, en étoile sur la surface du rein; elles sont spiroïdes dans l'ovaire, rayonnées dans l'iris, sarmenteuses dans les muscles, pelotonnées dans les glomérules du rein, etc. Dans les corps caverneux, chaque ramuscule artériel se termine par un bouquet de ramifications qui s'enroulent en tire-bouchons. Mais ces divers modes de terminaison sont loin d'offrir l'importance qu'on leur attachait autrefois. Ils se réduisent en définitive à de simples variétés dans le mode de ramescence, dans le nombre des divisions, dans la direction relative de celles-ci, etc., variétés subordonnées elles-mêmes, dans chaque organe, au mode de groupement de leurs particules constituantes.

Les dernières divisions des artères se continuent avec les vaisseaux capillaires, immense réseau, vaste réservoir, dans lequel elles versent par d'innombrables affluents le fluide nutritif que ceux-ci utilisent pour la nutrition, les sécrétions, les exhalations, etc. Entre les artérioles et les capillaires, il n'existe pas, du reste, une ligne de démarcation nettement arrêtée; le passage des unes aux autres s'établit par degrés presque insensibles. A mesure qu'il se rapproche du système capillaire, le système artériel se dépouille peu à peu de ses attributs les plus caractéristiques; il perd d'abord sa tunique externe, puis sa tunique moyenne, s'amincit, se dégrade, se réduit à quelques vestiges, et disparaît à son tour; et sa tunique interne se modifie elle-même. On peut dire d'une manière générale que l'un finit lorsqu'il n'offre plus aucune trace de noyaux à direction transversale, et que l'autre commence lorsqu'à ceux-ci on voit succéder d'autres noyaux à direction longitudinale.

C'est donc à la différence de leur constitution qu'on distingue les dernières ramifications artérielles des vaisseaux capillaires, et non à la différence de leur calibre. Quelquefois, il est vrai, les capillaires sont plus déliés; mais souvent aussi ils offrent le même volume que les artérioles terminales, et quelquefois même un volume plus considérable. Leur diamètre, du reste, est très-variable ; sur le même point il peut être tour à tour égal, plus petit et plus grand. Certains points du corps se prêtent parfaitement à l'étude des parties terminales du système artériel ; entre toutes il faut placer au premier rang les parties fibreuses, tendons, ligaments, etc. En détruisant leur trame et en conservant uniquement les vaisseaux et les nerfs, j'ai pu voir souvent des artérioles extrêmement grêles se continuer avec des capillaires dont le calibre était deux, trois et quatre fois aussi volumineux. Un des attributs les plus remarquables de ces derniers est leur facile dilatation; sous l'influence d'une simple congestion ils peuvent se dilater très-notablement et reprendre ensuite leur diamètre normal. Les artères se dilatent aussi, mais leur dilatabilité est beaucoup moindre ; de là les différences si variables qu'on observe entre leur calibre et celui des capillaires, différences qui se produisent sous l'empire d'une foule de causes.

Vaisseaux dérivatifs. — Les artères se terminent dans le système capillaire. Mais à ce fait général y a-t-il des exceptions? Quelques artérioles vont-elles se continuer directement avec les veinules? Tous les anatomistes étaient d'accord pour nier cette continuité lorsque M. Sucquet, en 1860, publia sur ce sujet un travail dans lequel il s'attache à démontrer que sur plusieurs points de l'économie, particulièrement sur la paume des mains et la plante des pieds, sur le coude et le genou, sur la partie médiane de la face, etc., le sang est transmis directement des artères aux veines par des vaisseaux d'un certain calibre que cet auteur a désignés sous le nom de *vaisseaux dérivatifs*.

Ces vaisseaux existent-ils? je l'avais pensé d'abord. Mais plus récemment j'ai voulu avoir la preuve de leur existence. Je les ai cherchés à l'aide du procédé que j'emploie pour mettre en évidence les vaisseaux et les nerfs des parties fibreuses, lequel consiste à réduire à l'état de pulpe le tissu fibreux, en laissant intacts les vaisseaux et les nerfs. Or, la conclusion qui découle de mes recherches est complétement négative. J'ai vu constamment les dernières divisions du système artériel se terminer dans le système capillaire. Aucune artériole n'allait se continuer avec les veinules. Nulle part il ne m'a été possible de saisir les moindres traces de vaisseaux dérivatifs ; et cependant je m'étais adressé aux régions qui en seraient le plus abondamment pourvues, comme par exemple la pulpe des doigts et des orteils, les téguments de la partie médiane de la face, etc. L'examen microscopique, fait dans les conditions les plus favorables pour démontrer ces vaisseaux s'ils existaient, me porte donc au contraire à les nier de la manière la plus formelle.

Déjà M. Vulpian était arrivé à la même conclusion en suivant une voie différente. Cet auteur a injecté dans l'artère fémorale sur le chien, et dans l'artère humérale sur l'homme, de l'eau tenant en suspension de la poudre de lycopode, poudre dont les granulations ne peuvent pas traverser les capillaires, mais cheminent librement dans les petites artères. Or l'eau qui remplissait les veines ne contenait aucune de ces granulations.

Pour admettre des vaisseaux dérivatifs, sur quels faits s'appuie M. Sucquet ? Cet auteur injecte dans les artères un liquide solidifiable, auquel il ajoute une matière colorante ; puis il dissèque les artérioles et les veinules, et lorsqu'il rencontre un ramuscule s'étendant transversalement ou obliquement entre deux vaisseaux plus ou moins parallèles, il le considère comme un vaisseau dérivatif, admettant, sans autre preuve, que l'un des deux vaisseaux parallèles est une artère, et l'autre une veine, tandis que ceux-ci, à mon avis, représentaient deux artérioles ou deux veinules unies entre elles par une simple anastomose.

Ainsi, d'une part, les faits invoqués par M. Sucquet sont loin de démontrer que les vaisseaux dérivatifs existent, et de l'autre des faits positifs empruntés aux injections avec de la poudre de lycopode et à l'observation microscopique attestent au contraire qu'ils n'existent pas.

G. — *Anomalies des artères.*

Aucun des systèmes de l'économie n'est sujet à des anomalies aussi fréquentes et aussi variées que le système artériel. Anomalies d'origine ; anomalies de situation, de direction et de rapports ; anomalies de nombre ; anomalies de volume : telles sont celles qu'on rencontre le plus habituellement.

Cette énumération suffit pour nous montrer que dans une artère tout est variable depuis son point de départ jusqu'à sa terminaison. Seules, ses divisions terminales ne varient pas ; quelles que soient les modifications qui se produisent dans les limites, le trajet, les connexions et le mode de ramescence de celle-ci, ses dernières ramifications arrivent toujours à l'organe auquel elles sont destinées. De cette fixité des divisions terminales, il suit que les anomalies dont les artères sont le siége ne présentent, au point de vue physiologique, qu'une importance très-secondaire. Mais il n'en est pas ainsi au point de vue chirurgical. Toutes les variétés portant sur leur origine, sur leur nombre, sur leur calibre. sur leur trajet, sur leurs rapports, intéressent le chirurgien, qui s'attache à reconnaître la situation et la direction précises de ces vaisseaux, afin de les respecter plus sûrement.

Les anomalies artérielles, si fréquentes et en apparence si variées, sont dues à deux causes principales ; elles peuvent être distinguées par conséquent en deux ordres ainsi caractérisés : *anomalies par excès ou défaut de convergence ; anomalies par renversement de volume.*

Pour se rendre compte des *anomalies par excès ou défaut de convergence*, il importe de prendre en considération le mode d'évolution des artères. Ces vaisseaux ne se développent pas à la manière d'un arbre dont le tronc précède les branches et les branches les rameaux. Ils se développent de la périphérie vers le centre ; ce sont les rameaux qui précèdent les branches, et les branches qui précèdent les troncs. Or les artères se développant des divers organes vers le cœur, il est facile de comprendre pourquoi leurs divisions terminales ne varient pas, et pourquoi au contraire toutes les autres varient si fréquemment. Trois phénomènes, en effet, peuvent se produire :

1° Les rameaux et les branches convergeront de manière à se réunir sur les points où leur fusion s'opère le plus habituellement ; et alors c'est l'état normal qu'on observera ;

2° Ou bien leur convergence sera plus grande ; dans ce cas, leur réunion aura lieu plus tôt ; la branche ou le tronc résultant de cette fusion prématurée augmentera de longueur ; des rameaux ou des branches qui n'en dépendent pas ordinairement viendront s'y rattacher ; et de leur adjonction résultera aussi une augmentation de calibre ;

3° Ou bien leur convergence sera moins prononcée ; dans ces conditions leur réunion est plus tardive ; elle peut même ne pas se produire, l'un des rameaux, ou l'une des branches, allant se terminer sur une artère voisine ; la branche ou le tronc né de cette convergence diminuera alors de longueur ; les artères qui en forment une dépendance diminuent de nombre, et son calibre se réduira aussi.

Les anomalies dites d'origine ne sont donc en réalité que des anomalies de terminaison, résultant d'un excès ou d'un défaut de convergence. A ce premier groupe se rattachent, indépendamment des anomalies d'origine, les anomalies de nombre, de calibre, de longueur, etc.

Les *anomalies par renversement de volume* sont aussi fréquentes, mais beaucoup moins connues que les précédentes. Pour s'en rendre compte, il importe de ne pas oublier que la masse du sang pour chaque partie du corps, comme pour chaque individu, est déterminée ; s'il en passe plus d'un côté, il en passera moins de l'autre. Une artère ne peut donc prendre un volume plus considérable sans que les artères voisines ne subissent dans leur calibre une réduction proportionnelle. Si cet accroissement ou cette diminution est faible, ils passent inaperçus. Mais quelquefois on voit une artère atteindre des dimensions qui surpassent très-notablement son diamètre normal : et toujours alors on remarque dans son voisinage une artère qui présente un phénomène inverse ; le rameau devient branche, et une branche voisine descend à l'état de simple rameau ; les dimensions de l'une ont passé à l'autre; c'est ce déplacement que je propose de désigner sous le nom d'anomalie par renversement de volume.

Un exemple achèvera de faire saisir le mode de production et l'impor tance de ces anomalies. Entre l'épigastrique et l'obturatrice il existe un ramuscule s'étendant de l'une à l'autre et constituant, à l'état normal, une anastomose des plus grêles. Dans quelques cas, le ramuscule prend un volume égal à celui de l'épigastrique, et l'obturatrice, dans le trajet qu'elle parcourt de l'iliaque interne à ce ramuscule, diminue de volume si notablement qu'elle semble disparaître; ont dit alors que cette artère naît de l'épigastrique, c'est-à-dire qu'elle offre à la fois une anomalie d'origine et une anomalie de direction. Mais en réalité son origine et sa direction n'ont pas varié ; son volume s'est réduit, tandis que celui du ramuscule anastomotique a au contraire augmenté; il y a seulement inversion ou renversement de volume.

Cette interprétation simple et vraie s'applique à une foule de faits qui ont été considérés comme des exceptions étranges et qui viennent se ranger cependant sous la loi commune. Autre exemple : on a observé quatre ou cinq fois à la partie postérieure de la cuisse un tronc volumineux. Ce tronc a été pris pour l'artère fémorale elle-même frappée, disait-on, d'une anomalie bien rare, dans sa situation et sa direction. Cette artère était-elle en effet déplacée? Nullement; elle avait conservé sa situation normale; suivait sa direction habituelle; se ramifiait comme de coutume. Elle avait seulement diminué de volume, tandis que le courant collatéral postérieur, courant étendu de l'artère ischiatique à l'artère poplitée, s'était considérablement développé. Ainsi donc, il n'y avait ni anomalie de situation, ni anomalie de direction, mais une sin ple inversion de volume : le calibre du courant principal avait diminué, celui du courant collatéral avait augmenté.

Dans tous ces faits et beaucoup d'autres, l'inversion de volume est évidente. Mais elle n'est pas toujours aussi manifeste. Très-souvent elle semble ne porter que sur un seul vaisseau, et l'on pourrait croire qu'il y a simple anomalie de volume et non inversion; ce serait une erreur. Lorsque l'accroissement porte sur un seul vaisseau et la réduction sur deux ou plusieurs, celui dont le volume a augmenté frappe l'attention, tandis que les autres sont peu ou point remarqués; l'anomalie de volume semble simple, c'est-à-dire unique; et cependant elle est réellement multiple. Ainsi, par exemple, l'avant-bras possède deux artères; entre celles-ci chemine une artériole qui accompagne le nerf médian dans toute son étendue. Que cette artériole prenne des proportions importantes, ce qui est assez fréquent, son accroissement se fera aux dépens des deux artères principales; mais comme la première a beaucoup augmenté et que les deux autres n'ont pas très-sensiblement diminué, on dit alors que l'avant-bras possède trois artères et qu'il y a anomalie de volume et anomalie de nombre. En réalité, que s'est-il passé? un ramuscule s'est considérablement développé; les deux artères principales ont un peu diminué; ici encore il y a inversion de volume, et rien de plus.

En rapportant les anomalies artérielles à leur véritable cause, on peut donc en définitive les grouper autour de deux chefs : les unes dépendent d'un excès ou d'un défaut de convergence; les autres des modifications qui se produisent dans le calibre des vaisseaux convergents.

Les premières, qui comprennent les anomalies d'origine, de nombre, d'étendue, de rapports, se partagent en deux groupes secondaires : les *anomalies par excès*, les *anomalies par défaut*.

Les secondes, auxquelles viennent se rallier les anomalies de volume, de situation, de direction, se divisent aussi en deux genres : les *anomalies par inversion simple*, et les *anomalies par inversions multiples*.

§ 2. — Structure des artères.

Les parois des artères, plus épaisses que celles des veines, sont formées de trois couches, ou tuniques, qui se superposent et s'emboîtent très-régulièrement sur toute leur étendue. Ces tuniques ont été distinguées d'après leur situation : en externe ou celluleuse, moyenne ou élastique, et interne ou séreuse. Bien qu'étroitement unies, elles peuvent être cependant assez facilement séparées; et alors même qu'elles ont conservé leurs connexions normales on arrive sans peine par l'examen microscopique à établir leur délimitation précise.

La trame organique qui constitue les parois artérielles est donc stratifiée et réductible en trois couches fondamentales et constantes : chacune de ces couches présente des caractères qui lui sont propres.

A. — *Tunique externe, celluleuse ou adventice.*

L'épaisseur de cette tunique n'est pas proportionnelle au calibre des vaisseaux. Sur les gros troncs, comme l'aorte et ses principales divisions, elle est beaucoup moins épaisse que la tunique élastique; sur les artères de moyenne dimension, elle est à peu près égale à celle-ci; sur les artères de petit calibre, son épaisseur absolue et relative diminue; sur les très-petites, elle se réduit de plus en plus et finit par disparaître. A son origine et à sa terminaison, cette tunique ne prend donc qu'une part secondaire à la constitution du système artériel, tandis que sur la portion moyenne de celui-ci, c'est-à-dire sur la plus grande partie de son étendue, elle contribue beaucoup à le renforcer.

La tunique celluleuse se compose de fibres lamineuses et de fibres élastiques qui s'entremêlent, mais qui montrent cependant quelque tendance à s'isoler, pour se porter en plus grand nombre les unes en dehors, les autres en dedans : les fibres lamineuses sont d'autant plus multipliées qu'elles deviennent plus externes, et les fibres élastiques qu'on se rapproche davantage de la tunique moyenne. Les premières comme les secondes affectent pour la plupart une direction longitudinale.

Dans leur trajet, les fibres élastiques s'anastomosent et forment un réseau à larges mailles irrégulières, sur la face externe de la tunique, à mailles plus serrées sur sa face interne où elles se continuent en partie avec celles de la couche moyenne.

Les fibres lamineuses se réunissent en faisceaux de dimensions très-variées, et ceux-ci s'envoient réciproquement des faisceaux plus petits qui marchent dans tous les sens.

Dans les mailles de cette tunique il existe constamment des cellules adipeuses réunies par petits groupes ou disposées en traînées irrégulières.

B. — *Tunique moyenne.*

C'est à cette tunique que les artères sont redevables de leurs propriétés les plus caractéristiques, l'élasticité et la contractilité.

La tunique moyenne est remarquable par sa densité, par sa couleur jaunâtre et par sa grande épaisseur, qui varie cependant avec le calibre des artères. Nous avons vu que, très-épaisse sur l'aorte, comparativement à la tunique externe, égale à celle-ci sur les troncs qui en partent et sur le plus grand nombre de leurs divisions et subdivisions, elle reprend sa prédominance sur la partie terminale du système artériel ; ainsi l'une est plus développée sur la partie moyenne de son trajet, et l'autre l'est plus au contraire au voisinage du cœur et des capillaires.

Cette tunique comprend dans sa composition trois éléments très-différents : une substance amorphe, du tissu élastique et des fibres musculaires lisses.

La substance amorphe revêt l'aspect de lames et de lamelles irrégulières et fenêtrées. On la trouve en grande abondance dans l'aorte. Mais elle devient plus rare dans les troncs qui en partent, et plus encore dans les divisions suivantes, sans jamais disparaître cependant d'une manière complète. M. Gimbert, qui a publié en 1865 un bon travail sur la structure des artères, et qui a plus particulièrement appelé l'attention sur cette substance, a pu la retrouver dans toute l'étendue du système artériel (1).

Le tissu élastique se présente ici sous deux formes, à l'état de lames et à l'état de fibres. Dans les artères les plus volumineuses, et surtout dans l'aorte, on le rencontre sous ces deux formes. Dans les moyennes et les petites, il est constitué exclusivement par des fibres.

Les lames et lamelles élastiques occupent l'épaisseur de la tunique moyenne. Elles ne se montrent ni sur la face externe ni sur la face interne

(1) Gimbert, *Structure des artères*, thèse, 1865, p. 64.

de celle-ci. Toutes ces lamelles se continuent entre elles, en sorte que leur nombre ne saurait être déterminé. Elles sont minces et percées de trous inégaux et irréguliers comme la substance amorphe. A mesure qu'on s'éloigne du tronc aortique, leur largeur diminue; en même temps la circonférence des trous augmente. Le passage de la forme membraneuse à la forme réticulée et fibrillaire s'établit ainsi graduellement.

Les fibres élastiques de la tunique moyenne des artères ont été l'objet de nombreuses recherches qui ont beaucoup contribué à nous faire connaître leur disposition sur laquelle planent encore cependant quelques incertitudes. Les recherches auxquelles je me suis livré m'ont permis de reconnaître qu'elles sont disposées d'une manière très-différente sur la face externe, sur la face interne et dans l'épaisseur de la tunique.

La première couche qu'on rencontre sur la tunique moyenne, en procédant de dehors en dedans, est donc une couche élastique à fibres circulaires dont l'existence est constante : à mesure qu'on remonte des petites artères vers le cœur, cette couche augmente progressivement d'épaisseur. Par l'emploi des réactifs, j'ai pu l'isoler et juger de son épaisseur, qui est relativement considérable. Le professeur Fasce Luigi, de Palerme, dans un mémoire publié en 1865, en fait une quatrième tunique qu'il appelle *tunica elastica propria* (1). Cette quatrième tunique pourrait être admise ; l'observation démontre son existence. Je pense toutefois qu'il est préférable de la considérer comme la couche la plus externe de la tunique moyenne, pour les deux raisons qui suivent : 1° elle adhère à cette tunique de la manière la plus intime ; 2° ses fibres, comme la plupart de celles qui la composent, sont circulaires. Plusieurs anatomistes, parmi lesquels je dois citer M. Ch. Robin et M. Grimbert, la rattachent à la tunique externe. Mais ni l'un ni l'autre de ces auteurs ne mentionnent la direction régulièrement transversale de ses fibres ; s'ils n'ont pas été frappés de cette direction, c'est parce qu'ils ont été sans doute mal servis par leurs préparations ; un examen fait dans de meilleures conditions les aurait préalablement conduits à modifier sur ce point leur opinion.

Sur la face interne, les fibres élastiques suivent en général la direction longitudinale. Elles constituent une couche bien distincte, quoique très-adhérente, d'une part aux autres couches de la tunique moyenne, de l'autre à la tunique interne. Ces fibres, beaucoup plus déliées que celles de la couche externe, s'anastomosent aussi pour former un réseau à mailles irrégulièrement quadrilatères et très-serrées. La couche qu'elles constituent a été considérée par plusieurs auteurs et récemment par M. Fasce Luigi comme dépendante de la tunique interne. Souvent, en effet, elle reste adhérente à celle-ci dont elle semble alors faire partie. Mais en variant et multipliant les observations, on finit par constater qu'elle appartient réelle-

(1) Fasce Luigi, *Istologia delle arterie e delle vene degli animali*. 1865, in-8°.

ment à la tunique moyenne, ainsi que l'avait déjà reconnu M. Ch. Robin et plus tard M. Gimbert.

Dans l'épaisseur de la tunique moyenne les fibres élastiques forment un troisième réseau qui relie la couche externe ou circulaire à la couche interne oú longitudinale. Les unes se continuent avec les faces ou les bords des lamelles fenêtrées; les autres passent à travers les trous dont elles sont criblées. Leur direction la plus générale est circulaire. Mais on en voit aussi un grand nombre qui sont obliques. Quelques-unes, selon M. Gimbert, seraient longitudinales. Elles affectent donc une disposition beaucoup moins régulière que celles des couches externe et interne.

A mesure qu'on se rapproche de la partie terminale des artères, ces trois ordres de fibres élastiques diminuent de nombre et d'importance; puis se réduisent à l'état de simple vestige. Les moyennes disparaissent d'abord et les externes ensuite. Mais les internes se prolongent jusqu'à l'origine des capillaires; elles s'étendent aussi loin que la couche des fibres musculaires, et même un peu au delà. Dès que se montrent les fibres lisses, on aperçoit déjà au-dessous de celles-ci des fibrilles élastiques longitudinales qui les croisent perpendiculairement et les relient entre elles.

Les fibres musculaires lisses existent en grand nombre dans la tunique moyenne. Elles appartiennent exclusivement à cette tunique. Toutes sont transversales. Leur longueur est à peine d'un dixième de millimètre. Pour former un anneau complet, elles s'ajoutent donc les unes aux autres, en nombre d'autant plus grand que le calibre des vaisseaux est plus considérable. Ces fibres sont situées entre les deux couches élastiques précédemment décrites; et comme la couche à fibres circulaires est épaisse et la couche longitudinale extrêmement mince, on voit qu'elles se trouvent beaucoup plus rapprochées de la paroi interne que de la paroi externe des artères. Elles occupent les loges ou aréoles que circonscrivent les lames et les fibres élastiques situées dans l'épaisseur de la tunique moyenne. Toutes sont unies entre elles par la substance amorphe, laquelle joue le rôle du tissu conjonctif qu'on observe dans les muscles viscéraux, mais qui fait ici complétement défaut.

Non-seulement ces fibres se disposent en séries linéaires, mais elles se juxtaposent pour former des couches partout continues; et celles-ci à leur tour s'ajoutent les unes aux autres en se superposant. Sur les artères d'un petit calibre elles sont déjà nombreuses; à mesure que le calibre s'accroît et que les parois augmentent d'épaisseur, elles se multiplient.

La tunique moyenne est donc essentiellement stratifiée. Après avoir décomposé les parois d'une artère en trois couches principales, on pourrait subdiviser la tunique moyenne en un grand nombre de couches secondaires, si toutes ces couches n'étaient solidement unies entre elles par les lames et les fibres élastiques.

C. — *Tunique interne.*

La tunique interne est remarquable par l'aspect uni que présente sa face libre, et par son extrême minceur. Sous ce dernier point de vue elle contraste singulièrement avec les deux autres. C'est pour ne pas avoir assez tenu compte de sa ténuité que plusieurs auteurs lui ont rattaché la couche élastique à fibres longitudinales qui appartient à la tunique moyenne.

Cette tunique comprend deux couches constantes et partout continues : une couche élastique et une couche épithéliale.

La couche élastique est représentée par une lame amorphe, striée dans le sens longitudinal et fibroïde, mais non réductible en fibres isolables et indépendantes. Elle adhère si solidement à la couche sous-jacente de la tunique moyenne, que lorsqu'on cherche à en détacher quelques minimes lambeaux, cette couche se trouve presque toujours entraînée avec elle, d'où l'erreur où sont tombés tant d'auteurs qui considèrent celle-ci comme dépendante de la tunique interne.

Chez les grands mammifères, comme le bœuf et le cheval, elle passe de l'état membraneux et fibroïde à l'état fibrillaire; mais les fibrilles qui la composent sont si déliées et le réseau qu'elles constituent présente des mailles si serrées que ces deux états diffèrent réellement très-peu.

La couche épithéliale a été bien étudiée et parfaitement décrite en 1865 par M. Legros (1). Elle forme une couche continue et se compose d'un seul plan de cellules. Celles-ci revêtent la forme d'un fuseau ou plutôt d'un losange très-allongé, dont le grand axe est dirigé comme le cours du sang. Leurs bords, irrégulièrement sinueux, se correspondent et s'engrènent réciproquement. Cet épithélium s'altère avec rapidité; souvent quelques heures après la mort il commence à se détacher ou plutôt à se dissocier. Lorsqu'on veut en prendre connaissance, il convient donc de l'étudier sur un animal récemment sacrifié ou sur des membres amputés.

Telle est la structure de chacune des tuniques du système artériel. On avait pensé jusque dans ces derniers temps que, pour deux artères de même calibre, cette structure était semblable. M. Gimbert nous a appris qu'elle peut différer beaucoup, et que pour chaque vaisseau le mode d'arrangement des parties constituantes semble subordonné en partie aux fonctions de l'organe dans lequel il se termine. J'ai pu constater souvent combien cette remarque était fondée. J'ajouterai que non-seulement la texture des artères de même volume varie pour les différentes parties du corps, mais aussi pour les différentes espèces animales. Un seul fait suffira pour le démontrer. J'ai étudié comparativement l'aorte chez l'homme, le bœuf et la

(1) Legros, *Épithélium des vaisseaux sanguins* (*Journal de l'anat. et de la physiol.*, 1868, p. 275).

baleine. Dans l'espèce humaine, la tunique moyenne est caractérisée par sa grande densité et par la prédominance de l'élément élastique sur l'élément musculaire. Chez le bœuf, cette tunique est formée par une trame beaucoup moins condensée; et il y a au contraire prédominance des fibres contractiles. Dans la baleine, elle est composée exclusivement de fibres élastiques très-déliées, offrant toutes le même volume, s'anastomosant sans cesse et formant un immense réseau qui n'a pas moins de 5 centimètres d'épaisseur et d'un mètre de circonférence. Dans ce monumental réseau où les fibres élastiques viennent s'accumuler par centaines de milliards, on ne trouve pas une seule fibre musculaire. Je l'ai exploré dans tous les sens, sur tous les points, et je n'ai jamais rencontré qu'une trame élastique d'une prodigieuse richesse, se présentant partout sous le même aspect. Or, si le tronc aortique qui remplit chez l'homme et les animaux des attributions identiques, diffère si notablement dans sa constitution, les artères qui se rendent à des organes de fonctions opposées ne doivent-elles pas offrir des différences analogues ou plus grandes encore?

D. — *Vasa vasorum et nerfs vaso-moteurs.*

a. **Vasa vasorum.**—Les vaisseaux qui viennent se ramifier à la surface et dans l'épaisseur des parois artérielles sont assez nombreux. Les anciens les désignaient sous le nom de *vasa vasorum*. On peut les distinguer à l'œil nu sur la périphérie des gros troncs. Mais pour les suivre dans leur épaisseur, il devient nécessaire de recourir à l'examen microscopique et à l'emploi des réactifs.

Les artérioles viennent des rameaux et ramuscules qui cheminent dans le voisinage. Rien de plus variable que leur origine, leur trajet, leur nombre et leurs anastomoses. Ce qui nous intéresse du reste dans leur étude, c'est plus spécialement leur mode de distribution. Comment se comportent leurs dernières divisions? celles-ci se répandent-elles dans toute l'épaisseur des parois artérielles? les observe-t-on dans les trois tuniques, ou seulement dans les deux premières, ou exclusivement dans la tunique externe? Ces questions ont été controversées et résolues d'une manière très-différente. Ce point de la science restait donc couvert d'épais nuages, lorsque M. Ch. Robin, avec son éminent talent d'observation, entreprit d'y introduire quelque lumière. Après de longues et habiles recherches, il annonça résolûment que les vasa vasorum ne s'étendent pas au delà de la tunique celluleuse. Quelques anatomistes tentèrent de les suivre plus loin, mais sans succès. Son opinion fut donc acceptée; elle règne aujourd'hui sans conteste, et je n'hésite pas à déclarer qu'elle résume fidèlement l'ensemble des faits connus. De mon côté, je crus devoir l'adopter aussi, mais avec quelque réserve. Les faits qui suivent sont venus me démontrer que cette réserve était fondée.

1° Il existe dans la couche élastique externe de la tunique moyenne un très-beau réseau de capillaires. Les vasa vasorum, par conséquent, s'étendent au delà de la tunique celluleuse. M. Ch. Robin la considère, il est vrai, comme une dépendance de cette tunique ; jusque-là, entre son opinion et la mienne, il n'y a donc qu'une simple différence d'interprétation. Mais voici des faits plus concluants.

2° Dans toute l'épaisseur de la tunique moyenne de l'aorte du bœuf, dans sa partie musculeuse comme dans sa partie élastique, j'ai pu constater aussi la présence des mêmes capillaires, remarquables par leur nombre et leur volume, anastomosés entre eux et formant un réseau qui s'avance jusqu'à la tunique interne. Se prolongent-ils dans cette tunique ? je n'oserai l'affirmer ; mais ils arrivent jusqu'à sa face adhérente. Ces capillaires sont du reste très-faciles à voir.

3° Sur l'aorte de la baleine, on trouve les mêmes vaisseaux, beaucoup plus manifestes encore, et assez développés pour qu'on puisse suivre leurs ramifications en incisant leurs parois avec un instrument tranchant.

Dans les grands mammifères, les vasa vasorum se prolongent donc dans toute l'épaisseur de la tunique moyenne et jusqu'à la face adhérente de la tunique interne. En est-il de même chez l'homme et les animaux d'une moindre corpulence ? Je les ai cherchés avec attention, et je dois avouer que jusqu'à présent je n'ai pu en trouver aucune trace ; mais cet insuccès à mes yeux prouve beaucoup moins leur absence que les difficultés inhérentes à leur étude. Je reste convaincu que des recherches ultérieures viendront généraliser leur existence.

Du réseau capillaire des artères naissent des veinules qui cheminent dans la tunique celluleuse. Quelques-unes suivent le trajet des artérioles. D'autres, plus nombreuses, restent indépendantes de celles-ci. Elles vont se jeter dans les rameaux des veines voisines.

b. **Vaisseaux lymphatiques.** —Quelques auteurs ont pensé que ces vaisseaux entrent dans la constitution des artères. Selon Mascagni, ils formeraient par leurs radicules anastomosées toute la tunique interne, opinion qui a été adoptée par Béclard et développée plus tard par Breschet. Mais ni l'un ni l'autre ne mentionnent la moindre observation à l'appui de cette opinion, contre laquelle viennent protester tous les faits recueillis jusqu'à ce jour. Les artères peuvent donc être considérées comme dépourvues de cet ordre de vaisseaux.

c. **Nerfs vaso-moteurs.**—Les nerfs qui viennent se ramifier dans les parois des artères sont si déliés, que leur existence est restée longtemps problématique. Elle ne pouvait être nettement établie que par l'emploi du microscope. Grâce à cet instrument et aux perfectionnements introduits dans les procédés d'analyse, nous pouvons aujourd'hui les poursuivre sans difficulté sur toute l'étendue de l'arbre artériel.

Un premier fait ressort de leur étude ; partout où on les rencontre, ils accompagnent les vasa-vasorum, ou plutôt les artérioles. Les filets nerveux pénètrent avec celles-ci dans la tunique celluleuse, se divisent et se subdivisent comme elles en s'anastomosant aussi, et en se rapprochant de plus en plus de la tunique moyenne. On les voit s'avancer jusqu'à la couche élastique à fibres circulaires de cette tunique, couche dans laquelle ils pénètrent et disparaissent.

Dans toute cette partie de leur trajet, les tubes qui les constituent sont pourvus de leurs trois éléments, périnèvre, substance médullaire, cylinder axis. Mais au moment où ils pénètrent dans la couche la plus superficielle de la tunique moyenne, ces tubes se dépouillent de leur substance médullaire et deviennent d'une ténuité telle, qu'il n'est plus possible de les distinguer et de reconnaître leur mode de terminaison. Sur ce point si important nous serions donc encore dans le doute, si la physiologie expérimentale n'était venue nous montrer : que la tunique musculaire des vaisseaux est sous l'influence de leurs nerfs, au même titre que tous les autres muscles de l'économie ; que ces nerfs président à la contraction des artères, comme ils président aux contractions du cœur et des muscles volontaires ; que cette contraction, comme celle des autres muscles lisses, est lente à se produire lorsqu'on les irrite, et lente aussi à s'éteindre. Nous pouvons donc admettre que les nerfs des artères se terminent dans la tunique musculaire, et qu'ils tiennent ceux-ci sous leur dépendance, d'ou le nom de *vaso-moteurs* qui leur a été donné par Stilling.

La physiologie expérimentale a été plus loin. Après nous avoir fait connaître leur terminaison, elle nous a révélé leur origine : ces nerfs émanent du grand sympathique. C'est à M. Cl. Bernard qu'était réservé l'honneur de cette belle découverte. Pour démontrer que telle est en effet leur commune origine, l'illustre physiologiste procède de la manière suivante :

Dans une première expérience, il coupe les nerfs des membres pelviens avant leur mélange avec les rameaux émanés du grand sympathique. Cette section détermine une paralysie de la sensibilité et une paralysie du mouvement ; mais la circulation reste intacte.

Dans une seconde expérience, il divise ces nerfs au delà de leur mélange avec les nerfs ganglionnaires, lesquels par conséquent sont compris aussi dans la section ; de là une triple paralysie, portant sur les parties sensibles, sur les muscles volontaires et sur la tunique moyenne des vaisseaux. La paralysie de cette dernière s'annonce par la dilatation des artères, par un accroissement très-sensible dans la quantité du sang qu'elles reçoivent et qu'elles transmettent, par la congestion de toutes les parties auxquelles elles se distribuent, par la rougeur presque instantanée de celles-ci, et par l'élévation de leur température.

Dans une troisième expérience, M. Cl. Bernard divise seulement les nerfs ganglionnaires ; les artères seules sont paralysées, et cette paralysie se traduit par les mêmes phénomènes que dans l'expérience précédente. Il soumet ensuite à l'excitation galvanique le bout périphérique de ces nerfs ; les artères alors se resserrent ; elles reçoivent moins de sang ; les parties pâlissent et la température s'abaisse.

Ces expériences démontrent très-nettement que, pour les membres pelviens, les nerfs des artères émanent du grand sympathique. Dans une autre série d'expériences analogues, M. Cl. Bernard établit non moins nettement que les nerfs destinés aux artères des membres thoraciques ont la même origine. Déjà précédemment il avait reconnu, en répétant la célèbre expérience de Pourfour du Petit, que les artères de l'extrémité céphalique reçoivent leurs fibres nerveuses de la portion cervicale du système ganglionnaire. Les conclusions découlant de ses premières recherches se trouvent ainsi généralisées.

Il résulte donc de l'ensemble des faits observés que les artères sont sous l'influence immédiate du grand sympathique, comme la plupart des viscères du tronc, et que toute lésion ou altération du système nerveux ganglionnaire peut avoir pour conséquence un trouble plus ou moins marqué de la circulation.

§ 3. — Propriétés des artères.

Les artères possèdent deux propriétés fondamentales, l'une toute physique, l'élasticité, l'autre essentiellement vitale, la contractilité.

A. **Élasticité.**—Les parois de ces vaisseaux sont élastiques dans le sens transversal et dans le sens longitudinal. Au moment où elles reçoivent l'ondée partie du ventricule gauche, elles se dilatent et s'allongent ; après l'avoir reçue, elles se resserrent et se raccourcissent ; en un mot, elles s'étendent et se rétractent tour à tour.

De l'élasticité dérivent donc deux propriétés secondaires, l'extensibilité et la rétractilité. L'une et l'autre s'exercent dans deux sens réciproquement perpendiculaires, mais avec une puissance très-différente.

L'extensibilité transversale est mise en jeu à chaque pulsation artérielle. En appliquant la pulpe des doigts sur une artère on la croirait très-appréciable ; mais si l'on cherche à en déterminer l'étendue avec précision, on remarque qu'elle est à peine sensible, en sorte que plusieurs auteurs ont pu la mettre en doute. Cependant Poiseuille, à l'aide d'un appareil très-simple, a rigoureusement démontré que les artères se dilatent au moment où le sang est projeté dans leur cavité. Pour se rendre compte des étroites limites apportées à cette dilatation, il suffit de comparer le volume de l'ondée sanguine qui l'a déterminée à l'énorme capacité du système artériel ; la dilatation de celui-ci est minime parce que la quantité de sang qui vient s'ajouter à celle qu'il contenait est très-minime aussi.

Il n'est pas absolument nécessaire, du reste, pour que cette propriété entre en jeu, que les artères soient dilatées par un liquide lancé dans leur cavité. Lorsque celle-ci s'est resserrée sous l'influence de la contractilité, dès que les fibres musculaires cessent d'agir, elle se dilate en vertu de sa seule extensibilité; c'est en vertu de cette extensibilité aussi que les artères restent béantes dans l'état de vacuité.

L'extensibilité longitudinale est beaucoup plus prononcée que la précédente. Elle l'est d'autant plus que l'obstacle apporté à la circulation est plus grand; chez les amputés, on voit les artères qui viennent d'être liées faire saillie à chaque pulsation sur la surface de la plaie. Dans l'état physiologique, les obstacles au passage du sang étant beaucoup moindres, les artères s'allongent moins aussi; c'est au niveau des éperons où la colonne sanguine éprouve une légère déperdition de forces, que leur allongement est le plus sensible.

La rétractilité fait en quelque sorte équilibre à l'extensibilité; ces deux propriétés sont à la fois antagonistes et corrélatives. L'une ne pourrait exister sans l'autre. Tout ce qui accroît la puissance de la première, favorise l'action de la seconde. L'extensibilité dans le sens transversal étant très-faible, la rétractibilité correspondante est également très-limitée; s'étendant, au contraire, beaucoup dans le sens longitudinal, les artères sont aussi très-rétractiles dans le même sens.

Cette grande rétractilité se manifeste sur le cadavre lorsqu'on divise une artère dans le sens transversal; on voit alors les deux bouts de celle-ci s'écarter très-notablement. Si l'on subdivise chacune de ses moitiés, nouvelle rétraction très-sensible encore; en multipliant les sections, on obtient toujours un retrait des deux tronçons du vaisseau dont la rétractibilité semble ainsi inépuisable.

Sur le vivant, cette propriété n'est pas moins évidente. A la surface des plaies, les artères se rétractent comme les muscles et même en général plus que ces derniers, d'où il suit qu'elles entraînent avec elles, dans la dépression ou le canal résultant de leur retrait, une partie du tissu cellulaire environnant.

Si l'artère est abandonnée à elle-même, le sang s'épanche dans ce tissu cellulaire et peut se coaguler de proche en proche jusqu'à l'entrée du vaisseau; la coagulation remonte ensuite dans la cavité de celui-ci, jusqu'à la hauteur de la première collatérale. J.-L. Petit donnait au caillot externe le nom de *couvercle*, et au caillot interne celui de *bouchon*. Ces caillots suspendent provisoirement l'écoulement sanguin. Bientôt la lymphe plastique s'épanche entre les parois artérielles et les caillots obturateurs; ceux-ci se condensent, deviennent de plus en plus adhérents; puis l'externe disparaît; l'interne s'unit, soit par sa base, soit par une partie de sa surface aux parois du vaisseau divisé; il est ensuite peu à peu résorbé, et l'oblitération devient complète et définitive.

Si la plaie comprend la moitié de la circonférence de l'artère, les deux lèvres de l'incision, très-fortement sollicitées en sens contraire par la rétractilité des parties correspondantes du vaisseau, s'écartent au point de laisser entre elles un large orifice par lequel le sang tend à s'écouler indéfiniment, aucun obstacle ne venant entraver alors son écoulement. — Mais lorsque la blessure n'intéresse qu'une petite partie de la circonférence, la plaie des parties ambiantes, et celles de l'artère se correspondant rarement, au moins d'une manière complète, le sang ne s'écoule qu'avec difficulté; il se mêle au tissu cellulaire, se coagule et constitue un caillot que J.-L. Petit comparaît, avec raison, à un clou dont la tête se dirige en dehors et la pointe vers la cavité de l'artère. Dans ces conditions, l'écoulement s'arrête le plus habituellement; le caillot contracte des adhérences avec toutes les parties auxquelles il correspond; et la plaie peut se cicatriser promptement.

La solution de continuité n'est pas toujours transversale; elle peut être longitudinale, et entraîne alors des conséquences beaucoup moins fâcheuses; car la rétractilité qui s'exerce dans le sens de l'axe l'emportant sur celle qui s'exerce dans le sens du diamètre, la première tend à rapprocher les lèvres de la plaie à la manière des lèvres d'une boutonnière.

L'extensibilité et la rétractilité dans le sens transversal sont dues surtout aux fibres élastiques circulaires. Dans le sens longitudinal, elles ont pour agent principal les fibres élastiques de la tunique externe et celles qui forment la couche élastique profonde de la tunique moyenne. Ces dernières étant beaucoup plus longues que les précédentes, nous expliquent la prédominance d'extensibilité et de rétractilité qu'elles présentent.

Par leur élasticité, les artères exercent sur la circulation du sang une influence que les anciens avaient entrevue, mais que les travaux des physiologistes modernes ont beaucoup mieux définie. Cette propriété a pour avantages :

1° De transformer le mouvement d'abord saccadé du courant sanguin en un mouvement continu;

2° De faciliter l'entrée du sang dans le système artériel et d'économiser ainsi la force dépensée par le cœur.

La transformation du mouvement saccadé en un mouvement continu s'opère graduellement sur toute la longueur du système artériel, en sorte que l'intermittence, très-bien caractérisée à l'origine de l'aorte, s'éteint peu à peu à mesure que le sang s'éloigne du cœur.

L'élasticité favorise l'entrée de l'ondée sanguine en diminuant les résistances que le sang éprouve à passer du cœur dans les vaisseaux. Une expérience très-simple et très-concluante de M. Marey le démontre. Ce fait est confirmé en outre par les modifications qui se produisent dans l'appareil circulatoire chez le vieillard. Nous avons vu que sous l'influence progressive de l'âge, les artères perdent peu à peu leur élasticité; or, le cœur dépense alors une plus grande somme de forces pour chasser le sang jusqu'aux extrémités ; cet accroissement de dépense s'accuse par l'hypertrophie graduelle du ventricule gauche (1).

B. **Contractilité.** —L'existence de cette propriété a été découverte par Hunter vers le milieu du siècle dernier. Il avait remarqué qu'après la mort produite par l'hémorrhagie, les artères diminuent très-sensiblement de calibre, et pensa qu'un resserrement si notable ne pouvait avoir pour unique cause l'élasticité. Afin de vérifier cette conjecture, l'illustre physiologiste crut devoir distendre quelques-uns de ces vaisseaux. Or, après avoir été dilatés, ceux-ci se resserraient, mais ne reprenaient jamais un diamètre aussi étroit. Continuant ses observations, Hunter reconnut que non-seulement les artères se contractent, mais que la *contractilité, très-faible dans les gros troncs artériels, croît à mesure que l'on considère un vaisseau plus éloigné du cœur* (2) : fait considérable que les recherches histologiques vinrent confirmer un siècle plus tard.

La contractilité dans les artères se trouve presque partout associée à l'élasticité. Lorsque les fibres élastiques s'étendent selon le diamètre et selon l'axe des vaisseaux, les fibres contractiles participent à cette extension, et au moment où les premières se rétractent, les secondes réagissent aussi en vertu de leur tonicité. De la réaction simultanée des deux ordres de fibres sur la cause qui les allonge et qui les maintient dans cet état variable d'allongement, résulte la *tension* des artères.

C. **Résistance des artères.**—Les parois de ces vaisseaux possèdent une certaine somme de résistance qui n'est pas la même pour chacune de leurs tuniques. Lorsqu'on soumet une artère de moyen calibre à un allongement indéfini, on remarque que les trois tuniques s'allongent d'abord simultanément. Mais à un certain degré d'élongation, les tuniques moyenne et interne se rompent irrégulièrement en travers, tandis que la tunique externe continue à s'étendre en se rétrécissant de plus en plus, et en prenant la forme de deux cônes unis par leur sommet tronqué; puis cette tunique se déchire à son tour sur le point le plus aminci, se rétracte alors et vient s'appliquer sur les deux orifices du vaisseau déchiré, en les obturant à peu près complétement.

Cette série de phénomènes est celle que nous présentent tous les vaisseaux du même ordre dans les plaies par arrachement. Ils nous expliquent pourquoi ces plaies, si étendues qu'elles soient, ont pour caractère propre une absence à peu près complète d'hémorrhagie.

Les deux tuniques internes sont donc plus fragiles que l'externe. Il suffit d'appliquer un lien sur les parois d'une artère et de le serrer avec une

(1) Marey, *Physiol. de la circul. du sang*, 1863, p. 104 et suiv.
(2) Marey, *Physiol. de la circul. du sang*, p. 134

force modérée pour les rompre aussitôt simultanément. Le froissement de ces mêmes parois avec un instrument métallique ou tout autre corps solide et résistant, produit un résultat semblable. Lorsque cette déchirure a lieu, les débris des tuniques rompues embarrassant la marche du sang, déterminent bientôt sa coagulation et amènent plus tard l'imperméabilité du vaisseau.

INJECTION ET PRÉPARATION DES ARTÈRES.

1° **Injection.** — Elle peut être générale ou partielle. Les injections générales donnent ordinairement des résultats plus avantageux lorsqu'elles sont faites convenablement.

Le sujet qu'on se propose d'injecter sera placé sur un plan incliné, de telle sorte qu'il touche le sol par ses pieds et s'élève du côté de la tête à la hauteur de 50 à 60 centimètres environ.

L'injection doit être poussée par l'aorte. Dans ce but on divise le sternum en deux moitiés par un trait de scie, appliqué sur sa partie médiane, et, à l'aide d'un coin, on écarte les deux moitiés du thorax. L'espace ainsi obtenu permettra d'inciser le péricarde, de saisir le cœur, d'ouvrir le ventricule gauche par une incision longitudinale, et d'introduire dans la cavité de l'aorte un tube sur l'extrémité duquel les parois de l'artère seront solidement fixées par une double ligature; le passage des liens constricteurs autour du tronc vasculaire suppose que celui-ci a été préalablement isolé à son origine.

La seringue employée pour l'injection doit contenir 12 à 1500 grammes de liquide. Il est indispensable qu'elle soit munie, dans sa partie moyenne, d'un anneau portant de chaque côté une poignée de bois, afin qu'on puisse la saisir facilement et sans courir le danger d'une brûlure. Les plaques de cuir dont on garnit l'extrémité interne du piston seront constamment rejetées; elles se brûlent, se racornissent après deux ou trois injections, et la seringue fonctionne alors très-imparfaitement. A ces plaques, qui sont excellentes dans les seringues où l'on n'introduit que des liquides froids, il faut substituer la filasse qui n'offre aucun inconvénient, et qu'on peut si facilement renouveler dans ses couches les plus superficielles, lorsqu'elle ne ferme pas hermétiquement le corps de pompe. Il nous a paru aussi avantageux de ne pas souder le corps du piston avec sa tige, et de réunir ces deux parties à l'aide de demi-anneaux qui s'embrassent par leur concavité.

La matière mise en usage pour les injections ordinaires est la suif, auquel on ajoute une petite quantité de cire et de térébenthine de Venise, plus une substance colorante, le noir de fumée. Cette injection ordinaire doit être précédée d'une injection d'essence de térébenthine dont la quantité est à la précédente : : 1 : 12 ou 15.

Une bonne matière à injection doit offrir un certain degré de solidité sans être cassante. Lorsqu'elle est préparée, avant de l'introduire dans la seringue il convient donc d'en laisser tomber quelques gouttes sur un corps froid, afin d'apprécier son degré de consistance, et de la modifier en y ajoutant de la térébenthine molle ou de la cire, suivant qu'elle est trop fragile ou trop molle. On juge que sa température est convenable lorsque la chute de quelques gouttelettes d'eau y provoque un léger bruit de crépitation. En ce moment, le robinet dont l'extrémité de la seringue doit être munie sera plongé dans le liquide, qui pénétrera dans le corps de pompe par aspiration. Celui-ci rempli, on renverse la seringue, et l'on presse légèrement sur le piston pour expulser la petite quantité d'air qui peut y être contenue; puis le robinet est fermé, et le tube de la seringue adapté au tube introduit dans l'aorte.

L'opérateur qui se charge du soin de pousser l'injection doit avoir les deux jambes du sujet entre les siennes. Il appliquera perpendiculairement contre sa poitrine l'extrémité libre du piston, en s'inclinant sous un angle de 45°, et pressera sur ce piston avec vigueur, au moment où un aide ouvrira le robinet de la seringue.

Pour arriver jusqu'aux dernières limites du système artériel, l'injection a un long trajet à parcourir; dans son trajet elle se refroidit, et se refroidira d'autant plus qu'elle le parcourra plus lentement. La condition essentielle pour le succès consiste donc, dès le début, à pousser le liquide avec la plus grande force possible, afin de le faire parvenir pour ainsi dire d'emblée jusqu'aux dernières divisions de l'aorte. Il n'y a aucun inconvénient, au début, à presser vigoureusement sur le piston, puisque toutes les artères sont vides, et que le liquide ne rencontre nulle part de résistance. Mais aussitôt que cette résistance commence à se faire sentir, il est prudent d'agir avec plus de ménagement; il faut alors se contenter de soutenir l'effort en le modérant un peu, tant que le piston descend, et le suspendre tout à fait, c'est-à-dire fermer le robinet lorsque le piston devient complétement immobile. Cette opération terminée, la seringue est séparée du robinet, qui restera adapté au tube placé dans l'aorte, et on laisse ensuite refroidir le liquide injecté.

Si l'on veut faire une injection plus pénétrante, on peut : ou bien ajouter au suif une petite quantité d'essence de térébenthine, un douzième environ; ou bien élever préalablement la température du sujet en le laissant pendant deux heures dans un bain chaud; à l'aide de cette seule condition, on peut remplir, en employant une injection ordinaire, non-seulement la totalité du système artériel, mais la plus grande partie du système veineux.

Pour les injections fines on emploie le plus souvent des liquides froids. Ceux auxquels on donne ordinairement la préférence, sont : le vernis à l'essence ou à l'alcool, les huiles fixes, l'essence de térébenthine, une solution de gomme, etc., qu'on colore avec le vermillon, le carbonate de plomb ou des couleurs à l'huile. Ces liquides paraissent redevables de leur plus grande pénétration à ce qu'on peut soutenir longtemps l'effort qui préside à leur introduction; sous l'influence de cet effort prolongé, ils s'insinuent dans des ramuscules où ils n'auraient pu arriver par un effort instantané.

2° **Préparation.** — Elle est très-variable pour les différentes artères. Les seuls principes généraux que nous puissions formuler sur ce point sont les suivants :

Si l'artère est superficielle, cherchez et isolez d'abord son tronc, puis terminez la préparation, en procédant de celui-ci vers les branches.

Si elle est profondément située, préparez d'abord les branches qui se présentent à votre scalpel; une fois arrivé au tronc, vous l'isolerez en mettant à nu les artères qui en partent au voisinage de son origine, et vous suivrez chacune de celles-ci en allant de son origine à sa terminaison.

Il est en général utile d'enlever les veines concomitantes. Pour éviter l'effusion de sang qui pourrait résulter de leur section et qui tacherait la préparation, il importe de vider préalablement le système veineux. Dans ce but, ouvrez la veine iliaque s'il s'agit des membres abdominaux, et la veine cave supérieure s'il est question des membres thoraciques ou de la tête; élevez ensuite fortement celle de ces extrémités qui doit être le siége de la préparation; frictionnez-la de haut en bas, ou de sa partie terminale vers le tronc, afin de faire écouler la plus grande partie du sang qu'elle contient. Cette opération terminée, on peut diviser et enlever les veines sans danger pour la préparation.

Le tissu cellulo-graisseux, les ganglions lymphatiques, les aponévroses et tous les prolongements qu'elles fournissent, seront aussi enlevés ; mais on conservera avec le plus grand soin les muscles, les nerfs et les organes voisins, d'une part pour l'étude des rapports, et de l'autre pour les branches qu'ils reçoivent.

Avant d'étudier une artère, il convient de préparer toutes ses branches collatérales ; de leur ensemble résulte une sorte de tableau qui frappe l'esprit et facilite la mémoire.

ARTICLE II

DES ARTÈRES EN PARTICULIER

ARTÈRE PULMONAIRE.

Injection. — 1° Enlever le sternum, isoler la veine cave inférieure et la lier ; 2° isoler la veine cave supérieure, l'ouvrir, et y introduire un tube par lequel le liquide sera poussé vers les cavités droites du cœur.

Préparation. — Elle est très-simple, et consiste à enlever les enveloppes que le péricarde fournit aux gros vaisseaux, ainsi que le tissu cellulaire graisseux et les ganglions lymphatiques voisins, en isolant successivement : 1° l'artère pulmonaire et ses deux branches, jusqu'à la racine des poumons ; 2° les veines pulmonaires droites et gauches ; 3° la trachée et ses deux divisions ; 4° la crosse de l'aorte.

Lorsqu'on se propose d'étudier seulement les rapports de l'artère pulmonaire et de ses branches, on peut se dispenser de recourir à une injection. Celle-ci n'est réellement nécessaire que pour l'étude de la structure du poumon ; et alors il est plus préférable d'injecter le tronc artériel à sa sortie du ventricule droit.

L'artère pulmonaire transporte le sang veineux du cœur aux poumons. Artérielle par ses parois, veineuse par ses fonctions, elle constitue un vaisseau mixte qui mérite parfaitement la dénomination de *veine artérieuse* que lui avaient imposée les anciens.

Elle naît de l'infundibulum du ventricule droit, dont elle continue la direction en se portant obliquement en haut et à gauche, au-devant de l'aorte qu'elle croise à angle aigu, et qu'elle embrasse par sa concavité. Parvenue au côté gauche du tronc aortique après un trajet de 3 centimètres, cette artère se divise en deux branches qui se portent transversalement, l'une vers le poumon droit, et l'autre vers le poumon gauche, dans lesquels elles se ramifient en suivant les divisions bronchiques jusqu'à leur extrémité terminale.

A son origine cette artère est entourée par les fibres musculaires les plus élevées de l'infundibulum. Intérieurement elle présente les trois valvules sigmoïdes qui s'abaissent à la manière d'une soupape au moment où le sang tend à refluer des poumons vers le ventricule droit. Si l'on enlève ces valvules on voit que le tronc de l'aorte pulmonaire se découpe à son point de départ en trois festons très-réguliers qui adhèrent par leur partie moyenne à la zone fibreuse correspondante. Mais cette union serait peu solide si la zone fibreuse n'envoyait, d'une part trois prolongements dans les espaces anguleux qui séparent les festons, et de l'autre trois lamelles dans l'épaisseur des valvules sigmoïdes ; il suit en effet de cette disposition que l'orifice festonné de l'artère et l'anneau fibreux du cœur sont unis par toute l'étendue de leur circonférence.

Dans le trajet curviligne qu'il décrit le tronc pulmonaire répond : par ses parties latérales aux deux auricules ; — par sa convexité dirigée en avant et à gauche au feuillet séreux du péricarde, dont le sépare assez souvent une couche cellulo-adipeuse ; — par sa concavité tournée en arrière et à droite à l'aorte qui lui oppose une courbure inverse, en sorte que ces vaisseaux se contournent réciproquement en demi-spirale.

La *branche gauche* de l'artère pulmonaire surmonte l'oreillette gauche ; sa longueur égale celle du tronc dont elle émane. Elle est en rapport : en arrière, avec la bronche gauche à laquelle elle devient supérieure en entrant dans le poumon ; en avant, avec le feuillet séreux du péricarde, et plus en dehors avec les veines pulmonaires gauches qui la croisent en descendant vers l'oreillette.

La *branche droite*, un peu plus longue que la précédente, est située immédiatement au-dessus de l'oreillette droite. Elle répond : en arrière, à la bronche droite, en avant, à la veine cave supérieure et à la partie ascendante de l'aorte qui la croisent perpendiculairement.

A son entrée dans le poumon, chacune des branches de l'aorte pulmonaire se divise en deux ou trois branches secondaires et en rameaux progressivement décroissants qui s'accolent dans toute l'étendue de leur trajet aux divisions correspondantes des conduits aérifères. Nous verrons plus tard comment elles se terminent.

Artère pulmonaire chez le fœtus. — Pendant la vie intra-utérine, le sang qui traverse les cavités droites du cœur ne se porte pas dans les poumons, ou du moins il n'arrive jusqu'à ces organes qu'en très-minime quantité. La plus grande partie de ce liquide est transmise de l'artère pulmonaire à l'aorte par une large et courte anastomose qui s'étend obliquement de l'une à l'autre.

Cette anastomose, connue sous le nom de *canal artériel*, est ainsi disposée : le tronc de l'artère pulmonaire, après un trajet de quelques millimètres, fournit une branche au poumon droit, puis une autre au poumon gauche; et poursuivant sa direction obliquement ascendante, vient s'ouvrir dans l'aorte immédiatement au-dessous de l'origine de la sous-clavière gauche.

Le canal artériel est donc situé sur le prolongement du tronc de l'artère pulmonaire ; il représente la partie terminale de ce tronc, ou plutôt ce tronc lui-même dont les divisions droite et gauche sont de simples branches collatérales.

Ce canal, d'abord extrêmement court et relativement très-large, se dirige de bas en haut, d'avant en arrière, et de droite à gauche. Sa partie terminale s'infléchit de telle sorte qu'elle forme avec la partie correspondante de l'aorte un éperon dont la concavité regarde en bas. Le sang qu'il verse dans l'aorte passe ainsi entièrement dans l'aorte descendante qui le transmet aux viscères du tronc, aux membres inférieurs, et surtout aux artères ombilicales, lesquelles le déposent à leur tour dans le placenta où il se régénère au contact du sang de la mère, comme il se régénère dans les poumons au contact de l'air chez l'adulte.

Le calibre du canal artériel, dans les premiers temps de la vie intra-utérine, est très-supérieur à celui des branches qui pénètrent dans les poumons. Il diminue ensuite peu à peu, tandis que celles-ci deviennent plus considérables; vers la fin de la grossesse, ce canal et les deux branches pulmonaires diffèrent très-peu. Après la naissance ces dernières se développent rapidement, et le canal artériel ne tarde pas à s'oblitérer. Il se présente alors sous l'aspect d'un cordon fibreux plus étroit à sa partie moyenne qu'à ses extrémités.

ARTÈRE AORTE.

Préparation. — 1° Prolonger la division de la paroi antérieure de la poitrine sur la paroi correspondante de l'abdomen jusqu'aux pubis ; 2° enlever les cartilages costaux du côté gauche, en les coupant à leur union avec les côtes ; 3° soulever le poumon gauche, le renverser sur celui du côté opposé, et détacher la plèvre qui recouvre les parties latérales gauches du rachis ; 4° refouler la rate, l'estomac et les intestins vers le côté droit de l'abdomen, ainsi que le péritoine qui passe au-devant du rein gauche.

L'aorte, origine commune de tous les vaisseaux qui président à la diffusion du sang rouge, s'étend du ventricule gauche où elle prend naissance à la quatrième vertèbre lombaire où elle termine en se divisant en deux branches.

Situation. — Très-rapproché du sternum à son origine, le tronc aortique s'en éloigne bientôt pour se porter sur la partie latérale gauche de la colonne vertébrale, dont il suit exactement les courbures obéissant ainsi à cette double tendance qui porte les artères : d'une part, à se réfugier dans les parties les plus profondes; de l'autre, à s'adosser aux plans osseux, afin de leur demander appui et protection. Ainsi disposée elle se trouve à la plus grande distance possible des agents vulnérants qui pourraient pénétrer dans la cavité du tronc par les parois antérieures et latérales, et se dérobe plus sûrement encore à ceux qui pénétreraient par la paroi postérieure. Remarquons en outre que la protection par elle empruntée au rachis est un avantage dont cette artère étend en quelque sorte le bénéfice à toutes les branches qu'elle fournit; car les viscères suspendus et comme flottants au devant des vertèbres recevront les branches qu'elle leur envoie par leur partie postérieure ; ces branches, par conséquent, seront d'autant plus volumineuses qu'elles occuperont une partie moins vulnérable du corps, et d'autant plus grêles qu'elles se rapprocheront davantage des parties antéro-latérales plus exposées aux violences extérieures.

Volume et configuration. — Le volume de l'aorte varie avec l'âge, le sexe et la constitution. Il ne décroît pas en raison du nombre et de l'importance des branches qu'elle fournit. On remarque aussi que l'épaisseur de ses parois n'est pas en rapport avec son calibre

A son origine cette artère présente trois renflements qui correspondent aux trois valvules sigmoïdes, et qu'on appelle *sinus de l'aorte*. Un peu plus haut, à l'union de sa portion ascendante avec sa portion horizontale, on observe chez la plupart des individus une dilatation très-variable dans ses dimensions, beaucoup moins bien circonscrite, et d'autant plus manifeste que l'âge est plus avancé ; cette dilatation, qui paraît être le résultat de

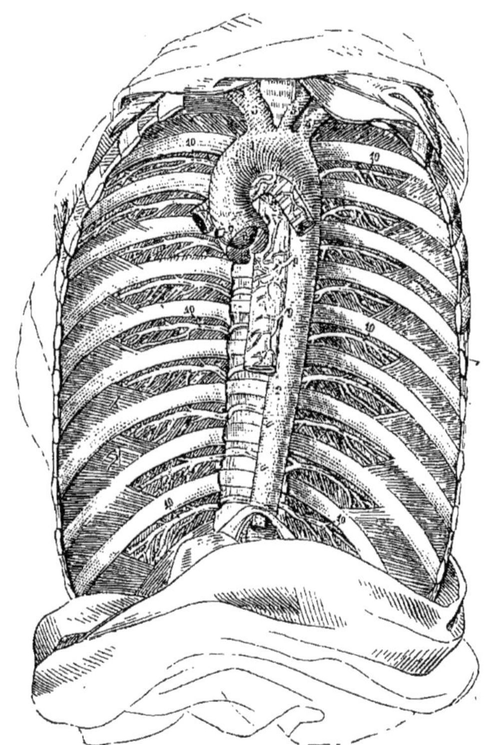

Fig. 356. — *Artère aorte.*

1. Crosse de l'aorte. — 2. Aorte thoracique oblique de haut en bas et de gauche à droite. — 3. Tronc brachio-céphalique se bifurquant à son extrémité supérieure. — 4. Sous-clavière gauche. — 5 Carotide primitive gauche. — 6. Valvules sigmoïdes de l'aorte. — 7, 7. Origine des artères coronaires ou cardiaques. — 8, 8. Artères bronchiques droite et gauche. — 9, 9, 9. Artères œsophagiennes. — 10, 10, 10. Artères intercostales aortiques ou postérieures.

l'impulsion du sang, porte le nom de *grand sinus de l'aorte*. Dans le reste de son étendue, elle est régulièrement cylindrique.

Direction. — A sa sortie du ventricule gauche l'aorte se porte un peu obliquement en haut, en avant et à droite, puis s'infléchit bientôt pour devenir verticalement ascendante ; de cette première inflexion résulte une courbure dont la convexité, tournée en avant et à droite, répond au péricarde, tandis que sa concavité dirigée en arrière et à gauche embrasse le tronc de l'artère pulmonaire.

Sortie du péricarde, elle s'infléchit de nouveau, devient horizontale, et se porte vers la partie latérale gauche de la quatrième vertèbre dorsale.

Au niveau de cette vertèbre, troisième inflexion de l'artère qui d'horizontale redevient verticale pour descendre sur le côté gauche du rachis, en se rapprochant graduellement de sa partie médiane, sur laquelle elle se place à son passage à travers les piliers du diaphragme et qu'elle occupe ensuite jusqu'à sa terminaison.

Dans ce trajet l'aorte décrit trois courbures : par sa partie initiale, une courbure demi-circulaire à concavité inférieure ; par sa partie moyenne ou dorsale, une courbure à concavité antérieure, et par sa partie inférieure ou lombaire, une courbure à concavité postérieure.

De ces trois courbures, les deux dernières sont légères et antéro-postérieures, comme celles de la colonne vertébrale sur lesquelles elles se moulent. La première, très-prononcée au contraire, revêt la forme d'une arcade qui n'est ni antéro-postérieure, ni transversale, mais obliquement dirigée de la partie latérale droite du sternum vers la partie latérale gauche du rachis. — Ces courbures, occupant chacune une région différente, ont permis de considérer à l'aorte trois parties :

1° Une partie supérieure, ou *crosse de l'aorte*, limitée, en arrière, par le corps de la quatrième vertèbre dorsale sur laquelle elle se coude, en avant par la bronche gauche qui la croise à angle droit.

2° Une partie moyenne, ou *thoracique*, qui a pour limite en bas l'anneau fibreux du diaphragme ;

3° Une partie inférieure ou *abdominale* étendue de cet anneau à la bifurcation de l'artère.

Chacune de ces parties présente des rapports qui lui sont propres.

A. **Rapports de la crosse de l'aorte.** — Ils diffèrent pour la portion ascendante et pour la portion horizontale.

1° *Portion ascendante.* — Nous avons vu que cette première portion est d'abord oblique, puis verticale. — Sa partie oblique, profondément située, répond : en avant, à l'infundibulum du ventricule droit, qui la croise perpendiculairement ; en arrière, aux oreillettes qui lui forment une gaîne demi-circulaire ; à droite, à l'espace angulaire qui sépare l'infundibulum de l'orifice auriculo-ventriculaire droit ; à gauche, à l'artère pulmonaire qui vient la contourner en pas de vis. — Sa partie verticale, plus superficielle, reçoit du feuillet séreux du péricarde une enveloppe qu'on peut considérer comme une quatrième tunique, et correspond : en avant, à la partie droite du sternum ; à droite, à la veine cave supérieure qui lui est parallèle ; en arrière, à la branche droite de l'artère pulmonaire qui lui est perpendiculaire ; à gauche, au tronc pulmonaire qui l'embrasse immédiatement par sa concavité.

2° *Portion horizontale.* — Cette portion est en rapport : en avant et à gauche, avec le nerf phrénique, le nerf pneumogastrique et le feuillet gauche du médiastin qui la séparent du poumon correspondant ; — en arrière et à droite, avec la trachée-artère, l'origine de la bronche gauche, le nerf récurrent du même côté, l'œsophage, le canal thoracique, la colonne vertébrale et de nombreux ganglions lymphatiques ; — en bas, avec ces mêmes ganglions, avec la bronche gauche sur laquelle elle est comme à cheval, et le nerf récurrent gauche dont la concavité tournée en haut embrasse perpendiculairement la concavité de la crosse aortique dirigée en bas. — Par son côté supérieur ou convexe, cette portion horizontale émet trois branches volumineuses qui sont en procédant de droite à gauche : 1° le tronc brachio-céphalique, lequel se subdivise bientôt pour fournir la carotide primitive droite et la sous-clavière droite ; 2° la carotide primitive gauche, séparée du tronc brachio-céphalique par un espace angulaire au fond duquel on aperçoit la trachée ; 3° la sous-clavière gauche. Ces trois branches ont été désignées sous le nom d'*aorte ascendante*, par opposition aux portions thoracique et abdominale dont la réunion constitue l'aorte descendante.

La convexité de la crosse de l'aorte est située à 20 ou 25 millimètres au-dessous de la fourchette du sternum chez l'adulte, à 12 ou 15 chez le vieillard, et à 8 ou 10 chez l'enfant. Son élévation plus grande aux deux limites extrêmes de la vie reconnaît pour cause : dans le jeune âge le développement tardif du sternum, et dans l'âge avancé l'ampliation progressive du grand sinus de l'aorte.

B. **Rapports de l'aorte thoracique.** — Située dans le médiastin postérieur et sur le côté gauche du rachis, elle proémine dans la cavité correspondante du thorax et répond : à gauche, au poumon dont elle est séparée par le feuillet gauche du médiastin postérieur ; — à droite, à l'œsophage, à la grande veine azygos et au canal thoracique ; — en avant, et de haut en bas, à la bronche gauche, à l'artère et aux veines pulmonaires gauches, au péricarde qui la sépare de la face postérieure des oreillettes, à l'œsophage, qui, d'abord placé à droite de l'artère, se dévie ensuite pour lui devenir antérieur, et aux piliers du diaphragme qui lui forment un demi-canal de 3 à 4 centimètres d'étendue. — En arrière, l'aorte thoracique s'applique à la colonne dorsale sur laquelle elle se creuse une longue gouttière d'autant moins profonde et moins apparente qu'on l'examine sur un point plus rapproché de son extrémité inférieure.

C. **Rapports de l'aorte abdominale.** — Cette artère correspond : à gauche, au mésentère; — à droite, à la veine cave inférieure; — en avant, au pancréas et à la troisième portion du duodénum qui la croisent perpendiculairement, au bord adhérent du mésentère, et aux circonvolutions de l'intestin grêle; — en arrière, à la colonne lombaire.

Branches fournies par l'aorte. — Elles sont nombreuses et affectent les directions les plus variées. Je les diviserai, d'après leur destination, en antérieures, postérieures, supérieures et inférieures.

Les *antérieures* se rendent dans les viscères du tronc;

Les *postérieures* dans les parois de cette cavité;

Les *supérieures* se distribuent à la tête et aux membres thoraciques;

Les *inférieures* aux organes intra-pelviens et aux membres abdominaux.

I. — Branches antérieures ou viscérales de l'aorte.

Parmi ces branches, les unes sont destinées aux viscères du thorax, les autres aux viscères de l'abdomen.

§ 1. — Artères viscérales du thorax.

Ces artères, peu nombreuses et peu volumineuses, sont pour la plupart très-variables dans leur origine. A ce petit groupe appartiennent les *artères cardiaques, bronchiques, œsophagiennes* et *médiastines postérieures.*

I. — Artères cardiaques ou coronaires.

Préparation. — Lorsqu'on se propose d'injecter ces vaisseaux, ce n'est pas par le tronc de l'aorte qu'il faut pousser l'injection, mais par la carotide primitive droite. Dans ce but, on fait sur la partie moyenne et latérale du cou une incision longitudinale. On isole la carotide, et après l'avoir divisée transversalement, on lie le bout supérieur, puis on place dans le bout inférieur le tube à injection. Le liquide sera poussé par conséquent du côté du cœur, où il rencontre les valvules sigmoïdes qui l'arrêteront et le feront refluer par l'aorte dans toutes les parties du corps. Comme méthode générale, ce mode d'injection est inférieur à celui que nous avons conseillé. Souvent, en effet, il arrive que les valvules sigmoïdes cèdent à l'effort du liquide qui passe alors dans le ventricule, d'où il peut refluer vers l'oreillette gauche et les poumons. Cependant on réussit quelquefois par ce procédé à faire une bonne injection générale; mais il est moins sûr que celui auquel nous avons accordé la préférence.

Les artères injectées, on enlève le tissu cellulaire adipeux, puis on renverse en avant l'artère pulmonaire et l'infundibulum du ventricule droit, ou bien on les retranche par une coupe transversale.

Les artères cardiaques ou coronaires sont au nombre de deux. Elles naissent des parties antéro-latérales de la circonférence de l'aorte, au niveau du bord libre des valvules sigmoïdes.

L'une tire son origine de la partie latérale gauche de l'aorte, et l'autre de sa partie latérale droite. La première se distribue à la partie antérieure du cœur, et la seconde à la partie postérieure de cet organe. Suivant qu'on prendra en considération leur point de départ ou leur distribution, on sera donc conduit à les distinguer en gauche et droite, ou en antérieure et postérieure. L'artère cardiaque droite naît un peu plus bas que la gauche, et présente un calibre plus considérable.

1° **Artère cardiaque gauche ou antérieure.** — D'abord sous-jacente au prolongement infundibuliforme du ventricule droit et à l'auricule de l'oreillette gauche, cette artère se dégage bientôt pour se placer dans le sillon de la face antérieure du cœur, qu'elle parcourt dans toute son étendue, en décrivant des flexuosités.

Dans ce trajet l'artère cardiaque gauche fournit au niveau de l'infundibulum une branche importante qui s'en détache à angle droit. Cette branche suit le sillon auriculo-ventriculaire, qu'elle parcourt de gauche à droite, comme le tronc de la veine coronaire, et se termine sur sa partie postérieure en s'anastomosant avec l'artère coronaire droite.

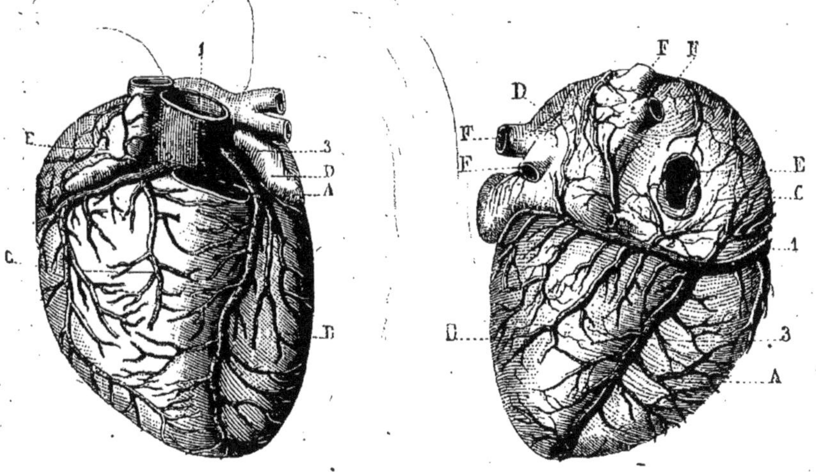

Fig. 357. — *Artère coronaire gauche.*

Fig. 358. — *Artère coronaire droite.*

Fig. 357. — 1. Aorte. — 2. Origine de l'artère coronaire droite ou postérieure. — 3. Artère coronaire gauche ou antérieure. — A. Infundibulum transversalement divisé à son sommet pour laisser voir l'origine des artères cardiaques. — B. Ventricule gauche. — C. Ventricule droit. — D. Oreillette gauche — E. Oreillette droite.

Fig. 358. — 1. Tronc de la coronaire droite — 2. Sa branche transversale ou auriculo-ventriculaire. — 3. Sa branche descendante ou ventriculaire. — A. Ventricule droit. — B. Ventricule gauche. — C. Oreillette droite. — D. Oreillette gauche. — E. Embouchure de la veine cave inférieure. — F, F, F, F. Les quatre veines pulmonaires.

2° **Artère cardiaque droite ou postérieure.** — Située à son origine en arrière de l'infundibulum et de l'auricule droite, et recouverte en général d'une couche adipeuse, elle se porte de gauche à droite dans le sillon auriculo-ventriculaire, en contournant la base du ventricule droit. Arrivée au sillon de la face postérieure du cœur, cette artère donne un rameau qui communique avec la branche auriculaire de la coronaire gauche, puis change de direction, pour pénétrer dans ce sillon, qu'elle suit jusqu'à la pointe de l'organe où elle s'anastomose avec la branche ventriculaire de la même artère. De cette double anastomose résulte deux cercles artériels réciproquement perpendiculaires :

1° Un cercle vertical ou ventriculaire représentant une sorte de méridien ;

2° Un cercle horizontal ou auriculo-ventriculaire que Haller comparait à un équateur.

Le cercle ventriculaire est constitué par les branches terminales des deux coronaires. De ses parties latérales naissent un grand nombre de rameaux qui rampent quelque temps à la surface des ventricules, en se divisant et subdivisant, et qui plongent ensuite dans les couches musculaires pour se ramifier dans leur épaisseur. Parmi ces rameaux il en est un plus considérable, qui naît de la partie antérieure du cercle, c'est-à-dire de la coronaire gauche, et qui s'épuise dans la cloison interventriculaire ; ce rameau est connu sous le nom d'*artère de la cloison*.

Le cercle auriculo-ventriculaire fournit deux ordres de rameaux : des rameaux descendants destinés aux ventricules, et des rameaux ascendants ou auriculaires : — les premiers sont plus nombreux et plus volumineux ; les plus importants occupent le voisinage des bords du cœur. — Les seconds sont en général plus grêles. Les rameaux ascendants antérieurs se distribuent non-seulement à la paroi correspondante des oreillettes, mais aussi à la partie postérieure des troncs aortique et pulmonaire.

Parmi ces rameaux ascendants on remarque en avant deux artérioles qui méritent d'être mentionnées. L'une se distribue au tronc de l'artère pulmonaire et à la couche graisseuse qui l'environne, en s'anastomosant avec un rameau de la coronaire gauche ; cette artériole, qui complète le cercle équatorial du cœur, avait été décrite par Wieussens sous le nom d'*artère graisseuse*. L'autre se ramifie sur l'aorte ; elle établit une communication entre les artères cardiaques et les artères bronchiques.

II. — Artères bronchiques ou bronchiales.

Préparation. — 1° Enlever le cœur en coupant l'artère pulmonaire et l'aorte immédiatement au-dessus de leur origine ; 2° isoler l'artère pulmonaire avec précaution, ainsi que ses deux branches, et diviser ces dernières à leur entrée dans le poumon ; 3° chercher les artères bronchiques au-dessus et en arrière des bronches ; 4° après avoir découvert leur tronc, terminer leur préparation en les poursuivant sur les parois de ces conduits.

Les *artères bronchiques* sont ordinairement au nombre de deux, une droite et une gauche. Mais fréquemment ce nombre varie; quelquefois on en compte trois, quatre et même cinq. Celle qui occupe le côté droit est en général plus volumineuse, et présente dans son origine plus de variété que celle du côté opposé. Toutes deux se dirigent vers la partie inférieure et postérieure de la bronche à laquelle elles appartiennent.

L'**artère bronchique droite** naît plus souvent de la première intercostale aortique que du tronc même de l'aorte. Il n'est pas rare de la voir provenir de la sous-clavière, de l'intercostale supérieure ou de la mammaire interne. Lorsque cette artère part de l'aorte, elle naît de la concavité de sa courbure. Quelle que soit son origine, elle s'avance en serpentant sur la bronche de son côté jusqu'à la racine du poumon droit. Dans ce trajet elle donne des rameaux à l'œsophage, au médiastin, au péricarde, à la trachée et aux ganglions lymphatiques voisins.

L'**artère bronchique gauche** naît de la partie la plus élevée de l'aorte thoracique, ordinairement par un tronc séparé, quelquefois par un tronc qui lui est commun avec la bronchique droite. Elle se porte en décrivant des flexuosités vers le côté postérieur de la bronche correspondante. Cette artère fournit des ramuscules à l'œsophage, aux ganglions bronchiques, à l'oreillette gauche, et aux parois de l'aorte sur lesquelles elle s'anastomose avec les artères coronaires.

Parvenues à l'entrée des bronches dans les poumons, les artères bronchiques se partagent en plusieurs rameaux, qui se divisent et subdivisent en suivant toujours les ramifications bronchiques, et en fournissant quelques artérioles très-grêles aux vaisseaux pulmonaires.

Ces artères accompagnent les bronches jusqu'à leurs dernières limites. J'ai pu les suivre jusqu'aux lobules pulmonaires.

Dans le cas assez fréquent où il existe une seconde bronchique droite ou gauche, cette artère surnuméraire occupe le plus souvent la partie antérieure de la bronche correspondante, et pénètre dans le poumon de son côté pour s'épuiser, soit dans les parois du conduit aérifère, soit dans les divisions de l'artère et des veines pulmonaires.

III. — **Artères œsophagiennes.**

Ces artères se détachent à angle droit de la partie antérieure de l'aorte thoracique. Elles sont extrêmement grêles et très-variables dans leur nombre. On en compte ordinairement trois ou quatre; quelquefois cinq, et même six.

Après un court trajet, les plus élevées, obliquement dirigées, atteignent le côté gauche de l'œsophage, et les inférieures la partie postérieure de ce conduit. Les unes et les autres se divisent en rameaux ascendants et descendants; de ceux-ci partent des ramuscules qui cheminent entre les tuniques du conduit œsophagien, auxquelles elles abandonnent de nombreuses ramifications.

Toutes ces artères s'anastomosent entre elles. L'artère œsophagienne supérieure communique avec les bronchiques et les rameaux œsophagiens de la thyroïdienne inférieure. L'artère œsophagienne inférieure s'anastomose avec les rameaux ascendants de la coronaire stomachique.

IV. — **Artères médiastines postérieures.**

Très-petites. Non moins variables dans leur nombre que dans leur origine. Ces artères naissent ordinairement de la partie antérieure de l'aorte, quelquefois des artères œsophagiennes, d'autres fois des intercostales aortiques. Toutes se ramifient dans la partie postérieure du médiastin, où elles s'anastomosent avec les médiastines antérieures, branches des artères mammaires internes.

§ 2. — Artères viscérales de l'abdomen.

Les artères viscérales de l'abdomen contrastent avec celles du thorax par leur étendue et surtout par leur volume.

Ce second groupe d'artères viscérales comprend : le *tronc cœliaque*, la *mésentérique supérieure*, la *mésentérique inférieure*, les *spermatiques* ou *utéro-ovariennes*, les *rénales* et les *capsulaires moyennes*. A ces artères on peut réunir celles du diaphragme qui sépare les viscères thoraciques des viscères abdominaux, artères qui donnent d'ailleurs quelques ramuscules à l'œsophage et aux capsules surrénales.

I. — **Artères diaphragmatiques inférieures.**

Préparation. — Pour étudier complétement ces artères, il est nécessaire d'enlever le foie, l'estomac et la rate. Ces organes recevant leurs vaisseaux du tronc cœliaque, on voit que l'étude de cette dernière artère devra précéder celle des diaphragmatiques. Cette étude terminée, on procédera ainsi à la préparation des artères du diaphragme : 1° placer sous les lombes un billot qui permettra de renverser le thorax, en abaissant son sommet et en élevant sa base ; 2° décoller avec précaution et d'avant en arrière le péritoine qui revêt la face inférieure du muscle ; pour opérer ce décollement, il importe que la cavité des plèvres soit intacte, afin que la cloison diaphragmatique demeure tendue par la réaction élastique des poumons ; on fera bien en conséquence de commencer l'étude du système artériel par les artères de l'abdomen ; 3° détacher le foie et couper la veine cave inférieure, en épongeant aussitôt le sang qui vient tacher la préparation, mais dont l'écoulement cessera bientôt, par suite de l'inclinaison du thorax ; 4° appliquer deux ligatures, l'une sur l'extrémité inférieure de l'œsophage, l'autre sur l'orifice supérieur de l'estomac, puis deux autres liens sur l'orifice inférieur de ce viscère, et l'enlever ensuite en coupant le tube digestif entre chaque paire de ligatures; 5° enlever également la rate; 6° continuer le décollement du péritoine jusqu'aux piliers du diaphragme, et achever de découvrir et de préparer les artères diaphragmatiques inférieures.

Les artères diaphragmatiques inférieures, au nombre de deux, une droite et une gauche, présentent une grande variété dans leur origine. Elles naissent si souvent du tronc cœliaque que plusieurs anatomistes, et Meckel entre autres, les décrivent comme deux branches de ce tronc.

Tantôt elles prennent naissance par un tronc commun situé immédiate-

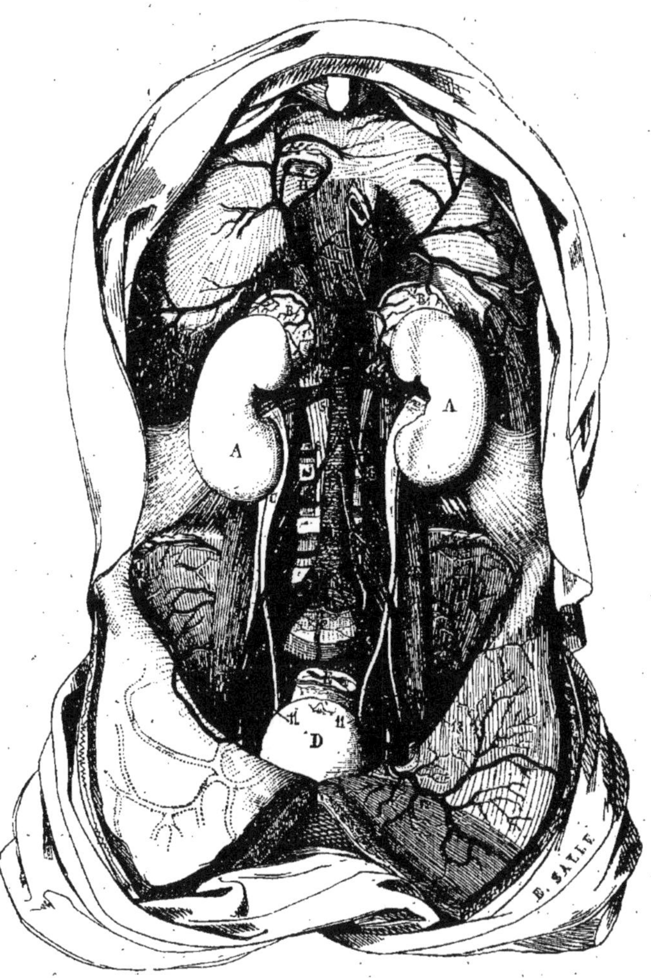

FIG. 359. — *Aorte abdominale*

1, 1. Aorte abdominale. — 2, 2. Artères diaphragmatiques inférieures. — 3. Artère cœliaque. — 4. Origine de la mésentérique supérieure. — 5, 5. Rénales. — 6, 6. Spermatiques. — 7. Mésentérique inférieure. — 8. Sacrée moyenne. — 9, 9. Iliaques primitives. — 10, 10. Iliaques externes. — 11, 11. — Iliaques internes. — 12. Épigastrique. — 13. Circonflexe iliaque. — 14, 14. Capsulaires moyennes. — A, A. Reins. — B, B. Capsules surrénales. — C, C. Uretères. — D. Vessie. — E. Rectum. — F, F. Muscles grands psoas.

ment au-dessous de l'anneau fibreux qui entoure l'aorte à son passage à travers les piliers du diaphragme ; tantôt elles naissent isolément et alors elles proviennent l'une et l'autre du tronc aortique ; ou bien, ce qui est beaucoup plus rare, l'une part de ce tronc, et l'autre du tronc cœliaque, ou de l'artère coronaire stomachique, soit même de l'artère rénale, plus rarement encore de la première lombaire.

Quelle que soit leur origine, elles se portent obliquement en haut, en avant et en dehors, en rampant sur les piliers du diaphragme, auxquels elles donnent des rameaux et se divisent au niveau de l'orifice œsophagien en deux branches, une interne et une externe.

Les *branches internes*, plus petites, se dirigent en avant et en dehors. Elles s'anastomosent ordinairement par un rameau qui passe au devant de l'orifice œsophagien en décrivant une arcade à convexité antérieure, poursuivent ensuite leur trajet, et se terminent dans les parties antéro-latérales du muscle.

Les *branches externes* se portent en dehors et un peu en arrière. Elles décrivent aussi une courbe à convexité antérieure, et se terminent au niveau du rebord des dernières fausses côtes en s'anastomosant avec les rameaux des intercostales aortiques.

De ces trois arcades, l'une médiane et deux latérales, la première est formée par des branches en général grêles ; les secondes sont beaucoup plus considérables. L'arcade moyenne ne donne que des divisions assez déliées qui s'épuisent dans le centre phrénique. Les arcades latérales fournissent au contraire des branches nombreuses et plus importantes qui s'irradient dans toutes les parties postéro-latérales du diaphragme. Les unes et les autres s'anastomosent avec les diaphragmatiques supérieures.

Cette disposition des diaphragmatiques inférieures est celle que nous offriront toutes les artères appartenant à des organes pédiculés, c'est-à-dire dont les dimensions vont s'agrandissant à mesure qu'on s'éloigne du plan auquel ils adhèrent ; nous avons vu qu'elle a pour avantage de multiplier le nombre des rameaux et de répartir d'une manière plus égale et plus régulière le sang artériel.

Indépendamment des branches qu'elles fournissent au diaphragme, les diaphragmatiques inférieures donnent quelques ramuscules viscéraux. Parmi ces derniers, plusieurs sont destinés à l'œsophage ; ils remontent sur ce conduit et s'anastomosent avec ceux qui proviennent, soit de l'œsophagienne la plus inférieure, soit de la coronaire stomachique. D'autres, extrêmement grêles, descendent vers le pancréas. D'autres, enfin, se portent transversalement vers les capsules surrénales dans lesquelles ils s'épuisent ; ces derniers, un peu plus considérables, constituent les *artères capsulaires supérieures*.

En outre, la diaphragmatique inférieure droite abandonne au ligament coronaire quelques ramuscules qui se terminent dans le foie.

II. — **Tronc cœliaque.**

Préparation. — 1° Enlever le repli péritonéal unissant le foie à l'estomac, puis les branches nerveuses qui forment le plexus solaire et qui entourent l'artère cœliaque et ses principales divisions à la manière d'une gaîne; 2° relever le bord antérieur du foie en l'attirant en haut et en dehors à l'aide d'érignes; 3° abaisser l'estomac en le portant un peu à gauche; 4° après avoir préparé les artères coronaire, stomachique et hépatique, soulever le grand épiploon, le relever en le portant en haut et en avant ainsi que l'estomac, et terminer la préparation de l'artère splénique et celle des branches qui s'épuisent dans le pancréas.

Pour faciliter cette préparation, il convient de diviser les six dernières côtes, afin de pouvoir renverser le foie en dehors.

Le tronc ou l'artère cœliaque naît de la partie antérieure de l'aorte abdominale, immédiatement au-dessous des diaphragmatiques inférieures.

Ce tronc est remarquable : 1° par sa direction horizontale, perpendiculaire à celle du tronc aortique; 2° par son extrême brièveté qui ne dépasse pas 10 ou 12 millimètres d'étendue; 3° par son diamètre supérieur à celui de toutes les autres artères viscérales; 4° par sa division en trois branches, qui l'a fait comparer par Haller à un trépied, le *trépied cœliaque*.

Ces trois branches sont : la *coronaire stomachique* destinée à l'estomac, l'*hépatique* qui se distribue principalement dans le foie, et la *splénique* dont les rameaux les plus importants s'épuisent dans la rate.

A. **Artère coronaire stomachique.**

L'artère coronaire stomachique, beaucoup moins considérable que les deux autres branches du tronc cœliaque, se porte obliquement en haut et en avant. Parvenue au côté droit de l'extrémité inférieure de l'œsophage, elle change de direction, pour devenir descendante, puis horizontale; marche alors de gauche à droite en décrivant une arcade parallèle à la petite courbure de l'estomac; puis se termine en s'anastomosant avec l'artère pylorique, branche de l'hépatique.

Dans son trajet demi-circulaire, la coronaire stomachique ne donne par son côté supérieur ou concave que quelques ramuscules à l'épiploon gastro-hépatique. Elle fournit par son côté inférieur ou convexe :

1° Des *rameaux œsophagiens ou ascendants* qui traversent l'orifice du diaphragme et remontent sur la partie antérieure et latérale de l'œsophage, pour se distribuer dans les tuniques de ce conduit comme les artères œsophagiennes aortiques avec lesquelles ils communiquent;

2° Des *rameaux cardiaques ou transverses* qui se dirigent de droite à gauche, embrassent l'orifice supérieur ou le cardia de l'estomac et s'étendent jusque sur la grosse tubérosité de cet organe où ils s'anastomosent avec les vaisseaux courts, branches de la splénique;

3° Des *rameaux gastriques ou descendants* plus volumineux et infiniment plus multipliés que les précédents. Ces rameaux se divisent en deux ordres : les uns se répandent sur la face antérieure de l'estomac, les autres sur la face postérieure du viscère Ils cheminent d'abord entre les tuniques séreuse et musculeuse en s'anastomosant entre eux, et traversent ensuite le plan musculaire de l'organe pour se ramifier dans la membrane muqueuse.

La coronaire stomachique fournit quelquefois une artère qui se rend au lobe gauche du foie. Elle est alors plus volumineuse et mérite le nom de *gastro-hépatique* que lui ont donné quelques auteurs. Nous avons vu précédemment qu'elle peut aussi donner naissance à la diaphragmatique inférieure gauche.

B. **Artère hépatique.**

Plus volumineuse que la coronaire stomachique et moins considérable que la splénique, cette artère se porte d'abord transversalement de gauche à droite en décrivant une courbure à concavité supérieure. Elle devient ensuite obliquement ascendante pour atteindre le sillon transverse du foie, dans lequel elle se divise en deux branches, l'une gauche et l'autre droite.

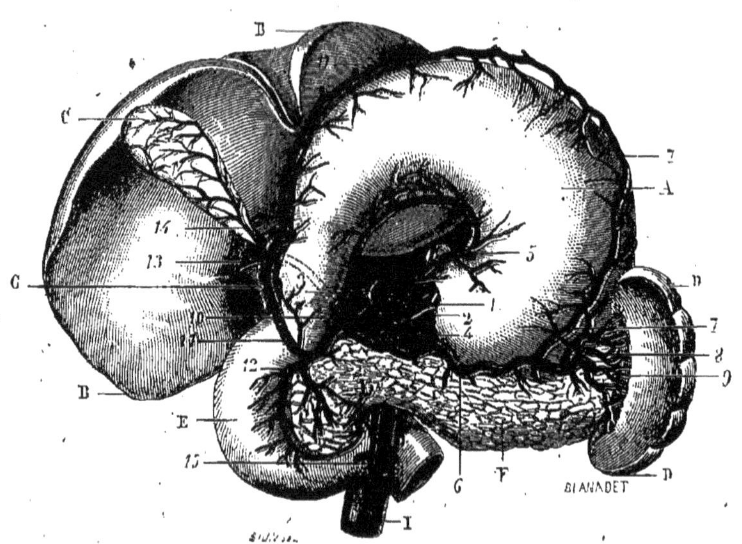

FIG 360. — *Artere cœliaque.*

(L'estomac a été soulevé pour montrer ses trois branches.)

1, 1. Aorte abdominale. — 2. Artère diaphragmatique inférieure gauche. — 3. Artère diaphragmatique inférieure droite. — 4. Tronc de l'artère cœliaque. — 5, 5. Artère coronaire stomachique. — 6. Artère splénique. — 7, 7. Gastro-épiploïque gauche. — 8. Vaisseaux courts. — 9. Branches terminales de la splénique. — 10. Artère hépatique. — 11, 11. Gastro-épiploïque droite. — 12. Sa branche pancréatico-duodénale. — 13. Portion terminale de l'artère hépatique pénétrant dans le sillon transverse du foie. — 14. Artère cystique. — 15. Tronc de l'artère mésentérique supérieure. — A. Estomac. — B, B. Foie. — C. Vésicule biliaire. — D, D. Rate. — E, E. Pancréas.

La portion transversale de l'artère hépatique est située en arrière de l'épiploon gastro-hépatique, immédiatement au-dessous du lobe de Spigel qu'elle embrasse par sa concavité. Sa portion ascendante occupe le bord droit de cet épiploon au niveau duquel elle s'accole au canal cholédoque qui longe son côté droit, et à la veine porte, qui se trouve en arrière.

Dans le trajet qu'elle parcourt du tronc cœliaque au sillon transverse du foie, cette artère fournit trois branches : la *pylorique*, la *gastro-épiploïque droite* et la *cystique*.

a. **Pylorique.** — Très-grêle, elle part de l'hépatique au niveau du pylore, se porte d'abord en bas, puis horizontalement de droite à gauche, le long de la petite courbure de l'estomac, et se termine ordinairement en s'anastomosant avec la coronaire stomachique. De sa convexité naissent des rameaux descendants qui s'épuisent dans les parois antérieure et postérieure de l'estomac; ceux qui sont les plus rapprochés de l'origine du vaisseau se ramifient dans la première portion du duodénum.

b. **Gastro-épiploïque droite.** — Cette artère est remarquable par son volume et l'étendue du trajet qu'elle décrit. Après avoir pris naissance au

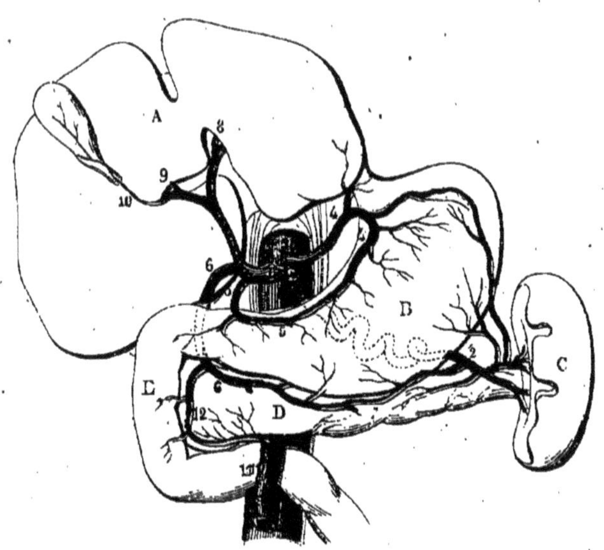

FIG. 361. — *Artère cœliaque.*

(L'estomac a été laissé en place pour montrer la direction des trois branches de l'artère.)

1. Tronc de l'artère cœliaque. — 2, 2. Artère splénique dont on n'aperçoit que l'origine et la terminaison, sa partie moyenne étant cachée par l'estomac. — 3. Artère hépatique. — 4, 4. Artère coronaire stomachique. — 5, 5. Pylorique. — 6, 6. Gastro-épiploïque gauche. — 8. Branche gauche de l'artère hépatique. — 9. Branche droite de la même artère. — 10. Artère cystique. — 11. Tronc de l'artère mésentérique supérieure. — 12. Artère pancréatico-duodénale. — A. Face inférieure du foie qui a été soulevée pour laisser voir le tronc cœliaque. — B. Estomac. — C. Rate. — D. Pancréas. — E. Duodénum.

niveau du pylore elle se porte verticalement en bas, croise la première portion du duodénum en arrière de laquelle elle est située, et apparaît au-dessous de l'extrémité droite ou pylorique de l'estomac. Là elle change de direction, pour se porter de droite à gauche, parallèlement à la grande courbure du viscère; et se termine en s'anastomosant avec la gastro-épiploïque gauche, branche de la splénique. Dans cette dernière partie de son trajet l'artère est située entre les deux feuillets de la lame antérieure du grand épiploon. La distance qui la sépare de l'estomac varie suivant l'état de vacuité ou de plénitude de cet organe; elle s'adosse à la grande courbure dans l'état de réplétion ; elles s'en éloigne dans l'état opposé. — De cette branche naissent :

1° Des rameaux pyloriques inférieurs, assez grêles et peu nombreux, qui se portent de bas en haut sur les faces antérieure et postérieure du pylore et de la première portion du duodénum dans lesquelles ils se ramifient.

2° Un rameau destiné à la tête du pancréas et aux portions moyenne et inférieure du duodénum, l'*artère pancréatico-duodénale*, remarquable à la fois par son volume et par son anastomose avec une branche ascendante de la mésentérique supérieure : cette anastomose représente en quelque sorte à l'état rudimentaire une anomalie artérielle qui n'est pas extrêmement rare, et dans laquelle on voit l'hépatique naître du tronc de la mésentérique supérieure, très-près de son origine.

3° Des rameaux gastriques extrêmement nombreux, divisés comme ceux des artères pylorique et coronaire stomachique en rameaux antérieurs et rameaux postérieurs ; les uns et les autres cheminent quelque temps sous la tunique péritonéale, puis traversent la couche musculeuse de l'estomac, après s'être anastomosés entre eux et avec les rameaux venus des artères précédentes. De toutes ces anastomoses résultent des polygones irréguliers desquels partent des vaisseaux plus fins qui s'épuisent, soit dans la tunique musculaire, soit dans la tunique muqueuse.

4° Des rameaux épiploïques longs et grêles, qui descendent entre les deux feuillets de la lame antérieure du grand épiploon, jusqu'au bord inférieur de ce repli, et remontent ensuite entre les deux feuillets de la lame postérieure jusqu'à l'arc transverse du côlon où ils se terminent.

c. **Cystique.** — Son volume diffère peu de celui de la pylorique. Très-souvent elle vient de la branche terminale droite de l'hépatique ; dans ce cas elle gagne le col de la vésicule biliaire par un trajet fortement rétrograde. Parvenue au col de ce réservoir, elle se divise en deux branches qui se ramifient : l'une sur sa partie libre ; l'autre sur sa partie supérieure ou adhérente en cheminant entre la vésicule et le foie auquel elle abandonne quelques ramuscules.

d. **Branches terminales de l'hépatique.** — Elles s'épuisent exclusivement dans le foie. La branche terminale droite pénètre dans ce viscère par l'extrémité droite du sillon transverse, et la branche gauche par l'extrémité opposée du même sillon. Elles se ramifient dans les diverses parties de l'organe en s'accolant aux ramifications de la veine porte et à celles du canal excréteur, de telle sorte que sur tous les points où il existe un rameau artériel on trouve également un rameau de la veine porte et un rameau du canal hépatique. Ces trois ordres de rameaux auxquels se joignent des filets nerveux très-nombreux et des vaisseaux lymphatiques volumineux, sont renfermés dans la capsule de Glisson, gaîne arboriforme qui n'est qu'un reploiement à l'intérieur du foie de l'enveloppe fibreuse de la glande.

C. **Artère splénique.**

L'artère splénique est la plus volumineuse des branches du tronc cœliaque. Cette artère se porte transversalement de droite à gauche jusqu'à la scissure de la rate où elle se termine en se divisant en trois ou quatre branches qui pénètrent dans le parenchyme de cet organe. Dans son trajet, elle décrit une série de sinuosités comprises dans un plan vertical, et plus ou moins prononcées suivant les sujets.

Son rapport le plus intime est celui qu'elle affecte avec le bord supérieur du pancréas qui présente une longue gouttière pour la recevoir. Par sa partie antérieure elle répond à l'estomac, en sorte qu'une affection cancéreuse qui se propagerait aux parois de cette artère pourrait occasionner une hématémèse foudroyante, phénomène qui a été plusieurs fois observé. Au voisinage de la rate, elle occupe l'épaisseur d'un repli péritonéal par lequel la rate est attachée à la paroi postérieure de l'abdomen. Les branches qu'elle donne avant d'arriver à ce viscère sont :

1° Des **rameaux pancréatiques**, remarquables par leur nombre et leur volume, comme tous ceux qui sont destinés au système glanduleux.

2° La **gastro-épiploïque gauche**, qui naît au niveau de la grosse tubérosité de l'estomac et qui se porte d'abord en bas, puis transversalement de gauche à droite, en suivant la grande courbure de l'organe ; elle se termine en s'anastomosant avec la gastro-épiploïque droite. Le volume de ces deux artères est en raison inverse ; en général, la dernière est plus considérable. Les rameaux fournis par la gastro-épiploïque gauche se distinguent comme ceux de la gastro-épiploïque droite en ascendants ou gastriques qui se partagent entre les deux faces du viscère, et descendants ou épiploïques très-grêles.

3° Les **vaisseaux courts**, au nombre de trois ou quatre, qui naissent tantôt du tronc splénique, tantôt et plus fréquemment de ses branches terminales. Ces rameaux, en général très-grêles, se portent horizontalement de gauche à droite, ou de la rate vers la grosse tubérosité de l'estomac sur laquelle ils se ramifient en s'anastomosant avec les rameaux cardiaques de la coronaire stomachique.

Branches terminales. — Après avoir fourni ces divers rameaux, l'artère splénique pénètre dans la rate par la scissure qu'on observe sur la face interne de cet organe. Ses trois ou quatre branches terminales restent indépendantes dans leur distribution, en sorte que la rate, considérée au point de vue de sa vascularité, se compose de plusieurs petits départements représentant autant de lobes, dont la fusion est plus apparente que réelle.

En embrassant d'un coup d'œil général la distribution de l'artère cœliaque, on voit, en résumé :

1° Que cette artère apporte les éléments de leur nutrition au foie, à la rate, au pancréas, à l'estomac et au duodénum ;

2° Que les branches destinées à l'estomac sont : en haut, la coronaire stomachique et la pylorique ; en bas, les gastro-épiploïques ; à gauche, les vaisseaux courts ;

3° Que ces branches forment autour de l'organe de la chymification un cercle artériel, de la concavité duquel partent des rameaux qui se distribuent les uns à sa face antérieure, les autres à sa face postérieure, en s'anastomosant entre eux et en constituant un vaste plexus dont les mailles sont d'autant plus serrées qu'on se rapproche davantage de la tunique interne. Dans son état de plénitude, l'organe vient s'adosser au cercle artériel qui le circonscrit ; son ampliation ne saurait être portée plus loin. Dans son état de vacuité, il s'en éloigne d'autant plus qu'il se réduit davantage.

III. — Artère mésentérique supérieure.

Préparation. — 1° Rejeter vers le flanc gauche les circonvolutions de l'intestin grêle et étaler largement le mésentère ; 2° enlever le feuillet droit de ce repli membraneux ainsi que la veine mésentérique supérieure ; 3° enlever également soit le feuillet gauche du mésocôlon ascendant, soit le feuillet inférieur du mésocôlon transverse.

L'artère mésentérique supérieure naît de la partie antérieure de l'aorte abdominale à une très-petite distance au-dessous du tronc cœliaque. Recouverte à son origine par le pancréas, elle apparaît bientôt entre le bord inférieur de cette glande et la troisième portion du duodénum, qu'elle croise à angle droit, ainsi que la base du mésocôlon transverse. Cette artère pénètre alors dans le mésentère et parcourt le bord adhérent de ce repli dans toute sa longueur, en décrivant une courbure dont la concavité se dirige à droite et en arrière et la convexité à gauche et en avant. Elle se termine à l'extrémité inférieure du repli mésentérique par une série de branches assez grêles qui se distribuent au cæcum et à l'appendice cæcal.

Derrière le pancréas, la mésentérique supérieure fournit quelques ramuscules qui pénètrent, soit dans cette glande, soit dans les parois de la troisième portion du duodénum.

Immédiatement au-dessous du pancréas elle donne un rameau plus important qui se porte d'abord à droite, puis en haut, en abandonnant quelques divisions soit au pancréas, soit au duodénum, et qui se termine en s'anastomosant avec l'artère pancréatico-duodénale, branche de la gastro-épiploïque droite. Ce rameau anastomotique présente quelquefois un volume considérable; dans ce cas, il se rend au foie et remplace l'artère hépatique, ou constitue une hépatique surnuméraire.

Dans le mésentère, la mésentérique supérieure se divise en deux ordres de branches : les unes partent de sa convexité, les autres de sa concavité. Les premières sont destinées à l'intestin grêle; les secondes à la moitié droite du gros intestin, d'où le nom de *coliques droites* qui leur a été donné.

A. **Branches de l'intestin grêle.** — On en compte de douze à quinze. Elles sont volumineuses et d'un calibre inégal. Leur longueur varie aussi :

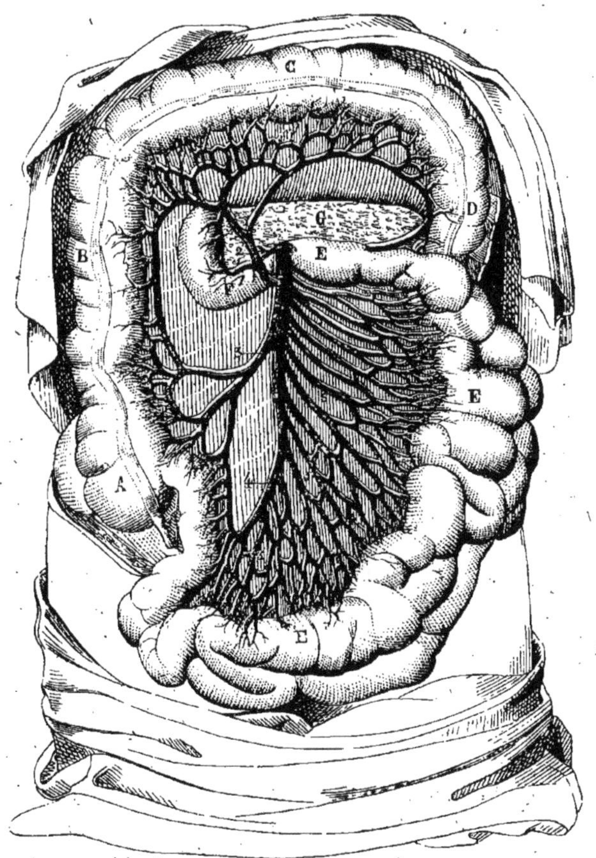

Fig. 362. — *Artère mésentérique supérieure.*

1. Tronc de la mésentérique supérieure. — 2. Première colique droite. — 3. Seconde colique droite. — 4 Extrémité terminale de la mésentérique. — 5, 5, 5, 5, etc., Branches mésentériques et arcades échelonnées sur leur trajet. — A. Cæcum. — B. Côlon ascendant. — C. Côlon transverse. — D. Côlon descendant. — E, E, E. circonvolutions de l'intestin grêle. — F. Duodénum. — G. Pancréas.

les premières et les dernières sont les plus courtes. Toutes se dirigent en bas et avant.

Après un trajet de 6 ou 8 centimètres elles se bifurquent. Les branches résultant de leur bifurcation s'infléchissent pour se porter l'une en haut, l'autre en bas, et s'anastomosent entre elles par inoculation ; ces anastomoses forment une première série d'arcades dont la convexité regarde l'intestin. — De ces arcades partent quarante ou cinquante branches qui se portent parallèlement en avant et qui se divisent également après un court trajet en rameaux ascendants et descendants, lesquels s'anastomosent aussi et produisent une seconde série d'arcades plus rapprochées du canal intestinal. — Celles-ci sont le point de départ de ramuscules plus ténus et plus nombreux qui se comportent de la même manière, d'où une troisième série d'arcades.

Quelques auteurs parlent d'arcades du quatrième et même du cinquième ordre ; mais il ne nous a pas été donné de les observer. Les arcades de la troisième série sont même loin d'exister constamment ; elles font le plus habituellement défaut vers l'origine et la terminaison de l'intestin grêle.

De la convexité des arcades les plus rapprochées du canal intestinal émanent de nombreux rameaux qui se distribuent les uns sur sa moitié droite les autres sur sa moitié gauche. Ces rameaux affectent une disposition arboriforme ; on voit les plus longs s'avancer jusque sur le bord libre de l'intestin ou ceux d'un côté communiquent avec ceux du côté opposé. Après s'être anastomosés sous la séreuse, ils traversent les couches musculaires en leur abandonnant des ramifications, et arrivent sur la tunique muqueuse à l'état de simples ramuscules. Ceux-ci par leurs anastomoses multipliées à l'infini forment dans la tunique interne de l'intestin un réseau à mailles si serrées, que dans les injections fines sa surface libre semble se colorer uniformément. Le musée de la Faculté est riche en préparations de ce genre.

B. **Coliques droites.** — Au nombre de deux ou trois, on les distingue sous les noms de *supérieure, moyenne* et *inférieure.* — La supérieure est ascendante, la moyenne transversale, l'inférieure descendante. La première et la dernière existent constamment, mais la moyenne manque assez souvent. — Situées d'abord dans le mésentère, les coliques droites abandonnent bientôt ce repli pour gagner le mésocôlon ascendant, dans l'épaisseur duquel elles se divisent chacune en branches supérieure et inférieure. Ces branches, en s'anastomosant par inosculation, forment de grandes arcades. De la convexité de celles-ci partent des rameaux qui donnent naissance sur quelques points à une seconde série d'arcades, et qui se dirigent sur d'autres directement vers le gros intestin, dans lequel ils se ramifient.

La *colique droite supérieure* s'anastomose par sa branche ascendante avec la branche également ascendante de la première colique gauche. L'arcade qui résulte de cette anastomose est la plus grande de toutes les arcades artérielles ; un nombre très-considérable de rameaux partent de sa convexité, sur toute sa longueur, pour se rendre au côlon transverse dans lequel il se ramifient en se répandant les uns sur sa moitié supérieure, les autres sur sa moitié inférieure.

La *colique droite inférieure* s'anastomose par sa branche descendante, avec la branche terminale la plus élevée de la mésentérique supérieure. Tous les rameaux fournis par l'arcade qui résulte de cette anastomose se dirigent vers le cæcum, ainsi que les branches terminales inférieures de l'artère, et se ramifient dans les parois de cet intestin. — Parmi les branches terminales, il en est une qui passe au-dessous de l'étranglement correspondant à la valvule iléo-cæcale, et qui vient se distribuer à l'appendice vermiculaire.

IV. — **Artère mésentérique inférieure.**

Préparation. — 1° Rejetez à droite les circonvolutions de l'intestin grêle, en haut l'arc transverse du côlon, et en bas le côlon iliaque; 2° enlevez le feuillet inférieur du mésocôlon transverse, le feuillet droit du mésocôlon descendant, et le feuillet supérieur du mésocôlon iliaque.

L'artère mésentérique inférieure, moins volumineuse que la supérieure, naît de la partie antérieure et un peu latérale gauche de l'aorte abdominale, à 5 ou 6 centimètres au-dessus de sa bifurcation. Elle occupe d'abord l'épaisseur du mésocôlon iliaque, puis la partie postérieure du rectum, et se termine dans cet intestin en se divisant en deux branches principales qui constituent les hémorrhoïdales supérieures.

Dans ce trajet, elle décrit une courbe dont la convexité regarde à gauche et la concavité à droite, en sorte que les deux mésentériques sont à peu près parallèles et concentriques.

Cette artère ne donne aucun rameau par sa concavité. Par sa convexité, elle fournit deux et souvent trois branches destinées à l'arc transverse du côlon, au côlon descendant et à l'S iliaque, en un mot, à la moitié gauche du côlon, d'où le nom de *coliques gauches* sous lequel elles sont connues. On les distingue, comme les coliques droites, en supérieure, moyenne et inférieure.

A. **Coliques gauches.** — Elles se portent presque verticalement en bas comme le tronc de la mésentérique inférieure et se divisent en deux branches qui s'anastomosent avec les branches ascendantes et descendantes des artères voisines pour produire une série de grandes arcades dont la convexité regarde le gros intestin. De ces arcades naissent des rameaux très-nombreux qui forment sur certains points d'autres arcades plus petites, mais dont la plupart se rendent directement au côlon dans lequel ils se ramifient. La distribution des coliques gauches dans la partie terminale du gros intestin ne diffère donc nullement de celle des coliques droites dans la première moitié de celui-ci.

La branche ascendante de la première colique gauche s'anastomose, ainsi que nous l'avons vu, avec la branche correspondante de la première colique droite, pour former une grande arcade concentrique à l'arc transverse du côlon; de cette anastomose il suit : que le tube intestinal puise le sang artériel à deux sources différentes ; que la grande et la petite mésentériques sont solidaires ; et que si l'une d'elles est frappée d'oblitération elle sera suppléée par l'autre.

La branche descendante de la colique gauche inférieure s'anastomose avec un rameau ascendant de l'une des branches terminales de la mésentérique.

B. **Branches terminales ou hémorrhoïdales supérieures.** — Ces branches ne se comportent pas de la même manière sur la première portion du rectum et sur les deux dernières.

Les branches destinées à la première portion sont situées d'abord dans

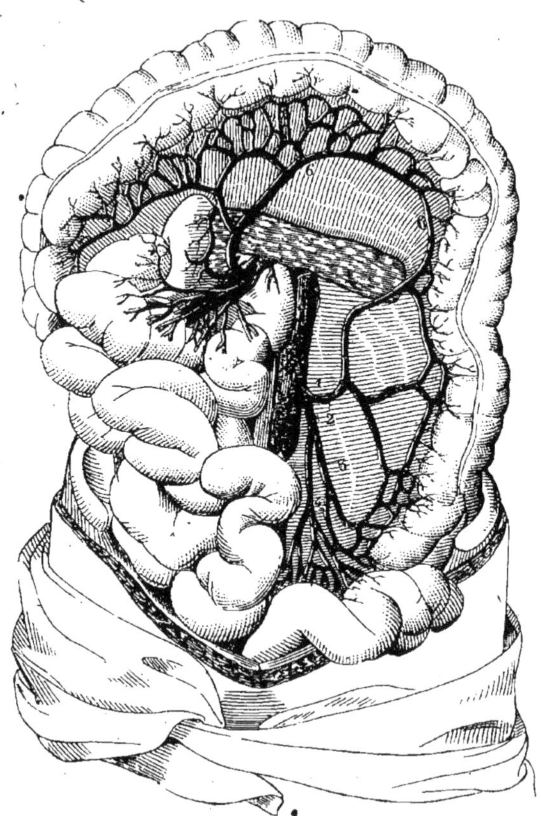

FIG. 363. — *Artère mésentérique inférieure.*

1. Tronc de la mésentérique inférieure. — 2. Colique gauche supérieure. — 3. Colique gauche moyenne. — 4. Colique gauche inférieure. — 5. Tronc de la mésentérique supérieure. — 6, 6. Arcade formée par l'anastomose de la première colique droite avec la première colique gauche.

le mésorectum, ainsi que le tronc artériel dont elles émanent. Elles arrivent à l'organe par son bord postérieur; puis se divisent en deux ordres de rameaux qui cheminent d'arrière en avant, en contournant ses faces latérales, et qui affectent un mode de distribution tout à fait analogue à celui des coliques gauches.

Les deux branches qui vont se ramifier dans la seconde et la troisième portion du rectum suivent au contraire une direction plus ou moins parallèle à son axe. Elles naissent de la mésentérique, au niveau de l'extrémité inférieure du mésorectum, s'écartent aussitôt pour se porter sur les parties latérales de l'intestin, et se prolongent jusqu'à l'anus en suivant une direction telle, que, de postérieures à leur point de départ, elles deviennent antérieures à leur terminaison. Dans leur trajet, ces deux branches donnent un grand nombre de divisions qui se dirigent, les unes en avant, les autres en arrière. — Quelquefois le tronc artériel se termine par trois branches. L'une d'elles longe alors le côté postérieur du rectum.

Parvenues sur la troisième portion du rectum, les hémorrhoïdales se divisent chacune en plusieurs rameaux qui traversent la tunique musculaire, et qui rampent ensuite sur la tunique muqueuse en s'avançant jusqu'à l'orifice anal.

En résumé, les hémorrhoïdales supérieures se distribuent à toute l'étendue du rectum. Les divisions qui se rendent dans la portion supérieure pénètrent celle-ci par son bord postérieur; celles qui se ramifient dans la portion moyenne la pénètrent par ses parties latérales; celles qui se perdent dans la portion inférieure ou anale la pénètrent par toute sa circonférence. Il suit de cette distribution que les hémorrhoïdales supérieures sont les véritables artères du rectum. Les hémorrhoïdales moyennes et les hémorrhoïdales inférieures sont de simples ramuscules sans importance aucune, qui ont seulement pour avantage de multiplier les sources par lesquelles le sang artériel arrive dans cet organe, et de mieux sauvegarder ainsi sa nutrition.

V. — **Artères spermatiques.**

Préparation. — 1° Enlever l'intestin grêle et le mésentère; 2° enlever également le mésocôlon iliaque et le mésocæcum; 3° inciser les enveloppes du testicule, découvrir cet organe, ainsi que le cordon des vaisseaux spermatiques, et chercher l'artère à la partie postérieure de ce cordon, au milieu des veines qui l'accompagnent; 4° inciser la paroi antérieure du canal inguinal, afin d'observer le vaisseau sur toute son étendue. 5° Chez la femme, on suivra cette artère à travers les ligaments larges, sur l'ovaire et la trompe jusqu'à l'utérus.

Les artères spermatiques se terminent différemment dans les deux sexes : chez l'homme, elles se portent au testicule; chez la femme, à l'ovaire, à la trompe de Fallope et à l'utérus, d'où le nom d'*artères utéro-ovariennes* qu'elles prennent dans ce dernier sexe.

Ces artères sont remarquables par l'exiguïté de leur calibre, qui contraste avec la grande étendue du trajet qu'elles parcourent. Pour montrer la cause et l'utilité de l'excessive longueur de ce trajet, il me suffira de rappeler que le testicule et l'ovaire, d'abord situés sur les parties latérales des dernières vertèbres lombaires, descendent pendant le cours de la vie intra-utérine pour se porter dans les bourses chez l'homme, dans l'excavation du bassin chez la femme. Rappelons aussi que, dans ce dernier sexe, l'ovaire, après sa descente, vient s'accoler à l'utérus pendant la gestation, et qu'il s'élève alors au point de remonter jusqu'au-dessus de l'ombilic. L'organe sécréteur du sperme et l'organe sécréteur des ovules subissant ainsi, l'un une migration définitive, et l'autre des migrations temporaires, leurs vaisseaux s'allongent en quelque sorte pour se prêter à ces déplacements. Les artères spermatiques et utéro-ovariennes sont donc en rapport, par leur longueur avec les migrations très-étendues des organes auxquels elles appartiennent, et par leur calibre avec le volume peu considérable de ceux-ci.

Ces artères sont ordinairement au nombre de deux. Il n'est pas très-rare cependant d'en trouver trois. Elles naissent à angle très-aigu de la partie antérieure et latérale de l'aorte abdominale, entre les rénales et la mésentérique inférieure, à une hauteur en général inégale ; tantôt la droite est un peu plus élevée, et tantôt la gauche. Quelquefois elles partent des artères du rein, mais très-près alors de leur origine.

Les spermatiques se portent verticalement en bas, sur les côtés des vertèbres lombaires, en arrière du péritoine, au devant du psoas et de l'uretère qu'elles croisent à angle très-aigu, en dedans des veines spermatiques, qui s'en trouvent très-rapprochées. Celle du côté droit passe au devant de la veine cave inférieure.

Parvenues au niveau du détroit supérieur, les artères spermatiques se comportent différemment, suivant qu'elles se rendent au testicule ou à l'ovaire.

1° **Artères testiculaires.** — Elles traversent obliquement les fosses iliaques en cheminant au-dessus du fascia iliaca, au-dessous du péritoine, de l'S iliaque du côlon à gauche, et de l'étranglement iléo-cæcal à droite. Plus bas elles s'engagent dans l'orifice supérieur du canal inguinal, font partie alors du cordon des vaisseaux spermatiques, traversent ce canal, pénètrent dans les bourses, et se terminent en se divisant en deux branches, l'une épididymique et l'autre testiculaire. — La première se rend à la tête de l'épididyme, et chemine d'avant en arrière, en remontant sur le canal déférent. La seconde pénètre dans le testicule par la partie moyenne de son bord supérieur, et se divise en deux ordres de rameaux qui se répandent, les uns sur la face interne de la tunique albuginée et les autres sur les cloisons interposées aux conduits séminifères.

Les branches collatérales fournies par l'artère testiculaire sont extrêmement grêles et peu nombreuses. Nous mentionnerons seulement les rameaux qu'elle donne au-dessous de l'anneau inguinal; ces rameaux, destinés au cordon des vaisseaux spermatiques et au crémaster s'anastomosent avec les honteuses externes, en sorte qu'à la suite d'un anévrysme qui amènerait l'oblitération de l'une des artères testiculaires à son origine, le sang lui serait transmis sur un point assez rapproché de sa terminaison par cette voie collatérale.

2° **Artères utéro-ovariennes.** — Tandis que les artères spermatiques chez l'homme se dévient au niveau des fosses iliaques pour se porter en dehors, ces mêmes artères chez la femme s'infléchissent pour se diriger en dedans. Elles s'engagent dans l'épaisseur des ligaments larges, passent au-dessous de l'ovaire pour venir s'appliquer aux parties latérales de l'utérus, et décrivent ainsi une courbe dont la convexité se dirige en haut et en dedans. De cette convexité naissent les rameaux qu'elle fournit à la glande, à la trompe et à l'utérus.

Les rameaux destinés à l'ovaire sont remarquables par leur multiplicité et leur disposition spiroïde ; ils pénètrent dans cet organe par son bord inférieur ou adhérent.

Ceux qui se répandent sur la trompe sont extrêmement grêles et un peu moins nombreux que les précédents, mais flexueux aussi et beaucoup plus longs que ces derniers.

Les plus volumineux pénètrent dans le corps de l'utérus ; ils sont très-flexueux, comme les divisions de l'artère utérine avec lesquelles ils s'anastomosent. Comme ces divisions aussi, ils acquièrent dans la grossesse un volume considérable.

VI. — **Artères rénales ou émulgentes.**

Les artères rénales naissent à angle droit de la partie antérieure et latérale de l'aorte abdominale, entre les deux mésentériques et se portent transversalement vers le bord interne des reins, où elles se divisent en quatre ou cinq branches terminales. La séparation de ces branches s'accomplit quelquefois sur un point très-rapproché de l'aorte. De cette division prématurée à la pluralité des artères rénales il n'y a qu'un degré : on observe en effet assez souvent deux, trois et même quatre émulgentes de chaque côté ; il n'est pas rare alors de voir ces rénales doubles ou triples se contourner comme les vaisseaux qui composent le cordon ombilical.

Le volume de ces artères, extrêmement considérable lorsqu'on le compare à celui du rein, est bien propre à faire ressortir la vérité de cette loi, nous montrant que dans tout organe sécréteur le calibre des vaisseaux artériels est en rapport, non avec les dimensions de celui-ci, mais avec l'activité de la sécrétion, loi qu'on peut exprimer plus simplement en disant que dans les glandes le volume des artères est proportionnel à la quantité du liquide sécrété dans un temps donné.

Rapports. — Les artères rénales répondent : en arrière, à la colonne lombaire, aux piliers du diaphragme, et au tissu graisseux qui entoure les reins ; en avant, elles sont en rapport avec les veines rénales. — Celle du côté droit est recouverte par la veine cave inférieure qu'elle croise à angle droit, et par la troisième portion du duodénum qui lui est parallèle.

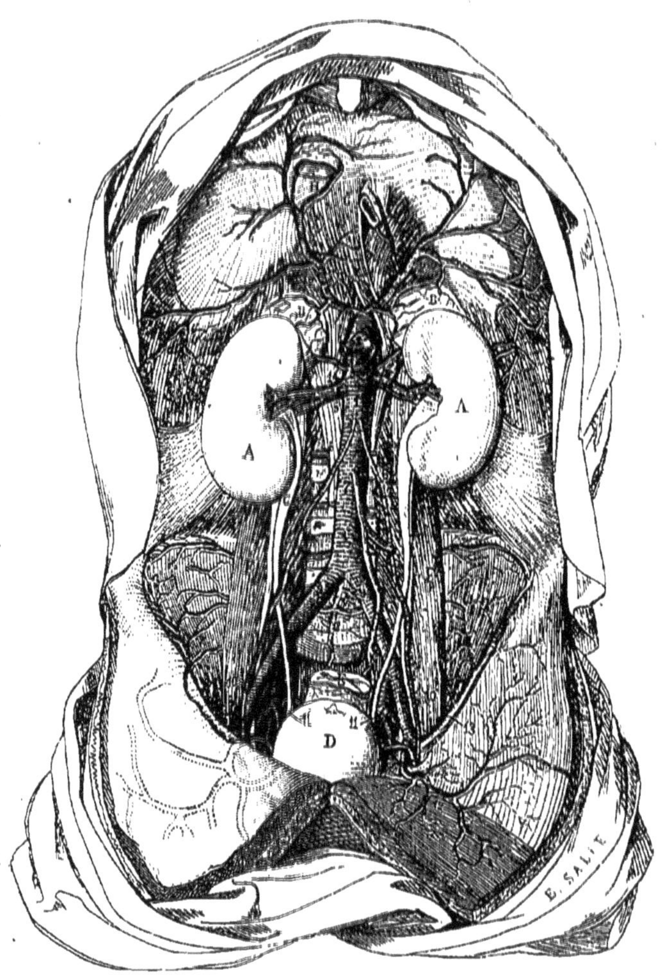

Fig. 364. — *Artères rénales, spermatiques et capsulaires moyennes.*

1. Aorte abdominale.—2, 2. Artères diaphragmatiques inférieures.—3. Tronc cœliaque. — 4. Origine de la mésentérique supérieure. — 5, 5. Rénales. — 6, 6. Spermatiques — 7. Mésentérique inférieure. — 8. Sacrée moyenne. — 9, 9. Iliaques primitives. — 10, 10. Iliaques externes. — 11, 11. Iliaques internes. — 12. Épigastrique. — 13. Circonflexe iliaque. — 14, 14. Capsulaires moyennes. — A, A. Reins. — B, B. Capsules surrénales. — C, C. Uretères. — D. Vessie. — E. Rectum. — F, F. Grands psoas.

Branches collatérales. — Peu nombreuses et très-petites. Ces artères donnent dans leur trajet :

1° Les capsulaires inférieures, artères courtes et grêles qui se dirigent obliquement en haut et en dehors pour gagner les capsules surrénales dans lesquelles elles se distribuent ;

2° De petites artères destinées à l'enveloppe graisseuse du rein.

Branches terminales. — Elles cheminent entre le bassinet, qui est en arrière, et les divisions des veines rénales, qui sont en avant.

A leur entrée dans le rein, chacune de ces branches se divise en un grand nombre de rameaux. Nous verrons plus tard comment ceux-ci se distribuent dans son épaisseur.

VII. — **Artères capsulaires moyennes.**

Au nombre de deux, une droite et une gauche, ces artères sont situées entre les capsulaires supérieures, branches des diaphragmatiques inférieures, et les capsulaires inférieures, branches des rénales. Leur calibre est peu considérable. Elles naissent de la partie antérieure et latérale de l'aorte abdominale, un peu au-dessus des rénales, et se dirigent en dehors vers les capsules surrénales, où elles se divisent en deux ordres de rameaux destinés, ceux-ci à la face antérieure de l'organe et ceux-là à sa face postérieure. Tous ces rameaux s'anastomosent, soit entre eux, soit avec les divisions des capsulaires supérieures et inférieures.

II. — Branches postérieures ou pariétales de l'aorte.

Préparation. — 1° Détacher tous les viscères de la poitrine et de l'abdomen ; 2° enlever la moitié antérieure des huit ou dix dernières côtes gauches, et conserver intacte toute la moitié droite du thorax, ainsi que la moitié correspondante de la cavité abdominale ; 3° isoler l'aorte et suivre toutes les branches qui naissent de son segment postérieur, sur les parties latérales des corps vertébraux, puis dans les espaces intercostaux et à travers les parois de l'abdomen ; 4° retourner le sujet et préparer les muscles des gouttières vertébrales, comme lorsqu'on se propose de les étudier ; 5° refouler en dehors les muscles longs dorsaux et la série des artères qui cheminent entre eux et les transversaires épineux ; 6° enlever ces derniers muscles ainsi que les apophyses épineuses et les lames vertébrales, depuis le sacrum jusqu'à la racine du cou ; pour procéder avec ménagement à cette ablation, il sera avantageux de se servir d'un rachitome ; 7° inciser la dure-mère rachidienne ; 8° enfin compléter la préparation des branches profondes ou spinales.

Les branches postérieures ou pariétales de l'aorte ont été divisées jusqu'à présent en deux ordres, les intercostales et les lombaires, qui restaient fort éloignés l'un de l'autre dans les classifications et qu'on étudiait isolément. Mais toutes ces branches présentent une telle conformité d'origine, de trajet, de rapports et de distribution; elles offrent tant de caractères communs, qu'elles doivent être considérées comme formant un seul et même groupe, une seule famille dont il convient de réunir les divers membres.

Le nombre de ces branches est soumis à quelques variétés. Il en existe constamment deux pour chaque vertèbre. Pour en déterminer le nombre, il suffit donc de connaître celui des vertèbres avec lesquelles l'aorte est en rapport. Or, l'aorte répond aux neuf dernières vertèbres du dos et aux quatre premières vertèbres des lombes : elle fournit par conséquent neuf branches dorsales ou intercostales et quatre branches lombaires; en somme treize branches pour chaque côté, total, vingt-six.

Ce dénombrement nous montre que les artères de la partie supérieure du thorax et de la partie inférieure des lombes ne viennent pas directement de l'aorte. Elles naissent, celles de la partie la plus élevée du thorax, de l'intercostale supérieure, branche de la sous-clavière, et les autres de l'ilio-lombaire, branche de l'hypogastrique. Mais comme ces deux branches, complémentaires en quelque sorte, ne fournissent pas toujours le même nombre de rameaux, comme la première n'en donne quelquefois qu'aux deux premiers espaces intercostaux, et d'autres fois aux quatre premiers, tandis que la seconde remonte également plus ou moins haut, on voit que le chiffre des intercostales aortiques pourra varier de sept à neuf et celui des lombaires de trois à cinq.

Origine. — Les branches du même côté sont assez rapprochées à leur point de départ des branches correspondantes du côté opposé. Cependant il est rare que les branches droite et gauche, appartenant à un même segment vertébral, naissent par un tronc commun. Il est plus rare encore de voir deux branches du même côté offrir une origine commune. L'incidence de ces artères sur le tronc aortique est perpendiculaire; les premières intercostales cependant se portent un peu obliquement en haut, pour atteindre le troisième espace intercostal, en sorte qu'elles forment, avec la portion sous-jacente de l'aorte, un angle obtus.

Longueur. — L'aorte occupant les parties latérales gauches de la colonne vertébrale, les branches pariétales du côté droit sont un peu plus longues que celles du côté opposé ; cette différence, très-sensible pour les premières intercostales aortiques, diminue graduellement de haut en bas, et n'existe plus pour les dernières lombaires.

Rapports. — En arrière, toutes les branches pariétales de l'aorte reposent sur les gouttières des corps vertébraux, dont elles suivent exactement la direction transversale jusqu'au niveau des trous de conjugaison, où elles se bifurquent. — En avant, leurs rapports diffèrent : 1° pour celles du côté droit et du côté gauche ; 2° pour celles d'un même côté, suivant la région qu'elles occupent.

Les intercostales gauches, dans le trajet très-court qu'elles parcourent avant de se diviser, sont recouvertes par le grand sympathique et la plèvre. Les deux dernières intercostales et les deux premières lombaires du même côté sont sous-jacentes aux piliers du diaphragme, et plus en dehors aux arcades fibreuses du psoas. Les trois dernières lombaires, cachées d'abord par le grand sympathique et de nombreux ganglions lymphatiques, s'engagent ensuite sous les mêmes arcades.

Les intercostales droites sont en rapport, par leur partie antérieure, avec l'œsophage, le canal thoracique, la grande veine azygos, le système nerveux ganglionnaire, et plus bas, avec le pilier droit du diaphragme. — Les lombaires, situées aussi en arrière du même pilier pour les deux premières, deviennent contiguës, pour les deux ou trois dernières, au grand sympathique, aux ganglions lymphatiques, à la veine cave inférieure et aux arcades fibreuses du grand psoas.

Division. — Dans leur trajet de l'aorte aux trous de conjugaison, les artères pariétales, ne fournissent que des ramuscules extrêmement grêles, qui pénètrent, pour la plupart, dans le corps des vertèbres. — Parvenues au devant des trous de conjugaison, ces artères se divisent en deux branches qui se séparent à angle droit : l'une se porte en arrière, pour se distribuer à la moelle épinière, à ses enveloppes, et aux muscles spinaux, en un mot à la paroi postérieure du tronc ; l'autre se dirige en dehors, pour se ramifier dans les parois latérale et antérieure de cette cavité.

A. **Branche postérieure ou dorsale.** — Cette branche se subdivise presque aussitôt en rameau spinal et rameau musculo-cutané.

Le *rameau spinal* pénètre par le trou de conjugaison dans le canal rachidien, où il se partage en deux rameaux secondaires : l'un vertébral, l'autre médullaire. — Le rameau vertébral se ramifie d'arrière en avant dans le corps de la vertèbre, et s'anastomose avec les rameaux vertébraux antérieurs. — Le rameau médullaire s'accole aux nerfs rachidien, traverse la dure-mère rachidienne, puis fournit deux ramuscules qui suivent les racines de ces nerfs pour se porter sur les faces antérieure et postérieure de la moelle épinière ; le ramuscule de la face postérieure, ainsi que celui de la face antérieure, se termine par deux artérioles, l'une ascendante, l'autre descendante, lesquelles s'anastomosent avec les branches correspondantes des artérioles voisines.

Le *rameau musculo-cutané* fournit aussi deux rameaux plus petits : 1° un rameau externe qui occupe l'interstice des muscles sacro-lombaire et long dorsal, et qui s'épuise presque entièrement dans ces muscles ; 2° un rameau interne, plus considérable, intermédiaire au long dorsal et au transversaire épineux, auxquels il donne des ramuscules, ainsi qu'aux muscles superficiels de la paroi postérieure du tronc. Sorti de l'interstice musculaire dans lequel il chemine, ce rameau, très-rapproché alors du sommet des apophyses épineuses, se recourbe de dedans en dehors; ses dernières divisions se terminent dans les téguments de la partie médiane du dos et des lombes.

B. **Branche antérieure.** — La branche antérieure des artères pariétales, plus volumineuse que la précédente, se comporte un peu différemment dans les parois du thorax et dans celles de l'abdomen.

Dans les espaces intercostaux, sa direction est parallèle aux côtes. Située à la partie moyenne de ces espaces dans son tiers postérieur, elle occupe dans son tiers moyen la gouttière de la côte qui est au-dessus, et s'éloigne de cette côte dans sa partie terminale pour reprendre sa situation primitive. — La plèvre pariétale recouvre cette branche dans la première partie de son trajet; mais bientôt celle-ci s'engage entre les muscles intercostaux interne et externe, dont elle occupe l'interstice jusqu'à sa terminaison. Les veines intercostales et le nerf correspondants luisont accolés sur toute sa longueur.

Ses rameaux, assez nombreux, se distribuent au tissu cellulaire sous-pleural, aux côtes, aux muscles intercostaux et aux couches musculaires extra-thoraciques. Entre tous ces rameaux, il en est un assez grêle, mais presque constant, qui part à angle aigu de l'artère au moment où elle s'engage sous le muscle intercostal interne; ce rameau suit le bord supérieur de la côte, qui est au-dessous, et s'épuise dans le périoste de cette côte et dans les muscles qui s'y attachent après un trajet plus ou moins long.

Les branches antérieures des artères pariétales du thorax se terminent en s'anastomosant : 1° avec les intercostales antérieures, branches de la mammaire interne; 2° avec les thoraciques longues, branches de l'axillaire; 3° avec l'épigastrique, branche de l'iliaque externe; 4° avec les diaphragmatiques inférieures ou aortiques. — Les inférieures s'étendent au delà des espaces intercostaux, entre les muscles grands et petits obliques, dans lesquels elles s'épuisent.

La branche antérieure des artères pariétales de l'abdomen est plus petite que la postérieure, disposition inverse de celle que nous ont présentée les intercostales, et facile à concevoir lorsque l'on compare le peu de développement des muscles spinaux dans la région dorsale, et leur volume si considérable au niveau des lombes. Cette branche passe en arrière du carré lombaire. Parvenue à son côté externe, elle se divise en deux rameaux qui marchent l'un entre le transverse et le petit oblique, et l'autre entre le petit et le grand oblique. Ces deux rameaux se prolongent jusqu'au muscle droit, où ils s'anastomosent avec l'artère épigastrique : le plus superficiel traverse le grand oblique par quelques-unes de ses divisions qui viennent se perdre dans les téguments.

La branche antérieure de la première lombaire suit le bord inférieur de la dernière côte. Celle de la quatrième longe la crête iliaque et fournit à la fois aux muscles abdominaux, iliaque et fessiers.

Artère sacrée moyenne.

Aux branches pariétales de l'aorte je rattache l'artère sacrée moyenne. Comme celles-ci elle naît de sa partie postérieure ; comme celles-ci elle se distribue à la paroi postérieure du tronc. Impaire, médiane, et longitudinalement dirigée, elle semble continuer l'aorte et la continue en effet au point de vue de l'anatomie philosophique et de l'anatomie comparée. Elle fournit aussi une paire de branches pariétales au niveau de chacune des vertèbres atrophiées qui forment la colonne sacro-coccygienne.

L'*artère sacrée moyenne* ou *antérieure* naît de la partie postérieure de l'aorte, un peu au-dessus de l'angle de sa bifurcation. Elle se porte verticalement en bas sur la partie médiane de la cinquième vertèbre des lombes, et descend ensuite sur la face antérieure du sacrum jusqu'au coccyx, où elle se termine en se divisant en deux branches. Il n'est pas rare de la voir provenir de la dernière lombaire droite ou gauche ; quelquefois elle tire son origine de l'une des iliaques primitives.

Son calibre varie ; il est ordinairement inférieur à celui des artères lombaires, et en raison inverse du volume des sacrées latérales.

A. *Branches collatérales.* — De cette artère proviennent :

1° La *dernière lombaire*, qui naît au niveau de la partie moyenne de la cinquième vertèbre des lombes, marche transversalement de dedans en dehors sur les parties latérales du corps de cette vertèbre en lui donnant des rameaux, et va s'anastomoser avec l'ilio-lombaire, branche de l'hypogastrique.

2° Les *artères sacrées*, en nombre égal à celui des vertèbres qui composent le sacrum. Ces branches se dirigent en dehors, en émettant des ramuscules ascendants et descendants qui serpentent sur le périoste, dans lequel ils pénètrent pour se distribuer ensuite au tissu osseux. Elles s'anastomosent à leur extrémité avec les sacrées latérales, qu'elles remplacent quelquefois dans leur distribution à l'intérieur du canal sacré.

B. Les *branches terminales* de la sacrée moyenne se recourbent de dedans en dehors, et de bas en haut au devant de la partie supérieure du coccyx, et se continuent avec l'extrémité terminale des sacrées latérales en formant des arcades à concavité supérieure. De ces arcades partent des ramuscules qui se distribuent au coccyx et aux muscles ischio-coccygiens. Quelquefois cette artère fournit au devant de la première vertèbre coccygienne deux branches latérales qui communiquent avec les sacrées latérales, et une branche médiane qui descend au devant des autres vertèbres du coccyx en donnant des ramifications latérales.

Par sa direction et par sa distribution on voit donc que la sacrée moyenne prolonge réellement l'aorte au devant de la dernière vertèbre des lombes, et de toutes les vertèbres sacrées et coccygiennes ; les deux rameaux latéraux qu'elle fournit au devant de la cinquième lombaire et de chacune des pièces constitutives du sacrum et du coccyx continuent évidemment la série des intercostales et des lombaires. Si ces rameaux, ainsi que l'artère dont ils émanent, offrent de si faibles dimensions, c'est parce qu'ils correspondent à des vertèbres atrophiées ou plutôt rudimentaires dans l'espèce humaine. Mais chez les animaux, où ces vertèbres conservent un développement égal à celui des pièces qui composent la partie supérieure ou antérieure du rachis, la sacrée moyenne conserve aussi des proportions qui diffèrent peu de celles de l'aorte. Son volume est en raison directe du développement de l'extrémité coccygienne du rachis, et en raison inverse de celui des membres postérieurs.

Ainsi chez les poissons, les serpents, les cétacés, où les membres abdominaux n'existent pas et où le prolongement caudal est plus ou moins développé, la sacrée moyenne et l'aorte forment un seul et même tronc qui diminue insensiblement.

Dans les lézards, où les membres postérieurs existent, mais où le prolongement caudal est comparativement beaucoup plus volumineux, la sacrée moyenne est encore la continuation de l'aorte ; les iliaques primitives n'en représentent que des rameaux assez grêles.

Dans les tortues et les oiseaux, où les membres abdominaux prennent plus de développement, la sacrée moyenne diminue ; les iliaques primitives acquièrent des dimensions prédominantes ; et cette prédominance de volume augmente ensuite graduellement en passant des rongeurs et des carnassiers aux ruminants, aux pachydermes, aux singes de l'ancien continent, et enfin à l'homme, chez lequel la sacrée moyenne se réduit à sa plus grande tenuité, de même que les vertèbres coccygiennes arrivent chez lui à leur plus extrême atrophie.

III. — Branches supérieures de l'aorte.

Les branches supérieures de l'aorte sont destinées à la tête et aux membres thoraciques.

Au nombre de trois seulement, ces branches ont pour caractères communs : le volume considérable qu'elles présentent, leur extrême rapprochement, leur implantation sur la convexité de la crosse aortique et leur direction obliquement ascendante.

Considérées de droite à gauche et d'avant en arrière, c'est-à-dire dans l'ordre de leur origine, on rencontre successivement : 1° le *tronc brachio-céphalique ;* 2° la *carotide primitive gauche ;* 3° la *sous-clavière gauche.*

Le tronc brachio-céphalique, plus volumineux, plus antérieur et plus oblique que les deux autres, est sous-jacent au sternum, tandis que ceux-ci, presque verticaux, vont s'appliquer à la colonne dorsale.

Anomalies. — Telle est la disposition la plus habituelle des trois branches supérieures de l'aorte. Mais elles présentent dans leur origine, leur situation relative, leur direction, leurs rapports, leur nombre, etc., un grand nombre de variétés ou anomalies qui toutes reconnaissent pour cause une simple modification apportée à leur mode de convergence. Celle-ci peut être augmentée ou diminuée ; il peut arriver aussi qu'elle soit augmentée pour certains troncs et diminuée pour d'autres ; de là trois ordres d'anomalies :

1° Des anomalies par excès de convergence, dans lesquelles le nombre des troncs tend généralement à diminuer.

2° Des anomalies par défaut de convergence, dans lesquelles le nombre des troncs tend au contraire à augmenter.

3° Des anomalies par convergence excessive de certains troncs et par convergence tardive de certains autres. Les anomalies de cet ordre sont les plus fréquentes, les plus variées, et celles aussi qui s'éloignent le plus de la disposition normale. Si quelques-unes ont paru si étranges, c'est parce qu'on ne les avait pas encore rattachées à leur véritable cause.

A. *Anomalies par excès de convergence.*—La carotide primitive gauche se rapproche assez souvent du tronc brachio-céphalique, et quelquefois part directement de ce tronc vers lequel elle a convergé un peu plus que de coutume ; le nombre des troncs émanant de la crosse de l'aorte se réduit alors à deux.

Beaucoup plus rarement on a vu la carotide primitive gauche converger vers la sous-clavière correspondante pour se réunir à celle-ci. Il existe dans ce cas deux troncs brachio-céphaliques, en sorte que les artères répètent la disposition des veines.

Les trois troncs qui naissent de l'aorte peuvent converger vers un même point, se réunir et constituer un tronc unique. L'aorte, à une petite distance de son origine, se divise donc en deux branches, l'une descendante, et l'autre ascendante, parfaitement comparable à l'aorte antérieure de la plupart des mammifères herbivores.

B. *Anomalies par défaut de convergence.*—Ces anomalies sont beaucoup plus nombreuses que les précédentes. Que la sous-clavière et la carotide primitive droites convergent un peu moins, le tronc brachio-céphalique se dédoublera ; ces deux artères viendront se terminer directement sur l'aorte, et le nombre des troncs qui en partent augmentera.

Plus fréquemment l'artère vertébrale et la sous-clavière gauche, au lieu de se réunir, restent parallèles. Dans ce cas, la première descend jusqu'à l'aorte, en sorte que ce défaut de convergence a aussi pour résultat une augmentation dans le nombre des branches supérieures de l'aorte. Le même phénomène peut se produire simultanément pour les deux côtés, d'où un nouvel accroissement de nombre. Si ce défaut de convergence s'étend en même temps à l'artère sous-clavière droite et à la carotide primitive correspondante, ce nombre, qui s'était élevé d'abord de trois à quatre, puis de quatre à cinq, montera de cinq à six.

Quelquefois ce n'est pas la vertébrale qui se détache de la sous-clavière pour aller s'implanter sur l'aorte, mais l'artère thyroïdienne inférieure, et dans certains cas très-rares la mammaire interne.

Tous les faits qui précèdent sont simples et faciles à expliquer. Mais il en est d'autres qui semblent mettre la théorie en défaut : tels sont ceux, assez fréquents, dans lesquels la sous-clavière droite naît de l'aorte, au-dessous de la sous-clavière gauche. A quelle cause attribuer un déplacement si considérable de son origine? Au même défaut de convergence. La sous-clavière droite, légèrement déviée de sa direction ordinaire,

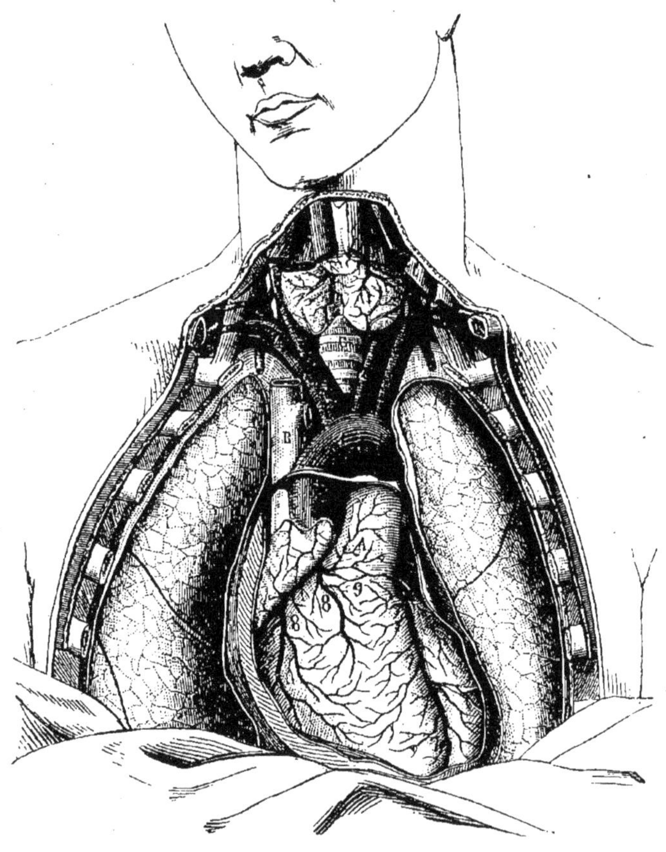

FIG. 365. — *Crosse aortique. — Artères qui naissent de sa convexite.*

1. Crosse de l'aorte partant du ventricule gauche. — 2 Tronc brachio-céphalique. — 3. Carotide primitive droite. — 4. Sous-clavière droite. — 5. Sous-clavière gauche. — 6. Carotide primitive gauche. — 7. Coronaire gauche ou antérieure. — 8. Branches de la coronaire droite. — 9. Artère graisseuse, établissant une communication entre les deux coronaires, et complétant le cercle équatorial du cœur. — A. Tronc de l'artère pulmonaire. — B. Veine cave supérieure. — C. Trachée-artère.

n'ayant pas rencontré la carotide primitive droite, a continué sa route en passant entre la colonne vertébrale et l'œsophage, ou entre l'œsophage et la trachée, puis elle est allée s'ouvrir directement dans l'aorte.

C. *Anomalies par excès et par défaut, ou anomalies mixtes, anomalies complexes.* — L'association de ces deux ordres d'anomalies peut se produire sous une foule de combinaisons. On a vu les deux carotides primitives naître par un tronc commun, et voici alors ce qui se passe : d'une part, le tronc brachio-céphalique se dédouble, parce que les deux artères qui devaient le constituer ne convergent pas assez ; de l'autre, les deux carotides s'unissent par suite d'un excès de convergence.—Autre exemple : quelquefois le tronc brachio-céphalique se déplace ; au lieu d'être situé à droite, il est situé à gauche. Pourquoi? Parce que les deux vaisseaux du côté droit ont moins convergé que de coutume, tandis que ceux du côté gauche ont convergé au contraire davantage.

Les anomalies que nous présentent les trois gros troncs émanés de la crosse de l'aorte, si variées qu'elles soient, s'expliquent donc très-bien par une seule et même cause : *toutes proviennent d'une simple modification apportée à leur direction relative.* Si elles sont ici plus fréquentes, c'est parce qu'il existe sur ce point trois gros troncs très-rapprochés, et qu'il suffit d'une très-faible déviation dans la direction de chacun d'eux pour modifier l'état normal et pour produire une des trente et quelques variétés qui ont été observées.

§ 1. — Tronc brachio-céphalique.

Le *tronc brachio-céphalique*, ou *tronc innominé*, tire son origine de la partie la plus élevée de la crosse de l'aorte, c'est-à-dire de l'angle que forme sa portion ascendante avec sa portion horizontale.

Sa *longueur*, de 3 centimètres environ, mesure l'espace compris entre la crosse de l'aorte et la fourchette du sternum. Chez certains sujets et chez la plupart des vieillards, il déborde de 6 ou 8 millimètres l'extrémité supérieure de cet os.

Sa *direction* est oblique de bas en haut, de gauche à droite, et d'avant en arrière.

Rapports.—Il répond : 1° En avant, au tronc veineux brachio-céphalique gauche, qui le croise à angle droit ; au thymus et à l'attache du muscle sterno-thyroïdien droit, qui le sépare du sternum ;

2° En arrière, à la trachée, sur laquelle il est couché obliquement ;

3° En dehors, à la plèvre, qui le sépare du poumon droit ;

4° En dedans, à la carotide primitive gauche, dont il est très-rapproché à son origine, mais dont le sépare plus haut un espace triangulaire au fond duquel on aperçoit la trachée-artère.

Le tronc brachio-céphalique, parvenu au niveau de la fourchette sternale, se divise en carotide primitive et sous-clavière droite. Il ne fournit aucune branche collatérale. Dans quelques cas très-rares cependant, on l'a vu donner une thyroïdienne inférieure surnuméraire, connue sous le nom de *thyroïdienne de Neubauer*.

§ 2. — Artères carotides primitives.

Préparation. — 1° Inciser les téguments du cou sur la ligne médiane, depuis le menton jusqu'à la partie moyenne du sternum ; 2° disséquer ces téguments à droite et à gauche et de dedans en dehors, après avoir pratiqué deux incisions horizontales, l'une parallèle à la base de la mâchoire, l'autre parallèle aux clavicules; 3° disséquer également le peaucier et le rejeter en haut et en arrière sans le diviser à ses insertions supérieures; 4° diviser les deux clavicules par un trait de scie appliqué en dehors des muscles sterno-mastoïdiens, et séparer ensuite la pièce supérieure du sternum de celle qui forme le corps de cet os; 5° renverser de bas en haut l'extrémité supérieure du sternum, ainsi que les muscles qui s'y insèrent, après avoir préparé ces divers muscles; 6° enfin isoler les carotides primitives en conservant tous leurs rapports.

Les carotides primitives, au nombre de deux, l'une droite et l'autre gauche, se distribuent exclusivement à la tête et au cou. L'extrémité céphalique arrivant chez l'homme à ses plus grandes dimensions relatives, ces artères atteignent chez lui aussi leur plus haut degré de développement. On les voit rapidement diminuer de volume en passant de l'homme aux mammifères, et plus encore des mammifères aux oiseaux, chez lesquels elles s'épuisent presque entièrement dans les muscles du cou et les parties constituantes de la face.

La carotide primitive droite naît du tronc brachio-céphalique, et la carotide primitive gauche de la convexité de la crosse de l'aorte. Toutes deux se terminent au niveau du bord supérieur du cartilage thyroïde par une bifurcation souvent précédée d'un léger renflement.

De la différence d'origine de ces artères, il résulte : 1° que la carotide primitive droite est plus courte que la carotide primitive gauche de toute la hauteur du tronc brachio-céphalique; 2° que la première est située à son point de départ sur un plan antérieur à celui qu'occupe la seconde; 3° que celle née du tronc brachio-céphalique est verticale dans toute son étendue, tandis que celle partant de l'aorte se porte d'abord en haut et en dehors, pour devenir ensuite parallèle à la précédente.

Situées sur le même plan dans leur portion cervicale, les carotides primitives interceptent un espace quadrilatère que remplissent, en bas la trachée et l'œsophage, en haut le larynx et le pharynx.

Rapports. — Ils sont identiques au-dessus du sternum pour les deux carotides; dans le thorax la portion inférieure de la carotide primitive gauche présente des rapports qui lui sont propres.

A. *Rapports de la portion thoracique de la carotide primitive gauche.*— Elle répond : En avant, à l'origine du tronc veineux brachio-céphalique gauche, qui la croise à angle aigu, et au muscle sterno-thyroïdien, qui la sépare du sternum ;

En arrière, à la trachée, à l'œsophage, à l'artère sous-clavière gauche et à l'artère vertébrale correspondante ;

En dehors, à la plèvre et au poumon gauche ;

En dedans, au tronc innominé dont elle est très-rapprochée en bas, mais dont elle s'écarte de plus en plus à mesure qu'elle s'élève.

B. *Rapports des deux carotides primitives dans la région cervicale.* — Ces artères sont en rapport : 1° En avant, avec le sterno-mastoïdien, qui croise en bas leur direction, et avec le peaucier, qui supérieurement les sépare de la peau ; avec les muscles cléido-hyoïdien, sterno-thyroïdien et omoplat-hyoïdien, qui les recouvrent immédiatement ; avec la veine thyroïdienne supérieure, la veine thyroïdienne moyenne et la partie terminale de la veine jugulaire antérieure, qui la croisent à angle droit ; plus bas, avec l'arcade nerveuse formée par la branche descendante du grand hypoglose et la branche descendante interne du plexus cervical.

2° En arrière, les carotides primitives reposent sur les muscles long du cou et grand droit antérieur, dont elles sont séparées au niveau de la sixième vertèbre du cou par l'artère thyroïdienne inférieure.

3° En dedans, elles répondent à l'œsophage et au pharynx, et plus superficiellement au corps thyroïde, qui s'étend au devant de ces artères, et qui en porte l'empreinte sur sa face postérieure chez la plupart des individus.

4° En dehors, elles répondent à la veine jugulaire interne et au nerf pneumogastrique ; ce nerf, situé sur les muscles prévertébraux, occupe l'espace prismatique et triangulaire résultant de la jonction des deux troncs vasculaires.

Les artères carotides primitives et les veines jugulaires internes reçoivent de l'aponévrose cervicale une gaîne commune.

Ces artères ne donnent aucune branche dans leur trajet, d'où la parfaite uniformité de calibre qu'elles conservent sur toute leur étendue. Cependant on les a vues, dans quelques cas rares, fournir soit la thyroïdienne inférieure, soit une branche surnuméraire connue sous le nom de *thyroïdienne moyenne*.

Branches terminales. — Ces branches se séparent ordinairement au niveau du bord supérieur du cartilage thyroïde ; quelquefois sur un point un peu plus élevé. Par une disposition exceptionnelle, elles ne s'écartent pas ; elles restent d'abord juxtaposées, et en général même elles s'entrecroisent ; mais bientôt elles se portent l'une en dehors, vers la face et la périphérie du crâne, l'autre en dedans, vers l'encéphale : ce qui a permis de les distinguer en *carotide externe* et *carotide interne*.

§ 3. — Artère carotide externe.

Préparation. — Il suffira de compléter la préparation que nous avons précédemment indiquée pour l'étude de la carotide primitive. Dans ce but, on procédera de la manière suivante : 1° Faire une incision verticale des téguments, s'étendant de l'angle de la mâchoire à l'apophyse zygomatique ; 2° enlever la peau de la face, d'arrière en avant ou de dehors en dedans, et isoler l'artère faciale ainsi que ses diverses branches ; 3° enlever également la glande parotide, dont on conservera seulement quelques débris qui demeureront appendus aux

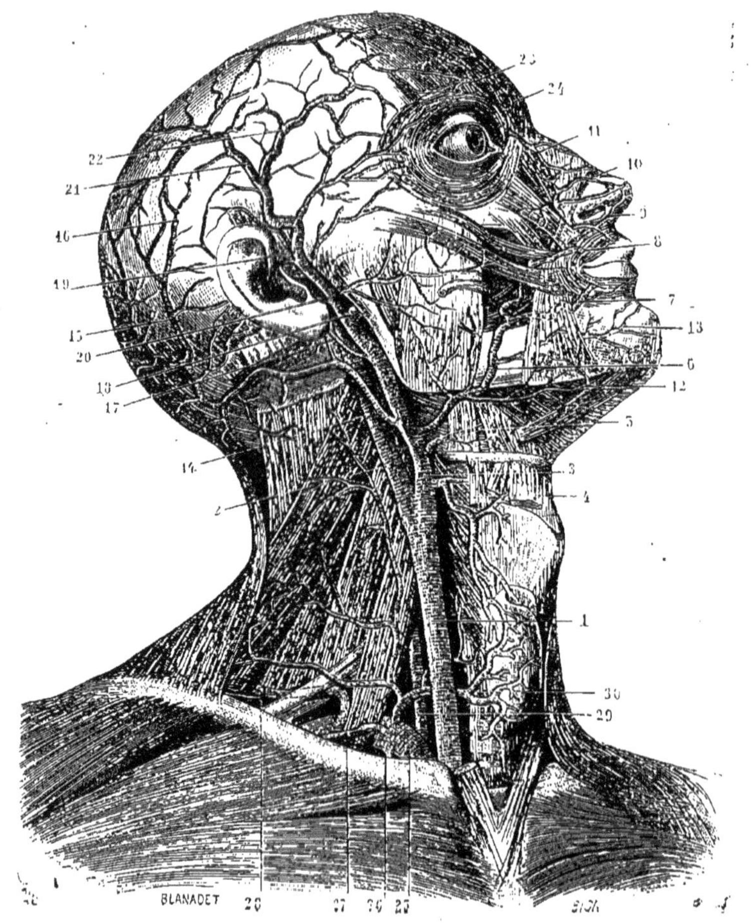

Fig. 366. — *Artères carotide primitive et carotide externe.*

1. Artère carotide primitive droite. — 2. Artère carotide interne. — 3. Carotide externe. — 4. Thyroïdienne supérieure. — 5. Linguale apparaissant entre les deux faisceaux de l'hyoglosse. — 6. Faciale. — 7. Labiale inférieure, disparaissant sous le triangulaire des lèvres. — 8. Labiale supérieure. — 9. Artère de la sous-cloison. — 10. Artère de l'aile du nez. — 11. Rameau par lequel la branche nasale de l'ophthalmique s'anastomose avec la partie terminale de la faciale. — 12. Artère sous-mentale. — 13. Partie terminale de la dentaire inférieure. — 14. Occipitale. — 15. Branches terminales ou

artères parotidiennes; 4° diviser la mâchoire inférieure sur la ligne médiane, attirer la langue en avant, et isoler l'artère ranine; 5° terminer la préparation des artères thyroïdienne supérieure, linguale et faciale, en les suivant du tronc carotidien vers leurs branches : dans ce but la glande sous-maxillaire sera renversée en bas, le muscle mylo-hyoïdien coupé à son insertion hyoïdienne et renversé sur le corps de la mâchoire; 6° porter fortement en haut la partie supérieure du sternum ainsi que les muscles sterno-mastoïdiens, puis diviser le splénius à son insertion céphalique, et suivre dans leur trajet les artères occipitale et auriculaire supérieure; 7° enfin, après avoir étudié toutes ces branches, on pratiquera la coupe du pharynx afin de préparer l'artère pharyngienne.

L'artère carotide externe se distribue aux parties molles qui sont situées en dehors de la cavité du crâne. La carotide interne se ramifie au contraire dans les parties molles intra-crâniennes et intra-orbitaires. Considérées dans leurs rapports avec l'enveloppe osseuse de l'encéphale, ces artères sont donc réellement l'une externe et l'autre interne. La première offre chez l'homme un calibre un peu inférieur à celui de la seconde. Chez les mammifères on observe une disposition inverse.

Dans les premiers temps de la vie où le cerveau et l'appareil de la vision se font remarquer par la précocité de leur développement, la différence que présente ces deux artères sous le rapport du volume est beaucoup plus prononcée; mais ensuite elle s'affaiblit peu à peu, par suite de la moindre prédominance des centres nerveux et de l'évolution ultérieure des diverses parties constituantes de la face.

La carotide externe s'étend du bord supérieur du cartilage thyroïde au col du condyle de la mâchoire, où elle se divise en temporale superficielle et maxillaire interne.

Direction. — A son origine, cette artère est placée en avant et un peu en dedans de la carotide interne. Mais elle s'incline presque aussitôt en en dehors, croise alors celle-ci à angle très-aigu, s'engage ensuite sous les muscles digastrique et stylo-hyoïdien, puis monte obliquement dans l'épaisseur de la parotide jusqu'au niveau de l'angle de la mâchoire. Au niveau de cet angle, elle devient verticalement ascendante, et se divise derrière le col du condyle en deux branches de volume inégal.

Rapports. — Dans sa partie inférieure l'artère carotide externe n'est recouverte que par la peau et le peaucier. Plus haut elle devient sous-jacente au muscle digastrique, au stylo-hyoïdien et au nerf grand hypoglosse, au niveau duquel elle se dévie pour se porter obliquement en haut,

cutanées de cette artère. — 16. Anastomose de l'occipitale avec la branche postérieure de la temporale superficielle. — 17. Auriculaire postérieure. — 18. Origine de la maxillaire interne.—19. Temporale superficielle.—20. Transversale de la face. —21. Branche postérieure ou verticale de la temporale superficielle. — 22. Branche antérieure de la même artère.—23. Artère sus-orbitaire.—24. Artère frontale interne.—25. Sous-clavière. —26. Mammaire interne.—27. Sus-scapulaire.—28. Scapulaire postérieure. —29. Vertébrale. —30. Thyroïdienne inférieure.

en arrière et en dehors ; ensuite elle répond à la glande parotide qui le plus souvent l'entoure de tous côtés. — Par son côté interne elle est en rapport inférieurement avec le pharynx ; plus haut avec les muscles stylo-pharyngien et stylo-glosse ; et dans sa partie la plus élevée avec l'apophyse styloïde dont elle est presque toujours séparée par quelques lobules de la glande.

Branches collatérales. — Dans le trajet qu'elle parcourt de son origine au col du condyle, la carotide externe donne six branches :

Trois antérieures : la *thyroïdienne supérieure*, la *linguale* et la *faciale* ;
Deux postérieures : l'*occipitale* et l'*auriculaire* ;
Une interne, verticalement ascendante : la *pharyngienne inférieure*.

I. — Artère thyroïdienne supérieure.

Cette artère s'étend de la partie antérieure de la carotide externe au larynx et au corps thyroïde dans lesquels elle se ramifie. Son origine est si rapprochée de la carotide primitive qu'elle semble assez fréquemment provenir de cette dernière, qui se termine alors par une trifurcation. Il n'est pas rare de la voir naître d'un tronc qui lui est commun avec l'artère linguale. Son calibre varie en raison directe du volume du corps thyroïde, et en raison inverse de celui des autres thyroïdiennes.

Direction. — La thyroïdienne supérieure se porte d'abord horizontalement en avant et en dedans. Après avoir parcouru un centimètre environ, elle descend obliquement en longeant les parties latérales de la glande thyroïde, et se divise alors en trois branches terminales.

Rapports. — Recouverte dans sa portion horizontale par le peaucier, et dans sa portion descendante par les muscles omoplat-hyoïdien et sterno-thyroïdien, elle répond en dedans au constricteur moyen du pharynx.

A. **Branches collatérales.** — Au nombre de trois : la *sterno-mastoïdienne*, la *laryngée supérieure*, et la *laryngée inférieure*.

a. La *branche sterno-mastoïdienne*, très-grêle, naît de la partie supérieure de la thyroïdienne, en général au-dessus et souvent au-dessous de la laryngée supérieure. Dès son origine elle se porte en dehors, en passant au devant de la carotide primitive et de la veine jugulaire interne, pour se rendre dans la partie moyenne du sterno-mastoïdien qu'elle pénètre par sa face profonde.

b. L'*artère laryngée supérieure* part ordinairement de l'angle que forme la portion horizontale avec la portion descendante de la thyroïdienne. Par son volume elle représente plutôt une branche terminale qu'une simple branche collatérale. Sa direction est transversale. Elle s'engage presque aussitôt sous le muscle thyro-hyoïdien, traverse la membrane thyro-hyoïdienne dans sa partie moyenne, et se divise : 1° en rameaux ascendants qui se ramifient sur les faces antérieure et postérieure de l'épiglotte ; 2° en rameaux descendants qui se distribuent, soit aux muscles intrinsèques du larynx, soit à la muqueuse laryngée.

c. L'*artère laryngée inférieure*, ou *rameau crico-thyroïdien*, vient assez fréquemment de la branche terminale interne de la thyroïdienne supérieure. Son existence est constante, mais son volume très-grêle. Elle rampe transversalement au devant de la membrane crico-thyroïdienne pour s'anastomoser sur la ligne médiane avec celle du côté opposé. De l'arcade résultant de cet abouchement partent des rameaux perforants qui se répandent dans les muscles et la muqueuse du larynx.

B. *Branches terminales*. — On peut les distinguer en externe, interne et postérieure.

L'externe longe les parties latérales du corps thyroïde, en s'étendant jusqu'à son extrémité inférieure.

L'interne s'infléchit pour suivre le bord supérieur de la glande et s'anastomoser en arcade avec la branche correspondante de la thyroïdienne supérieure du côté opposé.

La postérieure chemine entre les parois latérales du larynx et du pharynx, d'une part, et la face postérieure de la glande, de l'autre.

Ces branches sont flexueuses. De leurs flexuosités naissent un grand nombre de rameaux qui plongent dans l'épaisseur du corps thyroïde où ils communiquent, soit entre eux, et avec ceux de la thyroïdienne inférieure du même côté, soit avec ceux des deux thyroïdiennes opposées.

II. — **Artère linguale**.

Elle naît de la partie antérieure de la carotide externe, entre la thyroïdienne inférieure et la faciale ; quelquefois d'un tronc qui lui est commun avec la première ou la seconde. — Son volume est en général moins considérable que celui de la faciale et à peu près égal à celui de la thyroïdienne.

Direction. — L'artère linguale se porte d'abord un peu obliquement en haut, en avant et en dedans vers l'extrémité postérieure de l'os hyoïde. Là elle devient horizontale jusqu'au voisinage de ses petites cornes, s'élève alors légèrement pour atteindre la face inférieure de la langue, et se dirige ensuite d'arrière en avant jusqu'à la pointe de l'organe où elle s'anastomose avec celle du côté opposé.

Rapports. — Dans sa portion oblique elle est recouverte par le digastrique, le stylo-hyoïdien et le nerf grand hypoglosse.

Au-dessus de l'os hyoïde elle marche entre le muscle hyoglosse et le constricteur moyen du pharynx.

Sous la langue, où son trajet devient flexueux elle répond : en dedans au génio-glosse, en dehors au lingual inférieur, en bas à la muqueuse.

A. **Branches collatérales.**—Au nombre de trois : le *rameau sus-hyoïdien*, l'*artère dorsale de la langue*, et l'*artère sublinguale*.

a. Le *rameau sus-hyoïdien* est une artériole qui suit le bord supérieur de l'os hyoïde, pour venir se terminer entre le génio-glosse et le génio-hyoïdien, où il s'anastomose avec le rameau opposé, après avoir fourni des ramuscules aux divers muscles dont il occupe l'interstice.

b. L'*artère dorsale de la langue* diffère peu par son calibre de la précédente. Très-souvent le liquide employé pour les injections générales ne la pénètre pas ; il est alors impossible ou fort difficile de la découvrir. Elle naît de la linguale au niveau de la grande corne de l'os hyoïde, se porte presque verticalement en haut sur les parties latérales de la langue, et se ramifie surtout dans la muqueuse. Ses rameaux en avant ne s'étendent pas en général au delà des papilles caliciformes. En arrière, ils arrivent jusqu'à l'épiglotte, où ils s'anastomosent avec ceux de l'artère laryngée supérieure. Quelques-uns de ses ramuscules se distribuent aux piliers du voile du palais et aux amygdales.

c. L'*artère sublinguale*, bien supérieure par son volume aux deux branches précédentes, provient assez souvent de la *sous-mentale*, branche de la faciale. Elle se porte, en décrivant des flexuosités, d'arrière en avant, parallèlement au conduit de Wharton, entre les muscles mylo-hyoïdien et génio-glosse ; passe sous le bord inférieur de la glande sublinguale, dans laquelle elle laisse de nombreux rameaux ; fournit une petite artère, qui s'anastomose par arcade au-dessus du frein avec celle du côté opposé, artère qu'on divise dans la section de ce repli muqueux ; et se termine, en se ramifiant dans la muqueuse buccale, souvent elle traverse le mylo-hyoïdien et le ventre antérieur du digastrique pour s'anastomoser avec la sous-mentale.

B. **Branche terminale.**—Après avoir donné la sublinguale, l'artère de la langue, devenue plus grêle, prend le nom d'*artère ranine*. De cette artère partent : 1° des rameaux ascendants très-nombreux, volumineux et flexueux, qui traversent les muscles de la langue en leur abandonnant une foule de ramifications et dont les dernières divisions se prolongent jusque dans les papilles de la face dorsale ; 2° des rameaux internes qui s'anastomosent avec ceux de la linguale opposée ; 3° des rameaux externes plus petits que les précédents ; 4° des rameaux inférieurs extrêmement déliés destinés à la muqueuse.

III. — **Artère faciale.**

L'artère faciale ou maxillaire externe s'étend de la partie antérieure de la carotide externe aux parties latérales du nez ; elle remonte quelquefois jusqu'au grand angle de l'œil. Son origine, supérieure à celle de la linguale, s'en trouve si rapprochée que ces deux branches naissent souvent par un tronc commun. Elle est remarquable par le volume qu'elle présente et surtout par les nombreuses flexuosités qu'elle décrit.

Direction. — Cette artère se porte d'abord en haut, en avant et en dedans. Parvenue au niveau du bord antérieur du masséter, elle monte verticalement sur la face externe de la mâchoire intérieure, puis reprend sa direction oblique pour se rapprocher de l'angle des lèvres et des ailes du nez au-dessus desquelles elle se termine en s'anastomosant avec l'artère ophthalmique.

Rapports. — Dans sa portion cervicale, l'artère maxillaire externe répond : 1° En dehors, au nerf grand hypoglosse, au digastrique, au stylo-hyoïdien, à la veine faciale qui la croise à angle aigu, au peaucier et à la peau; 2° en dedans, à la glande sous-maxillaire sur laquelle elle se creuse un sillon plus ou moins flexueux. — Dans sa portion faciale elle est recouverte : par le peaucier, le triangulaire des lèvres, le grand et le petit zygomatiques, l'élévateur de la lèvre supérieure, par une couche cellulo-adipeuse et la peau; elle recouvre le corps de la mâchoire inférieure sur lequel on peut facilement la comprimer, le muscle buccinateur, l'extrémité inférieure du muscle canin et le transverse du nez.

Branches collatérales. — On en compte un grand nombre qu'on peut diviser, avec Bichat, en celles qui naissent de la portion cervicale, et celles qui naissent de la portion faciale.

A. **Branches cervicales.** — A ce premier groupe ou groupe inférieur des branches collatérales appartiennent :

1° La *palatine inférieure ou ascendante* qui vient assez fréquemment du tronc même de la carotide. Cette branche monte entre le stylo-pharyngien et le stylo-glosse auxquels elle donne des ramifications; ensuite elle s'applique contre la partie supérieure du pharynx et fournit au constricteur supérieur, à la langue et à l'amygdale. Arrivée au voile du palais, elle se divise en plusieurs rameaux qui se distribuent aux muscles péristaphylins interne et externe, à la muqueuse palatine et à la trompe d'Eustachi. Ces rameaux s'anastomosent avec ceux de la palatine supérieure et de la pharyngienne inférieure.

2° La *sous-mentale.* Cette branche, plus volumineuse que la précédente, marche parallèlement au corps de la mâchoire inférieure, appliquée sur la face interne de cet os, entre le mylo-hyoïdien et le ventre antérieur du digastrique. Parvenue près de l'insertion antérieure de ce dernier muscle, elle se divise en plusieurs rameaux qui montent sur la face externe du maxillaire et qui s'anastomosent avec la *dentaire inférieure*, branche de la maxillaire interne. Dans ce trajet, la sous-mentale fournit au mylo-hyoïdien, au digastrique, au peaucier, aux téguments du cou et à ceux de la face. Cette artère donne quelquefois la sublingale; d'autres fois elle provient de cette dernière.

3° Des *branches destinées à la glande sous-maxillaire*, au nombre de trois ou quatre, et d'un volume relativement considérable.

4° Une *branche ptérygoïdienne* très-grêle et quelquefois double, destinée au muscle ptérygoïdien interne dans lequel elle pénètre par sa face profonde.

B. **Branches faciales.** — Ce second groupe comprend : des branches antérieures ou internes, parmi lesquelles je dois mentionner la coronaire inférieure, la coronaire supérieure, et l'artère de l'aile du nez, et des branches postérieures ou externes en nombre indéterminé.

1° *Coronaire ou labiale inférieure.* — Elle naît de la faciale, un peu au-dessous de la commissure des lèvres, passe sous le triangulaire et marche flexueuse dans l'épaisseur de la lèvre inférieure jusqu'au plan médian où elle s'anastomose avec celle du côté opposé. Cette branche, plus rapprochée de la muqueuse que des téguments, donne, dans son trajet, un grand nombre de rameaux qui se portent dans toutes les directions ; les plus inférieurs viennent s'anastomoser avec la dentaire inférieure.

2° *Coronaire ou labiale supérieure.* — Plus volumineuse que la précédente, cette branche part de la faciale au niveau de l'angle des lèvres. Dans son trajet flexueux et parallèle au bord libre de la lèvre supérieure, elle est située entre la couche musculaire et la couche glanduleuse de cette lèvre. Après avoir fourni à la muqueuse, aux glandules salivaires, au muscle orbiculaire et aux téguments voisins, elle s'anastomose sur la ligne médiane avec la coronaire opposée. — De l'arcade résultant de cette anastomose s'élèvent deux ou trois rameaux qui se réunissent pour constituer une branche unique, l'*artère de la sous-cloison*. Arrivée à la sous-cloison, cette artère se réfléchit, puis se porte d'arrière en avant jusqu'au lobe du nez où elle se termine par des rameaux assez volumineux, lesquels, en s'anastomosant avec ceux de l'artère de l'aile du nez, forment sur le sommet de cet organe un plexus artériel très-développé chez quelques sujets.

3° *Artère de l'aile du nez.* — Extrêmement variable dans son volume, cette artère représente souvent la terminaison de la faciale. Elle se dirige vers la partie postérieure du cartilage de l'aile du nez, et se partage alors en deux rameaux : l'un inférieur, plus petit, qui suit le bord externe de l'ouverture antérieure des fosses nasales ; l'autre, plus considérable, qui longe le bord supérieur de l'aile du nez. Tous deux s'anastomosent largement d'une part avec la branche nasale du côté opposé, de l'autre avec l'artère de la sous-cloison.

4° Les *branches externes ou postérieures* naissent de la faciale dans le trajet qu'elle parcourt depuis la base de la mâchoire jusqu'à sa terminaison. Nombreuses, mais en général très-petites, elles se dirigent d'avant en arrière pour se distribuer aux muscles et aux téguments de la joue, en s'anastomosant : soit avec la transversale de la face, branche de la temporale superficielle ; soit avec les artères buccale, sous-orbitaire et alvéolaire, branches de la maxillaire interne.

Branche terminale. — Devenue extrêmement grêle après avoir fourni toutes les branches précédentes, la faciale s'élève jusqu'à la partie moyenne des faces latérales du nez, en donnant quelques ramuscules aux muscles et aux téguments voisins, et se termine en s'anastomosant avec la branche nasale de l'artère ophthalmique.

IV. — **Artère occipitale.**

L'artère occipitale s'étend de la carotide externe aux téguments qui recouvrent la partie postérieure du crâne. Son origine correspond à celle de la linguale ou à celle de la faciale. Son volume, inférieur à celui des trois branches antérieures, surpasse celui de l'auriculaire postérieure et surtout celui de la pharyngienne inférieure.

Direction. — Un peu oblique en haut et en arrière jusqu'au niveau de l'apophyse mastoïde, cette artère s'engage sous le splénius, pour se porter horizontalement d'avant en arrière. Au delà de ce muscle elle se réfléchit de bas en haut, en formant un angle droit avec sa direction première, et ne tarde pas à se diviser en deux branches terminales qui couvrent de leurs ramifications la région occipitale.

Rapports. — L'artère occipitale est recouverte : dans sa première portion ou portion oblique, par le nerf grand hypoglosse, le ventre postérieur du digastrique et la glande parotide ; dans sa portion horizontale, par le splénius et le sterno-mastoïdien ; dans sa portion postérieure, par la peau.

A. **Branches collatérales.**—Elles sont nombreuses et très-grêles. Les seules qui méritent d'être signalées sont :

1° Une *artère sterno-mastoïdienne supérieure* qui se réfléchit au niveau du grand hypoglosse pour se porter en arrière sous la face profonde du muscle sterno-mastoïdien, dans lequel elle s'épuise.

2° L'*artère stylo-mastoïdienne,* qui pénètre dans l'aqueduc de Fallope, où elle se distribue. Cette branche provient plus souvent de l'auriculaire postérieure.

3° Une *artère méningée* qui pénètre dans le crâne par le trou mastoïdien, et qui se ramifie aussitôt dans la dure-mère.

4° Des *branches musculaires* qui, nées de sa partie horizontale, se portent obliquement en bas et en arrière, dans l'épaisseur des muscles splénius, grand et petit complexus.

B. **Branches terminales.**—L'une est externe, l'autre interne. L'externe, plus petite, s'anastomose avec l'auriculaire postérieure. L'interne, dont les ramifications s'élèvent jusqu'au sommet du crâne, s'anastomose d'une part avec celle du côté opposé, et de l'autre avec la temporale superficielle. L'une et l'autre, très-flexueuses, se distribuent au muscle occipital et surtout au cuir chevelu. — Un ramuscule pénètre dans le trou pariétal et vient se perdre dans la partie supérieure de la dure-mère. J'ai vu plusieurs fois cette artériole s'étendre au delà de l'enveloppe fibreuse de l'encéphale pour aller s'anastomoser avec les divisions terminales de la cérébrale moyenne, branche de la carotide interne.

V. — **Artère auriculaire postérieure.**

L'auriculaire postérieure, beaucoup moins volumineuse que les branches précédentes, s'étend de la partie postérieure de la carotide externe au pavillon de l'oreille et aux téguments du crâne. Son origine a lieu un peu au-dessus de celle de l'occipitale. Quelquefois les deux branches postérieures naissent par un tronc commun.

Cette artère se porte en haut, en arrière et en dehors, vers l'apophyse mastoïde qu'elle contourne pour s'avancer ensuite sur la région mastoïdienne du temporal, où elle se divise en deux branches terminales.

Rapports. — Elle est située, à son origine, dans l'épaisseur de la parotide ; en sortant de cette glande, elle devient sous-cutanée.

A. **Branches collatérales.**—Après avoir donné des rameaux à la glande parotide et à la peau qui la recouvre, l'auriculaire postérieure fournit l'artère *stylo-mastoïdienne :* branche longue et grêle qui vient assez fréquemment de l'occipitale, et qui s'engage dans l'aqueduc de Fallope par son orifice inférieur, pour s'anastomoser à sa terminaison avec un rameau de la méningée moyenne. Dans son trajet, cette branche envoie des ramuscules à la membrane et à la muqueuse de la caisse du tympan, au limaçon et aux canaux demi-circulaires.

B. **Branches terminales.**—On peut les distinguer d'après leur distribution en inférieure ou mastoïdienne, et supérieure ou auriculaire.

La *branche mastoïdienne* se divise en plusieurs rameaux, dont le plus inférieur se porte en arrière, parallèlement à l'insertion du muscle occipital, et le plus élevé verticalement en haut. Les divisions émanées de l'un et de l'autre se distribuent soit à ce muscle, soit au cuir chevelu, en s'anastomosant avec l'occipitale en arrière et la temporale superficielle en avant.

La *branche auriculaire* se divise aussi en deux rameaux. Le plus considérable rampe sur la face postérieure ou interne du pavillon, qu'il couvre de ses ramifications. L'autre se dirige en haut, traverse une scissure formée par la jonction de l'hélix et du cartilage de la conque, monte dans le sillon qui sépare l'hélix de l'anthélix, et se distribue à ces parties en s'anastomosant sur la circonférence du pavillon avec le rameau précédent.

VI. — Artère pharyngienne inférieure.

La pharyngienne inférieure se distingue des autres branches de la carotide externe par son volume qui est en général très-petit et par sa direction, qui est verticale. D'abord située entre la carotide externe et l'interne, cette artère se dévie légèrement pour se placer entre la carotide interne et la veine jugulaire. — Près de son origine elle fournit un rameau qui se distribue aux parties latérale et moyenne du pharynx. Plus haut elle se divise en deux branches terminales, l'une interne ou pharyngienne, l'autre externe ou méningienne.

La *branche pharyngienne* monte entre le pharynx et la colonne vertébrale, et se partage en un grand nombre de rameaux qui se rendent aux parois du pharynx, à la trompe d'Eustachi et aux muscles prévertébraux.

La *branche méningienne* passe au devant de la veine jugulaire interne, donne quelques ramuscules au pneumogastrique, au ganglion cervical supérieur du grand sympathique, aux muscles styliens, pénètre ensuite dans le crâne par le trou déchiré postérieur, puis se ramifie dans la dure-mère, qui tapisse les fosses occipitales inférieures. Cette branche donne aussi un rameau qui entre dans le crâne à travers la substance fibro-cartilagineuse du trou déchiré antérieur; et quelquefois un troisième rameau méningien qui se rend à la dure-mère par le trou condyloïdien antérieur.

§ 4. — Branches terminales de la carotide externe.

I. — Artère temporale superficielle.

Préparation. — 1° Diviser la peau verticalement de la partie antérieure du conduit auditif externe jusqu'au sommet de la tête; 2° faire une seconde incision dirigée du point de départ de la première, vers l'aile du nez; 3° disséquer le lambeau cutané compris entre ces deux incisions en procédant de son sommet vers sa base; 4° enlever par fractions la glande parotide et isoler de leur origine vers leur terminaison la temporale et les branches auxquelles elle donne naissance; 5° inciser l'aponévrose temporale, d'une part horizontalement à son insertion inférieure, de l'autre verticalement sur sa partie moyenne.

L'artère temporale superficielle, branche de bifurcation de la carotide externe, s'étend du tronc carotidien à la moitié supérieure de la face et aux parties antéro-latérales du crâne. Son volume est plus petit que celui de la maxillaire interne.

Assez profondément située à son origine, où elle est recouverte par la glande parotide, cette artère se rapproche bientôt des téguments en se portant en haut et en dehors. Dans cette première partie de son trajet, elle répond : en avant, au col du condyle de la mâchoire, à l'articulation temporo-maxillaire et au tubercule de l'apophyse zygomatique ; en arrière, au conduit auditif externe et au pavillon de l'oreille. — Parvenue au-dessus de l'arcade zygomatique, elle passe au-dessous du muscle auriculaire antérieur, et quelquefois le traverse, longe ensuite le bord antérieur de l'auriculaire supérieur, qui la recouvre en partie, puis se divise en deux branches terminales. — Celles-ci sont situées dans l'épaisseur de la couche adipeuse sous-cutanée creusée de canaux pour les recevoir ; elles cheminent flexueuses entre la peau qu'elles soulèvent et les aponévroses temporale et épicrânienne sur lesquelles elles peuvent être facilement comprimées.

A. **Branches collatérales.** — On les distingue en *antérieures* ou *faciales*, *postérieures*, ou *auriculaires*, et *interne* ou *temporale moyenne*.

a. Les *branches antérieures* sont multiples : quelques rameaux se rendent à l'articulation temporo-maxillaire ; — un autre plus considérable pénètre dans le masséter par son bord postérieur et sa face profonde, et s'y termine en s'anastomosant avec la massétérine, branche de la maxillaire interne. — la plus importante se porte horizontalement d'arrière en avant ; elle a reçu le nom de *transversale de la face*.

Cette artère, dont le volume est en raison inverse de celui de la faciale, marche parallèlement au conduit de Sténon, au-dessus duquel elle est située, et s'avance jusqu'à la partie moyenne du buccinateur, où elle se divise en rameaux cutanés et musculaires. Ses divisions terminales s'anastomosent soit avec les branches postérieures de la faciale, soit avec les artères buccale, alvéolaire et sous-orbitaire provenant de la maxillaire interne.

b. Les *branches postérieures*, au nombre de quatre ou cinq, se distribuent au conduit auditif externe et à la partie supérieure de la face externe du pavillon de l'oreille ; elles sont connues sous le nom d'*auriculaires antérieures*.

c. La *branche interne*, ou *artère temporale moyenne*, se détache du tronc de la temporale immédiatement au-dessus de l'arcade zygomatique, traverse l'aponévrose du muscle crotaphyte sous laquelle elle rampe quelque temps, puis se partage en plusieurs rameaux qui pénètrent dans l'épaisseur du muscle où ils s'anastomosent avec les temporales profondes, branches de la maxillaire interne.

B. **Branches terminales.** — Elles se séparent au-dessus du pavillon de l'oreillette. L'une d'elles se porte vers la région frontale ; l'autre monte verticalement pour se ramifier dans la région pariétale.

La *branche antérieure* ou *frontale*, soutenue par un plan osseux, manifeste sa présence sur le vivant soit par le relief des téguments qui la recouvrent, soit par le mouvement imprimé à ses flexuosités. Il est donc aussi facile de la reconnaître que de la comprimer, d'où la préférence qu'on lui accorde lorsqu'il s'agit de pratiquer l'artériotomie. Les rameaux extrêmement nombreux qu'elle donne se portent : les uns en haut, pour se distribuer à la peau et au muscle frontal ; les autres en bas, dans l'épaisseur de la paupière supérieure ; d'autres en avant, pour s'anastomoser avec la temporale superficielle du côté opposé.

La *branche postérieure* ou *pariétale* se divise : en rameaux antérieurs qui communiquent avec la branche précédente ; en rameaux postérieurs qui s'anastomosent avec les artères auriculaire postérieure et occipitale ; et en rameaux supérieurs qui se continuent avec les rameaux correspondants du côté opposé. Tous ces rameaux se rapprochent de plus en plus des téguments, dans lesquels ils se distribuent en abandonnant des ramuscules très-grêles à l'aponévrose épicrânienne et au péricrâne.

II. — Artère maxillaire interne.

Préparation. — 1° Inciser le cuir chevelu sur la ligne médiane depuis la racine du nez jusqu'à la protubérance occipitale, disséquer les téguments de haut en bas et les rabattre latéralement ; 2° enlever la peau et le tissu cellulaire sous-cutané de la face, ainsi que la glande parotide, et mettre à nu le masséter ; 3° diviser l'aponévrose temporale sur toute sa circonférence, couper ensuite les insertions supérieures du crotaphyte le plus près possible des os du crâne, puis renverser le muscle et les artères qui s'y distribuent sur l'apophyse zygomatique ; 4° briser horizontalement le crâne, immédiatement au-dessus des arcades zygomatiques, à l'aide d'un marteau, en frappant avec ménagement, et détacher la voûte crânienne ; 5° inciser d'avant en arrière la dure-mère de chaque côté du plan médian, rabattre ses deux moitiés sur les parties latérales de la tête, et enlever le cerveau, qu'on déposera soit dans un mélange de dix-neuf parties d'eau et d'une d'acide azotique, soit dans l'alcool pur, après avoir enlevé avec précaution la pie-mère ; 6° ouvrir à l'aide d'un ciseau étroit le conduit dentaire inférieur en remontant du trou mentonnier vers le masséter, afin de découvrir l'artère qui le traverse et les rameaux qu'elle envoie dans les racines des dents ; 7° couper par deux traits de scie l'arcade zygomatique, détacher le masséter à son insertion inférieure, renverser de haut en bas l'arcade et le muscle, en usant de prudence afin de ne pas tirailler l'artère massétérine qui passe au-dessus de l'échancrure sigmoïde et suivre cette artère ; 8° diviser à sa base l'apophyse coronoïde et la branche de la mâchoire immédiatement au-dessus de son angle, en évitant de déchirer l'artère dentaire inférieure ; désarticuler ensuite le condyle en laissant le fibro-cartilage adhérer à la cavité glénoïde et enlever la branche du maxillaire ; 9° agrandir le trou sphéno-épineux à l'aide d'une gouge et d'un maillet, puis retrancher à l'aide de deux traits de scie qui convergeront vers ce trou, en suivant l'un une direction transversale et l'autre une direction antéro-postérieure, toute la grande aile du sphénoïde, et la partie correspondante de la portion écailleuse du temporal ; 10° briser la voûte de l'orbite, couper l'arcade orbitaire par deux traits de scie, et faire disparaître la paroi externe de cette cavité avec la gouge et le maillet ; 11° scier la mâchoire inférieure dans sa partie moyenne ; 12° diviser la base du crâne et toute la face sur le plan médian, de haut en bas, en laissant la cloison des fosses nasales du côté de la préparation ; on enlèvera ensuite cette cloison avec un fort scalpel, et l'on mettra à nu la muqueuse qui la revêt du côté opposé, ce qui permettra d'étudier la branche interne de l'artère sphéno-palatine ; cette branche étant connue, on divise la muqueuse de la cloison dans sa partie inférieure, et l'on procède à la recherche de la branche externe de la même artère ; 13° suivre le tronc de la maxillaire interne et toutes les branches qui en partent ; pour mettre ces branches à nu, il est nécessaire d'enlever le ptérygoïdien externe dans sa presque totalité ; 14° enfin, découvrir les artères qui traversent des canaux osseux, en sculptant les os à l'aide d'un ciseau et d'un maillet ; le ciseau doit être étroit et bien trempé ;

Cette préparation exige quelques connaissances préalables, un peu d'adresse, beaucoup de zèle et de patience.

L'artère maxillaire interne, plus volumineuse que la temporale superficielle, s'étend de la carotide externe au sommet de la fosse zygomatique.

Par son calibre elle semble continuer le tronc carotidien.

Son trajet, extrêmement flexueux, est en rapport avec le grand nombre de branches qu'elle fournit.

A son origine, elle s'infléchit en dedans, passe derrière le col du condyle de la mâchoire, et se porte ensuite horizontalement en avant, cheminant chez quelques sujets entre les deux ptérygoïdiens, passant chez d'autres

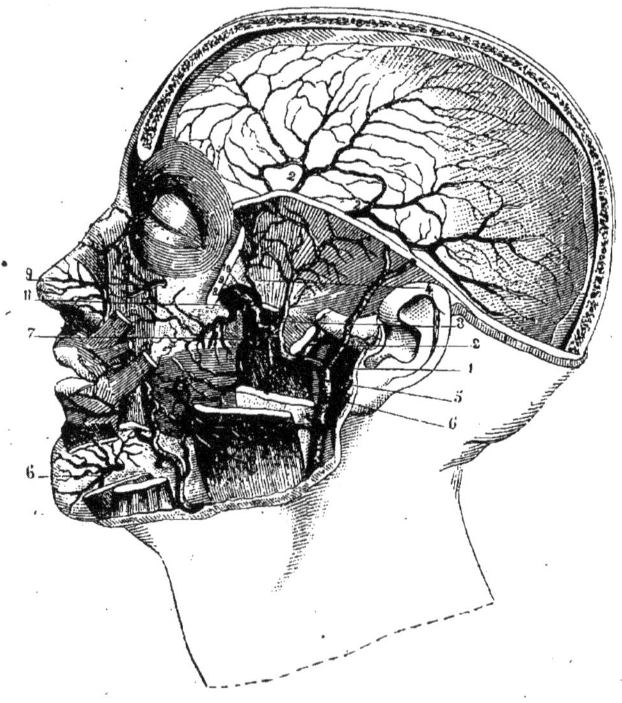

Fig. 367. — *Artère maxillaire interne.*

1. Tronc de la maxillaire interne. — 2, 2, 2. Méningée moyenne : son origine, ses divisions terminales. — 3. Temporale profonde postérieure. — 4. Temporale profonde antérieure. — 5. Ptérygoïdienne. — 6. Dentaire inférieure naissant par un tronc commun avec la massétérine qui a dû être coupée à son point de départ. — 7. Buccale. — 8. Alvéolaire. — 9, 9. Sous-orbitaire : son origine : sa partie terminale. — 10. Origine de la sphéno-palatine. — 11. Palatine supérieure ou descendante.

entre le muscle temporal et le ptérygoïdien externe qu'elle contourne pour arriver jusqu'à la tubérosité du maxillaire supérieur; là elle devient plus flexueuse, s'engage entre les deux portions du ptérygoïdien externe, pénètre dans le sommet de la fosse zygomatique, et se termine par une branche qui traverse le trou sphéno-palatin pour se rendre dans la cavité nasale correspondante, où elle prend le nom de *sphéno-palatine.*

Branches collatérales. — Extrêmement grêles. Flexueuses comme le tronc dont elles partent. Au nombre de quatorze :

Cinq ascendantes : la *tympanique*, la *petite méningée*, la *méningée moyenne*, la *temporale profonde postérieure* et la *temporale profonde antérieure ;*

Cinq descendantes : la *dentaire inférieure*, la *massétérine*, la *buccale*, les *ptérygoïdiennes* et la *palatine supérieure ;*

Deux antérieures : l'*alvéolaire* et la *sous-orbitaire ;*

Deux postérieures : la *vidienne* et la *ptérygo-palatine.*

La sphéno-palatine, branche terminale de la maxillaire interne, représente une quinzième branche qui se porte transversalement en dedans.

Toutes ces branches seront décrites dans l'ordre de leur énumération, qui représente pour chaque groupe celui de leur origine.

A. — Branches ascendantes.

1° **Artère tympanique.** — Très-grêle. Elle vient quelquefois de la temporale ou de la dentaire inférieure. Son trajet est oblique en haut et en arrière. Après avoir donné quelques ramuscules à l'articulation temporo-maxillaire, elle pénètre dans la caisse du tympan par la scissure de Glaser, et se distribue à la muqueuse qui en revêt les parois.

2° **Petite méningée.** — De même que la précédente, elle a été indiquée par Lauth. Son existence n'est pas constante. Elle fournit d'abord des rameaux au ptérygoïdien externe et au voile du palais ; ensuite elle continue son trajet ascendant et vertical, pénètre dans le crâne par le trou ovale, donne plusieurs ramuscules au ganglion du nerf trijumeau, et se termine dans la dure-mère, près du sinus caverneux.

3° **Artère méningée moyenne ou sphéno-épineuse.** — Elle s'étend de la partie supérieure de la maxillaire interne à la plus grande partie de la dure-mère et des parois du crâne. Son volume est plus considérable et son trajet beaucoup plus étendu que celui des autres branches du même tronc. Elle passe au-dessous du ptérygoïdien externe, puis monte verticalement vers le trou petit rond ou sphéno-épineux, par lequel elle pénètre dans le crâne. Parvenue dans cette cavité, elle s'infléchit à angle droit pour se porter horizontalement en dehors : puis se partage en deux branches terminales qui se dirigent en haut et en arrière.

a. Branches collatérales. — La méningée moyenne fournit, hors du crâne, des ramuscules fort grêles, qui se perdent dans le ptérygoïdien externe et le péristaphylin interne. Dans le crâne elle donne :

1° Des rameaux à la dure-mère, qui tapisse la fosse sphénoïdale ;

2° Un rameau au ganglion du nerf trijumeau ;

3° Une petite artère qui accompagne le nerf pétreux supérieur et traverse avec lui l'hiatus de Fallope pour pénétrer dans l'aqueduc de même nom, où elle s'anastomose avec la terminaison de la stylo-mastoïdienne, branche de l'auriculaire postérieure ;

4° Une ou plusieurs artérioles qui s'introduisent dans l'orbite par la partie supérieure de la fente sphénoïdale : il n'est pas très-rare de voir une de ces artérioles offrir un volume presque aussi considérable que celui de la méningée moyenne, et suppléer alors dans sa distribution une partie de l'artère ophthalmique avec laquelle elle s'anastomose ;

5° Une ou deux ramifications qui traversent la partie antérieure des grandes ailes du sphénoïde pour se rendre dans la fosse temporale où elles communiquent avec les temporales profondes ;

6° Des rameaux auriculaires qui descendent dans la caisse du tympan par des pertuis situés entre la portion écailleuse et la portion pierreuse du temporal.

b. Branches terminales. — Elles se distingue par leur position relative, en antérieure et postérieure.

L'antérieure se dirige d'abord en avant et en dehors, puis verticalement en haut pour gagner la gouttière, quelquefois convertie en canal que lui présente l'angle sphénoïdal du pariétal. Plus loin, elle se porte en haut et en arrière en se divisant et subdivisant comme les sillons destinés à recevoir ses rameaux et ramuscules. Parmi ces rameaux il en est quelques-uns qui pénètrent dans l'orbite par la partie la plus étroite de la fente sphénoïdale et qui s'anastomosent avec l'artère lacrymale, branche de l'ophthalmique. Ses dernières ramifications arrivent jusqu'au sinus longitudinal supérieur où elles se continuent avec celles de l'artère opposée.

La branche postérieure, beaucoup plus petite, monte aussitôt en arrière et se ramifie, soit sur la portion écailleuse du temporal qui présente des sillons pour la recevoir, soit sur la partie inférieure et postérieure du pariétal.

L'une et l'autre de ces branches terminales proéminent sur la surface externe ou adhérente de la dure-mère, dans l'épaisseur de laquelle cependant elles sont placées. On pourrait croire, à l'aspect d'un si grand nombre de divisions cheminant dans son épaisseur, qu'elle est très-vasculaire. Ce serait une erreur ; soumise à l'examen microscopique, on remarque qu'elle offre à peine quelques traces de vaisseaux, et qu'elle diffère très-notablement à cet égard du périoste auquel elle a été bien à tort comparée. Tous, ou presque tous ces vaisseaux passent de l'enveloppe fibreuse de l'encéphale aux os du crâne. De ce fait anatomique découlent les conséquences suivantes fort importantes : tout décollement un peu étendu de la dure-mère déterminera un épanchement sanguin ; cet épanchement n'aura pas seulement pour effet de comprimer le cerveau ; il pourra avoir aussi pour conséquence une nécrose plus ou moins large des parties osseuses dénudées ; de là une collection purulente, des phénomènes de compression, des accidents cérébraux alarmants, et enfin ce précepte qui prescrit au chirurgien de ne se prononcer qu'avec une certaine réserve sur l'issue d'une contusion un peu grave de la région temporale.

4° **Artère temporale profonde postérieure.** — Elle part de la partie supérieure de la maxillaire interne, près de son origine, se porte aussitôt verticalement en haut, en cheminant entre le ptérygoïdien externe et le temporal, se rapproche de la face profonde de ce dernier muscle, et se ramifie dans sa moitié postérieure, en s'anastomosant avec la temporale profonde antérieure et la temporale moyenne.

5° **Artère temporale profonde antérieure.** — De même volume que la précédente, ascendante et verticale aussi, elle naît de la maxillaire interne près de la paroi antérieure de la fosse zygomatique, sous le muscle crotaphyte auquel elle se distribue. Quelques-uns de ses rameaux pénètrent dans l'orbite par les trous de l'apophyse orbitaire du malaire, et communiquent avec l'artère lacrymale. Dans l'épaisseur du muscle crotaphyte la temporale profonde antérieure s'anastomose aussi avec la temporale profonde postérieure et la temporale moyenne.

B. — Branches descendantes.

1° **Artère dentaire inférieure.** — Elle naît de la maxillaire interne tantôt au niveau de la méningée moyenne, tantôt au niveau de la temporale profonde postérieure, et quelquefois par un tronc commun avec cette dernière, avec l'artère buccale ou l'artère massétérine.

Dès son origine elle se porte en bas et en dehors, accolée au ptérygoïdien interne dont la sépare le ligament sphéno-maxillaire, pénètre alors dans le canal dentaire inférieur, et après l'avoir parcouru dans toute son étendue, se réfléchit sur elle-même pour traverser le trou mentonnier au delà duquel elle se termine en s'anastomosant avec les artères sous-mentale et labiale inférieure, branches de la faciale.

Dans ce trajet, la dentaire inférieure fournit : 1° des ramuscules au ptérygoïdien interne ; 2° un rameau mylo-hyoïdien qui suit le sillon creusé sur la face interne de la branche de la mâchoire en se dirigeant d'abord en bas, puis en avant, pour se rendre dans le muscle mylo-hyoïdien auquel il est destiné ; 3° des rameaux osseux disséminés dans l'épaisseur du corps de l'os ; 4° des rameaux dentaires en nombre égal à celui des racines des dents, dont ils parcourent le canal pour se ramifier sur leur portion pulpeuse ; 5° enfin le *rameau incisif* qui tire son origine de la partie antérieure du tronc de la dentaire et qui se distribue soit au tissu osseux, soit surtout à la pulpe des incisives.

2° **Artère massétérine.** — Elle est petite, naît quelquefois par un tronc commun avec l'artère buccale ou la dentaire inférieure, se porte obliquement en bas et en dehors en passant au devant du col du condyle, dans l'échancrure sigmoïde, pénètre dans le masséter par la partie moyenne de sa face profonde, et se ramifie dans son épaisseur en s'anastomosant avec les rameaux massétérins fournis par la transversale de la face.

3° **Artère buccale.** — De même volume que la précédente, elle part tantôt directement de la maxillaire interne, tantôt de la temporale profonde antérieure, tantôt de la sous-orbitaire ou de la massétérine. Son trajet d'abord presque vertical, devient ensuite horizontal. Elle est située dans sa portion descendante entre le ptérygoïdien interne et l'apophyse coronoïde, et dans sa portion terminale sur la face externe du buccinateur, où elle se partage en plusieurs rameaux, dont les uns s'épuisent dans ce muscle, tandis que les autres s'étendent jusqu'à la commissure des lèvres. Cette artère communique avec la transversale de la face, l'alvéolaire et la faciale.

4° **Artères ptérygoïdiennes.** — Très-petites ; variables dans leur nombre et leur origine. Elles se distribuent aux deux ptérygoïdiens, principalement à l'externe, l'interne recevant des rameaux soit de la dentaire inférieure, soit surtout de la faciale.

5° **Artère palatine supérieure.** — Elle part de la maxillaire interne au niveau du sommet de la fosse zygomatique, se porte aussitôt verticalement en bas pour pénétrer dans le conduit palatin postérieur qu'elle parcourt, puis se réfléchit ensuite d'arrière en avant sur la voûte palatine et arrive jusqu'au conduit palatin antérieur dans lequel elle pénètre pour s'anastomoser avec la terminaison de la sphéno-palatine. Dans ce trajet, elle fournit : 1° un ou deux rameaux staphylins qui pénètrent dans les conduits accessoires du canal palatin postérieur, et se jettent, au sortir de ces conduits, dans l'épaisseur du voile du palais ; 2° des rameaux qui se perdent dans les glandules et la muqueuse de la voûte palatine ; 3° des rameaux gingivaux.

C. Branches antérieures.

1° **Artère alvéolaire.** — Cette artère s'avance en serpentant sur la tubérosité du maxillaire qu'elle contourne pour se terminer à sa partie antérieure.

Près de son origine, l'alvéolaire donne deux ou trois rameaux qui pénètrent dans les canaux dentaires supérieurs et postérieurs, pour se distribuer : 1° à la muqueuse du sinus maxillaire ; 2° au tissu osseux ; 3° à la pulpe des grosses et des petites molaires.

Son extrémité terminale se partage en plusieurs ramuscules destinés au buccinateur, aux gencives et aux alvéoles de la mâchoire supérieure.

2° **Artère sous-orbitaire.** — Elle traverse obliquement la fente sphéno-maxillaire, parcourt le canal sous-orbitaire, et apparaît au-dessus de la fosse canine, où elle se divise en nombreux rameaux.

Dans la fente sphéno-maxillaire, elle donne une branche orbitaire qui se divise en deux rameaux, dont l'un se porte en avant, vers la paupière inférieure, où il s'épuise, tandis que l'autre se rend dans la glande lacrymale, à laquelle il est principalement destiné.

Dans le canal sous-orbitaire, elle fournit une branche qui descend dans le conduit dentaire supérieur et antérieur pour se rendre à la pulpe des dents incisives et canine.

Ses ramifications terminales se distinguent en descendantes ou labiales, ascendantes ou palpébrales, et internes ou nasales. — Elle communique avec la faciale, la buccale, l'alvéolaire et l'ophthalmique.

D. — Branches postérieures.

1° **Artère vidienne.** — Très-grêle. Elle s'engage, dès son origine, dans le conduit vidien, qu'elle parcourt d'avant en arrière, et se ramifie, au sortir de ce canal, dans la muqueuse pharyngienne; quelques-unes de ses divisions se prolongent jusque sur la trompe d'Eustachi.

2° **Artère ptérygo-palatine ou pharyngienne supérieure.**—Plus grêle encore que la précédente, cette artère se porte, comme elle, d'avant en

Fig. 368. Fig. 369. Fig. 370.

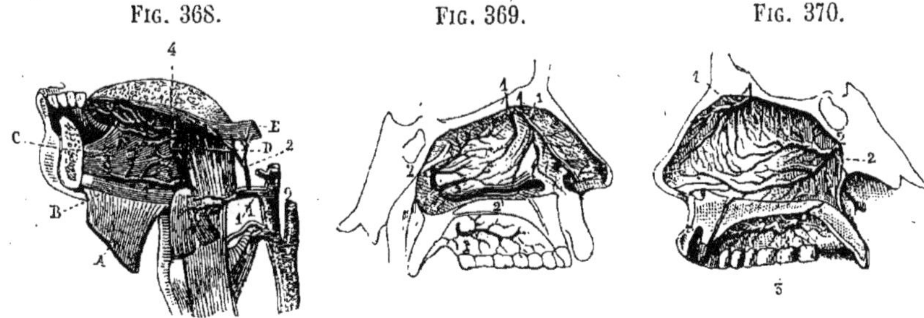

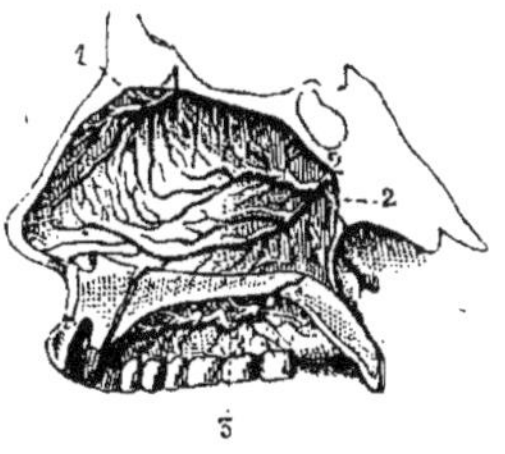

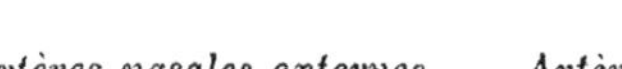

Artère linguale. *Artères nasales externes.* *Artères nasales internes.*

Fig. 368. — 1. Origine de l'artère linguale — 2. Artère dorsale de la langue. — 3. Rameau sus-hyoïdien. — 4. Artère ranine. — A. Muscle mylo-hyoïdien. — B. Muscle génio-hyoïdien. — C. Muscle génio-glosse. — D. Muscle hyo-glosse dont la partie antérieure a été divisée et rabattue pour montrer l'artère linguale. — E. Muscle stylo-glosse.

Fig. 369. — 1. Rameaux externes de l'artère nasale antérieure. — 2. Rameau externe de l'artère nasale postérieure donnant trois ramuscules dont les divisions se répandent sur les cornets et les méats. — 3. Partie terminale de la palatine supérieure.

Fig. 370. — 1. Rameaux internes de l'artère nasale antérieure. — 2. Rameaux internes de l'artère sphéno-palatine. — 3. Partie terminale de la palatine supérieure.

arrière, en suivant le conduit ptérygo-palatin. Elle se ramifie dans la muqueuse, qui revêt la partie supérieure ou la voûte du pharynx, et sur le pourtour de l'orifice postérieur de la fosse nasale correspondante.

E. — Branche terminale ou sphéno-palatine.

L'artère sphéno-palatine ou nasale postérieure est quelquefois double et même triple. Elle se porte en haut et en dedans, vers le trou sphéno-palatin, qu'elle traverse pour entrer dans la fosse nasale de son côté. Au niveau de l'extrémité postérieure du méat supérieur, elle se divise en deux branches, l'une interne, l'autre externe.

La branche interne, située sur le prolongement du tronc de la sphéno-palatine, se dirige d'abord transversalement en dedans pour atteindre la cloison des fosses nasales. Arrivée sur cette cloison, elle se porte obliquement en bas et en avant, en donnant un grand nombre de rameaux qui s'anastomosent entre eux. Son extrémité terminale pénètre dans le conduit palatin antérieur, où elle s'anastomose avec la palatine supérieure.

La branche externe se partage en trois rameaux. Ceux-ci suivent la direction des méats. Ils fournissent des ramuscules descendants qui se perdent sur les cornets, et des ramuscules ascendants qui pénètrent dans le canal nasal, le sinus maxillaire et les cellules ethmoïdales.

L'artère nasale postérieure s'anastomose par un très-grand nombre de ramifications avec la nasale antérieure, branche de l'ophthalmique.

Vue générale de la maxillaire interne.

En résumé, l'artère maxillaire interne, considérée dans son mode de distribution, fournit :

1° Cinq branches essentiellement destinés à des membranes muqueuses : la tympanique, la palatine descendante, la vidienne, la ptérygo-palatine et la sphéno-palatine ou nasale postérieure ;

2° Cinq branches destinées aux muscles de l'appareil masticateur ; la temporale profonde postérieure, la temporale profonde antérieure, la ptérygoïdienne, la massétérine et la buccale ou buccinatrice ;

3° Trois branches destinées à des parties osseuses et fibreuses : la méningée moyenne, la petite méningée et la dentaire inférieure ;

4° Deux branches qui viennent se ramifier dans les muscles et les téguments de la face : l'alvéolaire et la sous-orbitaire. Ces deux dernières s'anastomosent avec la faciale, la transversale de la face et l'ophthalmique. Il est digne de remarque que les divisions terminales émanées de ces sources si différentes convergent toutes en quelque sorte vers la pommette. Cet afflux plus abondant du sang vers un même point central nous explique la coloration plus vive que présentent les téguments de la face sur ce point. Je rappellerai que M. Gimbert, dans ses recherches sur la texture des artères, a été frappé de la grande muscularité des artères de la face. Or ces vaisseaux, placés sous l'influence du grand sympathique, étant très-riches en fibres contractiles, on comprend sans peine que les moindres émotions puissent avoir pour effet de modifier leur calibre, et par conséquent la quantité de sang transmise aux téguments de la face, d'où les nuances si variées et si mobiles qu'elle présente.

§ 5. — Artère carotide interne.

L'artère carotide interne se distribue au cerveau et à l'appareil de la vision. Son volume, comparé à celui de la carotide externe, est plus considérable chez l'homme que dans les mammifères.

Direction. — La carotide interne se porte d'abord en haut et en dehors, contrairement à la carotide externe, qui se dirige en haut et en dedans. — Après un trajet de 10 ou 15 millimètres, elle s'infléchit en dedans, et la précédente s'infléchit en sens inverse, en sorte que les deux artères se croisent à angle aigu, un peu au-dessus de leur origine : disposition qui devient une cause facile d'erreur lorsqu'on procède à la recherche de l'un de ces vaisseaux pour en faire la ligature, et qui a conduit quelquefois de bons anatomistes et des opérateurs expérimentés à prendre la carotide interne pour l'externe, et réciproquement. Le guide le plus sûr dans cette recherche est fourni par les branches collatérales : celle-ci étant nombreuses et assez rapprochées sur le tronc carotidien externe, et nulles sur le tronc carotidien interne, en dénudant le vaisseau sur une étendue même peu considérable on parvient assez facilement à constater s'il émet des branches par ses parties latérales, ou s'il n'en fournit aucune ; dans le premier cas, on aura affaire à la carotide externe, et dans le second à la carotide interne.

Au delà du point où les deux artères s'entrecroisent, la carotide interne monte verticalement jusqu'à la base du crâne, devient alors horizontale, puis verticale et ascendante, pour entrer dans le canal carotidien dont elle suit la courbure. De ce canal elle passe dans le sinus caverneux, le parcourt d'arrière en avant, baignée dans le sang qui le traverse, et forme, dans ce sinus, deux courbures analogues à celles d'une S italique ; la convexité de la première de ces courbures est tournée en arrière et en haut, et celle de la seconde en avant et en bas. — Parvenue à l'apophyse clinoïde antérieure, elle monte verticalement, puis traverse la dure-mère, pénètre dans le crâne, donne alors l'artère destinée au sens de la vue, puis se divise en trois branches terminales.

Rapports.—La carotide interne répond : 1° par sa portion cervicale : en arrière, à la colonne vertébrale, dont elle est séparée par les muscles prévertébraux ; — en avant, à la carotide externe, aux muscles styliens et à l'espace prismatique et triangulaire que limitent, d'une part, le pharynx, de l'autre la branche de la mâchoire et le ptérygoïdien interne; — en dehors, à la veine jugulaire interne, au glosso-pharyngien, au pneumogastrique et au grand hypoglosse qui, d'abord postérieur au vaisseau, lui devient ensuite externe et antérieur; — en dedans, aux parties latérales du pharynx, et plus haut à l'amygdale, qu'elle ne touche immédiatement que lorsqu'elle décrit une courbure très-prononcée.

2° Dans le canal carotidien, elle est entourée par les deux filets qui s'étendent du ganglion supérieur du grand sympathique vers le nerf de la sixième paire.

3° Dans le sinus caverneux, elle se rapproche davantage de sa paroi nterne, en sorte que tous les nerfs qui pénètrent dans l'orbite par la fente sphénoïdale, et particulièrement le nerf de la sixième paire, se trouvent placés à son côté externe.

4° Au niveau de l'apophyse clinoïde antérieure, elle répond au nerf optique qui est situé au dedans de l'artère et que celle-ci croise perpendiculairement de bas en haut.

5° Au-dessus de cette apophyse et de la dure-mère, elle correspond à la partie interne de la scissure de Sylvius.

Dans le trajet qu'elle parcourt de son origine à la base du crâne, la carotide interne ne donne aucune branche. Haller cependant l'a vue fournir une fois la pharyngienne et une autre fois l'occipitale.

Dans le canal carotidien, elle émet une ou deux artérioles destinées à la muqueuse de la caisse du tympan.

Dans l'intérieur du sinus caverneux, on voit naître des divers points de sa périphérie quelques ramuscules extrêmement grêles, qui se perdent sur les parois du sinus et dans le corps pituitaire.

A son entrée dans le crâne immédiatement au-dessus de l'apophyse clinoïde antérieure, elle donne une branche fort importante, l'*artère ophthalmique.*

§ 6. — Artère ophthalmique.

Injection. — Cette artère est rarement injectée lorsque l'injection a été faite par le tronc aortique. Si l'on désire que les nombreuses branches émises par l'ophthalmique soient pénétrées, ce qui est nécessaire pour l'étudier d'une manière complète, il faut donc recourir à une injection partielle. Dans ce but on mettra en usage l'un de ces deux procédés :

1° Lier les carotides internes au-dessus de l'apophyse clinoïde antérieure, et pousser l'injection par la portion cervicale de l'artère ;

2° On pourra aussi, la ligature étant faite comme il a été dit précédemment, diviser la carotide à sa sortie du canal carotidien, l'isoler, la redresser et l'injecter par sa portion intra-caverneuse.

Préparation. — L'artère ophthalmique étant injectée, on exécutera sa préparation d'après les données suivantes : 1° briser la voûte de l'orbite à l'aide d'un ciseau et d'un maillet, en frappant avec ménagement, et l'enlever dans sa totalité; 2° abattre par deux traits de scie toute la partie de l'arcade orbitaire qui est située en dehors du trou sus-orbitaire; 3° enlever également la plus grande partie de la paroi externe de l'orbite; 4° extraire peu à peu à l'aide de ciseaux fins et bien tranchants le tissu cellulo-graisseux qui entoure le nerf optique, en conservant toutes les artères et artérioles qui se présenteront; 5° faire disparaître également les veines et les rameaux nerveux.

L'artère ophthalmique, moins remarquable par son volume que par le nombre de ses branches, naît de la carotide interne au-dessus et en arrière de l'apophyse clinoïde antérieure.

Direction. — Située à son origine dans la cavité du crâne, en dehors du nerf optique, l'artère pénètre avec celui-ci par le trou du même nom dans la cavité de l'orbite, où elle se trouve d'abord placée entre le nerf de la sixième paire et le muscle droit externe. Mais bientôt elle s'éloigne de ce muscle, passe obliquement entre le droit supérieur et le nerf optique pour gagner la paroi interne de l'orbite, se porte ensuite directement en avant, horizontale et flexueuse, et arrive en suivant le bord inférieur du grand oblique jusqu'à la poulie sur laquelle se réfléchit ce muscle; l'artère ophthalmique se termine alors en se divisant en deux branches, l'une *ascendante* ou *frontale interne*, l'autre *descendante* ou *nasale*.

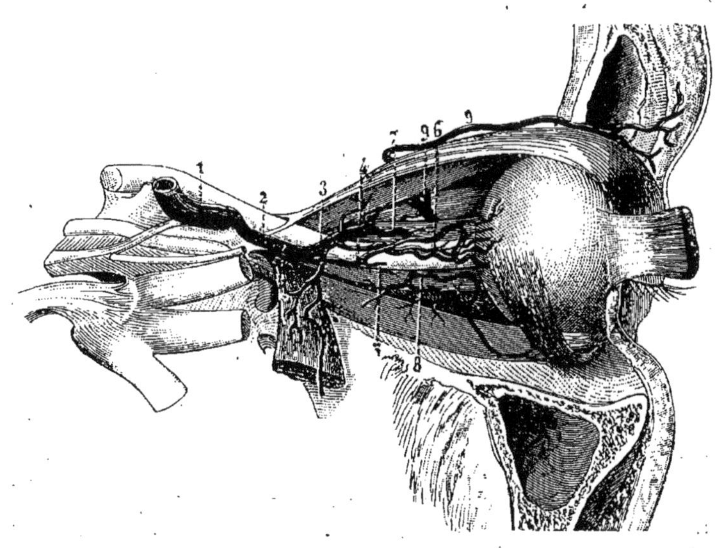

Fig. 371. — *Artère ophthalmique.*

1. Carotide interne. — 2. Tronc de l'ophthalmique. — 3. Ciliaires longues naissant par un tronc commun. — 4. Ciliaires courtes. — 5. Artère lacrymale qui a dû être divisée, et dont la moitié initiale est rejetée en bas et en dehors avec la partie correspondante du droit externe auquel elle donne un rameau. — 6. Artère sus-orbitaire ou frontale externe. — 7. Artères musculaires, naissant par un tronc commun. — 8. Artère musculaire inférieure. — 9. Artère centrale de la rétine, naissant du tronc des ciliaires longues.

Branches collatérales. — Extrêmement grêles. Très-variables dans leur origine, leur situation et leur direction. Au nombre de onze :

Deux qui naissent en dehors du nerf optique : la *lacrymale* et la *centrale de la rétine ;*

Cinq qui naissent au-dessus de ce nerf : la *sus-orbitaire*, les *ciliaires courtes*, les *ciliaires longues*, la *musculaire supérieure*, la *musculaire inférieure ;*

Quatre qui naissent en dedans du nerf : l'*ethmoïdale postérieure*, l'*ethmoïdale antérieure*, la *palpébrale inférieure*, la *palpébrale supérieure.*

En ajoutant à toutes les branches qui viennent d'être énumérées la *frontale interne* et la *nasale*, par lesquelles l'ophthalmique se termine, on voit que cette artère fournit en résumé treize branches, nombre qui paraît très-élevé lorsqu'on l'oppose au volume du tronc générateur, mais qui cause moins de surprise si l'on a égard aux organes si divers qui composent l'appareil de la vision.

A. — Branches qui naissent en dehors du nerf optique.

1° **Artère lacrymale.** — Cette branche est une des plus volumineuses de l'artère ophthalmique qui lui donne naissance à son entrée dans l'orbite. Elle vient quelquefois de la méningée moyenne, et alors elle pénètre dans l'orbite par la fente sphénoïdale. Quelle que soit son origine, elle se porte d'arrière en avant, parallèlement au muscle droit externe en dedans et au-dessus duquel elle est située, traverse la glande lacrymale à laquelle elle donne plusieurs branches, et se termine dans la paupière supérieure, en s'anastomosant avec la palpébrale supérieure.

Ses premiers rameaux se distribuent à la dure-mère, au périoste de l'orbite, au nerf optique, à l'élévateur de la paupière supérieure et au droit externe. Au niveau de la glande lacrymale elle fournit une artériole qui traverse l'os de la pommette pour aller s'anastomoser avec un ramuscule de la temporale profonde antérieure. Devenue extrêmement grêle après son passage à travers la glande lacrymale, elle se termine par de très-petites ramifications dans la paupière supérieure.

2° **Artère centrale de la rétine.** — Très-déliée et très-courte. Elle naît du tronc de l'ophthalmique avant son passage au-dessus du nerf optique ; mais il n'est pas rare de la voir provenir de l'une des ciliaires ou de la musculaire inférieure. Dès son origine elle s'incline en haut, plonge dans l'épaisseur du nerf optique dont elle occupe l'axe et se porte d'arrière en avant vers le globe de l'œil. Parvenue dans cet organe elle se divise en deux branches principales dont l'une se porte en haut et l'autre en bas ; dans leur trajet, ces branches se ramifient et s'anastomosent; elles constituent ainsi un plexus à mailles serrées, une sorte de membrane vasculaire sur laquelle la rétine est immédiatement appliquée.

Indépendamment des rameaux rétiniens qu'elle fournit, cette artère donne au nerf optique un grand nombre de divisions capillaires qui forment dans son épaisseur un réseau dont les mailles livrent passage aux fibres nerveuses. — En entrant dans le globe oculaire, elle donne, chez le fœtus, une branche antéro-postérieure qui traverse le corps vitré. Arrivée à la capsule du cristallin, cette branche se termine par un grand nombre de ramifications rayonnantes, lesquelles contournent sa circonférence, pour aller se terminer dans la membrane pupillaire. Après la naissance, cette branche antéro-postérieure disparaît.

B. — Branches qui naissent au-dessus du nerf optique.

1° **Artère sus-orbitaire ou frontale externe.** — Elle émane de l'ophthalmique au moment où cette artère croise le nerf optique. Située d'abord au-dessous, puis au-dessus des muscles élévateurs de la pupille et de la paupière supérieure, elle se dirige horizontalement d'arrière en avant, vers le trou sus-orbitaire, dans lequel elle pénètre pour se répandre ensuite en rameaux ascendants et divergents sur la région frontale.

Dans l'orbite, cette artère donne quelques ramuscules aux muscles droit supérieur et élévateur de la paupière supérieure.

Dans l'échancrure sus-orbitaire, elle fournit un rameau diploïque qui pénètre entre les deux tables du coronal, et plusieurs rameaux descendants qui se perdent dans la paupière.

Sur le front elle se divise en deux branches : l'une profonde ou sous-musculaire, l'autre superficielle ou sous-cutanée. — La première, peu considérable, s'épuise dans le péricrâne, le tissu osseux et le muscle frontal. — La seconde, qui continue le tronc principal, se subdivise en deux rameaux dont les ramifications terminales s'élèvent jusqu'au sommet de la tête et se distribuent aux téguments. Celles-ci s'anastomosent en dehors avec la temporale superficielle, en dedans avec la frontale interne.

2° **Artères ciliaires courtes postérieures, ou choroïdiennes.** — Au nombre de deux. Elles naissent de l'ophthalmique, l'une en dehors et l'autre au-dessus du nerf optique. La première vient quelquefois de l'artère lacrymale. Après un court trajet elles se divisent chacune en quatre ou cinq branches, en sorte qu'à l'entréee du nerf optique on en compte huit à dix et non trente à quarante ainsi que l'avancent quelques auteurs. Ces branches entourent le nerf en formant une sorte de couronne. Toutes traversent la sclérotique pour se rendre à la choroïde dans laquelle elles se ramifient et se terminent en s'avançant jusqu'aux procès ciliaires.

3° **Artères ciliaires longues, moyennes ou grandes iriennes.** — Au nombre de deux aussi, une interne et une externe. Ces artères, nées de l'ophthalmique au-dessus du nerf optique, ou de quelques-unes de ses principales branches, sont plus volumineuses que les ciliaires courtes. Elles se dirigent d'arrière en avant, traversent très-obliquement la sclérotique, cheminent ensuite entre cette membrane et la choroïde dans le plan de l'équateur de l'œil, et arrivent au cercle ciliaire auquel elle donne de nombreux ramuscules, puis se divisent en deux branches, l'une supérieure, l'autre inférieure. En s'anastomosant en arcade, ces branches forment le *grand cercle de l'iris*. De la concavité de celui-ci partent des rameaux très-nombreux qui s'étendent vers la pupille et s'épuisent dans l'iris.

Indépendamment des ciliaires courtes et des ciliaires longues, il existe des *ciliaires antérieures* ou *petites iriennes*. Mais ces dernières sont de simples rameaux des artères musculaires ou de la lacrymale. Leur nombre est du reste variable. Elles rampent entre la sclérotique et la conjonctive, auxquelles elles cèdent de nombreux ramuscules, puis traversent la première de ces membranes à 2 ou 3 millimètres en dehors de la circonférence de la cornée pour venir se jeter dans le muscle ciliaire et dans le grand cercle de l'iris, qu'elles contribuent à former.

4° **Artère musculaire supérieure.** — Elle naît quelquefois par un tronc qui lui est commun avec la musculaire inférieure; je l'ai vue naître aussi de la sous-orbitaire ou des ciliaires. Petite et flexueuse, elle se divise bientôt en plusieurs rameaux qui se distribuent aux muscles élévateur de la paupière supérieure, élévateur de la pupille, droit interne et grand oblique.

5° **Artère musculaire inférieure.** — Cette artère, plus volumineuse que la précédente, se porte en bas pour passer entre le nerf optique et le muscle droit inférieur. Ses rameaux se distribuent à ce dernier muscle, au droit externe et au petit oblique. Elle fournit la plupart des ciliaires antérieures et assez souvent l'artère centrale de la rétine.

C. — Branches qui naissent en dedans du nerf optique.

1° **Artère ethmoïdale postérieure.** — L'ophthalmique ne lui donne pas toujours naissance ; il est assez fréquent de la voir partir de la sus-orbitaire. Son volume varie. Après un court trajet entre le grand oblique et le droit interne, elle pénètre dans le trou orbitaire interne postérieur, le traverse et arrive dans la dure-mère, où elle se divise : en branches ascendantes ou méningées qui se distribuent surtout à la faux du cerveau, et branches descendantes ou *artères nasales supérieures* qui se rendent à la pituitaire à travers les pertuis de la lame criblée de l'ethmoïde.

2° **Artère ethmoïdale antérieure.** — Son volume est en raison inverse de celui de la postérieure. Cette artère se dirige dès son origine vers le trou orbitaire interne antérieur, dans lequel elle pénètre avec le filet ethmoïdal du rameau nasal de la branche ophthalmique de Willis. Arrivée dans la dure-mère elle fournit aussi : 1° une branche méningée qui s'anastomose avec les rameaux correspondants de l'ethmoïdale postérieure;

2° une branche nasale, *artère nasale antérieure*, qui pénètre avec le filet ethmoïdal dans les fosses nasales où elle se divise en rameau externe et rameau interne, destinés l'un et l'autre à la pituitaire. Le rameau externe se répand sur les cornets et les méats; le rameau interne sur la cloison des fosses nasales. L'un et l'autre s'anastomosent avec la spléno-palatine.

3° **Artère palpébrale inférieure.** — Elle se sépare de l'ophthalmique au niveau de la poulie cartilagineuse du grand oblique, descend verticalement derrière le tendon du muscle orbiculaire, puis se réfléchit au-dessous de ce tendon pour se diriger en dehors, en formant dans l'épaisseur de la paupière inférieure une arcade dont la cavité regarde en haut.

Dans ce trajet elle fournit un rameau qui s'anastomose avec un rameau semblable venu de l'artère sus-orbitaire pour se distribuer ensuite au canal nasal dans lequel il se prolonge jusqu'au niveau de son embouchure dans le méat inférieur.

L'arcade formée par la palpébrale inférieure est située immédiatement au-dessous de l'implantation des cils, entre le cartilage tarse et le muscle orbiculaire. De cette arcade partent : 1° des rameaux ascendants pour la peau, l'orbiculaire, les glandes de Meibomius, les glandes ciliaires et la conjonctive ; 2° des rameaux descendants moins nombreux qui se perdent dans les couches musculeuse et cutanée de la paupière en s'anastomosant avec la sous-orbitaire et la transversale de la face.

4° **Artère palpébrale supérieure.** — Elle naît de l'ophthalmique très-près de la palpébrale inférieure et quelquefois par un tronc commun avec cette dernière. Elle descend d'abord verticalement, mais change bientôt de direction pour se porter en dehors, en formant une arcade à concavité tournée en bas. Cette arcade, située entre le cartilage tarse et l'orbiculaire, au-dessus des cils, se termine en s'anastomosant avec un rameau palpébral fourni par la temporale superficielle. Elle donne des ramuscules descendants aux glandes de Meibomius, à la conjonctive et à la peau, et des rameaux qui montent dans l'épaisseur de la paupière.

D. — Branches terminales de l'ophthalmique.

1° **Artère frontale interne.** — Cette branche, née de la bifurcation de l'ophthalmique, offre en général de très-petites dimensions. Son trajet est oblique de bas en haut et de dehors en dedans. Après avoir fourni des ramuscules à la partie interne de la paupière supérieure, elle se divise : en *branche sous-cutanée*, qui se perd principalement dans les téguments de la partie médiane du front, et en *branche sous-musculaire*, dont les rameaux se partagent entre le pyramidal, le frontal et le péricrâne. Ces deux branches s'anastomosent d'une part avec celles du côté opposé, et de l'autre avec la sus-orbitaire ou frontale externe.

2° **Artère nasale.** — Son volume varie ; il est généralement plus considérable que celui de l'artère précédente; dans quelques cas il égale et même surpasse celui de l'ophthalmique, disposition due alors à son anastomose avec la terminaison de la faciale. Cette artère se dirige en bas et en avant, passe au-dessus du tendon de l'orbiculaire, puis se partage en deux branches, une interne et une externe.

La branche interne, plus petite, se porte sur les parties latérale et antérieure de la racine du nez, où elle se divise en un grand nombre de ramuscules qui se perdent dans la peau et le muscle pyramidal.

La branche externe descend verticalement dans le sillon formé par la racine du nez et la paupière inférieure, en avant de l'élévateur commun, en dedans de la veine angulaire; elle s'anastomose à plein canal avec la terminaison de l'artère faciale.

Avant de traverser l'orbiculaire des paupières, l'artère nasale donne un rameau qui pénètre dans le sac lacrymal. Plus bas elle donne des ramifications à l'orbiculaire et aux téguments.

Vue générale de l'artère ophthalmique.

Considérées dans leur distribution, les branches collatérales et terminales de cette artère se partagent en trois groupes :

1° Celles qui vont se ramifier dans la partie fondamentale du sens de la vue ; à ce groupe appartiennent : l'artère centrale, destinée au nerf optique et à la rétine; les ciliaires courtes, destinées à la choroïde; les ciliaires longues, destinées aux procès ciliaires et à l'iris ;

2° Celles qui se terminent dans les parties accessoires de ce sens ; telles sont : les deux musculaires qui s'épuisent dans les parties molles intra-orbitaires ; les deux palpébrales et la lacrymale, dont les divisions se répandent dans les paupières et leur dépendance ;

3° Celles qui ne font que traverser le sens de la vue pour se rendre à des parties plus éloignées, comme les deux ethmoïdales, la frontale interne et la nasale.

Les branches du premier groupe sont remarquables par leur multiplicité en rapport avec la vitalité de l'organe auquel elles se rendent, et quelques-unes par leurs flexuosités en rapport avec la mobilité de celui-ci.

Celles du second groupe sont très-grêles, très-longues et plus onduleuses encore, pour se prêter aussi au jeu des parties dont elles dépendent.

Celles du troisième groupe, étrangères au sens de la vision, semblent, au premier aperçu, ne pas avoir leur raison d'être. On ne voit pas tout d'abord pourquoi la pituitaire emprunte des artères à l'ophthalmique, tandis qu'elle pouvait si facilement en recevoir en toute abondance de la faciale et de la maxillaire interne; pourquoi la partie médiane du front lui fait des emprunts analogues, tandis qu'elle avait sur ses limites les deux temporales antérieures. Mais ici nous sommes en présence d'une loi générale qui a été déjà formulée et que nous aurons souvent l'occasion de rappeler. Pour mieux assurer la nutrition de chaque organe, la nature a voulu qu'il puisât les éléments de sa nutrition à plusieurs sources : c'est en vertu de cette loi que la pituitaire reçoit l'artère nasale postérieure, branche de la maxillaire interne, et la nasale antérieure, branche de l'ophthalmique ; c'est en vertu aussi de la même loi que les téguments du front reçoivent leurs artères de la temporale et de l'ophthalmique.

§ 7. — Branches terminales de la carotide interne.

Après avoir pénétré dans la cavité du crâne, et donné l'ophthalmique, l'artère carotide répond à la base du cerveau. Située alors dans la partie interne de la scissure de Sylvius, elle se partage en quatre branches qui s'écartent en rayonnant. Ces branches se dirigent :

La première en avant, c'est l'*artère cérébrale antérieure ;*

La seconde en dehors, c'est l'*artère cérébrale moyenne ;*

La troisième en arrière, c'est la *communicante postérieure ;*

La quatrième en arrière et en dehors, c'est l'*artère du plexus choroïde.*

1° **Artère cérébrale antérieure.** — Elle se porte dès son origine en avant et en dedans, passe au-dessus du nerf optique en le croisant à angle aigu, et se rapproche de celle du côté opposé, à laquelle elle devient parallèle au moment où elle pénètre dans la scissure qui sépare les hémisphères du cerveau. Dans ce point, les deux cérébrales antérieures communiquent par une branche perpendiculaire à leur direction, et non moins remarquable par sa brièveté que par son volume.

Cette branche anastomotique, dont la longueur ne dépasse pas 2 millimètres, porte le nom de *communicante antérieure*. Dans certains cas, elle est double, et alors beaucoup moins volumineuse. De sa partie postérieure part un rameau rétrograde qui traverse le bec du corps calleux pour aller se perdre sur le septum lucidum et les piliers antérieurs du trigone cérébral.

Avant leur anastomose, les cérébrales antérieures donnent quelques artérioles destinées au chiasma des nerfs optiques et au bec du corps calleux ; l'une d'elles se prolonge souvent jusqu'au noyau intra-ventriculaire du corps strié.

Au delà de leur anastomose, ces artères, devenues médianes et parallèles, continuent à se porter en avant, puis se réfléchissent pour se diriger en haut et bientôt en arrière, en contournant l'extrémité antérieure du corps calleux, dont elles longent ensuite la face supérieure dans toute son étendue ; de là le nom d'*artères du corps calleux,* sous lequel les cérébrales antérieures sont aussi quelquefois désignées.

Dans ce trajet, les cérébrales antérieures décrivent une arcade à concavité postérieure. — Les branches qui en partent naissent de leur convexité. Elles se répandent en divergeant sur la face interne des hémisphères, et se prolongent jusque sur les circonvolutions du lobe moyen, où elles s'anastomosent avec la cérébrale postérieure.

Ces branches se partagent en deux groupes, les unes inférieures, les autres supérieures. Les premières se ramifient sur les circonvolutions internes de la face inférieure du lobe frontal. — Les secondes, beaucoup plus considérables et au nombre de trois, se distribuent aux circonvolutions de la face interne des hémisphères. Elles peuvent être distinguées, avec M. Duret, en antérieure, moyenne et postérieure.

L'antérieure contourne le bord libre des hémisphères pour se terminer sur les deux circonvolutions internes du lobe frontal.

La seconde, ou moyenne, se distribue surtout à la circonvolution du corps calleux; de celle-ci elle remonte vers le bord supérieur des hémisphères qu'elle contourne aussi, et s'épuise à l'entrée du sillon de Rolando.

La troisième, ou postérieure, couvre de ses arborisations le groupe moyen des circonvolutions.—Elle fournit l'artère du corps calleux, laquelle longe sa partie médiane et contourne son bourrelet; les rameaux assez nombreux qui en partent le traversent pour se ramifier ensuite sur sa face inférieure de dedans en dehors.

Toutes ces branches offrent une disposition commune d'autant plus importante à signaler qu'elle appartient également aux principales divisions des autres artères du cerveau. En les suivant depuis leur origine jusqu'à leur terminaison, on voit :

1° Qu'elles sont extrêmement flexueuses, et répètent en quelque sorte, par leurs flexuosités, les ondulations de la surface du cerveau;

2° Qu'elles revêtent non-seulement le sommet, mais les deux faces de chaque circonvolution;

3° Qu'elles présentent ainsi une longueur considérable appréciable seulement lorsqu'elles sont déplissées;

4° Enfin qu'elles émettent par leurs parties latérales un très-grand nombre d'artérioles, et que celles-ci ne s'anastomosent pas entre elles pour la plupart. M. Duret, qui le premier a signalé leur indépendance, a démontré aussi que les branches de la cérébrale antérieure ne communiquent que par leurs divisions terminales, plus ou moins déliées, avec les divisions correspondantes des cérébrales moyenne et postérieure. Chacune de ces trois principales branches possède ainsi une sorte de territoire, nettement délimité, à la nutrition duquel elle préside.

2° **Artère cérébrale moyenne.** — Par son volume plus considérable que celui de la cérébrale antérieure, elle semble continuer le tronc de la carotide interne. Sa direction est celle de la scissure de Sylvius qu'elle parcourt dans toute son étendue, et dans laquelle elle est profondément cachée. D'abord horizontale et transversalement dirigée de dedans en dehors, elle se dévie bientôt comme cette scissure pour se porter obliquement en haut et en arrière. — Dans ce trajet la cérébrale moyenne fournit :

1° Six ou huit rameaux médullaires qui s'enfoncent perpendiculairement dans la substance blanche qu'on observe à la partie la plus interne de la scissure de Sylvius : ces rameaux, disposés en série linéaire, communiquent à la surface très-limitée qu'ils occupent l'aspect d'un crible lors-

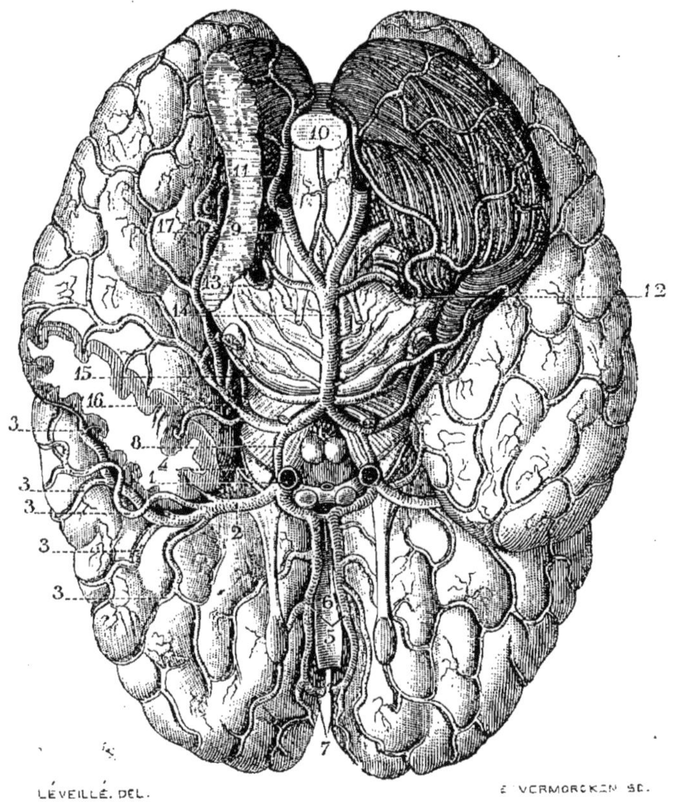

Fig. 372. — *Branches terminales de l'artère carotide interne.*

1. Tronc de la carotide interne. — 2. Cérébrale moyenne. — 3, 3, 3, 3, 3. Branches que donne cette artère en parcourant la scissure de Sylvius. — 4. Artère chroïdienne. — 5. Les deux cérébrales antérieures. — 6. Anastomose de ces artères, ou communicante antérieure. — 7. Coude que forment ces mêmes artères en se réfléchissant au devant du corps calleux pour se porter sur la face interne des hémisphères cérébraux. — 8. Communicante postérieure, s'étendant du tronc des carotides internes aux cérébrales postérieures. — 9. Artère vertébrale. — 10. Artère spinale antérieure. — 11. Cérébelleuse inférieure et postérieure gauche naissant de la vertébrale. — 12. Les deux cérébelleuses inférieures droites naissant par un tronc commun qui part du tronc basilaire. — 13. Cérébelleuse inférieure et antérieure gauche dont la partie terminale a été enlevée avec l'hémisphère cérébelleux correspondant. — 14. Tronc basilaire. — 15. Cérébelleuse supérieure gauche. — 16. Cérébrale postérieure. — 17. Branches terminales de cette artère.

qu'on les enlève par voie d'arrachement, d'où le nom de *substance perforée* sous lequel cette surface a été désignée. Ils marchent parallèlement sans s'anastomoser entre eux, et se distribuent aux trois parties du corps strié; les plus externes sont aussi les plus volumineux et les plus longs;

2° Après un trajet de 2 centimètres la cérébrale moyenne donne une branche inférieure qui recouvre de ses nombreux rameaux les circonvolutions externes de la face inférieure du lobe frontal;

3° A celle-ci succède toute une longue série de branches flexueuses : les unes, ascendantes, se ramifiant sur les circonvolutions frontales et pariétales de la face externe des hémisphères; les autres, descendantes, se répandant sur les circonvolutions de leur bord externe.

Le territoire de la cérébrale moyenne comprend donc les deux tiers antérieurs de la face externe des hémisphères et les circonvolutions externes du lobe frontal et du lobe sphénoïdal.

3° **Artère communicante postérieure.** — Son volume, quoique variable, est très-inférieur à celui des cérébrales antérieure et moyenne. Elle s'étend de la carotide interne à la cérébrale postérieure, branche du tronc basilaire. Dans ce trajet, la communicante postérieure fournit des ramuscules qui se distribuent au nerf optique, aux pédoncules cérébraux, au tuber cinereum, et aux tubercules mamillaires.

4° **Artère choroïdienne.** — Cette branche, très-petite, mais constante, a été signalée par Vicq d'Azyr. Née de la carotide, un peu en dehors de la communicante postérieure, elle se dirige aussitôt en haut et en arrière, pour pénétrer dans le ventricule latéral par la partie la plus antérieure de la grande fente cérébrale, donne quelques ramuscules à la corne d'Ammon, puis se ramifie dans le plexus choroïde.

PARALLÈLE DES DEUX CAROTIDES.

Lorsque l'on compare ces artères au point de vue de leur distribution, on est frappé d'abord du grand nombre d'organes si divers dans lesquels se termine la carotide externe, et du petit nombre de ceux auxquels se rend la carotide interne. Ainsi, d'un côté, distribution très-variée; de l'autre, une distribution presque exclusive au même organe; seule l'artère ophthalmique se détache du tronc de la carotide interne pour aller se ramifier dans l'appareil de la vision. Pourquoi cette dérivation d'une partie du sang qui se porte à l'encéphale? Elle est destinée bien évidemment à établir une corrélation plus intime entre cet organe et le sens de la vue. N'oublions pas que ce sens est celui qui reflète les divers degrés d'activité du cerveau; c'est celui qui traduit le plus soudainement au dehors la pensée qui nous domine et toutes les émotions dont l'âme est agitée. Pourrions-nous nous étonner qu'uni à l'encéphale par des liens physiologiques si étroits il lui soit uni aussi par les liens d'une circulation commune? Sous l'influence de cette communauté, tout ce qui viendra accroître l'afflux du sang vers le cerveau n'aura-t-il pas pour effet de rendre plus active aussi la circulation dans le sens de la vue? et les moindres troubles survenus dans le domaine de la pensée et des passions ne trouveront-ils pas dans ce sens un interprète plus fidèle et plus expressif? Le courant dérivé de la carotide interne a donc pour premier avantage de resserrer encore les liens qui unissent ces deux organes.

Il en a un second qui n'est pas moins important. Ce courant met la carotide interne en communication avec la faciale, la maxillaire interne et la temporale superficielle, c'est-à-dire avec les trois principales branches de la carotide externe ; il établit une large communication entre les courants intra et extra-crâniens.

On saisira mieux toute l'importance de cette anastomose, si l'on veut bien considérer que la face représente un ovale dont la grosse extrémité répond à la partie supérieure du crâne et la petite au menton. Or, les parties molles occupant le centre de cet ovale sont alimentées par la carotide interne, et les parties périphériques par la carotide externe. Les artères ophthalmiques relient donc les artères supérieures de la tête aux artères inférieures, celles du côté droit à celles du côté gauche et les deux carotides externes l'une à l'autre.

Ainsi les parties molles du crâne et de la face sont parcourues par des artères qui sans cesse communiquent, et qui sur une foule de points communiquent assez largement. Il est digne de remarque que plus on se rapproche de la ligne médiane et plus aussi ces anastomoses se multiplient. C'est sur le menton, sur les lèvres et sur le nez qu'elles atteignent leur plus haut degré de développement. Le système vasculaire des parties superficielles de la tête diffère beaucoup sous ce rapport de celui des parties correspondantes du tronc. Cette grande vascularité nous explique les succès de la méthode autoplastique appliquée à la cure des difformités de la face. Elle nous enseigne que dans les plaies de cette région il conviendra le plus souvent de lier les deux bouts de l'artère divisée. Elle nous laisse pressentir que dans les tumeurs variqueuses des joues ou des lèvres la ligature des artères environnantes sera infructueuse : quel que soit le nombre des branches liées, le sang continuera à affluer dans la tumeur. Elle nous montre aussi pourquoi, lorsqu'un anévrysme siége sur l'artère ophthalmique, il ne suffit pas de lier la carotide interne, ainsi que l'avaient pensé les premiers opérateurs : le lien constricteur devra être appliqué sur la carotide primitive dont l'oblitération pourra rester elle-même insuffisante.

Si du système vasculaire périphérique de la tête nous passons à l'étude du système vasculaire intra-crânien, nous retrouverons les mêmes dispositions, mais plus complètes et plus parfaites encore. Comme tous les organes importants, l'encéphale puise les éléments de sa nutrition à plusieurs sources. Il ne reçoit pas moins de quatre gros troncs, les deux carotides internes en avant, les deux vertébrales en arrière, lesquelles communiquent par leurs premières divisions à plein canal. Ce n'est pas tout; ces divisions émettent, par leurs parties latérales dans toute la longue étendue de leur trajet, un nombre considérable de rameaux, ramuscules ou simples ramifications qui affectent un mode de ramescence arboriforme et qui forment une véritable membrane, la *pie-mère*. De celle-ci naissent perpendiculairement les ramifications qui pénètrent dans les circonvolutions. Tandis que les branches de la carotide externe se ramifient dans les organes auxquels elles se rendent; celles de la carotide interne s'étalent en membrane sur la périphérie de l'encéphale, et ne pénètrent dans son épaisseur qu'à l'état plus ou moins capillaire.

Les divisions de la carotide externe sont remarquables par leur muscularité qui cependant n'est pas égale pour toutes. M. Gimbert a constaté que la faciale tient à cet égard le premier rang; vient ensuite la temporale superficielle, puis la linguale, l'occipitale, etc. Celles de la carotide interne sont riches aussi en fibres musculaires lisses. Mais ce qui les distingue plus particulièrement, c'est la présence autour de leurs ramifications terminales d'une gaîne très-mince, transparente, qui a été signalée par M. Ch. Robin, et qui est considérée par cet observateur comme une tunique surnuméraire de nature lymphatique.

Sous l'influence de l'âge, les capillaires cérébraux deviennent le siége d'une altération caractérisée par le dépôt de molécules graisseuses dans l'épaisseur de leurs parois. A mesure que ce dépôt augmente, les parois des vaisseaux sont refoulées en dedans; leur cavité diminue et s'oblitère quelquefois. En même temps elles perdent leur résistance normale, en sorte qu'elles peuvent se laisser déchirer par la pression du sang, d'où la fréquence des épanchements chez les vieillards. M. Ch. Robin a démontré la constance de cette altération chez les individus qui succombent à des hémorrhagies cérébrales.

§ 8. — Artère sous-clavière.

L'artère sous-clavière naît à droite, du tronc brachio-céphalique, à gauche, de la crosse de l'aorte, et s'étend jusqu'à la partie moyenne de la clavicule, où elle change de nom, en se continuant à plein canal et sans aucune ligne de démarcation avec l'axillaire.

Différentes par leur origine, les sous-clavières diffèrent aussi par leur longueur, leur direction et leurs rapports.

1° *Différence de longueur.* — La sous-clavière droite est plus courte que la gauche, de toute la longueur du tronc brachio-céphalique à laquelle il faut ajouter l'inégalité qu'on observe, sous le rapport de la hauteur, entre l'origine de ce tronc et celle de la sous-clavière gauche.

2° *Différence de direction.* — La sous-clavière droite, oblique en haut et en dehors à son origine, horizontale dans sa partie moyenne, puis oblique en dehors et en bas à sa terminaison, décrit une courbure dont la concavité regarde en bas; — la sous-clavière gauche, presque verticale à son point de départ et horizontale dans ses deux tiers externes, décrit un angle droit ou obtus, dont l'ouverture est tournée en dehors.

3° *Différence de rapports.* — Elle porte seulement sur la première portion de ces artères, c'est-à-dire sur celle qui s'étend de leur origine aux scalènes. Dans l'intervalle de ces muscles et dans le trajet qu'elles suivent depuis cet intervalle jusqu'à la clavicule, leurs rapports sont identiques.

A. *Rapports de la première portion.* — a. *Sous-clavière droite.* — Elle répond : en avant, à la clavicule, à l'articulation sterno-claviculaire, au muscle cléido-hyoïdien, à l'angle de réunion de la veine jugulaire interne avec la veine sous-clavière et aux nerfs pneumogastrique, diaphragmatique et grand sympathique qui la croisent à angle droit;

En arrière, à l'apophyse transverse de la septième vertèbre cervicale et au nerf récurrent;

En dehors, au feuillet droit du médiastin qui la sépare du poumon;

En dedans, à la carotide primitive correspondante, dont elle s'écarte à angle aigu pour se porter vers les scalènes.

b. *Sous-clavière gauche.* — Plus longue, cette portion offre des rapports plus étendus avec la plèvre et le poumon. — Presque verticale, elle devient parallèle à la carotide primitive correspondante, ainsi qu'aux nerfs pneumogastrique, diaphragmatique et grand sympathique. — Naissant de la partie la plus reculée de la crosse de l'aorte, elle s'éloigne du sternum et de la clavicule pour s'appliquer sur la colonne vertébrale.

B. *Rapports des sous-clavières entre les scalènes.* — Elles reposent en bas sur la gouttière que présente la partie moyenne de la première côte, gouttière limitée en avant par un tubercule qui donne attache au tendon du scalène antérieur, et qui sert de point de repère dans la ligature de ces artères. — En haut, elles répondent à l'intervalle des deux scalènes; — en avant, elles s'adossent au scalène antérieur, qui les sépare de la veine sous-clavière; — en arrière, elles sont en contact avec les cordons du plexus brachial et le scalène postérieur.

C. *Rapports des sous-clavières dans le trajet qu'elles parcourent des scalènes à la clavicule.* — Dans cette dernière partie de leur trajet, elles occupent la base du triangle sus-claviculaire, et correspondent : en avant, à la veine sous-clavière qui leur est alors accolée, au muscle sous-clavier et à la clavicule; — en arrière, au plexus brachial; — en haut, au peaucier, à l'aponévrose cervicale, à la peau et à l'artère scapulaire supérieure; en bas, à la première côte et au premier espace intercostal.

Ces rapports nous montrent que les artères sous-clavières peuvent être très-facilement comprimées sur la première côte. Il convient, pour cette compression, de se placer en arrière du malade, et d'appliquer transversalement la dernière phalange du pouce sur l'artère, en la soutenant avec les doigts de la main opposée. La clavicule située en avant s'oppose à tout déplacement, et permet de soutenir longtemps la compression sans fatigue.

Branches collatérales. — Dans le court trajet qu'elles parcourent, les artères sous-clavières donnent sept branches :

Deux supérieures, la *vertébrale* et la *thyroïdienne inférieure ;*

Deux inférieures, la *mammaire interne* et l'*intercostale supérieure ;*

Trois externes, la *scapulaire postérieure* ou *cervicale transverse*, la *scapulaire supérieure* et la *cervicale profonde.*

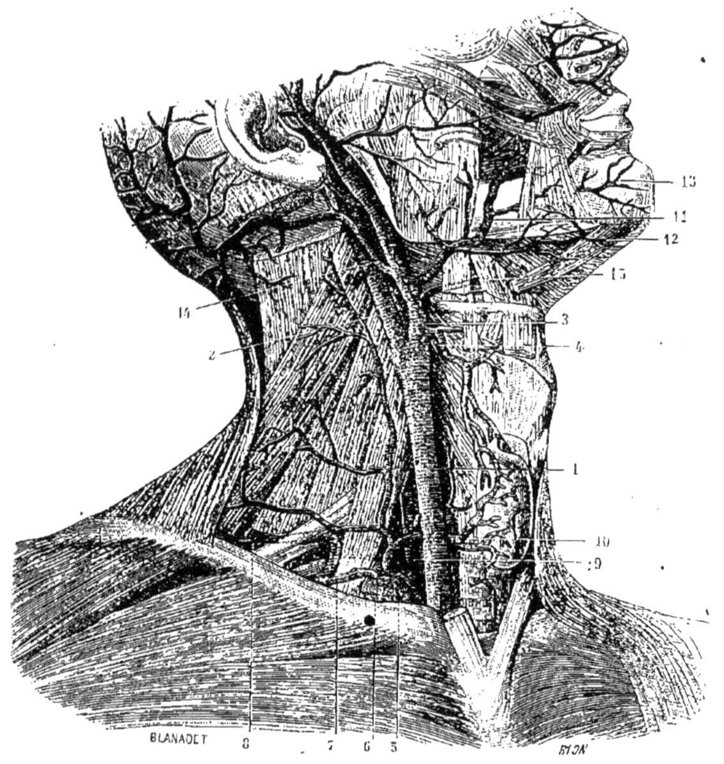

FIG. 373. — *Artère sous-clavière. Origine de ses principales branches.*

FIG. 373. — 1. Carotide primitive. — 2. Carotide interne. — 3. Carotide externe. — 4. Thyroïdienne supérieure. — 5. Sous-clavière. — 6. Origine de la mammaire interne. — 7. Sus-scapulaire. — 8. Scapulaire postérieure. — 9. Vertébrale. — 10. Thyroïdienne inférieure. — 11. Faciale. — 12. Artère sous-mentale. — 13. Branches terminales de la dentaire inférieure. — 14. Occipitale. — 15. Linguale.

FIG. 374. — 1. Tronc brachio-céphalique. — 2. Carotide primitive, disparaissant sous le muscle sterno-mastoïdien. — 3. Sous-clavière. — 4. Thyroïdienne inférieure naissant par un tronc qui lui est commun avec la scapulaire supérieure et la cervicale transverse. — 5. Vertébrale cheminant à travers les trous des apophyses transverses. — 6. Cervicale

Toutes ces branches naissent dans l'intervalle des scalènes ou dans leur voisinage. Elles sont remarquables pour la plupart par leur volume, par la longue étendue de leur trajet, et par les communications qu'elles établissent entre des parties plus ou moins éloignées du système artériel.

I. — Artère vertébrale.

L'artère vertébrale tire son origine de la partie supérieure et postérieure de la sous-clavière, avant son passage entre les scalènes. On voit assez fréquemment la vertébrale gauche naître directement de l'aorte, entre la carotide primitive et la sous-clavière du même côté. — Elle se distribue principalement à la moelle épinière, au bulbe rachidien, à la protubérance

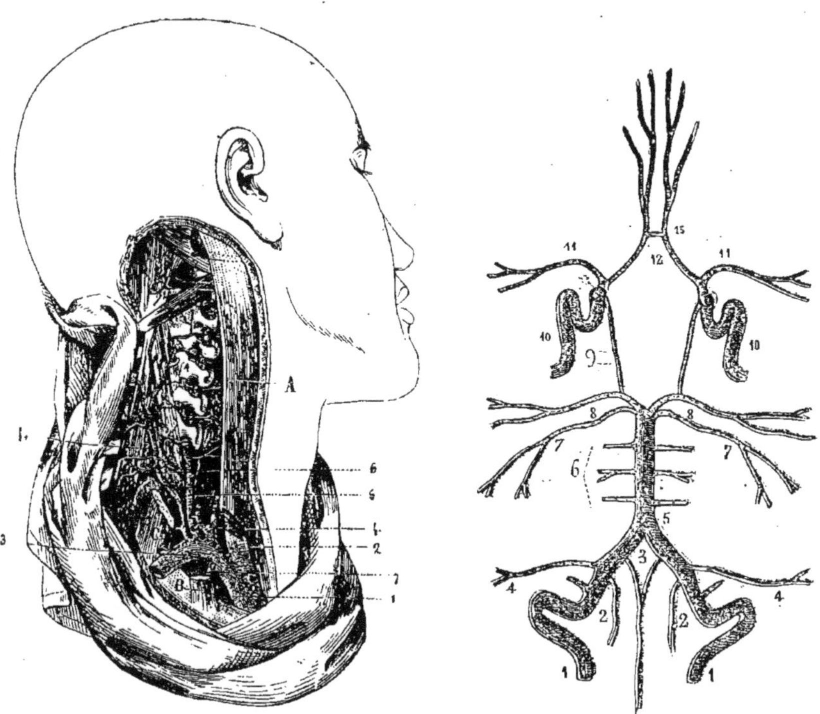

Fig. 374. — *Artères vertébrale et vervicale profonde.*

Fig. 375. — *Réunion des deux vertébrales. Hexagone artériel de la base de l'encéphale.*

profonde se ramifiant sur le transversaire épineux.—7. Origine de la mammaire interne. — A. Muscle sterno-mastoïdien. — B. Attache du scalène antérieur. — C. Insertion du scalène postérieur. — D. Portion cervicale du transversaire épineux.

Fig. 375. — 1, 1. Artères vertébrales. — 2, 2. Spinales postérieures. — 3. Spinale antérieure. — 4, 4. Cérébelleuses inférieures et postérieures. — 5. Tronc basilaire. — 6. Artérioles qui naissent des parties latérales de ce tronc et qui se répandent sur la protubérance annulaire. — 7, 7. Cérébelleuses supérieures. — 8, 8. Cérébrales postérieures. — 9. Communicante postérieure.—10, 10. Carotide interne.—11. 11. Cérébrales moyennes. — 12. Cérébrales antérieures. — 13. Communicante antérieure.

annulaire, au cervelet et au cerveau, en un mot à la partie supérieure de l'axe cérébro-spinal.

Cette artère se dirige verticalement en haut, entre le scalène antérieur et le long du cou, en passant derrière la thyroïdienne inférieure, et pénètre bientôt dans le trou creusé à la base de l'apophyse transverse de la sixième vertèbre cervicale, quelquefois seulement dans celui de la cinquième, de la quatrième ou même de la troisième vertèbre du cou, très-rarement dans celui de la septième. Elle parcourt ensuite le canal moitié osseux, moitié musculaire que lui forment, d'une part la série des trous pratiqués à la base des apophyses transverses des vertèbres cervicales, de l'autre les muscles intertransversaires, et arrive ainsi en passant au devant des nerfs cervicaux et en décrivant de légères sinuosités jusqu'à l'axis. Là elle change de direction pour former deux courbures remarquables : l'une verticale, qui s'étend de la seconde à la première vertèbre; l'autre horizontale, qui contourne la partie postérieure des masses articulaires de l'atlas. Après avoir décrit ces deux courbures, dont la concavité regarde en dedans pour la première et en avant pour la seconde, la vertébrale traverse la dure-mère entre l'arc postérieur de l'atlas et l'occipital, contourne le bulbe rachidien, et se réunit à celle du côté opposé au niveau du sillon qui sépare le bulbe de la protubérance annulaire; de cette fusion résulte le *tronc basilaire.*

A. — *Branches collatérales de l'artère vertébrale.*

Nombreuses, mais très-grêles. Les unes naissent de la portion cervicale de la vertébrale : ce sont des *branches spinales* et des *branches musculaires.* Les autres partent de sa portion intra-crânienne ; à ce second groupe appartiennent : la *méningée postérieure*, la *spinale postérieure*, la *spinale antérieure*, et la *cérébelleuse inférieure* et *postérieure.*

1° **Branches spinales.** — Au nombre de quatre, cinq ou six, elles pénètrent dans le canal rachidien, et se distribuent comme les rameaux spinaux des branches postérieures de l'aorte. Il n'est pas rare de voir l'artère cervicale ascendante fournir une ou plusieurs de ces branches.

2° **Branches musculaires.** — Leur nombre est indéterminé et leur volume d'une grande ténuité, quoique variable. Elles se distribuent aux muscles prévertébraux, aux intertransversaires, aux grand et petit obliques de la tête, aux grand et petit droits postérieurs, ainsi qu'aux deux complexus. Ces branches s'anastomosent soit avec la cervicale ascendante, soit avec la pharyngienne inférieure, soit enfin avec l'occipitale.

3° **Méningée postérieure.** — Elle se détache de la vertébrale dès que cette artère a traversé la dure-mère rachidienne, quelquefois même avant qu'elle ait pénétré dans le canal vertébral, et se porte aussitôt en haut et en dehors pour se ramifier sur la dure-mère qui tapisse les fosses occipitales inférieures. Ses divisions terminales s'anastomosent avec le rameau méningien fourni par la pharyngienne inférieure.

4° **Artère spinale postérieure.** — Très-petite et flexueuse. Elle part de la vertébrale au moment où celle-ci contourne les parties latérales du bulbe rachidien, et quelquefois de la cérébelleuse inférieure et postérieure. Dans l'un et l'autre cas, l'artère spinale postérieure se porte en bas et en arrière, donne un petit rameau ascendant qui se rend sur les côtés du quatrième ventricule, et se divise en deux branches situées l'une en dedans, l'autre en dehors des racines postérieures des nerfs spinaux.

Ces branches s'anastomosent de manière à former un petit plexus qui enlace la série de ces racines. Elles s'épuiseraient bientôt si les artères spinales du cou, en se continuant avec elles d'une part, et entre elles de l'autre, par leurs rameaux ascendant et descendant, ne les prolongeaient jusqu'à la partie inférieure de la colonne cervicale.

Au dos et aux lombes les spinales postérieures sont prolongées de la même manière par les rameaux spinaux des branches pariétales de l'aorte.

De ces deux artères mesurant toute l'étendue du prolongement rachidien, partent une multitude de ramuscules qui se répandent sur l'enveloppe névrilématique de la moelle épinière, et qui plongent ensuite dans son épaisseur, en suivant les racines des nerfs rachidiens correspondants.

5° **Artère spinale antérieure.** — Elle est plus considérable que la précédente, et part de la vertébrale sur un point plus rapproché du tronc basilaire; on l'a vue provenir de ce tronc lui-même, et d'autres fois de la cérébelleuse inférieure et postérieure. Cette artère descend de dehors en dedans en serpentant sur la face antérieure du bulbe rachidien. Elle s'unit, au niveau du trou occipital, à celle du côté opposé, pour former un tronc unique situé sur la ligne médiane.

Ce tronc médian résultant de la fusion par convergence des deux spinales antérieures, de même que le tronc basilaire résulte de la fusion des deux vertébrales, descend sur la moelle épinière, la parcourt dans toute sa longueur, et accompagne ensuite son prolongement terminal jusqu'à la partie inférieure du canal sacré.

Comme les spinales postérieures, le tronc unique formé par l'anastomose des deux spinales antérieures est redevable de la longueur de son trajet aux vaisseaux de renforcements qui lui sont fournis : au cou par les cervicales ascendantes et les vertébrales, au dos par les intercostales, et aux lombes par les lombaires.

Parmi les ramuscules que donne ce tronc médian, un grand nombre se portent à droite et à gauche sur la pie-mère rachidienne dans laquelle ils se ramifient. Les autres, plus volumineux, pénètrent dans le sillon antérieur de la moelle épinière, et se perdent dans son épaisseur.

6° **Artère cérébelleuse inférieure et postérieure.** — Elle ne vient pas toujours de la vertébrale; on la voit naître souvent du tronc basilaire. Son volume, supérieur à celui des spinales antérieures, varie chez les divers sujets et d'un côté à l'autre. Immédiatement après son origine elle se porte de dedans en dehors et d'avant en arrière, passe entre les filets d'origine du grand hypoglosse, croise le corps restiforme, devient postérieure au bulbe rachidien, s'avance en serpentant sur la face inférieure du cervelet et se partage en deux branches : l'une interne, qui se distribue au lobe médian du cervelet; l'autre externe, qui recouvre de ses ramifications la face inférieure de l'hémisphère cérébelleux correspondant.

B. — *Tronc basilaire.*

Ce tronc, produit par l'anastomose à angle aigu des deux vertébrales, est plus volumineux que chacune de ces artères prise isolément, et moins considérable que leurs volumes réunis. Il se porte en haut et en avant, logé dans un sillon médian et superficiel que lui présente la protubérance annulaire. De son contour naissent un grand nombre de ramuscules destinés à cette protubérance, les uns superficiels, les autres profonds; puis quatre artères plus importantes, les *cérébelleuses inférieures* et *antérieures* d'abord, et sur un point plus élevé les *cérébelleuses supérieures*. Au niveau de l'espace interpédonculaire, le tronc basilaire se divise en deux branches terminales, ce sont les *cérébrales postérieures*.

1° **Artère cérébelleuse inférieure et antérieure.** — Son volume est en raison inverse de celui de la cérébelleuse inférieure et postérieure; il varie suivant les sujets, et d'un côté à l'autre. Cette artère naît de la partie inférieure ou moyenne du tronc basilaire, se dirige aussitôt en dehors, puis en arrière dans la direction du pédoncule cérébelleux, et se ramifie sur la partie antérieure de l'hémisphère correspondant du cervelet.

2° **Artère cérébelleuse supérieure.** — Elle part à angle droit de l'extrémité terminale du tronc basilaire, et contourne le pédoncule cérébral, en suivant le sillon qui sépare ce pédoncule de la protubérance annulaire, puis se divise au niveau des tubercules quadrijumeaux en deux branches, l'une externe et l'autre interne.

La première se porte en dehors sur la moitié antérieure de la circonférence du cervelet où elle s'épuise.

La seconde se dirige en dedans, fournit un rameau qui chemine entre le vermis supérieur et la valvule de Vieussens, et s'avance en serpentant sur la face supérieure du cervelet qu'elle couvre de ses ramifications.

3° **Artère cérébrale postérieure.**—Les cérébrales postérieures, beaucoup plus volumineuses et plus longues que les précédentes, sont les branches terminales du tronc basilaire. Elles naissent au-dessus des cérébelleuses supérieures dont elles ne se trouvent séparées à leur point de départ que par le nerf de la troisième paire. Leur direction est d'abord oblique en avant et en dehors; mais elles se recourbent presque aussitôt d'avant en arrière, contournent les pédoncules cérébraux, en marchant parallèlement à la grande fente cérébrale jusqu'à l'extrémité postérieure du corps calleux, et se partagent alors en un grand nombre de rameaux qui serpentent sur les lobes postérieurs du cerveau.

A leur origine les cérébrales postérieures fournissent un petit groupe de rameaux chevelus qui plongent perpendiculairement dans l'espace interpédonculaire.

Au niveau du point où elles changent de direction pour se porter d'avant en arrière, elles reçoivent la communicante postérieure, qui les renforce, en sorte qu'elles sont souvent plus volumineuses au delà de cette anastomose qu'à leur origine.

En dehors de la communicante, la cérébrale postérieure donne la *choroïdienne postérieure*, très-petite branche qui se porte de bas en haut vers les tubercules quadrijumeaux, pour se distribuer à la glande pinéale, à la toile choroïdienne et au plexus choroïde.

Dans son trajet elle émet ensuite plusieurs divisions, en général très-grêles, sur lesquelles M. Duret a récemment appelé l'attention; ainsi elle fournit : deux artères aux tubercules quadrijumeaux; deux ou trois à la partie postérieure et externe de la couche optique; l'artère choroïdienne postérieure et latérale; l'artère choroïdienne postérieure et moyenne, et l'artère de la corne d'Ammon.

Des anastomoses qui unissent les cérébrales postérieures aux carotides internes et les cérébrales antérieures l'une à l'autre, résulte un hexagone artériel dans l'aire duquel sont inscrits les tubercules mamillaires, le corps cendré, la tige pituitaire et les nerfs optiques. Les côtés postérieurs de cet hexagone sont représentés par les artères cérébrales postérieures, les antérieurs par les artères cérébrales antérieures, et les latéraux par les communicantes postérieures.

II. — Artère thyroïdienne inférieure.

L'artère thyroïdienne inférieure naît de la partie supérieure de la sous-clavière, en avant et en dehors de la vertébrale, à peu près au niveau de l'artère mammaire interne. Son origine a lieu assez fréquemment par un tronc qui lui est commun, soit avec la scapulaire supérieure, soit avec la scapulaire postérieure, soit avec ces deux artères réunies.

Le volume de la thyroïdienne inférieure présente de grandes variétés. Il est en raison directe du développement de la glande thyroïde et en raison inverse de celui de la thyroïdienne supérieure de son côté et de la thyroïdienne inférieure du côté opposé.

Cette artère se porte d'abord verticalement en haut ; ensuite elle s'infléchit à angle droit pour se diriger presque transversalement en dedans, passe entre la carotide primitive et la vertébrale ; puis monte en serpentant vers le corps thyroïde sur lequel elle se divise en deux ou trois branches terminales.

Dans ce trajet elle décrit deux courbures : l'une à concavité inférieure et antérieure qui embrasse la jugulaire interne, la carotide primitive, le pneumogastrique et le grand sympathique ; l'autre à concavité supérieure et postérieure qui contient le nerf récurrent. La première de ces courbures répond par le sommet de sa convexité à la vertébrale, d'où il suit que sur ce point trois artères, la carotide primitive, la thyroïdienne inférieure et la vertébrale, se trouvent superposées. La seconde repose par sa convexité sur l'œsophage et la trachée.

A. **Branches collatérales.** — Multiples, mais d'un tout petit volume. Les unes sont ascendantes et les autres descendantes.

Parmi les premières, la plus remarquable est la *cervicale ascendante* qui, d'abord appliquée sur le scalène antérieur, se place bientôt dans l'interstice de ce muscle et du grand droit antérieur, et s'élève ainsi verticalement jusqu'à la partie supérieure du cou, en devenant de plus en plus grêle. Cette branche fournit : 1° des rameaux musculaires qui se distribuent au long du cou, au grand droit antérieur, aux intertransversaires, à l'angulaire de l'omoplate et aux deux complexus ; 2° des rameaux spinaux qui traversent les gouttières par lesquelles sortent les nerfs cervicaux, en passant au devant de la vertébrale, et qui s'anastomosent avec les branches spinales de cette artère.

Les branches descendantes sont destinées au long du cou, aux cléido-hyoïdien et sterno-thyroïdien, et surtout à l'œsophage et à la trachée-artère ; dans le nombre des rameaux destinés à ce dernier conduit, on voit ordinairement un ou deux des plus inférieurs se prolonger jusqu'à la bronche correspondante et s'anastomoser avec l'artère bronchique. Quelquefois même une branche venue de la thyroïdienne inférieure remplace cette dernière artère.

B. **Branches terminales.** — Au nombre de deux ou trois. Elles se portent : l'une en haut et en dehors sur le bord externe et postérieur du corps thyroïde, où elle se perd en s'anastomosant avec la branche correspondante de la thyroïdienne supérieure ; l'autre en dedans et en arrière vers la partie médiane de la glande. Lorsqu'il existe une troisième branche elle marche transversalement au devant de la trachée en longeant le bord inférieur du corps thyroïde.

Ces branches s'anastomosent avec celles de la thyroïdienne supérieure du même côté et des thyroïdiennes du côté opposé. Il suit de ces anastomoses que les thyroïdiennes établissent une facile communication, d'une part entre la carotide externe et la sous-clavière correspondante, de l'autre entre les deux artères d'un côté et celles du côté opposé.

III. — **Artère mammaire interne.**

Moins remarquable par son volume que par la grande étendue du trajet qu'elle parcourt, cette artère naît de la sous-clavière sur un point diamétralement opposé à celui qui donne naissance à la thyroïdienne inférieure. Immédiatement après son origine, elle répond au nerf diaphragmatique qui se place à son côté interne, croise ensuite perpendiculairement le tronc veineux brachio-céphalique qui la sépare de la clavicule, puis le cartilage de la première côte, pénètre alors dans la poitrine et descend verticalement jusqu'à l'appendice xiphoïde, en longeant les bords du sternum dont elle reste séparée par un intervalle de 8 à 10 millimètres. Dans cette dernière partie de son trajet elle répond en avant aux cartilages des côtes et aux muscles intercostaux internes, en arrière à la plèvre pariétale et au triangulaire du sternum. Parvenue à la base de l'appendice xiphoïde, la mammaire interne se divise en deux branches terminales.

A. **Branches collatérales.** — Très-nombreuses. Divisées en postérieures, externes et antérieures.

a. Les *branches postérieures* les plus élevées se distribuent au thymus et au médiastin antérieur. Un peu plus bas la mammaire interne fournit la *diaphragmatique supérieure*, rameau long et grêle qui chemine entre le péricarde et le feuillet correspondant du médiastin, accompagné par le nerf phrénique ; ses divisions terminales se distribuent au diaphragme et dans les parties voisines du péricarde.

b. Les *branches externes* sont connues sous le nom d'*intercostales antérieures*. Il en existe deux pour chaque espace intercostal : une supérieure qui longe le bord supérieur de la côte située au-dessus, et une inférieure qui longe le bord inférieur de la côte située au-dessous. Leur origine n'a pas lieu au niveau de l'espace auquel elles sont destinées, mais un peu plus haut, en sorte qu'elles croisent obliquement les cartilages costaux. On voit assez souvent les deux branches d'un même espace intercostal naître par un tronc commun. Ces artères fournissent des ramifications aux intercostaux et aux côtes. Elles se terminent en s'anastomosant avec les intercostales aortiques.

c. Les *branches antérieures* ou *perforantes*, en nombre égal à celui des espaces intercostaux, se portent directement d'arrière en avant, donnent quelques divisions très-grêles qui se dirigent en dedans pour se ramifier sur la face postérieure du sternum, traversent ensuite l'espace intercostal correspondant, et se partagent : 1° en rameaux musculaires qui se perdent dans le grand pectoral ; 2° en rameaux sous-cutanés qui, après avoir traversé ce muscle, se consument entièrement dans la peau chez l'homme, tandis qu'ils se divisent chez la femme en ramuscules cutanés et ramuscules mammaires; ces derniers, extrêmement variables dans leur volume, se dirigent de dedans en dehors, pour cheminer ensuite, les uns sous la glande mammaire qu'ils pénètrent par sa partie profonde, les autres plus nombreux dans l'épaisseur de la couche adipeuse sous-cutanée.

B. **Branches terminales.**— Au nombre de deux, l'une verticale et interne ou abdominale, l'autre oblique et externe ou thoracique.

a. La *branche interne* ou *abdominale*, plus petite, donne d'abord une artériole qui contourne l'appendice xiphoïde pour s'anastomoser au-dessous ou au-devant de cet appendice avec une artériole semblable venue de la

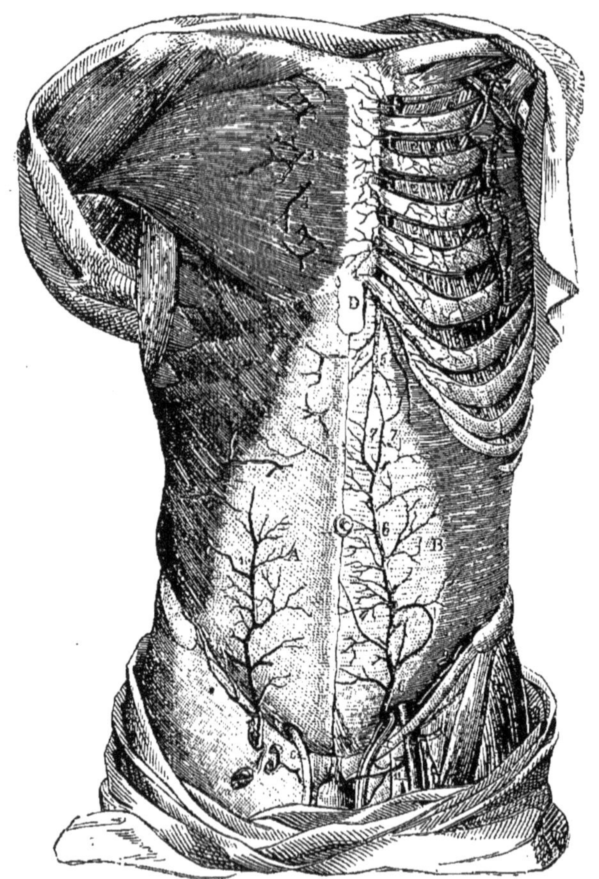

FIG. 377. — *Artère mammaire interne.*

1, 1. Tronc de la mammaire interne. — 2, 2, 2, 2. Ses branches externes, ou artères intercostales antérieures. — 3, 3, 3. Ses branches antérieures ou perforantes. — 4. Sa branche terminale externe. — 5. Sa branche terminale interne. — 6, 6. Épigastrique. — 7, 7. Anastomoses de cette artère avec la mammaire interne. — 8. Thoracique longue. — 9. Circonflexe iliaque. — 10. Tégumenteuse de l'abdomen. — 11. Honteuses externes de la fémorale.

mammaire interne du côté opposé. Elle continue ensuite son trajet primitif, s'introduit dans la gaîne du grand droit abdominal, chemine entre le feuillet postérieur de cette gaîne et le muscle, puis pénètre dans l'épaisseur de celui-ci, et se partage alors en un grand nombre de rameaux qui s'anastomosent avec les ramifications les plus élevées de l'artère épigastrique. Ces anastomoses, à l'aide desquelles les anciens avaient tenté d'expliquer l'étroite connexion qui existe chez la femme entre l'appareil génital et les glandes mammaires, ne diffèrent sous aucun rapport de celles qu'on observe dans les autres régions de l'économie.

b. La *branche externe* ou *thoracique*, qui représente par son volume la continuation de la mammaire interne, se porte en bas et en dehors, derrière les cartilages des fausses côtes. Elle fournit dans son trajet deux rameaux à chaque espace intercostal et se termine inférieurement au niveau des dernières côtes en se ramifiant dans la partie voisine des muscles abdominaux.

Indépendamment des intercostales antérieures qu'elle donne par son côté externe, lesquelles se comportent comme celles qui viennent du

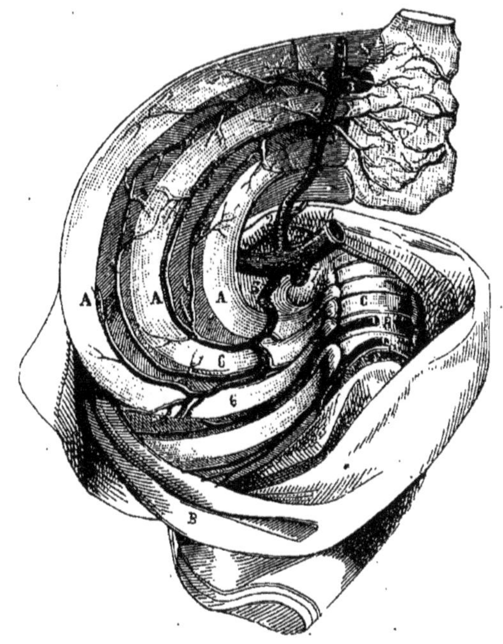

FIG. 378. — *Artère intercostale supérieure.*

1. Sous-clavière droite. — 2, 2. Mammaire interne. — 3, 3. Branches internes de cette artère. — 4, 4. Ses branches externes ou artères intercostales antérieures. — 5. Intercostale supérieure. — 6, 6. Branches que donne cette artère aux deux premiers espaces intercostaux. — 7. Origine de la cervicale profonde. — 8, 8. Les deux premières intercostales aortiques. — A, A, A. Première, seconde et troisième côtes vues par leur face interne. — B. Sternum vu par sa face postérieure. — C. Vertèbres dorsales.

tronc de la mammaire, cette branche émet en arrière de nombreux rameaux qui pénètrent dans le diaphragme par sa circonférence et s'y épuisent en s'anastomosant avec les diaphragmatiques inférieures, d'où le nom de *musculo-phrénique* sous lequel elle a été désignée par Haller.

IV. — **Artère intercostale supérieure.**

L'artère intercostale supérieure est destinée aux deux premiers espaces intercostaux. Elle s'étend quelquefois jusqu'au troisième, rarement jusqu'au quatrième; plus rarement encore elle reste limitée au premier.

Cette artère naît de la partie postérieure et inférieure de la sous-clavière, très-près de la cervicale profonde, et quelquefois par un tronc qui lui est commun avec cette branche. Son volume varie avec l'étendue de sa distribution.

Dès son origine elle se porte en bas en décrivant de légères flexuosités, croise perpendiculairement le col de la première côte, puis celui de la seconde, placée en dehors du grand sympathique, et se termine dans le second ou le troisième espace intercostal.

Au niveau de chaque espace, l'intercostale supérieure fournit une branche qui se comporte exactement comme les intercostales aortiques, c'est-à-dire qui se subdivise au devant du trou de la conjugaison pour fournir : 1° une *branche dorso-spinale* destinée aux muscles des gouttières vertébrales, à la moelle et à ses enveloppes; 2° une *branche intercostale*, proprement dite qui vient s'anastomoser en avant avec l'intercostale antérieure correspondante fournie par la mammaire interne.

L'intercostale supérieure s'anastomose en outre par ses divisions terminales avec l'acromio-thoracique, branche de l'axillaire; elle unit en avant la sous-clavière à l'axillaire, comme les scapulaires les unissent en arrière.

V. — **Artère scapulaire supérieure ou sus-scapulaire.**

Cette artère naît de la partie antérieure et supérieure de la sous-clavière, plus en dehors que la thyroïdienne inférieure et souvent d'un tronc qui lui est commun, soit avec cette artère, soit avec la scapulaire postérieure, plus rarement avec la mammaire interne.

Sa direction est d'abord oblique en bas et en avant. Arrivée au-dessous de la clavicule, elle se porte horizontalement en dehors vers le bord supérieur de l'omoplate, passe au-dessus du ligament coracoïdien, descend ensuite dans la fosse sus-épineuse qu'elle traverse, croise le bord antérieur de l'épine et se termine dans la fosse sous-épineuse.

Par sa portion cervicale ou horizontale, elle répond : en arrière, à la scapulaire postérieure, qui bientôt s'en écarte; en avant, au muscle sous-clavier; en bas, à la veine sous-clavière, aux ganglions lymphatiques du creux sus-claviculaire et au plexus brachial; en haut, à la portion claviculaire du sterno-mastoïdien, au peaucier qui la sépare de la peau, au trapèze, au muscle omoplat-hyoïdien et à l'aponévrose cervicale.

Sa portion scapulaire ou descendante chemine entre le périoste et les muscles sus- et sous-épineux. Le nerf sus-scapulaire lui est accolé dans cette dernière partie de son trajet.

Branches collatérales. —Après avoir fourni plusieurs rameaux qui se distribuent au peaucier, à la peau, aux ganglions lymphatiques voisins, l'artère sus-scapulaire donne :

1° Un rameau qui traverse le sous-clavier en laissant des ramuscules dans ce muscle, et qui se termine en s'anastomosant avec l'acromio-thoracique, branche de l'axillaire ;

2° Un peu plus loin une branche importante qui s'engage dès son origine sous le bord antérieur du trapèze pour cheminer entre ce muscle et le sus-épineux et qui se divise en rameaux supérieurs et inférieurs. — Les supérieurs, destinés au trapèze, pénètrent dans ce muscle par sa face profonde et s'y ramifient en se portant dans toutes les directions, principalement en haut; parmi ces rameaux il en est un qui contourne ordinairement l'extrémité externe de la clavicule en abandonnant des ramuscules à cet os, au périoste et à l'articulation acromio-claviculaire. — Les rameaux inférieurs plongent dans le sus-épineux par sa face superficielle et s'y épuisent.

3° Dans la fosse sus-épineuse, elle donne au même muscle d'autres rameaux qui s'engagent dans l'épaisseur de celui-ci par sa face profonde.

Branches terminales.—Elles descendent en rayonnant sur le périoste de la fosse sous-épineuse, se distribuent au muscle qui remplit cette fosse, et s'anastomosent largement avec la scapulaire inférieure, branche de l'axillaire. Ces branches communiquent aussi par quelques rameaux importants avec la scapulaire postérieure.

VI. — **Artère scapulaire postérieure.**

L'artère scapulaire postérieure, appelée aussi *cervicale transverse* et *cervicale superficielle*, naît tantôt en dedans, tantôt dans l'intervalle et tantôt en dehors des scalènes. Dans le premier cas elle vient d'un tronc qui lui est commun avec la thyroïdienne inférieure ; dans le second elle se confond à son origine avec la sus-scapulaire ; dans le troisième elle part directement de la sous-clavière.

Son volume, moins considérable que celui de la vertébrale, de la thyroïdienne inférieure et de la mammaire interne, dépasse celui de la sus-scapulaire, de l'intercostale supérieure et de la cervicale profonde.

Trajet. — Cette artère, flexueuse et horizontale, s'étend transversalement de dedans en dehors, en passant au-dessus du plexus brachial, ou entre les cordons qui le composent, s'engage sous le bord antérieur du trapèze, puis se prolonge en descendant sous la face profonde de ce muscle; parvenue au niveau de l'angle supérieur et postérieur de l'omoplate, elle s'infléchit de haut en bas pour suivre le bord spinal de cet os jusqu'à sa partie inférieure où elle se termine.

Rapports. — Elle est recouverte dans sa portion horizontale par le sterno-mastoïdien, l'omoplat-hyoïdien et le peaucier; plus loin, par le trapèze et par l'angulaire de l'omoplate. Sur le bord spinal du scapulum, elle est située entre le rhomboïde et le grand dentelé.

Branches collatérales. — Au cou, la scapulaire postérieure abandonne plusieurs rameaux, au sterno-mastoïdien, aux scalènes, au peaucier, aux

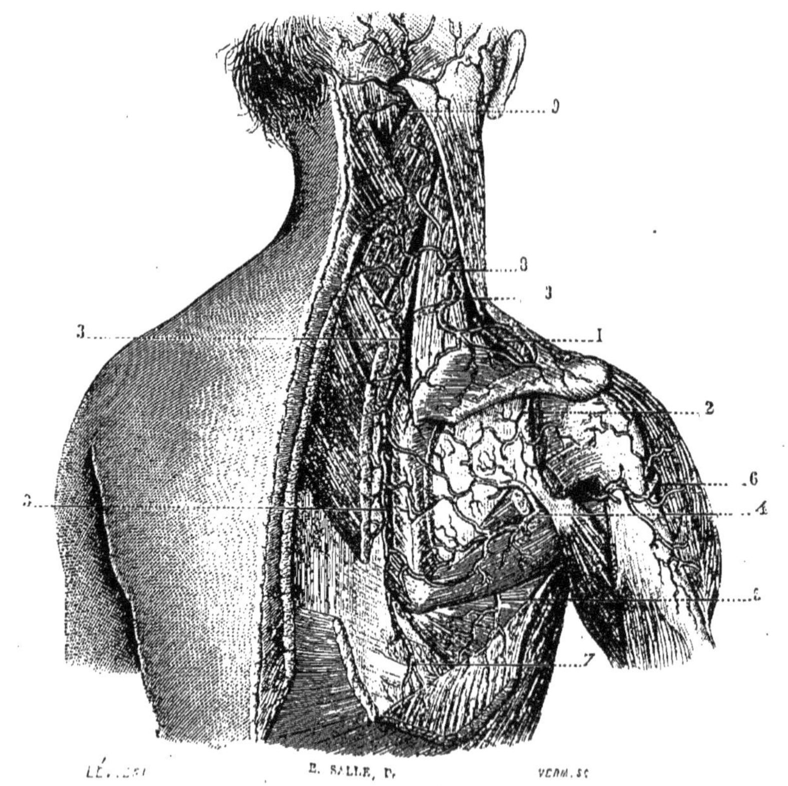

FIG. 379. — *Partie terminale des trois scapulaires et de la circonflexe postérieure.*

1. Scapulaire supérieure traversant la fosse sus-épineuse. — 2. Cette même artère entrant dans la fosse sous-épineuse et se divisant en plusieurs rameaux qui s'anastomosent avec la scapulaire inférieure. — 3, 3, 3. Scapulaire postérieure, longeant le bord spinal de l'omoplate et s'anastomosant aussi avec la scapulaire inférieure. — 4. Scapulaire inférieure. — 5. Une branche de cette artère qui passe sous le grand rond pour se rendre dans le grand dorsal. — 6. Circonflexe postérieure contournant l'humérus, et se ramifiant dans le deltoïde. — 7. Extrémité terminale de la scapulaire postérieure pénétrant dans le grand dorsal. — 8. Autre branche de la même artère qui traverse l'angulaire et se distribue ensuite dans le trapèze. — 9. Artère occipitale se réfléchissant sur le bord interne du splénius, pour aller se ramifier dans le cuir chevelu.

téguments et aux ganglions lymphatiques voisins. Sous le bord antérieur du trapèze elle donne une branche plus importante qui s'engage entre l'angulaire de l'omoplate et le trapèze, et qui se distribue à ces deux muscles, au grand complexus, au splénius et aux téguments.

Branche terminale. — Elle mesure toute la longueur du bord spinal de l'omoplate. De ses parties latérales partent deux ordres de rameaux; les uns internes qui se distribuent au petit dentelé supérieur, au rhomboïde, au trapèze et aux téguments du dos; les autres externes, ordinairement plus considérables, qui s'épuisent dans le grand dentelé et le sous-scapulaire. Ces derniers s'anastomosent avec la scapulaire inférieure, branche de l'axillaire. Les ramuscules terminaux de la scapulaire postérieure arrivent jusqu'à l'angle de l'omoplate, qu'ils contournent pour se rendre dans le grand dorsal; quelques-uns pénètrent dans le sous-épineux, où ils communiquent avec les ramifications de la scapulaire supérieure.

VII. — **Artère cervicale profonde.**

La cervicale profonde est la moins volumineuse de toutes les branches collatérales de la sous-clavière. Elle naît de la partie postérieure de cette artère, en dehors de la vertébrale, tantôt isolément, tantôt par un tronc commun avec l'intercostale supérieure.

D'abord oblique en haut et en arrière, cette artère s'enfonce bientôt profondément entre le col de la première côte et l'apophyse transverse de la septième vertèbre cervicale, pour se porter vers les muscles de la partie postérieure du cou, et donne alors une branche longue et grêle obliquement descendante qui s'épuise dans les muscles spinaux. Arrivée vers la troisième ou la quatrième vertèbre cervicale, elle monte entre le transversaire épineux et le grand complexus en se distribuant à ces muscles et aux muscles voisins. Ses rameaux les plus externes se perdent dans le petit complexus, le splénius et l'angulaire de l'omoplate.

Considérations générales sur la sous-clavière.

Parmi les troncs situés sur le prolongement de l'aorte, il n'en est aucun dont les branches s'étendent aussi loin et qui présente des connexions vasculaires aussi variées et aussi importantes.

Ces artères se prolongent : dans le sens longitudinal, des parties supérieures et postérieures de l'encéphale jusqu'à l'ombilic; et dans le sens transversal, du plan médian jusqu'à l'extrême limite des épaules. Elles comprennent, dans leur vaste domaine, une grande partie de la tête et du cou, la paroi antérieure du thorax, la moitié supérieure de celle de l'abdomen et toutes les masses musculaires qui se groupent à la partie postérieure des épaules. Considérées dans leur distribution, les branches émanées des sous-clavières se divisent :

En antérieures, au nombre de quatre : les thyroïdiennes inférieures et les mammaires internes ;

En postérieures, au nombre de huit : les vertébrales, les scapulaires supérieures, les scapulaires postérieures et les cervicales profondes ;

En latérales, antéro-postérieures et curvilignes, au nombre de deux ; les intercostales supérieures.

Les antérieures établissent des communications très-multipliées entre les artères du côté droit et celles du côté gauche. Ces communications sont remarquables surtout au niveau du corps thyroïde, dans l'épaisseur duquel on voit se continuer entre elles, par l'intermédiaire des thyroïdiennes : 1° les deux sous-clavières ; 2° les deux carotides externes ; 3° la sous-clavière et la carotide du même côté ; 4° la sous-clavière et la carotide du côté opposé : cet organe représente donc un centre vasculaire, qu'on peut comparer au centre vasculaire de la base de l'encéphale.

Ce dernier a pour caractère propre d'être complétement isolé et réduit à lui-même ; il unit les deux carotides internes aux sous-clavières, comme le corps thyroïde les carotides externes aux mêmes artères ; il unit, en outre, les deux carotides l'une à l'autre, et les deux sous-clavières entre elles, de telle sorte que le sang, en pénétrant dans ce centre, peut s'irradier dans toutes les directions, de même que le sang versé dans le corps thyroïde par une de ses quatre artères peut passer de celle-ci dans les trois autres.

Entre le centre vasculaire qui répond à la base de l'encéphale et celui qui répond à la base du cou, il existe donc une certaine analogie. L'un et l'autre ont évidemment pour but de mieux assurer la parfaite diffusion du sang rouge. Le supérieur ou céphalique favorise sa répartition entre les diverses parties d'un seul et même organe, le premier de tous, il est vrai, par ses grandes proportions et par son importance. L'inférieur ou cervical favorise cette répartition entre les divers organes du cou et de la tête ; il relie à leur origine les gros troncs artériels qui se rendent à ces organes, comme le centre céphalique relie entre elles les divisions terminales de ces mêmes troncs.

Les deux autres branches antérieures ou les mammaires internes sont aux parois du tronc ce que les thyroïdiennes sont aux organes du cou et de la tête. En s'anastomosant par leurs divisions terminales avec les divisions correspondantes des épigastriques, elles forment deux longs canaux qui s'étendent parallèlement de la base du cou au pli de l'aine, et qui mettent en communication l'artère principale des membres supérieurs avec celle des membres inférieurs. En outre ces canaux, par la longue série de leurs branches externes, communiquant avec toutes les branches postérieures ou pariétales de l'aorte et l'un avec l'autre par leurs branches internes, ils répètent en quelque sorte sur la paroi antérieure du tronc la disposition que nous offre l'aorte sur la paroi opposée. Les anatomistes qui voient dans le sternum et la ligne blanche une répétition de la colonne vertébrale, pourraient les invoquer à l'appui de leur opinion, en les considérant comme une aorte rudimentaire qui a été déboublée, et dont les deux moitiés se trouvent rejetées sur les côtés de cette colonne vertébrale antérieure, rudimentaire aussi.

Les huit branches postérieures se distinguent comme les précédentes en droites et gauches. Les quatre branches du même côté s'unissent entre elles par des ramuscules qui forment une chaîne vasculaire se continuant en haut avec l'occipitale, branche de la carotide externe, et en bas avec la scapulaire inférieure, branche de l'axillaire ; elles ne communiquent avec celles du côté opposé que par des ramuscules très-grêles.

Les deux branches latérales, représentées par les intercostales supérieures, sont plus importantes au point de vue des anastomoses. Par leurs divisions dorso-spinales, elles mettent les branches postérieures en communication avec les artères pariétales du tronc, et par leurs divisions intercostales elles relient la sous-clavière à l'axillaire.

§ 9. — Artère axillaire.

Étendue de la partie moyenne de la clavicule au côté interne de l'humérus, cette artère occupe dans la première moitié de son trajet les parties supérieure et latérale de la poitrine, et dans la seconde le creux de l'aisselle qu'elle traverse à la manière d'une diagonale. Elle a pour limite, en bas, le bord inférieur du tendon du grand pectoral.

Dans ce trajet, l'artère décrit une courbure peu prononcée dont la concavité regarde en bas et en dedans, et dont la convexité s'applique à l'articulation de l'épaule. La ligne celluleuse qui sépare le grand pectoral du deltoïde indique assez bien sa direction.

Rapports. — L'artère axillaire est entourée d'un grand nombre de muscles. En outre, la veine axillaire et les cordons du plexus brachial l'accompagnent dans toute sa longueur. — Considérée dans ses connexions avec les muscles, elle répond :

1° *En avant*, au grand pectoral, puis au petit pectoral ; au-dessous de ce muscle, dont elle croise perpendiculairement le tendon, elle se trouve de nouveau en contact avec le grand pectoral, et plus bas avec le coraco-huméral ;

2° *En arrière*, elle répond à l'intervalle qui sépare le sous-scapulaire du grand dentelé ; et inférieurement aux tendons du grand rond et du grand dorsal ;

3° En bas, au premier muscle intercostal externe, à la portion supérieure du grand dentelé, puis à l'aponévrose et aux téguments du creux de l'aisselle ;

4° En haut, au sous-clavier, à l'apophyse coracoïde et au tendon du sous-scapulaire qui la sépare de la tête de l'humérus.

Les rapports de l'artère avec la veine axillaire et le plexus brachial sont les suivants : la veine située en avant et en dedans de l'artère dans la première moitié de son trajet la contourne légèrement et lui devient tout à fait interne dans sa moitié terminale. — Le plexus brachial, d'abord situé en arrière et en dehors du tronc artériel, l'entoure au niveau du petit pectoral, de telle sorte que dans le creux axillaire les nerf médian et cubital occupent son côté inférieur, et le nerf radial son côté supérieur.

Pour ne rien omettre, ajoutons que l'artère axillaire est en rapport, en avant, avec les veines acromiale et céphalique qui la croisent à angle aigu pour se rendre dans la veine sous-clavière.

Branches collatérales. — Ces branches destinées aux muscles qui entourent l'articulation de l'épaule sont au nombre de six :

Deux qui naissent au-dessus du sous-scapu.aire, l'acromio-thoracique et la thoracique postérieure ;

Deux qui naissent au niveau de ce muscle, la thoracique longue et la scapulaire inférieure ;

Deux qui naissent au-dessous et qui contournent le col chirurgical de l'humérus, la circonflexe postérieure et la circonflexe antérieure.

1° **Artère acromio-thoracique.** — Cette première branche, d'un volume assez considérable, part de la partie antérieure de l'axillaire, immédiatement au-dessus du petit pectoral. Elle se porte directement en avant, et après un trajet de 8 à 10 millimètres, se partage en deux branches, l'une externe ou acromiale, l'autre interne ou thoracique antérieure.

La *branche externe* ou *artère acromiale*, se porte en haut, en avant et en dehors, s'engage aussitôt sous le deltoïde, chemine entre ce muscle d'une part, l'apophyse coracoïde et le ligament acromio-carocoïdien de l'autre, et s'étend jusqu'à l'articulation acromio-claviculaire, où elle se termine en s'anastomosant avec les dernières divisions de la branche trapézienne de l'artère sus-scapulaire, branche de la sous-clavière. — Dans ce trajet elle donne successivement :

1° En haut, quelques ramuscules qui vont se distribuer au sous-clavier et à la portion claviculaire du grand pectoral ;

2° Un rameau long et grêle qui parcourt l'interstice celluleux du grand pectoral et du deltoïde, en s'accolant à la veine céphalique, et qui s'épuise dans ces deux muscles, principalement dans le second ;

3° Des rameaux beaucoup plus importants qui pénètrent dans le deltoïde par sa face profonde, en abandonnant quelques ramuscules très-grêles à l'articulation de l'épaule ;

4° Un rameau qui longe le bord antérieur de la clavicule, et qui s'épuise aussi en grande partie dans le même muscle, mais dont plusieurs divisions le traversent pour se rendre aux téguments de la partie supérieure de l'épaule.

La *branche interne,* ou *artère thoracique antérieure,* est en général plus volumineuse que la précédente. Elle se dirige d'abord en haut, puis en dedans, et ensuite en bas, pour se répandre en nombreuses divisions sur la face profonde du grand pectoral, auquel elle est destinée. Cette artère se prolonge dans l'épaisseur du muscle jusqu'au niveau de ses insertions sternales, où elle s'anastomose avec toutes les branches antérieures ou perforantes de la mammaire interne. Quelques-unes de ses divisions terminales traversent le grand pectoral et se ramifient dans la peau.

2° **Artère thoracique postérieure.** — Cette artère se comporte à l'égard du petit pectoral comme la thoracique antérieure à l'égard du grand. Ses

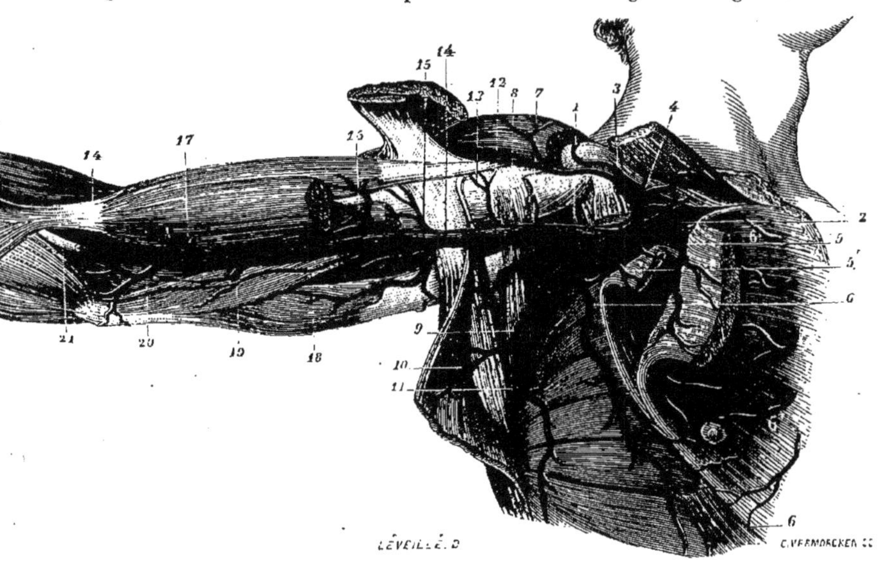

FIG. 380. — *Artères axillaire et humérale.*

1. Tronc de l'artère axillaire. — 2. Artère acromio-thoracique. — 3. Branche postérieure ou acromiale de cette artère. — 4. Rameau qu'elle donne à la portion claviculaire du grand pectoral. — 5. Branche antérieure ou thoracique de la même artère. — 5'. Thoracique postérieure. — 6. Thoracique inférieure, ou longue. — 6', 6'. Branches antérieures ou perforantes de la mammaire interne. — 7. Scapulaire inférieure se divisant en deux branches, l'une postérieure ou scapulaire, l'autre antérieure ou thoracique. — 8. Branche postérieure de cette artère se subdivisant en trois gros rameaux destinés au grand rond, au sous-scapulaire et au sous-épineux. — 9. Branche antérieure de la même artère se partageant en deux rameaux qui se rendent l'un au grand dorsal, l'autre au grand dentelé. — 10. Rameau qui se ramifie dans le grand dorsal. — 11. Rameau qui se distribue au grand dentelé. — 12. Origine de la circonflexe postérieure. — 13. Circonflexe antérieure. — 14, 14. Artère humérale. — 15. Humérale profonde, ou collatérale externe. — 16. Branche externe de l'humérale cheminant entre le brachial antérieur et le biceps auxquels elle se distribue. — 17. Autre branche externe qui pénètre dès son origine dans l'épaisseur du biceps. — 18. Branche superficielle de la portion interne du triceps. — 19. Branche superficielle du brachial antérieur. — 20. Collatérale interne. — 21. Nerf médian dont la portion brachiale a été excisée.

dimensions, plus grêles, sont en rapport avec celles du muscle auquel elle est destinée.

Très-rarement unique, presque toujours double, la thoracique postérieure naît de l'axillaire au moment où celle-ci passe sous le tendon du petit pectoral et se porte transversalement sous la face profonde de ce muscle pour se ramifier dans son épaisseur. Deux ou trois de ses divisions le traversent et vont se perdre dans le grand pectoral, où elles s'anastomosent avec l'artère thoracique antérieure. D'autres, plus déliées, se portent en arrière et s'anastomosent avec les intercostales.

3° **Artère thoracique inférieure, thoracique longue, ou mammaire externe.** — Plus considérable que la précédente, mais ordinairement plus petite que l'artère acromio-thoracique. Elle est remarquable surtout par la grande étendue de son trajet.

Cette artère part de l'axillaire en arrière du petit pectoral, le plus souvent isolément, quelquefois par un tronc qui lui est commun avec la thoracique postérieure ou avec la scapulaire inférieure. Elle descend sur les parties latérales du thorax jusqu'au rebord des fausses côtes.

Appliquée sur le grand dentelé, dont elle longe le bord antérieur, elle est recouverte en haut par le grand pectoral, et plus bas par la peau.

Ses rameaux, très-nombreux, se distribuent au grand pectoral, au grand dentelé, aux deuxième, troisième, quatrième, cinquième et sixième paires de muscles intercostaux, à la glande mammaire et à la peau. Elle communique dans tout son trajet avec les artères intercostales.

4° **Artère scapulaire inférieure, scapulaire commune ou sous-scapulaire.** —Bien supérieure par son calibre à toutes les autres branches du même tronc, cette artère naît de la partie postérieure de l'axillaire au devant du bord inférieur du muscle sous-scapulaire. Elle se confond quelquefois à son origine avec la circonflexe postérieure, d'autres fois avec la thoracique inférieure, ou bien encore avec ces deux artères réunies. On l'a vue aussi, dans quelques cas plus rares, s'associer à son point de départ avec l'humérale profonde; son volume est alors très-considérable et à peu près égal à celui de l'artère brachiale.

Placée à son origine entre le nerf radial qui est en dedans et la branche principale du nerf médian qui est en dehors, elle descend en décrivant des flexuosités sur le bord inférieur du sous-scapulaire; fournit dans ce trajet plusieurs rameaux qui se distribuent en ganglions lymphatiques et à la peau du creux de l'aisselle, un autre plus important qui pénètre dans le sous-scapulaire, puis se divise en deux branches terminales : l'une interne ou descendante plus petite, et l'autre externe plus considérable.

La *branche interne* ou *descendante*, située sur le bord axillaire de l'omoplate, en arrière de la thoracique inférieure, entre le grand dorsal et le grand dentelé, se partage en un grand nombre de rameaux qui se consument dans ces muscles, principalement dans le premier; quelques-unes de ses divisions se portent au grand rond et à la peau. Au niveau de l'angle inférieur du scapulum elle s'anastomose soit avec la branche externe de la même artère, soit avec la terminaison de la scapulaire postérieure.

La *branche externe* destinée aux muscles de la partie inférieure de l'épaule marche d'avant en arrière, contourne le bord inférieur du sous-scapulaire et se divise au niveau de l'insertion scapulaire de la longue portion du triceps brachial en trois rameaux, que leur situation relative permet de distinguer en antérieur, postérieur et interne.

Le *rameau antérieur* ou *sous-scapulaire* s'enfonce sous le muscle de ce nom pour le pénétrer par sa face profonde en se partageant en nombreux ramuscules.

Le *rameau postérieur* ou *sous-épineux* se ramifie dans la fosse sous-épineuse, s'anastomose largement avec la sus-scapulaire et se perd dans le muscle correspondant.

Le *rameau interne* marche parallèlement au bord antérieur de l'omoplate, entre le grand et le petit rond, auxquels il donne des ramifications, et se termine sur l'angle inférieur de cet os en s'anastomosant d'une part avec la branche interne, de l'autre avec la scapulaire postérieure.

5° **Artère circonflexe postérieure.** — Moins volumineuse que la scapulaire inférieure, mais plus considérable que les autres branches du même tronc, cette artère naît de la partie postérieure de l'axillaire, immédiatement au-dessous du sous-scapulaire, se porte en arrière, passe entre le grand et le petit rond, en dehors de la longue portion du triceps brachial et contourne le col chirurgical de l'humérus, en s'appliquant à la face profonde du deltoïde. Parvenue au-dessous de ce muscle, la circonflexe postérieure se divise en un très-grand nombre de rameaux, les uns ascendants, d'autres descendants, d'autres externes, tous destinés à ce muscle, dans lequel ils se terminent.

Dans son trajet cette artère décrit les trois quarts d'un cercle. La veine et le nerf circonflexes lui sont accolés sur toute son étendue. Près de son origine elle fournit des rameaux au grand rond, au petit rond, à la longue portion du triceps brachial et à l'articulation de l'épaule. Quelques-unes de ses divisions terminales se rendent à la même articulation; d'autres s'anastomosent avec la circonflexe antérieure.

6° **Artère circonflexe antérieure.** — Très-grêle, quelquefois double. Cette artère vient tantôt directement de l'axillaire, tantôt de la circonflexe postérieure. Elle marche horizontalement au-dessous du coraco-huméral et de la courte portion du biceps, auxquels elle abandonne des rameaux, croise perpendiculairement la coulisse bicipitale, en passant au-dessous du tendon qu'elle contient, et arrive sous le deltoïde où elle se termine en s'anastomosant avec la circonflexe postérieure.

Dans la coulisse bicipitale la circonflexe antérieure donne un rameau qui monte vers la tête de l'humérus pour se distribuer soit à cette tête, soit au ligament capsulaire de l'articulation de l'épaule. A sa terminaison elle fournit des ramuscules au périoste, au petit rond, au tendon du sous-épineux et à la partie correspondante du deltoïde.

Considérations générales sur l'artère axillaire.

L'artère axillaire s'étend de la partie supérieure du tronc à la partie interne de la racine du membre. Autour de cette voie principale il en existe d'autres, en grand nombre, réduites pour la plupart, il est vrai, à de minimes proportions, mais qui, en s'ajoutant les unes aux autres, acquièrent une importance réelle et méritent aussi d'être prises en considération.

De l'ensemble de toutes ces voies de second ordre résultent deux courants collatéraux : l'un antéro-interne, plus court, qui s'étend des parois du thorax à l'artère principale du membre supérieur; l'autre postéro-externe, plus important, qui descend de la base du cou vers l'aisselle en contournant l'épaule.

Pour prendre une notion exacte de ces deux courants, il suffit de remarquer que les divisions émanées de l'artère axillaire affectent deux directions diamétralement opposées. Les unes, en effet, se portent en dedans : telles sont la thoracique antérieure, la thoracique postérieure, la thoracique longue et la branche interne de la sous-scapulaire. Toutes les autres, au contraire, se portent en dehors et en arrière : ainsi se dirigent l'acromiale, les deux circonflexes et la branche externe de la sous-scapulaire.

Considérées dans leur distribution, les divisions émanées de l'artère axillaire se partagent donc bien manifestement en deux ordres : les unes internes ou thoraciques, les autres externes ou scapulaires.

Or, les divisions internes s'anastomosent : 1° avec la mammaire interne et l'intercostale supérieure, branches de la sous-clavière ; 2° avec la plupart des intercostales aortiques. Ces anastomoses ne sont pas de simples ramifications capillaires; sur des enfants maigres de douze à quinze ans, dont le système artériel était bien injecté, j'ai pu les voir sans peine à l'œil nu et par simple transparence sur les muscles desséchés. Par l'ensemble des branches et des rameaux qui naissent de sa partie interne, l'artère principale du membre supérieur est donc largement en rapport, soit avec la sous-clavière, soit avec les branches pariétales de l'aorte. De cette première remarque découle une déduction qui offre une certaine importance au point de vue chirugical et qu'on peut ainsi formuler : *Toute ligature faite sur la sous-clavière, en dehors de ses deux branches inférieures, laissera intact ce courant collatéral interne par lequel la circulation pourra se rétablir.*

D'une autre part, les divisions externes ont des communications multiples avec les scapulaires supérieure et postérieure, autres branches de la sous-clavière ; de là cette seconde conclusion : *Toute ligature de la sous-clavière faite en dehors des deux branches précédentes laissera intact le courant collatéral postérieur.*

Il n'est pas sans intérêt de constater que les deux artères représentant en quelque sorte l'orifice d'entrée du canal collatéral postérieur naissent à peu près au niveau de celles qui forment l'orifice d'entrée du canal collatéral interne, et que toutes correspondent en général à l'intervalle des deux scalènes, ou au voisinage de ces muscles. Ce fait nous montre que le lieu d'élection pour la ligature des sous-clavières s'étend des scalènes à la clavicule. Une ligature faite au niveau de ces muscles aurait le double inconvénient d'intercepter une partie des voies collatérales et d'être trop rapprochée de celles qui resteraient libres pour qu'un caillot obturateur puisse se former sur ce point. Une ligature posée en dedans des scalènes fermerait toutes les voies collatérales; aussi l'opération faite dans ces conditions a-t-elle presque toujours entraîné les plus fatales conséquences.

§ 10. — Artère humérale.

L'artère humérale ou brachiale, située à la partie antérieure et interne du bras, s'étend de la paroi externe du creux de l'aisselle à la partie moyenne du pli du coude, où elle se divise en radiale et cubitale. Le bord inférieur du tendon du grand pectoral d'une part, de l'autre l'expansion fibreuse du biceps, établissent ses limites supérieure et inférieure.

Sa direction n'est pas verticale, mais un peu oblique de haut en bas, d'arrière en avant et de dedans en dehors.

Rapports. — Cette artère répond : 1° en avant et en haut au coraco-huméral; plus bas à l'aponévrose du bas ; inférieurement à l'expansion aponévrotique du biceps et à la veine médiane basilique qui la croise à angle très-aigu; 2° en arrière, dans son tiers supérieur à la portion interne du triceps, et dans ces deux tiers inférieurs au brachial antérieur; 3° en dedans, à l'aponévrose du bras, à la cloison intermusculaire interne qui la sépare du nerf cubital, et à la peau ; 4° en dehors, dans son tiers supérieur, à la face interne de l'humérus dont la sépare le tendon du coraco-brachial et dans le reste de son étendue au bord interne du biceps qui la recouvre chez les sujets fortement constitués.

Deux veines et un tronc nerveux, le *nerf médian,* accompagnent l'humérale. — Les veines marchent l'une en dedans et l'autre en dehors de l'artère, en communiquant par des anastomoses transversales qui embrassent sa circonférence. — Le nerf médian placé supérieurement en dehors du tronc artériel, et plus bas à sa partie antérieure, occupe inférieurement son côté interne; il la croise par conséquent sous un angle très-aigu, en passant au devant d'elle; quelquefois aussi il passe à sa partie postérieure. L'artère, le nerf et les deux veines qui l'entourent, sont renfermés dans une même gaîne aponévrotique.

Le nerf cubital, qui occupe le côté interne du tronc artériel dans le creux de l'aisselle, s'en sépare à angle aigu au niveau de la cloison intermusculaire interne pour entrer dans la gaîne du triceps. — Le nerf radial situé en arrière de l'artère s'en écarte aussi, mais un peu plus bas, pour pénétrer dans la même gaîne et aller contourner le corps de l'humérus. — Le nerf cutané interne, d'abord accolé à sa partie antérieure et interne, traverse bientôt l'aponévrose brachiale pour devenir sous-cutané.

Branches collatérales. — Elles sont nombreuses. Les unes, dirigées en avant et en dehors, se distribuent au coraco-brachial, au deltoïde, au biceps, au brachial antérieur, au tissu graisseux sous-cutané et à la peau; les autres, inclinées en dedans et en arrière, pénètrent soit dans le brachial antérieur, soit surtout dans le triceps brachial.

Les premières, plus multipliées, mais moins volumineuses, ne portent aucun nom. Les secondes, moins remarquables par leur nombre et leur volume que par leur constante existence, sont : la *collatérale externe*, la *collatérale interne*, la *branche superficielle de la portion interne du triceps*, et la *branche superficielle du brachial antérieur*.

1° **Collatérale externe ou humérale profonde.** — C'est la plus volumineuse et la plus longue de toutes les branches collatérales de cette artère. Elle naît de la partie supérieure et postérieure de la brachiale au niveau du bord inférieur du grand rond. Il n'est pas rare de la voir partir de la circonflexe postérieure, qui passe alors en arrière des tendons du grand rond et du grand dorsal. Chez quelques sujets la scapulaire inférieure lui donne naissance.

Cette artère se porte en bas, en arrière et en dehors, entre les trois portions du triceps brachial, auxquelles elle abandonne de nombreux rameaux, s'applique à la face postérieure de l'humérus qu'elle croise en la contournant, accompagnée par le nerf radial, et arrive sur le bord externe de cet os, où elle se divise en deux branches : l'une superficielle ou externe qui reste accolée au nerf, l'autre profonde ou interne qui se ramifie dans la moitié inférieure du triceps.

La *branche superficielle* suit la cloison intermusculaire externe, en donnant des rameaux au triceps, au brachial antérieur, au long supinateur, et descend ainsi jusqu'à l'épicondyle sur lequel elle se termine en s'anastomosant avec les récurrentes radiales antérieure et postérieure.

La *branche profonde*, bien qu'essentiellement musculaire, fournit aussi des ramuscules à l'humérus et à l'articulation du coude ; elle s'anastomose par de nombreuses ramifications, d'une part avec la branche superficielle, de l'autre avec la récurrente cubitale.

2° **Collatérale interne.** — Très-variable dans son volume, mais en général petite, et toujours beaucoup moins importante que la collatérale externe. Elle part de la partie inférieure et interne de la brachiale, descend obliquement entre le brachial antérieur sur lequel elle repose, et le nerf médian dont elle croise la direction, puis se divise après un court trajet en rameaux antérieurs très-grêles et rameaux postérieurs moins ténus.

Les *premiers* se portent au-devant de la tubérosité interne de l'humérus, entre le rond pronateur et le brachial antérieur, donnent à ces muscles et s'anastomosent avec la récurrente cubitale antérieure. — Les *seconds* traversent la cloison intermusculaire interne, et se partagent : 1° en rameaux musculaires qui se rendent au triceps brachial et au cubital antérieur ; 2° en rameaux périostiques et articulaires. Tous s'anastomosent avec la récurrente cubitale postérieure.

Il existe quelquefois deux collatérales internes qui se distinguent par leur position en supérieure et inférieure. La supérieure naît ordinairement du tiers inférieur de la brachiale, traverse la cloison intermusculaire interne, s'accole au nerf cubital, et communique à sa terminaison avec la récurrente cubitale postérieure. L'inférieure naît au-dessus du coude et se termine au devant de l'épitrochlée en s'anastomosant avec la récurrente cubitale antérieure. Cette anomalie consiste donc simplement dans le dédoublement de l'artère et la complète séparation des deux ordres de rameaux qu'elle fournit lorsqu'elle est unique.

3° **Branche superficielle de la portion interne du triceps.** — Elle naît de la brachiale sur un point très-rapproché de la collatérale externe, ou par un tronc qui lui est commun avec cette dernière, traverse la cloison intermusculaire interne pour s'accoler au nerf cubital, descend jusqu'à l'olécrane en donnant de nombreux rameaux au triceps et s'anastomose avec la collatérale interne et la récurrente cubitale postérieure.

4° **Branche superficielle du brachial antérieur.** — De même volume que la précédente, elle se détache de la brachiale un peu plus bas et descend au devant du brachial antérieur, en lui abandonnant plusieurs rameaux ; devenue très-grêle au-dessus de l'épitrochlée, elle s'anastomose, par ses dimensions les plus inférieures, avec les artères collatérale interne et récurrente cubitale antérieure.

Branches terminales de la brachiale. — Au nombre de deux, l'une externe ou radiale, l'autre interne ou cubitale, ces branches se séparent à angle aigu un peu au-dessous de la ligne de jonction de l'humérus avec les os de l'avant-bras. Il est extrêmement rare que l'artère brachiale se divise plus bas. Mais on la voit assez souvent se bifurquer sur un point plus élevé tantôt au tiers inférieur du bras, tantôt à sa partie moyenne, quelquefois dans le creux de l'aisselle. Cette précocité de division doit toujours être

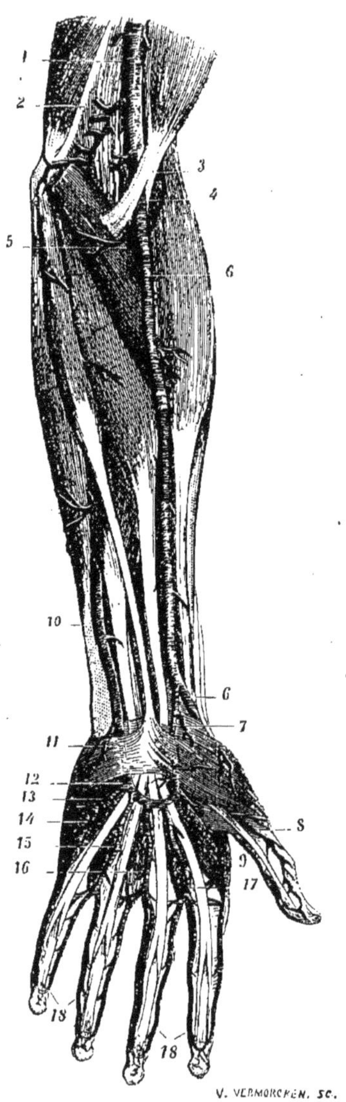

FIG 381. — *Artère radiale; arcade palmaire superficielle.*

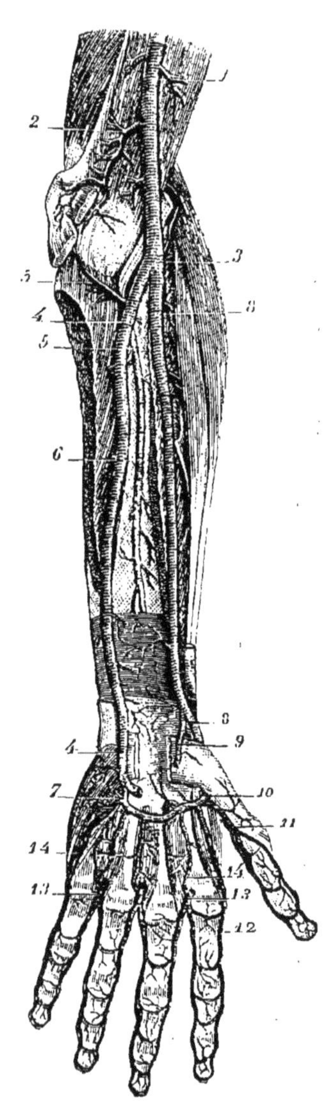

FIG. 382. —*Artères de l'avant-bras; arcade palmaire profonde.*

FIG. 381. — 1. Extrémité inférieure de l'artère humérale. — 2. Collatérale interne. — 3. Expansion fibreuse du biceps. — 4. Tendon de ce muscle. — 5. Origine de l'artère cubitale. — 6, 6. Artère radiale. — 7. Branche radio-palmaire. — 8. Collatérale externe du pouce. — 9. Collatérale externe de l'index. — 10. Extrémité inférieure de l'artère cubitale. — 11. Portion carpienne de cette artère. — 12. Arcade palmaire superficielle. — 13. Branche cubito-radiale disparaissant sous la masse des tendons fléchisseurs des doigts. — 14. Première branche digitale se prolongeant inférieurement pour former la

présente à l'esprit du chirurgien lorsqu'il se propose d'ouvrir l'une des veines du pli du coude ou de pratiquer la ligature de la cubitale, dans le premier cas parce qu'elle modifie la situation relative des troncs artériels et veineux, dans le second parce que l'artère cubitale devient alors le plus souvent sous-aponévrotique dans toute l'étendue de son trajet.

§ 11. — Artère radiale.

L'artère radiale est située sur le prolongement de l'humérale. D'abord oblique en bas et en dehors, elle devient ensuite presque verticale. Sur la partie inférieure de l'avant-bras, elle s'incline de nouveau en dehors pour contourner l'apophyse styloïde du radius et la partie externe du carpe. Parvenue au sommet du premier espace interosseux, l'artère se réfléchit à angle droit, pénètre dans la paume de la main, puis se dirige transversalement de dehors en dedans, en formant une arcade à concavité supérieure.

Répondant successivement à l'avant-bras, au poignet et à la paume de la main, on peut lui considérer, avec Bichat, trois portions : une *portion supérieure ou antibrachiale*, une *portion moyenne* ou *carpienne*, une *portion inférieure* ou *palmaire* appelée aussi *arcade palmaire profonde*.

A. — **Portion antibrachiale.**

Très-longue comparativement aux deux autres, cette première portion se porte en bas et un peu en dehors, en se rapprochant de plus en plus du bord externe du radius. Une ligne tirée de la partie moyenne du pli du coude à l'apophyse styloïde représente assez bien sa direction.

Rapports. — En procédant de haut en bas l'artère radiale, dans cette première partie de son trajet, répond :

1° En avant, à l'aponévrose dont elle est séparée dans sa moitié supérieure par le long supinateur, chez les sujets fortement musclés et dans sa moitié inférieure par une couche graisseuse plus ou moins épaisse ;

2° En arrière, au court supinateur, au rond pronateur, au fléchisseur superficiel des doigts, au fléchisseur propre du pouce et au carré prona-

collatérale interne du petit doigt. — 15. Seconde branche digitale donnant la collatérale externe du petit doigt et la collatérale interne de l'annulaire. — 16. Troisième branche digitale se divisant en collatérale externe de l'annulaire et la collatérale interne du médius. — 17. Quatrième branche digitale donnant la collatérale externe du médius et la collatérale interne de l'index. — 18, 18. Collatérales des quatre derniers doigts.

Fig. 382. — 1. Humérale. — 2. Collatérale interne. — 3. Bifurcation de l'humérale. — 4, 4. Cubitale. — 5. Tronc commun des interosseuses. — 6. Interosseuse antérieure. — 7, 7. Artère cubito-radiale. — 8. Radiale. — 9. Radio-palmaire. — 10. Arcade palmaire profonde. — 11. Collatérale interne du pouce. — 12. Collatérale externe de l'index. — 13, 13. Les trois dernières digitales. — 14, 14. Interosseuses antérieures.

teur qui la séparent de la face antérieure du radius, dont elle est cependant très-rapprochée : rapport qui, réuni à sa position superficielle, sur une partie du corps toujours mobile, accessible et découverte, lui a fait donner la préférence pour l'exploration du pouls ;

3° En dedans, elle est en rapport avec la veine radiale interne et le rond pronateur ; puis avec le grand palmaire dont le tendon parallèle à sa direction occupe un plan antérieur au sien, en sorte que pour explorer convenablement les pulsations de l'artère, il importe que ce tendon soit déprimé ou dépressible, condition qu'on réalise par la flexion du poignet ;

4° En dehors, à la veine radiale externe, au nerf radial qui occupe une gaîne différente de celle du vaisseau, puis au long supinateur qui constitue son muscle satellite et qui la recouvre dans une étendue proportionnelle à son développement.

Branches collatérales. — Extrêmement nombreuses, mais très-grêles pour la plupart. On peut les distinguer en antérieures, postérieures, externes et internes.

Les antérieures traversent l'aponévrose pour aller se ramifier dans la peau et la couche graisseuse sous-cutanée. — Les postérieures se distribuent aux muscles sous-jacents. — Les externes se perdent dans les muscles de la région radiale et dans les téguments ; la plus élevée, qui est aussi la plus volumineuse, a reçu le nom de *récurrente radiale antérieure*. — Les internes sont destinées aux muscles antérieurs de l'avant-bras ; deux d'entre elles seulement méritent une mention particulière : la *transverse antérieure du carpe* et la *radio-palmaire*.

1° **Artère récurrente radiale antérieure.** — Cette artère naît quelquefois de l'humérale. Elle se porte d'abord en bas et en dehors, puis se réfléchissant de bas en haut elle monte entre les muscles long supinateur et brachial antérieur. De la convexité de sa courbure partent des rameaux qui descendent entre le long et le court supinateurs, pour se distribuer à ces muscles ainsi qu'aux radiaux externes et à l'extenseur commun des doigts. Ensuite elle se divise en plusieurs branches qui se rendent au brachial antérieur, au long supinateur, à l'articulation du coude, et se termine en s'anastomosant avec l'humérale profonde.

2° **Artère transverse antérieure du carpe.** — Extrêmement grêle. Elle marche parallèlement au bord inférieur du carré pronateur, en arrière des tendons fléchisseurs des doigts, et forme avec une branche venue de l'artère cubitale une arcade de laquelle partent : 1° des rameaux musculaires destinés au court pronateur ; 2° des rameaux périostiques pour le radius et le cubitus ; 3° des rameaux articulaires qui se terminent dans les ligaments antérieurs de l'articulation radio-carpienne.

3° **Artère radio-palmaire.** — Cette artère est moins déliée que la précédente, mais en général très-petite aussi. Dans quelques cas cependant son calibre acquiert une certaine importance; elle peut même offrir un volume assez considérable pour représenter une branche de bifurcation de la radiale.

Elle naît de la radiale au niveau de l'apophyse styloïde du radius et descend verticalement au devant du ligament annulaire du carpe et de l'extrémité correspondante du court abducteur du pouce, ou dans l'épaisseur de ce muscle; arrivée à la paume de la main, elle se coude, devient transversale et s'unit à la partie terminale de l'artère cubitale pour concourir à former l'arcade palmaire superficielle. De son côté externe ou convexe partent des rameaux qui se rendent dans les muscles court abducteur, court fléchisseur et opposant du pouce, dans les premiers lombricaux et les téguments de la paume de la main. Il n'est pas rare de voir cette artère se consumer entièrement dans les muscles de l'éminence thénar.

B. — Portion carpienne.

Cette seconde portion est la plus courte. Elle se porte obliquement de l'apophyse styloïde du radius à la partie supérieure du premier espace interosseux, où l'artère s'engage dans un anneau fibreux pour pénétrer dans la paume de la main. Dans ce trajet, elle est en rapport :

1° En dedans, avec l'apophyse styloïde, le ligament latéral externe de l'articulation radio-carpienne, le scaphoïde et le trapèze ;

2° En dehors, avec le tendon du long abducteur du pouce; plus bas, avec les tendons du court et du long extenseurs de ce doigt; et dans l'espace compris entre le premier et les deux derniers, avec une lame fibreuse qui la sépare de la veine céphalique du pouce.

Branches collatérales. — Elles se dirigent les unes en dehors, les autres en dedans. Quatre seulement méritent une mention spéciale : la *dorsale du pouce*, la *dorsale du carpe*, la *dorsale du métacarpe*, et le *tronc commun des collatérales du pouce et de l'index.*

1° **Artère dorsale du pouce.** — Elle naît de la portion carpienne, entre les tendons des muscles extenseurs, descend sur la face postérieure du premier métacarpien, puis sur la première phalange du pouce en se rapprochant du bord radial, et se termine en s'anastomosant avec la collatérale externe du même doigt. Ses rameaux, se perdent sur le périoste, sur l'articulation métacarpo-phalangienne et les téguments.

2° **Artère dorsale du carpe ou transverse postérieure.** — Née de la radiale entre les deux tendons extenseurs du pouce elle se dirige en dehors, recouverte par les tendons des radiaux et des extenseurs des doigts, et se termine en s'anastomosant avec une branche de la cubitale. Dans ce trajet elle décrit une arcade à concavité supérieure, de laquelle partent des rameaux ascendants et des rameaux descendants.

Les rameaux ascendants, extrêmement grêles, se distribuent aux ligaments du carpe à ceux de l'articulation radio-carpienne et aux téguments; les plus élevés communiquent avec les ramifications terminales de l'interosseuse antérieure, branche de la cubitale.

Les seconds, ou rameaux descendants, appelés aussi artères *interosseuses dorsales*, artères *interosseuses postérieures*, s'unissent vers la partie supérieure des trois derniers espaces interosseux, avec les artères perforantes, branches de l'arcade palmaire profonde. Après cette anastomose les rameaux descendants, qui commençaient à diminuer, reprennent leur volume primitif et quelquefois même un calibre plus considérable, puis s'appliquent aux interosseux dorsaux et poursuivent leur trajet en donnant des ramuscules à ces muscles ainsi qu'aux téguments.

3° **Artère dorsale du métacarpe.** — Elle naît de la portion carpienne, en dehors du tendon du grand extenseur du pouce, au-dessus du premier espace interosseux. Quelquefois son origine se confond avec celle de la dorsale du carpe. Son volume est variable. — D'abord oblique en bas et en dehors, elle croise l'extrémité supérieure du second os du métacarpe et se place dans le deuxième espace interosseux qu'elle suit jusqu'à sa partie inférieure, puis s'anastomose avec la quatrième branche digitale qui fournit les collatérales interne de l'index et externe du médius. Mais il n'est pas rare de voir la dorsale du métacarpe se terminer dans les deux premiers muscles interosseux dorsaux et les téguments correspondants.

4° **Tronc commun des collatérales du pouce et de l'index.** — Cette artère, plus volumineuse que les précédentes, part de la radiale au moment où celle-ci s'engage dans l'anneau fibreux que lui présente le premier interosseux dorsal. Elle descend verticalement, en passant tantôt en arrière, tantôt en avant de ce muscle, et se divise bientôt en trois branches qui constituent : la *collatérale externe de l'index*, la *collatérale interne du pouce*, et la *collatérale externe du même doigt*.

Cette dernière collatérale vient quelquefois directement du tronc de la radiale, ou bien de l'arcade palmaire superficielle. Elle se porte en bas et en dehors, passe au devant du premier métacarpien, au milieu des muscles de l'éminence thénar, atteint bientôt le côté externe de l'articulation métacarpo-phalangienne, et longe ensuite le bord correspondant du pouce.

C. — Portion palmaire.

La portion palmaire de l'artère radiale forme l'*arcade palmaire profonde*. Cette arcade se continue à son extrémité terminale avec une branche importante de l'artère cubitale qui la complète. Transversalement située au devant des quatre derniers métacarpiens, elle se trouve recouverte par tous les tendons fléchisseurs des doigts.

Branches collatérales. — De l'arcade palmaire profonde partent : 1° des branches ascendantes; 2° des branches descendantes; 3° des branches postérieures ou perforantes.

Les ascendantes ou supérieures, au nombre de quatre à six, extrêmement grêles et très-courtes, se consument soit dans les parties fibreuses qui occupent la face antérieure du carpe, soit dans les os de la rangée inférieure.

Les descendantes ou *interosseuses palmaires*, au nombre de trois ou quatre, cheminent verticalement au devant des muscles interosseux pour s'anastomoser au niveau des articulations métacarpo-phalangiennes, et quelquefois un peu plus haut, avec les branches digitales de l'arcade palmaire superficielle. Leur calibre est en raison inverse de celui des branches précédentes. Celles qui occupent le second et le troisième espace interosseux sont en général un peu moins déliées que les deux suivantes. Ces artères donnent des rameaux aux muscles interosseux, aux métacarpiens, à l'adducteur du pouce, aux lombricaux, aux tendons des fléchisseurs, aux articulations métacarpo-phalangiennes et aux téguments de l'espace interdigital.

Les postérieures ou *perforantes*, au nombre de trois, se portent horizontalement de l'arcade palmaire profonde aux interosseuses dorsales avec lesquelles elles s'anastomosent ; ce sont des artères communicantes. Elles occupent la partie la plus élevée des trois derniers espaces interosseux ; chacune d'elle est reçue dans un anneau ou plutôt dans un canal fibreux, antéro-postérieur, qui donne attache aux fibres charnues les plus élevées des muscles interosseux dorsaux. Dans ce trajet elles fournissent des ramuscules d'une extrême ténuité aux métacarpiens et aux articulations carpo-métacarpiennes.

§ 12. — Artère cubitale.

L'artère cubitale s'étend du pli du coude à la paume de la main, où elle se termine par une arcade à concavité supérieure, qui constitue l'*arcade palmaire superficielle.*

Cette artère est un peu plus volumineuse que la radiale, dont elle se sépare à angle aigu, au niveau du tendon du brachial antérieur, pour s'engager profondément sous les muscles épitrochléens, tandis que la précédente reste superficielle.

Direction. — D'abord oblique en bas, en dedans et en arrière, elle s'infléchit à l'union du tiers supérieur avec les deux tiers inférieurs de l'avant bras, descend ensuite verticalement au-devant du cubitus, en devenant de plus en plus superficielle, passe au-devant du ligament annulaire antérieur du carpe, puis se coude au-dessous de ce ligament pour former l'arcade palmaire.

L'artère cubitale, comme l'artère radiale, répond donc tour à tour à l'avant-bras, au carpe et à la paume de la main. Par conséquent, on peut lui considérer aussi trois portions : une *portion antibrachiale*, une *portion carpienne* et une *portion palmaire*.

A. — **Portion antibrachiale.**

Cette première portion n'est pas rectiligne. Son tiers supérieur se dirigeant en bas et en dedans, tandis que les deux tiers inférieurs descendent verticalement, elle présente un coude, ou plutôt une courbure dont la concavité est tournée vers l'axe de l'avant-bras.

Rapports. — Dans le trajet qu'elle parcourt de son origine au poignet, l'artère cubitale est en rapport avec deux veines, deux nerfs et un grand nombre de muscles. Elle répond :

1° En avant, au nerf médian; aux muscles qui partent de l'épitrochlée : rond pronateur, grand palmaire, palmaire grêle, fléchisseur superficiel des doigts; plus bas à l'aponévrose et à la peau;

2° En arrière, au tendon du brachial antérieur, au fléchisseur profond des doigts, et au carré pronateur qui la séparent du cubitus;

3° En dehors, à la veine cubitale externe, aux deux fléchisseurs des doigts et dans la moitié inférieure de l'avant-bras au bord interne du fléchisseur superficiel.

4° En dedans, à la veine cubitale interne puis au nerf cubital qui en est d'abord séparé par un espace angulaire, mais qui s'en rapproche peu à peu et qui lui devient contigu dans ses deux tiers inférieurs.

Lorsque l'artère humérale se bifurque au niveau de la partie moyenne de l'avant-bras ou sur un point plus élevé, la cubitale s'engage rarement sous les muscles épitrochléens; presque toujours elle passe au devant de ces muscles qu'elle croise obliquement et reste alors sous-aponévrotique dans toute son étendue. Cette anomalie, par conséquent, peut être facilement reconnue à l'aide du toucher.

Branches collatérales. — Elles sont nombreuses et se portent dans toutes les directions. On peut les distinguer aussi en antérieures, postérieures, internes et externes, qui se distribuent aux muscles environnants et à la peau de la moitié interne de l'avant-bras. Parmi ces branches, je dois mentionner les suivantes : la *récurrente cubitale antérieure*, la *récurrente cubitale postérieure*, le *tronc commun des interosseuses*, la *dorsale de l'avant-bras* et la *transverse antérieure du carpe*.

1° **Artère récurrente cubitale antérieure.** — Elle naît de la partie postérieure de la cubitale, très-près de son origine, et quelquefois d'un tronc qui lui est commun avec la récurrente cubitale postérieure. D'abord un peu oblique en bas et en dedans, cette artère devient ensuite ascendante, chemine alors entre la brachial antérieur et le grand rond, puis se termine au-devant de la tubérosité interne de l'humérus, où elle s'anastomose avec la collatérale interne. Les rameaux qu'elle fournit se distribuent aux muscles brachial antérieur, rond pronateur, grand palmaire, fléchisseur superficiel des doigts, et à l'articulation huméro-cubitale.

2° **Artère récurrente cubitale postérieure.** — Beaucoup plus considérable que la précédente, avec laquelle elle se confond très-souvent à son origine, cette artère se porte transversalement en dedans, derrière le grand rond, le grand palmaire et le fléchisseur superficiel, au-devant de l'extrémité supérieure du fléchisseur profond. Ensuite elle change de direction, pour cheminer de bas en haut derrière la tubérosité interne de l'humérus, entre cette tubérosité et l'olécrâne, dans l'intervalle des deux portions du cubital antérieur, et s'anastomose à sa terminaison avec les collatérales interne et externe. Ses rameaux assez nombreux se perdent dans les muscles fléchisseurs superficiel et profond des doigts, cubital antérieur et triceps brachial; d'autres se distribuent à la partie postérieure de l'articulation du coude, et aux téguments correspondants.

3° **Tronc commun des artères interosseuses.** — Ce tronc naît de la partie postérieure de la cubitale, un peu au-dessous de la tubérosité bicipitale du radius. Oblique d'avant en arrière et de haut en bas, il se divise après un court trajet en deux branches qui descendent l'une en avant, l'autre en arrière du ligament interosseux.

L'*artère interosseuse antérieure* chemine verticalement entre les muscles fléchisseur profond des doigts et long fléchisseur propre du pouce. Plus bas elle se trouve placée entre le carré pronateur et le ligament interosseux sur lequel elle est fixée dans toute sa longueur par une lamelle fibreuse. Arrivée à l'extrémité inférieure de ce ligament, elle le traverse d'avant en arrière et descend sur la partie postérieure du poignet, où elle s'anastomose avec les branches ascendantes de l'artère dorsale du carpe.

Dans ce trajet l'interosseuse antérieure fournit des rameaux antérieurs, postérieurs, internes et externes.

Les rameaux antérieurs se distribuent au fléchisseur superficiel des doigts, au carré pronateur et au nerf médian.—Le *rameau du nerf médian* se distingue des autres par son existence qui est constante, par son trajet qui est fort étendu, et par son calibre qui est extrêmement variable. En général très-grêle, il offre quelquefois des dimensions qui égalent celles de la radiale ou de la cubitale : dans ce cas l'avant-bras présente trois troncs artériels, deux latéraux un peu moindres que dans l'état normal et un médian qui descend jusque dans la paume de la main : c'est une anomalie par renversement de volume.

Les rameaux postérieurs, au nombre de trois ou quatre, traversent le ligament interosseux pour aller se distribuer au long abducteur du pouce, à ses deux extenseurs et à l'extenseur propre de l'index ; ces rameaux, connus sous le nom d'*artères perforantes*, s'anastomosent avec l'interosseuse postérieure.

Les rameaux externes se distribuent au long fléchisseur propre du pouce, au carré pronateur et au radius.

Les rameaux internes sont destinés au fléchisseur profond des doigts, au périoste et au canal médullaire du cubitus.

L'*artère interosseuse postérieure*, un peu moins considérable que l'antérieure, traverse le ligament interosseux, donne aussitôt une branche ascendante, la *récurrente radiale postérieure*, et descend verticalement entre le court supinateur et le long abducteur du pouce, puis entre les deux couches musculaires de la partie postérieure de l'avant-bras. Cette artère se prolonge jusqu'à l'articulation du poignet où elle communique avec l'interosseuse antérieure. Dans son trajet elle fournit un très-grand nombre de rameaux qui s'épuisent dans les muscles voisins.

La *récurrente radiale postérieure* est la plus volumineuse des branches émises par l'interosseuse postérieure. Elle se porte en haut et en arrière entre le cubital postérieur et l'anconé, ou dans l'épaisseur de ce dernier muscle, et arrive à la partie postérieure du coude, où ses nombreuses ramifications terminales s'anastomosent avec celles de la collatérale externe et de la récurrente radiale antérieure. Dans ce trajet ascendant elle donne des rameaux au court supinateur, au cubital postérieur, à l'anconé, au triceps brachial, à l'articulation du coude et aux téguments.

4° **Artère dorsale.** — En général peu considérable, cette branche naît du côté interne de la cubitale, à 5 ou 6 centimètres au-dessus du pisiforme. Elle contourne le cubitus en passant au-dessous du tendon du cubital antérieur et se prolonge jusque sur le dos de la main. Les rameaux qu'elle fournit dans son trajet se perdent dans le cubital antérieur, le carré pronateur et les téguments de la face postérieure du poignet.

5° **Artère transverse antérieure du carpe.** — Rameau court et grêle. Il se porte transversalement de dedans en dehors, derrière les tendons fléchisseurs des doigts, parallèlement au bord inférieur du carré pronateur, puis s'anastomose avec l'artère correspondante de la radiale.

B. — Portion carpienne de l'artère cubitale.

La portion carpienne de l'artère cubitale s'étend du bord supérieur au bord inférieur du ligament annulaire antérieur. Sa longueur varie de 2 à 3 centimètres. Elle répond : en arrière à ce ligament dont la sépare ordinairement une couche adipeuse ; en avant, au muscle palmaire cutané qui la recouvre dans toute son étendue ; en dedans, au nerf cubital, au pisiforme, et plus bas à la saillie de l'os crochu ; en dehors, au bord interne de l'aponévrose palmaire.

Dans cette situation, l'artère, bien que très-superficielle, n'est cependant pas exposée à être comprimée. Lorsque la face antérieure du poignet devient le siége d'un effort, d'une pression quelconque, le tronc artériel reste perméable, l'effort étant supporté par le pisiforme qui le déborde et le protége de sa saillie.

Branches collatérales. — La portion carpienne donne au devant du ligament annulaire plusieurs ramuscules très-grêles provenant de sa partie antéro-externe. L'un de ces ramuscules se distribue au muscle palmaire cutané. Les autres se perdent dans les téguments des parties voisines, dans le ligament annulaire antérieur du carpe et l'articulation radio-cubitale inférieure.

Parvenue sur le bord inférieur du ligament annulaire, la portion carpienne fournit au moment où elle s'infléchit pour devenir transversale, une branche importante qui s'enfonce aussitôt entre le court adducteur et le court fléchisseur du petit doigt, passe sous ce dernier et se porte ensuite en dehors, pour s'anastomoser avec la partie terminale de l'arcade palmaire profonde, d'où le nom de *cubito-radiale* qui lui a été donné.

C. — **Portion palmaire de l'artère cubitale.**

La portion palmaire, plus connue sous le nom d'*arcade palmaire* superficielle, s'étend de la partie inférieure et interne du ligament annulaire aux muscles de l'éminence thénar, où elle se termine en s'anastomosant avec la radio-palmaire, branche de la radiale. Cette arcade, dont la concavité regarde en haut, est située à un centimètre environ au-dessous du ligament annulaire, entre l'aponévrose palmaire moyenne qui la recouvre, et les tendons du fléchisseur sublime qu'elle croise à angle droit.

Artères digitales. — L'arcade palmaire superficielle ne donne aucune branche par sa concavité. De son côté inférieur ou convexe naissent ordinairement quatre branches, les *artères digitales*, qui descendent en divergeant jusqu'à la racine des doigts. On les distingue sous les noms de première, seconde, troisième et quatrième, en procédant de dedans en dehors. Dans leur trajet, ces artères abandonnent quelques ramuscules aux lombricaux, aux tendons des fléchisseurs et aux téguments de la paume de la main. — Parvenues à la partie inférieure de l'aponévrose palmaire, elles traversent les orifices que celle-ci leur présente, s'anastomosent alors avec les interosseuses antérieures, puis se divisent presque aussitôt en deux branches qui constituent les collatérales des doigts.

La première digitale ne se bifurque pas. Obliquement dirigée en bas et en dedans, elle croise le cinquième métacarpien, et longe ensuite le bord cubital du petit doigt dont elle forme la *collatérale interne.* Cette branche vient très-souvent de la portion carpienne de l'artère cubitale; elle naît alors par un tronc commun avec la branche cubito-radiale.

La deuxième occupe le quatrième espace interosseux ; elle donne la *collatérale externe du petit doigt* et la *collatérale interne de l'annulaire.*

La troisième correspond au troisième espace interosseux ; elle fournit la *collatérale externe de l'annulaire* et la *collatérale interne du médius.*

La quatrième, située au-devant du deuxième espace interosseux, donne naissance par sa bifurcation à la *collatérale externe du médius* et à la *collatérale interne de l'index.*

Quelquefois il existe une cinquième digitale ; de sa division résultent alors la *collatérale externe de l'index* et la *collatérale interne du pouce.* Il est beaucoup plus rare de voir l'arcade palmaire superficielle émettre une sixième digitale qui vient constituer la collatérale externe du pouce.

Collatérales des doigts. — Elles longent les parties latérales de la gaîne des tendons fléchisseurs, en donnant des rameaux qui se portent les uns vers la face dorsale et les autres vers la face palmaire.

Les rameaux dorsaux se distribuent aux téguments, dans lesquels ceux du côté droit communiquent avec ceux du côté gauche.

Les rameaux palmaires se terminent dans la peau, et la gaîne fibreuse des doigts, dans les tendons et les phalanges ; quelques-uns passent transversalement au devant du corps des premières et des secondes phalanges, pour s'anastomoser avec des rameaux semblables de la collatérale opposée.

Parvenues au devant de l'extrémité unguéale des dernières phalanges, les collatérales des doigts s'abouchent par leur partie terminale et forment une arcade à convexité inférieure. De cette arcade partent un très-grand nombre de ramuscules, dont les uns se répandent dans la pulpe des doigts, et les autres dans le derme sous-unguéal.

Considérations générales sur les artères du membre supérieur.

Le sang artériel est transmis au membre supérieur par un tronc volumineux qui semble se subordonner dans son mode de ramescence au système osseux : simple comme celui-ci sur la première moitié du membre, il se divise au devant du coude en deux troncs secondaires qui correspondent au radius et au cubitus, puis en cinq troncs parallèles aux cinq métatarsiens, lesquels se subdivisent encore à la racine des doigts.

Les troncs artériels marchent parallèlement aux os, dont ils ne sont séparés que par de minces couches musculaires.

Ils occupent du reste une situation tour à tour superficielle et profonde : ainsi, le tronc principal est superficiel au-dessus de la clavicule, profond au-dessous de cet os ; il redevient superficiel à la partie moyenne du bras, mais reprend sa position profonde au-dessous du pli du coude. L'artère radiale est superficielle à l'avant-bras et profonde à la main ; l'artère cubitale présente une disposition inverse.

Au niveau du poignet, les muscles n'étant plus représentés que par leur tendon, les artères sont superficielles et beaucoup plus exposées aux violences extérieures; on pourrait s'étonner qu'en vertu de leur tendance à se réfugier dans les parties les plus profondes, elles ne passent pas avec les tendons fléchisseurs sous le ligament annulaire. Mais cette tendance est dominée ici par une autre tendance plus impérieuse : leur direction est subordonnée d'abord à leur distribution ; or, remarquons qu'en passant dans l'anneau carpien elles cheminaient au milieu des parties fibreuses et osseuses auxquelles elles ne fournissent presque rien. Si elles restent superficielles, c'est parce qu'elles se distribuent surtout aux parties périphériques et plus particulièrement à la peau. Elles sont d'ailleurs, même sur ce point, aussi profondément situées qu'elles peuvent l'être : l'une d'elles s'abrite sous les tendons qui convergent vers le premier métacarpien, l'autre se plaee sous la tutelle du pisiforme, qui résiste pour elle. Toutes deux se réfugient bientôt dans la paume de la main, où elles sont protégées par leur situation et par l'extrême mobilité des doigts, qui accourent pour les recouvrir si quelque danger les menace.

Nous avons vu que les branches collatérales de la sous-clavière et de l'axillaire se divisent en internes et externes; que les premières, par leur continuité, forment un courant collatéral s'étendant des parois du tronc au courant principal; que les secondes forment un courant analogue partant de la base du cou et contournant la partie postérieure de l'épaule. — Les branches collatérales des artères du bras, de l'avant-bras et de la main, beaucoup plus nombreuses que les précédentes, et plus grêles par conséquent, rayonnent dans toutes les directions. Mais les plus importantes se dirigent en arrière, les unes de haut en bas, les autres de bas en haut : telles sont au bras la collatérale externe, au pli du coude les récurrentes radiales et cubitales postérieures, au poignet les dorsales du carpe et les perforantes. De l'anastomose de ces branches descendantes et ascendantes résulte un courant collatéral qui passe en arrière de l'articulation du coude et qui unit la partie supérieure de l'humérale à la partie supérieure des artères de l'avant-bras. Il existe à la partie postérieure du poignet un courant semblable s'étendant des artères de l'avant-bras à l'arcade palmaire profonde. Ces deux courants collatéraux postérieurs sont reliés l'un à l'autre par la récurrente radiale postérieure.

Au courant principal ou central du membre se trouvent donc annexés, au niveau de l'épaule des courants interne et externe, et dans le reste de son étendue un courant postérieur. Les deux premiers communiquent avec le second par des rameaux ascendants de l'humérale profonde et des rameaux descendants de la scapulaire inférieure ; mais ces rameaux sont peu nombreux et assez grêles. Une ligature posée sur la brachiale, au-dessus de l'humérale profonde, jetterait plus de trouble dans la circulation du membre que celle appliquée sur tout autre point.

Les divisions artérielles deviennent plus nombreuses à mesure qu'on se rapproche de l'extrémité terminale du membre, et vont se perdre pour la plupart dans les parties superficielles. La main est surtout remarquable par la multiplicité des artères qui se distribuent à ses parties périphériques. Sa grande richesse vasculaire est une simple application de la loi qui proportionne partout la vascularité des organes à leur vitalité et à leur sensibilité; or, la main de même que le pied est douée d'une vitalité énergique et d'une sensibilité extrême. C'est pourquoi ils sont l'une et l'autre si vasculaires; c'est pourquoi aussi les téguments du crâne sont plus vasculaires sur la ligne médiane que sur les parties latérales; c'est pourquoi le lobe du nez est plus vasculaire que les parties situées au-dessus et au-dessous, et l'oreille plus que les parties environnantes. Placées aux dernières limites de l'économie et plus exposées à l'influence de tout ce qui nous entoure, la nature les a douées d'une vascularité plus grande, pour leur permettre de réagir avec plus d'efficacité sur toutes les causes qui tendent à abaisser leur température, et d'une sensibilité plus vive, afin de mieux sauvegarder leur intégrité et leur existence.

IV. — Branches inférieures de l'aorte.

Parvenue au niveau du ligament qui unit la quatrième à la cinquième lombaire, l'aorte se partage en deux branches égales qui s'écartent à angle aigu et qui constituent les *iliaques primitives.*

§ 1. — Artères iliaques primitives.

Les artères iliaques primitives ou communes, branches de bifurcation de l'aorte, s'étendent du bord inférieur de la quatrième vertèbre des lombes vers les articulations sacro-iliaques au-dessus desquelles elles se divisent elles-mêmes en deux branches terminales.

Ces artères se dirigent obliquement de haut en bas et de dedans en dehors en interceptant un espace angulaire dans lequel on aperçoit le corps de la dernière vertèbre lombaire.

Leur *longueur* est de 6 centimètres environ. Elle devient plus considérable lorsque l'aorte se divise au devant de la troisième vertèbre lombaire, ce qui est rare, et diminue lorsque ces artères présentent une division prématurée, ce qui est plus fréquent. Leur direction est rectiligne chez l'adulte, souvent flexueuse chez le vieillard.

Rapports. — En avant, les iliaques primitives sont recouvertes par l'uretère et par l'artère spermatique qui les croisent à angle aigu, plus superficiellement par le péritoine. En arrière, elles reposent sur les parties latérales de la cinquième vertèbre lombaire et le bord interne du psoas.

Les veines iliaques primitives sont situées en arrière des troncs artériels correspondants. Celle du côté droit est accolée sur toute sa longueur à l'artère iliaque primitive droite. Celle du côté gauche, venant se réunir à la précédente pour constituer la veine cave ascendante, occupe d'abord le côté postérieur, puis le côté interne de l'artère iliaque gauche, et s'engage ensuite au-dessous de l'iliaque primitive droite; cette disposition semblerait indiquer que le courant veineux parti du membre abdominal gauche trouve un accès un peu moins facile dans la veine cave inférieure que celui qui prend sa source dans le membre abdominal droit.

Dans leur trajet les iliaques primitives ne fournissent le plus habituellement aucune branche collatérale.

Branches terminales. — Leur situation et leur direction permettent de les distinguer en interne et externe. La première, ou l'*iliaque interne*, est destinée au bassin, et la seconde, ou l'*iliaque externe*, aux trois autres segments du membre abdominal.

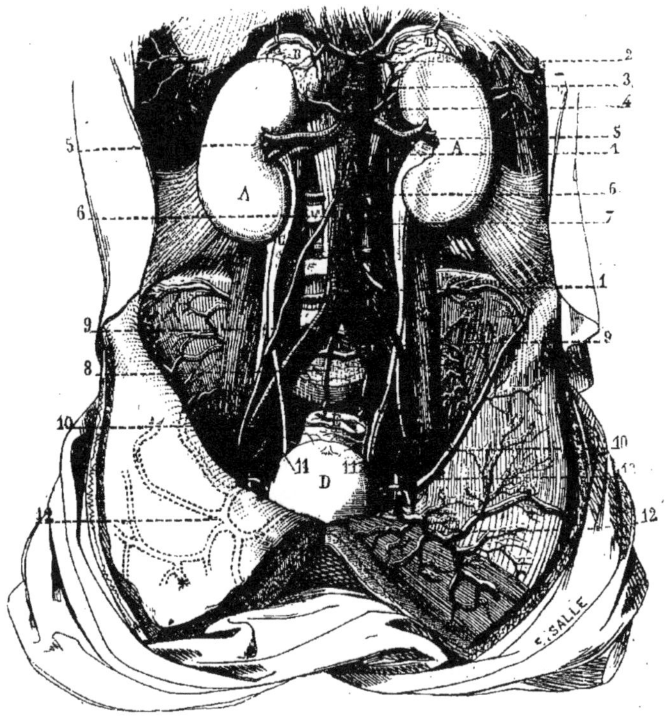

FIG. 383. — *Artères iliaques primitives.*

1, 1. Aorte abdominale. — 2. Origine des diaphragmatiques inférieures. — 3. Tronc cœliaque. — 4. Origine de la mésentérique supérieure. — 5, 5. Rénales. — 6, 6. Spermatiques. — 7. Tronc de la mésentérique inférieure. — 8. Sacrée moyenne. — 9, 9. Iliaques primitives. — 10, 10. Iliaques externes. — 11, 11. Iliaques internes. — 12. Épigastrique. — 13. Circonflexe iliaque.

§ 2. — Artère iliaque interne ou hypogastrique.

Préparation. — 1° Appliquer sur le bassin deux traits de scie qui porteront, l'un sur l'articulation sacro-iliaque gauche, l'autre sur les branches horizontale et descendante du pubis du même côté, et détacher le membre correspondant.

2° Isoler ensuite toutes les branches intra-pelviennes, en procédant de leur origine vers leur terminaison ; pour faciliter la préparation, après avoir préalablement vidé le rectum et la vessie, on les distendra en introduisant dans le premier des pelotons de crin ou du tissu adipeux, et dans le second une certaine quantité d'air, qui pénétrera par voie d'insufflation à l'aide d'une sonde introduite dans l'urèthre.

3° Renverser le bassin sur sa face antérieure, et préparer le grand fessier. Ce muscle étant découvert, le détacher du fémur en rasant la surface osseuse, puis le relever en le portant en haut et en dedans, et préparer avec soin les branches artérielles qui rampent sous sa face profonde. Isoler ensuite le tendon inférieur du moyen fessier, l'inciser et soulever le muscle avec ménagement, en le renversant de bas en haut : ce renversement des deux muscles permet de mettre à nu toutes les ramifications des artères fessière et ischiatique.

4° Pour préparer la honteuse interne, on la suivra d'abord dans son circuit autour du petit ligament sacro-sciatique ; on enlèvera les téguments du périnée pour mettre à nu la périnéale superficielle, puis le tissu cellulo-graisseux qui remplit l'excavation ischio-rectale, afin de découvrir les hémorrhoïdales inférieures. On poursuivra ensuite le tronc de l'artère, ainsi que ses branches bulbeuse et caverneuse. Enfin, en dépouillant la verge de son enveloppe cutanée, on découvrira l'artère dorsale jusqu'à sa terminaison.

Quant à l'obturatrice, il convient de différer son étude jusqu'au moment où l'on procédera à la préparation de l'artère fémorale.

L'artère iliaque interne ou *hypogastrique* est un peu moins volumineuse que l'iliaque externe.

Sa longueur moyenne, mesurée de son origine au départ de la première collatérale qui est ordinairement l'ilio-lombaire, ne dépasse pas 18 ou 20 millimètres ; mais lorsque l'ilio-lombaire naît par un tronc commun avec la sacrée latérale, l'obturatrice ou la fessière, ce qu'on observe assez fréquemment, cette longueur peut atteindre 3 centimètres. De ces données il suit que lorsqu'on jette une ligature sur cette artère, le lien constricteur se trouvera le plus souvent très-rapproché de l'origine de la première collatérale, condition défavorable au succès de l'opération.

Cette artère se porte d'abord obliquement en bas et en avant ; elle descend ensuite presque verticalement dans l'excavation pelvienne, puis se divise en une sorte de bouquet artériel, composé de neuf branches chez l'homme et de onze chez la femme.

Ces branches naissent tantôt isolément et tantôt par des troncs communs. Lorsqu'elles se confondent à leur origine, on les voit s'unir deux à deux ou trois à trois. Très-souvent elles partent de deux troncs principaux qui se dirigent l'un en avant et l'autre en arrière. Mais si leur point de départ est très-variable, il n'en est pas ainsi de leur distribution qui reste constante.

Considérées sous ce point de vue, les branches de l'hypogastrique peuvent être divisées en trois groupes :

Les antérieures ou intra-pelviennes qui continuent la série des artères viscérales du tronc et qui comprennent : l'*ombilicale*, les *vésicales* et l'*hémorrhoïdale moyenne*, auxquelles viennent se réunir, chez la femme, l'*utérine* et la *vaginale ;*

Les postérieures, qui continuent la série des artères pariétales : l'*iliolombaire* et la *sacrée latérale ;*

Les externes ou extra-pelviennes, qui vont se terminer dans les masses musculaires accumulées autour de la racine des membres pelviens : la *fessière*, l'*ischiatique* et l'*obturatrice*.

A toutes ces branches collatérales s'ajoute encore une branche terminale, qui ne se distribue ni aux viscères intra-pelviens, ni aux parois du bassin, ni aux parties molles dépendantes du membre inférieur, mais qui converge vers celle du côté opposé pour aller se ramifier dans l'appareil génital externe : c'est l'*artère honteuse interne*.

Les branches de l'hypogastrique présentent un volume très-inégal. Les viscérales ou intra-pelviennes qui s'épuisent dans des organes d'un volume peu considérable sont les plus grêles. Les extra-pelviennes destinées aux muscles nombreux et puissants qui entourent l'articulation de la hanche sont beaucoup plus volumineuses.

A. — Branches viscérales.

I. — **Artères ombilicales.**

L'artère ombilicale diffère très-notablement suivant qu'on la considère chez le fœtus ou chez l'adulte.

a. **Chez le fœtus** son calibre égale celui de l'iliaque primitive, en sorte que les deux artères forment un seul et même tronc qui descend sur les parties latérales du détroit supérieur du bassin, et qui donne un peu au-dessus de l'articulation sacro-iliaque une branche antérieure assez grêle, représentant l'iliaque externe, et une branche postérieure représentant l'iliaque interne. Après l'émission de ces branches, le tronc artériel pénètre dans l'excavation pelvienne, passe sur les côtés de la vessie, puis se réfléchit de bas en haut, s'applique à la paroi antérieure de l'abdomen et monte vers l'anneau ombilical en se rapprochant graduellement du tronc opposé. Au niveau de cet anneau, les artères ombilicales déjà contiguës s'accolent à la veine du même nom, pour former le cordon des vaisseaux ombilicaux, se contournent alors en pas de vis, et arrivent après un trajet plus ou moins flexueux jusqu'au placenta, dans lequel elles déposent par un grand nombre de divisions, graduellement décroissantes, le sang devenu impropre à la vie.

Ces artères et le placenta dans lequel elles se ramifient sont à l'appareil circulatoire du fœtus ce que l'artère pulmonaire et les poumons sont à l'appareil circulatoire de l'adulte.

Leur diamètre dans les premiers mois de la vie intra-utérine ne diffère pas de celui du canal artériel. Mais, de même que ce canal diminue graduellement à mesure que les branches de l'artère pulmonaire se dilatent, de même le volume des artères ombilicales se réduit de plus en plus à mesure que celui des iliaques interne et externe s'accroît.

Après la naissance, les ombilicales cessant d'être parcourues par le sang, leurs parois se resserrent et se rétractent à tel point que vers la fin de la première année leur extrémité terminale est déjà descendue de l'ombilic jusqu'au niveau des branches horizontales du pubis.

b. **Chez l'adulte,** ces artères se présentent sous la forme d'un cordon ligamenteux étendu de la partie antérieure de l'hypogastrique vers les parties supérieure et latérale de la vessie. Cependant leur oblitération n'est jamais complète; elles demeurent perméables dans la moitié postérieure de leur étendue. Cette partie canaliculée est remarquable par l'épaisseur de ses parois due à l'hypertrophie de la tunique celluleuse, ainsi que l'a démontré M. Ch. Robin.

Les artères qui naissent de la portion canaliculée de l'ombilicale sont au nombre de deux ou trois et de très-petites dimensions. Elles se distribuent aux parties latérales et supérieures de la vessie.

II. — Artères vésicales.

Indépendamment des branches artérielles qui se ramifient dans les parties latérales du corps de la vessie et qui sont fournies par les ombilicales, il existe ordinairement une artère qui émane directement de l'hypogastrique et qui couvre de ses ramifications les parties inférieure et postérieure du même organe. — D'autres branches proviennent soit de l'hémorrhoïdale moyenne chez l'homme, et de l'utérine ou de la vaginale chez la femme; soit de l'obturatrice, de l'ischiatique et de la honteuse interne. Toutes ces artères vésicales peuvent être divisées : 1° en latérales et supérieures qui partent de l'ombilicale et qui ont été mentionnées précédemment; 2° en latérale et inférieure qui naît de l'hypogastrique; 3° en postérieure qui émane de l'hémorrhoïdale moyenne, de l'utérine ou de la vaginale; 4° en antérieure qui provient de l'obturatrice ou de la honteuse interne.

La vésicale inférieure chemine entre le rectum et la vessie, ou entre la vessie et le vagin, gagne le bas-fond du réservoir urinaire, et se partage en nombreux rameaux qui se consument dans les parois vésicales, la prostate, la portion prostatique de l'urèthre, les vésicules séminales et le canal déférent.

La vésicale postérieure vient le plus habituellement de l'hémorrhoïdale moyenne, dont elle est une des principales branches. Elle chemine sous le bas-fond de la vessie, puis se réfléchit de bas en haut, monte en serpentant et se ramifie dans les parois de cet organe. Chez l'homme elle est d'abord située en dedans des vésicules séminales auxquelles elle donne de nombreux rameaux; parmi ces derniers il en est un qui s'accole au canal déférent, l'accompagne dans tout son trajet en lui donnant des rami-

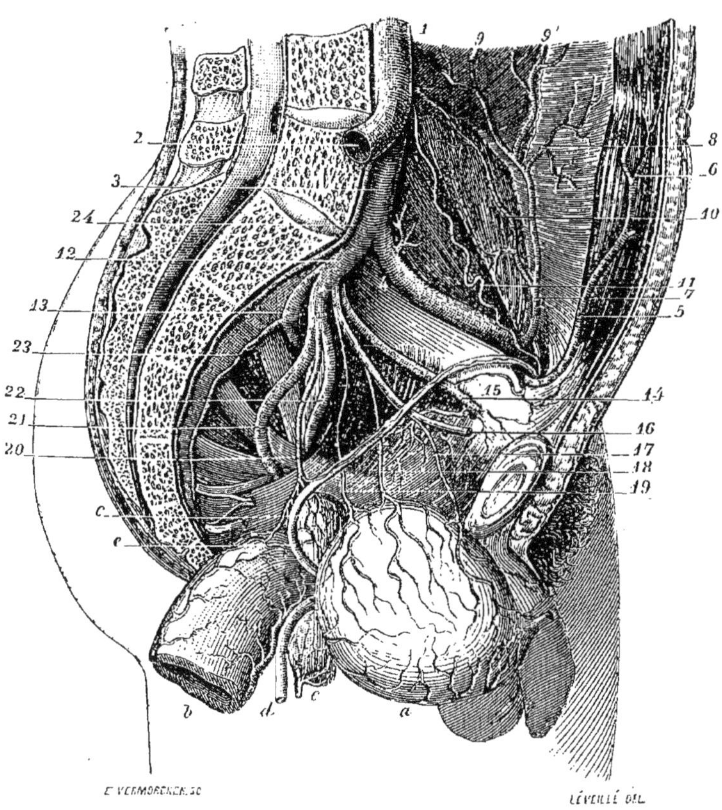

FIG. 384. — *Artère hypogastrique.*

1. Extrémité inférieure de l'aorte. — 2. Iliaque primitive droite. — 3. Iliaque primitive gauche. — 4. Iliaque externe.—5. Epigastrique. — 6. Même artère se divisant en deux branches qui plongent presque aussitôt dans l'épaisseur du muscle droit de l'abdomen. — 7. Circonflexe iliaque. — 8. Branche que cette artère donne au muscle transverse. — 9, 9. Branches terminales de la même artère cheminant entre le transverse et le petit oblique —10. Autre branche de la circonflexe qui se rend au muscle iliaque.—11. Spermatique. — 12. Tronc de l'hypogastrique.—13. Fessière.—14. Obturatrice.—15. Ramuscule anastomotique qui s'étend de l'épigastrique à l'obturatrice, et qui acquiert souvent un volume assez considérable pour représenter une branche de bifurcation de la première.—16. Ombilicale.—17. Vésicale supérieure.—18. Vésicale moyenne.—19. Vésicale inférieure naissant comme les précédentes de l'ombilicale. — 20. Hémorroïdale moyenne. — 21. Ischiatique. — 22. Honteuse interne.—23. Sacrée latérale.—24. Sacrée moyenne. — *a.* Vessie. — *b.* Rectum. — *c, c.* Vésicules séminales. — *d.* Canal déférent droit. — *e.* Canal déférent gauche, remontant vers l'orifice interne du canal inguinal.

fications, et qui s'anastomose à sa terminaison avec la branche épididymique de l'artère testiculaire ; ce rameau, appelé *artère du canal déférent*, *artère déférentielle*, permettrait au sang artériel d'arriver jusqu'au testicule dans le cas où l'artère spermatique correspondante deviendrait le siége d'une oblitération.

La vésicale antérieure vient assez souvent de la honteuse interne ; dans ce cas elle monte verticalement sur la face correspondante de la vessie et s'y épuise. Lorsqu'elle part de l'obturatrice, elle se porte transversalement en dedans, et se partage en rameaux ascendants et descendants.

III. — Artère hémorrhoïdale moyenne.

Extrêmement variable dans son calibre et son origine ; quelquefois assez volumineuse, mais en général très-grêle et sans importance.

Chez l'homme, cette artère descend sur les côtés du rectum, entre cet organe et le bas-fond de la vessie, en se divisant en plusieurs ramuscules. Quelques-uns se perdent dans les tuniques de l'intestin, où ils s'anastomosent avec les hémorrhoïdales supérieures, branches de la mésentérique inférieure. Mais la plupart se répandent sur les vésicules séminales et la paroi postérieure de la vessie. Elle donne quelquefois l'artère déférentielle.

Chez la femme, cette artère descend entre le rectum et le vagin, en donnant des ramifications à l'un et à l'autre de ces organes, mais principalement au second.

Dans les deux sexes l'hémorrhoïdale moyenne ne fournit donc au rectum, le plus habituellement, que quelques divisions sans importance qui ont pour unique avantage de mettre l'artère iliaque interne en communication avec la mésentrique inférieure.

IV. — Artère utérine.

Cette artère naît de l'hypogastrique, tantôt isolément, tantôt par un tronc qui lui est commun avec l'ombilicale ou avec la honteuse interne. Elle se porte de dehors en dedans en cheminant entre les deux lames des ligaments larges, se coude au niveau du col de l'utérus pour se diriger de bas en haut, parallèlement aux bords de cet organe et se divise alors en un grand nombre de branches qui se ramifient dans son épaisseur.

Ces branches, d'abord transversales et sous-péritonéales, s'engagent bientôt sous les couches musculaires les plus superficielles de l'utérus, puis pénètrent au milieu des couches moyennes et profondes. De celles-ci naissent un très-grand nombre de rameaux, lesquels s'anastomosent entre eux, et sur le plan médian avec ceux du côté opposé. Parmi ces rameaux ceux qui occupent la partie supérieure de l'organe communiquent largement avec les divisions terminales de l'artère utéro-ovarienne. Tous sont remarquables par la direction éminemment flexueuse que nous avons déjà constatée sur les artères de l'ovaire.

Dans l'état de grossesse, les artères utérines et utéro-ovariennes acquièrent un calibre six ou huit fois plus considérable que celui qui leur appartient dans l'état opposé. En même temps que leur capacité s'agrandit, leurs parois augmentent d'épaisseur, et leur enroulement en tire-bouchon devient beaucoup plus prononcé. Ces modifications sont le résultat de la vie plus active imprimée à tout l'appareil de la gestation, et du développement interstitiel dont l'utérus devient le siége; en un mot, ses parois s'hypertrophient, elles ne se dilatent pas.

La physiologie explique donc très-bien comment les flexuosités des artères de l'utérus sont d'autant plus prononcées que cet organe arrive à des dimensions plus importantes. Elle ne nous montre pas aussi clairement l'utilité qu'elles présentent : il est permis de penser cependant qu'elles ont pour but d'introduire dans les parois utérines une plus grande quantité de sang artériel. De cet afflux plus considérable découle en effet deux avantages : d'une part, il contribue à rendre le développement du fœtus plus rapide ; de l'autre, il communique à la cavité musculeuse une excitabilité plus grande qui lui permet de réagir avec plus d'énergie sur le produit de la conception au terme de la grossesse.

V. — **Artère vaginale.**

L'artère vaginale naît souvent de l'ombilicale, quelquefois de l'utérine, de la honteuse interne ou de l'hémorrhoïdale moyenne. Son calibre est un peu moins considérable que celui de l'utérine.

Dirigée obliquement en bas et en avant, cette artère donne d'abord un rameau assez volumineux à la partie latérale inférieure de la vessie. Elle chemine ensuite sur les côtés du vagin, en se prolongeant jusqu'à son extrémité inférieure et en lui fournissant de nombreuses ramifications qui s'anastomosent avec celles de la vaginale du côté opposé.

B. — Branches pariétales.

I. — **Artère ilio-lombaire.**

L'artère ilio-lombaire vient en général de la partie postérieure de l'hypogastrique. Mais il n'est pas rare de la voir naître par un tronc commun avec la fessière ou la sacrée latérale ; le tronc de l'hypogastrique est alors un peu plus long.

Par sa distribution l'ilio-lombaire complète le système des artères pariétales de l'abdomen, de même que l'intercostale supérieure, branche de la sous-clavière, complète le système des artères pariétales du thorax. — Son volume est en raison inverse de celui des artères lombaires.

Elle se porte en arrière, en dehors et en haut, au devant du nerf lombo-sacré, derrière le muscle psoas auquel elle donne des ramifications.

Après un trajet de 2 centimètres environ, elle se divise en branche ascendante et branche transversale.

La *branche ascendante* monte verticalement sous le psoas, dans l'angle rentrant formé par le corps de la cinquième vertèbre des lombes et l'os iliaque. Arrivée au dernier trou de conjugaison, elle fournit : 1° un *rameau spinal* qui pénètre par ce trou dans le canal vertébral où il se comporte comme tous les rameaux spinaux des artères lombaires et intercostales ; 2° un *rameau musculaire* analogue aux branches abdominales des lombaires, lequel se ramifie dans le psoas, le carré des lombes et les muscles intertransversaires.

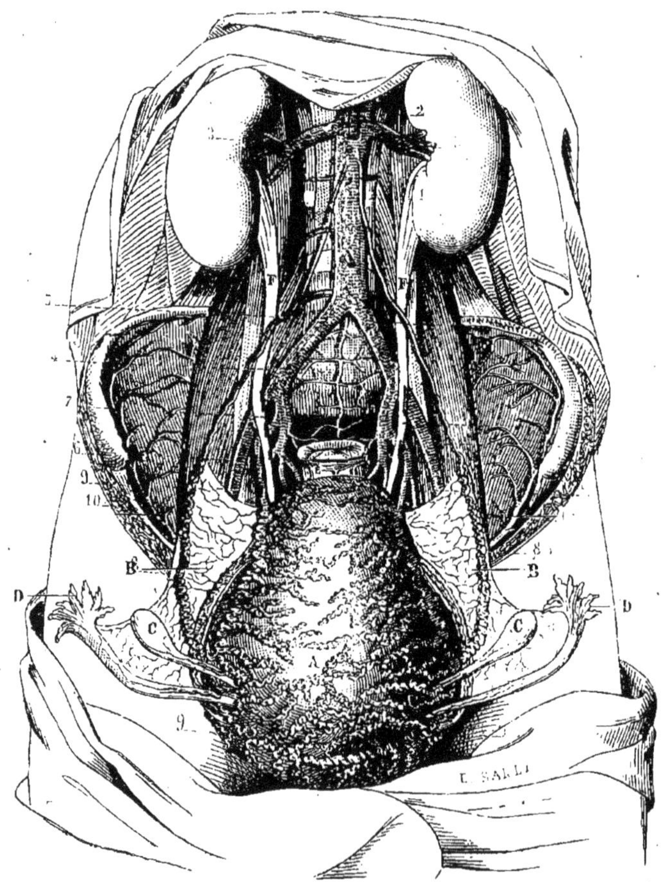

FIG. 385. — *Artères utérines et utéro-ovariennes dans l'état de grossesse.*

1. — Aorte abdominale. — 2. Origine de la mésentérique supérieure. — 3, 3. Rénales. — 4. Sacrée moyenne. — 5, 5. Iliaques primitives. — 6, 6. Iliaques externes. — 7, 7, Iliaques internes. — 8, 8. Artères utéro-ovariennes. — 9, 9. Artères utérines. — 10, 10. Circonflexes iliaques. — A. Utérus au neuvième mois de la grossesse : il est renversé d'arrière en avant, en sorte qu'on le voit par sa face postérieure. — B, B. Ligaments larges. — C, C. Ovaires. — D, D. Pavillon des trompes de Fallope. — E. Rectum. — F, F. Uretères

La *branche transversale* se porte en dehors, perpendiculairement au détroit supérieur du bassin, et ne tarde pas à se diviser en rameaux superficiel et profond. — Le *rameau superficiel* chemine au-dessous du fascia iliaca, puis se partage en ramifications divergentes qui s'épuisent dans le muscle iliaque. — Le *rameau profond*, plus considérable, s'accole dans toute son étendue à l'os coxal. Ses divisions se perdent, d'une part dans les muscles psoas et iliaque, de l'autre dans le périoste ; parmi ces dernières il en est une plus importante qui pénètre dans l'épaisseur de l'os par un orifice situé auprès de l'articulation sacro-iliaque.

Quelquefois les deux branches de l'ilio-lombaire naissent séparément, soit de l'hypogastrique, soit l'une de l'hypogastrique et l'autre de la fessière ; il existe alors deux artères ilio-lombaires résultant d'une division prématurée portée jusqu'au dédoublement du tronc : c'est une anomalie par défaut de convergence.

II. — **Artère sacrée latérale.**

Tantôt simple et tantôt double, cette artère vient aussi souvent de l'ilio-lombaire ou de la fessière que de l'hypogastrique. Elle est simple lorsque les deux branches qui la composent naissent par un tronc commun, et double lorsque ces branches naissent isolément ; le dédoublement de son tronc, comme celui du tronc de l'ilio-lombaire, tient donc à un défaut de fusion de ses deux branches, et non à la présence d'une branche surnuméraire.

Cette artère descend un peu obliquement de dehors en dedans, au devant des nerfs sacrés et de l'attache du muscle pyramidal, sur la partie antéro-latérale du sacrum, jusqu'à son extrémité inférieure où elle s'anastomose en arcade avec la sacrée moyenne.

Dans ce trajet elle fournit des branches collatérales qu'on peut distinguer en postérieures et antérieures.

Les *branches postérieures* ou *externes*, plus considérables, sont ordinairement au nombre de quatre, comme les trous sacrés antérieurs. Elles pénètrent par ces trous dans le canal sacré, et se divisent bientôt : 1° en *rameau antérieur* qui marche transversalement sur la face postérieure du corps des vertèbres sacrées, donne à ce corps, à la dure-mère rachidienne, aux nerfs sacrés et s'anastomose avec celui du côté opposé ; 2° en *rameau postérieur* qui traverse le canal sacré d'avant en arrière, et sort par le trou sacré postérieur correspondant, pour se ramifier dans les ligaments postérieurs de l'articulation sacro-iliaque, dans la partie inférieure du transversaire épineux et dans la peau.

Les *branches antérieures* ou *internes*, très-petites, en nombre égal à celui des vertèbres sacrées, sont situées transversalement sur la partie antérieure et moyenne du corps de chacune de ces vertèbres ; après avoir fourni des ramuscules périostiques et osseux, elles se terminent en s'anastomosant avec la sacrée moyenne.

Les sacrées latérales par leur distribution complètent le système des artères pariétales de la portion inférieure du rachis.

C. — Branches extra-pelviennes.

I. — **Artère obturatrice.**

Il est peu de vaisseaux artériels qui présentent d'aussi grandes variétés d'origine. L'artère obturatrice naît ordinairement de l'hypogastrique, quelquefois de l'iliaque externe, très-rarement de la fémorale.

Lorsqu'elle vient de l'hypogastrique, elle se détache tantôt du tronc artériel, tantôt de l'une de ses branches, l'ombilicale ou la fessière.

Cette artère se dirige horizontalement d'arrière en avant vers l'anneau sous-pubien. Dans son trajet, elle répond : en dehors, aux parois latérales de l'excavation du bassin ; en dedans, au péritoine et au canal déférent ; en bas, au nerf obturateur.

Lorsqu'elle tire son origine de l'iliaque externe, on la voit naître quelquefois directement de la partie interne de cette artère ; alors elle se porte transversalement en dedans, sous la veine iliaque, puis verticalement en bas, et enfin obliquement en avant pour s'engager dans le canal sous-pubien. Mais presque constamment elle prend naissance par un tronc qui lui est commun avec l'artère épigastrique et dont la longueur varie : s'il est court, l'obturatrice longe le bord antérieur de l'anneau crural, se contourne sur l'angle interne de cet anneau en marchant parallèlement à la base du ligament de Gimbernat, et descend ensuite derrière la branche horizontale du pubis ; s'il est plus long, cette artère s'éloigne d'abord davantage du bord antérieur de l'anneau, mais en descendant elle passe aussi sur la base du ligament de Gimbernat, en sorte qu'elle pourrait être facilement blessée lorsqu'on porte l'instrument tranchant sur ce ligament pour agrandir l'anneau crural.

Dans les circonstances très-rares où l'obturatrice naît de la fémorale, elle passe sous la veine fémorale, dont elle longe ensuite le côté interne, traverse l'anneau crural et descend derrière la branche horizontale du pubis.

Parvenue dans le canal sous-pubien, l'artère obturatrice se divise en deux branches terminales, l'une externe, l'autre interne.

A. *Branches collatérales*. — Avant de s'engager dans le canal sous-pubien, l'obturatrice fournit dans son trajet :

1° Une *branche ascendante* qui traverse l'aponévrose iliaque, s'engage sous le muscle de même nom et se perd dans son épaisseur ;

2° Une petite branche transversale qui se ramifie derrière le corps du pubis et qui s'anastomose avec celle du côté opposé ;

3° Une artère, de volume variable, obliquement descendante, dont les divisions se perdent dans la prostate et le col de la vessie;

4° Un *ramuscule anastomotique ascendant* qui naît au voisinage de l'orifice interne du canal sous-pubien, et qui se dirige vers l'artère épigastrique avec laquelle il communique. Son calibre, ordinairement grêle, varie en raison inverse de celui de l'obturatrice : si ce ramuscule anastomotique augmente, l'obturatrice diminue et semble naître alors par une double origine ; s'il devient très-considérable, l'obturatrice est très-grêle à son point de départ, et l'on dit alors qu'elle tire son origine de l'épigastrique. Mais en réalité elle reste ce qu'elle était; son calibre seul s'est modifié ; cette modification, dont le système artériel nous offre tant d'exemples, est une anomalie par inversion de volume.

B. — *Branches terminales.* — La branche externe, située sur le bord externe du trou ovale, chemine entre les deux obturateurs. Elle se termine vers le bord inférieur du muscle carré, en s'anastomosant par de nombreux rameaux avec l'artère ischiatique. Dans son trajet cette branche fournit d'abord aux obturateurs; plus bas elle donne un rameau articulaire qui pénètre par l'échancrure de la cavité cotyloïde dans l'épaisseur du ligament rond, et arrive en parcourant l'axe de ce ligament jusque dans la tête du fémur où il s'épuise.—Ses divisions terminales se distribuent au carré et au grand adducteur.

La branche interne, qui peut être considérée comme la continuation du tronc de l'obturatrice, descend entre l'obturateur externe et la branche ischio-pubienne, en décrivant une courbure parallèle à la moitié interne du trou ovale : elle se termine dans le petit et le grand adducteurs. — Cette branche donne : 1° des rameaux périostiques et osseux pour le pubis ; 2° des rameaux musculaires destinés à l'obturateur externe, au pectiné, aux adducteurs et au droit interne ; 3° des rameaux cutanés à la partie supérieure et interne de la cuisse ; 4° des rameaux génitaux qui se perdent dans les enveloppes du testicule chez l'homme, et les grandes lèvres chez la femme ; 5° enfin des rameaux anastomotiques qui unissent l'obturatrice à la circonflexe interne, branche de la fémorale.

II. — **Artère fessière.**

L'artère fessière ou *iliaque postérieure* est la plus volumineuse de toutes les branches que fournit l'hypogastrique. Elle se dirige en bas et en arrière, passe entre le cordon lombo-sacré du plexus lombaire et le premier nerf sacré, s'incline alors en dehors, contourne la partie la plus élevée de la grande échancrure sciatique, puis sort du bassin en passant au-dessus du muscle pyramidal, donne quelques rameaux à ce muscle, à l'os des iles, à l'articulation sacro-iliaque, et se divise en branches superficielle et profonde.

La *branche superficielle*, placée entre le grand et le moyen fessiers, se porte transversalement en dehors jusqu'au voisinage de l'épine iliaque antérieure et supérieure. Ses rameaux, extrêmement nombreux, sont destinés aux deux muscles dont elle occupe l'interstice, principalement au grand fessier; quelques-uns de ces rameaux, après avoir traversé ce muscle, vont se perdre dans les téguments.

La *branche profonde*, située entre le moyen et le petit fessiers, se subdivise : 1° en rameau supérieur qui contourne l'insertion iliaque du petit fessier, pour se distribuer à ce muscle, au moyen fessier, à l'os coxal et au tenseur du fascia lata au niveau duquel il se termine en s'anastomosant avec la circonflexe externe, branche de la fémorale; 2° un rameau inférieur qui marche de dedans en dehors, d'arrière en avant et un peu de haut en bas, entre le petit et le moyen fessiers auxquels elle donne de nombreux ramuscules, ainsi qu'à l'articulation de la hanche, et vient s'anastomoser par ses ramifications terminales, soit avec la circonflexe interne, soit avec l'ischiatique.

III. — **Artère ischiatique.**

L'artère ischiatique naît de l'hypogastrique, tantôt isolément, tantôt par un tronc commun avec la fessière ou la honteuse interne. Son volume, inférieur à celui de la fessière, égale et quelquefois surpasse celui de la honteuse. — Elle descend presque verticalement au devant du plexus sacré, entre le rectum et les parois du bassin, sort de cette cavité par la partie inférieure de la grande échancrure sciatique, en passant au-dessous du muscle pyramidal, au-dessus du petit ligament sacro-sciatique, entre la honteuse qui occupe son côté interne et le grand nerf sciatique situé à son côté externe. Sortie du bassin, cette artère se partage en deux branches, l'une ascendante, l'autre descendante :

La *branche ascendante* se dirige en dedans et en arrière, sous le bord interne du grand fessier, dans lequel quelques-uns de ses rameaux se rendent en traversant le grand ligament sacro-sciatique; elle s'épuise soit dans ce muscle, soit dans les téguments de la face postérieure du sacrum et du coccyx.

La *branche descendante, très-longue*, croise perpendiculairement les jumeaux et le carré crural en se prolongeant souvent jusqu'à la partie moyenne de la cuisse. Elle donne :

1° Des *rameaux postérieurs, volumineux* et nombreux, qui se rendent au grand fessier;

2° Des *rameaux antérieurs* destinés aux jumeaux supérieur et inférieur, à l'obturateur interne et au carré de la cuisse;

3° Des *rameaux nerveux* qui pénètrent dans le grand nerf sciatique et l'accompagnent jusqu'à sa bifurcation;

4° Et enfin des *rameaux anastomotiques* fort remarquables qui s'abouchent avec les ramifications terminales de la circonflexe interne et de la première perforante. Ces rameaux établissent une facile communication entre la fémorale et l'hypogastrique.

Sur deux pièces, dont l'une est déposée au musée de l'amphithéâtre d'anatomie des hôpitaux, et dont l'autre fait partie de ma collection, on voit une artère ischiatique dont le calibre égale le tronc de l'hypogastrique, en sorte que par son volume et la vaste étendue de sa distribution elle représente la fémorale qui semble s'être déviée pour passer à la partie postérieure du membre. Cette anomalie a été considérée en effet comme le résultat d'une déviation du tronc crural : opinion que je ne puis partager et que les faits repoussent du reste très-manifestement. L'artère crurale n'est nullement déviée ; elle occupe sa place accoutumée et fournit à la cuisse toutes les branches qu'elle lui donne dans l'état normal ; seulement son volume est considérablement réduit. Le tronc situé à la partie postérieure du fémur sur le prolongement de l'hypogastrique est donc réellement constitué par l'artère ischiatique dont le calibre se trouve quadruplé. Cet accroissement si considérable de diamètre se rattache au fait général que nous avons déjà souvent énoncé, en disant que les vaisseaux artériels compris dans la même région et communiquant entre eux présentent des volumes qui sont en raison inverse les uns des autres. Ici en effet que voyons-nous ? Une artère fémorale dont le calibre diminue, et une artère ischiatique dont la capacité augmente. C'est une simple inversion de volume, tout à fait analogue à celle dont l'obturatrice nous présente à son origine un si fréquent exemple. L'histoire des anomalies artérielles nous offre une foule de faits semblables dérivant tous de la même cause.

IV. — **Artère honteuse interne.**

L'artère honteuse interne, branche terminale de l'hypogastrique, se distribue : chez la femme, au périnée et à la vulve ; chez l'homme, au périnée, au pénis et aux enveloppes du testicule.

La région qu'elle traverse pour se rendre à sa destination est celle sur laquelle le chirurgien porte largement et profondément l'instrument tranchant lorsqu'il se propose d'extraire un calcul de la cavité vésicale. La situation, la direction, les dimensions de l'incision, ou plutôt du canal artificiel qu'il convient de pratiquer pour cette extraction, sont en grande partie subordonnées au mode de distribution de la honteuse interne ; il importe par conséquent de connaître avec précision son trajet, ses rapports et ses principales divisions.

Cette artère naît de l'hypogastrique, au devant de l'ischiatique, et souvent par un tronc commun avec celle-ci. Elle descend, tantôt rectiligne, tantôt un peu flexueuse, au devant du plexus sacré et du muscle pyramidal, sort du bassin par la grande échancrure sciatique, entre le muscle précédent et l'épine ischiatique, contourne cette épine de haut en bas et d'arrière en avant, puis s'engage dans la petite échancrure sciatique, non pour rentrer dans le bassin, et moins encore pour pénétrer dans l'épaisseur du périnée, ainsi que l'avancent quelques auteurs, mais pour se placer dans un dédoublement de l'aponévrose du muscle obturateur interne, et se porter directement vers la partie moyenne de la branche ischio-pubienne en décrivant une légère courbure à concavité supérieure.

Direction. — Verticale depuis son origine jusqu'à l'épine ischiatique, la honteuse interne devient horizontale dans le trajet qu'elle parcourt de cette épine à la branche ischio-pubienne, de telle sorte qu'elle coupe perpendiculairement le corps de l'ischion, et passe au-dessus de l'extrémité inférieure du trou ovale, comme une corde au-dessus de son arc. De cette direction il suit que le tronc de l'artère reste très-éloigné du plancher périnéal, et qu'il ne saurait être atteint, dans aucun cas, par l'instrument tranchant dans la taille latéralisée ou bilatérale. L'incision qui a pour but d'ouvrir une voie au calcul, se dirigeant obliquement en bas, en dehors et en arrière, laisse le tronc artériel à 2 ou 3 centimètres au-dessus d'elle. La lésion de l'artère est donc impossible, et le serait encore alors même que l'incision se dirigerait transversalement en dehors.

Parvenue au niveau de la partie moyenne de la branche ischio-pubienne, l'artère honteuse interne la contourne en la croisant très-obliquement, devient alors ascendante, se place en dedans des racines du corps caverneux, puis se divise en deux branches terminales, l'*artère caverneuse*, et l'*artère dorsale de la verge*.

Distribution. — Avant de sortir du bassin, la honteuse interne fournit plusieurs rameaux sans nom, au rectum, à la prostate, aux vésicules séminales, à la vessie chez l'homme, au vagin chez la femme.

Hors du bassin, elle donne quelques ramuscules qui se distribuent aux jumeaux, à l'obturateur interne, au grand fessier, et qui s'anastomosent avec les artères fessière, ischiatique et circonflexe interne.

Dans le trajet qu'elle parcourt de l'épine ischiatique à la branche ischio-pubienne, la honteuse interne émet trois ou quatre branches d'un calibre plus considérable, connues sous le nom d'*hémorrhoïdales inférieures*. Ces branches marchent en serpentant dans le tissu cellulo-adipeux qui remplit l'excavation ischio-rectale, et vont se ramifier dans le sphincter externe de l'anus et les téguments qui le recouvrent ; elles s'anastomosent avec les divisions terminales de l'hémorrhoïdale supérieure.

Au-dessus et en arrière de la branche descendante de l'ischion on voit naître du tronc artériel deux branches collatérales beaucoup plus importantes que les précédentes : l'*artère superficielle du périnée* ou *périnéale inférieure*, et l'*artère transverse du périnée* ou *bulbeuse*.

La honteuse interne, en résumé, donne quatre branches importantes : Deux branches périnéales et deux branches péniennes.

1° **Artère superficielle du périnée.** — Considérée par la plupart des auteurs comme une branche de bifurcation, elle a été appelée aussi *périnéale inférieure*, par opposition au tronc lui-même qui représentait la périnéale supérieure. Mais son volume est à peine la moitié de celui du tronc principal, dont elle se détache en outre à angle droit ; elle ne le continue donc ni par son calibre ni par sa direction.

Cette branche naît du tronc de la honteuse à un centimètre au-dessus et en arrière de la branche ascendante de l'ischion. Située d'abord dans l'épaisseur de l'aponévrose de l'obturateur interne, elle se porte en bas et en dedans vers le muscle transverse du périnée, en croisant la branche de l'ischion, se réfléchit ensuite pour contourner ce muscle, qu'elle traverse très-souvent, puis se porte en avant et en dedans, parallèlement à la branche ischio-pubienne, dont elle est séparée par un intervalle d'un centimètre environ et se prolonge en convergeant vers celle du côté opposé jusqu'à la racine des bourses et la cloison du dartos dans laquelle elle se termine.

Dans ce trajet, les artères superficielles du périnée sont situées immédiatement au-dessous de l'aponévrose périnéale inférieure, entre celle-ci et le feuillet profond du fascia superficialis qui est ici très-développé. Elles donnent des rameaux assez nombreux :

1° Des rameaux postérieurs qui se perdent dans le muscle transverse, le sphincter externe de l'anus et les téguments de la région anale ;

2° Des rameaux externes qui s'épuisent dans les ischio-caverneux et les téguments de la partie interne de la cuisse, en s'anastomosant avec l'obturatrice ;

3° Des rameaux internes plus grêles que les précédents, lesquels se distribuent à l'extrémité antérieure du sphincter de l'anus, au bulbo-caverneux et à la peau du périnée.

Les divisions terminales de cette artère peuvent être distinguées en profondes et superficielles. — Les premières pénètrent dans la cloison qui sépare les deux testicules ; elles naissent quelquefois d'un même rameau appelé *artère de la cloison*. — Les secondes se dirigent en avant et en dehors pour se répandre dans le scrotum et le dartos ; elles s'anastomosent avec les honteuses externes, branches de la fémorale.

2° **Artère transverse du périnée ou bulbeuse.** — De même volume que la précédente. Ordinairement unique ; souvent double. Cette artère se détache aussi du tronc de la honteuse interne, sous un angle très-ouvert, presque droit, quelquefois même un peu obtus, et se porte directement de dehors en dedans, tantôt rectiligne, tantôt flexueuse. Arrivée sur les côtés du bulbe de l'urèthre, elle pénètre dans son épaisseur à

15 millimètres au devant de sa base, et se réfléchit presque aussitôt pour se diriger alors d'arrière en avant, parallèlement à celle du côté opposé, dont elle se trouve très-rapprochée.

Dans le périnée, l'artère transverse est située au-dessous de l'aponévrose périnéale moyenne, ou ligament de Carcassonne, et quelquefois dans l'épaisseur du muscle transverse profond. Elle donne des rameaux à ce muscle et au bulbo-caverneux.

Dans le bulbe, elle émet d'abord une branche destinée à la partie postérieure de ce renflement. Elle donne ensuite, sur toute l'étendue de son trajet, un très-grand nombre de divisions par lesquelles elle s'anastomose avec la bulbeuse du côté opposé et l'artère dorsale du même côté.

Lorsqu'il existe une seconde artère bulbeuse, elle est située au-dessous de la précédente, à laquelle elle demeure parallèle, et dont la sépare un intervalle de 4 à 5 millimètres. Cette artère transverse supplémentaire se trouve donc plus rapprochée de la base du bulbe, et pourrait être blessée dans la taille latéralisée, si l'incision était trop prolongée en avant.

3° **Artère caverneuse.** — Elle pénètre dans le corps caverneux, de son côté par la partie supérieure et externe de celui-ci, et se divise dès son entrée en deux branches inégales : l'une à trajet rétrograde ou postérieure, plus petite ; l'autre antérieure, beaucoup plus importante. La première se distribue d'avant en arrière à la racine des corps caverneux. La seconde, qui chemine d'arrière en avant, est d'abord très-rapprochée de la branche correspondante du côté opposé, avec laquelle elle communique par de nombreuses divisions. Elle s'en éloigne ensuite pour se placer au centre du corps caverneux. — De ces deux branches naissent des branches secondaires ; et celles-ci deviennent le point de départ des divisions flexueuses qui rayonnent dans tous les sens en se divisant et subdivisant. Leurs derniers rameaux se terminent chacun par un bouquet de sept à huit ramuscules qui s'enroulent comme autant de spirales, d'où le nom d'*artères hélicines* qui leur a été donné.

4° **Artère dorsale de la verge.** — Cette artère s'engage, dès son origine, dans l'épaisseur du ligament suspenseur de la verge, et se prolonge ensuite sur la face dorsale du pénis, jusqu'à la base du gland, en décrivant des flexuosités qui disparaissent dans l'état d'érection. Immédiatement appliquée sur le corps caverneux, recouverte par l'enveloppe élastique qui l'entoure, elle marche parallèlement à celle du côté opposé, dont elle n'est séparée que par la veine dorsale profonde. Dans ce trajet, l'artère dorsale donne des branches collatérales de deux ordres :

1° Des branches postérieures qui plongent dans le corps caverneux : j'ai vu souvent une ou deux de ces branches offrir un volume assez considérable pour suppléer en partie l'artère caverneuse dans sa distribution ;

2° Des branches externes, constantes, au nombre de cinq à sept, qui contournent de haut en bas les corps caverneux, en leur abandonnant des ramifications, et qui se terminent dans la portion spongieuse de l'urèthre, où chacune d'elles se partage en deux rameaux, l'un postérieur, l'autre antérieur, lesquels se disposent en série linéaire et se continuent pour prolonger jusqu'au gland l'artère bulbeuse correspondante.

Parvenue à la base du gland, les artères dorsales, dont le volume n'a pas sensiblement diminué, s'écartent l'une de l'autre et rampent sous ses parties latérales, puis se ramifient dans son épaisseur.

Chez la femme, les branches collatérales et terminales de la honteuse interne affectent une distribution qui offre la plus grande analogie avec celle que ces mêmes branches nous présentent chez l'homme.

L'artère superficielle du périnée, très-volumineuse chez elle, pénètre d'arrière en avant dans les grandes lèvres et s'y ramifie.

L'artère transverse du périnée se rend dans le bulbe du vagin, l'analogue du bulbe de l'urèthre.

L'artère caverneuse se distribue au corps caverneux du clitoris, et ne diffère de celle de l'homme que par ses moindres proportions.

L'artère dorsale du clitoris, très-grêle aussi, se distribue à la muqueuse, et aux téguments qui le recouvrent.

§ 3. — Artère iliaque externe.

L'artère iliaque externe s'étend de l'iliaque primitive à l'arcade crurale. Elle se dirige en bas, en dehors et en avant. Son volume est un peu supérieur à celui de l'hypogastrique.

Rapports. — Cette artère répond : 1° en avant et en dedans, au péritoine auquel elle adhère par un tissu cellulaire lâche et filamenteux; 2° en arrière et en dehors, au muscle psoas dont elle est séparée par le fascia iliaca.

La veine iliaque, située en haut à son côté postérieur, se place en bas à son côté interne.

Inférieurement, elle est recouverte par un gros ganglion lymphatique. Les vaisseaux efférents de ce ganglion, très-nombreux et très-volumineux, la croisent dans divers sens pour se rendre soit dans les ganglions pelviens, soit dans les ganglions lombaires. Ces troncs étant divisés ou déchirés dans la ligature lorsqu'on la lie, peuvent devenir le point de départ d'une angioleucite profonde plus ou moins grave.

Elle est encore en rapport : 1° en bas, avec la veine circonflexe iliaque qui la croise perpendiculairement pour aller se jeter dans la veine iliaque externe; 2° en haut, avec l'uretère qui la croise à angle très-aigu; 3° à gauche, avec l'S iliaque du côlon, et à droite, avec la fin de l'iléon.

Branches collatérales. — L'iliaque externe donne deux branches : l'épigastrique et la circonflexe iliaque.

I. — Artère épigastrique.

Les rapports intimes qu'affecte cette artère avec l'anneau par lequel les viscères abdominaux s'échappent le plus habituellement de l'abdomen lui donnent une haute importance en médecine opératoire : elle est à l'opération de la hernie ce que la honteuse interne est à l'opération de la taille.

L'épigastrique naît de la partie interne et antérieure de l'iliaque externe, à 12 à 15 millimètres au-dessus de l'arcade crurale. Elle se dirige aussitôt en bas vers cette arcade, au-dessus de laquelle on la voit se réfléchir de bas en haut, en décrivant une courbure à concavité supérieure qui embrasse la courbure à concavité inférieure du canal déférent chez l'homme, et du ligament rond chez la femme. Après sa réflexion elle se dirige en haut et en dedans vers le muscle droit de l'abdomen ; puis s'avance sur la face postérieure de ce muscle, pénètre bientôt dans son épaisseur, et monte alors verticalement dans la région ombilicale où elle se termine.

Cette artère, dans le trajet qu'elle parcourt, du pli de l'aîne à l'ombilic, présente donc trois portions : une portion descendante, une portion ascendante et oblique, une portion ascendante et verticale. Ses rapports diffèrent pour chacune d'elles.

1° *Rapports de la portion descendante.* — Elle répond : en haut, au péritoine, en bas à la veine iliaque qu'elle croise obliquement et dont elle est séparée par un gros ganglion lymphatique. L'épigastrique naît quelquefois au niveau de l'arcade crurale, et plus rarement de l'artère fémorale ; dans le premier cas la portion descendante n'existe pas ; dans le second l'artère a son origine devient au contraire ascendante, et sous-jacente à l'arcade crurale.

2° *Rapports de la portion ascendante et oblique.* — Ils doivent être examinés dans son quart inférieur et ses trois quarts supérieurs.

Dans son quart inférieur elle répond : en avant, à la paroi postérieure du canal inguinal, c'est-à-dire au fascia transversalis. — En arrière, au canal déférent ou au ligament rond qui la croisent à angle droit un peu au-dessus de l'angle de réflexion de l'épigastrique. — En dehors, à la fosse inguinale externe, c'est-à-dire à l'orifice supérieur du canal inguinal, de telle sorte que lorsque les viscères abdominaux s'engagent dans ce canal pour le traverser, l'artère occupe leur côté interne. — En dedans, à la fosse inguinale interne qui cède quelquefois à l'effort des viscères abdominaux, lesquels s'échappent alors directement par l'orifice inférieur du canal inguinal ; dans ce cas, l'épigastrique est située à leur côté externe. Suivant que les viscères sortent par la fosse inguinale externe, c'est-à-dire par le canal inguinal ou par la fosse inguinale interne, c'est-à-dire en traversant seulement l'orifice inférieur du canal, la hernie est dite inguinale externe ou oblique et inguinale interne ou directe. Dans les hernies inguinales externes, l'artère occupant le côté interne du collet du sac, on débride en haut et en dehors ; dans la hernie inguinale interne, ce vaisseau étant situé au contraire en dehors, le débridement se fait en dedans.

Dans ses trois quarts supérieurs la portion ascendante et oblique de l'épigastrique est en rapport : en arrière, avec le péritoine ; en avant,

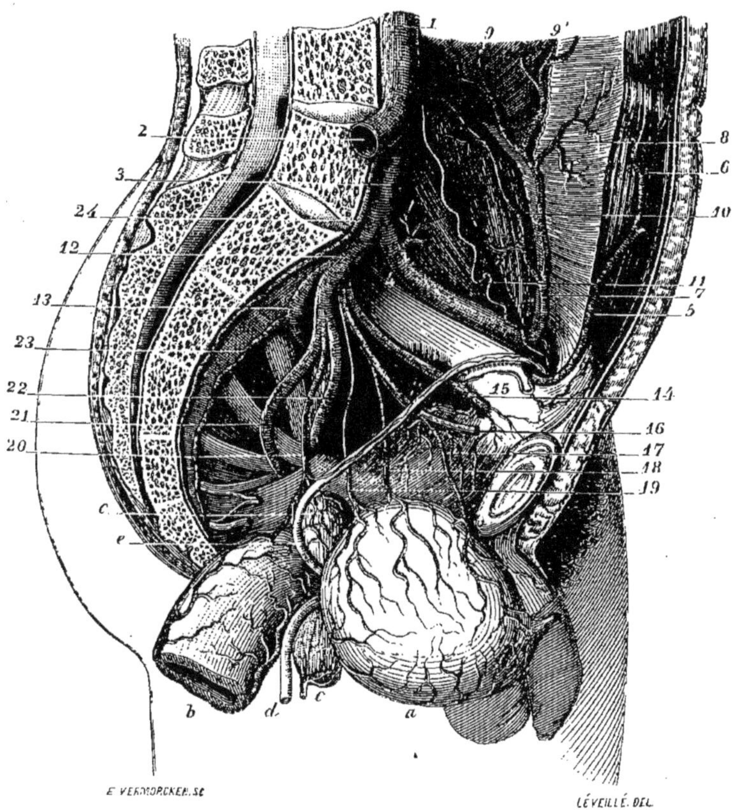

Fig. 386. — *Artère iliaque externe ; ses deux branches collatérales.*

1. Extrémité inférieure de l'aorte. — 2. Iliaque primitive droite. — 3. Iliaque primitive gauche. — 4. Iliaque externe. — 5. Epigastrique. — 6. Même artère se divisant en deux branches qui plongent presque aussitôt dans l'épaisseur du muscle droit de l'abdomen. — 7. Circonflexe iliaque. — 8. Branche que cette artère donne au muscle transverse. — 9, 9. Branches terminales de la même artère cheminant entre le transverse et le petit oblique — 10. Autre branche de la circonflexe qui se rend au muscle iliaque. — 11. Spermatique. — 12. Tronc de l'hypogastrique. — 13. Fessière. — 14. Obturatrice. — 15. Ramuscule anastomotique qui s'étend de l'épigastrique à l'obturatrice, et qui acquiert souvent un volume assez considérable pour représenter une branche de bifurcation de la première. — 16. Ombilicale. — 17. Vésicale supérieure. — 18. Vésicale moyenne. — 19. Vésicale inférieure naissant comme les précédentes de l'ombilicale. — 20. Hémorroïdale moyenne. — 21. Ischiatique. — 22. Honteuse interne. — 23. Sacrée latérale. — 24. Sacrée moyenne. — *a.* Vessie. — *b.* Rectum. — *c, c.* Vésicules séminales. — *d.* Canal déférent droit. — *e.* Canal déférent gauche, remontant vers l'orifice interne du canal inguinal.

avec le fascia transversalis et plus haut avec la lame postérieure de la gaîne du muscle droit.

3° *Rapports de la portion verticale.* — Dans sa partie terminale l'épigastrique chemine d'abord entre le muscle droit et sa gaîne fibreuse; puis dans l'épaisseur du muscle, auquel elle donne un grand nombre de branches qui s'en détachent successivement, et dont les dernières divisions s'anastomosent avec celles de la mammaire interne.

Branches collatérales. — Elles sont plus remarquables par leur nombre que par leur volume; je mentionnerai seulement :

1° Un *rameau antérieur* ou *funiculaire* qui pénètre dans le canal inguinal, pour suivre le cordon des vaisseaux spermatiques chez l'homme, le ligament rond chez la femme; ce rameau se distribue, chez l'un, au crémaster et aux autres parties constituantes du cordon, en s'anastomosant avec l'artère testiculaire et l'artère différentielle; chez l'autre, il se perd dans l'épaisseur des grandes lèvres;

2° Un *rameau transversal* ou *pubien* qui longe l'arcade crurale et le bord supérieur du pubis; il se ramifie dans le périoste et s'anastomose avec celui du côté opposé;

3° Un *rameau postérieur* ou *anastomotique* qui descend perpendiculairement derrière la branche horizontale du pubis pour se réunir à l'artère obturatrice, dont il constitue l'une des origines : lorsqu'il prend un développement anormal, cette artère, dans le trajet qu'elle parcourt du tronc de l'hypogastrique à l'anastomose qu'elle reçoit, diminue de calibre; son volume décroît d'autant plus que celui du rameau anastomotique devient plus considérable; elle semble naître alors de l'épigastrique. Mais elle a conservé son origine et sa direction normales; il y a ici simple anomalie par renversement de volume;

4° Après avoir émis les rameaux qui précèdent, elle donne des *rameaux externes* qui se répandent dans le muscle transverse et le muscle droit; quelques-uns traversent la gaîne de celui-ci vers son bord externe pour se perdre dans la couche cellulo-graisseuse sous-cutanée et la peau;

5° Des *rameaux internes* plus nombreux qui se consument dans le muscle droit et les téguments situés au devant de la ligne blanche.

II. — **Artère circonflexe iliaque.**

L'artère circonflexe iliaque ou *iliaque antérieure*, naît de la partie inférieure et externe de l'iliaque externe, au niveau de l'arcade crurale, un peu au-dessous de l'épigastrique qui lui est supérieure aussi par le volume. — Adossée à l'arcade crurale sur laquelle une lamelle fibreuse la maintient appliquée, elle se dirige en haut et en dehors vers l'épine iliaque antérieure et supérieure, où elle se partage en deux branches, l'une ascendante plus petite, l'autre horizontale et curviligne qui continue par sa direction et son volume le tronc principal.

La *branche ascendante* se place dans l'interstice des muscles transverse et petit oblique, auxquels elle est destinée, monte parallèlement à l'épigastrique et se termine en s'anastomosant, en dedans avec cette artère, en dehors avec les lombaires, en haut avec la dernière intercostale.

La *branche horizontale* ou circonflexe proprement dite, située dans l'angle rentrant que forment les muscles transverse et iliaque, marche d'abord sur la lèvre interne de la crête iliaque dont elle s'éloigne ensuite pour pénétrer entre le transverse et le petit oblique, auxquels elle se distribue. Dans son trajet cette branche donne : 1° des rameaux internes ou descendants qui pénètrent dans le muscle iliaque où ils s'anastomosent avec la branche iliaque de l'ilio-lombaire ; 2° des rameaux externes qui se ramifient dans les trois muscles abdominaux et les téguments correspondants.

Dans toute sa longueur la circonflexe iliaque repose immédiatement sur le fascia iliaca ; et comme la plupart des artères appliquées sur un plan fibreux, elle est recouverte par une lamelle de même nature qui complète son engaînement et qui la sépare du péritoine.

§ 4. — Artère fémorale.

L'artère fémorale occupe la partie antérieure et interne de la cuisse. Elle s'étend obliquement de l'iliaque externe qu'elle continue par sa direction et son volume, à la poplitée qui lui succède et la prolonge sous ce double rapport.

Une ligne tirée de la partie moyenne du pli de l'aine, au côté interne du fémur, à l'union de son tiers inférieur avec ses deux tiers supérieurs, représente très-exactement le trajet de cette artère.

L'arcade crurale en haut et l'anneau du troisième adducteur en bas marquent ses limites. — La fémorale se bifurquant le plus habituellement à 4 ou 5 centimètres au-dessous de l'arcade crurale, cette bifurcation a été regardée par plusieurs auteurs comme sa limite inférieure : mode de délimitation plus anatomique, peut-être ; cependant, malgré les efforts tentés pour le faire adopter il n'a pu prévaloir.

a. Rapports de l'artère avec les os et les muscles. — En avant, l'artère crurale répond à l'aponévrose de la cuisse qui la recouvre immédiatement dans toute l'étendue du triangle inguinal, triangle que circonscrivent : en haut le pli de l'aine, en dehors le couturier, en dedans le premier ou moyen adducteur, et qu'elle traverse à la manière d'une ligne tirée du milieu de sa base vers son sommet. — Plus bas elle est séparée du plan aponévrotique par le couturier qui la croise à angle très-aigu, de telle sorte qu'elle répond successivement au bord interne, à la face postérieure, puis au bord externe de ce muscle. De ces rapports il suit : que le couturier peut être considéré comme le muscle satellite de l'artère, et que dans tous les cas où la fémorale sera liée sur ses limites, la jambe devra être préala-

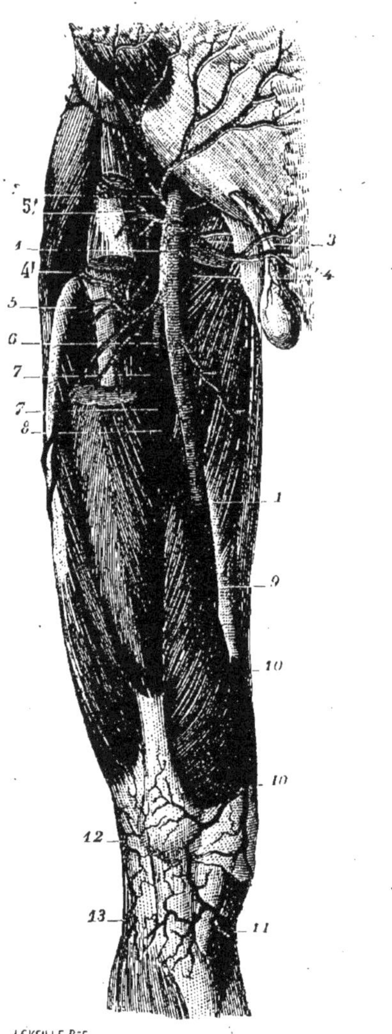

Fig. 387. — *Artère fémorale ; ses principales branches.*

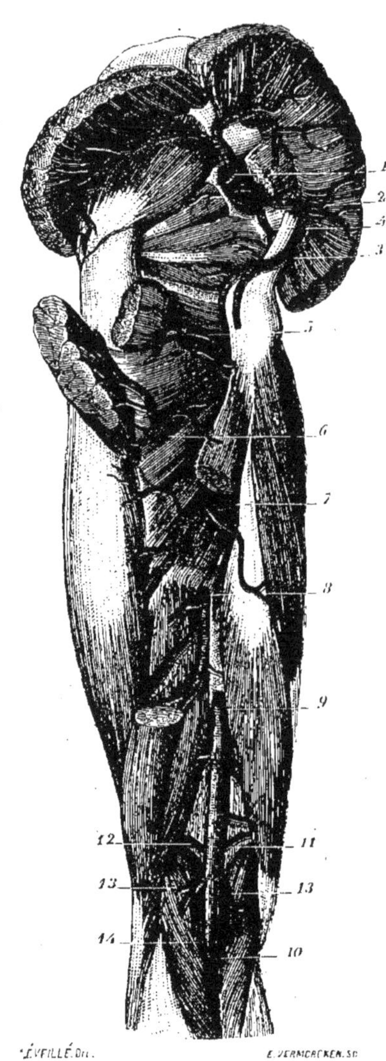

Fig. 388. — *Branches postérieures de l'hypogastrique, de la fémorale et de la poplitée.*

Fig. 387. — 1, 1. Tronc de la fémorale. — 2. Tégumenteuse de l'abdomen. — 3. Honteuses externes qui naissent ici par un tronc commun, mais qui ne tardent pas à se séparer pour passer l'une au-dessus, l'autre au-dessous de l'aponévrose. — 4. Origine de la circonflexe interne. — 4'. Circonflexe externe naissant de la fémorale par un tronc commun avec la grande musculaire superficielle. — 5. Grande musculaire superficielle. — 5'. Petite musculaire superficielle. — 6. Fémorale profonde. — 7, 7. Première et seconde perforantes. — 8. Partie terminale de la fémorale profonde représentant une troisième perforante. — 9. Tronc de la fémorale s'engageant dans l'anneau du troisième adduc-

blement fléchie sur la cuisse, afin de le relâcher et de favoriser ainsi sa déviation.

En arrière, la fémorale repose : sur l'éminence ilio-pectinée dont elle est séparée par le muscle psoas et le fascia iliaca, puis sur l'articulation coxo-fémorale, sur le muscle pectiné, et plus bas sur le premier adducteur. Ces rapports nous montrent : que l'artère crurale peut être facilement comprimée à son origine, puisqu'elle est superficielle et supportée dans ce point par un plan osseux perpendiculaire à sa direction.

En dehors, elle est en rapport : en haut avec le feuillet profond de l'aponévrose fémorale qui la sépare des muscles psoas et iliaque, et dans le reste de son étendue avec le vaste interne qui la sépare du fémur. Ce dernier rappport pourrait être utilisé pour la compression du vaisseau dans son tiers inférieur. Cependant comme l'artère est moins superficielle dans cette région, et que, d'une autre part, elle ne repose pas immédiatement sur le plan osseux dont la surface est d'ailleurs arrondie et la direction parallèle à la sienne, on la comprime rarement à sa terminaison ; le bord antérieur de l'os des iles qui présente des conditions meilleures constitue pour cette compression le véritable *lieu d'élection.*

En dedans, la fémorale correspond au pectiné, au premier adducteur, et au feuillet profond de l'aponévrose qui les recouvre.

b. Rapports avec la veine. — Dans l'anneau crural l'artère occupe l'angle externe de cet anneau et la veine l'angle postérieur ; elle se trouve située par conséquent en dedans et un peu en arrière du tronc artériel. Mais à mesure que ces vaisseaux descendent, leurs rapports se modifient : la veine se porte de plus en plus en arrière de l'artère, et lui devient complétement postérieure dans le creux poplité.

c. Rapports avec les vaisseaux et les ganglions lymphatiques. — L'artère et la veine fémorales sont en rapport sur toute leur longueur avec quatre ou cinq gros troncs lymphatiques, émanés des ganglions du creux poplité, qui les croisent obliquement, en les contournant et s'anastomosant entre eux, et qui leur forment une sorte de gaîne flexueuse, à très-grandes mailles, allongées dans le sens longitudinal. — A ceux-ci viennent se joindre au niveau du canal crural tous les vaisseaux, volumineux aussi et très-nombreux, émanés des ganglions inguinaux. Dans cette région ils

teur. — 10, 10. Grande anastomotique. — 11. Articulaire supérieure interne. — 12. Articulaire supérieure externe. — 13. Articulaire inférieure externe.

FIG. 388. — 1. Fessière. — 2. Ischiatique. — 3. Branche inférieure de cette artère.— 4. Tronc de la honteuse contournant l'épine ischiatique. — 5. Partie terminale de la circonflexe interne passant entre l'obturateur externe et le bord supérieur du grand adducteur ; le muscle carré a été divisé à son attache interne et renversé en dehors pour la mettre en évidence. — 6. Première perforante. — 7. Seconde perforante. — 8. Troisième perforante. — 9. Artère poplitée. — 10. Cette artère s'engageant sous les jumeaux. — 11. Articulaire supérieure externe. — 12. Articulaire supérieure interne. — 13, 13. Artères jumelles. — 14. Rameau qui chemine dans l'interstice des jumeaux.

forment trois groupes : 1° un groupe externe composé de deux troncs seulement, immédiatement situés sur l'artère ; 2° un groupe moyen qui comprend de deux à quatre ou cinq troncs, situé au devant de la veine ; 3° un groupe interne, constitué par six à huit troncs, situé dans l'angle interne du canal crural.

Les ganglions lymphatiques, groupés au-dessous du pli de l'aine, se divisent en superficiels et profonds. — Les superficiels, au nombre de douze à quinze, sont séparés des vaisseaux fémoraux par le fascia cribriformis. Les troncs auxquels ils donnent naissance traversent les trous de ce fascia qui leur sont destinés. La paroi antérieure du canal crural n'est criblée de tant d'orifices inégaux que parce qu'elle est traversée par tous ces vaisseaux de calibre aussi très-inégal. — Les ganglions lymphatiques profonds, au nombre de trois ou quatre, sont situées en dedans de la veine, au milieu des vaisseaux du troisième groupe. Ce sont ces ganglions profonds qui comblent en partie l'intervalle compris entre la veine fémorale et l'angle interne du canal crural.

d. Rapports avec les nerfs. — Le nerf crural occupe le côté externe de l'artère dont il est séparé par le prolongement du fascia iliaca. — Le nerf saphène, interne d'abord, situé en arrière de la fémorale et en dehors de sa gaîne aponévrotique, traverse bientôt celle-ci pour se placer à la partie antérieure et externe du vaisseau sur lequel il demeure appliqué jusqu'au niveau de l'anneau du grand adducteur, où il l'abandonne pour se placer au devant du tendon de la longue portion de ce muscle.

Branches collatérales. —Elles peuvent être distinguées : en antérieure, internes, externes, postérieure et inférieure.

L'antérieure se ramifie dans les téguments de la partie sous-ombilicale de l'abdomen, c'est la *sous-cutanée abdominale.*

Les internes, dans l'un et l'autre sexe, se distribuent aux organes génitaux, d'où le nom de *honteuses externes.*

Les externes ou *musculaires superficielles* se terminent dans les muscles antéro-externes de la cuisse.

La postérieure ou *fémorale profonde* s'épuise dans les muscles adducteurs de la cuisse et fléchisseurs de la jambe.

L'inférieur ou grande anastomotique se ramifie sur l'articulation du genou où elle communique largement avec les autres articulaires.

I. — **Artère sous-cutanée abdominale.**

L'artère sous-cutanée ou tégumenteuse de l'abdomen est en général grêle. Née de la partie antérieure de la fémorale immédiatement au-dessous du ligament de Fallope, elle se dirige en haut, dans l'épaisseur de la couche cellulo-graisseuse sous-cutanée, en se divisant en deux branches, l'une verticale, qui s'élève jusqu'au niveau de l'ombilic où elle se termine ; l'autre, obliquement dirigée en dehors, qui s'épuise dans les téguments des parois latérales de l'abdomen.

Les premiers rameaux de cette artère se perdent dans la couche adipeuse et les ganglions lymphatiques superficiels du pli de l'aine. Les suivants se partagent : en internes qui s'anastomosent avec l'épigastrique; externes qui communiquent avec la circonflexe iliaque : et moyens qui communiquent avec les lombaires. Tous ces rameaux se distribuent dans les téguments de l'abdomen.

II. — Artère honteuses externes.

Au nombre de deux et d'un petit calibre, elles s'étendent de la partie supérieure et interne de la fémorale, au scrotum et aux téguments du pénis chez l'homme, aux grandes lèvres chez la femme. Ces artères naissent quelquefois par un tronc commun.

Leur situation permet de les distinguer en supérieure et inférieure : la première est sous-cutanée dès son origine; la seconde rampe d'abord sous l'aponévrose qu'elle traverse ensuite.

a. La **honteuse externe supérieure ou sous-cutanée** part de la crurale sur un point très-rapproché du ligament de Fallope, sort de la gaîne des vaisseaux fémoraux à travers l'un des orifices dont la paroi antérieure et supérieure de cette gaîne est criblée, puis se porte horizontalement de dehors en dedans entre la peau et l'aponévrose. Arrivée au voisinage du scrotum, elle se divise : en rameau supérieur ou ascendant qui se distribue aux téguments de la région pubienne; et rameau inférieur ou descendant qui se ramifie dans le scrotum et les téguments de la verge jusqu'au prépuce. Chez la femme, le premier rameau donne des ramifications à la partie supérieure de la vulve; le second descend dans la grande lèvre.

b. La **honteuse externe inférieure ou sous-aponévrotique** naît un peu plus bas que la précédente du tronc de la crurale, et quelquefois de la fémorale profonde. D'abord placée perpendiculairement au devant de la veine fémorale, dans l'angle de réunion de cette veine avec la saphène interne, elle chemine ensuite entre le pectiné dont elle croise la direction, et l'aponévrose de la cuisse qui la recouvre. Au-devant du premier adducteur, elle traverse cette aponévrose, devient sous-cutanée, et se distribue au scrotum chez l'homme, à la grande lèvre chez la femme. — Cette artère s'anastomose par de nombreux rameaux : 1° avec la honteuse externe supérieure ; 2° avec le rameau funiculaire de l'épigastrique ; 3° avec la terminaison de l'obturatrice ; 4° avec la honteuse interne par l'artère périnéale superficielle ; 5° avec celle du côté opposé. Il résulte de ces anastomoses multipliées que les honteuses externes établissent une facile communication non-seulement entre la fémorale et l'hypogastrique du même côté, mais aussi entre ces artères et les artères semblables du côté opposé.

III. — **Artères musculaires superficielles.**

Leur nombre est indéterminé. Il en existe généralement deux : l'une supérieure ou petite musculaire, l'autre inférieure ou grande musculaire.

a. La **petite musculaire superficielle** naît de la partie la plus élevée de la fémorale, au niveau ou un peu au-dessous de la sous-cutanée abdominale, quelquefois par un tronc commun avec celle-ci. Elle se porte en dehors et se divise presque aussitôt en deux ou plusieurs branches qui vont se perdre les unes dans le couturier, le psoas iliaque et le tenseur du fascia lata ; les autres dans la peau et la couche graisseuse sous-cutanée.

b. La **grande musculaire superficielle**, appelée aussi *artère du muscle triceps fémoral*, naît quelquefois de la crurale profonde. Elle se porte en dehors, entre le droit antérieur et le vaste interne, et se divise presque aussitôt en quatre ou cinq branches dont les plus volumineuses se répandent dans les trois portions du triceps. Quelques divisions s'épuisent dans le tenseur du fascia lata. D'autres traversent l'aponévrose et vont se perdre dans la peau des parties antérieure et externe de la cuisse.

IV. — **Artère fémorale profonde.**

L'artère fémorale profonde, ou *musculaire profonde*, est essentiellement destinée aux muscles de la cuisse. Elle constitue l'artère de la cuisse proprement dite, la fémorale ne faisant pour ainsi dire que la traverser pour aller se distribuer à des parties plus éloignées du membre.

Son calibre est en rapport avec la grande étendue de sa distribution ; il diffère très-peu de celui du tronc artériel.

Origine. — Cette artère naît de la partie postérieure de la fémorale, à 4 ou 5 centimètres au-dessous de l'arcade crurale ; entre le pubis et le petit trochanter, à égale distance de l'un et de l'autre ; quelquefois sur un point plus élevé, rarement plus bas.

Direction. — Elle se porte d'abord en arrière et descend ensuite verticalement, au centre de la cuisse, derrière le tronc fémoral qui lui est parallèle, en dehors du pectiné et du petit adducteur, en dedans du vaste interne. Plus bas, elle s'engage sous le moyen adducteur, pour cheminer entre ce muscle et le grand adducteur ; puis traverse ce dernier vers la partie moyenne de la cuisse ou un peu au-dessous, et se termine dans les muscles biceps et demi-membraneux.

Branches collatérales. — Dans son trajet, l'artère fémorale profonde donne plusieurs branches volumineuses et fort importantes : la *circonflexe interne*, la *circonflexe externe* et les *perforantes*.

1° **Circonflexe interne ou postérieure**. — Elle part ordinairement de la profonde sur un point très-rapproché de son origine, et quelquefois du tronc de la fémorale. — Son volume, assez considérable, est tantôt égal et tantôt supérieur à celui de la grande musculaire superficielle. — Située à son origine au côté interne du tendon des muscles psoas et iliaque, elle s'enfonce bientôt entre le pectiné et le col du fémur qu'elle contourne d'avant en arrière et de dedans en dehors, de même que la circonflexe postérieure de l'épaule, contourne le col chirurgical de l'humérus, et arrive en longeant l'obturateur externe au devant du muscle carré où elle se divise en deux branches terminales. — Avant sa bifurcation, la circonflexe interne fournit :

1° Une branche articulaire qui se porte en haut et en dedans, parallèlement au ligament capsulaire sur lequel elle est appliquée, et qui pénètre dans l'articulation coxo-fémorale par l'échancrure de la cavité cotyloïde. Parvenue à la base du ligament rond elle se partage : en *rameaux cotyloïdiens* qui se perdent soit dans le tissu cellulo-adipeux de l'arrière-fond de la cavité cotyloïde, soit dans les parois de cette arrière-cavité ; et *rameaux fémoraux*, qui parcourent l'axe du ligament rond pour aller se ramifier dans la tête fémorale ; cette branche articulaire, ainsi que nous l'avons vu, vient assez fréquemment de l'obturatrice.

2° Des branches périostiques fort remarquables qui traversent l'extrémité inférieure de la capsule articulaire et rampent de bas en haut, à la surface du col du fémur, sous la synoviale dont elles reçoivent au voisinage de la tête fémorale une enveloppe complète. Ces branches, très-nombreuses, s'avancent jusqu'au niveau de la couche cartilagineuse, en s'anastomosant par des ramuscules latéraux. Du périoste elles passent au col et à la tête du fémur, où les plus élevées communiquent avec les rameaux transmis par le ligament rond. A la suite d'une fracture intra-articulaire du col, ces derniers sont les seuls vaisseaux nutritifs qui arrivent à la tête du fémur ; quoique d'une extrême ténuité, ils suffisent pour entretenir la vitalité de ce fragment qu'on a vu, dans quelques cas bien rares, se souder au fragment inférieur.

3° Des branches musculaires destinées au pectiné, à l'obturateur externe et au grand adducteur ; elles s'anastomosent avec la terminaison de l'obturatrice.

Branches terminales.—Au nombre de deux : l'une obliquement ascendante, l'autre descendante, et en général plus volumineuse.

La branche ascendante passe au devant du carré crural et se termine au niveau de la cavité digitale du grand trochanter ; ses rameaux se distribuent au carré, à l'obturateur externe, à l'obturateur interne, aux deux jumeaux, à la capsule articulaire et au périoste ; ils communiquent avec la honteuse interne et l'ischiatique.

La branche descendante chemine entre le grand adducteur et le carré qui en reçoivent des rameaux, contourne ensuite le bord inférieur du second, pour se terminer dans le grand fessier, le demi-membraneux, le demi-tendineux, le triceps, le nerf sciatique et les téguments de la partie postérieure de la cuisse. Elle communique en haut avec l'ischiatique, en bas avec la première perforante et la circonflexe externe.

2° **Artère circonflexe externe ou antérieure.** — Elle vient de la musculaire profonde et dans quelques circonstances très-rares de la fémorale. Très-souvent on la voit naître par un tronc commun avec la grande musculaire superficielle. Cette artère se dirige horizontalement de dedans en dehors, en passant au devant des muscles psoas et iliaque auxquels elle abandonne quelques ramuscules ; chemine ensuite entre le droit antérieur et le vaste interne ; puis se divise en deux branches qu'on peut distinguer en ascendante et transversale.

La *branche ascendante* se ramifie dans le tenseur du fascia lata, dans la partie antérieure des muscles moyen et petit fessiers, et dans la partie correspondante du ligament capsulaire de l'articulation de la hanche. Elle s'anastomose avec les dernières divisions de la fessière.

La *branche transversale* continue le tronc de la circonflexe. Elle contourne la base du grand trochanter, en cheminant dans l'épaisseur du vaste externe. La plupart de ses rameaux s'épuisent dans ce muscle, que traversent quelques ramuscules pour se continuer avec les ramifications correspondantes de l'ischiatique et de la circonflexe interne.

3° **Perforantes.** — Ordinairement au nombre de trois, ces artères, en général volumineuses, ont été distinguées sous les noms de première, seconde, etc., en procédant de haut en bas. La troisième est représentée par la branche terminale de la fémorale profonde.

Les trois perforantes se comportent de la même manière. Dès leur origine chacune d'elles s'engage sous une large arcade fibreuse dépendante du grand adducteur, arcade dont les piliers s'insèrent à la ligne âpre du fémur, et sous laquelle passent non-seulement les perforantes, mais les deux veines très-volumineuses qui les accompagnent. En traversant ces anneaux moitié osseux, moitié fibreux, chaque perforante fournit deux rameaux périostiques fort remarquables qui contournent, l'un la demi-circonférence interne, l'autre la demi-circonférence externe du corps du fémur, et qui recouvrent de leurs nombreuses ramifications toute la diaphyse de l'os. Parvenues à la partie postérieure de la cuisse, elles se divisent en trois branches terminales : l'une transversale, destinée au vaste externe, dans lequel elle pénètre aussitôt, en passant sous une seconde arcade fibreuse ; la seconde ascendante, et la troisième descendante, qui se ramifient dans les muscles de la partie postérieure de la cuisse.

La perforante supérieure, plus volumineuse que les suivantes, naît de la profonde à 2 ou 3 centimètres au-dessous du petit trochanter. L'anneau fibreux sous lequel elle passe répond à l'interstice qui sépare la portion supérieure de la portion moyenne de ce muscle. — Sa branche transversale, peu considérable, contourne la base du grand trochanter pour se rendre dans la partie la plus élevée du vaste externe. — Sa branche ascendante, très-volumineuse, s'applique à la face profonde du grand fessier, auquel elle est surtout destinée ; elle s'anastomose par de nombreuses divisions avec la fessière, l'obturatrice et la circonflexe interne. — Sa branche descendante se termine dans la longue portion du biceps, le demi-tendineux et le demi-membraneux.

La seconde perforante fournit l'artère nourricière du fémur. — Sa branche transversale, souvent double et en général assez volumineuse, pénètre aussitôt dans le vaste externe, sous une large arcade fibreuse, et s'épuise dans ce muscle en s'anastomosant avec les dernières divisions de la grande musculaire superficielle. — Sa branche ascendante se distribue aux muscles fléchisseurs de la jambe, dans lesquels elle s'anastomose avec les divisions descendantes de la première perforante. — Sa branche descendante se ramifie dans les mêmes muscles.

La troisième perforante, ou branche terminale de la musculaire profonde, traverse le grand adducteur à 3 ou 4 centimètres au-dessus de l'anneau qui livre passage aux vaisseaux fémoraux. Ses trois branches se comportent comme celles de la seconde perforante avec laquelle elle s'anastomose par ses rameaux ascendants, tandis qu'elle se continue par ses rameaux descendants avec l'articulaire supérieure externe ou l'une des branches que la poplitée fournit au biceps fémoral.

En se continuant entre elles par leurs branches ascendante et descendante, les trois perforantes forment une série d'arcades vasculaires que l'artère ischiatique prolonge en haut jusqu'au tronc de l'hypogastrique, et qui est prolongée en bas par l'articulaire supérieure externe jusqu'à la poplitée. Cette longue succession d'arcades représente un canal collatéral d'un très-petit calibre. Que ce canal atteigne des dimensions plus considérables, l'hypogastrique semblera se continuer avec la poplitée ; et l'on pourra croire, comme on l'a cru en effet, que la fémorale s'est détournée de son trajet accoutumé pour venir se placer à la partie postérieure de la cuisse. Ce fait, au premier aspect si étrange, est donc en réalité d'une extrême simplicité ; nous avons vu qu'il rentre dans la classe si nombreuse des anomalies par inversion de volume.

V. — **Grande anastomotique.**

Cette branche de la fémorale est remarquable sous le triple rapport de son origine, de son volume et de sa distribution. Elle a été décrite par la plupart de nos auteurs classiques sous le nom de *première articulaire supérieure interne*.

La grande anastomotique naît de la partie la plus inférieure de la fémorale, au niveau de l'anneau du troisième adducteur. Elle sort de cet anneau par un orifice qui lui est commun avec le nerf saphène interne, descend ensuite verticalement entre le tendon de la longue portion du grand adducteur et le vaste interne, puis se divise bientôt en deux branches, l'une profonde ou périostique, l'autre superficielle ou tégumentaire.

La *branche profonde* ou *périostique* s'enfonce sous le bord postérieur du vaste interne, entre ce muscle et la face antérieure du fémur qu'elle couvre de ses rameaux divergents, communique avec l'articulaire supérieure interne et se termine en s'anastomosant au-dessus de la poulie fémorale avec l'articulaire supérieure externe. De cette anastomose résulte une arcade dont la concavité tournée en haut émet un grand nombre de ramifications ascendantes destinées au périoste et au tissu osseux.

La *branche superficielle* ou *tégumentaire* descend sur la partie interne et antérieure de l'articulation du genou et se partage : en rameaux externes qui vont s'anastomoser au-dessus et au devant de la rotule avec l'articulaire supérieure externe ; en rameaux internes qui s'anastomosent avec l'articulaire supérieure interne ; et en rameaux inférieurs qui s'anastomosent avec les articulaires inférieures et la récurrente tibiale. Ces rameaux, recouverts par le prolongement de l'aponévrose fémorale, se consument pour la plupart dans les téguments du genou.

Par sa distribution, la grande anastomotique établit donc des communications multipliées entre toutes les articulaires, et concourt ainsi à la formation d'un canal collatéral qui descend au devant du genou, et qui va s'ouvrir d'une part dans la poplitée, de l'autre dans la tibiale antérieure.

L'orifice par lequel la grande anastomotique s'échappe de l'anneau du troisième adducteur est utilisé dans la ligature de la fémorale à son tiers inférieur, pour l'introduction de la sonde cannelée destinée à protéger les vaisseaux pendant l'incision de l'anneau. — Lorsque l'artère naît de la partie supérieure de la poplitée, ce qui n'est pas très-rare, la grande anastomotique traverse le troisième adducteur au-dessous de son anneau fibreux, et se divise sur le bord postérieur du vaste interne en trois branches : une pour ce dernier muscle, une périostique et une inférieure ou tégumentaire.

§ 5. — Artère poplitée.

L'artère poplitée est située à la partie postérieure de l'articulation fémoro-tibiale, dans une excavation de forme lozangique que cironscrivent en bas les jumeaux, en haut le demi-membraneux et le biceps.

Elle s'étend de l'anneau du troisième adducteur où elle se continue avec la fémorale, à l'anneau du muscle soléaire où elle se divise en tibiale antérieure et tibio-péronière.

Sa longueur, qui varie de 15 à 18 centimètres, comprend le tiers inférieur de la cuisse et le quart supérieur de la jambe.

Sa direction est d'abord oblique de haut en bas et de dedans en dehors; parvenue dans l'espace intercondylien, elle devient verticale. — Rectiligne pendant l'extension, et flexueuse durant la flexion de la jambe, cette artère est de toutes les branches de l'aorte celle sur laquelle l'appareil locomoteur exerce le plus d'influence par les alternatives presque incessantes de redressement et d'incurvation qu'il lui impose. Qu'un dépôt de phosphate calcaire ou des produits athéromateux envahissent la partie moyenne de l'humérale, de la fémorale, de l'iliaque ou de la tibiale postérieure, il n'en résultera, le plus souvent, aucun inconvénient; mais que de semblables dépôts se produisent dans l'épaisseur de la poplitée, ses tuniques interne et moyenne ne seront-elles pas infiniment plus exposées à se déchirer? Sans recourir à la théorie d'une déchirure partielle par l'extension forcée de la jambe, théorie qui nous paraît contestable, on comprend donc facilement que sous l'empire des conditions mécaniques auxquelles elle demeure soumise, cette artère soit le siége le plus habituel des tumeurs anévrysmales.

Rapports. — En arrière, l'artère est en rapport : avec la veine poplitée et le nerf sciatique poplité interne; avec le demi-membraneux et les jumeaux; et plus superficiellement avec une couche adipeuse qui la sépare de l'aponévrose et de la veine saphène externe.

La veine recouvre l'artère et lui adhère par un tissu cellulaire assez dense. — Le nerf, plus superficiel que la veine, longe d'abord le côté externe de celle-ci, et se place ensuite à son côté postérieur.

Le demi-membraneux recouvre en haut les deux troncs vasculaires qu'il croise à angle aigu, et répond inférieurement à leur côté interne. Les jumeaux, en se juxtaposant, recouvrent dans leur moitié inférieure ou jambière, le nerf, la veine et l'artère, qu'ils séparent de l'aponévrose poplitée et de la veine saphène externe.

La couche adipeuse du creux poplité, destinée à remplir tous les vides, s'étale largement en arrière sur le faisceau vasculo-nerveux de la région, en formant une couche sous-aponévrotique plus ou moins épaisse. C'est dans cette couche que sont situés les ganglions poplités superficiels, au nombre de deux ou trois, en général très-petits. Souvent aussi l'on voit cheminer dans son épaisseur la veine saphène externe, qui, au lieu de s'ouvrir dans la partie moyenne de la veine poplitée, poursuit son trajet ascendant pour aller se terminer dans sa partie supérieure, ou dans la veine fémorale profonde, ou bien encore dans la veine fémorale sur un point plus ou moins élevé de celle-ci.

En avant, l'artère poplitée répond de haut en bas à la partie postérieure du corps du fémur sur laquelle elle repose immédiatement, au ligament postérieur de l'articulation du genou et au muscle poplité.

En dedans, elle est en rapport successivement avec le demi-membraneux, le condyle interne et le jumeau interne.

En dehors, avec le biceps fémoral, le condyle externe, le plantaire grêle et le jumeau externe.

Il résulte de ces rapports que l'artère est plus accessible dans sa moitié inférieure. Après l'incision de la peau et de l'aponévrose, il suffit de fléchir la jambe et d'écarter les jumeaux, ainsi que le nerf et la veine, pour mettre l'artère à découvert.

Branches collatérales. — Elles sont peu volumineuses. Les unes se portent en arrière pour se distribuer aux muscles et aux téguments du creux poplité, les autres en avant pour se ramifier dans l'articulation du genou et la peau qui la recouvre.

Parmi les postérieures, les jumelles seules méritent une mention particulière. — Les antérieures, au nombre de cinq, ont été distinguées : en *articulaires supérieures*, articulaires inférieures, et *articulaire moyenne*.

Fig. 389. Fig. 390. Fig. 391. Fig. 392.

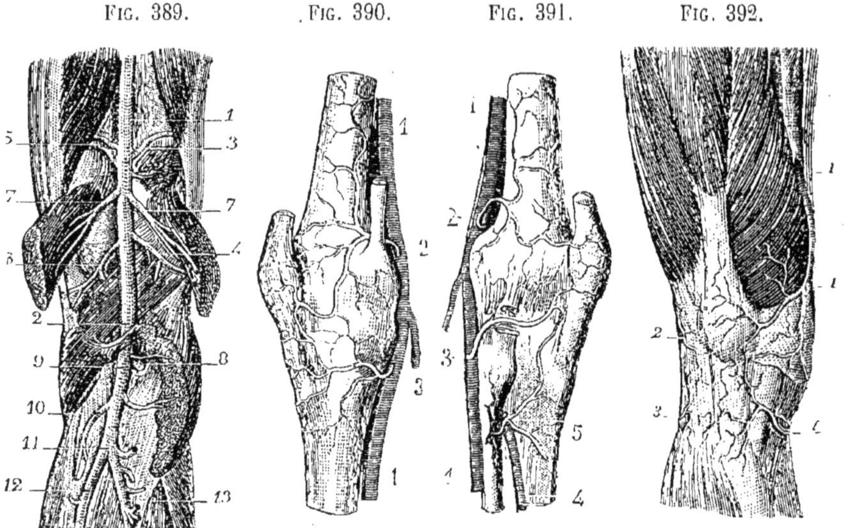

Artère poplitée, ses principales branches. *Artères articulaires internes.* *Artères articulaires externes.* *Articulaires, grande anastomotique.*

Fig. 389. — 1. Tronc de l'artère poplitée. — 2. Ce même tronc s'engageant dans l'anneau du soléaire. — 3. Articulaire supérieure externe. — 4. Articulaire inférieure externe. 5. Articulaire supérieure interne. — 6. Articulaire inférieure interne. — 7, 7. Artères jumelles. — 8. Origine de la tibiale antérieure. — 9. Tronc tibio-péronier. — 10. Artère nourricière du tibia. — 11. Bifurcation du tronc tibio-péronier.— 12. Artère tibiale postérieure.— 13. Péronière.

Fig. 390. — 1, 1. Artère poplitée. — 2. Articulaire supérieure interne.— 3. Articulaire inférieure interne.

Fig. 381. — 1, 1. Artère poplitée. — 2. Articulaire supérieure externe. — 3. Articulaire inférieure externe.

Fig. 392.— 1, 1. Grande anastomotique.— 2. Articulaire supérieure externe.— 3. Articulaire inférieure externe. — 4. Articulaire inférieure interne.

1° **Artères jumelles.** — Au nombre de deux, l'une pour le jumeau interne, l'autre pour le jumeau externe. Elles sont plus volumineuses que les autres branches de la poplitée. Leur volume varie du reste comme celui des jumeaux. Nées du tronc artériel, au niveau de l'interligne articulaire du genou, et séparées d'abord par le nerf sciatique poplité interne, ces artères se portent directement en bas et pénètrent chacune dans le muscle qui leur correspond, en se divisant aussitôt en plusieurs branches. Parmi ces branches, il en est une qui s'accole au nerf saphène externe pour le suivre jusqu'à la partie moyenne de la jambe.

Près de leur origine, les jumelles donnent quelques rameaux au plantaire grêle, au poplité et à la peau. Quelquefois l'artère du plantaire grêle part aussi directement du tronc artériel.

2° **Artère articulaire supérieure interne.** — Cette artère, moins volumineuse que la grande anastomotique, a été décrite par quelques auteurs sous le nom de *seconde articulaire supérieure interne*. Elle naît de la partie interne de la poplitée, immédiatement au-dessus du condyle correspondant qu'elle contourne d'arrière en avant. Parvenue sur le bord interne du fémur, l'articulaire supérieure interne se divise :

1° En *rameaux profonds* qui s'engagent sous le vaste interne pour se distribuer à ce muscle ainsi qu'à la partie interne et antérieure du condyle ; ils s'anastomosent, soit avec la grande anastomotique, soit avec l'articulaire supérieure externe.

2° En *rameaux superficiels* qui passent sur le ligament latéral interne pour se diriger vers la rotule, sur laquelle ils se terminent, en communiquant avec les articulaires inférieure interne et supérieure externe.

3° **Artère articulaire supérieure externe.** — Née de la poplitée, au-dessus du condyle externe, elle marche transversalement de dedans en dehors, passe sous le tendon du biceps, se contourne d'arrière en avant sur la partie externe du fémur, puis se divise en branche supérieure ou profonde, et branche inférieure ou superficielle.

La *branche supérieure* s'enfonce sous le triceps crural et décrit une courbure demi-circulaire qui embrasse par sa concavité le condyle externe. Ses rameaux se divisent en périostiques destinés au fémur, et musculaires destinés au vaste externe ; ils s'anastomosent avec la grande anastomotique et l'articulaire supérieure interne.

La *branche inférieure* ou *superficielle* descend obliquement de dehors en dedans, au-dessous de l'aponévrose, et s'avance jusqu'à l'angle externe de la rotule où elle se divise : en rameaux transversaux qui longent la base de cet os pour s'anastomoser avec la grande anastomotique; et rameaux verticaux qui suivent le bord externe de la rotule pour aller communiquer avec l'articulaire inférieure externe. Ces rameaux se consument dans l'articulation et les téguments.

4° **Artère articulaire inférieure interne.** — Elle part du côté interne de la poplitée, au niveau de la partie inférieure du condyle interne du fémur, et descend obliquement en longeant le bord supérieur du poplité, recouverte par l'aponévrose de ce muscle ; ensuite elle contourne d'arrière en avant la partie supérieure et interne du tibia, passe sous le ligament latéral interne de l'articulation du genou et sous les tendons qui forment la patte d'oie, puis se réfléchit de bas en haut, et monte jusqu'au sommet de la rotule en se ramifiant et s'anastomosant avec l'articulaire supérieure interne et la grande anastomotique.

Les premiers rameaux de cette artère se distribuent au ligament postérieur de l'articulation du genou, aux ligaments croisés, au muscle poplité et au périoste du tibia. Parvenue sur la partie antérieure et interne du genou, elle fournit un grand nombre de branches : quelques-unes descendantes qui se répandent sur le tibia où elles s'anastomosent avec la récurrente tibiale ; la plupart ascendantes qui se perdent dans les parties fibreuses de l'articulation, dans la masse adipeuse sous-rotulienne, dans la rotule et les téguments.

5° **Artère articulaire inférieure externe.** — Elle naît en dehors de la poplitée, au niveau de la précédente, se dirige horizontalement d'arrière en avant, en décrivant une courbe qui embrasse la circonférence du fibro-cartilage interarticulaire correspondant, passe sous le tendon du biceps et le ligament latéral externe de l'articulation du genou, puis se divise : 1° en branches descendantes qui s'anastomosent avec la récurrente tibiale ; 2° en branche transversale qui s'engage entre le ligament rotulien et le tibia pour s'anastomoser avec une branche semblable venue de l'articulaire opposée ; 3° en branches ascendantes qui longent les parties latérales de la rotule et qui se perdent dans l'articulation et la peau en s'anastomosant avec l'articulaire supérieure externe.

6° **Artère articulaire moyenne.** — Moins volumineuse que les précédentes, ordinairement unique, et quelquefois double, cette artère part tantôt directement de la partie antérieure et moyenne de la poplitée, tantôt de l'origine de l'une des articulaires supérieures. Elle traverse aussitôt le ligament postérieur de l'articulation du genou, pour se distribuer dans l'échancrure condylienne, aux ligaments croisés, au tissu adipeux, à la synoviale et principalement à l'extrémité inférieure du fémur, dans lequel elle pénètre par des orifices très-manifestes disséminés sur la partie postérieur de l'espace intercondylien.

Après avoir traversé l'anneau que lui présente le muscle soléaire, la poplitée, parvenue au niveau de l'extrémité supérieure du ligament interosseux, se partage en deux branches de volume inégal : une antérieure plus petite qui traverse ce ligament, et une postérieure qui continue le trajet primitif de l'artère. De ces deux branches, la première qui descend au devant du ligament interrosseux constitue la *tibiale antérieure.* La seconde, après un trajet de quelques centimètres, se divise en deux branches secondaires, la *péronière* et la *tibiale postérieure.*

§ 6. — Artère tibiale antérieure.

L'artère tibiale antérieure, branche de bifurcation de la poplitée, s'étend de l'anneau du muscle soléaire où elle se sépare de l'artère tibio-péronière au ligament annulaire supérieur du tarse sous lequel elle se continue avec l'artère pédieuse.

Cette artère se dirige d'abord horizontalement d'arrière en avant ; mais aussitôt qu'elle a franchi l'orifice que lui présente l'extrémité supérieure du ligament interosseux, elle se réfléchit à angle droit pour se porter verticalement en bas. A l'union du quart inférieur avec les trois quarts supérieurs de la jambe, la tibiale antérieure devient un peu oblique de dehors en dedans, comme la face externe du tibia sur laquelle elle est alors située, et s'engage sous le ligament annulaire du tarse qui marque sa limite inférieure. Une ligne droite, tirée de la partie moyenne de l'espace compris entre la tête du péroné et la tubérosité antérieure du tibia, à la partie moyenne de l'espace intermalléolaire, représente très-exactement son trajet.

Rapports. — Située à son origine au centre de la partie la plus volumineuse de la jambe, cette artère devient d'autant plus superficielle qu'elle s'éloigne davantage de son point de départ. Elle répond :

1° En arrière et dans ses trois quarts supérieurs au ligament interosseux, et dans son quart inférieur au tibia sur lequel on pourrait facilement la comprimer ;

2° En avant, aux muscles jambier antérieur, long extenseur commun des orteils et extenseur propre du gros orteil, qui la séparent de l'aponévrose et de la peau ;

3° En dehors, dans son tiers supérieur, au long extenseur commun des orteils, dans ses deux tiers inférieurs, à l'extenseur propre du gros orteil, et sur toute son étendue, au nerf tibial antérieur ;

4° En dedans, au jambier antérieur qu'elle sépare des deux muscles précédents.

Il résulte de ces rapports : 1° que la ligature de la tibiale antérieure sera d'autant plus facile qu'on la pratiquera sur un point plus rapproché de son extrémité inférieure ; 2° que pour découvrir cette artère, il faut la chercher dans le premier interstice musculaire qui se présente à partir de la crête du tibia.

Branches collatérales. — Très-multipliées, mais d'un petit volume. Elles rayonnent dans tous les sens pour se distribuer aux muscles, au tibia et aux téguments. — Les postérieures, rares et très-grêles, traversent le ligament interosseux, puis se ramifient dans le jambier postérieur. — Les antérieures se consument dans l'extenseur propre du gros orteil et les téguments correspondants. — Les internes, plus considérables, se distribuent au jambier antérieur et au périoste du tibia. — Les externes s'épuisent dans le long extenseur commun des orteils.

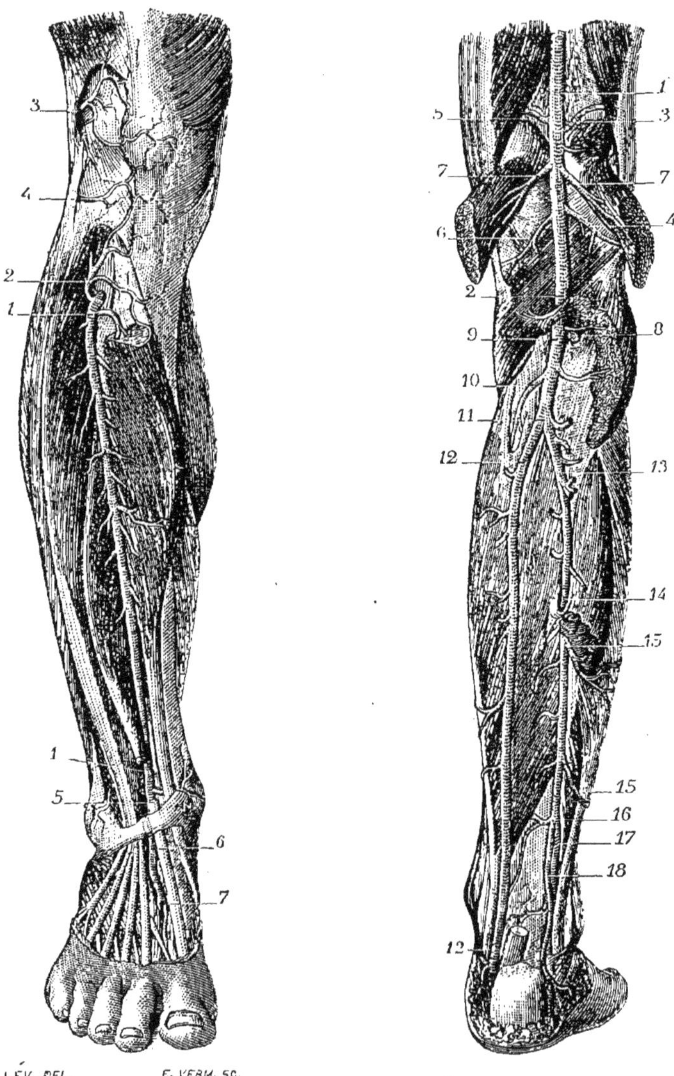

FIG. 393. — *Artères tibiale antérieure et pédieuse.*

FIG. 394. — *Artères péronière et tibiale postérieure.*

FIG. 393. — 1, 1. Tibiale antérieure. — 2. Récurrente tibiale. — 3. Articulaire supérieure externe. — 4. Articulaire inférieure externe. — 5. Tibiale antérieure croisant le tendon de l'extenseur propre du gros orteil. — 6. Pédieuse. — 7. Même artère donnant un rameau au gros orteil avant de disparaître.

FIG. 394. — 1. Tronc de l'artère poplitée. — 2. Ce même tronc s'engageant dans l'anneau du soléaire.— 3. Articulaire supérieure externe.—4. Articulaire inférieure externe.

Entre toutes ces branches il en est trois seulement qui méritent une mention particulière : la *récurrente tibiale antérieure*, la *malléolaire interne* et la *malléolaire externe*.

1° **Récurrente tibiale antérieure.** — Variable dans son calibre, mais toujours plus ou moins considérable, cette artère se détache de la tibiale au moment où elle se réfléchit pour devenir verticale, d'horizontale qu'elle était. Elle se porte obliquement en haut et en dedans, entre le jambier antérieur et la tubérosité externe du tibia sur laquelle elle rampe à la manière d'une artère périostique, puis se divise en rameaux divergents qui se continuent : les supérieurs avec l'articulaire inférieure externe, et les inférieurs avec l'articulaire inférieure interne. Par ses anastomoses la récurrente tibiale unit la tibiale antérieure à la fémorale.

2° **Malléolaire interne.** — Elle naît de la tibiale antérieure, immédiatement au-dessus du ligament dorsal du tarse, se dirige horizontalement de dehors en dedans entre le tibia et le tendon du jambier antérieur, et se partage en deux branches : une branche profonde dont les divisions se répandent sur l'articulation tibio-tarsienne ; et une branche superficielle qui croise la malléole tibiale pour se ramifier sur le côté interne du tarse, où elle se consume dans le ligament latéral interne de l'articulation du pied, dans l'articulation calcanéo-astragalienne et les téguments.

3° **Malléolaire externe.** — Cette artère est extrêmement variable dans son calibre et son origine. Plus considérable en général que la malléolaire interne, elle part de la tibiale antérieure sur un point diamétralement opposé ; mais il n'est pas rare de la voir naître à 4, 6 et même 8 centimètres au-dessus du ligament dorsal du tarse. Quelquefois elle est rudimentaire et remplacée dans sa distribution par une branche de la péronière à laquelle l'unit constamment un rameau anastomotique.

Lorsqu'elle vient de la partie inférieure de la tibiale, la malléolaire externe, postérieure aux tendons de l'extenseur commun, se dirige transversalement vers la malléole péronéale, sur laquelle elle s'infléchit de haut en bas pour se porter en avant et en dehors sur la face dorsale du tarse ; elle reçoit la branche anastomotique de la péronière au moment où elle change de direction pour devenir antéro-postérieure. — Lorsqu'elle part de la tibiale, à quelques centimètres au-dessus du ligament annulaire du tarse, sa direction est d'abord verticalement descendante.

Quelle que soit son origine, une fois parvenue sur la malléole externe,

— 5. Articulaire supérieure interne. — 6. Articulaire inférieure interne. — 7. 7. Artères jumelles. — 8. Origine de la tibiale antérieure. — 9. Tronc tibio-péronier. — 10. Artère nourricière du tibia. — 11. Bifurcation du tronc tibio-péronier. — 12, 12. Tibiale postérieure. — 13. Péronière. — 14. Même artère s'engageant dans l'anneau fibreux que lui présente le jambier postérieur. — 15, 15. Branches que donne cette artère aux péroniers latéraux. — 16. Branche par laquelle elle s'anastomose avec la tibiale postérieure. — 17. Bifurcation de la péronière. — 18. Péronière postérieure.

elle descend sur l'astragale et le cuboïde, et s'anastomose par ses divisions terminales avec les rameaux ascendants de l'artère dorsale du tarse. Dans son trajet, cette artère fournit : 1° des *rameaux malléolaires* qui recouvrent la face externe de la malléole et qui sont destinés surtout aux téguments ; 2° des *rameaux articulaires* qui se perdent dans les articulations péronéo-tibiale inférieure et tibio-tarsienne ; 3° des *rameaux osseux* ou *calcanéens* qui passent sous les tendons des péroniers latéraux et se ramifient sur la face externe du calcanéum dans lequel ils s'épuisent.

§ 7. — Artère pédieuse.

L'artère pédieuse occupe la face supérieure ou dorsale du pied. Elle s'étend du ligament annulaire supérieur sous lequel elle se continue avec la tibiale antérieure, à l'extrémité la plus reculée du premier espace interosseux dans lequel elle plonge pour aller se continuer avec la partie terminale de la plantaire externe.

Sa direction, parallèle à l'axe du pied, et quelquefois un peu oblique d'arrière en avant et de dehors en dedans, est très-exactement représentée par une ligne tirée de la partie moyenne de l'espace intermalléolaire à l'extrémité postérieure du premier espace interosseux.

Son volume est en raison directe de celui de la tibiale antérieure, et en raison inverse de celui de la péronière antérieure avec laquelle elle s'anastomose. Lorsque le calibre de la première diminue, celui de la seconde augmente ; la pédieuse est alors plus volumineuse dans sa moitié terminale, par suite de la branche anastomotique qu'elle reçoit ; cette branche, en effet, participant au développement de la péronière antérieure, en devient le prolongement, et en allant s'ouvrir dans la pédieuse, elle la renforce plus ou moins selon le volume qu'elle présente. La situation et la direction de la pédieuse dans ce cas, assez fréquent, sont très-notablement modifiées ; elle se rapproche davantage de l'axe du pied et n'est plus parallèle à cet axe, mais le croise obliquement d'arrière en avant et de dehors en dedans.

Rapports. — La pédieuse est en rapport : 1° en bas, avec les os et les articulations du tarse, sur lesquels elle est fixée par un feuillet fibreux ; 2° en haut, avec l'aponévrose du pied ; 3° en dedans, avec le tendon de l'extenseur propre du gros orteil qui lui est parallèle et qui s'en trouve séparé par un intervalle de quelques millimètres ; 4° en dehors, avec le bord interne du pédieux, son muscle satellite, qui la recouvre dans sa moitié antérieure en la croisant à angle très-aigu.

Elle est accompagnée par le nerf tibial antérieur et par deux veines situées l'une en dedans, l'autre en dehors.

Ces rapports nous montrent : 1° que la pédieuse peut être très-facilement comprimée sur toute sa longueur ; 2° que lorsqu'on procède à sa recherche pour en faire la ligature, il faut prendre pour guide, non l'extenseur propre du gros orteil, mais le bord interne du pédieux, qui affecte avec l'artère des rapports beaucoup plus immédiats.

Branches collatérales. — Leur situation ainsi que leur direction permettent de les distinguer en internes et externes.

Les *branches internes* sont nombreuses, et d'un volume en général peu considérable. Elles descendent sur le bord interne du pied, en passant sous le tendon de l'extenseur propre du gros orteil, et se distribuent aux os et aux articulations du tarse, à l'adducteur et au court fléchisseur du gros orteil, ainsi qu'aux téguments.

Les *branches externes* se répandent sur la face supérieure du pied. Trois d'entre elles méritent une mention particulière : la *dorsale du tarse*, la *dorsale du métatarse*, et la première *interosseuse dorsale*.

1° **Artère dorsale du tarse.** — Cette artère, d'un volume, assez considérable, mais cependant très-variable, se porte en dehors et en avant, sous le pédieux, et se prolonge jusqu'au bord externe du pied où ses dernières divisions s'anastomosent avec des rameaux ascendants de la plantaire externe. Dans son trajet elle donne un grand nombre de ramuscules qui se distribuent aux os, aux articulations du tarse, au pédieux, aux tendons extenseurs des orteils et aux téguments. Parmi ces ramuscules, les postérieurs communiquent avec la péronière antérieure et la malléolaire externe, les antérieurs avec la dorsale du métatarse.

2° **Artère dorsale du métatarse.** — Elle est en général moins volumineuse que celle du tarse. Née de la partie externe de la pédieuse, cette artère se dirige en avant et en dehors, en formant sous le muscle pédieux une arcade dont la convexité regarde en avant.

Les rameaux très-grêles qui naissent de la concavité de l'arcade se répandent sur le périoste des os du tarse, dans les articulations de ces os et dans l'épaisseur du muscle pédieux; ils communiquent avec ceux de la dorsale du tarse.

Les rameaux provenant de la convexité de l'arcade se portent d'arrière en avant sur le métatarse. Parmi ces rameaux, on en remarque trois dont le calibre est plus considérable : ce sont les *artères interosseuses dorsales* qui longent la face supérieure des trois derniers espaces interosseux, et qui se divisent au niveau des articulations métatarso-phalangiennes en deux artérioles : l'une interne, destinée à la partie supérieure et externe de l'orteil qui est en dedans, l'autre externe destinée à la partie supérieure et interne de l'orteil qui est en dehors. Dans leur trajet il n'est pas rare de voir les interosseuses dorsales, malgré les rameaux qu'elles fournissent, augmenter de volume en se rapprochant de la base des orteils. Cet accroissement de calibre est dû à l'existence de deux branches anastomotiques qui les renforcent; elles communiquent en effet aux deux extrémités de chaque espace interosseux : d'une part avec les perforantes postérieures, branches ascendantes de l'arcade plantaire ; de l'autre avec les perforantes antérieures, rameaux des interosseuses plantaires.

3° **Interosseuse dorsale du premier espace.** — Cette artère naît de l'angle que forme la pédieuse, avec sa direction primitive au moment où elle s'enfonce dans la partie postérieure du premier espace interosseux. Son volume est plus considérable que celui des interosseuses appartenant

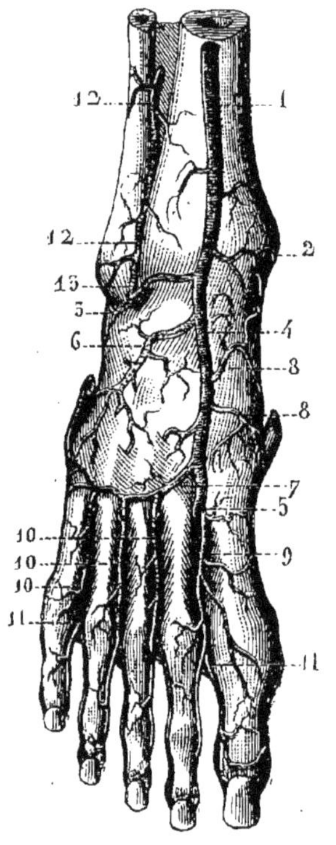

Fig. 395. — *Artère pédieuse.*

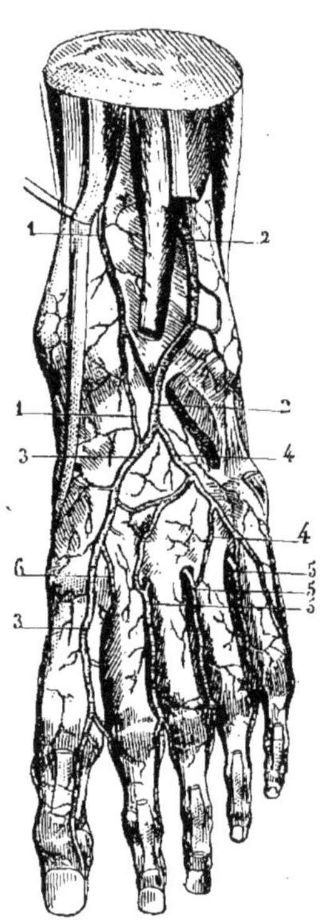

Fig. 396. — *Anomalie fréquente de cette artère.*

Fig. 395. — 1. Extrémité inférieure de l'artère tibiale antérieure. — 2. Malléolaire interne.—3. Malléolaire externe s'anastomosant avec la péronière antérieure.—4. Pédieuse. —5. Même artère s'enfonçant dans le premier espace interosseux.—6. Dorsale du tarse.— 7. Dorsale du métatarse. — 8, 8. Rameaux que la pédieuse fournit au côté interne du tarse. — 9. Première interosseuse dorsale. — 10, 10, 10. Les trois dernières interosseuses dorsales. — 11, 11. Collatérales des orteils.—12, 12. Péronière antérieure.—13. Anastomose de cette artère avec la malléolaire externe.

Fig. 396. — Cette figure nous montre une anomalie par inversion de volume. La péronière antérieure, ordinairement beaucoup plus petite que la tibiale antérieure, est ici au contraire plus volumineuse que cette artère.. — 1, 1. Extrémité inférieure de la tibiale antérieure, et origine de la pédieuse qui se termine presque aussitôt dans la péronière antérieure. — 2, 2. Péronière antérieure s'anastomosant avec la pédieuse qu'elle renforce et qu'elle semble suppléer dans sa partie terminale. — 3, 3. Pédieuse. — 4, 4. Dorsale du tarse naissant de la péronière antérieure et donnant les trois dernières interosseuses dorsales. — 5, 5, 5. Interosseuses dorsales se bifurquant au niveau de la tête des métatarsiens. — 6. Première perforante, représentée ici par un simple rameau.

aux espaces suivants. Elle se comporte du reste de la même manière. Les deux branches produites par sa bifurcation forment la collatérale externe dorsale du gros orteil et la collatérale interne dorsale du second orteil.

Il n'est pas rare de voir l'interosseuse dorsale du deuxième espace interosseux venir directement de la pédieuse.

§ 8. — ARTÈRE TIBIO-PÉRONIÈRE.

Préparation. — 1° Enlever les téguments et l'aponévrose qui recouvrent les muscles de la partie postérieure de la jambe; 2° détacher à son insertion condylienne le jumeau interne et soulever ce muscle en le déjetant en dehors; 3° détacher également le soléaire à ses insertions tibiales et le repousser aussi en dehors; 4° isoler l'artère tibio-péronière, les deux branches résultant de sa bifurcation, et les divisions qu'elles fournissent.

L'artère tibio-péronière est limitée en haut par l'origine de la tibiale antérieure, en bas par sa division en deux branches : la *péronière* et la *tibiale postérieure*.

Sa longueur varie ; elle est ordinairement de 4 à 5 centimètres.

Continuation de la poplitée par son volume, double de celui de la tibiale antérieure, et par sa direction verticale, cette artère répond : en arrière, au soléaire, en avant au muscle jambier postérieur. Le nerf tibial postérieur qui l'accompagne occupe son côté postérieur.

Branches collatérales. — Le tronc tibio-péronier donne ordinairement avant de se bifurquer deux artères de très-petit calibre :

1° Une *branche périostique et cutanée* qui traverse le soléaire au niveau de son insertion sur le bord interne du tibia, et qui s'épanouit sur la partie supérieure de la face interne de cet os, en rameaux divergents, dont les uns s'anastomosent avec l'articulaire inférieure interne, et les autres avec la récurrente tibiale.

2° L'artère nourricière du tibia, qui se porte obliquement en bas et en dedans, pour s'engager dans le canal destiné à la recevoir, et qui se divise ensuite en deux branches, l'une ascendante et l'autre descendante, lesquelles se ramifient dans la substance médullaire, en s'anastomosant avec les artérioles qui pénètrent dans le même os, par ses extrémités.

§ 9. — ARTÈRE PÉRONIÈRE.

Située très-profondément à la partie postérieure de la jambe, cette artère s'étend de l'angle de bifurcation de la tibio-péronière à l'extrémité inférieure du ligament interosseux, où elle se divise en deux branches : la *péronière antérieure* et la *péronière postérieure*.

Son *volume* est en raison inverse de celui de la tibiale antérieure ; sa *direction* un peu oblique de haut en bas et de dedans en dehors.

Rapports. — Par sa face postérieure, l'artère péronière répond : 1° au muscle soléaire ; 2° un peu plus bas, à un anneau fibreux, situé sur le bord interne du long fléchisseur propre du gros orteil, à l'union de son quart supérieur avec les trois quarts inférieurs, anneau semblable à celui du soléaire, mais beaucoup plus petit ; 3° dans le reste de son étendue, à la face antérieure du muscle précédent, qu'il faut fortement soulever, ou mieux détacher pour la découvrir.

Par sa face antérieure, elle se trouve en rapport : en haut, avec le jambier postérieur ; plus bas, avec le ligament interosseux.

Branches collatérales. — Elles sont nombreuses, mais d'un volume peu considérable. On peut les diviser :

1° En *postérieures* et *superficielles*, au nombre de deux ou trois qui sont destinés au muscle soléaire ;

2° En *postérieures* et *profondes*, qui pénètrent dans le long fléchisseur propre du gros orteil par sa face antérieure. Plusieurs de ces branches traversent le muscle, se réfléchissent sur le bord interne du péroné et se terminent dans les péroniers latéraux. L'une d'elles s'engage dans le canal nourricier du péroné, où elle se divise en rameaux ascendants et descendants qui se ramifient dans la substance médullaire de cet os.

3° En *internes*, qui se distribuent au jambier postérieur. Parmi ces dernières il en est une qui occupe la partie inférieure de la jambe et qui se porte transversalement ou obliquement en dedans pour s'anastomoser avec un rameau de la tibiale postérieure. Cette branche est ordinairement assez médiocre, souvent même très-grêle ; mais il n'est pas très-rare de la voir acquérir un volume plus considérable : dans ce cas, la tibiale postérieure se renforce subitement à sa partie inférieure.

Branches terminales.—La branche terminale postérieure, ou *péronière postérieure*, descend derrière l'extrémité inférieure du péroné, passe sur l'articulation de cet os avec le tibia, et se termine sur le côté externe du calcanéum. Dans ce trajet elle fournit d'abord des rameaux qui se distribuent au muscle long fléchisseur propre du gros orteil, aux tendons des péroniers latéraux, au tendon d'Achille, au tibia et au péroné. — Parvenue sur le côté externe du calcanéum, la péronière postérieure se divise en un grand nombre de ramuscules qui se distribuent au muscle abducteur du petit orteil, au muscle pédieux, aux os du tarse, aux ligaments qui les unissent et aux téguments qui les recouvrent, en s'anastomosant avec la plantaire externe, la dorsale du tarse, la malléolaire externe et la péronière antérieure.

La branche terminale antérieure, ou *péronière antérieure*, dont le volume, très-variable, est en raison inverse du calibre de la tibiale antérieure et de la dorsale du tarse, traverse l'extrémité inférieure du ligament interosseux et descend sur la partie supérieure et externe du pied, en marchant parallèlement au tendon du muscle péronier antérieur. Ses premiers rameaux se répandent sur le périoste de la malléole externe et du tibia. Elle communique ensuite par une branche anastomotique avec la malléolaire externe. — Arrivée sur la face dorsale, cette artère donne des rameaux au pédieux, à l'abducteur du petit orteil, à l'articulation tibio-tarsienne, à celle de l'astragale avec le calcanéum, et aux téguments.

§ 10. — Artère tibiale postérieure.

L'artère tibiale postérieure s'étend de l'angle de bifurcation de la tibio-péronière à la voûte du calcanéum sous laquelle elle se divise en deux branches : la plantaire interne et la plantaire externe.

Son *volume* est plus considérable en général que celui de la péronière et de la tibiale antérieure.

Sa *direction*, oblique en bas et en dedans dans son tiers supérieur, devient verticale dans le reste de son étendue.

Rapports.—Elle répond, par son côté antérieur, au jambier postérieur, au fléchisseur commun des orteils et plus bas aux tendons de ces muscles qui la séparent, soit de la malléole interne, soit du ligament latéral interne de l'articulation tibio-tarsienne.—Son côté postérieur se trouve en rapport : 1° avec le soléaire et les jumeaux, et dans sa moitié inférieure avec le bord interne du tendon d'Achille, que l'artère croise obliquement; 2° et sur un plan plus superficiel avec l'aponévrose jambière et la peau.

Deux veines et le nerf tibial postérieur l'accompagnent. Les veines longent, l'une son côté interne, l'autre son côté externe. Le nerf est situé à sa partie postérieure et externe.—Une lame fibreuse, d'autant plus forte qu'on l'examine plus inférieurement, passe en arrière de ce cordon vasculo-nerveux; en le fixant sur les muscles de la couche profonde, elle sépare ceux-ci des muscles de la couche superficielle.

Il suit de ces rapports : 1° que la tibiale postérieure, d'abord très-profondément située, devient superficielle et sous-aponévrotique dans sa moitié inférieure, qui peut être par conséquent facilement comprimée et liée; 2° que lorsqu'on procède à sa ligature il faut prendre pour point de ralliement le bord interne du tendon d'Achille; 3° que cette opération nécessitera constamment la division d'une double couche fibreuse.

Branches collatérales. — Leur volume est médiocre et leur nombre indéterminé. On peut les distinguer : en postérieures, antérieures et internes. — Les postérieures se rendent dans le soléaire et le jumeau interne. — Les antérieures sont destinées au jambier postérieur et au long fléchisseur commun des orteils. — Les internes se dirigent transversalement en dedans pour contourner le bord interne du tibia et se ramifier sur la face antérieure de cet os.

Lorsque la tibio-péronière présente une brièveté anormale, la tibiale postérieure fournit l'artère nourricière du tibia.

Derrière la malléole interne, cette artère donne un rameau qui se porte transversalement en dehors pour s'anastomoser avec un rameau semblable venu de la péronière.

Sous la voûte du calcanéum la tibiale postérieure donne naissance : 1° à des rameaux qui se distribuent au périoste, au muscle adducteur du gros orteil, au court fléchisseur commun des orteils et aux téguments : 2° à d'autres rameaux d'un moindre calibre qui remontent sur le bord interne du pied pour s'anastomoser avec des rameaux descendants de la malléolaire interne, branche de la tibiale antérieure.

§ 11. — Artères plantaires.

Préparation. — 1° Enlever les téguments de la plante du pied et mettre à nu l'aponévrose plantaire ; 2° séparer par deux traits de scie, réunis à angle, toute la partie inférieure du calcanéum qui donne insertion au court fléchisseur commun des orteils ; 3° soulever ce muscle d'arrière en avant, après avoir détaché les portions latérales de l'aponévrose plantaire, et le renverser vers les orteils ; 4° isoler de leur tronc vers leurs branches les artères plantaires interne et externe, en écartant les muscles ; 5° pour préparer l'arcade plantaire et les branches qui en partent, enlever le muscle abducteur oblique du gros orteil.

Les artères plantaires, branches de bifurcation de la tibiale postérieure, naissent au niveau du ligament annulaire interne, sous la voûte du calcanéum, et se séparent aussitôt à angle aigu pour se porter, l'une sur le bord interne, l'autre vers le bord externe de la plante du pied.

1° **Artère plantaire interne.** — Beaucoup plus petite que l'externe, elle marche horizontalement d'arrière en avant, le long de la partie interne de la plante du pied, entre l'adducteur et le court fléchisseur du gros orteil, et se termine au niveau de la première articulation métatarso-phalangienne, tantôt en s'épuisant dans l'adducteur, tantôt en s'anastomosant avec la collatérale interne du premier orteil, tantôt en formant cette collatérale.

Les branches qu'elle fournit dans son trajet peuvent être distinguées : 1° en inférieures, destinées à l'adducteur et aux téguments de la plante du pied ; 2° en supérieures, plus grêles, qui se rendent dans le court fléchisseur et l'abducteur oblique du gros orteil, dans les articulations tarsiennes et tarso-métatarsiennes, dans les os du tarse et le premier métatarsien ; 3° en internes, qui remontent sur le bord interne du pied, en se partageant en rameaux périostiques et rameaux cutanés ; 4° en externes plus importants qui se distribuent au court fléchisseur commun des orteils, au tendon du long fléchisseur commun, aux muscles lombricaux et aux téguments de la plante du pied.

2° **Artère plantaire externe.** — Continuation de la tibiale postérieure par son volume plus considérable que celui de la plantaire interne, cette artère se dirige obliquement en bas, en dehors et en avant, entre le court fléchisseur commun et l'accessoire du long fléchisseur commun des orteils. Elle marche ensuite d'arrière en avant dans l'intervalle du court fléchisseur commun et de l'abducteur du petit orteil ; puis change de direction au niveau de l'extrémité postérieure du cinquième métatarsien pour se porter de dehors en dedans, vers l'extrémité postérieure du premier espace interosseux où elle s'anastomose à plein canal avec la pédieuse. Sa partie terminale, profondément située entre l'extrémité postérieure des os du métatarse et l'abducteur oblique du gros orteil, décrit une courbe qui lui a mérité le nom d'*arcade plantaire*. Cette arcade n'est pas transversale comme celles de la paume de la main, mais obliquement dirigée, de telle sorte que sa convexité se tourne vers le petit orteil, tandis que sa concavité regarde en arrière et en dedans.

Les branches provenant de la plantaire externe sont très-nombreuses. Dans le trajet qu'elle parcourt de son origine à l'extrémité postérieure du cinquième métatarsien, elle donne : 1° des branches inférieures ou mus-

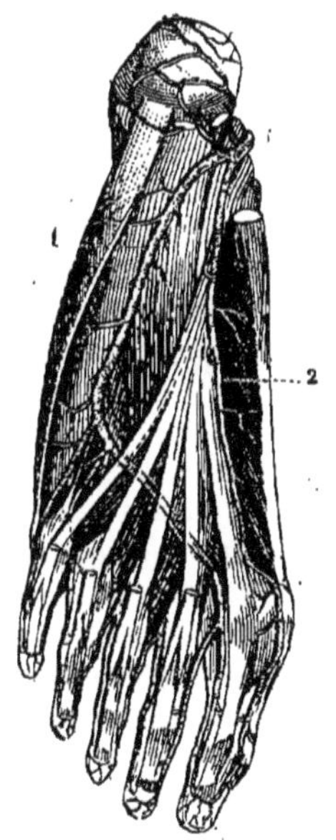

FIG. 397. — *Artères plantaires en rapport avec les muscles.*

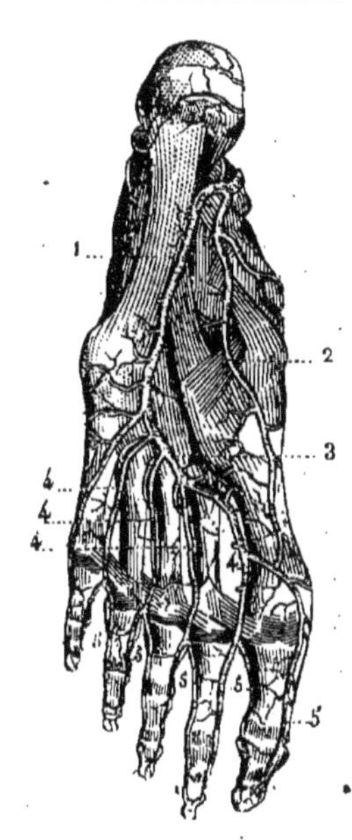

FIG. 398. — *Artères plantaires isolées des muscles.*

FIG. 397. — 1. Plantaire externe décrivant une courbure à concavité interne et disparaissant sous le muscle abducteur oblique du gros orteil, au niveau duquel son trajet est représenté par une ligne ponctuée. — 2. Plantaire interne.

FIG. 398. — 1. Plantaire externe découverte sur toute sa longueur. — 2. Plantaire interne. — 3. Arcade plantaire. — 4, 4, 4, 4. Interosseuses plantaires. — 5, 5, 5, 5. Collatérales des orteils.

culo-cutanées qui se distribuent à l'adducteur du gros orteil, au court fléchisseur commun, à l'abducteur du petit orteil et aux téguments ; 2° des branches supérieures qui se ramifient dans les articulations des os du tarse, et l'accessoire du long fléchisseur commun ; 3° une branche antérieure qui pourrait être considérée comme une branche de l'arcade plantaire, et qui, après avoir croisé le court fléchisseur du petit orteil, suit le bord externe de cet orteil dont elle constitue la collatérale externe.

De l'*arcade plantaire* naissent : 1° des *branches postérieures et inférieures,* extrêmement déliées, destinées à l'abducteur oblique du gros orteil et aux articulations tarso-métatarsiennes ;

2° Des *branches supérieures* ou *perforantes postérieures,* au nombre de trois, qui s'engagent dans l'extrémité postérieure des trois derniers espaces interosseux et montent verticalement vers la face supérieure du métatarse, sur laquelle elles s'anastomosent avec les interosseuses dorsales. La pédieuse représente la perforante du premier espace ;

3° Des *branches antérieures* ou *interosseuses plantaires,* au nombre de quatre, distinguées par les noms de première, deuxième, troisième et quatrième, en procédant de dedans en dehors.

La *première interosseuse plantaire,* plus volumineuse que les suivantes, naît au niveau de l'anastomose de la plantaire externe avec la pédieuse, et semble tirer son origine beaucoup moins de la première de ces artères que de la seconde, dont elle a été considérée par quelques auteurs comme une branche de terminaison. Elle se porte d'arrière en avant entre le premier os du métatarse et l'abducteur oblique du gros orteil, auquel elle donne des rameaux ainsi qu'au court fléchisseur de cet orteil.—Lorsque cette artère est arrivée à l'extrémité antérieure du premier espace intermétatarsien, elle émet une branche qui tantôt s'anastomose avec la partie terminale de la plantaire interne, pour former la collatérale interne du gros orteil, et tantôt constitue à elle seule cette collatérale. Poursuivant ensuite son trajet, elle se bifurque pour former la collatérale externe du gros orteil et la collatérale interne du second orteil.

Les trois dernières interosseuses plantaires se portent directement d'arrière en avant, dans l'espace qui leur correspond, en donnant quelques ramuscules aux muscles interosseux. — Parvenues à l'extrémité antérieure des os du métatarse, elles passent au-dessus du muscle abducteur transverse et fournissent chacune un ou deux petits rameaux appelés *perforants antérieurs,* lesquels s'élèvent verticalement et s'anastomosent avec les interosseuses dorsales dont ils renforcent le volume. Après avoir émis ces rameaux ascendants, les interosseuses plantaires continuent de se porter en avant, passent entre les têtes des os du métatarse, et se divisent en deux branches qui constituent les collatérales interne et externe des orteils correspondants.

Les collatérales des orteils, beaucoup plus courtes et plus petites que celles des doigts, se comportent d'ailleurs de la même manière.

Parallèle des branches supérieures et inférieures de l'aorte.

Les branches supérieures de l'aorte sont au nombre de trois : le tronc brachio-céphalique, la carotide primitive et la sous-clavière gauche. Les branches inférieures sont également au nombre de trois, la sacrée moyenne et les iliaques primitives.

Pour simplifier et faciliter le parallèle de ces deux ordres de branches, on peut considérer le tronc brachio-céphalique comme dédoublé, et les deux vertébrales comme naissant directement de l'aorte, ce qui a lieu en effet quelquefois.

Or, les deux carotides primitives et les deux vertébrales représentent l'aorte prolongée jusqu'aux vertèbres crâniennes ; c'est la portion supérieure ou cervico-céphalique de l'aorte. Elle a pour analogue la sacrée moyenne qui prolonge le même tronc jusqu'au sommet du coccyx, et qui constitue sa portion inférieure ou sacro-coccygienne.

Entre ces deux portions extrêmes du tronc aortique, combien la différence est grande au premier aspect ! D'un côté, quatre grands courants artériels, deux à droite, deux à gauche ; de l'autre, un simple filet sanguin situé sur la ligne médiane. Ce qui nous frappe dans ce rapprochement de l'aorte sacro-coccygienne et de l'aorte cervico-céphalique, c'est donc l'unité et la ténuité du tronc de la première, la multiplicité et l'énorme volume des troncs qui forment la seconde.

Cette différence tient à deux causes : d'abord à la duplicité des parties supérieures du corps ; à la tête, en effet, tous les organes sont doubles ; il y a deux sens olfactifs, deux sens auditifs, deux appareils visuels, deux demi-encéphales ; or les artères étant subordonnées dans leur distribution à la disposition des organes, et ceux-ci étant ici dédoublés, le tronc artériel l'est également ; et comme, d'une autre part, les organes auxquels il se distribue sont de la plus haute importance, chacune de ses moitiés a été dédoublée à son tour, non pour transmettre à ceux-ci une plus grande abondance de sang, mais pour multiplier en leur faveur les sources du sang artériel, afin de mieux sauvegarder leur nutrition et leurs fonctions. Malgré la pluralité des troncs qui la composent, l'aorte cervico-céphalique peut donc être considérée comme le prolongement du tronc de l'aorte. De même que celui-ci elle donne deux ordres de branches : la portion cervicale de la vertébrale et la carotide externe prolongent la série des artères pariétales ; la carotide interne prolonge la série des artères viscérales.

L'aorte cervico-céphalique rappelle l'aorte thoraco-abdominale. Il en est de même de l'aorte sacro-coccygienne, qui la rappelle mieux encore par sa direction, par sa situation sur la partie médiane du rachis, par l'ensemble de ses branches pariétales, et surtout par la disposition presque identique qu'elles présentent chez les mammifères, dont les vertèbres coccygiennes sont très-développées.

Des artères qui prolongent l'aorte à ses deux extrémités, passons à celles des membres. Ici les analogies sont plus accusées.

Le tronc qui, dans le membre supérieur, s'étend de la crosse de l'aorte au pli du coude, est représenté dans le membre abdominal par celui qui se porte de la partie terminale de cette artère à l'anneau du soléaire : la sous-clavière correspond à l'iliaque primitive, l'axillaire à l'iliaque externe, l'humérale à la fémorale, l'artère du pli du coude à celle du creux poplité.

Les trois branches qui partent de la sous-clavière entre les scalènes, et qui naissent si souvent par un tronc commun, ont pour analogue sur le membre inférieur l'iliaque interne. — De ces trois branches, l'une fait partie du système des artères viscérales, c'est la thyroïdienne inférieure ; les deux autres, la scapulaire supérieure et la scapulaire postérieure, sont des artères musculaires qui contournent la partie postérieure de l'épaule. L'iliaque interne comprend de même un groupe d'artères viscérales et deux artères musculaires, la fessière et l'ischiatique, qui vont se ramifier dans les muscles situés à la partie postérieure de la hanche.

La mammaire interne est représentée par l'épigastrique, la scapulaire inférieure par la circonflexe iliaque, la circonflexe postérieure de l'épaule par la circonflexe interne du pli de l'aine, la circonflexe antérieure par la circonflexe externe, l'humérale profonde par la fémorale profonde, les récurrentes cubitales et radiales par les articulaires du genou.

A la portion antibrachiale de la radiale correspond la tibiale antérieure; à sa portion carpienne la pédieuse; à sa portion palmaire l'arcade plantaire.

Le tronc tibio-péronier et la tibiale postérieure rappellent la cubitale, la péronière le tronc des interosseuses, et la plantaire externe l'arcade palmaire superficielle.

En poursuivant ce parallèle, on remarquera l'analogie des interosseuses de la main avec les interosseuses du pied, et celle des collatérales des doigts avec les collatérales des orteils.

Les artères du membre abdominal répètent donc celles du membre thoracique, de même que les artères situées au devant des extrémités du rachis répètent celles de sa partie moyenne.

Du parallèle qui précède, nous pouvons conclure, en définitive, que le système artériel est subordonné, dans sa répartition, à un type beaucoup plus régulier, beaucoup plus fixe qu'on ne serait tenté de le croire à l'aspect de ses variétés, plus apparentes que réelles.

CHAPITRE III

DES VEINES

Les veines sont des conduits à direction convergente dans lesquels le sang se porte par un mouvement uniformément accéléré des divers organes vers les oreillettes du cœur.

Aux deux systèmes artériels dont les divisions disséminent le sang dans toutes les parties du corps, correspondent deux systèmes veineux qui recueillent ce fluide aux dernières limites de sa dissémination et qui le ramènent en colonnes confluentes à son point de départ.

Le sang transporté du ventricule droit aux poumons par une seule artère revient des poumons à l'oreillette gauche par les quatre veines pulmonaires. Celui qui est déposé dans la trame de nos tissus par les innombrables divisions de l'aorte est ramené de ces tissus à l'oreillette droite par la veine coronaire et les veines caves.

De ces deux systèmes veineux, le premier, ou le *système pulmonaire*, forme les racines du canal à sang rouge; le second, ou le *système veineux général*, constitue les racines du canal à sang noir. — Celui de ces canaux qui s'implante par ses racines dans les poumons et se ramifie par ses branches dans toutes les parties du corps, puise par les premières le fluide sanguin ou nutritif au foyer de son incessante épuration, et le distribue par les secondes à l'organisation entière. — Celui qui s'étend de tous les points de l'économie vers les poumons, recueille par ses racines ce même liquide devenu impropre à la nutrition et le dissémine par ses branches dans la muqueuse pulmonaire, où il s'épure de nouveau.

Au système veineux pulmonaire et au système veineux général vient s'ajouter un système veineux tout spécial, qui tire son origine des organes de la digestion et se rassemble en un tronc unique, pour pénétrer dans le foie, où il se divise et subdivise à la manière des artères. Ce troisième système forme la *veine porte;* concentré tout entier dans l'abdomen, il a été aussi désigné sous le nom de *système veineux abdominal.*

Simple dans sa partie moyenne, ramifié à ses extrémités, le système de la veine porte représente un arbre vasculaire complet, qui s'implante par ses racines dans l'appareil digestif, et qui se prolonge par ses branches dans l'organe sécréteur de la bile. Ainsi constitué, il offre la plus grande analogie avec le canal à sang noir; il n'en diffère que par sa longueur beaucoup moins grande, par sa conformation intérieure plus simple, et surtout par l'absence d'un agent d'impulsion sur sa partie moyenne.

Les veines, répandues comme les artères sur tous les points du corps, présentent aussi des caractères qui leur sont communs et des caractères qui sont propres à chacune d'elles. Leurs caractères communs ou généraux fixeront d'abord notre attention.

ARTICLE PREMIER

DES VEINES EN GÉNÉRAL

Le système veineux pulmonaire et le système veineux abdominal, concentrés l'un et l'autre dans la cavité du tronc, recueillent le sang déposé dans les viscères de cette cavité : brièveté, simplicité, uniformité, tels sont les attributs des conduits qui les composent.

Le système veineux général, né de toutes les autres parties du corps, se distingue des précédents par la longueur du trajet qu'il parcourt, par le nombre beaucoup plus considérable des canaux qui entrent dans sa constitution, par les rapports plus étendus et plus compliqués de ceux-ci, par les anastomoses multipliées qui les unissent, par les replis valvulaires qui cloisonnent leur cavité, et j'ajouterai par les variétés sans nombre qu'ils présentent. Les considérations générales dans lesquelles nous allons entrer, lui seront donc plus spécialement applicables.

Ces considérations comprendront la conformation extérieure, la conformation intérieure et la texture des veines.

§ 1. — Conformation extérieure des veines.

Considérées sous ce point de vue les veines nous offrent à étudier, leur volume et leur nombre ; leur situation, leur direction, leur forme ; l'origine et les rapports qui leur sont propres ; et aussi les anastomoses qui les unissent dans leur trajet.

A. — **Volume, nombre des veines.**

Le *volume* des veines est plus considérable que celui des artères. Tous les observateurs s'accordent sur ce point.

Mais peu satisfaits d'une formule aussi vague, ils ont cherché à déterminer d'une manière plus précise la différence que présentent, sous ce rapport, les vaisseaux artériels et veineux. Borelli estime que les premiers sont aux seconds : : 4 : 1, proportion qui paraît vraisemblable lorsque les veines sont injectées. Leurs parois sont si minces et leur cavité est si dilatable, qu'elles offrent alors un calibre énorme et à peu près double de celui qui leur appartient à l'état normal. En tenant compte de cette cause d'exagération, on arrive à reconnaître que la capacité des veines est à celle des artères :: 2 : 1. Telle est en effet la proportion qui a été indiquée par Haller. Elle nous paraît fondée sur une observation exacte.

Sauvages a cru être plus précis encore en avançant que cette proportion est de 9 à 4. Mais on ne calcule avec une semblable précision que ce qui est fixe et invariable. Les problèmes de la physiologie ne se prêtent pas à ces formules rigoureuses dont les iatro-mathématiciens ont tant abusé. La rapport de 2 à 1, qui n'est qu'une évaluation approximative, serait déjà fort difficile à démontrer; que serait-ce donc s'il fallait établir, par la démonstration, une différence beaucoup plus fugitive !

Le *nombre* des veines est supérieur aussi à celui des artères. Pour justifier cette proposition il me suffira de rappeler :

1° Que les artères des membres pour la plupart, et toutes les artères des parois du tronc sont accompagnées par deux veines;

2° Qu'indépendamment des deux veines situées sur le trajet de ces artères, il existe à la surface du corps un plan veineux surajouté en quelque sorte au plan sous-aponévrotique et sans analogue dans le système artériel;

3° Que dans toutes les régions où les veines ne suivent pas le trajet des artères, elles sont plus nombreuses que celles-ci : différence qu'on pourra facilement constater en comparant les veines dorsales du pied ou de la main aux artères correspondantes et les veines de l'encéphale aux artères de la base du cerveau. Ce qui est vrai pour les veines des extrémités ne l'est pas moins pour celles qui sont plus rapprochées du tronc : ainsi les vaisseaux efférents de la langue, des lèvres, etc., sont plus multipliés que les vaisseaux afférents; le corps thyroïde qui reçoit quatre artères, est le point de départ de huit à dix veines; l'ovaire, l'utérus, si riches en vaisseaux à sang rouge, sont plus riches encore en vaisseaux à sang noir.

Cette prédominance de nombre se retrouve du reste jusque sur les gros troncs de la base du cœur : nous avons vu que le sang porté aux poumons par une seule artère en est ramené par quatre veines et qu'au tronc aortique correspondent trois troncs veineux.

On peut dire du nombre des veines ce que nous avons dit de leur capacité : il est à peu près double de celui des artères.

B. — **Situation des veines.**

Envisagées dans leur situation, les veines se divisent en trois ordres : *veines viscérales*, *veines sous-aponévrotiques*, et *veines sous-cutanées*.

Les *veines viscérales* forment trois groupes secondaires qui affectent chacun une disposition très-différente. L'un de ses groupes est représenté par les veines pulmonaires, le second par le système veineux abdominal, qui tire son origine des organes de la digestion, le troisième par les veines qui naissent des autres viscères. Ces trois groupes de veines ont pour caractère commun de contribuer à former une sorte de pédicule auquel les organes sont comme suspendus. Dans ce pédicule les veines viscérales se trouvent en rapport avec l'artère, les vaisseaux lymphatiques et les nerfs qui dépendent de ceux-ci. Elles offrent une forme plus régulière que celles des deux autres groupes, et s'anastomosent moins souvent.

Les *veines sous-aponévrotiques*, ou veines musculaires, sont extrêmement nombreuses. C'est dans les membres qu'elles se montrent avec leurs attributs les plus caractéristiques. Viennent ensuite celles des parois du tronc, puis celle du cou et de la face.

Dans les membres elles accompagnent partout les artères. A chacune de celles-ci, on voit s'accoler deux veines, toujours situées sur deux points diamétralement opposés du vaisseau. Sur les rameaux et la plupart des branches, les deux veines satellites marchent parallèlement en conservant leur indépendance. Sur les troncs de second ordre, ces deux veines communiquent entre elles par des anastomoses obliques ou transversales dont le nombre est souvent assez considérable pour former autour de l'artère un plexus à larges mailles. Ces plexus sont remarquables surtout autour des artères péronières et tibiales postérieures, autour de la cubitale, autour de l'humérale, etc. Les gros troncs artériels sont accompagnés par une seule veine.

Dans les parois du tronc, les veines profondes sont doubles comme dans les membres. Mais le plus habituellement elles se réunissent avant leur terminaison : ainsi se réunissent les deux veines mammaires internes, les deux veines épigastriques, les deux veines satellites des intercostales et des lombaires, les deux veines circonflexes iliaques, etc.

Cette réunion atteste une tendance vers l'unité. A mesure qu'on s'élève on voit, en effet, à chaque artère correspondre une seule veine : c'est ce qui a lieu pour la carotide interne, pour la carotide externe, pour la temporale, la faciale, l'ophthalmique, etc.

Les *veines superficielles* ou sous-cutanées tirent leur origine de la peau et de la couche adipeuse dans l'épaisseur de laquelle elles cheminent. Comme celles qui rampent sous les aponévroses elles sont bosselées ; comme ces dernières elles communiquent entre elles et si fréquemment que le plan veineux sous-cutané, pris dans son ensemble, revêt la forme d'un plexus à mailles irrégulières, plus ou moins larges et allongées dans le sens longitudinal.

Ces veines, qui présentent les plus grandes variétés à leur origine et dans leur trajet, sont assez fixes dans leur terminaison ; presque constamment la veine basilique vient s'ouvrir dans l'axillaire, et la céphalique dans la sous-clavière. Il est très-rare que la saphène interne ne s'ouvre pas dans la fémorale un peu au-dessous du pli de l'aine, et la veine tégumenteuse de l'abdomen dans la partie terminale de celle-ci, etc.

Le plan veineux superficiel communique avec le plan veineux profond, sur un grand nombre de points. On peut même dire que les anastomoses étendues de l'un à l'autre sont échelonnées sur toute leur longueur. Mais sur les membres, c'est au niveau des articulations qu'on rencontre les plus importantes. Elles ont pour usage de faciliter le retour du sang. La circulation rencontre-t-elle un obstacle dans les veines profondes, le sang reflue dans les veines superficielles ; ces dernières sont-elles comprimées sur un point de leur trajet par un lien circulaire, par une tumeur, par une cause quelconque, le sang, d'abord arrêté dans sa marche, trouvera bientôt une issue dans les veines profondes.

Les veines sous-cutanées forment donc une sorte de voie collatérale annexée à la voie principale pour suppléer à l'imperméabilité partielle ou complète, momentanée ou définitive de celle-ci. Dépourvu à son point de départ d'un agent d'impulsion qui le projette vers le cœur, le sang noir était plus exposé à s'arrêter dans son cours ; ne pouvant vaincre ces obstacles, comme le sang rouge qui élargit peu à peu ses voies collatérales lorsqu'elles sont insuffisantes, il importait qu'il pût les tourner en quelque sorte, c'est-à-dire qu'il trouvât à chaque instant sur sa route les moyens de refluer avec succès. Or, les veines superficielles sont les organes de ce reflux ; elles concourent du moins largement à ce résultat, et cette destination nous explique :

Pourquoi elles se dilatent dans un effort violent, les veines profondes étant alors comprimées par la turgescence, la rigidité, le redressement des muscles ;

Pourquoi, dans le cours d'une saignée au pli du bras, le sang coule avec plus d'abondance lorsque les muscles de la main et de l'avant-bras se contractent ;

Pourquoi chez les individus qui exercent plus spécialement ces muscles, elles acquièrent dans les membres supérieurs un développement plus considérable.

De cette destination découlent aussi quelques applications pratiques qui ne sont dépourvues ni d'intérêt ni d'importance : 1° les vêtements seront toujours assez larges pour n'exercer aucune compression sur les veines sous-cutanées ; 2° les liens circulaires destinés à les assujettir seront placés plutôt au-dessus qu'au-dessous de l'embouchure de ces veines ; 3° les bandages, qui ont pour effet inévitable de les affaisser, seront appliqués de manière à les comprimer d'une manière égale sur toute leur étendue ; 4° dans la saignée au pli du bras, la bande sera serrée avec assez de force pour suspendre à la fois le cours du sang dans les veines superficielles et dans les veines profondes, résultat qu'on peut obtenir sans comprimer l'artère. Si les veines superficielles seules sont comprimées, le sang qu'elles contiennent refluant par les anastomoses dans les veine profondes, elles se dessinent mal, s'affaissent sous la pression du doigt, et la lancette les atteint plus difficilement. Si les deux plans veineux sont comprimés au point d'être l'un et l'autre imperméables, elles deviennent plus saillantes, plus tendues et se laissent alors facilement pénétrer.

C. — **Direction, forme des veines.**

La **direction** *des veines est moins flexueuse que celle des artères.* — Sur tous les points où les artères sont rectilignes, les veines le sont également; et dans les régions où les artères cessent de l'être il n'en est pas de même pour les veines. Quelques exemples suffiront pour le démontrer : Dans le tronc, l'artère splénique est sinueuse, la veine est rectiligne; les artères rénales s'infléchissent le plus souvent en divers sens, les veines rénales ne présentent jamais ces inflexions. A la tête, les artères temporales, faciales, occipitales, décrivent de nombreuses sinuosités; les veines satellites marchent en ligne droite; même opposition entre l'artère et la veine ophthalmiques, entre les artères et les veines thyroïdiennes inférieures. Le sang artériel n'arrive à la base du cerveau qu'après de nombreux détours; le sang veineux en revient par un trajet si direct, qu'il semble tomber verticalement des hauteurs de l'encéphale dans l'oreillette droite; à la courbure si prononcée que l'aorte décrit à son origine les veines caves opposent leur direction longitudinale; tandis que le tronc pulmonaire se contourne en demi-spirale autour de l'aorte, les quatre veines pulmonaires se portent directement des poumons à l'oreillette gauche, etc.

La tendance des veines à la direction rectiligne est si générale, qu'elle se manifeste avec la même évidence, sur leurs rameaux, sur leurs ramuscules, et jusque sur leurs premières radicules. Les veines du pénis, de l'ovaire, de l'utérus, des trompes de Fallope, etc., contrastent, sous ce rapport, avec les artères correspondantes.

Il faut donc admettre que les veines sont moins flexueuses que les artères. Constater ce fait, c'est reconnaître aussi que les premières sont moins longues que les secondes. Le cône qui répond par sa base à la périphérie du corps et par son sommet à l'oreillette droite, est donc plus court que le cône représenté par l'aorte et ses divisions. Or, cette abréviation du trajet que parcourt le sang pour revenir au cœur a évidemment pour but de faciliter son retour. Si la force qui préside à sa progression est très-faible comparativement à celle qui fait mouvoir le sang artériel, par compensation tout ce qui pouvait tendre à l'affaiblir davantage a été écarté; tout ce qui pouvait lui venir en aide a été au contraire réalisé en sa faveur.

Forme. — Les veines sont cylindriques, mais elles ne le sont pas aussi régulièrement que les artères. Un assez grand nombre d'entre elles offrent, de distance en distance, de légers renflements qui leur donnent un aspect noueux. Ces renflements correspondent à la présence des valvules. Nous avons vu qu'ils n'existent ni sur le système veineux pulmonaire, ni sur le système veineux abdominal. Ils ne sont d'ailleurs apparents que dans l'état de plénitude ou de dilatation des veines.

Extrêmement minces, les veines se laissent très-facilement dilater, et peuvent perdre alors momentanément la forme qui leur est propre. Cette facile dilatation est encore une condition favorable à la circulation du sang noir ; car la plus faible cause pouvant arrêter ce liquide dans sa marche, les veines deviennent, dans cet état de stase, une sorte de réservoir plus ou moins circonscrit, dans lequel le sang s'accumule momentanément jusqu'à ce qu'il ait trouvé une voie dérivative.—Dans l'état de vacuité, leurs parois s'affaissent et se déforment; sous ce point de vue, elles diffèrent beaucoup des artères qui restent alors béantes et arrondies.

D. — **Origine, trajet des veines.**

a. **Origine.** — Les veines naissent des capillaires par des radicules qui se réunissent pour former des conduits de plus en plus volumineux et de moins en moins nombreux. Aucune de ces radicules ne prend naissance par une extrémité libre, s'ouvrant à la surface des organes ou des membranes pour jouer le rôle de bouche absorbante.

C'est sur les séreuses et les muqueuses, plus particulièrement sur la muqueuse intestinale, que tant d'auteurs avaient cru voir à l'extrémité des premières radicules des veines, ces prétendus orifices destinés, dans leur pensée, à absorber soit la sérosité sans cesse exhalée, soit les sucs assimilables préparés par le travail de la digestion. Depuis longtemps je me suis attaché à réfuter cette erreur, en démontrant qu'elle n'avait pour base que la facilité avec laquelle les injections pénétrantes, et surtout les injections à base aqueuse comme la solution de gélatine, s'épanchent sur toutes les surfaces libres. J'ai fait remarquer que ces épanchements ne s'opèrent nullement par des orifices béants à la surface des membranes, mais à travers les porosités de nos tissus. En réalité, ce n'est pas un épanchement qu'on observe; c'est une simple infiltration qui envahit tous les organes, et qui se produit dans leur épaisseur comme sur les surfaces libres.

Les radicules du système veineux ont donc pour unique origine le système capillaire. L'appareil de la circulation est parfaitement clos sur toute son étendue. Les échanges qui ont lieu entre le sang et les particules élémentaires de nos organes se font à travers les porosités des vaisseaux, avec d'autant plus de facilité que les parois de ceux-ci sont plus minces.

b. **Trajet des veines.** — En se réunissant les veinules forment des ramuscules; ceux-ci produisent les rameaux, qui donnent naissance aux branches, et les branches aux troncs.

Les veinules occupent l'épaisseur des organes : dans les muscles, elles cheminent entre les faisceaux ; dans les glandes, entre les lobules qui les composent ; dans l'intestin, entre ses diverses tuniques, etc.

Les rameaux, plus rapprochés de la périphérie des organes, serpentent dans les interstices des parties qui les composent. — Les branches rampent dans leur intervalle. — Les troncs suivent les grands espaces celluleux. Dans les membres ils marchent entre les principaux groupes de muscles, dans l'abdomen entre les viscères les plus importants, dans le crâne entre les hémisphères du cerveau, etc.

La veine cave supérieure vers laquelle convergent tous les principaux troncs de la tête et du cou, ramène en outre le sang des parois du thorax ; elle embrasse par conséquent dans sa sphère un plus grand nombre d'organes que l'aorte ascendante. La veine cave ascendante recueille le sang des membres inférieurs et de l'abdomen. Les parties situées au-dessus de la base du thorax composent le domaine de la première ; les parties situées au-dessous forment celui de la seconde : le diaphragme établit assez exactement les limites de l'une et de l'autre.

E. — **Rapports des veines.**

Sur toute la longueur de leur trajet, les veines profondes sont contiguës aux artères et partagent leurs rapports. Quelques auteurs ont cru remarquer que leur situation, relativement à ces vaisseaux, diffère suivant que l'on considère la veine cave descendante ou la veine ascendante. Selon Serres, *les veines recouvrent les artères dans la moitié supérieure du corps, et sont recouvertes par celles-ci dans la moitié inférieure.* La première partie de cette proposition pourrait être acceptée ; mais comment admettre la seconde ! Les artères de la moitié inférieure du corps loin de recouvrir les veines, sont recouvertes par elles !

Malgaigne, peu satisfait de cette loi, tenta de lui en subsister une autre ainsi formulée : *les veines sont situées en dehors des artères dans la moitié supérieure du corps et en dedans dans la moitié inférieure.* Or, parmi les veines supérieures, la jugulaire interne seule est située en dehors ; et parmi les inférieures, seule la fémorale est située en dedans. La loi de Malgaigne n'était donc pas mieux fondée que celle de Serres.

Après avoir fait justice de l'une et de l'autre, M. Richet a cru pouvoir en ériger une nouvelle sur leurs débris en avançant : que *dans la moitié supérieure du corps les veines sont situées en avant et en dehors des artères, et dans la moitié inférieure en arrière et en dedans.* Cette formule, je le reconnais, est moins défectueuse que les précédentes. Mais elle ne tient pas encore asssez compte de l'ensemble des faits pour qu'on puisse l'adopter. La veine sous-clavière est-elle située en avant et en dehors ? La veine axillaire occupe-t-elle une situation semblable ? Non, l'une et l'autre sont situées en dedans de l'artère qu'elles accompagnent.

Est-il donc impossible de définir d'une manière générale les rapports des artères et des veines? Je ferai remarquer d'abord que ces rapports varient et que nous ne devons pas chercher, par conséquent, à les embrasser dans une formule unique et rigoureuse. Le seul fait qui se dégage de l'étude de ces rapports est celui-ci : les artères tendent davantage à se rapprocher des parties profondes, et les veines à se rapprocher de l'enveloppe tégumentaire. Voyez les carotides primitives : elles sont plus rapprochées de l'axe du cou, et les jugulaires se rapprochent plus au contraire des téguments; la veine sous-clavière se rapproche plus aussi de la peau; la veine axillaire est presque sous-cutanée; la veine fémorale est plus rapprochée de la peau de la cuisse que l'artère correspondante; la veine poplitée en est plus rapprochée encore. En cherchant à définir les rapports des artères, des veines et des nerfs, j'ai donc pu dire, en termes généraux, que *les veines sont plus superficielles que les artères, et les nerfs plus superficiels que les veines.*

Les gros troncs veineux, à leur entrée dans le thorax, contractent avec les aponévroses des connexions dont P. Bérard le premier a démontré toute l'utilité et l'importance. Chacun d'eux adhère, dans une étendue variable, au plan fibreux qu'il traverse. La veine cave inférieure adhère au centre phrénique du diaphragme et au sillon que lui présente le foie. Les veines sous-clavières et jugulaires internes, les troncs veineux brachio-céphaliques, adhèrent à l'aponévrose cervicale moyenne. Toutes ces veines empruntent à leur adhérence la faculté de rester béantes lorsqu'on les divise. Au moment où le thorax se dilate, c'est en vain que l'air extérieur pèse de tout son poids sur leur contour; unies à des lames résistantes, qui elles-mêmes sont fixées aux os, elles ne s'affaissent pas, comme le feraient des canaux à parois dépressibles dans lesquelles on ferait le vide. Il suit de cette disposition que la cavité thoracique, en se dilatant, aspire, non-seulement l'air atmosphérique qui se précipite par la trachée dans les poumons, mais aussi le sang noir qui se précipite par les gros troncs veineux dans l'oreillette droite. Les mouvements alternatifs de la poitrine n'ont donc pas pour but exclusif la respiration; ils ont encore pour avantage de favoriser la circulation.

F. — **Anastomoses des veines.**

Les veines communiquent entre elles comme les artères et plus fréquemment que celles-ci. Elles présentent du reste toutes les variétés d'anastomoses que nous avons décrites : *anastomoses en arcades, anastomoses à angle ou par convergence, anastomoses par communication transversale ou oblique, anastomoses mixtes ou composées.* A toutes ces variétés vient s'en ajouter une nouvelle qui lui est propre : l'*anastomose par communication longitudinale.*

Les anastomoses en arcades correspondent pour la plupart à celles des vaisseaux artériels. Le système veineux abdominal en est le siége de prédilection.

Les anastomoses par convergence, plus multipliées que les précédentes, se voient sur toute l'étendue du réseau veineux sous-cutané, dans la plupart des régions du corps, et particulièrement sur les points où existent des plexus, comme autour du rachis, dans l'excavation pelvienne, etc.

Les anastomoses par communication transversale, si rares dans les artères, se rencontrent en grand nombre sur le trajet des veines. C'est surtout autour des troncs artériels de troisième ordre qu'on les observe ; les deux veines satellites de ces troncs sont reliées entre elles par une foule d'anastomoses transversalement ou un peu obliquement étendues de l'une à l'autre. Les veines préparates, à leur passage sur la racine du nez, communiquent par une anastomose de cet ordre. Des anastomoses semblables s'étendent des veines sous-cutanées aux veines sous-aponévrotiques ; le sinus circulaire n'est qu'une double anastomose transversale des sinus caverneux ; à l'intérieur du canal rachidien, combien d'anastomoses ainsi dirigées !

Les anastomoses par communication longitudinale sont de deux ordres : les plus simples sont constituées par une veine qui, après avoir parcouru un certain trajet, vient s'ouvrir dans la veine dont elle était partie. Les veines saphènes nous offrent des exemples assez fréquents de ce mode d'anastomose, qu'on peut observer aussi sur les veines du membre supérieur, sur celles du cou et sur beaucoup d'autres. Ces anastomoses constituent un canal collatéral vers lequel convergent souvent les veines voisines. — Les anastomoses longitudinales du second ordre sont formées par des veines qui se bifurquent au moment où elles viennent s'ouvrir dans une veine plus importante et qui présentent une valvule au niveau de leur bifurcation. Des deux branches résultant de leur division, l'une, très-courte, s'abouche dans la veine principale, l'autre marche parallèlement à celle-ci, et s'ouvre dans sa cavité sur un point plus ou moins éloigné ; or, lorsque le sang reflue dans l'une de ces branches, se trouvant arrêté presque aussitôt par une valvule, il s'engage dans la branche opposée, laquelle le ramène dans la veine dont il était sorti : ces deux branches réunies jouent par conséquent le rôle de canal collatéral.

Les anastomoses mixtes ou composées se présentent sous l'aspect d'un plexus à mailles inégales, plus ou moins larges, formé de vaisseaux à forme noueuse et de calibre inégal. Ces plexus sont tantôt étalés comme celui de la face dorsale de la main et celui de la face dorsale du pied ; ou fasciculés comme celui qu'on observe sur les côtés de la prostate et sur les côtés de l'utérus ; ou disposés en cordon, comme celui qui accompagne l'artère spermatique ; ou sans forme déterminée, comme le plexus des vésicules séminales, le plexus vésical, le plexus de Santorini, etc.

Tous ces plexus ont pour destination de faciliter le retour du sang. Leur existence, leur nombre, le développement si considérable qu'ils présentent, se rattachent à cette cause première qui nous a déjà rendu compte de tant de faits particuliers : l'absence d'un agent d'impulsion à l'origine des veines.

Les anastomoses ont pour destination d'établir entre les divers départements du système veineux des communications plus ou moins faciles. En se succédant et s'enchaînant, elles constituent des voies collatérales qui suppléent, comme dans le système artériel, à l'insuffisance momentanée ou définitive de la voie principale. C'est ce qui a lieu, par exemple, pour les veines axillaires, sous-clavières, brachio-céphaliques, jugulaires, en un mot, pour tous les gros troncs veineux sus-diaphragmatiques. Les expériences suivantes le démontrent.

Première expérience. — Sur un homme adulte j'ai lié la veine sous-clavière, puis j'ai injecté les veines du membre supérieur par l'une des branches qui rampent sur le dos de la main. L'injection est arrivée sans difficulté jusqu'à l'oreillette droite.

Deuxième expérience.— Chez un autre sujet j'ai appliqué deux ligatures sur la sous-clavière, à 3 centimètres de distance; l'injection est parvenue facilement aussi jusqu'au cœur.

Troisième expérience. — Le tronc veineux brachio-céphalique gauche est lié à sa partie moyenne, et l'injection faite comme précédemment; le liquide se répand de proche en proche dans toutes les grosses veines, puis pénètre dans la veine cave supérieure et l'oreillette droite.

Quatrième expérience.—La veine jugulaire interne étant liée à sa partie moyenne, le liquide est introduit par le sinus longitudinal supérieur : injection de toutes les veines du cou, des troncs brachio-céphaliques et de la veine cave supérieure.

Ces expériences nous montrent qu'à côté des gros troncs veineux du cou et de la racine des membres supérieurs, il existe une grande voie collatérale : voie si large qu'un liquide grossier, comme le suif, la traverse sans effort ; voie toujours ouverte, toujours suffisante, fonctionnant instantanément, et différant beaucoup à cet égard de celles qui sont annexées aux gros troncs artériels. Les conséquences qui découlent de ces faits sont importantes au point de vue physiologique ; elles ne le sont pas moins au point de vue chirurgical. L'une des grosses veines de la base du cou étant ouverte, le chirurgien peut la lier sans crainte d'interrompre le cours du sang. Sans doute cette ligature restera toujours une opération grave ; mais elle emprunte ce caractère de gravité à la phlébite qui pourra en être le résultat, et nullement à l'oblitération du tronc veineux.

Ces conclusions sont-elles applicables aux veines des membres inférieurs? Une ligature peut-elle être jetée sur le tronc de la veine fémorale au niveau du pli de l'aine, sans occasionner un trouble notable dans la circulation? Les expériences précédentes répétées sur les membres abdominaux m'ont donné des résultats diamétralement opposés.. Mais il s'agissait d'un liquide solidifiable; et bien que le retour du sang semble devoir être ici moins facile, on peut prévoir qu'il ne sera cependant pas arrêté par une ligature. Les faits du reste parlent dans ce sens : sur quatre ligatures, deux ont été suivies de succès.

Si du tronc de la veine fémorale nous passons à celui de la veine cave inférieure, nous serons conduits par l'expérience à des résultats bien différents. Une ligature étant faite sur ce tronc, le liquide injecté par l'une des veines iliaques externes arrive avec la plus extrême facilité jusqu'au cœur. J'ai posé deux ligatures à 10 centim. d'intervalle, même résultat. Si l'on en pose trois, quatre, cinq, le résultat reste encore le même; et telle est l'ampleur des voies anastomotiques suppléant ce tronc veineux qu'on pourrait le rendre imperméable sur toute son étendue, l'anéantir en un mot, sans que les liquides injectés cessent de parvenir facilement jusqu'à l'oreillette droite. Les vaisseaux qui ramènent alors le sang dans les cavités droites du cœur sont les veines intra- et extra-rachidiennes. Lorsqu'un médecin comprime l'aorte pour suspendre une hémorrhagie foudroyante consécutive à l'accouchement, il pourra donc procéder à cette compression sans être arrêté par la crainte de comprimer aussi la veine cave; si le sang ne revient pas par cette voie, il reviendra par les veines rachidiennes.

§ 2. — Conformation intérieure des veines.

Considérées dans leur conformation intérieure, les veines diffèrent très-notablement des artères. Celles-ci présentent des parois lisses, parfaitement unies dans toute leur étendue. Sur les parois des veines, on remarque, au contraire, un grand nombre de replis membraneux qui jouent le rôle de soupapes mobiles, et qui ont reçu le nom de *valvules*.

Nous avons à étudier, dans ces replis, leur forme, leur situation, leur nombre, leur texture et leurs usages.

A. **Forme des valvules.** — Elle rappelle parfaitement celle des valvules sigmoïdes de l'aorte et de l'artère pulmonaire. Dans les gros troncs veineux les valvules sont semi-lunaires comme les précédentes. A mesure qu'on descend des troncs aux simples ramuscules, elles s'allongent dans le sens parallèle à la veine.

Chaque valvule présente deux faces dont l'une est tournée vers les parois de la veine et l'autre vers l'axe du vaisseau; et deux bords, l'un adhérent ou convexe qui se dirige vers les capillaires, l'autre libre ou concave tourné vers le cœur. — Les faces sont planes lorsque la valvule s'efface pour livrer au sang un libre passage; au moment où elle s'abaisse pour s'opposer au reflux de celui-ci, la face pariétale devient concave, et convexe la face opposée. — Le bord adhérent est consolidé par un bourrelet fibreux qui forme le squelette de la valvule, et qui a été parfaitement décrit par M. Houzé de l'Aulnoit, dans sa remarquable monographie sur les valvules des veines (1). — Le bord libre est très-mince, concave, lorsque les valvules s'élèvent, plus ou moins rectiligne et tendu lorsqu'elles s'abaissent.

Dans cet état d'abaissement, les valvules forment, avec la partie correspondante de la veine, une petite cavité, *cavité valvulaire*.

Au niveau des cavités valvulaires, les parois veineuses subissent deux modifications importantes. Elles sont plus minces et demi-transparentes, en sorte qu'elles laissent entrevoir le contour de chaque valvule. Elles sont moins résistantes aussi et cèdent à l'effort de la colonne sanguine; de là une dépression ampulliforme, analogue à celle que l'on remarque au niveau des valvules sigmoïdes de l'aorte, dépression désignée aussi sous le nom de *sinus*. A l'extérieur, ces dépressions se traduisent par des renflements. Lorsque ces renflements sont nombreux, c'est-à-dire plus rapprochés, la veine prend un aspect noueux d'autant plus accusé qu'elle est plus dilatée.

Telle est la disposition la plus habituelle des valvules. Mais toutes n'arrivent pas à ce complet développement. Il en est un grand nombre qui restent à l'état de rudiment et qui ne sont représentées, ainsi que l'a très-bien constaté M. Houzé, que par leur bord adhérent, c'est-à-dire par une sorte de bourrelet fibreux, demi-circulaire. C'est surtout sur les membres qu'on observe ces valvules à l'état de simple ébauche.

B. **Situation des valvules.** — Les valvules sont échelonnées sur les parois des veines; quelques-unes répondent à leur embouchure. Avec M. Houzé, j'appellerai les premières *valvules pariétales*, et les secondes *valvules ostiales*. — Ces dernières sont très-rares. Elles se présentent sous l'aspect d'un petit diaphragme. Ce qui les caractérise surtout, c'est leur implantation sur le pourtour de l'embouchure de la veine; c'est aussi leur direction perpendiculaire à l'axe de la veine dont elles dépendent, et parallèle à l'axe du vaisseau dans lequel celle-ci vient s'ouvrir. Une valvule pariétale peut être extrêmement rapprochée de l'embouchure de la veine à laquelle elle appartient; mais quel que soit ce rapprochement, si elle ne s'insère pas sur le pourtour même de l'orifice, elle conserve les attributs des valvules pariétales.

La forme et la disposition des valvules pariétales nous sont connues. Quant à leur situation, tous les faits qui s'y rattachent peuvent être résumés dans les propositions qui suivent :

1° Elles sont généralement accouplées ou disposées par paires; et les deux valvules de la même paire sont diamétralement opposées, d'où il

(1) Houzé de l'Aulnoit, *Rech. sur les valvules des veines*, thèse, 1854, p. 49 et suiv.

suit qu'au moment où elles s'abaissent leurs bords libres se juxtaposent. Il n'est pas extrêmement rare de voir ces bords libres s'unir, sur une petite partie de leur étendue, au voisinage des parois de la veine.

2° Elles se succèdent dans un ordre alterne. Si les supérieures se dirigent d'avant en arrière, les inférieures se dirigeront dans le sens transversal. Cette alternance, qui n'est pas rigoureusement symétrique, permet aux valvules de s'entr'aider pour ainsi dire, en se complétant les unes par les autres.

3° Elles ont pour siége de prédilection l'embouchure des branches collatérales : les unes se trouvent situées dans la veine principale, au-dessous de cette embouchure, et les autres dans les veines collatérales au niveau ou dans le voisinage de celle-ci. Leur disposition est telle en un mot que le sang versé dans une veine valvuleuse ne peut ni refluer vers son origine, ni rentrer dans la cavité des veines afférentes.

C. **Nombre de valvules.** — Dans quelques veines, elles se multiplient; d'autres en contiennent peu; beaucoup n'en possèdent pas.

Elles sont plus nombreuses dans les parties du système veineux où le sang coule contrairement aux lois de la pesanteur, plus dans les membres inférieurs que dans les supérieurs, plus dans les veines de petit calibre que dans les veines volumineuses, et plus aussi dans les veines des muscles que dans celles de tout autre organe. Les veinules intra-musculaires en sont en quelque sorte criblées.

Les valvules seraient plus abondamment répandues dans les veines superficielles que dans les profondes, suivant Béclard et Meckel. Blandin a réfuté cette erreur, en montrant que les veines intermusculaires dont les parois sont plus minces et plus souvent déprimées par le jeu des muscles, possèdent, ainsi que la physiologie pouvait le faire prévoir, plus de valvules que les veines sous-cutanées. Mes recherches et celles de M. Houzé confirment cette opinion.

Parmi les veines qui présentent le moins de valvules, je citerai la grande azygos, les thyroïdiennes, les spermatiques, les jugulaires, etc.

Au nombre de celles qui en sont privées, viennent se ranger les veines pulmonaires, la veine porte, la veine cave supérieure, les troncs brachio-céphaliques, les rénales, les utérines, les veines du cerveau, etc.

D. **Texture des valvules.** — En se plaçant à un point de vue purement théorique, on a considéré jusqu'à présent les valvules comme formées par un repli de la tunique interne des veines, et comme composées par conséquent de deux lames étroitement unies l'une à l'autre. Elles sont en effet une dépendance de cette tunique, mais rien ne prouve qu'elles résultent d'une duplicature de celle-ci. L'examen microscopique démontre qu'elles sont constituées par une mince lamelle de tissu élastique recouverte sur chacune de ses faces d'une couche épithéliale.

Le bourrelet du bord adhérent est formé, ainsi que l'a constaté M. Ch. Robin, d'un mélange de fibres lamineuses et de fibres élastiques. Ces dernières sont plus nombreuses. On n'observe du reste dans l'épaisseur des valvules ni vaisseaux, ni filets nerveux.

E. **Usages des valvules.** — Les valvules ayant leur bord adhérent dirigé vers les capillaires et leur bord libre vers le cœur, il est évident que tout effort tendant à imprimer au sang un mouvement rétrograde aura pour effet de les abaisser. Le mécanisme de leur fonction étant ainsi formulé, une conclusion de la plus haute importance en découlait; cette conclusion était celle-ci : Le sang noir marche en sens inverse du sang rouge, et les valvules s'opposent à son reflux; il ne peut donc osciller; il suit donc une direction constante; en un mot, il circule : ainsi raisonna Harvey lorsqu'il proclama la grande découverte de la circulation du sang. Entre toutes les vérités successivement conquises par l'observation, aucune peut-être ne s'est présentée à l'admiration des hommes avec un pareil cortége de simplicité, de grandeur et d'évidence : c'est assez dire qu'elle devait rencontrer la plus violente opposition; car toute vérité est un rayon de lumière, et plus la lumière sera vive, plus elle détruira d'illusions, de préjugés, d'erreurs de tout genre, plus elle détrônera de petites théories et de fausses hypothèses, plus elle soulèvera de clameurs. Aussi la gloire que décernent les grandes découvertes se mesure-t-elle trop souvent au nombre de leurs blasphémateurs. Celle d'Harvey fut complète : l'Europe entière se déchaîna contre lui, et cette guerre impie dura quinze ans !

§ 3. — Structure des veines.

Les parois des veines, d'un gris blanchâtre, sont moins épaisses, moins élastiques et moins fragiles que celles des artères; plus extensibles dans le sens transversal, et composées aussi de trois tuniques : une externe, une moyenne et une interne.

A. *Tunique externe.* — Comme celle des artères, elle est formée de fibres lamineuses et de fibres élastiques, entremêlés, dont la plupart se dirigent aussi dans le sens longitudinal. — Les fibres lamineuses se disposent en faisceaux, de volume très-divers, unis entre eux par les groupes de fibres qu'ils échangent dans leur trajet. — Les fibres élastiques, anastomosées également, forment un réseau. Les unes et les autres se continuent en partie avec celles de la tunique moyenne.

B. *Tunique moyenne.* — Cette seconde tunique comprend, dans sa composition, trois ordres de fibres. Elle diffère très-notablement sous ce point de vue de celle des artères qui n'en comprend que deux. Aux fibres élastiques et musculaires lisses qu'on trouve dans ces dernières, viennent s'ajouter ici des fibres de tissu conjonctif.

Ces fibres de tissu conjonctif sont disséminées en grand nombre dans toute l'épaisseur de la tunique moyenne. Elles affectent, pour la plupart, une direction transversale ou circulaire.

Les fibres élastiques forment deux plans bien distincts : 1° un plan superficiel plus épais, à fibres circulaires anastomosées entre elles, et mélangées aux fibres lumineuses et musculaires; 2° un plan, profond, assez mince, à fibres longitudinales disposées aussi en réseau. Ce plan correspond à la couche élastique longitudinale de la tunique moyenne des artères. On pourrait le considérer, avec M. Ch. Robin, comme une tunique distincte; cependant, comme il présente avec la tunique moyenne les mêmes connexions que celui des artères, l'analogie semble plutôt le rattacher à cette tunique.

Les fibres musculaires lisses se dirigent transversalement. Elles sont beaucoup plus multipliées que les fibres élastiques et lamineuses, et disposées sur plusieurs plans, en sorte que la tunique moyenne des veines présente le caractère de stratification que nous a déjà offert celle des artères.

Sur la partie terminale de la veine cave inférieure on remarque une couche de fibres musculaires longitudinales. Elles doivent être considérées comme le prolongement de celles qui entourent les veines du foie sur toute leur longueur. Cette couche musculaire longitudinale des veines hépatiques est surtout très-développée chez les grands mammifères, où elle acquiert jusqu'à 3, 4 et 5 millimètres d'épaisseur.

Au voisinage de leur embouchure on voit en outre sur les deux veines caves des fibres musculaires striées, circulairement disposées, qui sont une dépendance de celles de l'oreillette.

C. *Tunique interne.* — Extrêmement mince, elle se compose d'une couche élastique, fibroïde plutôt que fibreuse, revêtue sur sa face interne d'une couche épithéliale partout continue. Les cellules qui constituent cette dernière couche sont allongées dans le sens de l'axe des vaisseaux et de figure losangique, comme celles des artères; mais celles-ci s'allongeant davantage, elles tendent à devenir fusiformes. La différence est assez prononcée, selon Legros, pour qu'on puisse, à l'inspection seule de l'épithélium, distinguer une veine d'une artère.

D. *Vaisseaux et nerfs.* — Dans les veines, les *vasa vasorum* se prolongent très-manifestement de la tunique externe dans la tunique moyenne ; ils se répandent dans toute l'épaisseur de celle-ci, en s'anastomosant et s'étendant jusqu'à sa couche élastique longitudinale. Les parois des veines diffèrent donc de celles des artères par leur vascularité beaucoup plus grande. Elles sont aussi beaucoup plus irritables : on sait combien sont rares les phlegmasies dans le système artériel, et combien elles sont fréquentes dans le système veineux.

Les nerfs suivent le trajet des vaisseaux. Ils s'anastomosent entre eux en cheminant dans l'épaisseur de la tunique externe. Très-probablement ils pénètrent dans la tunique moyenne et s'y terminent; mais leur mode de terminaison nous est encore inconnu.

INJECTION ET PRÉPARATION DES VEINES.

Quelques veines peuvent être injectées des troncs vers les rameaux. Les autres doivent l'être au contraire des rameaux vers les troncs. Parmi les premières il faut ranger le système veineux pulmonaire et la veine porte, qui sont complétement dépourvus de valvules; et parmi les secondes, la plupart de celles qui constituent le système veineux général.

Lorsque l'injection est poussée des troncs vers les rameaux, le procédé à suivre ne diffère pas de celui qu'on emploie pour l'étude des artères. S'il s'agit des veines pulmonaires, on ouvre l'oreillette gauche; par cette ouverture on introduit successivement le tube à injection dans chacune d'elles, et on les remplit tour à tour. S'il s'agit de la veine porte, on ouvre le tronc intermédiaire à ses racines et à ses branches, et l'on pousse le liquide solidifiable vers les unes ou vers les autres, suivant le but qu'on se propose : dans le cas où l'on désire conserver le tronc de la veine porte intact afin d'étudier ses rapports, on introduit l'injection par l'une des branches des veines mésaraïques.

Lorsqu'on procède des rameaux vers les troncs, on ne peut remplir la totalité du système veineux qu'à l'aide d'injections multiples. L'ordre dans lequel se succèdent ces injections détermine en partie le succès. Voici celui qui nous a paru le plus avantageux :

1° Injecter la veine cave supérieure : dans ce but, enlevez les deux tiers inférieurs du sternum; divisez sur le plan médian son tiers supérieur; isolez le tronc de la veine cave supérieure ainsi que celui de l'inférieure; incisez l'oreillette droite; enlevez les caillots qu'elle renferme; faites refluer le sang de toutes les extrémités vers le cœur par une position et des pressions convenables, de manière à vider le système veineux. Vous introduirez ensuite le tube dans la veine cave supérieure; le liquide, poussé de bas en haut, remplira la plus grande partie des veines du cou et de la tête, ainsi que la terminaison de celles qui viennent des membres thoraciques.

2° Injecter de bas en haut la veine iliaque externe gauche ; pour cette injection, liez à son embouchure la veine cave ascendante; incisez la paroi antérieure de l'abdomen crucialement; ouvrez la veine iliaque externe gauche et liez son extrémité inférieure, après l'avoir débarrassée des caillots et du sang qu'elle peut encore contenir; puis introduisez, de bas en haut, dans son extrémité supérieure le tube à injection. Le liquide passera dans la veine cave inférieure, dans les veines hépatiques, les veines azygos, les veines rénales, les veines rachidiennes et les veines du bassin.

3° Injecter les veines superficielles et profondes du membre abdominal gauche. En plaçant le tube à injection dans l'une des veines qui rampent sur la face dorsale du pied, parallèlement au tendon de l'extenseur propre du gros orteil, on parvient assez souvent à remplir tout le système veineux du membre. Dans le cas où ce but ne serait pas complétement atteint, il faut découvrir la saphène externe derrière la malléole péronéale, et introduire une nouvelle quantité de liquide par cette veine; à l'aide des anastomoses qui unissent les vaisseaux superficiels et profonds, l'injection passe très-facilement des uns aux autres.

4° Injecter les veines superficielles et profondes du membre thoracique, en introduisant successivement le tube : dans la veine céphalique du pouce, dans la veine salvatelle et dans l'une de celles qui émergent de la partie supérieure de la paume de la main.

La préparation des veines repose sur les mêmes principes que celle des artères. Les isoler de tout ce qui les entoure, en conservant leurs rapports les plus importants, tel est le but qu'on doit se proposer dans cette préparation. Pour l'atteindre on procédera des rameaux vers les troncs lorsque ceux-ci seront profondément situés, et des troncs vers les rameaux lorsqu'ils seront au contraire superficiels.

ARTICLE II

DES VEINES EN PARTICULIER

I. — Veines pulmonaires.

Injection. — Ces veines peuvent être injectées isolément en introduisant tour à tour le tube à injection dans chacune d'elles; mais il est plus avantageux de les injecter simultanément. Dans ce but on isolera l'oreillette gauche du ventricule correspondant en enlevant le tissu cellulo-adipeux qui remplit le sillon auriculo-ventriculaire; puis on introduira, à travers une incision longitudinale pratiquée sur le ventricule aortique, le tube à injection dans l'orifice auriculo-ventriculaire, après l'avoir préalablement entouré d'un cylindre de liége faisant corps avec lui; et sur ce cylindre on fixera la base de l'oreillette gauche à l'aide d'un double fil ciré. Le tube étant ainsi disposé, le liquide sera poussé directement dans l'oreillette, de laquelle il pénétrera dans les quatre veines pulmonaires simultanément. Pour faciliter sa pénétration jusqu'aux radicules veineuses, on pourra enlever le cœur et les poumons, et on les plongera pendant une demi-heure dans un bain à 60 degrés.

Les veines pulmonaires, au nombre de quatre, deux pour le poumon droit, et deux pour le poumon gauche, s'étendent des dernières divisions de l'artère correspondante à l'oreillette gauche.

Elles naissent de chacun des lobules du poumon et dans chaque lobule du réseau capillaire des cellules qui le composent. Le ramuscule émané de ce lobule en sort sur un point diamétralement opposé à celui par lequel pénètrent simultanément les dernières divisions de l'artère pulmonaire et des bronches. Il descend vers le sommet du lobule, dont la forme rappelle celle d'une pyramide à base quadrangulaire, s'accole bientôt aux divisions artérielle et bronchique pour lui former avec celles-ci une sorte de pédicule; puis s'unit à d'autres ramifications qui le transforment en rameaux; ceux-ci à leur tour se transforment en branches et ces branches en troncs.

Il existe un tronc pour chaque lobe pulmonaire ; il y a par conséquent trois troncs pour le poumon droit et deux pour le poumon gauche.

Les deux troncs supérieurs du poumon droit se réunissent au niveau de la racine de cet organe pour former la veine pulmonaire supérieure droite; le troisième constitue la veine pulmonaire inférieure du même côté.

Mais on a vu quelquefois les trois troncs du côté droit s'ouvrir isolément dans l'oreillette. D'autres fois ceux du côté gauche s'unissent avant d'avoir atteint le cœur et se terminent par une embouchure commune. Dans le premier cas il exite cinq veines pulmonaires, et dans le second trois seulement; ce nombre pourra diminuer encore si les trois troncs du poumon droit se confondent en un seul, fusion qui a été plusieurs fois observée bien qu'elle soit extrêmement rare.

Direction. — Les veines pulmonaires supérieures descendent obliquement de dehors en dedans; les inférieures sont horizontales.

Rapports. — Les ramuscules, d'abord appliqués sur la périphérie du lobule auquels ils appartiennent, s'accolent dans le reste de leur trajet aux ramifications bronchiques et artérielles correspondantes pour former son pédicule. Dans tout leur trajet ces trois ordres de conduits demeurent parallèles. Toutefois il importe de remarquer que les divisions veineuses n'affectent pas avec les conduits aériens un rapport aussi intime que les divisions artérielles; elles s'en éloignent quelquefois; ou bien elles les croisent obliquement pour se porter vers le côté opposé. En approchant de la racine des poumons, elles se placent au devant des artères pulmonaires, qui elles-mêmes sont situées au devant des bronches.

Dans le péricarde, elles reçoivent du feuillet séreux de cette enveloppe une demi-gaîne embrassant leur partie antérieure. Celles du côté droit répondent en avant à la veine cave supérieure et à l'aorte qui les croisent perpendiculairement.

Bien qu'il y ait deux veines pour chaque poumon, il n'existe, dans ces organes, qu'une division veineuse pour chaque division artérielle.

Les veines pulmonaires, complétement dépourvues de valvules, sont le siége d'un reflux analogue à celui que nous présentent les veines caves et leurs principaux affluents.

II. — Veines cardiaques ou coronaires.

Les veines cardiaques ou coronaires sont multiples; on les distingue en grande, petites, et veines auriculaires.

A. **Grande veine coronaire.** — Elle s'étend de toute la périphérie du cœur gauche à l'oreillette droite. Née du sommet de ce ventricule, la veine coronaire suit le sillon antérieur du cœur, et monte parallèlement à l'artère cardiaque gauche, jusqu'au niveau de l'infundibulum du ventricule droit; là elle se réfléchit, de verticale devient horizontale, parcourt le sillon auriculo-ventriculaire en contournant la base du ventricule gauche, et s'ouvre à la partie postérieure et inférieure de l'oreillette droite, très-près de la cloison interauriculaire. Son embouchure, assez souvent précédée d'une légère dilatation ou *sinus*, est pourvue d'une valvule, la *valvule de Thébésius*, qui la ferme complétement, en sorte que le sang ne peut refluer dans sa cavité, comme il reflue dans les deux veines caves. Quelquefois cependant on voit le liquide injecté dans l'oreillette droite passer de celle-ci dans la principale veine du cœur. Mais ce reflux est le résultat de la dilatation de l'oreillette, dilatation qui s'étend à l'embouchure de la veine cardiaque dont la valvule devient alors insuffisante. Pendant la vie, l'oreillette réagissant sur le sang qu'elle renferme et se contractant au lieu de se dilater passivement, ses orifices se resserrent aussi, et celui de la veine coronaire, dans ces conditions, est complétement oblitéré par sa valvule.

Dans le trajet qu'elle décrit de la pointe du cœur à l'oreillette droite la grande veine cardiaque reçoit :

a. Dans sa portion ascendante ou verticale, des veines qui naissent de la partie voisine des deux ventricules et de l'épaisseur de la cloison interventriculaire.

b. Dans sa portion horizontale ou demi-circulaire : 1° de très-petites veines descendantes ou auriculaires qui émanent de l'oreillette gauche ; 2° deux ou trois branches ascendantes qui naissent de la partie antérieure du ventricule gauche ; 3° une veine plus importante qui longe le bord gauche du cœur et qui vient s'ouvrir perpendiculairement dans le tronc principal ; 4° plusieurs veinules émanées de la paroi postérieure du ventricule aortique ; 5° enfin une branche très-considérable qui parcourt de bas en haut le sillon de la face postérieure du cœur et qui se réunit au tronc de la veine coronaire sur un point très-rapproché de son embouchure. Toutes ces branches sont dépourvues de valvules.

B. **Petites veines coronaires** ou **veines de Galien**. — Au nombre de trois ou quatre, les petites veines cardiaques, appelées aussi *veines antérieures, veines accessoires*, s'étendent de la partie antérieure du ventricule droit à l'auricule de l'oreillette droite. La plus remarquable longe le bord droit du cœur. Une autre, beaucoup plus petite, part de l'infundibulum du ventricule droit. De même que la grande veine coronaire les petites veines cardiaques sont dépourvues de valvules.

Les veinules de l'oreillette droite aboutissent à trois canaux qui s'ouvrent sur les parois de sa cavité et qui ont été précédemment décrits (voy. p. 498).

III. — Veine cave supérieure.

La veine cave supérieure ou descendante représente le tronc commun de toutes les veines sus-diaphragmatiques. Son domaine est un peu plus étendu que celui de l'aorte ascendante.

Née de la fusion des deux troncs veineux brachio-céphaliques, au niveau du cartilage de la première côte, cette veine descend verticalement derrière le bord droit du sternum, traverse le péricarde et s'ouvre à la partie supérieure et antérieure de l'oreillette droite.

Rapports. — Dans le trajet qu'elle parcourt de son origine au péricarde, la veine cave supérieure répond : en avant, au thymus et au tissu cellulo-adipeux du médiastin qui la séparent du sternum ; en arrière, à la partie droite de la trachée, à la bronche droite et aux ganglions lymphatiques qui l'entourent; en dehors au poumon droit dont elle est séparée par la plèvre médiastine et le nerf diaphragmatique correspondant; en dedans, à la portion ascendante de la crosse de l'aorte.

Dans le péricarde, elle est en rapport : En avant, avec le feuillet séreux de cette membrane qui revêt la moitié de sa circonférence ; — en arrière, avec l'artère et les deux veines pulmonaires droites qui croisent perpendiculairement sa direction. — En dehors, avec le poumon droit dont la séparent à la fois le péricarde et la plèvre ; — en dedans, avec l'aorte à laquelle elle est unie par le feuillet séreux de l'enveloppe du cœur qui passe de l'une à l'autre pour former à chacune d'elles une demi-gaîne.

Le *calibre* de la veine cave supérieure est un peu moins considérable que celui de l'inférieure. — Sa *longueur* présente quelques variétés. Elle ne dépasse pas en général 4 centimètres.

Ses *parois* sont consolidées : dans sa moitié supérieure par l'aponévrose cervicale moyenne à laquelle elle adhère et par le feuillet fibreux du péricarde, lequel se prolonge sur elle comme sur l'aorte ; dans sa moitié inférieure par le feuillet séreux de la même enveloppe.

La veine cave descendante reçoit immédiatement avant son entrée dans le péricarde la grande veine azygos, qui appartient au système des veines rachidiennes et qui sera décrite avec ces dernières.

§ 1. — Troncs veineux brachio-céphaliques.

Les troncs veineux brachio-céphaliques, ou *veines innominées*, au nombre de deux, un pour le côté droit et un pour le côté gauche, s'étendent des veines sous-clavière et jugulaire interne qui leur donnent naissance, à la veine cave supérieure qu'ils produisent par leur réunion.

Le tronc veineux brachio-céphalique droit répond au tronc artériel correspondant; celui du côté gauche répond à l'origine des artères carotide primitive et sous-clavière gauches. Il suit de cette disposition que le système des veines sus-diaphragmatiques offre plus de symétrie que les artères correspondantes.

Ces deux troncs naissent au niveau de l'extrémité interne des clavicules, c'est-à-dire à la même distance du plan médian ; et comme la veine cave dans laquelle ils se terminent est située à droite, ils diffèrent à la fois par leur longueur, leur direction et leurs rapports.

1° *Par leur longueur.* — Celui du côté droit est beaucoup plus court ; il offre une étendue de 3 centimètres environ, et celui du côté opposé une étendue ordinairement double.

2° *Par leur direction.* — Le tronc veineux brachio-céphalique droit est presque vertical et le gauche presque horizontal ; le premier est situé sur le prolongement de la veine cave, tandis que le second présente une incidence perpendiculaire à celle-ci.

3° *Par leurs rapports.* — La veine innominée du côté droit répond : en arrière et en dedans, au tronc artériel brachio-céphalique qui lui est parallèle ; en arrière et en dehors, au feuillet droit du médiastin et aux nerfs pneumogastrique et diaphragmatique correspondants ; en avant, à l'articulation sterno-claviculaire, au sternum et aux muscles cléido-hyoïdien et sterno-thyroïdien. — Celle du côté gauche, qui décrit une légère courbure, est en rapport : par son côté postérieur ou concave, avec la partie la plus élevée de la crosse de l'aorte et les trois troncs artériels qui en partent ; par son côté antérieur ou convexe, avec la clavicule, le sternum, le ligament postérieur de l'articulation sterno-claviculaire, le muscle sterno-thyroïdien, le thymus et de nombreux ganglions lymphatiques.

Ces deux troncs diffèrent aussi quelquefois par leur calibre. Le tronc veineux brachio-céphalique gauche est ordinairement un peu plus volumineux que le droit. Ni l'un ni l'autre ne présentent de valvules.

Veines collatérales. — Aux troncs veineux brachio-céphalique se rendent les veines thyroïdiennes inférieures, les veines mammaires internes, les veines vertébrales et les veines jugulaires postérieures. Ces dernières font partie du groupe des veines rachidiennes.

Le tronc veineux brachio-céphalique gauche reçoit en outre : la *veine diaphragmatique supérieure*, la *thymique*, la *péricardique* et quelquefois l'*intercostale supérieure* qui sera décrite avec les veines du rachis.

1° **Veines thyroïdiennes inférieures.** — Souvent au nombre de trois ou quatre, parfois au nombre de deux, l'une droite et l'autre gauche, ces veines naissent de l'épaisseur du corps thyroïde, et se portent verticalement en bas entre la trachée et les muscles de la région hyoïdienne inférieure. Une lame fibreuse très-forte, formant une dépendance de l'aponévrose cervicale moyenne, les recouvre immédiatement et les sépare des muscles sous-hyoïdiens. — La veine thyroïdienne droite aboutit à l'angle de réunion des deux troncs veineux brachio-céphaliques, et chez quelques sujets à la partie terminale de la veine jugulaire interne, ou bien à la partie supérieure et antérieure de la veine cave descendante. — La veine thyroïdienne gauche s'ouvre sur la partie moyenne du tronc veineux brachio-céphalique gauche.

Dans leur trajet les veines thyroïdiennes inférieures s'anastomosent entre elles ; elles présentent du reste de nombreuses variétés.

2° **Veines mammaires internes.** — Elles suivent le même trajet que les artères correspondantes, et reçoivent dans leur trajet les branches veineuses qui accompagnent les branches artérielles, à l'exception toutefois de la veine diaphragmatique supérieure, dont l'extrémité terminale s'ouvre le plus souvent dans les troncs brachio-céphaliques.

Deux veines existent pour chaque artère mammaire ; mais elles se réunissent en général à une petite distance de leur terminaison puis s'ouvrent par un tronc commun : à gauche, dans le tronc veineux brachio-céphalique ; à droite, dans l'angle de réunion des deux veines innominées, ou sur la partie supérieure et antérienre de la veine cave descendante.

3° **Veines diaphragmatiques supérieures.** — Très-longues, très-grêles, tantôt uniques et tantôt doubles. Elles suivent fidèlement le trajet de l'artère correspondante et du nerf phrénique pour se terminer : à droite, dans l'angle de réunion des troncs brachio-céphaliques, ou dans la veine cave supérieure, ou bien encore, ce qui est rare, dans la veine mammaire interne ; et à gauche, dans la veine innominée de son côté, parfois dans la mammaire interne ou dans l'intercostale supérieure.

4° **Veines thymiques, péricardiques, médiastines.** — Les thymiques, très-développées chez le fœtus, participent chez l'adulte à l'atrophie du thymus. — Les péricardiques et les médiastines sont grêles. Leur nombre varie. Fréquemment elles s'anastomosent entre elles.

Ces trois ordres de veines se dirigent, les unes à droite et les autres à gauche, en formant le plus habituellement deux petits groupes qui se terminent : le droit, dans l'angle de réunion des deux veines innommées, ou dans la partie voisine de la veine cave descendante, et le gauche, dans le tronc veineux brachio-céphalique du même côté.

5° **Veine vertébrale.** — Cette veine ne correspond qu'à une très-petite partie de l'artère du même nom ; elle représente seulement les rameaux cervicaux de cette artère. Renfermée comme elle dans le canal résultant de la succession des trous creusés sur la base des apophyses transverses cervicales, elle descend en augmentant de volume vers le tronc veineux brachio-céphalique sous-jacent dans lequel elle se jette, en arrière de l'embouchure de la jugulaire interne.

Elle reçoit dans son trajet : 1° des rameaux musculaires antérieurs qui viennent des muscles de la région prévertébrale ; 2° des rameaux postérieurs qui partent du muscle transversaire épineux ; 3° des rameaux moyens ou transverses qui émanent de la moelle, de ses enveloppes et des vertèbres cervicales ; 4° la veine cervicale profonde qui suit le trajet de l'artère correspondante.

A son origine, c'est-à-dire entre l'atlas et l'occipital et sur toute sa longueur, la veine vertébrale communique largement avec les plexus intra-rachidiens ; elle communique aussi avec le sinus latéral par l'intermédiaire de la veine condylienne postérieure.

On trouve constamment une valvule à l'embouchure de cette veine.

§ 2. — Veines jugulaires.

Les veines jugulaires, au nombre de trois de chaque côté, se distinguent par leur position en externe, antérieure, et interne. Les deux premières sont superficielles.

A. — Veine jugulaire externe.

La veine jugulaire externe s'étend de l'articulation temporo-maxillaire à la partie moyenne de la clavicule, au niveau de laquelle elle se coude à angle droit pour aller se jeter dans la sous-clavière, immédiatement en dehors de la veine jugulaire interne.

Calibre. — Beaucoup moins considérable que la jugulaire interne et plus volumineuse que la jugulaire antérieure, la jugulaire externe présente dans son calibre de très-grandes variétés suivant l'âge, le sexe, les individus et l'état physiologique ou pathologique de l'appareil respiratoire. En général unique, elle devient double lorsque les branches qui la produisent se réunissent tardivement.

Direction. — Cette veine descend verticalement ou un peu obliquement d'avant en arrière. Elle croise à angle aigu le muscle sterno-mastoïdien et marche au contraire parallèlement aux fibres du muscles peaucier. Parvenue au niveau de la clavicule, elle s'infléchit d'arrière en avant pour s'ouvrir dans la sous-clavière près de la jugulaire interne.

Rapports. — La jugulaire externe est recouverte supérieurement par la glande parotide qui l'entoure de tous côtés, et dans le reste de son étendue par le peaucier et la peau. Il suit de ce dernier rapport que dans la saignée du cou il faut diviser cette veine transversalement, c'est-à-dire perpendiculairement à la direction des fibres musculaires, afin que ces fibres divisées rétractent les lèvres de la petite plaie et facilitent l'écoulement du sang. Ce précepte est ici d'autant plus important à suivre que la compression exercée sur la veine est très-imparfaite, et le plus souvent insuffisante pour forcer le sang à s'écouler par la plaie. — En arrière, la jugulaire externe répond à l'artère carotide externe ; et plus bas à l'aponévrose cervicale superficielle qui la sépare du sterno-mastoïdien. — Inférieurement elle traverse cette aponévrose pour pénétrer dans le creux sus-claviculaire et se jeter dans la veine sous-clavière.

Cette veine présente ordinairement une valvule à son embouchure. Assez fréquemment on en rencontre une seconde sur sa partie moyenne. L'une et l'autre n'interceptent qu'une partie de la lumière du vaisseau, en sorte que les liquides injectés par la veine cave supérieure ou les troncs brachio-céphaliques pénètrent facilement dans sa cavité.

Branches collatérales. — Cette veine reçoit, dans son trajet : 1° En avant, des branches transversales ou obliques qui la mettent en communication avec la veine jugulaire antérieure ; 2° en arrière, les veines occipitales superficielles et des veines cutanées ; 3° inférieurement, les veines scapulaires supérieure et scapulaire postérieure qui répondent aux artères de même nom ; 4° un rameau qui vient de l'extrémité terminale de la veine céphalique et qui passe sous la clavicule.

Branches d'origine. — La veine jugulaire externe est produite par la réunion de la veine temporale et de la veine maxillaire interne. — Très-souvent le tronc résultant de la fusion de ces deux veines se divise : l'une des branches de bifurcation se jette alors dans la jugulaire interne ; l'autre représente l'origine de la jugulaire externe. — Dans quelques cas beaucoup plus rares, elle est formée par la réunion successive de la temporale, de la maxillaire interne. de la faciale, de la linguale et de la laryngée supérieure. Le point de départ de cette veine est donc remarquable par la fréquence des variétés qu'il présente. C'est pourquoi, avant d'étudier ses branches d'origine, nous décrirons la jugulaire antérieure et la jugulaire interne.

B. — **Veine jugulaire antérieure.**

La veine jugulaire antérieure s'étend de la région sus-hyoïdienne à la veine sous-clavière. — Son calibre, très-variable, est toujours en raison inverse de celui de la jugulaire externe.

Direction. — La jugulaire antérieure descend d'abord verticalement pour s'appliquer au bord antérieur du sterno-mastoïdien et marche ensuite parallèlement à ce bord. Parvenue à un centimètre au-dessus de la fourchette sternale, elle se réfléchit, se porte transversalement en dehors, derrière les deux faisceaux d'origine du muscle précédent, et se termine dans la veine sous-clavière. — Quelquefois elle s'ouvre dans cette veine par un orifice qui lui est commun avec la jugulaire externe.

Rapports. — Dans sa portion verticale la jugulaire antérieure est recouverte par la peau, le peaucier et le feuillet superficiel de l'aponévrose cervicale ; en arrière, elle repose sur les muscles de la région hyoïdienne inférieure dont elle est séparée par un dédoublement de la même aponévrose. Sa situation dans le sillon qui longe le bord antérieur du sterno-mastoïdien, le feuillet fibreux qui passe sur elle, son moindre calibre, expliquent le peu de saillie de cette veine qui contraste sous ce point de vue avec la jugulaire externe entourée de conditions opposées.

Branches collatérales.—Aux jugulaires antérieures se rendent : 1° deux ou trois branches postérieures qui les mettent en communication avec les jugulaires externes ; 2° une ou plusieurs branches profondes qui les font communiquer avec les jugulaires internes ; 3° une branche transversale et médiane par laquelle elles communiquent entre elles au niveau de l'angle qu'elles forment en se réfléchissant inférieurement. Elles reçoivent en outre des veines cutanées et des veines musculaires.

Branches d'origine. — Non moins variables, et même plus variables encore que celles de la jugulaire externe. Le plus souvent cette veine naît de rameaux cutanés et musculaires qui partent de la région sus-hyoïdienne, et qui correspondent à l'artère sous-mentale.

C. — Veine jugulaire interne.

La veine jugulaire interne, veine profonde du cou, veine principale de la tête, ramène vers le cœur le sang de l'encéphale et la plus grande partie de celui de la face. Elle représente la portion intra-crânienne de la vertébrale, la carotide interne et une partie de la carotide externe.

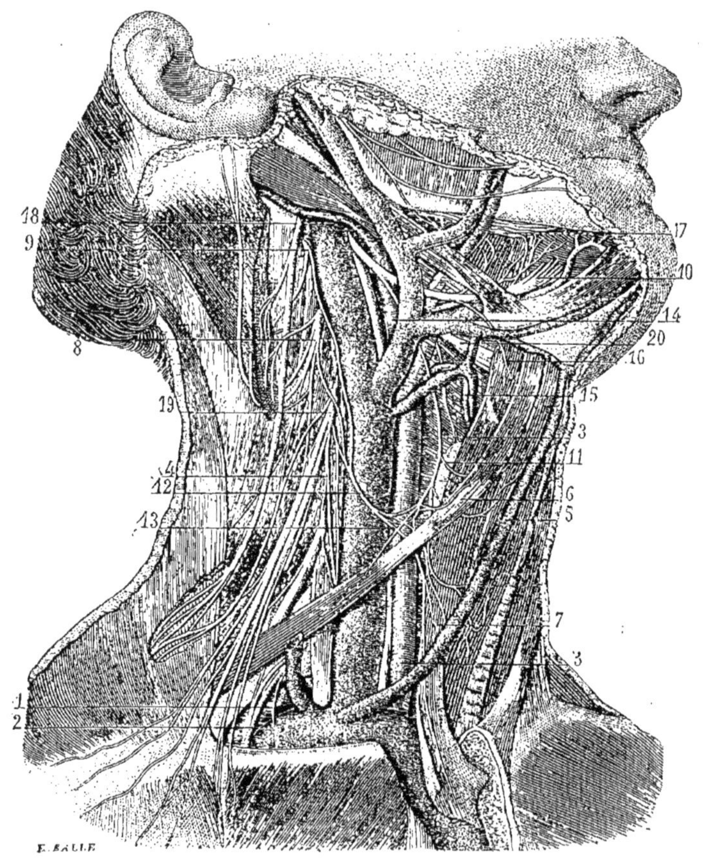

FIG. 399. — *Veine jugulaire interne* (d'après Hirschfeld).

1. Artère sous-clavière. — 2. Veine sous-clavière. — 3, 3 Artère carotide primitive. — 4. Veine jugulaire interne. — 5. Veine jugulaire antérieure, passant au devant de la carotide primitive pour aller s'ouvrir dans la partie terminale de la veine précédente. — 6. Muscle omoplat-hyoïdien. — 7. Muscle sterno-hyoïdien. — 8. Tronc du nerf pneumogastrique, situé en arrière de la carotide et de la jugulaire interne, qu'il accompagne sur toute leur longueur et entre lesquelles on l'entrevoit encore inférieurement.—9. Ner

Née au niveau du trou déchiré postérieur par une dilatation connue sous le nom de *golfe de la jugulaire interne*, elle se termine dans le tronc veineux brachio-céphalique correspondant qu'elle constitue en s'unissant à la veine sous-clavière. Sa *direction* est verticale.

Son *calibre*, très-considérable, varie en raison inverse de celui des veines jugulaires superficielles et de l'âge du sujet. Dans les premiers temps de la vie elle participe au développement prédominant des centres nerveux, tandis que les veines jugulaire, externe et antérieure, d'un calibre alors très-réduit, rappellent au contraire les petites dimensions de la face et du cou. Par les progrès de l'âge ces dernières, comme tout le plan veineux superficiel, se développent de plus en plus et atteignent leurs dimensions les plus considérables chez le vieillard. — Quelquefois le volume de la jugulaire interne varie d'un côté à l'autre. Il varie aussi sur les divers points de sa longueur en raison des branches qu'elle reçoit.

Rapports. — Dans son tiers supérieur la jugulaire interne affecte les mêmes rapports que la carotide interne en dehors et en arrière de laquelle elle est située. Les nerfs pneumogastrique, glosso-pharyngien et grand hypoglosse répondent à son côté interne ; l'apophyse styloïde et les muscles qui en partent la recouvrent en la croisant obliquement. — Dans ses deux tiers inférieurs elle longe le côté externe de la carotide primitive, occupe la même gaîne que cette artère et offre les mêmes rapports ; seulement, comme elle se trouve plus éloignée du plan médian, elle est recouverte dans une plus grande étendue par le sterno-mastoïdien.

Valvules. — On observe constamment au niveau de l'embouchure des jugulaires internes deux belles valvules dont l'abaissement suffit pour oblitérer complétement leur cavité et s'opposer au reflux du sang veineux. En s'abaissant sous l'influence de ce reflux, elles suspendent le cours du sang contenu dans la veine, et celle-ci se dilate. Le pouls veineux nous présente par conséquent deux phénomènes bien distincts : 1° un phénomène de reflux qui a pour limite l'angle de réunion des veines jugulaire interne et sous-clavière ; 2° un phénomène de stase qui s'opère aussi de bas en haut et qui semble prolonger le premier.

Branches d'origine. — Elles sont nombreuses. A ce groupe de branches appartiennent : la faciale, la linguale, la pharyngienne inférieure, la thyroïdienne supérieure, la thyroïdienne moyenne ; quelquefois la veine

grand hypoglosse. — 10. Partie terminale de ce nerf. — 11. Sa branche descendante.— 12. Branche descendante interne du plexus cervical, s'anastomosant avec la précédente. 13. Plexus formé par ces deux branches. — 14. Carotide externe. — 15. Artère et veine thyroïdiennes supérieures. — 16. Artères linguale et faciale naissant par un tronc commun. — 17. Artère et veine faciales. — 18. Artère occipitale. — 19. Branches antérieures des quatre premiers nerfs cervicaux. — 20. Nerf laryngé supérieur.

temporale, la veine maxillaire interne et la veine occipitale profonde. Parmi ces branches, il en est plusieurs qui se jettent aussi souvent dans la jugulaire externe que dans la jugulaire interne.

Parmi ses branches d'origine, la plus importante est représentée par le sinus latéral qui forme le confluent de tous les sinus de la dure-mère et de toutes les veines encéphaliques.

Nous étudierons successivement les veines d'origine des jugulaires, les sinus de la dure-mère et les canaux veineux des os du crâne.

§ 3. — Veines d'origine des jugulaires.

1° **Veine faciale ou maxillaire externe.** — Elle s'étend de la région frontale où elle commence, à l'angle de la mâchoire où elle se termine en s'ouvrant, le plus souvent dans la jugulaire interne et quelquefois dans la jugulaire externe.

Dans ce trajet, elle traverse la face à la manière d'une diagonale, en changeant successivement de nom suivant la région qu'elle occupe. Ainsi, depuis son origine jusqu'à la racine du nez, elle porte le nom de *veine frontale* ou *préparate;* depuis cette racine jusqu'à la paupière inférieure celui de *veine angulaire,* et de cette paupière jusqu'à sa terminaison celui de *faciale proprement dite.*

a. *Veine frontale ou préparate.*— Sous-cutanée, ordinairement double, quelquefois unique et médiane, cette veine est remarquable par le développement qu'elle présente chez quelques sujets et par ses nombreuses variétés. En s'anastomosant entre elles et avec les temporales, les frontales forment un plexus veineux qui recouvre toute la région du front. Inférieurement elles se terminent sur une arcade veineuse dont la concavité tournée en bas embrasse la racine du nez. A cette arcade on voit aboutir aussi : 1° la *veine sus-orbitaire,* qui se porte transversalement de dehors en dedans, parallèlement à l'arcade orbitaire, en s'unissant à la veine palpébrale interne; 2° la *veine ophthalmique,* qui s'ouvre à plein canal dans la veine préparate, en sorte qu'elle établit une large communication entre les veines de la face et les sinus de la dure-mère; 3° les *veines dorsales* de la moitié supérieure du nez.

b. *Veine angulaire.* — Elle part de l'extrémité correspondante de l'arcade nasale, puis continuant le trajet primitif de la frontale descend dans le sillon qui sépare le nez de la paupière inférieure, parallèlement à l'artère du même nom en arrière de laquelle elle est située. A cette veine viennent se réunir : 1° la *veine palpébrale inférieure ;* 2° la *veine du sac et du canal nasal;* 3° les *veines de l'aile du nez,* au nombre de deux, l'une supérieure, l'autre inférieure au cartilage de l'aile du nez; ces deux veines se réunissent en un tronc commun qui se porte de bas en haut pour s'ouvrir dans la terminaison de l'angulaire.

c. *Veine faciale proprement dite.* — Née de la fusion de la veine angulaire et des veines de l'aile du nez, la veine faciale se porte d'abord presque transversalement, puis obliquement en dehors, en passant sous le muscle orbiculaire et sous le grand zygomatique, puis sur le buccinateur, au niveau duquel elle s'adosse au canal de Sténon. Arrivée au devant du masséter, cette veine longe son bord antérieur, descend perpendiculairement sur la branche de la mâchoire, passe sur l'artère faciale qu'elle croise à angle aigu, croise ensuite la glande sous-maxillaire, et se jette dans la veine jugulaire interne au-dessous de cette glande, soit isolément, soit après s'être réunie avec la veine linguale. D'autres fois, continuant son trajet primitif, elle passe sur le sterno-mastoïdien et vient constituer une des branches d'origine de la jugulaire externe.

A la face cette veine est en partie sous-cutanée et en partie sous-musculaire. Au cou elle est recouverte par la peau et le peaucier. Dans toute son étendue elle est située en arrière de l'artère faciale, dont elle s'écarte au niveau du conduit de Sténon de 15 à 18 millimètres, mais dont elle se rapproche ensuite de plus en plus, au point de la croiser sur la base de la mâchoire à angle aigu, pour lui devenir antérieure dans sa portion cervicale. Elle ne décrit aucune sinuosité. Deux troncs lymphatiques volumineux, provenant de la région frontale, l'un antérieur et l'autre postérieur, l'accompagnent jusqu'au niveau de la glande sous-maxillaire où ils rencontrent un ganglion dans lequel ils se ramifient.

Branches collatérales. — Parmi ces branches, je dois mentionner : 1° l'alvéolaire qui part d'un plexus profondément situé sur la tubérosité maxillaire, plexus auquel se rendent les veines satellites des artères sous-orbitaire et palatine supérieure ; 2° quelques veinules labiales qui ne suivent nullement le trajet des artères ; 3° une ou plusieurs veines buccales; 4° les veines massétérines antérieures ; 5° la veine sous-mentale ; 6° la veine palatine inférieure ; 7° les branches veineuses qui partent de la glande sous-maxillaire ; 8° enfin dans quelques cas la veine ranine.

2° **Veine temporale.** — Elle constitue l'une des branches d'origine de la jugulaire externe. Sa distribution est semblable à celle de l'artère temporale, dont elle diffère par l'absence de flexuosités. Son tronc, d'abord situé entre cette artère et le conduit auditif externe, s'enfonce un peu plus bas dans l'épaisseur de la glande parotide et s'unit, presque aussitôt, à la veine maxillaire interne.

Des deux branches qui forment l'origine de cette veine, l'une est antérieure et l'autre postérieure. L'antérieure recouvre de ses rameaux convergents la région frontale et communique avec la veine préparate. La postérieure, située sur les parties latérales du crâne, s'anastomose avec les ramifications correspondantes de la veine occipitale.

Dans son trajet cette veine reçoit : 1° en avant, des rameaux *surciliers*, *palpébraux*, *malaires*, et plus bas la *transversale de la face;* 2° en arrière les *veines auriculaires antérieures;* 3° en dedans, la *temporale moyenne* parallèle à l'artère de ce nom, et plusieurs *veines parotidiennes*.

3° **Veine maxillaire interne.** — Branche profonde d'origine de la jugulaire externe, cette veine accompagne l'artère maxillaire interne. Chacune des branches qui s'ouvrent dans sa cavité marche parallèlement à une branche artérielle. Elle reçoit les veines méningées moyennes, au nombre de deux, l'une antérieure, l'autre postérieure; ces veines, dont Bichat et Boyer avaient méconnu l'existence, bien qu'elles eussent été mentionnées et représentées par Mascagni reçoivent elles-mêmes plusieurs veinules des os du crâne et de la dure-mère. A cette veine viennent en outre se réunir : 1° les veines temporales profondes ; 2° la veine dentaire inférieure 3° les ptérygoïdiennes ; 4° les massétérines postérieures.

Toutes ces branches en communiquant entre elles forment un plexus remarquable, le *plexus ptérygoïdien* ou *zygomatique* qui communique en avant avec le plexus alvéolaire. De ce plexus part le tronc de la veine maxillaire interne qui passe perpendiculairement derrière le col du condyle de la mâchoire et qui vient se réunir à celui de la veine temporale pour former la jugulaire externe.

4° **Veine auriculaire postérieure.**—Elle suit l'artère correspondante, reçoit la veine stylo-mastoïdienne, et se jette tantôt dans la jugulaire externe, tantôt dans la jugulaire interne.

5° **Veine occipitale.** — Même distribution que l'artère qu'elle accompagne. Née des téguments de la partie postérieure du crâne, elle passe sous le splénius et reçoit au niveau de l'apophyse mastoïde une veine importante, la *veine mastoïdienne*, qui s'ouvre par son extrémité opposée dans le sinus latéral, et qui établit ainsi une facile communication entre les systèmes veineux intra- et extra-crâniens. Après cette union, la veine occipitale se porte en dedans et un peu en bas pour s'ouvrir dans la veine jugulaire interne, très-rarement dans l'externe.

6° **Veines linguales.** — Elles peuvent être distinguées : en veines profondes, veines supérieures ou dorsales, et veines inférieures ou ranines.

a. Les *veines profondes*, au nombre de deux, n'offrent qu'un très-petit calibre. Elles accompagnent l'artère linguale dans toute l'étendue de son trajet, et vont se rendre soit directement dans la jugulaire interne, soit dans la faciale, soit, ce qui est plus fréquent, dans l'un des troncs auxquels aboutissent toutes les veines dorsales de la langue. — Ces veines sont remarquables par les valvules très-nombreuses qu'elles présentent.

b. Les *veines dorsales* occupent la superficie du dos de la langue. Elles forment un plexus situé entre la muqueuse et le muscle lingual supérieur. De ce plexus, plus développé vers la base de la langue, part : 1° une veine médiane qui descend jusqu'à l'épiglotte, au devant de laquelle elle se partage en deux branches qui se portent transversalement en dehors pour aller s'ouvrir tantôt dans la jugulaire interne et tantôt dans l'une des veines voisines; 2° un grand nombre de troncules, les uns postérieurs, qui se terminent dans les divisions de la veine médiane, les autres latéraux, qui se jettent dans les veines ranines.

c. Les *veines ranines* font saillie sur les côtés du frein de l'organe, où elles manifestent leur présence par leur couleur bleuâtre. Situées dans le sillon des muscles génio-glosse et lingual inférieur, elles marchent parallèlement au nerf grand hypoglosse, puis se réunissent et se jettent dans la faciale ou dans la jugulaire interne.

7° **Veine pharyngienne.** — Elle naît d'un plexus qui entoure les parties latérales et postérieure du pharynx, le *plexus pharyngien*. De ce plexus auquel se rendent les veines vidiennes elle descend verticalement pour s'ouvrir dans la jugulaire interne au niveau de l'os hyoïde.

8° **Veine thyroïdienne supérieure.** — Elle tire son origine du corps thyroïde et du larynx. Ses branches suivent dans tout leur trajet les divisions de l'artère thyroïdienne. Le tronc résultant de la réunion de ces branches se porte obliquement en haut, derrière les muscles de la région hyoïdienne inférieure, croise perpendiculairement la terminaison de la carotide primitive et se jette dans la jugulaire interne, ou bien remonte un peu plus haut pour s'unir préalablement soit à la linguale, soit à la faciale. Il n'est pas rare de voir la veine laryngée supérieure se porter vers l'une ou l'autre des deux veines précédentes.

9° **Veine thyroïdienne moyenne.** — Cette veine, ordinairement unique et quelquefois double, part des parties latérales du corps thyroïde, passe au devant de la carotide primitive et se termine dans le tiers inférieur de la jugulaire interne. — Elle est accompagnée dans quelques cas très-rares par une artère qui vient de la carotide primitive, l'*artère thyroïdienne moyenne*.

§ 4. — Des sinus de la dure-mère et des veines qui s'y rendent.

Les sinus de la dure-mère sont des canaux veineux, situés sur le prolongement des jugulaires internes, et dans lesquels viennent s'ouvrir, d'une part, les veines de l'encéphale, de l'autre celles de l'appareil visuel.

On peut donc les diviser en deux ordres : ceux qui dépendent de l'encéphale, et ceux qui dépendent du sens de la vue.

Les sinus qui reçoivent le sang des veines de l'encéphale occupent la partie postérieure du crâne. Ceux qui rapportent le sang de l'appareil visuel répondent à la base de cette cavité. — Parmi les premiers, au nombre de sept, viennent se ranger : les *sinus latéraux*, le *longitudinal supérieur*, le *longitudinal inférieur*, le *sinus droit* et les *sinus occipitaux postérieurs ;* et parmi les seconds, au nombre de huit, les *sinus caverneux, circulaire, pétreux supérieurs, pétreux inférieurs* et *occipital antérieur.*

Considérés dans leurs connexions avec le système veineux, les sinus se partagent en ceux qui communiquent avec les veines, ou *sinus veineux* proprement dits, et ceux qui ne communiquent pas avec les veines, mais avec d'autres canaux du même ordre, ou *sinus anastomotiques.*

Considérés dans leurs rapports avec le plan médian, les sinus de la dure-mère se partagent en pairs ou latéraux, au nombre de cinq, les sinus latéraux, les sinus occipitaux postérieurs, les sinus pétreux supérieurs, pétreux inférieurs et caverneux ; et sinus impairs ou médians, au nombre de cinq aussi, le sinus longitudinal supérieur, le sinus longitudinal inférieur, le sinus droit, l'occipital antérieur et le circulaire.

La *situation* des sinus est du reste diamétralement opposée à celle des artères. Ainsi les artères de l'encéphale répondent à la partie centrale de sa base ; elles se dirigent de bas en haut en rayonnant dans tous les sens. Les sinus encéphaliques répondent à sa partie supérieure et postérieure ; ils occupent les interstices des différentes parties qui le composent, et se dirigent de haut en bas.

Leur *forme* est prismatique et triangulaire pour la plupart d'entre eux. Quelques-uns sont demi-cylindriques, comme la partie terminale des sinus latéraux et les sinus pétreux inférieurs. D'autres affectent une forme irrégulière; telle est celle des sinus caverneux, pétreux supérieurs et occipital antérieur.

Leur *direction* varie. Pour les sinus supérieurs elle est opposée à celle des veines qu'ils reçoivent : ainsi le sinus longitudinal supérieur se dirige d'avant en arrière, et les veines qui viennent s'ouvrir dans sa cavité se dirigent au contraire d'arrière en avant. Elle est perpendiculaire à celle des veines immergentes pour les sinus postérieurs, comme les sinus latéraux ; et parallèles à ces veines pour les sinus inférieurs, qui ne sont en quelque sorte que le prolongement de celles-ci, tels que les sinus caverneux, les sinus pétreux, etc.

Transversalement divisée, leur cavité reste béante, comme celle des veines qui occupent le sommet du thorax. Les sinus prolongent, sous ce rapport, la série des veines à parois incompressibles ; car la jugulaire interne est elle-même recouverte par l'aponévrose cervicale qui s'oppose à sa complète dépression au moment de la dilatation de la poitrine. On voit donc que dans une forte inspiration le sang contenu dans les sinus sera soumis aussi à l'action aspirante de la cavité pectorale.

Les sinus ne présentent aucune trace de replis valvulaires, et n'offrent pas cependant cette surface unie qu'on observe dans la plupart des veines. Des filaments fibreux, irréguliers, hérissent çà et là leurs parois, sans exercer, du reste, aucune influence sensible sur le cours du sang.

La structure des sinus diffère très-notablement de celle des veines. Ils sont formés seulement de deux tuniques : l'une interne, mince, transparente et tout à fait identique avec celle qu'on retrouve sur toute l'étendue de l'appareil vasculaire ; l'autre externe, épaisse et résistante, de nature fibreuse, formant une dépendance de la dure-mère. Ces deux tuniques sont unies de la manière la plus intime.

Indépendamment des attributs qui leur sont communs, les sinus présentent des caractères propres à chacun d'eux. Nous étudierons successivement : 1° les sinus qui ramènent le sang de l'encéphale ; 2° les sinus qui ramènent le sang de l'appareil visuel.

A. — Sinus qui reçoivent les veines de l'encéphale.

Les sinus dans lesquels viennent s'ouvrir les veines de l'encéphale sont situées dans l'épaisseur des principaux replis de la dure-mère. En partant du golfe de la veine jugulaire interne, on rencontre d'abord les sinus latéraux vers lesquels convergent tous les autres, puis le sinus longitudinal supérieur, le sinus droit, le sinus longitudinal inférieur et les sinus occipitaux postérieurs (voy. les fig. 460, 461 et 462 du t. III).

I. — Sinus latéraux.

Les sinus latéraux, situés à la partie postérieure et inférieure du crâne, entre le cerveau et le cervelet, s'étendent depuis la protubérance occipitale interne où ils se continuent avec le sinus longitudiual supérieur, jusqu'au trou déchiré postérieur au niveau duquel ils se continuent avec la veine jugulaire interne.

Les gouttières qui séparent les fosses occipitales supérieures des inférieures les reçoivent dans la première partie de leur trajet, et celles qui sont creusées sur la portion mastoïdienne du temporal dans la seconde. Ces sinus suivent par conséquent une direction horizontale depuis leur origine jusqu'à la base du rocher ; ensuite ils se portent obliquement en bas, en avant et en dedans ; puis ils remontent un peu pour gagner le trou déchiré postérieur.

Leur portion horizontale, logée dans le bord postérieur de la tente du cervelet, présente la forme d'un prisme à base triangulaire dont le côté postérieur convexe adhère à la gouttière occipitale, et dont les côtés supérieur et inférieur légèrement concaves sont en rapport, le premier avec le cerveau, le second avec le cervelet.

Leur portion oblique, réfléchie ou curviligne, revêt la forme d'un demi-cylindre, dont le côté inférieur convexe correspond au temporal, et le côté supérieur concave aux hémisphères cérébelleux.

Les deux sinus latéraux ne présentent pas la même capacité. Le sinus latéral droit est ordinairement plus considérable que le gauche.

Plusieurs sinus viennent s'ouvrir directement dans les sinus latéraux. A leur origine, ils communiquent : 1° avec le sinus longitudinal supérieur qui se bifurque pour leur donner naissance ; 2° avec les sinus occipitaux postérieurs dont la direction est ascendante ; 3° avec le sinus droit qui s'ouvrirait perpendiculairement sur la partie terminale des précédents, selon les anciens, d'où le nom de *pressoir d'Hérophile* donné au confluent de ces divers sinus : petite théorie bien légèrement bâtie sur le sable ; car le sinus droit se bifurque aussi, et chacune de ses branches se dirige obliquement en dehors pour se jeter dans les sinus latéraux à droite et à gauche de la protubérance occipitale.

Au niveau de leur partie moyenne, ces sinus communiquent avec le sinus pétreux supérieur. A leur terminaison, ils semblent se continuer aussi avec le sinus pétreux inférieur. Mais celui-ci, ainsi que l'a démontré M. Trolard, se réfléchit à angle droit et prend alors les caractères d'une veine qui va s'ouvrir dans la jugulaire interne, un peu au-dessous de son origine. — Dans son trajet le sinus latéral reçoit :

1° Les *veines cérébrales inférieures et postérieures* qui se réunissent en deux ou trois troncs, et qui s'ouvrent perpendiculairement dans sa portion horizontale.

2° Les *veines cérébelleuses postérieures* qui traversent la paroi inférieure du sinus, et dont l'embouchure se trouve très-rapprochée de celle des veines cérébrales.

3° La veine mastoïdienne qui s'étend de la portion descendante du sinus à la veine occipitale, à travers le trou de la portion mastoïdienne du temporal ; elle constitue l'un des principaux moyens de communication des veines intra- et extra-crâniennes et varie du reste beaucoup dans son calibre suivant les divers sujets.

4° La veine condylienne postérieure qui s'étend de la partie terminale du sinus à la veine vertébrale, en traversant le trou condylien postérieur. Son existence n'est pas constante.

II. — **Sinus longitudinal supérieur.**

Ce sinus est situé dans l'épaisseur du bord supérieur de la faux du cerveau. Il s'étend depuis la crête du frontal jusqu'à la protubérance occipitale interne sur laquelle il se bifurque pour se continuer à droite et à gauche avec les sinus latéraux. Très-étroit à son origine, il s'élargit graduellement d'avant en arrière et revêt ainsi la forme d'une pyramide à base triangulaire dont l'axe serait demi-circulaire et très-allongé.

Le côté supérieur de cette pyramide répond à la gouttière sagittale qui lui adhère d'une manière assez intime. Il est convexe, tandis que les côtés inférieurs, appliqués à la grande scissure du cerveau, sont légèrement concaves.

Son sommet correspond à l'extrémité supérieure de la crête coronale; il se termine graduellement en cul-de-sac. C'est à tort que quelques anatomistes le prolongent jusqu'au trou borgne, où il se continuerait avec les veines nasales.

Sa base répond à la protubérance occipitale interne au niveau de laquelle il se divise pour se continuer avec les sinus latéraux. Cependant on voit quelquefois cette base se dévier à droite pour se continuer en totalité avec le sinus latéral correspondant. Lorsqu'elle se divise, la branche droite de la division est presque toujours plus considérable.

On remarque dans l'intérieur de ce sinus les nombreux orifices des veines qui s'y rendent, et des brides membraneuses qui occupent de préférence ses parois inférieures, dont elles masquent en partie les embouchures veineuses. On y trouve aussi le plus souvent quelques granulations jaunâtres, tantôt isolées, tantôt rassemblées en grappe. Ces granulations, disséminées en grand nombre sur la partie supérieure et interne des hémisphères cérébraux, sont connues sous le nom de *corpuscules de Pacchioni*. Elles ne se montrent jamais primitivement dans le sinus longitudinal supérieur; les enveloppes cérébrales, particulièrement la pie-mère, en sont le point de départ.

Veines collatérales. — Sur les parois de ce sinus viennent se terminer.

1° Les veines de la face interne des hémisphères, veines qui s'ouvrent quelquefois directement dans le sinus, mais qui s'unissent le plus souvent à celles de la face supérieure du cerveau, sur un point très-rapproché de leur embouchure.

2° Les veines de la face externe des hémisphères, au nombre de six ou huit de chaque côté. Ces veines, qui reçoivent un très-grand nombre de branches, se portent de dehors en dedans; parvenues au voisinage du sinus, elles s'accolent à la dure-mère contre laquelle elles sont fixées par l'arachnoïde, changent alors de direction, pour cheminer d'arrière en avant dans l'épaisseur de la faux du cerveau, et après un trajet de 2 centimètres environ s'ouvrent dans la cavité du sinus par un ou plusieurs orifices. A leur terminaison ces veines se dirigent donc en sens inverse du sang qui parcourt le sinus. Celles qui semblent se diriger dans le même sens que le courant sanguin ne s'y ouvrent pas directement; elles se rendent dans quelques grosses veines dont le tronc se porte d'arrière en avant. — Cependant les plus antérieures suivent la direction du cours du sang.

3° Ce sinus reçoit en outre quelques veinules de la dure-mère.

4° Les veines méningées moyennes qui s'ouvrent par leur extrémité opposée dans le plexus ptérygoïdien, origine de la veine maxillaire interne.

5° La grande veine anastomotique cérébrale. Cette veine, très-bien décrite par M. Trolard, naît en général du sinus pétreux supérieur vers sa partie moyenne, chemine dans l'épaisseur de la dure-mère, en se portant vers le bord postérieur des petites ailes du sphénoïde, devient libre alors, entre dans la scissure de Sylvius, se dirige en dehors, puis en haut et en arrière, en s'anastomosant avec les veines cérébrales qu'elle rencontre, et se termine dans le tiers postérieur du sinus longitudinal supérieur qu'elle met ainsi en communication avec les sinus de la base du crâne.

6° Des veines sous-cutanées qui établissent une communication entre les systèmes veineux intra- et extra-crâniens. Ces veines sont peu nombreuses et d'un très-petit calibre ; les plus remarquables sont celles qui traversent les trous pariétaux : elles portent le nom de *veines émissaires de Santorini.*

7° Des veines osseuses ou diploïques, dont quelques-unes s'ouvrent directement dans le sinus, tandis que d'autres communiquent avec les veines de la dure-mère.

III. — **Sinus longitudinal inférieur.**

Ce sinus est situé dans l'épaisseur du bord inférieur de la faux du cerveau, dont il occupe seulement la moitié ou le tiers postérieur. Il se distingue de tous les autres : 1° par l'étroitesse de son calibre ; 2° par sa forme arrondie ; 3° par la distance qui le sépare des parois du crâne.

Ce sinus, comme le longitudinal supérieur, augmente d'avant en arrière. Il reçoit les veines de la faux du cerveau : parmi celles-ci il en est une ou deux qui s'ouvrent en haut dans le sinus longitudinal supérieur et qui mettent par conséquent en communication les deux sinus longitudinaux.

Par son extrémité postérieure ou terminale le sinus longitudinal inférieur s'ouvre dans le sinus droit.

IV. — **Sinus droit.**

Le sinus droit occupe la base de la faux du cerveau et la partie moyenne de la tente du cervelet. Il se dirige d'avant en arrière et de haut en bas. Sa forme est prismatique et triangulaire, de telle sorte que sa coupe représente un triangle isocèle à base inférieure.

Son extrémité postérieure se divise pour s'ouvrir dans les sinus latéraux. La branche qui se rend dans le sinus latéral droit est en général plus petite que celle du sinus latéral gauche. Quelquefois il se termine exclusivement dans ce sinus. — Dans son extrémité antérieure viennent s'ouvrir :

1° Le sinus longitudinal inférieur ;

2° Deux *veines cérébrales* peu volumineuses qui marchent d'avant en arrière, parallèlement à la grande fente cérébrale, et qui tirent leur origine des parties centrales de la base du cerveau ;

3° La *veine cérébelleuse supérieure* qui se porte d'arrière en avant et de bas en haut pour se terminer, soit directement dans l'extrémité antérieure du sinus, soit dans l'une des veines de Galien.

4° Les *veines ventriculaires* ou *veines de Galien*, au nombre de deux. Ces veines émanent, l'une du ventricule latéral droit, l'autre du ventricule latéral gauche. Elles sont formées de chaque côté par la veine choroïdienne et par la veine du corps strié.

La *veine choroïdienne*, située dans l'épaisseur du plexus choroïde, se dirige d'arrière en avant, reçoit dans son trajet la veine qui rampe sous la corne d'Ammon et ensuite celle du corps calleux, puis se réfléchit d'avant en arrière pour s'unir à la veine du corps strié.

La *veine du corps strié*, un peu moins considérable, commence à la partie postérieure du sillon qui sépare le corps strié de la couche optique, parcourt ce sillon d'arrière en avant, placée sous la bandelette demi-circulaire, et se réfléchit également au niveau de la partie antérieure du trigone pour concourir à former la veine ventriculaire.

Les deux veines ventriculaires marchent horizontalement sous la toile choroïdienne qui les sépare du trigone. D'abord parallèles, elles s'écartent assez fréquemment au niveau de la partie moyenne de cette toile, pour se rapprocher de nouveau à leur terminaison, et s'ouvrir tantôt isolément, tantôt par un orifice commun dans l'extrémité antérieure du sinus droit, au-dessous du sinus longitudinal inférieur (voy. t. III, fig. 415).

V. — **Sinus occipitaux postérieurs.**

Ces sinus, d'un très-petit calibre, s'étendent de la partie initiale des sinus latéraux à la partie terminale de ceux-ci. Ils ne reçoivent dans leur trajet aucune veine de l'encéphale, mais seulement quelques veinules provenant de cette partie de la dure-mère qui tapisse les fosses occipitales inférieures. Leur destination est de mettre en communication le confluent des sinus de l'encéphale avec le golfe de la veine jugulaire interne. Ils appartiennent par conséquent à la classe des sinus anastomotiques

Dans la moitié postérieure de leur trajet, les sinus occipitaux sont situés dans l'épaisseur de la tente du cervelet, de chaque côté de la ligne médiane, en sorte qu'ils ne se trouvent séparés au niveau de la crête occipitale interne que par une simple cloison fibreuse. — Dans leur moitié antérieure, ils cheminent sur les côtés du tronc occipital dont ils s'écartent ensuite pour se porter vers le trou déchiré postérieur. Cette moitié antérieure est presque toujours d'une grande ténuité. Souvent même les sinus occipitaux postérieurs ne semblent pas dépasser la tente cérébelleuse.

Plusieurs anatomistes décrivent un sinus circulaire situé au-dessous et en dedans des précédents, sur le pourtour du trou occipital. Ce sinus, incomplétement et très-irrégulièrement circulaire, existe en effet ; il est même remarquable par son large calibre et son importance. Mais il fait partie du système veineux intra-rachidien, à l'étude duquel il se rattache.

B. — Sinus de la base du crane et veine ophthalmique.

Les sinus qui transmettent le sang de l'appareil visuel à la veine jugulaire sont disposés sur deux lignes, d'abord parallèles, qui s'écartent ensuite pour se porter vers la partie terminale des sinus latéraux.

Sur le prolongement des veines ophthalmiques, on rencontre les sinus caverneux ; et sur le prolongement de ceux-ci les sinus pétreux supérieurs et inférieurs. Ces deux rangées de canaux sont reliées entre elles par deux canaux ou sinus anastomotiques : le sinus circulaire et le sinus occipital antérieur.

I. — **Sinus caverneux.**

Ces sinus, situés sur les parties latérales de la fosse pituitaire, s'étendent de l'extrémité la plus large de la fente sphénoïdale jusqu'au sommet du rocher, sur lequel ils se continuent avec les sinus pétreux. Très-courts mais très-larges, ils offrent une forme assez irrégulière qui rappelle cependant celle d'un cube allongé d'avant en arrière. On peut leur considérer par conséquent quatre parois et deux extrémités.

La paroi supérieure est formée par les deux prolongements à l'aide desquels l'extrémité antérieure de la tente du cervelet vient se fixer aux apophyses clinoïdes. A sa partie antérieure et interne, on remarque un large orifice qui donne passage à l'artère carotide interne.

La paroi inférieure répond à la gouttière caverneuse, et plus profondément au sinus sphénoïdal dont elle n'est séparée que par une lame osseuse assez mince.

La paroi interne, verticale, sépare le sinus caverneux du corps pituitaire. Elle présente un orifice par lequel ce sinus communique avec le sinus circulaire.

La paroi externe, verticale aussi, mais beaucoup plus étendue que les trois précédentes, contient, dans son épaisseur, plusieurs nerfs fort importants : la branche ophthalmique de Willis, le pathétique et le moteur oculaire commun.

La cavité circonscrite par ces parois est traversée d'arrière en avant par l'artère carotide interne et le nerf de la sixième paire. — L'artère s'y introduit de bas en haut en sortant du canal carotidien, le parcourt d'arrière en avant jusqu'à l'apophyse clinoïde antérieure, puis se coude alors à angle droit pour traverser la paroi supérieure du sinus, et pénétrer dans la cavité du crâne. Dans ce trajet, on pourrait croire, au premier aspect, qu'elle occupe la cavité même du sinus, et qu'elle se trouve entourée de tous côtés par le sang veineux. Mais en l'examinant plus attentivement, on remarque qu'elle se rapproche davantage de la paroi externe, et que la tunique interne de cette paroi la recouvre ; elle n'est donc nulle part en contact immédiat avec le liquide sanguin. Dès sa périphérie naissent de nombreuses artérioles, presque capillaires, dirigées dans tous les sens, mais destinées pour la plupart au corps pituitaire, et que la tunique interne recouvre aussi en partie ; de là l'extrême irrégularité et les anfractuosités que présente la cavité du sinus, anfractuosités qui lui ont mérité la dénomination sous laquelle il est connu. — Le nerf de la sixième paire, ou moteur oculaire externe, repose sur la paroi inférieure du sinus. Il est situé au-dessous de l'artère, et recouvert comme celle-ci par la tunique interne du sinus qui le sépare aussi du courant sanguin.

Par leur extrémité postérieure, les sinus caverneux se continuent avec les sinus pétreux supérieurs, pétreux inférieurs et occipital antérieur. Au niveau de cette continuité il existe donc une sorte de confluent comparable au confluent des sinus encéphaliques.

Leur extrémité antérieure se continue avec le tronc de la veine opthalmique, d'où le nom de sinus de la veine ophthalmique sous lequel elle a été décrite par quelques auteurs.

Dans le court trajet qu'ils parcourent, de la fente sphénoïdale au sommet du rocher, ces sinus ne reçoivent que la veine ophthalmique et quelquefois une veine méningée provenant de la fosse sphéno-temporale.

Veine ophthalmique.— Nous avons vu que l'artère ophthalmique, considérée dans sa distribution, présente trois ordres de branches : 1° des branches destinées au globe de l'œil ; 2° des branches destinées aux parties accessoires du sens de la vue ; 3° des branches qui ne font que traverser l'appareil de la vision pour aller se distribuer à des parties plus éloignées.

Ces trois ordres de branches artérielles sont représentés par trois ordres de branches veineuses ; mais les veines du premier groupe ne suivent nullement la direction des artères. Aux ciliaires courtes et longues, qui pénètrent dans le globe oculaire par sa partie postérieure et qui sont au nombre de dix en moyenne, correspondent quatre veines qui naissent à égale distance de la cornée transparente et du nerf optique, deux supérieures et deux inférieures. Seules les ciliaires antérieures sont en rapport avec des veinules qui suivent à peu près leur trajet.

A chacune des artères du second et du troisième groupe se trouve accolée une veine qui l'accompagne en général sur toute sa longueur. — Parmi ces veines satellites, la frontale externe ou sus-obitaire est la plus importante ; sous l'arcade orbitaire, elle communique à plein canal avec la veine frontale. Par un autre rameau elle se continue avec la veine angulaire. Le tronc de la veine ophthalmique, constitué d'abord par ces deux veines anastomotiques, se grossit bientôt des veines ethmoïdales antérieure et postérieure. Il s'infléchit alors pour se porter en dehors, en passant au-dessus du nerf optique, puis se recourbe en bas et en arrière et vient s'ouvrir dans l'extrémité antérieure du sinus caverneux.

En passant au-dessus du nerf optique, le tronc ophthalmique reçoit les deux veines musculaires et les quatre veines oculaires.

En dehors du nerf il reçoit la veine lacrymale, la veine centrale de la rétine, une ou deux petites veines adipeuses qui très-souvent se jettent dans les musculaires, et quelquefois une veine méningée qui traverse la dure-mère au niveau de la partie la plus étroite de la fente sphénoïdale.

En s'anastomosant avec la faciale, cette veine établit une large communication entre les systèmes veineux intra- et extra-crâniens. Elle se comporte sous ce rapport comme l'artère correspondante.

II. — **Sinus pétreux, circulaire et occipital antérieur.**

a. **Sinus pétreux supérieurs.** — Ils sont situés sur le bord supérieur du rocher, dans l'épaisseur de la moitié antérieure de la grande circonférence de la tente du cervelet. Leur calibre est très-petit ; leur forme irrégulièrement prismatique et triangulaire ; leur capacité croissante d'avant en arrière. — En avant ils communiquent avec les sinus caverneux, et passent ensuite à la manière d'un pont sur le nerf de la cinquième paire. — En arrière ils s'ouvrent dans les sinus latéraux à l'union de leur portion horizontale avec leur portion réfléchie.

Les sinus pétreux supérieurs reçoivent le plus ordinairement, au niveau de leur partie moyenne :

1° La grande veine cérébrale anastomotique, par laquelle ils communiquent avec le sinus longitudinal supérieur ;

2° Les veines cérébelleuses antérieures et supérieures, lesquelles se réunissent en général avant de s'ouvrir dans le sinus.

b. **Sinus pétreux inférieurs.** — Ces sinus, un peu moins longs, mais plus larges que les précédents, occupent une gouttière creusée sur les parties latérales de l'apophyse basilaire et sur le bord inférieur du rocher. — Leur extrémité antérieure, qui répond au sommet du rocher, communique avec le sinus caverneux, le sinus pétreux supérieur, et le sinus occipital antérieur. — Leur extrémité postérieure, parvenue au niveau du golfe de la veine jugulaire, ne s'ouvre pas dans le sinus latéral, mais s'infléchit à angle droit, descend verticalement et s'ouvre dans cette veine un peu au-dessous du trou déchiré postérieur. Ils reçoivent :

1° Une veine ascendante, de calibre assez grêle, qui traverse le trou déchiré antérieur ;

2° Une veine méningée émanée de cette partie de la dure-mère qui tapisse les fosses inférieures ou cérébelleuses de l'occipital.

c. **Sinus circulaire ou coronaire.**—Ce sinus fait partie du petit groupe des sinus anastomotiques. Il circonscrit le corps pituitaire et affecte par conséquent la figure d'une ellipse dont le grand axe est transversalement dirigé. Sa moitié antérieure répond à la gouttière des nerfs optiques. Sa moitié postérieure, en général beaucoup plus large, sépare le corps pituitaire de la lame perpendiculaire du sphénoïde. En se réunissant à droite et à gauche ces deux moitiés se confondent et s'ouvrent par un orifice commun sur la paroi interne des sinus caverneux : elles constituent en réalité pour ceux-ci une double anastomose.

Les veinules émanées du corps pituitaire sont les seules qui viennent s'ouvrir dans leurs cavités.

d. **Sinus occipital antérieur.** — Le sinus occipital antérieur, appelé aussi *sinus transverse, sinus basilaire,* appartient comme le précédent à la classe des sinus anastomotiques. Il est formé de deux ou trois conduits irréguliers, s'ouvrant les uns dans les autres, s'étendant transversalement du confluent des sinus pétreux et caverneux d'un côté, au confluent semblable du côté opposé. Ce sinus est situé en arrière et au-dessous de la lame perpendiculaire du sphénoïde. En réunissant les deux sinus pétreux supérieurs, il forme avec ceux-ci une grande anastomose transversalement étendue du sinus latéral droit au sinus latéral gauche. Le sinus occipital antérieur communique quelquefois avec les veines intra-rachidiennes.

§ 5. — Canaux veineux du diploé.

Les canaux veineux qui sillonnent le diploé des os du crâne se rendent en partie dans les sinus de la dure-mère, et en partie dans les veines extra-crâniennes. Leur description complétera l'étude des veines de la tête.

Ces canaux veineux peuvent être divisés, d'après leur siége, en frontaux, pariétaux et occipitaux.

Les *canaux du frontal,* au nombre de deux, l'un pour la moitié droite et l'autre pour la moitié gauche, s'étendent par un trajet, tantôt rectiligne et tantôt sinueux, du bord supérieur de l'os vers les arcades orbitaires. Leur diamètre varie dans les divers points de leur trajet; ils présentent en général un peu plus de développement vers leur extrémité inférieure ou terminale. Ces canaux communiquent : 1° entre eux par des canaux transverses ou obliques; 2° avec les veines périostiques; 3° avec les veines de la dure-mère ; 4° avec les veines sus-orbitaires dans lesquelles ils s'ouvrent à leur terminaison.

Les *canaux pariétaux,* distingués en antérieur et postérieur, suivent dans leur direction les deux branches de l'artère méningée moyenne ; ils convergent par conséquent de haut en bas et communiquent dans ce trajet avec les veines temporales profondes. Mais c'est surtout avec les deux veines sphéno-épineuses que ces canaux se trouvent en communication ;

ils s'ouvrent dans leur cavité par des pertuis très-nombreux, disséminés sur les sillons arborescents que présente la face interne des pariétaux et des temporaux. Ces pertuis, très-étroits dans le jeune âge, deviennent beaucoup plus apparents chez le vieillard.

Les *canaux occipitaux*, distingués comme ceux du frontal en droit et gauche, se dirigent de haut en bas. Ils communiquent entre eux par des canaux plus petits ou de même diamètre, et se terminent, en partie dans les veines occipitales, en partie dans les sinus latéraux.

Tous ces canaux veineux du diploé sont composés : 1° d'une tunique interne, prolongement de celle qui tapisse la cavité des veines ; 2° d'une tunique osseuse remarquable par ses étranglements et ses renflements alternatifs, par ses aspérités, en un mot par son extrême irrégularité.

Ces canaux veineux sont sujets du reste à de très-nombreuses variétés, soit dans leur calibre, soit dans leur étendue, soit dans leur nombre, soit dans leur mode de communication.

Leur *calibre* est en raison inverse de l'âge. Presque nuls chez le fœtus, ils se développent peu à peu à mesure que les os du crâne prennent plus d'épaisseur et s'unissent d'une manière plus complète. Chez l'adulte ils sont très-manifestes, mais pour la plupart encore indépendants. Dans l'âge avancé ils perdent cette indépendance pour s'aboucher les uns dans les autres. Sur les crânes de vieillards dont toutes les pièces sont soudées, on voit ces canaux se prolonger à travers les derniers vestiges des sutures et se continuer entre eux. Souvent ils cessent brusquement, puis reparaissent un peu plus loin, laissant ainsi dans leur trajet une solution de continuité qui est due à la facilité plus ou moins grande avec laquelle ils se dégorgent dans une veine voisine.

§ 6. — Veines du membre thoracique.

Les veines du membre supérieur se divisent en deux ordres : les veines profondes ou sous-aponévrotiques, et les veines superficielles ou sous-cutanées.

A. — *Veines profondes du membre thoracique.*

Ces veines suivent exactement le trajet des artères, et offrent par conséquent la même situation et les mêmes rapports ; elles portent aussi le même nom : ainsi il y a deux arcades veineuses superficielles, deux arcades veineuses profondes, deux veines radiales, deux veines cubitales, et deux veines humérales. Mais au voisinage de la racine du membre, les deux veines satellites se confondent ; il n'existe qu'une veine axillaire et une veine sous-clavière.

Les deux veines qui accompagnent la même artère présentent, du reste, très-rarement un calibre égal. En général, l'une d'elles est notablement plus volumineuse que l'autre. Au premier aspect on serait tenté assez souvent de croire à l'existence d'une veine unique ; mais un examen plus attentif démontre presque toujours, sur le côté opposé à celui qu'occupe la veine principale, une veinule que sa ténuité seule avait dissimulée.

Aux troncs veineux précédemment mentionnés viennent se rendre des branches et des rameaux qui accompagnent les branches et les rameaux des troncs artériels, et qui sont aussi en nombre double.

Seule la veine sous-clavière ne reçoit pas toutes les branches qui suivent les divisions de l'artère correspondante. Mais par une sorte de compensation elle en reçoit plusieurs qui sont étrangères à la distribution de celle-ci. Sous ce double point de vue elle mérite une mention spéciale.

Veines sous-clavières. — Elles s'étendent de la clavicule à l'embouchure des veines jugulaires internes auxquelles elles s'unissent pour former les troncs veineux brachio-céphaliques. Toutes deux sont plus courtes que les artères sous-clavières. Nous avons vu que celles-ci comprennent trois portions : une portion interne située en dedans des scalènes, une portion moyenne comprise dans leur intervalle, et une portion externe située en dehors de ces muscles. Les veines sous-clavières correspondent aux deux dernières portions. Parvenues en dedans des scalènes, elles se terminent presque aussitôt en s'unissant aux jugulaires internes. Elles présentent la même longueur et la même direction.

Rapports. — Ces veines répondent : 1° en avant, d'abord au sous-clavier, et ensuite à l'extrémité interne de la clavicule ; 2° en arrière, à l'artère sous-clavière, puis au tendon du scalène antérieur qui les sépare du tronc artériel correspondant ; 3° en bas, à la première côte, et en dedans de celle-ci, à la plèvre et au sommet des poumons ; 4° en haut, au sous-clavier, à la veine jugulaire externe, à la veine jugulaire antérieure, et à la portion claviculaire du sterno-mastoïdien.

Le rapport le plus intime de ces veines est celui qu'elles affectent avec l'aponévrose sous-claviculaire et l'aponévrose cervicale moyenne qui leur forment une gaîne complète sur toute leur étendue, et qui leur adhèrent étroitement. Il suit de ce rapport qu'elles restent en partie béantes lorsqu'on les divise, et que le sang contenu dans leur cavité est soumis à l'action aspirante du thorax.

Les veines sous-clavières possèdent deux valvules pariétales, constantes, très-complètes, opposées l'une à l'autre et situées à leur extrémité terminale.

De toutes les branches veineuses qui correspondent aux branches de l'artère sous-clavière, la veine intercostale supérieure droite est la seule qui vienne se jeter dans la veine sous-clavière, et encore cette terminaison n'est-elle pas constante ; car il n'est pas rare de voir l'intercostale supérieure droite s'ouvrir dans la veine azygos.

Quant aux veines thyroïdienne inférieure, mammaire interne, vertébrale, et intercostale supérieure gauche, nous avons vu qu'elles se terminent le plus souvent dans le tronc veineux brachio-céphalique, et quelquefois dans la veine cave supérieure. — Les veines scapulaire postérieure, scapulaire supérieure et cervicale profonde se rendent le plus habituellement dans la partie terminale de la jugulaire externe.

Les branches veineuses qui n'ont aucun rapport avec les branches artérielles et qui s'ouvrent aussi dans la veine sous-clavière sont : la jugulaire externe et la jugulaire antérieure.

B. — *Veines superficielles du membre thoracique.*

Ces veines n'offrent pas un égal développement chez tous les individus. Elles sont d'autant plus volumineuses que les muscles du bras et de l'avant-bras sont soumis à des contractions plus violentes et plus souvent réitérées : aussi les voit-on atteindre leurs plus grandes dimensions chez les hommes qui sont appelés, par la nature de leur industrie, à faire un usage plus spécial de ces muscles. Par une raison inverse elles sont peu saillantes chez l'enfant, le jeune homme et la plupart des femmes.

Les veines superficielles tirent leur origine de la peau et de la couche cellulo-adipeuse sous-cutanée. Elles sont unies les unes aux autres sur un grand nombre de points par des anastomoses obliques ou longitudinales. Vues dans leur ensemble et dans l'état d'injection ou de plénitude, elles se présentent sous l'aspect d'un vaste réseau, à mailles elliptiques, plus ou moins larges, dont le grand axe se dirige verticalement. Ce réseau, situé dans l'épaisseur de la couche adipeuse sous-cutanée, est séparé de l'aponévrose sous-jacente par la lame profonde du fascia superficialis, lame qui n'adhère au plan aponévrotique que par un tissu cellulaire lâche et séreux, en sorte qu'elle glisse facilement sur ce plan, entraînant avec elle les vaisseaux et nerfs qui la recouvrent.

Les veines superficielles diffèrent des veines profondes par les variétés beaucoup plus grandes et plus fréquentes qu'elles présentent. Elles en diffèrent aussi par leurs valvules qui sont moins nombreuses. M. Houzé, qui s'est attaché à déterminer le nombre des unes et des autres et la distance moyenne qui les sépare a constaté que cette différence varie de 4 à 5 centimètres pour les valvules des veines superficielles, et de 3 à 4 pour celles des veines profondes.

Les anastomoses unissant les veines superficielles aux veines profondes sont nombreuses. Les plus importantes occupent le voisinage des articulations : les veines collatérales des doigts communiquent avec les profondes au niveau des articulations métacarpo-phalangiennes ; la veine céphalique du pouce avec les veines radiales au niveau de l'articulation trapézo-métacarpienne ; les veines postérieures de l'avant-bras avec la veine interosseuse postérieure un peu au-dessus de l'articulation du poignet; la veine médiane avec les veines radiales au niveau du pli du coude. Aucune de ces veines anastomotiques n'est munie de valvules, en sorte que le sang peut refluer avec la même facilité des veines superficielles vers les profondes, et réciproquement.

I. — Veines de la main.

Les veines superficielles de la main contrastent par leur développement avec les veines profondes. Ces dernières, qui dans les autres segments du membre supérieur offrent un développement égal à celui des artères, sont ici très-peu développées : ainsi les veines qui correspondent à l'arcade palmaire superficielle présentent un calibre très-réduit; celles qui accompagnent les branches digitales de cette arcade sont plus minimes encore; celles qui suivent les collatérales des doigts sont presque capillaires. — Tandis que les veines de la région palmaire semblent s'atrophier sous l'influence de la pression plus ou moins prononcée, mais si fréquente, à laquelle elles sont soumises, celles de la face dorsale se développent librement au contraire sous la protection de conditions opposées. Les artères, en vertu de leur tendance à se porter vers les parties les plus profondes et les moins vulnérables, occupent la paume de la main; les veines, en vertu de leur tendance à se porter vers les points où le sang trouve le plus libre passage, se rassemblent sur sa face dorsale.

Les veines des doigts suivent les artères collatérales. Elles sont situées en arrière de celles-ci. Des troncules veineux, émanés les uns des téguments de la face palmaire, les autres des téguments de la face dorsale, viennent s'ouvrir çà et là dans leur cavité. Ces veinules affectent du reste, dans leur calibre, leur direction, leurs anastomoses et leur nombre, les plus grandes variétés. De leur ensemble résulte un petit plexus à mailles inégales et fort irrégulières, dont la moitié postérieure est beaucoup plus développée que l'antérieure.

Les veinules palmaires sont unies aux veines dorsales par des anastomoses antéro-postérieures qui croisent le tronc veineux principal. Mais les veines anastomotiques les plus importantes des doigts sont celles de la face dorsale. On observe constamment sur cette face deux grandes arcades veineuses transversales : l'une qui répond à la partie moyenne des premières phalanges, l'autre à la partie moyenne des secondes. Quelquefois ces arcades sont doubles ou triples.

Les veines collatérales des doigts, parvenues au niveau des articulations métacarpo-phalangiennes, s'unissent entre elles. Pour cette union, celles des deux doigts contigus se rapprochent. De leur fusion par convergence résultent trois troncs, très-courts, qui répondent aux trois derniers espaces intermétacarpiens et qui montent verticalement sur le dos de la main.

La veine collatérale interne du petit doigt, en s'unissant à celui de ces troncs qui occupe le quatrième espace interosseux, forme la *veine salvatelle*. — La veine collatérale externe de l'index et les deux veines collatérales du pouce constituent par leur union une veine plus importante, c'est la *veine céphalique du pouce*.

Arrivées sur le dos de la main, toutes ces veines s'anastomosent ; de là un plexus à larges mailles dont le mode de constitution présente les plus grandes variétés individuelles. Ce plexus, chez le même individu, diffère même de l'un à l'autre côté. Le plus habituellement les troncs veineux qui répondent aux trois derniers espaces interosseux se divisent au-dessus de la tête des métacarpiens en deux branches : l'une transversale ou oblique qui s'anastomose avec le tronc veineux le plus voisin, l'autre verticalement ascendante. Souvent les branches transversales sont situées à peu près sur le même niveau ; elles forment alors une sorte d'arcade découpée en trois festons, ou arcades secondaires.

Si ces branches anastomotiques montent obliquement, elles donnent naissance à une série d'angles rentrants et saillants. Si elles naissent à des hauteurs inégales, et affectent des directions différentes, le plexus prend un aspect plus ou moins irrégulier.

La veine salvatelle est ordinairement d'un petit calibre. Dans quelques cas elle offre, au contraire, un volume assez notable. Mais alors elle a presque toujours pour origine les collatérales des deux derniers doigts et la collatérale interne du médius.

La veine céphalique du pouce est en général beaucoup plus volumineuse que la précédente. Elle communique avec les veines qui accompagnent l'arcade palmaire profonde. J'ai vu plusieurs fois la plus importante de ces veines se terminer entièrement dans la céphalique. L'anneau fibreux qui donne passage à l'artère radiale et qui occupe le sommet du premier espace interosseux est traversé aussi par ces veines palmaires profondes et par la branche anastomotique qui en provient.

Les veines de la main sont pourvues de valvules. M. Houzé a pu constater leur existence, non-seulement sur les arcades veineuses superficielles et profondes, mais sur les veines sous-cutanées des doigts et de la face dorsale du métacarpe.

II. — **Veines de l'avant-bras.**

Il en existe ordinairement trois principales : une antérieure ou médiane, une externe ou radiale, et une interne ou cubitale.

La *veine médiane* représente le tronc commun des veines antérieures du poignet et de l'avant-bras. Située au devant du muscle grand palmaire, elle se dirige un peu obliquement en haut et en dedans. Ses variétés sont nombreuses : ordinairement unique, elle est quelquefois double ou triple ; d'autres fois elle n'existe qu'à l'état de vestige, ou fait complétement défaut.

Parvenue au niveau du pli du coude, cette veine se divise en deux branches qui s'écartent à angle aigu pour se diriger, l'une en dedans et l'autre en dehors. La branche interne constitue la *veine médiane basilique*, et l'externe la veine *médiane céphalique.*

Lorsque la veine médiane est très-grêle, elle se jette en général dans l'une des veines qui longent le bord externe de l'avant-bras.

Constamment elle reçoit au niveau de sa bifurcation une branche anastomotique importante que lui envoient les veines profondes.

La *veine radiale* continue la veine céphalique du pouce. Elle se porte obliquement en haut, en avant et en dedans, en longeant le côté externe du poignet et de l'avant-bras, puis s'unit au-dessus du pli du coude à la veine médiane céphalique, pour former la *veine céphalique.* — Il est fréquent de rencontrer deux veines radiales qui tantôt se réunissent à une très-petite distance de la médiane céphalique, et tantôt s'ouvrent isolément dans cette veine. Sur certains sujets on rencontre trois radiales, qui sont alors plus petites. Dans leur trajet, ces veines communiquent à la partie postérieure de l'avant-bras avec les veines cubitales. Cette communication, située à 2 ou 3 centimètres de l'articulation du poignet, est établie par une veine qui s'étend de la radiale à la veine interosseuse postérieure. En avant, les radiales sous-cutanées communiquent avec les radiales profondes, mais par des anastomoses moins importantes.

La *veine cubitale* naît du réseau situé sur la face dorsale de la main, et principalement de la veine salvatelle. Elle est d'abord formée de plusieurs branches qui se dirigent verticalement en haut, comme la veine radiale avec laquelle elles communiquent, et qui montent ensuite obliquement sur le bord interne de l'avant-bras, en se réunissant entre elles. Parvenue à quelques centimètres au-dessous de l'épitrochlée, cette veine s'incline en avant et se prolonge jusqu'à la partie antérieure et interne du pli du coude où elle s'unit à la veine médiane basilique pour former la *veine basilique.*

De même que la veine radiale, la veine cubitale peut être unique ou double ; elle est unique lorsque les branches qui lui donnent naissance se réunissent avant d'atteindre la médiane basilique, et multiple dans les conditions opposées.

III. — **Veines du pli du coude.**

De la description précédente il résulte que dans l'état le plus ordinaire les veines du coude sont toutes situées à la partie antérieure de l'articulation, et affectent la disposition suivante : au milieu, la veine médiane et ses deux branches obliquement ascendantes, la médiane basilique et la médiane céphalique ; en dehors, les radiales et la céphalique ; en dedans, les cubitales et la basilique.

Cette disposition rappelle la figure d'un M qui se continuerait par le sommet de son angle moyen avec la veine médiane, par le sommet de ses angles latéraux avec les veines céphalique et basilique, et par ses deux jambes avec les veines radiale et cubitale.

Telle est la disposition la plus habituelle des veines du pli du coude. Mais elles présentent de nombreuses variétés. Nous avons déjà vu que la médiane n'existe souvent qu'à l'état de vestige ; ses deux branches sont alors fournies par la veine radiale ; dans ce cas la céphalique est en général très-grêle. Quelquefois toute la partie médiane de ce petit système veineux manque, les radiales se réunissant pour former la céphalique, et les cubitales de leur côté convergeant aussi pour constituer la basilique.

Rapports des veines du pli du coude avec les vaisseaux et les nerfs. — La veine médiane, avant sa division, est couchée sur l'anastomose qu'elle reçoit des veines profondes. La médiane basilique, obliquement dirigée en haut et en dedans, croise à angle aigu l'artère et les veines humérales dont elle est séparée par l'expansion aponévrotique du biceps, en sorte que le fer de la lancette enfoncé trop profondément peut facilement pénétrer dans les vaisseaux sous-jacents; c'est pourquoi il est toujours prudent avant d'ouvrir la veine de déterminer le siége précis du point où elle entrecroise l'artère, afin de la piquer au-dessus ou au-dessous de cet entrecroisement. Pour plus de sécurité on accordera la préference à la médiane céphalique toutes les fois qu'elle offrira un volume favorable au succès de l'opération. Cette veine, dirigée de bas en haut et de dedans en dehors, longe le côté externe du tendon du biceps ; elle occupe le sillon formé par ce tendon et le bord antérieur du long supinateur, ne répond à aucun vaisseau et peut être ouverte sans danger pour le malade. Mais elle est en général moins volumineuse et moins manifeste que la médiane basilique, en sorte que l'opérateur se trouve assez souvent dans la nécessité d'ouvrir cette dernière.

Le nerf cutané interne se divise vers la partie inférieure du bras en plusieurs filets dont quelques-uns descendent au devant de la médiane basilique. Parmi les divisions du nerf musculo-cutané, quelques-unes passent aussi au devant de la médiane céphalique, mais les plus importantes passent en arrière ; l'incision de cette veine est donc à la fois et moins périlleuse et moins douloureuse que celle de la veine précédente.

Chez les sujets doués d'un certain degré d'embonpoint, les veines du pli du bras se trouvent comme ensevelies dans la masse cellulo-adipeuse qui les entoure ; elles sont peu ou point apparentes, même après l'application d'une ligature sur la partie inférieure du bras. Dans ce cas la saignée devient une opération difficile, qui exige de l'adresse et de l'expérience. Pour surmonter la difficulté avec succès, la constriction de la ligature sera portée au plus haut degré compatible avec la circulation du sang artériel ;

dans cette condition, si l'on ne voit pas les veines, on pourra du moins les sentir avec la pulpe du doigt indicateur, et déterminer leur situation d'une manière assez précise pour atteindre celle dont on aura fait choix.

IV. — Veines du bras.

A mesure qu'on se rapproche de la racine du membre, les veines deviennent de plus en plus rares. Sur le bras, elles sont au nombre de deux : une externe, la céphalique, et une interne, la basilique.

La *veine céphalique* née de la réunion de la radiale et de la médiane céphalique, à une hauteur variable, se porte verticalement en haut en longeant le bord externe du biceps. Arrivée au niveau de l'insertion du deltoïde, elle change de direction pour suivre l'interstice celluleux qui sépare ce muscle du grand pectoral, et s'élève jusqu'au niveau du muscle sous-clavier, où elle se dévie de nouveau pour se diriger en arrière et se jeter dans la veine axillaire immédiatement au-dessous de la clavicule. Dans cette dernière partie de son trajet, la céphalique croise obliquement l'artère sous-clavière et donne assez souvent une petite branche qui passe tantôt sous la clavicule et tantôt au-dessus de cet os pour aller s'ouvrir dans la veine correspondante.

La *veine basilique*, formée par la convergence de la médiane basilique et de la cubitale, est d'abord un peu oblique en haut, en dedans et en arrière. A une petite distance au-dessus de l'épitrochlée elle devient verticale, monte parallèlement à la cloison intermusculaire interne contre laquelle elle est fixée par la lame profonde du fascia superficialis, et traverse l'aponévrose brachiale dans son tiers supérieur pour se terminer, soit dans l'une des veines brachiales, soit dans la veine axilliaire. Bien qu'elle présente un volume supérieur à celui de la céphalique, elle est en général moins apparente ; ce défaut de saillie est dû à la lame fibreuse très-dense qui la recouvre, et aux communications plus larges qu'elle présente avec les veines brachiales profondes.

IV. — Veine cave inférieure.

La veine cave inférieure, ascendante ou abdominale, représente le tronc commun de toutes les veines sous-diaphragmatiques. Elle s'étend de l'angle de réunion des deux veines iliaques primitives à la partie postérieure et inférieure de l'oreillette droite dans laquelle elle se termine. L'articulation de la quatrième avec la cinquième vertèbre des lombes marque sa limite inférieure.

Sa *direction* est d'abord verticale et parallèle à celle de l'aorte. Parvenue sous la face inférieure du foie, elle s'incline légèrement à droite, parcourt le sillon que lui présente le bord postérieur de cet organe, traverse l'ouverture rectangulaire du diaphragme, puis se coude à angle droit, immédiatement au-dessus du centre phrénique, pour s'ouvrir horizontalement dans l'oreillette droite.

Son *calibre*, bien supérieur à celui de l'aorte, et même à celui de la veine cave supérieure, est moins régulier dans son mode d'accroissement que le premier de ces vaisseaux dans sa diminution; il augmente très-notablement: 1° au niveau de sa partie moyenne qui répond à l'embouchure des deux veines rénales; 2° au niveau du centre phrénique où elle reçoit les veines hépatiques.

Rapports. — La veine cave inférieure répond ; en dedans, à l'aorte dont elle est séparée par des vaisseaux et ganglions lymphatiques très-nombreux ; — en dehors, au psoas et au bord interne du rein qu'elle recouvre l'un et l'autre sur une petite étendue ; — en arrière, à la colonne vertébrale, au grand sympathique, aux artères et veines lombaires et au pilier droit du diaphragme ; — en avant, au mésentère dont elle occupe le bord adhérent, à la troisième portion du duodénum qui la croise perpendiculairement, à la tête du pancréas, au tronc de la veine porte, à la gouttière demi-cylindrique que lui présente le bord postérieur du foie, et enfin à l'ouverture aponévrotique du diaphragme à laquelle elle adhère d'une manière assez intime.

Dans le péricarde elle chemine entre le feuillet fibreux qu'elle traverse en même temps que le centre phrénique et le feuillet séreux qui lui forme une gaîne analogue à celle que ce même feuillet fournit aux vaisseaux de la base du cœur.

La veine cave ascendante ne présente d'autre valvule que celle qui occupe son embouchure. Nous avons vu que cette valvule n'oblitère qu'une partie de la lumière du vaisseau, le quart ou le tiers; par conséquent le sang qui reflue dans la veine cave supérieure et ses principaux affluents au moment des contractions de l'oreillette droite reflue en partie aussi dans la veine cave abdominale, et de celle-ci dans le foie par les veines hépatiques, et dans les reins par les veines rénales; la durée de son contact avec l'organe sécréteur de la bile et avec l'organe sécréteur de l'urine se trouve ainsi prolongée, et comme ces deux organes sont les principaux émonctoires de l'économie, on voit qu'en définitive ce reflux devient favorable à l'épuration du sang.

Veines collatérales. — Elles sont nombreuses et volumineuses pour la plupart. On peut les diviser en trois ordres : les unes naissent de l'appareil digestif et se rendent dans la veine cave inférieure en passant par le foie; les autres proviennent des organes génito-urinaires; les dernières des parois de l'abdomen.

Le *système veineux abdominal*, et les *veines hépatiques*, qu'on peut considérer comme la terminaison définitive de ce système, constituent les premières.

Au second groupe appartiennent les *rénales*, les *capsulaires moyennes* et les *spermatiques* ou *utéro-ovariennes*.

Le troisième groupe comprend les veines diaphragmatiques inférieures, les lombaires, et la sacrée moyenne.

§ 1. — Veine porte.

La veine porte s'étend de la rate, du pancréas et de la portion sous-diaphragmatique du tube digestif dont elle tire son origine, au foie dans lequel elle se termine en se continuant dans les lobules de la glande avec les premières radicules des veines hépatiques. Elle constitue un système veineux particulier, tout à fait analogue au grand canal à sang noir, et offrant comme ce dernier trois parties distinctes : 1° une partie convergente formée de l'ensemble de ses racines ; 2° une partie moyenne qui constitue le tronc ou le centre de ce petit système veineux ; 3° enfin une partie divergente qui comprend l'ensemble de ses branches et qui se ramifie dans l'organe sécréteur de la bile.

Semblable dans sa disposition générale au canal à sang noir, le système veineux abdominal en diffère : 1° par sa partie centrale qui est dépourvue d'un agent d'impulsion ; 2° par la texture intime de ses branches qui offrent comme ses racines tous les caractères du tissu veineux ; 3° par sa conformation intérieure : il ne présente aucun repli valvulaire.

A. — Portion convergente de la veine porte.

Les racines ou vaisseaux convergents de la veine porte correspondent aux artères mesentérique supérieure, mésentérique inférieure, splénique, coronaire stomachique, et à toute la partie de l'artère hépatique qui ne se termine pas dans le foie.

Chacune de ces artères est accompagnée d'une veine qui en suit exactement le trajet, en sorte que la connaissance des premières entraîne celle des secondes. Il existe par conséquent une *veine mésentérique supérieure* ou *grande mésaraïque*, une *veine mésentérique inférieure* ou *petite mésaraïque*, une *veine splénique*, une *veine coronaire stomachique*, et trois veines pour les branches collatérales de l'artère hépatique, savoir : la *veine gastro-épiploïque droite*, la *veine pylorique* et la *veine cystique*.

1° **Veine mésentérique supérieure ou grand mésaraïque.** — Elle naît de toute l'étendue de l'intestin grêle et de la moitié droite du gros intestin. Son origine a lieu, comme celle de la plupart des veines du tube digestif, par un réseau sous-muqueux. Les radicules émanées de ce réseau se dirigent d'avant en arrière, les unes à droite et les autres à gauche, en embrassant chacune la moitié de l'intestin qui leur correspond, et arrivent vers le bord libre du repli péritonéal en recevant les veinules parties de la tunique musculaire. Dans ce repli elles forment comme les divisions artérielles auxquelles elles sont accolées une, deux et même trois séries d'arcades, qui se réunissent vers le bord adhérent du mésentère en un seul tronc auquel se rendent aussi les trois veines coliques. Ce tronc se dirige de droite à gauche et de bas en haut. Arrivée au niveau de la troisième portion du duodénum, la grande mésaraïque passe entre cette portion dont elle contribue à marquer la limite, et le bord inférieur du pancréas sous lequel elle s'engage, puis se réunit à la veine splénique.

Sous le pancréas la mésentérique supérieure reçoit plusieurs veines pancréatiques, quelques veines duodénales et la veine gastro-épiploïque droite, qui se jette quelquefois dans la première colique droite.

2° **Veine mésentérique inférieure ou petite mésaraïque.** — Elle naît par trois branches qui répondent aux trois artères coliques gauches. Ces branches émanent : 1° des parois du rectum où elles communiquent avec les veines hémorrhoïdales moyennes et inférieures, branches de l'hypogastrique; 2° des parois de l'S iliaque du côlon, du côlon descendant et de la moitié gauche du côlon transverse, au niveau duquel elle s'anastomose avec la grande mésaraïque par l'intermédiaire des premières coliques droite et gauche. En se réunissant, ces trois branches forment le tronc de la mésentérique inférieure qui marche parallèlement à celui de la mésentérique supérieure. Parvenue au niveau de la terminaison de celle-ci, elle monte solitairement au-dessous du péritoine, sur le côté gauche de la colonne lombaire, jusqu'au bord inférieur du pancréas sous lequel elle s'engage pour s'ouvrir dans la splénique ou dans l'angle de réunion de cette veine avec la mésentérique supérieure.

Cette veine, de même que la précédente, reçoit un grand nombre de rameaux qui émanent des ganglions situés dans les replis du péritoine.

3° **Veine splénique.** — La veine splénique est la plus volumineuse de toutes les branches d'origine de la veine porte. Elle naît du tissu propre de la rate par des radicules très-multipliées qui se réunissent pour former des rameaux et des branches, en nombre égal à celui des divisions artérielles. Ces branches, émanées de chacun des lobes de l'organe, convergent vers la scissure de son bord interne, et forment bientôt un seul tronc. Celui-ci se porte horizontalement de gauche à droite, sans décrire aucune flexuosité. Il est situé au-dessous de l'artère splénique et derrière le pancréas, dont il croise obliquement le grand axe. En s'unissant, au voisinage de la seconde portion du duodénum, à la grande mésaraïque il constitue le tronc de la veine porte.

La veine splénique reçoit : 1° les veines du grand cul-de-sac de l'estomac, *vasa breviora*, qui se jettent ordinairement dans l'une de ses branches d'origine ; 2° la veine gastro-épiploïque gauche qui s'anastomose par son extrémité opposée avec la gastro-épiploïque droite ; 3° des veines pancréatiques; 4° des veines duodénales; 5° enfin la petite mésaraïque. De la réunion de cette dernière veine à la splénique il suit que le système veineux abdominal prend naissance par deux racines principales représentées, l'une par la mésentérique supérieure, l'autre par le tronc commun à la mésentérique inférieure et à la splénique.

B. — **Tronc de la veine porte.**

Le tronc de la veine porte, constitué par la réunion des veines splénique et mésentérique supérieure, s'étend du bord inférieur du pancréas au sillon transverse du foie dans lequel il se divise en deux branches.

Sa *longueur* varie de 10 à 12 centimètres.

Sa *direction*, un peu oblique de bas en haut et de gauche à droite, croise à angle aigu celle de la veine cave inférieure qui est verticale.

Rapports. — Il répond : en avant, à la tête du pancréas, dont la face postérieure se creuse en gouttière pour le recevoir, à la seconde portion du duodénum, à l'artère hépatique et au canal cholédoque; en arrière, à cette partie du péritoine qui s'enfonce dans l'hiatus de Winslow pour aller former l'arrière-cavité des épiploons; cet orifice le sépare de la veine cave ascendante.

Le tronc de la veine porte reçoit : 1° inférieurement, quelques veines pancréatiques et duodénales; 2° un peu plus haut et à gauche, la veine coronaire stomachique; 3° en avant, la veine pylorique; 4° enfin la veine cystique qui s'ouvre dans sa partie moyenne. Toutes ces veines se comportent comme les artères du même nom.

C. — **Portion divergente de la veine porte.**

Cette troisième portion est appelée aussi *veine porte hépatique*, par opposition aux deux autres qui ont été collectivement désignées sous le nom de *veine porte ventrale*.

Elle s'étend de l'angle de bifurcation du tronc de la veine porte dans tous les grains glanduleux ou lobules du foie.

Les deux branches qui la composent à son origine sont couchées horizontalement dans le sillon transverse de cette glande et semblent former un canal unique qui a reçu le nom de *sinus de la veine porte hépatique*. En tombant un peu obliquement sur ce sinus, le tronc de la veine porte forme avec lui un angle obtus à droite, aigu à gauche ; la partie du sinus qui se porte vers le lobe droit du foie est remarquable par son calibre et sa brièveté; celle qui se dirige vers le lobe gauche est beaucoup moins volumineuse, mais plus longue.

Parvenues aux extrémités du sillon transverse, ces deux branches pénètrent dans la substance du foie et se dirigent chacune horizontalement vers le lobe qui leur correspond, en se divisant et subdivisant dichotomiquement de manière à fournir des ramuscules à tous les grains glanduleux de l'organe. Elles sont accompagnées dans leur trajet par les divisions de l'artère hépatique et des conduits biliaires. La capsule de Glisson forme à tous ces canaux une enveloppe commune qui adhère au foie d'une manière intime ; mais ils n'adhèrent à cette enveloppe que par un tissu cellulaire lâche et s'affaissent en partie dans l'état de vacuité.

Chez le fœtus, la veine ombilicale communique avec la branche droite de la veine porte hépatique, puis se prolonge ensuite vers la veine cave inférieure dans laquelle elle se termine. C'est à cette partie terminale, étendue de la branche droite de la veine porte hépatique au tronc de la veine cave, qu'on donne le nom de *canal veineux*.

§ 2. — Veines hépatiques.

Les veines hépatiques ou sus-hépatiques (Chaussier) partent de chacun des grains glanduleux du foie, dans l'épaisseur desquels elles se continuent avec les dernières divisions de la veine porte, puis se réunissent pour former des canaux de plus en plus volumineux et de moins en moins nombreux qui convergent d'avant en arrière.

Parmi ces canaux, les uns, de calibre variable, mais en général plus ou moins grêles, viennent se jeter dans la veine cave au niveau de la gouttière que le bord postérieur du foie présente à cette veine.

Les autres, au nombre de deux ou trois et très-volumineux, s'ouvrent dans la moitié supérieure de la même gouttière, immédiatement au-dessous de l'ouverture du diaphragme. Parmi ces troncs celui du côté droit est ordinairement plus considérable.

Les veinules des lobules voisins se comportent différemment. Quelquefois elles forment par leur réunion des rameaux qui, après un certain trajet, se jettent dans une branche. Souvent de très-petites veines vont s'ouvrir directement dans le tronc le plus voisin. Aussi lorsqu'on les incise longitudinalement remarque-t-on sur les parois de ces troncs des orifices de diamètre très-inégal.

Toutes les veines hépatiques adhèrent du reste de la manière la plus intime à la substance propre du foie.

Les caractères propres à ces veines sont assez tranchés pour permettre de les distinguer en général avec facilité des divisions de la veine porte dans les diverses coupes qu'on peut faire subir au parenchyme du foie. En résumant ces caractères distinctifs et les opposant, on arrive à reconnaître :

1° Que les principales divisions de la veine porte se dirigent transversalement, les unes à droite, les autres à gauche, tandis que les principales divisions des veines hépatiques sont plutôt antéro-postérieures ;

2° Que les premières, peu adhérentes aux canaux qu'elles parcourent, s'affaissent en partie sur elles-mêmes, tandis que les secondes, unies intimement au parenchyme du foie, demeurent constamment béantes;

3° Que les branches du système veineux abdominal, dichotomiquement divisées, présentent sur leurs parois une série d'orifices dont le diamètre décroît progressivement, tandis que les parois des veines sus-hépatiques présentent des orifices inégaux et moins régulièrement répartis.

La communication des branches de la veine porte avec les radicules des veines hépatiques est démontrée : 1° par les injections qui passent facilement des unes aux autres, soit que le liquide chemine de bas en haut, soit qu'il se dirige de haut en bas ; 2° par l'examen microscopique.

§ 3. — Veines des organes génito-urinaires.

I. — **Veines rénales.**

Les veines rénales ou émulgentes sont très-volumineuses. Elles diffèrent pour les deux côtés.

La gauche est un peu supérieure par son diamètre à la droite. Sa direction est aussi plus transversale et sa longueur plus considérable.

Ces veines naissent des deux substances du rein, particulièrement de la substance corticale, et se dirigent du bord convexe vers le bord concave de l'organe en convergeant pour former des rameaux et des branches qui, se réunissant à leur tour à une petite distance de la glande, constituent un tronc unique. On a vu quelquefois ces branches se réunir seulement au voisinage de la veine cave ascendante, et même se terminer isolément ; il existe alors deux ou trois veines rénales de l'un ou de l'autre côté. Mais cette pluralité des veines est beaucoup moins fréquente que celle des artères.

Chaque veine rénale marche de dehors en dedans et un peu de bas en haut, au devant de l'artère qui lui correspond, et reçoit dans son trajet : 1° les *veines capsulaires inférieures ;* 2° plusieurs *veines adipeuses.*

La veine rénale gauche reçoit aussi le plus souvent la *veine spermatique* ou la *veine utéro-ovarienne* du même côté.

A leur origine les veines rénales communiquent avec les veines de la capsule adipeuse par des radicules qui s'étendent au delà de la surface des reins. A leur terminaison elles communiquent avec les veines lombaires.

II. — **Veines capsulaires moyennes.**

Les veines capsulaires moyennes, bien supérieures par leur diamètre aux artères correspondantes, émanent de la surface des capsulaires surrénales sur lesquelles elles rampent dans des sillons particuliers et viennent se terminer sur les parties latérales de la veine cave ascendante au-dessus des veines rénales. Il n'est pas rare de voir la capsulaire moyenne gauche s'ouvrir directement dans la rénale du même côté par un tronc commun avec la capsulaire inférieure.

III. — Veines spermatiques.

Ces veines diffèrent suivant qu'on les considère chez l'homme ou chez la femme. Chez l'homme, elles partent du testicule et de l'épididyme ; chez la femme, de l'utérus, de la trompe utérine et de l'ovaire.

1° **Veines testiculaires**. — Les radicules qui leur donnent naissance viennent des conduits séminifères. Les unes se portent vers la périphérie du testicule ; elles forment des rameaux appliqués sur la face interne de la tunique albuginée, rameaux qu'une lamelle fibreuse fixe contre cette tunique, en sorte qu'ils ont pu être comparés aux sinus de la dure-mère. Les autres convergent des parties centrales de la glande vers son bord supérieur.

Après avoir traversé la tunique albuginée, ces deux groupes de veines s'unissent à celles qui proviennent de l'épididyme pour constituer un plexus, le *plexus spermatique*, remarquable par le calibre et la multiplicité des branches qui le composent, par les dilatations variqueuses si fréquentes dont il devient le siége, et aussi par les grandes différences individuelles qu'il présente. — De ce plexus partent cinq ou six veines principales qui se joignent à l'artère testiculaire pour l'enlacer de leurs nombreuses anastomoses, et aux vaisseaux lymphatiques partis du même organe qui les enlacent à leur tour.

Unis au conduit déférent, dont ils sont complétement indépendants et en avant duquel ils sont placés, ces canaux artériels, veineux et lymphatiques, constituent le cordon des vaisseaux spermatiques.

En arrière du canal déférent on observe deux ou trois veines volumineuses qui n'avaient pas été signalées et dont l'existence cependant est constante ; elles ont du reste la même origine que les précédentes, et s'anastomosent aussi dans leur trajet.

Les veines testiculaires et épididymaires, parvenues à l'anneau du grand oblique, s'engagent dans le canal inguinal et arrivent dans l'abdomen où les antérieures et les postérieures se terminent différemment. — Celles qui sont situées au devant du canal déférent s'en séparent et poursuivent leur trajet ascendant en s'anastomosant et formant un plexus, le *plexus pampiniforme*. Au niveau de l'angle sacro-vertébral, ces veines se réunissent pour former d'abord deux troncs, puis un seul, qui s'ouvre, à droite dans la veine cave inférieure, à gauche tantôt dans cette veine et tantôt dans la veine rénale correspondante. — Celles qui sont placées en arrière du conduit déférent se terminent, ainsi que l'a démontré M. Périer, dans les veines épigastriques.

Dans l'abdomen, les veines du testicule cheminent entre le péritoine et le fascia iliaca. Celles du côté gauche passent sous l'S iliaque du côlon dont le poids les comprime et nous explique, au moins en partie, le siége presque constant du varicocèle à gauche.

Les veines spermatiques sont pourvues de valvules, mais peu nombreuses, rudimentaires et insuffisantes, en sorte qu'on peut les injecter très-facilement des branches vers les rameaux.

2° **Veines utéro-ovariennes.** — Ces veines suivent exactement le trajet de l'artère qui leur correspond. Elles naissent : 2° des parois de l'utérus dans lequel elles s'anastomosent avec les veines utérines, branches de l'hypogastrique ; 2° de la trompe de Fallope ; 3° des ligaments ronds ; 4° de l'ovaire ; 5° enfin des ligaments larges.

En se réunissant, les rameaux partis de ces différentes sources forment deux ou trois troncs qui se dirigent en haut et en dehors et qui passent au devant des vaisseaux iliaques primitifs, en arrière du péritoine, pour se terminer comme les veines testiculaires.

Les veines utéro-ovariennes participent, dans l'état de grossesse et dans les diverses maladies qui occasionnent l'hypertrophie de l'utérus, au développement des vaisseaux artériels.

§ 4. — Veines des parois abdominales.

1° **Veines diaphragmatiques inférieures.** — Les veines diaphragmatiques inférieures suivent en partie le trajet des artères correspondantes. Au nombre de deux de chaque côté, elles convergent de la périphérie vers le centre du diaphragme, pour venir se terminer dans la veine cave inférieure, immédiatement au-dessous des veines hépatiques.

Elles reçoivent les *veines capsulaires supérieures* et quelques veinules œsophagiennes.

2° **Veines lombaires.** — Ces veines, au nombre de trois ou quatre de chaque côté, naissent : d'une part, du canal rachidien, de la moelle épinière, de ses enveloppes et des parties molles qui sont situées en arrière des vertèbres lombaires ; de l'autre, des parois latérales de l'abdomen. Elles présentent en un mot deux racines principales :

1° Une racine postérieure ou spinale qui fait partie du système veineux rachidien ;

2° Une racine antérieure ou abdominale qui prend naissance dans les muscles petit oblique, transverse, carré des lombes et psoas.

Au niveau du trou de conjugaison correspondant, ces racines se réunissent. Le tronc résultant de leur union s'accole au tronc artériel pour suivre la gouttière que présente le corps de chaque vertèbre, et se termine à angle droit dans la veine cave.

Les veines lombaires gauches recouvertes par l'aorte abdominale sont un peu plus longues que celles du côté droit.

Veine sacrée moyenne. — Parallèle à l'artère du même nom, cette veine, qui appartient au système rachidien, s'étend de la face supérieure du coccyx et de la face antérieure du sacrum à l'angle de réunion des deux veines iliaques primitives. Il n'est pas rare de la voir se terminer dans la veine iliaque primitive gauche.

§ 5. — Veines iliaques primitives.

Les iliaques primitives s'étendent de l'angle de convergence des veines iliaque externe et interne à la veine cave inférieure qu'elles constituent par leur réunion. L'articulation sacro-iliaque établit leur limite inférieure, et l'union de la quatrième vertèbre des lombes avec la cinquième leur limite supérieure.

Ces deux veines diffèrent dans leur longueur, leur direction et leurs rapports. — La veine iliaque primitive gauche est plus longue que la droite. Sa direction est oblique comme celle du côté opposé de bas en haut et de dehors en dedans : mais son obliquité est plus prononcée.

Tandis que la veine iliaque primitive droite répond au côté postérieur de l'artère correspondante à laquelle elle demeure parallèle, la veine iliaque primitive gauche longe le côté postérieur et interne de l'artère de son côté, puis s'engage au-dessous de celle du côté opposé à sa terminaison. Un tronc artériel très-volumineux comprimant sa circonférence, elle paraît être un peu moins perméable que l'iliaque primitive droite ; de là sans doute la prédisposition plus grande du membre abdominal gauche aux infiltrations séreuses, prédisposition à laquelle paraît aussi participer la présence du gros intestin qui croise perpendiculairement la veine iliaque gauche pour descendre dans l'excavation du bassin.

La veine iliaque primitive droite ne reçoit aucune branche collatérale. L'iliaque primitive gauche reçoit quelquefois la veine sacrée moyenne.

§ 6. — Veine iliaque interne ou hypogastrique.

La veine iliaque interne correspond par son tronc et ses branches d'origine à la distribution de l'artère hypogastrique, en dedans et en arrière de laquelle elle est située.

Deux branches veineuses accompagnent chaque branche artérielle, mais elles se réunissent en général à leur terminaison.

Les branches d'origine de l'iliaque interne, de même que les divisions de l'artère correspondante, peuvent être distinguées en extra-pelviennes et intra-pelviennes, et ces dernières en pariétales et viscérales.

Les branches extra-pelviennes sont : les *veines fessières*, les *veines ischiatiques* et les *veines obturatrices*. Leur trajet ne diffère pas de celui des divisions artérielles qu'elles accompagnent.

Les branches pariétales, au nombre de deux, la *veine sacrée latérale* et la *veine ilio-lombaire*, font partie du système veineux rachidien avec lequel elles seront décrites.

Les branches viscérales comprennent : les veines hémorrhoïdales moyennes ; les veines vésicales ; les veines honteuses internes ; et chez la femme : les veines utérines ; les veines vaginales. Toutes ces branches sont remarquables par la multiplicité, le développement et la disposition plexueuse de leurs nombreux rameaux.

I. — **Veines hémorrhoïdales.**

Les veines qui partent du rectum sont au nombre de dix à douze : deux supérieures, branches d'origine de la mésentérique inférieure ; quatre moyennes, branches des hypogastriques, et quatre ou six inférieures, branches des honteuses internes. Mais elles sont loin d'offrir la même importance.—Les moyennes et les inférieures sont de simples ramuscules. Les supérieures sont remarquables, au contraire, par le nombre et le calibre de leurs branches d'origine.

En s'anastomosant entre elles, ces veines forment deux réseaux qui s'étendent à toute la longueur du rectum, l'un sous-muqueux et l'autre sous-musculaire. Le premier, composé de veines plus déliées, est le point de départ presque constant des tumeurs hémorrhoïdales. Le second communique par de nombreuses anastomoses avec le plexus vésical chez l'homme, et le plexus vaginal chez la femme.

II. — **Veines vésicales.**

Les veines de la vessie naissent de ses différentes tuniques et forment trois réseaux que je désignerai sous les noms : de *réseau sous-muqueux*, *réseau intermusculaire*, *réseau sous-péritonéal.*

Le réseau sous-muqueux, extrêmement riche, est constitué par l'ensemble des veinules qui partent de la muqueuse. A mesure qu'on se rapproche du bas-fond de la vessie, on voit les mailles de ce réseau devenir de plus en plus serrées, et en même temps se superposer. Il atteint son maximum de développement au niveau du trigone et sur le pourtour du col vésical. A la suite des phlegmasies chroniques de ce réservoir il s'hypertrophie et devient le siége d'altérations diverses qui nous expliquent la fréquence de l'hématurie pendant la lithotritie, dans les affections calculeuses et même chez quelques vieillards en l'absence de toute cause mécanique.

Le réseau intermusculaire embrasse les principaux faisceaux de la tunique contractile. Il est constitué en partie par des veinules qui émanent de cette tunique, mais surtout par les troncules qui proviennent de la tunique interne. Les principales veines de ce réseau marchent parallèlement aux colonnes charnues.

Le réseau sous-péritonéal est celui qui a été généralement décrit par les auteurs. Il comprend un large plan de veines, indépendantes des artères pour la plupart, qui descendent du sommet vers le bas-fond de la vessie en s'anastomosant entre elles. La situation relative de ces veines permet de les distinguer en antérieures, latérales et postérieures. — Les premières se jettent dans le plexus de Santorini et les secondes dans les plexus qui embrassent les parties latérales de la prostate. — Les dernières se subdivisent en deux groupes, ainsi que l'a fait remarquer M. Gillette : les unes descendent de l'ouraque jusqu'à la base des vésicules séminales ; les autres montent du bas-fond de la vessie vers les précédentes. Parvenues à l'union de la face postérieure avec la face inférieure de la cavité vésicale, les veines descendantes et ascendantes forment un plexus qui entoure les vésicules séminales, puis se rendent à droite et à gauche dans la veine hypogastrique.

Ainsi disposé, le plexus sous-péritonéal de la vessie peut être considéré comme le centre d'un vaste réseau qui unit largement les branches d'origine des deux veines hypogastriques. Par sa partie inférieure, il embrasse la prostate. Dans la taille latéralisée, où l'incision dépasse les limites de la prostate, l'instrument divise en partie ce plexus vésico-prostatique.

Chez la femme, les veines inférieures de la vessie sont moins développées que chez l'homme ; elles communiquent en bas avec le plexus vaginal et en arrière avec le plexus utérin.

III. — **Veines honteuses internes.**

Les veines honteuses internes, remarquables par leur calibre toujours considérable, suivent le trajet des artères correspondantes.

Ces veines tirent leur origine du plexus de Santorini, plexus essentiellement constitué par la veine dorsale profonde du pénis. Elles reçoivent dans leur trajet les veines bulbeuses ou transverses, les veines périnéales inférieures, les veines hémorrhoïdales inférieures et quelques autres sans nom dont le point de départ et le volume sont très-variables.

La *veine dorsale profonde du pénis* naît par un grand nombre de radicules des parties érectiles de cet organe. Elle est située sur la partie médiane de sa face dorsale entre les deux artères correspondantes qu'elle sépare. Les veines qui la forment par leur réunion émanent de la base du gland, de toute l'étendue de la portion spongieuse de l'urèthre et des corps caverneux. — Celles qui viennent du gland rampent sous sa base d'avant en arrière et de bas en haut. De leur convergence résulte un tronc unique dont le point de départ répond à la partie moyenne de la couronne du gland; sur ce point, c'est-à-dire au niveau même de son origine, la veine dorsale profonde ou veine des parties érectiles, communique largement avec la veine superficielle ou veine tégumentaire. — Les veines qui proviennent des autres parties du corps spongieux de l'urèthre partent de la gouttière dans laquelle est reçu ce conduit; elles contournent le corps caverneux de chaque côté, et convergent vers la veine dorsale profonde, comme les barbes d'une plume vers leur tige commune; on en compte, en général, cinq à six de chaque côté. A celles-ci aboutissent une foule de veinules qui naissent de la périphérie du corps caverneux.

La veine dorsale profonde, ainsi constituée, se porte directement en arrière, traverse le ligament suspenseur de la verge, puis l'aponévrose périnéale moyenne, et se jette dans le plexus de Santorini, situé entre la prostate et la symphyse pubienne, au-dessus de la portion membraneuse de l'urèthre : c'est de la partie externe et postérieure de ce plexus que partent les veines honteuses internes.

Aux deux artères dorsales de la verge et aux deux artères caverneuses correspond donc une seule veine : fait très-exceptionnel et même unique dans l'économie. Cette veine, il est vrai, présente un volume considérable, en sorte que l'infériorité de nombre est ici compensée par une prédominance de calibre.

Les veines bulbeuses, périnéales inférieures et hémorrhoïdales inférieures suivent le trajet des artères correspondantes. Les premières sont volumineuses; les secondes très-grêles. Les dernières, en s'anastomosant avec les hémorrhoïdales supérieures, mettent en communication le système veineux abdominal et le système veineux général. Les branches par lesquelles ces deux systèmes communiquent sont, en général, très-déliés; elles peuvent se dilater et se dilatent en effet chez les individus affectés de tumeurs hémorrhoïdales.

Chez la femme, les branches d'origine des veines honteuses internes présentent une distribution plus conforme à celle des artères. Les veines émanées de l'appareil érectile sont en rapport avec les petites dimensions de cet appareil.

IV. — **Veines vaginales.**

Ces veines naissent par des ramuscules extrêmement nombreux et anastomosés entre eux autour de l'orifice vaginal. Le plexus qu'elles constituent embrasse la totalité de ce conduit; mais il est beaucoup plus développé dans son tiers antérieur que dans ses deux tiers postérieurs En haut il communique avec le plexus vésical, et en bas avec le plexus hémorrhoïdal. Les veines qui en partent vont se jeter directement dans le tronc de l'hypogastrique, ou dans l'une de ses branches d'origine.

V. — Veines utérines.

Les veines utérines diffèrent beaucoup dans leur développement suivant qu'on les examine avant ou après la puberté, et surtout avant ou pendant la grossesse. C'est sur un utérus en état de gestation qu'il faut les étudier pour en prendre une idée exacte. Elles ne sont pas flexueuses comme les artères, mais plus ou moins rectilignes et transversalement dirigées du plan médian vers les bords de l'organe. Fréquemment elles s'anastomosent entre elles. Leur volume considérable pendant la grossesse leur a fait donner le nom de *sinus utérins;* et cette dénomination est justifiée : 1° par leur structure qui comprend seulement la tunique interne des veines; 2° par leur adhérence intime au tissu de l'utérus qui leur forme une sorte de tunique musculeuse; 3° par les dilatations ou ampoules qu'elles présentent, soit au niveau de leurs communications, soit au point de réunion des branches qui leur donnent naissance.

D'abord situées dans l'épaisseur des parois de la matrice, ces veines ou plutôt le plexus qu'elles forment se rapprochent graduellement de leur surface externe, apparaissent sous le péritoine et se réunissent ensuite sur les bords de l'organe, où elles forment, lorsqu'elles sont convenablement injectées, une sorte de cordon plexueux. De ces plexus situés à droite et à gauche du corps de l'utérus partent :

1° Au niveau de leur partie moyenne, deux veines principales qui se portent directement en dehors et qui se terminent dans l'hypogastrique : ce sont les veines utérines proprement dites;

2° Au niveau de leur partie supérieure, plusieurs branches qui se réunissent à d'autres branches plus petites émanées de la trompe de Fallope et de l'ovaire, pour former les veines utéro-ovariennes, lesquelles vont s'ouvrir, celle du côté droit dans la veine cave ascendante, et celle du côté gauche dans la veine rénale.

Les veines utérines ne présentent pas un égal développement dans le cours de la grossesse; les plus considérables sont celles qui répondent à l'insertion du placenta.

§ 7. — Veine iliaque externe.

La veine iliaque externe s'étend de l'arcade crurale sous laquelle elle se continue à plein canal avec la fémorale, vers la symphyse sacro-iliaque où elle se réunit à l'iliaque interne pour former l'iliaque primitive. — Située à son origine en dedans de l'artère qu'elle accompagne, elle lui devient dans le reste de son trajet interne et postérieure.

L'iliaque externe reçoit deux branches collatérales, la *veine épigastrique* et la *veine circonflexe antérieure.* Chacune de ces veines est double; mais leurs branches, parvenues à une petite distance de leur terminaison, se réunissent pour former un seul tronc.

La *veine épigastrique* est unie à la veine obturatrice par une branche anastomotique correspondant à celle qui fait communiquer les deux artères du même nom. Au voisinage de son embouchure, elle reçoit les veines spermatiques qui sont situées en arrière du canal déférent.

La *veine circonflexe iliaque* croise perpendiculairement l'extrémité terminale de l'artère iliaque externe en passant à sa partie postérieure, pour se rendre dans le tronc veineux auquel elle appartient.

Les deux veines qui viennent s'ouvrir dans l'iliaque externe sont pourvues de valvules comme toutes les veines musculaires. L'iliaque externe en présente quelquefois une à son extrémité inférieure.

§ 8. — Veines du membre abdominal.

Les veines du membre abdominal se divisent, comme celles du membre thoracique, en profondes ou sous-aponévrotiques et superficielles ou sous-cutanées.

A. — **Veines profondes du membre abdominal.**

Les veines profondes du membre inférieur suivent le trajet des artères. Au pied et à la jambe, toute artère est accompagnée de deux veines, les troncs comme les branches : ainsi il existe deux veines plantaires internes, deux veines plantaires externes, deux veines pédieuses, deux veines tibiales antérieures, deux veines péronières, deux veines tibiales postérieures. Sur certains points ces deux veines se réunissent ; sur d'autres elles se divisent, en sorte que le tronc artériel, dans une petite étendue, est quelquefois accompagné d'une seule veine et parfois de trois ou quatre. Les deux veines satellites communiquent entre elles par des anastomoses obliques ou transversales, beaucoup plus multipliées sur les troncs que sur les branches. Sur les rameaux veineux ces anastomoses disparaissent ou deviennent beaucoup plus rares.

A l'artère poplitée correspond une seule veine. La veine fémorale est unique aussi. En se continuant à plein canal dans l'anneau du troisième adducteur, ces deux veines constituent un seul et même tronc, qui s'étend de l'anneau du soléaire au pli de l'aine, et qui, situé en bas, directement en arrière du tronc artériel, le contourne en demi-spirale pour se placer en haut à son côté interne.

Des anastomoses fort remarquables, tantôt uniques et tantôt multiples, sont échelonnées sur le trajet de ce tronc.

Très-souvent une branche plus ou moins importante de la poplitée se détache de sa partie moyenne pour aller s'ouvrir, tantôt dans la partie inférieure de la veine fémorale, tantôt dans la veine fémorale profonde; dans le premier cas, il existe à côté du courant principal un courant collatéral très-court, et dans le second un courant semblable beaucoup plus long.

Sur le trajet de la veine fémorale, la même disposition se reproduit, mais un peu modifiée; j'ai vu souvent une veine musculaire assez volumineuse se diviser à quelques millimètres du tronc veineux en deux branches, dont l'une s'ouvrait perpendiculairement dans celui-ci, tandis que l'autre remontait parallèlement à son axe pour aller se jeter sur un point plus élevé. Or, les veines qui se terminent ainsi étant pourvues d'une valvule simple ou double au niveau de leur division, le sang qui reflue vers leur origine se trouve presque aussitôt arrêté, et rentre alors par la branche opposée dans le courant principal. — Quelquefois la veine se divise en trois branches : la moyenne s'ouvre immédiatement dans le tronc fémoral; la seconde descend parallèlement à celui-ci et s'ouvre plus bas dans sa cavité; l'autre remonte au contraire et se termine de la même manière. Le courant collatéral est alors double. — Si une veine plus élevée présente une disposition semblable, à côté du courant principal on observera une série de courants collatéraux par lesquels le sang pourra refluer de proche en proche jusqu'à ce qu'il rencontre un tronc largement ouvert.

Aux anastomoses obliques ou transversales des veines satellites se trouvent donc substituées ici des anastomoses longitudinales qui remplissent exactement le même office.

Les veines profondes du membre inférieur sont riches en valvules. M. Houzé, qui en a fait le dénombrement chez quatre individus, expose dans le tableau suivant le résultat de ses observations :

		1.	2.	3.	4.	Moyennes.
NOMBRE DES VALVULES.	1° Dans la fémorale	5	3	2	3	3
	2° Dans la fémorale profonde	4	3	2	3	3
	3° Dans la poplitée	1	3	2	2	2
	4° Dans la tibiale postérieure	11	13	19	8	13
	5° Dans le tronc tibio-péronier	1	2	2	2	2
	6° Dans la péronière	7	10	9	8	8
	7° Dans la plantaire	5	2	3	2	3

Ce tableau nous montre que la tibiale postérieure est celle qui contient le plus de valvules. Vient ensuite la péronière; puis les deux fémorales et la plantaire; enfin, la poplitée et la tibio-péronière.

Les branches anastomotiques des veines profondes en sont constamment dépourvues, en sorte que le sang peut librement refluer dans chacune de leurs extrémités.

Indépendamment de leurs valvules, les veines profondes présentent sur un grand nombre de points de simples lisérés fibreux que M. Houzé, le premier, a pris soin de démontrer.

Les veines profondes du membre abdominal diffèrent de celles du membre thoracique par l'épaisseur de leurs parois, épaisseur quelquefois égale et en général peu inférieure à celle des artères; les veines tibiales postérieures derrière la malléole, la veine péronière, la veine poplitée, etc., diffèrent si peu des artères qu'elles accompagnent, qu'il est souvent difficile sur le cadavre de distinguer ces deux ordres de vaisseaux d'après leur aspect extérieur. Elles présentent un reflet légèrement jaunâtre. Divisées transversalement ces veines restent parfois béantes ou ne s'affaissent qu'incomplétement.

B. — Veines superficielles du membre abdominal.

Les veines superficielles des membres inférieurs forment sous les téguments un plexus à larges mailles, non moins variable dans son développement que le plexus veineux sous-cutané des membres supérieurs. Tandis que ce dernier s'hypertrophie par l'action souvent réitérée des muscles du bras et de l'avant-bras, celui des membres abdominaux se développe sous l'influence de toutes les causes qui tendent à ralentir la progression ascendante du sang noir. Parmi ces causes, la plus générale est la station verticale longtemps prolongée ; car les forces de la vie essentiellement actives s'épuisent par le seul fait de leur activité ; les forces physiques essentiellement passives demeurent inaltérables; et dans cette lutte de deux forces dont l'une ne peut s'exercer sans s'affaiblir, tandis que l'autre se conserve toujours intacte, quelle que soit, au début, la supériorité de la première, si la lutte se prolonge elle doit nécessairement succomber. Ainsi se dilatent les veines superficielles et profondes des membres inférieurs chez tous les individus que leur profession condamne à rester constamment debout; ainsi naissent les dilatations variqueuses ou les *varices* dont ces membres sont le siége de prédilection.

Très-petites chez l'enfant, ces veines acquièrent un volume plus considérable dans l'âge adulte, et chez la femme pendant la grossesse.

Les *veines des orteils* offrent une disposition tout à fait analogue à celles des doigts. Elles rampent sur les côtés et au-dessus des tendons extenseurs, en se dirigeant horizontalement d'avant en arrière pour se jeter dans le plexus des veines dorsales du pied. — Ce plexus, remarquable par le nombre et le volume des branches qui le composent, est limité :

1° En avant, par une arcade transversale assez régulière qui reçoit les veines des orteils ;

2° En dedans, par une branche volumineuse qui forme l'origine de la *veine saphène interne*.

3° En dehors, par une autre branche beaucoup moins considérable qui représente l'origine de la *veine saphène externe*.

Les deux veines saphènes sont les seuls troncs auxquels aboutissent toutes les autres veines superficielles du membre abdominal.

I. — Veine saphène interne.

La veine saphène interne s'étend de la face dorsale du pied au pli de l'aine, à la manière d'un grand arc qui répond par une de ses extrémités à la malléole interne, et par l'autre à la veine crurale. La concavité peu prononcée de cet arc regarde en avant et en dehors.

Née de l'extrémité interne de l'arcade veineuse dorsale du pied, qui représente elle-même le tronc des veines dorsales du gros orteil, elle longe le côté supérieur du premier métatarsien, la partie correspondante du tarse, et arrive au devant de la malléole interne; là elle se réfléchit de bas en haut, croise dans son trajet ascendant la face interne du tibia, se place en arrière de la tubérosité interne de cet os et du condyle interne du fémur qu'elle embrasse en quelque sorte dans sa concavité, puis se dirige d'arrière en avant pour atteindre la veine fémorale dans laquelle elle se jette à 3 centimètres au-dessous de l'arcade crurale. L'ouverture que lui présente l'aponévrose de la cuisse est limitée en bas par un repli falciforme qui occupe l'angle de séparation des deux veines.

La saphène interne est située dans l'épaisseur de la couche cellulo-adipeuse sous-cutanée. Le feuillet profond du fascia superficialis la sépare des aponévroses jambière et fémorale; elle glisse par conséquent sur ces plans fibreux avec les téguments lorsqu'une cause quelconque vient imprimer à ceux-ci un léger déplacement.

Le nerf saphène interne l'accompagne depuis le genou jusqu'à la malléole tibiale, en l'entourant de nombreux rameaux dont les uns se placent à son côté interne et les autres à son côté externe.

Branches collatérales. — Cette veine reçoit un très-grand nombre de branches parmi lesquelles je dois mentionner :

1° Toutes les veines superficielles de la région plantaire interne, lesquelles vont s'ouvrir dans sa portion pédieuse en suivant un trajet d'autant plus ascendant et oblique qu'elles sont plus antérieures;

2° La plupart des veines qui forment le réseau dorsal du pied;

3° Le plus grand nombre des veines sous-cutanées de la jambe;

4° Toutes les veines sous-cutanées de la cuisse, qui se réunissent souvent en un tronc commun, parallèle au tronc de la saphène, dans laquelle il vient s'ouvrir à une petite distance de son embouchure;

5° La veine honteuse externe sous-cutanée qui se termine au niveau du coude qu'elle décrit pour aller se réunir à la fémorale ; la honteuse externe sous-aponévrotique se jette dans la veine fémorale;

6° La veine dorsale superficielle du pénis, qui, après avoir décrit sur la région pubienne une courbure à concavité inférieure, vient aussi s'ouvrir au sommet du coude de la saphène;

7° Les veines tégumenteuses abdominales, au nombre de deux ou trois, qui se terminent tantôt isolément, tantôt par un tronc commun dans le même point que la honteuse externe superficielle.

Cette veine, dont la disposition est constante dans sa moitié inférieure, présente dans sa portion fémorale quelques variétés qui ne sont pas très-rares. On la voit assez souvent se bifurquer au niveau du genou pour se

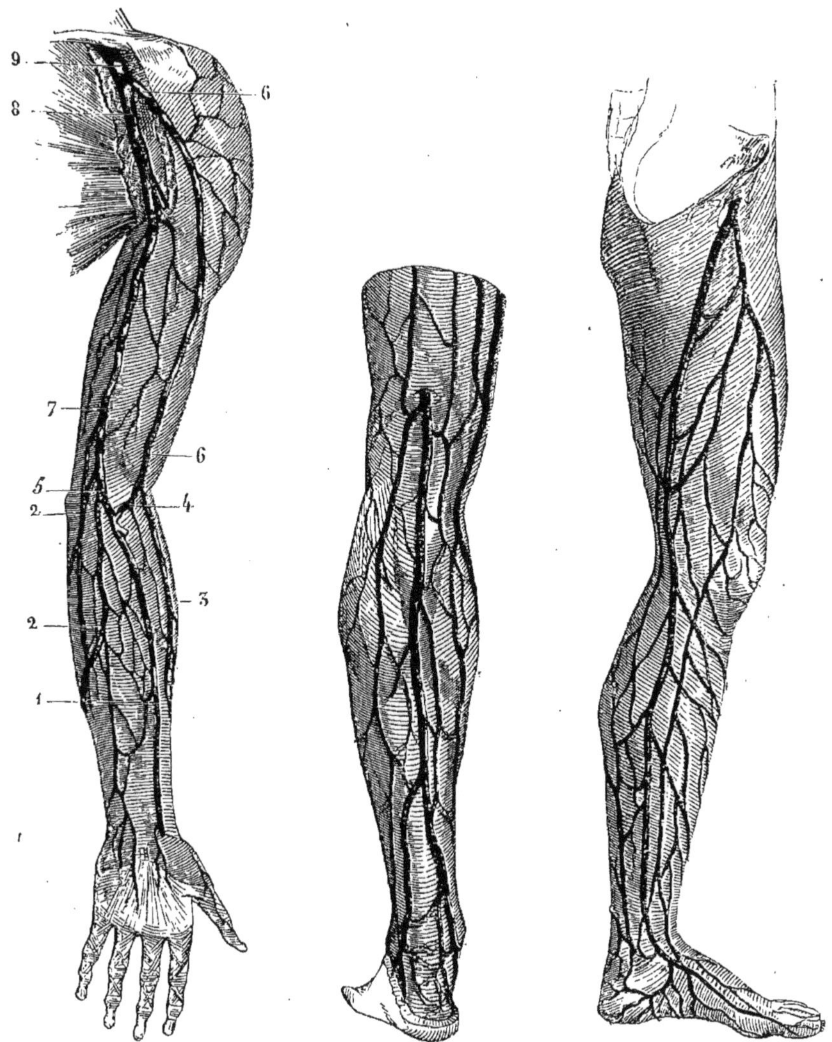

FIG. 400.—*Veines superficielles du membre thoracique.* FIG. 401.—*Veine saphène externe.* FIG. 402.—*Veine saphène interne.*

FIG. 400. — 1. Veine médiane. — 2. Veine cubitale. — 3. Veine radiale. — 4. Veine médiane céphalique. — 5. Veine médiane basilique. — 6, 6, Veine céphalique. — 7. Veine basilique. — 8. Veine axillaire. — 9. Extrémité supérieure de cette veine.

FIG. 401. Veine saphène interne; son origine, sa direction, ses anastomoses.

FIG. 402. — Veine saphène externe. Branches afférentes, situation, direction de cette veine; ses anastomoses avec la saphène interne.

reconstituer en un tronc unique sur un point plus élevé de son trajet. D'autres fois les branches crurales antérieures ou les postérieures, et même ces deux ordres de branches simultanément, se groupent pour former un tronc collatéral, en sorte qu'on trouve alors sur les faces antérieure et interne de la cuisse deux ou trois veines distinctes; mais ces veines saphènes accessoires se réunissent toujours au tronc principal.

II. — Veine saphène externe.

Moins volumineuse et beaucoup moins longue que la saphène interne, cette veine part de l'angle externe de l'arcade veineuse dorsale du métatarse et se porte d'avant en arrière, parallèlement au bord externe du pied, vers le sommet de la malléole péronéale qu'elle contourne en se réfléchissant de bas en haut. Parvenue en arrière de cette saillie, elle atteint bientôt la partie moyenne de la face postérieure de la jambe, et monte alors verticalement dans l'interstice des deux jumeaux jusqu'au niveau de l'espace intercondylien, puis traverse l'aponévrose correspondante, et se termine dans la partie moyenne de la veine poplitée.

Il n'est pas rare de voir la saphène externe s'ouvrir dans la partie supérieure de la poplitée, ou bien en partie dans cette veine et en partie dans la fémorale profonde, ou bien encore dans l'articulaire supérieure externe.

La saphène externe, sur le pied et la moitié inférieure de la jambe chemine dans la couche cellulo-adipeuse sous-cutanée. Dans l'interstice des jumeaux elle devient sous-aponévrotique et se trouve alors en rapport : 1° avec une artère longue et grêle qui descend jusqu'à l'origine du tendon d'Achille; 2° avec le nerf saphène externe; 3° avec deux ou trois troncs lymphathiques qui l'accompagnent jusque dans le creux poplité pour se jeter dans les ganglions de cette région. A son embouchure, la veine saphène externe est située entre le nerf sciatique poplité interne qui lui est contigu, et le nerf sciatique poplité externe qui s'en éloigne pour aller contourner la tête du péroné.

Ses branches d'origine proviennent : 1° de la région dorsale du pied; 2° des téguments de la partie postérieure et externe de la jambe.

Anastomoses et valvules des veines du membre abdominal.

1° **Anastomoses.** — Elles sont de deux ordres : les unes unissent les veines superficielles entre elles; les autres unissent les veines superficielles aux veines profondes.

Les anastomoses qui unissent les veines superficielles entre elles se montrent en si grand nombre sur toute l'étendue du membre, qu'elles transforment le plan veineux superficiel en un long plexus à mailles irrégulières, d'autant plus larges et plus allongées qu'on se rapproche davantage de sa partie supérieure. Ces anastomoses ont pour destination non-seulement d'unir entre elles les principales branches de chacune des saphènes, mais aussi de relier les deux saphènes l'une à l'autre.

Les veines qui remplissent cette dernière destination sont très-multipliées sur le pied et sur toute la longueur de la jambe. Sur la cuisse, on voit très-souvent une division née de la partie terminale de la saphène externe se porter en haut et en dedans pour aller s'ouvrir dans la saphène interne sur un point plus ou moins élevé. Lorsque cette longue anastomose fait défaut, il exite ordinairement, au-dessous de l'aponévrose de la cuisse, une veine qui, partie aussi de la saphène externe, la traverse à une hauteur variable pour se terminer également dans le tronc de la saphène interne. L'anastomose fémorale des deux saphènes est donc à peu près constante; seulement elle est tantôt sous-cutanée et tantôt sous-aponévrotique. J'ai vu deux fois cette anastomose sous-aponévrotique offrir un volume égal à celui du petit doigt: elle décrivait des flexuosités; ses parois très-épaissies présentaient tous les caractères propres aux veines variqueuses.

Les anastomoses unissant les veines superficielles aux veines profondes diffèrent suivant qu'elles occupent l'interstice des muscles contigus, ou qu'elles cheminent dans l'épaisseur de ceux-ci.

Les premières, ou *anastomoses directes*, sont les plus nombreuses et les plus importantes. Sur la face dorsale du pied, la veine saphène interne communique avec les profondes : 1° au niveau de l'extrémité antérieure des quatre espaces intermétatarsiens, par des veines qui accompagnent les artères perforantes antérieures; 2° au niveau de l'extrémité postérieure du premier espace interosseux; 3° sur toute l'étendue du bord interne du pied ; 4° au devant et en dedans de l'articulation tibio-tarsienne.

Sur l'extrémité antérieure du métatarse, les deux plans veineux ne communiquent que par des anastomoses d'un très-petit calibre. — Sur l'extrémité postérieure du premier espace intermétatarsien, la saphène interne se continue avec la pédieuse, et par l'intermédiaire de celle-ci avec l'arcade veineuse de la plante du pied. Cette anastomose est l'analogue de celle qui unit la céphalique du pouce à l'arcade veineuse profonde de la paume de la main.—Sur le bord interne du pied, les branches anastomotiques traversent des anneaux fibreux situés au-dessus de l'adducteur du gros orteil; on en compte toujours au moins trois ou quatre. — Au devant de l'articulation tibio-tarsienne, la saphène interne communique par un rameau de calibre très-variable avec les veines pédieuses. En dedans, elle est unie par un rameau, en général plus développé, avec les veines tibiales postérieures. M. Houzé a constaté que la plupart de ces anastomoses présentent des valvules, et que leur bord concave est tourné vers la peau. Le sang, par conséquent, passe librement des veines profondes vers les superficielles, mais il ne peut refluer des superficielles vers les profondes.

Sur la moitié inférieure de la jambe, la saphène interne est unie : 1° aux veines tibiales antérieures, par quatre ou cinq veinules inégalement espacées ; 2° aux veines tibiales postérieures, par deux et souvent trois branches beaucoup plus importantes. Les valvules de toutes ces anastomoses se dirigent des parties périphériques vers l'axe de la jambe, et suivent, par conséquent, une direction inverse de celle que présentent les valvules des veines anastomotiques du pied, d'où il résulte que le sang se porte librement des veines superficielles vers les profondes, mais ne peut refluer de celles-ci vers les premières.

Sur la cuisse, deux ou trois anastomoses s'étendent de la saphène interne à la veine fémorale.

Les veines qui unissent la saphène externe aux veines profondes sont peu nombreuses. Sur la face dorsale du pied, il en existe une ou deux qui vont s'ouvrir dans les veines plantaires externes ; une autre se rend dans les pédieuses au devant de la malléole péronéale ; d'autres, très-petites dans les veines péronières antérieures et postérieures. Sur la moitié inférieure de la jambe, on en remarque en général trois qui se portent de la saphène vers les veines péronières.

Les *anastomoses directes* partent les unes du tronc même des saphènes, les autres de leurs branches ou de leurs rameaux. M. Le Dentu fait remarquer que les premières sont représentées par une seule veine, et que les secondes sont presque toujours doubles. Les deux branches qui viennent s'ouvrir dans une veine profonde ne se juxtaposent qu'au voisinage de celle-ci et sont munies chacune sur ce point d'une paire de valvules dont le bord libre est tourné vers l'axe de la jambe ; à leur extrémité opposée elles s'écartent pour se diriger l'une en haut et l'autre en bas.

Les *anastomoses indirectes*, bien décrites par M. Le Dentu, sont celles qui n'arrivent aux troncs veineux profonds qu'en s'accolant à une veine intra-musculaire par l'intermédiaire de laquelle elles s'ouvrent dans ces troncs. Le triceps sural est, du reste, le seul muscle qui se laisse ainsi traverser par des veines émanées du plexus sous-cutané.

Ces anastomoses indirectes sont constituées par une veine unique. Elles possèdent des valvules disposées de manière à empêcher le reflux du sang vers les veines superficielles. Leurs dimensions assez considérables restent égales sur toute leur étendue. Leur nombre varie de quatre à six ; il y en a toujours au moins une pour chacune des trois parties constituantes du triceps. La plupart proviennent de la saphène externe (1).

2° **Valvules des veines superficielles.**—Sur ces veines, comme sur les veines profondes, on remarque des valvules complètes et des valvules rudimentaires qui ne sont constituées que par un simple liséré fibreux ;

(1) Le Dentu, *Rech. anat. sur les veines du pied et de la jambe*, thèse, 1867, p. 30.

ces dernières sont plus rares cependant sur le plan veineux sous-cutané que sur le plan veineux sous-aponévrotique.

Rien de plus variable, du reste, que le nombre des valvules. Le tableau suivant, dressé par M. Houzé, suffira pour le démontrer :

NOMBRE DES VALVULES.

		1er sujet.	2e sujet.	3e sujet.
SAPHÈNE INTERNE.	Portion pédieuse.	1	3	8
	Portion jambière.	4	3	5
	Portion fémorale.	3	3	4
		3 rudimentaires.	1 rudimentaire.	3 rudimentaires.
		11	10	20
SAPHÈNE EXTERNE.	Portion pédieuse.	3	2	0
	Portion jambière.	9	7	10
	Portion fémorale.	1	0	0
		13	9	10

Ainsi, pour la saphène interne, ce nombre varie selon les individus de onze à vingt, et pour la saphène externe de neuf à treize.

Pour les deux saphènes, il s'élève à trente chez l'individu qui en était le plus richement doté. La longueur totale de ces veines mesurait 118 centimètres; en divisant ce dernier chiffre par le premier, on voit que la distance moyenne comprise entre les valvules des veines superficielles est de 0m,039, en chiffres ronds de 4 centimètres. Or, nous avons vu que pour les veines profondes, la distance comprise entre leurs valvules est de 3 centimètres environ. Ces dernières sont donc, en définitive, plus rapprochées que les précédentes et plus nombreuses.

§ 9. — VEINES DU RACHIS.

Les veines du rachis correspondent à cette partie du système artériel qui se ramifie dans la paroi postérieure du tronc, c'est-à-dire aux artères pariétales de l'aorte, dont la série est prolongée : en haut par les artères intercostales supérieures et cervicales ascendantes, inférieurement par les artères ilio-lombaires, sacrée moyenne et sacrées latérales.

Nous avons vu que chacune de ces artères se divise en trois branches secondaires : la première interne ou intra-rachidienne ; la seconde postérieure, dorsale ou musculo-cutanée ; la troisième antérieure ou externe. A ces trois longues séries de rameaux artériels se rattachent trois ordres de rameaux veineux, qui permettent de diviser les veines du rachis :

1° En veines intra-rachidiennes ;

2° Veines rachidiennes postérieures ;

3° Veines rachidiennes antérieures, moins nombreuses, mais plus volumineuses que les précédentes.

I. — Veines intra-rachidiennes.

Ces veines sont remarquables à la fois par leur calibre, par leur nombre, par la multiplicité de leurs anastomoses, et par l'uniformité d'origine, de situation, de direction qu'elles présentent.

Quatre canaux étendus du trou occipital à la base du coccyx et reliés entre eux, au niveau de chaque vertèbre, par quatre canaux à direction horizontale : telle est la disposition générale de ces veines.

Celles qui offrent une direction verticale se distinguent par leur situation en antérieures et postérieures ; les horizontales se divisent en antérieures, postérieures et latérales.

A. **Veines longitudinales antérieures.** — Ces veines, appelées aussi *sinus longitudinaux, plexus longitudinaux antérieurs*, sont situées sur les parties latérales de la face postérieure du corps des vertèbres, en dehors des festons du ligament vertébral commun postérieur. Elles décrivent au niveau de chaque vertèbre une arcade qui embrasse leur pédicule. En se réunissant par leurs extrémités, ces arcades donnent naissance, d'une part aux veines longitudinales antérieures, de l'autre à un tronc qui traverse le trou de conjugaison voisin pour aller se jeter dans les veines extra-rachidiennes.

Les veines longitudinales antérieures présentent un renflement au niveau de chaque corps vertébral et un rétrécissement au niveau de chaque disque interosseux. Les renflements correspondent aux points par lesquels elles communiquent avec les veines horizontales antérieures et latérales. Fréquemment elles se divisent pour se reconstituer presque aussitôt ; ce sont ces décompositions et recompositions successives, réunies à l'inégalité de leur calibre, qui leur communiquent le caractère plexiforme.

B. **Veines longitudinales postérieures.** — Beaucoup moins développées que les précédentes, ces veines sont situées de chaque côté entre la dure-mère et la paroi postérieure du canal rachidien. Elles naissent des enveloppes de la moelle épinière et du segment postérieur des vertèbres.

C. **Veines horizontales.** — Les antérieures, qui sont les plus considérables, s'étendent transversalement de l'une des veines longitudinales à la veine semblable du côté opposé, en passant au niveau du trou que présente la face postérieure du corps de chaque vertèbre.

Ces veines, ordinairement au nombre de deux ou trois, sont recouvertes en arrière par le ligament vertébral commun postérieur. Elles se divisent à leurs extrémités en branches ascendante et descendante qui s'anastomosent avec les branches correspondantes des veines sus- et sous-jacentes. De la succession de ces anastomoses naissent les veines longitudinales antérieures.

Les unes et les autres ont pour origine les canaux veineux des corps vertébraux, canaux tout à fait analogues à ceux des os du crâne et ordinairement au nombre de deux ou trois. Ils se dirigent d'avant en arrière parallèlement aux faces supérieure et inférieure du corps de la vertèbre, et viennent s'ouvrir tantôt par un orifice unique, tantôt par des orifices multiples dans la partie moyenne des veines transverses qui en sont le prolongement.

Les veines transverses postérieures présentent, comme les veines longitudinales qu'elles font communiquer, un volume peu considérable. Elles n'offrent pas une direction aussi uniforme que les antérieures. Quelques-unes sont plus ou moins obliques. Assez souvent il en existe deux pour une même lame vertébrale.

Les veines horizontales latérales s'étendent des veines longitudinales antérieures aux veines longitudinales postérieures qu'elles unissent.

Indépendamment de ces veines intra-rachichiennes pariétales, il en est d'autres qui émanent de la moelle épinière. — Ces *veines viscérales* ou *médullaires* présentent sur les faces antérieure et postérieure de la moelle une disposition qui rappelle celle des artères ; elles forment en un mot les veines spinales antérieures et postérieures, lesquelles parcourent toute la longueur du prolongement rachidien et communiquent entre elles. Du plexus résultant de leurs anastomoses partent des branches qui cheminent de chaque côté entre les racines antérieures et postérieures des nerfs spinaux, et qui traversent avec ceux-ci l'orifice que leur présente latéralement la dure-mère pour se réunir au niveau des trous de conjugaison aux veines pariétales.

II. — **Veines extra-rachidiennes postérieures.**

Ces veines forment à la partie postérieure du rachis un plexus dont les mailles embrassent les apophyses épineuses, les lames vertébrales, les apophyses articulaires et les apophyses transverses. Nées de la peau et des muscles spinaux, les branches d'origine de ce plexus se portent d'arrière en avant en suivant les interstices musculaires.

Une première série de branches chemine entre le sacro-lombaire dont elle croise les faisceaux de renforcement, et le long dorsal ; une seconde occupe l'espace qui sépare le long dorsal du transversaire épineux ; une troisième marche entre le muscle transversaire épineux et les ligaments interépineux.

De ces trois longues séries de branches les deux premières accompagnent les artères correspondantes. La dernière est d'abord formée de veines longitudinales situées en arrière du sommet des apophyses épineuses. Du côté antérieur de celles-ci partent des rameaux interépineux qui s'accolent aux ligaments de ce nom ; parvenus au niveau de la base des apophyses épineuses ils se dévient pour se porter en dehors et se diviser entre les apophyses transverses en branches ascendante et descendante; la branche ascendante s'anastomose avec la branche descendante de la veine qui est au-dessus, et la branche descendante avec la branche ascendante de la veine qui est au-dessous. De ces anastomoses naissent des arcades à concavité antérieure dont les extrémités communiquent au niveau de chaque trou de conjugaison avec les veines intra-rachidiennes.

Les veines extra-rachidiennes postérieures de la région cervicale sont plus développées que celles des régions dorsale, lombaire et sacrée. Indépendamment du plexus que ces veines cervicales postérieures forment

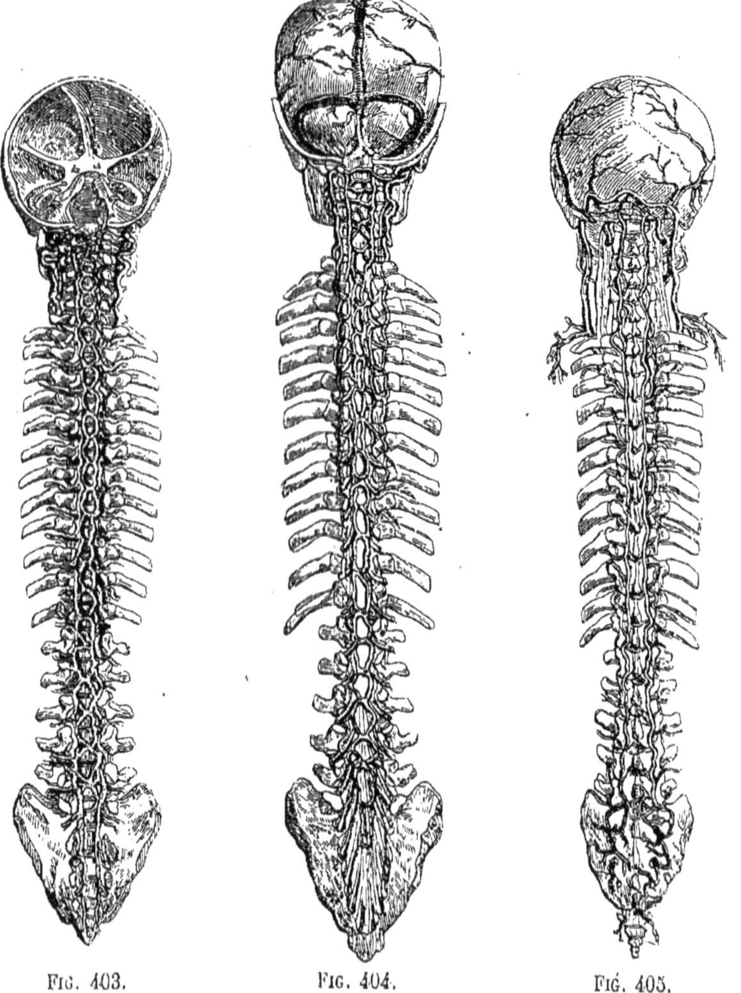

Fig. 403. *Veines intra-rachidiennes antérieures.*

Fig. 404. *Veines intra-rachidiennes postérieures.*

Fig. 405. *Veines extra-rachidiennes postérieures.*

autour des apophyses épineuses et articulaires on observe ordinairement entre le grand complexus et le transversaire épineux deux veines longitudinales connues sous le nom de *veines jugulaires postérieures*.

Les **veines jugulaires postérieures**, nées entre l'atlas et l'occipital, se portent obliquement en bas et en dedans. Parvenues au niveau du sommet de l'apophyse épineuse de l'axis ces veines s'anastomosent entre elles par une branche transversale, et changent alors de direction pour se porter en bas et en dehors, c'est-à-dire en sens inverse de leur direction première, mais beaucoup moins obliquement. A la partie inférieure du cou, elles s'insinuent entre l'apophyse transverse de la septième vertèbre cervicale et la première côte, puis s'ouvrent dans le tronc veineux brachio-céphalique, en dehors et en arrière de la veine vertébrale. — Les veines jugulaires postérieures communiquent en haut avec les veines occipitales profondes, et dans le reste de leur étendue avec la veine vertébrale et les veines intra-rachidiennes.

III. — Veines extra-rachidiennes antérieures.

Beaucoup plus importantes que les précédentes, elles se présentent sous l'aspect de troncs volumineux qui vont s'ouvrir, les uns dans la veine cave descendante, les autres dans la veine cave ascendante.

A ce groupe de veines appartiennent : 1° la grande veine azygos ; 2° la petite azygos ; 3° les intercostales supérieures gauches ; 4° les intercostales supérieures droites ; 5° les veines lombaires ; 6° les ilio-lombaires ; 7° la sacrée moyenne ; 8° les sacrées latérales.

A. **Grande veine azygos.** — Volumineuse et impaire, d'où le nom d'azygos (composé de α privatif et de ζυγὸς, *pair ; vena sine pari*), cette veine s'étend de la colonne lombaire où elle prend naissance à la veine cave supérieure dans laquelle elle se termine.

Son origine présente de nombreuses variétés. Ordinairement elle naît d'une série d'arcades anastomotiques qui embrassent la base des apophyses transverses des vertèbres lombaires. Quelquefois elle fait suite au tronc de la dernière veine intercostale ou de la première veine lombaire droites ; en général elle provient à la fois de ces deux veines. Elle ne part jamais directement de la veine cave inférieure.

La grande azygos passe de l'abdomen dans le thorax à travers l'ouverture aortique du diaphragme.

Parvenue dans cette cavité elle se place sur la partie latérale droite du corps des vertèbres dorsales, monte verticalement jusqu'au niveau du troisième espace intercostal, se réfléchit alors d'arrière en avant, en décrivant une courbe dont la concavité tournée en bas embrasse la bronche droite, et s'ouvre dans la partie postérieure de la veine cave descendante, immédiatement au-dessus du péricarde.

Cette veine est située dans l'épaisseur du médiastin postérieur, au devant des artères intercostales droites qui croisent perpendiculairement sa direction, en arrière de l'œsophage, à droite de l'aorte et du canal thoracique qui lui sont parallèles.

Il n'existe aucune valvule à l'orifice de cette veine. Mais on en rencontre ordinairement une un peu au-dessous de son embouchure, au niveau du coude que forme sa portion verticale avec sa portion réfléchie. Cette valvule oblitère presque complétement la lumière du vaisseau, en sorte que le sang qui rentre dans sa cavité au moment des contractions de l'oreillette droite ne peut refluer de son tronc vers ses branches qu'à la condition d'une dilatation préalable.

La grande azygos reçoit : 1° en avant, la *bronchique droite* et quelques *veines œsophagiennes* et *médiastines* qui sont accolées aux artères de même nom ; 2° à droite, les huit dernières *veines intercostales*, dont le trajet et les rapports sont ceux des artères correspondantes ; 3° à gauche, la *petite veine azygos* et le tronc commun des *veines intercostales supérieures gauches ;* 4° au niveau de son embouchure, les *trois veines intercostales supérieures droites* qui s'ouvrent dans sa cavité, par un tronc unique, ou isolément, et qui se terminent aussi quelquefois, soit dans la veine cave supérieure, soit dans le tronc veineux brachio-céphalique droit.

B. **Petite veine azygos ou demi-azygos.** — Elle résulte de la réunion des quatre ou cinq dernières veines intercostales gauches, dont elle constitue le tronc commun, de même que la grande azygos représente le tronc commun des huit dernières veines intercostales droites. — Son origine, qui offre aussi de nombreuses variétés, communique assez fréquemment avec la veine rénale gauche. Cette veine monte d'abord verticalement sur la partie latérale gauche de la colonne vertébrale puis s'infléchit, tantôt obliquement, tantôt à angle droit pour se terminer dans la grande azygos à une hauteur variable, mais en général au niveau de sa partie moyenne.

Il n'est pas rare de voir la petite azygos monter verticalement jusqu'au tronc brachio-céphalique gauche et rester alors parallèle sur toute son étendue à la grande azygos.

Indépendamment des cinq ou six dernières veines intercostales gauches, la petite azygos reçoit souvent le tronc commun des veines intercostales supérieures du même côté, lequel en se prolongeant un peu plus bas vient s'ouvrir dans sa cavité au niveau du coude que décrit son extrémité supérieure. Sa partie terminale devient alors très-volumineuse.

Son calibre est en raison inverse de celui de la grande azygos.

C. **Veines intercostales gauches supérieures.**—Ces veines, semblables par leur origine, leur trajet et leurs rapports à toutes celles qui rampent sous le bord inférieur des côtes, se réunissent à leur terminaison, en un tronc commun qui descend obliquement sur la partie latérale gauche de la colonne vertébrale, en augmentant graduellement de volume et en se rapprochant de l'angle de réunion des veines azygos.

Ordinairement ce tronc s'ouvre dans la grande azygos un peu au-dessus de l'embouchure de la demi-azygos. Quelquefois il se termine dans cette dernière, et chez certains sujets en partie dans la première et en partie dans la seconde. Il peut se terminer aussi en partie dans la petite azygos et en partie dans le tronc veineux brachio-céphalique gauche. On le voit plus rarement se jeter exclusivement dans celui-ci.

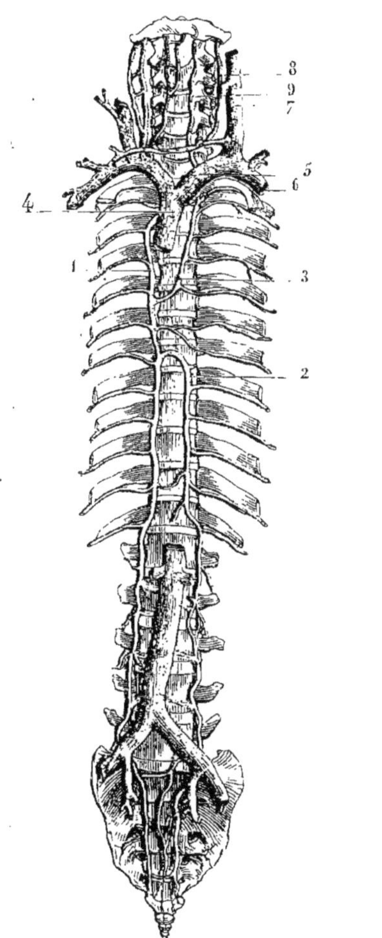

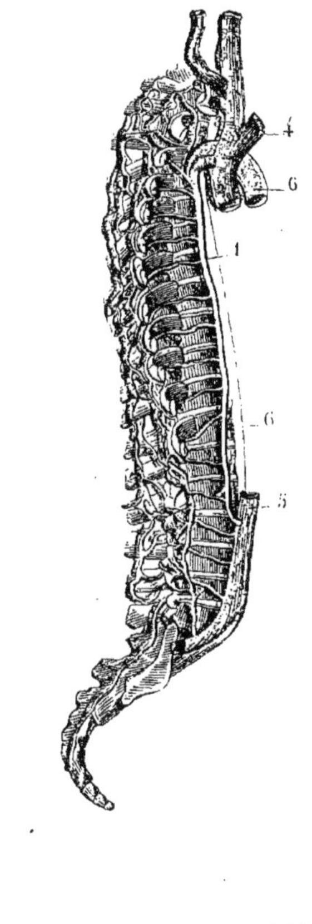

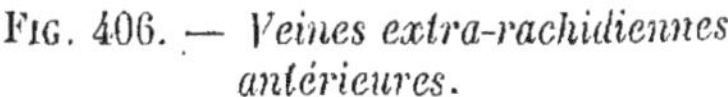
FIG. 406. — *Veines extra-rachidiennes antérieures.*

FIG. 407. — *Veines extra-rachidiennes antérieures et postérieures.*

FIG. 406. — 1 Grande azygos. — 2. Petite azygos. — 3. Tronc des intercostales supérieures gauches. — 4. Veine cave supérieure. — 5. Tronc veineux brachio-céphalique gauche. — 6. Veine sous-clavière. — 7. Jugulaire interne. — 8. Jugulaire postérieure. — 9. Cervicale ascendante. — 10. Veine cave inférieure.

FIG. 407. — 1. Grande azygos. — 2. Veine cave supérieure. — 3. Tronc veineux brachio-céphalique droit. — 4. Tronc veineux brachio-céphalique gauche. — 5. Veine cave inférieure. — 6, 6. Aorte.

Ces variétés de terminaison dépendent du nombre des branches qui concourent à la formation du tronc des intercostales supérieures. Ce nombre varie de trois à sept. Lorsqu'il est réduit à son minimum, le tronc des intercostales supérieures descend moins bas et s'ouvre dans le tiers supérieur de la grande azygos; lorsqu'il comprend cinq branches, il se rapproche davantage de la petite azygos, et lorsqu'il en comprend six ou sept, ce même tronc marche en quelque sorte à la rencontre de la demi-azygos dans laquelle il se termine. Le tronc des intercostales supérieures gauches et celui de la petite azygos sont donc en raison inverse sous le double rapport de leur volume et de leur longueur.

D. **Veines intercostales supérieures droites.**—Au nombre de trois ou quatre, ces veines se réunissent quelquefois en un tronc commun qui vient s'ouvrir dans la grande azygos à 2 ou 3 centimètres au-dessous de son embouchure. Assez fréquemment elles forment deux troncs, dont l'un se jette dans l'azygos, et l'autre dans la veine cave supérieure ou dans le tronc veineux brachio-céphalique droit; ce dernier se porte verticalement en haut. On voit aussi ces veines s'ouvrir isolément, soit dans la veine cave supérieure, soit dans le tronc brachio-céphalique correspondant.

E. **Veines lombaires.** — Elles s'étendent transversalement des trous de conjugaison où leurs branches d'origine se réunissent en un tronc commun, vers la partie postérieure de la veine cave ascendante dans laquelle ce tronc vient s'ouvrir. Quelquefois la veine lombaire d'un côté s'unit à la veine correspondante du côté opposé avant de se jeter dans la veine cave; plus rarement deux veines lombaires du même côté se terminent par une embouchure commune. Souvent la première lombaire gauche s'ouvre en partie ou en totalité dans la veine rénale qui lui correspond.

Dans leur trajet ces veines sont accompagnées par les artères lombaires et les filets anastomotiques qui unissent le grand sympathique aux cordons du plexus lombaire. Les arcades fibreuses auxquelles s'insère de chaque côté le grand psoas les recouvrent et les protégent dans la plus grande partie de leur trajet.

Les veines lombaires diffèrent des artères correspondantes par les anastomoses qui les unissent entre elles au niveau de la base des apophyses transverses, anastomoses qui s'étendent verticalement de l'une à l'autre et qui forment sur les côtés de la colonne lombaire deux longues veines longitudinales, désignées par quelques anatomistes sous le nom de *veines lombaires ascendantes*.

Ces veines ascendantes sont importantes par les communications qu'elles présentent, en haut avec l'origine des veines azygos, et en bas avec l'origine des veines ilio-lombaires. Il suit en effet de ces communications qu'il règne sur toute l'étendue de la colonne vertébrale au devant des apophyses transverses, et de chaque côté, un long canal veineux s'ouvrant, d'une part dans la veine cave inférieure, par de nombreux orifices, de l'autre dans la veine cave supérieure par un orifice unique, mais plus large.

Ce canal qui communique lui-même avec toutes les autres veines rachidiennes, peut être considéré comme une longue et large anastomose établie entre les systèmes veineux sus- et sous-diaphragmatiques. Lorsque l'un de ces systèmes sera frappé d'oblitération sur un point plus ou moins rapproché de son embouchure, le sang refluant par cette voie collatérale arrivera facilement dans celui qui sera demeuré perméable; c'est ainsi qu'on a vu la veine cave ascendante oblitérée dans son tiers supérieur, et la circulation s'accomplir malgré cette oblitération, sans qu'il survînt aucune infiltration des membres inférieurs. Bayllie et Reynaud rapportent chacun un fait de cette nature. Le plus satisfaisant, sans contredit, est celui de Reynaud, qui nous montre l'oblitération se prolongeant dans la veine hépatique droite et jusque dans la branche droite de la veine porte (1).

F. **Veines ilio-lombaires.** — Ces veines suivent les artères du même nom. Elles se terminent inférieurement dans l'iliaque interne, et reçoivent dans leur trajet les troncs veineux qui sortent par les deux derniers trous de conjugaison. Quelquefois aussi la dernière veine lombaire vient s'ouvrir dans leur cavité. Elles communiquent : 1° en haut, avec les lombaires ascendantes; 2° en avant, avec les sacrées latérales.

G. **Veine sacrée moyenne.** — Elle naît au devant du coccyx par trois branches : deux latérales et une médiane.

En se réunissant ces branches forment un tronc médian qui se porte en haut vers la veine iliaque primitive gauche dans laquelle il se jette.

Dans son trajet celui-ci reçoit au devant de chaque vertèbre des branches transversales qui reçoivent elles-mêmes au niveau des trous sacrés antérieurs de grosses veines émanées du canal sacré. Ces branches, en s'anastomosant, forment sur la face antérieure du sacrum un plexus important par les communications qu'il présente : 1° inférieurement, avec les plexus hémorrhoïdaux et vésico-prostatiques; 2° en arrière, avec les veines intrarachidiennes; 3° de chaque côté avec les veines sacrées latérales et par l'intermédiaire de ces veines avec les ilio-lombaires et les lombaires.

H. **Veines sacrées latérales.** — Au nombre de deux de chaque côté, elles se continuent avec les veines intra-rachidiennes qui sortent du canal sacré par les trous sacrés antérieurs, et constituent au devant de la symphyse sacro-iliaque un plexus dont les principales branches vont se terminer dans l'iliaque interne et quelquefois dans l'iliaque primitive. Plusieurs de ces branches communiquent avec la veine ilio-lombaire.

(1) Reynaud, *Journal hebdomadaire de médecine*, 1829, t. V, p. 173.

CHAPITRE IV

DES VAISSEAUX LYMPHATIQUES

Les vaisseaux lymphatiques, ou vaisseaux absorbants, sont des canaux à ramifications convergentes, à parois transparentes et à forme noueuse, étendus d'un grand nombre d'organes vers le système veineux, dans lequel ils déposent le *chyle* et la *lymphe*, après avoir traversé un ou plusieurs corps glanduliformes échelonnés sur leur trajet.

L'appareil circulatoire représentant, selon l'expression d'un grand naturaliste, un tourbillon à direction constante dans lequel entrent et duquel sortent incessamment de nouvelles substances, le système des vaisseaux lymphatiques, uni au système veineux, peut être considéré comme le canal d'entrée de ce tourbillon, dont les capillaires sanguins, organes de la nutrition, des exhalations et des sécrétions formeraient le canal de sortie.

Le chyle et la lymphe que ces vaisseaux déposent dans le torrent de la circulation se composent, comme le sang, de globules suspendus dans un liquide. Le chyle prend sa source dans les organes de la digestion; il est opaque et de couleur laiteuse chez les carnassiers; la lymphe est transparente et d'aspect aqueux : de là une ancienne division des vaisseaux lymphatiques en chylifères ou lactés, et lymphatiques proprement dits.

Cette distinction a pu offrir quelque importance à l'époque où l'on pensait que le chyle différait de la lymphe par sa couleur et ses propriétés dans toute la série des mammifères. Elle n'en a plus aucune aujourd'hui où nous savons que ces deux liquides sont l'un et l'autre transparents chez les herbivores, et que les canaux dans lesquels ils circulent présentent une structure identique dans les quatre classes de vertébrés. Il n'existe donc pas deux ordres de lymphatiques, mais un seul, et dans cet ordre unique deux groupes de vaisseaux qui diffèrent par le liquide contenu dans leur cavité.

Partis des divers organes dans lesquels ils prennent naissance, les vaisseaux lymphatiques se dirigent vers les corps glanduliformes situés sur leur trajet, augmentent de volume après les avoir traversés, puis convergent et se réunissent pour former deux troncs :

1° Un tronc principal, le *canal thoracique*, qui vient s'ouvrir dans l'angle de réunion des veines jugulaire interne et sous-clavière gauches;

2° Un tronc moins volumineux, descendant, la *grande veine lymphatique*, qui se termine dans la veine sous-clavière droite.

Cette disposition nous montre que le canal à sang blanc ne constitue pas un arbre vasculaire complet. Il se présente sous la forme de racines, comme la partie afférente du canal à sang noir, avec laquelle il contracte dans toute l'étendue de son trajet les connexions les plus intimes et dont il se rapproche en outre, soit par la situation de ses branches d'origine qui sont les unes superficielles, les autres profondes, soit par les nodosités qui surmontent ses parois, soit par les valvules qui entrecoupent sa cavité.

Ajoutons qu'il existe entre les deux systèmes une assez grande analogie ou plutôt une étroite solidarité de fonctions : le sang qui revient par les veines, le chyle que les lymphatiques puisent dans l'intestin, la lymphe qu'ils puisent dans les autres parties de l'économie, sont trois variétés différentes d'un même liquide, le liquide nutritif, qui coule vers les mêmes organes, les poumons, pour y subir une même élaboration, l'hématose, et y acquérir les mêmes propriétés, celles du sang artériel.

Les vaisseaux lymphatiques présentent des caractères généraux qui appelleront d'abord notre attention.

ARTICLE PREMIER.

DU SYSTÈME LYMPHATIQUE

Le système lymphatique n'est pas constitué sur le même type que les artères et les veines. Il comprend dans sa composition :

1° Un vaste ensemble de conduits qui convergent de toutes parts vers les veines sous-clavières : ce sont les *vaisseaux lymphatiques* proprement dits;

2° Des corps glanduliformes échelonnés sur le trajet de ces conduits, jouant à la fois le rôle d'organes conducteurs et celui d'organes élaborateurs : ce sont les *ganglions lymphatiques*.

I. — DES VAISSEAUX LYMPHATIQUES EN GÉNÉRAL.

Ces vaisseaux nous offrent à considérer : leur capacité ; leur mode d'origine; leur situation, leur direction, leur forme et les anastomoses qui les unissent ; les connexions qu'ils présentent avec les ganglions ; les valvules qui cloisonnent leur cavité ; et enfin, leur structure.

§ 1. — CAPACITÉ DES VAISSEAUX LYMPHATIQUES.

La *capacité* relative du système lymphatique et du système veineux n'a pas encore été déterminée. Plusieurs causes rendent cette détermination très-difficile; la principale consiste dans l'extrême variabilité des deux termes qu'il faut comparer. Cependant l'histoire du système lymphatique nous paraît aujourd'hui assez avancée pour fournir les données d'une évaluation générale approximative.

Partant de ces données on peut avancer que sa capacité est d'autant plus inférieure à celle du système veineux qu'on se rapproche davantage de sa terminaison, et d'autant moins qu'on se rapproche plus de son origine. Il n'est aucun observateur qui n'ait été frappé de la petitesse du canal thoracique comparé au volume des veines caves. Mais la différence est beaucoup moins prononcée lorsqu'on met en parallèle les lymphatiques et les veines de la cuisse, les lymphatiques et les veines du bras, etc. Pour procéder avec quelque exactitude dans cette comparaison, nous avons injecté d'une part la veine fémorale, de l'autre tous les vaisseaux lymphatiques fémoraux, et après avoir compris chacun de ces derniers entre deux ligatures séparées par un intervalle de 10 à 12 centimètres, nous les avons divisés au delà de ces ligatures, pour les enlever et les réunir en un seul faisceau. Or, ce faisceau présente un diamètre supérieur à celui de la veine crurale; en tenant compte de la dilatation produite par l'injection, on arrive à reconnaître que ce dernier est au tronc veineux comme 1 : 2; et comme la capacité des veines est à peu près double de celle des artères, on voit qu'en comparant sous ce point de vue les vaisseaux à sang rouge, à sang blanc et à sang noir dans la partie moyenne de leur trajet, ils seront entre eux comme les termes de cette progression croissante : 1, 2, 4.

A leur origine, ces trois ordres de vaisseaux augmentent de capacité. Mais comme celle des capillaires lymphatiques augmente dans une proportion plus forte que celle des capillaires sanguins, la différence s'affaiblit, puis s'efface et même tourne à l'avantage des premiers sur un grand nombre de régions. Ainsi, par exemple, pour les téguments du scrotum, de la paume des mains, de la plante des pieds, la capacité du système lymphatique l'emporte très-notablement sur celle du système veineux; on peut constater du reste la même prédominance dans la plupart des autres régions et des autres organes, bien qu'elle soit moins prononcée.

Les corps glanduliformes que traversent les vaisseaux lymphatiques sont essentiellement formés de deux petits systèmes vasculaires : l'un divergent, dû à la décomposition des vaisseaux qui entrent, l'autre convergent, dû à la reconstitution de ces vaisseaux avant leur sortie. Ces deux systèmes intra-ganglionnaires continus entre eux comme les artères et les veines, représentent au point de vue de leur capacité un double cône; en s'adossant base à base, ces cônes donnent naissance à un ellipsoïde.

Le canal à sang blanc offre donc au niveau des ganglions lymphatiques autant de renflements ou dilatations dont l'action est de ralentir le cours du chyle et de la lymphe. Celle-ci arrive avec facilité de l'extrémité des membres jusqu'au voisinage du tronc, puis se ralentit subitement en entrant dans les ganglions de l'aine et de l'aisselle, semblable à un courant qui viendrait se perdre dans un lac. Aussi, lorsqu'un principe morbifique est absorbé ce n'est jamais durant son passage dans les vaisseaux lymphatiques qu'il manifeste sa présence, mais au sein des ganglions sur lesquels il agit en raison directe de la durée de son séjour; c'est pourquoi la douleur et la tuméfaction de ses organes sont, en général, les premiers symptômes par lesquels s'annoncent les affections du système absorbant.

§ 2. — Origine des vaisseaux lymphatiques.

Le mode d'origine des vaisseaux lymphatiques est encore inconnu. Deux difficultés se dressaient comme des obstacles en apparence insurmontables devant les anatomistes qui dirigeaient leurs investigations vers cette partie de la science : d'une part, ces vaisseaux étaient doués d'une si parfaite transparence, qu'ils se dérobaient à la vue et semblaient ne pouvoir se manifester qu'après une injection préalable; de l'autre, leurs valvules sont si multipliées, qu'elles ne permettent pas au liquide injecté de passer de leurs troncs dans leurs radicules.

Pour étudier ces radicules on s'attacha donc à découvrir une méthode qui permît d'introduire dans leur cavité une liqueur colorante. Cette méthode, on crut l'avoir trouvée en 1830. Les travaux à peu près simultanés de Lauth, de Fohmann, de Panniza, nous apprirent qu'en piquant avec la pointe du tube à injection mercurielle la superficie des membranes tégumentaires et de certains organes, on obtenait de riches et très-élégants réseaux. Saisis d'admiration à l'aspect de ces réseaux, remarquables par la ténuité et l'extrême multiplicité des conduits qui les composent, les observateurs furent unanimes alors pour les considérer comme l'origine des vaisseaux absorbants: *tout lymphatique a pour point de départ un réseau.* Ainsi fut défini leur mode d'origine de 1830 à 1860. Cette opinion ne rencontra que de très-rares contradicteurs. On crut généralement que la science avait dit sur ce point son dernier mot.

Une si grande destinée ne devait pas couronner les travaux de Fohmann et de Panizza. Ces deux auteurs s'étaient rapprochés de l'origine des vaisseaux lymphatiques plus qu'on ne l'avait fait avant eux. Mais ils n'étaient pas arrivés jusqu'à leurs premières radicules.

En 1862, Recklinghausen découvrit un fait important. En faisant usage d'une solution de nitrate d'argent il réussit à colorer l'épithélium de ces vaisseaux. Dès lors ceux-ci n'étaient plus inaccessibles à la vue. On pouvait les suivre dans leur trajet. Il était permis d'espérer par conséquent qu'on allait remonter enfin jusqu'à leur véritable point de départ. Tel fut en effet le vif espoir de l'auteur qui précède. Entrant le premier dans la voie qu'il venait d'ouvrir, marchant avec ardeur à la conquête du but désiré, il crut bientôt l'avoir atteint, et s'empressa d'annoncer que les lymphatiques ont pour unique origine le tissu conjonctif : opinion déjà émise vers la fin du siècle dernier par l'illustre Mascagni, reprise de loin en loin par quelques auteurs, mais jusque-là peu florissante. Reproduite sur une base nouvelle, elle fut accueillie avec une grande faveur en Allemagne, puis en France et dans la plupart des autres contrées, acquit ainsi une autorité croissante, en sorte qu'elle finit par rallier le plus grand nombre des anatomistes.

Pendant que Recklinghausen et ses nombreux partisans appliquaient à l'étude du système lymphatique la méthode de l'*argentation*, je poursuivais de mon côté le même but par une méthode qui repose sur un principe différent. L'auteur allemand, pour colorer les vaisseaux, s'adressait à leur épithélium; je m'adresse au liquide qui remplit leur cavité. Il colore la partie contenante; je colore la partie contenue. C'est la lymphe elle-même que je prends pour guide; c'est elle qui me conduit jusqu'aux sources où elle prend naissance.

De l'application de sa méthode, Recklinghausen conclut que les capillaires lymphatiques émanent du tissu conjonctif, et particulièrement des cellules de ce tissu; de l'application de la mienne je conclus qu'ils ont pour origine un réseau de lacunes et de capillicules infiniment plus déliés que tous les vaisseaux décrits jusqu'à ce jour. Pour lui, et pour l'école qu'il représente, le système lymphatique et le système conjonctif ne font qu'un; le premier dérive du second; celui-ci est le commencement d'un vaste ensemble de tubes que celui-là continue et prolonge. Pour moi les deux systèmes sont indépendants et de nature essentiellement différente; ils remplissent des attributions différentes aussi.

Entre les deux opinions l'opposition est donc complète. Les faits invoqués en faveur de l'une et de l'autre ont été longuement exposés et discutés dans mon traité des vaisseaux lymphatiques (1). Je les résumerai ici brièvement en les rattachant à cinq chefs principaux, que je formulerai sous la forme de propositions.

I. — **Les vaisseaux lymphatiques ont pour origine un réseau composé de capillicules et de lacunes.**

Ces vaisseaux prennent naissance par deux réseaux superposés, l'un superficiel, à mailles arrondies et si serrées que dans les plus petites papilles de la peau on les compte par centaines; l'autre, à mailles polygonales et incomparablement plus larges.

Le premier, ou le *réseau des capillicules et des lacunes*, représente leur origine réelle; il ne contient que des granules très-régulièrement sphériques et de volume inégal. — Le second, ou le *réseau des capillaires, des troncules et des troncs*, est celui qu'on injecte au mercure par la méthode de Lauth, de Fohmann et de Panizza; il contient des cellules accumulées en grand nombre dans les conduits qui contribuent à le former.

(1) *Anat. phys. path. des vaiss. lymph.*, gr. in-fol., 1874, p. 3 et suiv.

Les attributions dévolues à chacun d'eux ne sont donc pas tout à fait semblables ; dans le plus délié la lymphe ne se montre encore qu'à l'état d'ébauche ; dans le réseau à larges mailles elle se complète.

A. **Réseau des capillicules et des lacunes.**—Les capillicules sont les vaisseaux les plus déliés de l'économie. Leur calibre, bien inférieur à celui des plus fins capillaires sanguins, ne dépasse pas $0^{mm},001$ pour la plupart d'entre eux. A leur embouchure dans les lacunes ils s'élargissent un peu. Chacun d'eux est constitué par une membrane, d'une extrême minceur, d'une transparence parfaite, et de nature amorphe. A celle-ci s'ajoute probablement une couche épithéliale, tapissant sa surface interne ; cependant l'examen microscopique ne m'en a pas encore nettement démontré l'existence. Les granules ou globules que renferme leur cavité sont disposés en série linéaire.

Sur les points où se rencontrent plusieurs capillicules, on remarque autant de renflements ou petits lacs formés par leur réunion : c'est à ces petits lacs que je donne le nom de *lacunes*. Celles-ci sont circonscrites par des bords curvilignes dont la convexité se dirige vers leur centre, et dont les extrémités se continuent avec les capillicules. Ainsi délimitées, elles prennent une forme irrégulièrement étoilée. Celles qui correspondent à trois capillicules sont petites et triangulaires ; leurs dimensions varient de $0^{mm},002$ à $0^{mm},003$. Celles vers lesquelles convergent quatre, cinq, ou six capillicules sont plus longues et plus larges ; leur grand axe peut atteindre jusqu'à $0^{mm},006$ et $0^{mm},008$. Toutes sont constituées aussi par une membrane amorphe. Les granules contenues dans leur cavité se groupent vers le centre sans ordre déterminé ; mais vers les angles, c'est-à-dire à l'embouchure des canalicules, ils commencent à se ranger linéairement. Le réseau qu'elles forment en se continuant avec les capillicules est difficile à mettre en évidence ; cependant, lorsqu'il a été bien préparé, on le voit déjà très-nettement à un grossissement de 200 à 300 diamètres. Mais pour l'étudier dans tous ses détails, il convient d'avoir recours aux plus fortes lentilles.

Ce réseau recouvre toute la surface du tégument externe. Ce n'est pas seulement sur les grosses papilles de la paume des mains et de la plante des pieds qu'on l'observe, mais sur les petites papilles de la jambe et de la cuisse, du bras et de l'avant-bras, du cou et du tronc ; je l'ai vu avec la même netteté sur les papilles des paupières. L'examen microscopique le montre aussi sur les papilles des lèvres et de la langue, sur la muqueuse du gland, etc. De la surface des papilles il se prolonge dans toute leur épaisseur, et jusqu'à leur base, en sorte que sur les membranes tégumentaires il forme une couche partout continue.

Dans les villosités où l'on n'a vu jusqu'à présent que le chylifère central, les vaisseaux lymphatiques forment un réseau comparable de toutes les autres régions du corps. La loi qui préside à la disposition de leurs premières radicules ne semble donc comporter aucune exception : d'*innombrables capillicules reliés entre eux par des lacunes de forme étoilée, et ne contenant les uns et les autres que des globules, telle est leur commune origine.*

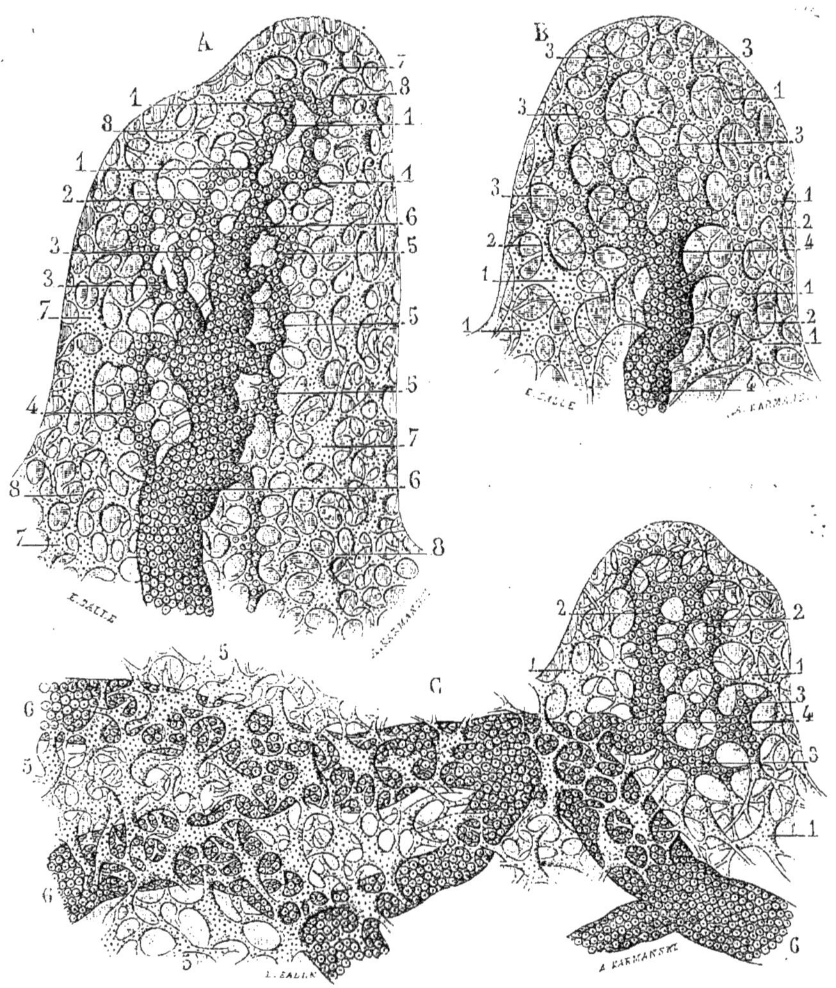

Fig. 408. — *Origine des vaisseaux lymphatiques; réseau des lacunes et des capillicules; capillaires et troncules partant de ce réseau.*

A. *Vaisseaux lymphatiques d'une papille de la paume des mains.* — 1, 1, 1, 1.— Capillaire lymphatique formé par la succession de cinq lacunes se continuant entre elles. — 2. Capillaire constitué par deux lacunes disposées en arcade.— 3, 3. Capillaire composé de quatre lacunes formant une anse, dont les deux extrémités, en se réunissant, donnent naissance à un troncule. — 4. Capillaire s'ouvrant par une de ses extrémités dans le tronc central de la papille et s'unissant par l'extrémité opposée à une autre lacune pour former un troncule. — 5, 5, 5. Trois capillaires très-courts qui se comportent comme le précédent. — 6, 6. Tronc central de la papille. — 7, 7, 7, 7. Lacunes indépendantes ne contenant que des granules. — 8, 8, 8, 8. Capillicules.

B. **Réseau des capillaires, des troncules et des troncs.**—Ce second réseau est celui qu'on remplit avec la pointe du tube à injection mercurielle, en piquant la superficie des membranes tégumentaires. A l'aspect de ces brillantes dentelles argentées qui recouvrent la surface libre de la peau, des muqueuses et des séreuses, nous pensions autrefois avoir injecté le véritable réseau d'origine du système lymphatique. Mais les vaisseaux qui les composent n'étaient que des troncules et des troncs. Vus à l'œil nu, ils nous semblaient d'une ténuité excessive ; vus au microscope, ils prennent le volume du doigt et perdent tout prestige. Les mailles de ces réseaux, profonds, de très-grandes dimensions, lorsqu'on les compare à celles du réseau superficiel, sont d'ailleurs fort inégales et de figure très-variée, mais limitées par des bords rectilignes.

Les *capillaires lymphatiques* représentent le trait d'union des deux réseaux. Par une de leurs extrémités ils se continuent avec les lacunes ; par l'autre ils contribuent à la formation du réseau des troncules et des troncs. Leur continuité avec les premières s'établit suivant deux modes différents : tantôt deux lacunes convergent, et de leur fusion résulte un capillaire, en général curviligne, qui se rend dans le troncule occupant l'axe de la papille. Tantôt plusieurs lacunes s'unissent par leurs extrémités opposées pour former un capillaire, arciforme aussi, qui se continue avec d'autres capillaires ou qui s'abouche directement dans le troncule central. Les capillaires ainsi composés ne sont pas arrondis comme les précédents ; ils se distinguent de ceux-ci par leur contour alternativement saillant et rentrant, qui leur communique une forme épineuse. On observe des capillaires sur toute la longueur et dans toute l'épaisseur des papilles ; mais ils ont pour siége principal le sommet de celles-ci, au niveau duquel on les voit le plus souvent se grouper pour constituer un petit plexus.

De la réunion de deux ou plusieurs capillaires résultent les troncules. Ceux-ci occupent le centre des papilles. Ils sont en général uniques, quelquefois doubles ; dans ce cas ils forment très-fréquemment une anse qui rappelle celle des capillaires sanguins. C'est dans le troncule central de chaque saillie que viennent s'ouvrir les capillaires sous des incidences très-diverses. Le plus habituellement il a pour origine le plexus situé vers le sommet de la papille, et dans son trajet il reçoit en outre d'autres capillaires qui décrivent des arcades sur son contour.

B. *Vaisseaux lymphatiques d'une papille des paupières.* — 1, 1, 1, 1. Lacunes isolées. — 2, 2, 2. Capillicules, — 3, 3, 3, 3, 3. Lacunes se continuant et formant des capillaires. — 4, 4. Tronc central dans lequel ceux-ci viennent s'ouvrir.

C. *Vaisseaux lymphatiques du scrotum.* — 1, 1, 1. Lacunes isolées d'une papille. — 2, 2. Lacunes s'abouchant les unes dans les autres et formant un capillaire arciforme.— 3, 3. Capillaire composé de deux lacunes ; par une de ses extrémités il s'ouvre dans le tronc central ; par l'autre, il se perd dans le réseau des lacunes et capillicules. — 5, 5, 5. Réseau de lacunes et de capillicules s'étendant d'une papille à une papille voisine. — 6, 6, 6. Troncs lymphatiques cheminant dans le réseau sous-papillaire.

Parvenus à la base des papilles, les troncules se jettent dans le réseau sous-jacent, ou bien s'unissent à des troncules voisins pour former un vaisseau plus volumineux.

Les troncs partent du réseau sous-papillaire, et cheminent d'abord dans l'épaisseur de celui-ci, en s'accroissant de toutes les branches qui viennent s'ouvrir dans leur cavité. Ils traversent ensuite la peau et les muqueuses, émergent des viscères, ou rampent sur leur phériphérie, puis dans le tissu cellulo-adipeux, et se portent vers les ganglions. C'est généralement dans la couche profonde des réseaux qu'on les observe. Mais immédiatement au-dessous des papilles on voit déjà, sur certains points, de véritables troncs, autour desquels se groupent les mailles principales du réseau, mailles qu'ils contribuent à former.

II. — **Les vaisseaux lymphatiques sont indépendants du tissu conjonctif.**

En 1787, Mascagni émit la pensée que le tissu cellulaire et tous les tissus blancs sont constitués par des vaisseaux lymphatiques. Son opinion ne reposait sur aucun fait précis ; elle était purement spéculative ; et cependant elle a rencontré de loin en loin quelques partisans et peu de contradicteurs.

Fohmann, qui croit à l'existence des vaisseaux lymphatiques sur le cordon ombilical, sur l'arachnoïde viscérale, etc., a été conduit par ses études, à partager l'opinion du célèbre anatomiste italien. Il est tombé dans l'erreur pour avoir cru, avec un grand nombre d'auteurs, qu'on pouvait se prononcer sur l'existence ou la non-existence des lymphatiques dans une région d'après la seule inspection des réseaux injectés au mercure. Or, les réseaux et les infiltrations celluleuses offrent parfois une certaine analogie ; c'est ce qu'on observe spécialement sur le cordon ombilical. Pour affirmer la présence de ces vaisseaux sur un point où elle est contestée, il faut donc avoir conduit le mercure jusque dans le ganglion le plus voisin, ou au moins jusque dans un tronc dont les caractères sont bien accusés. Cette preuve irrécusable, je l'ai cherchée sans jamais la rencontrer. Mais le résultat qu'on obtient présente en général si manifestement la disposition d'une infiltration ou d'un épanchement dans le tissu cellulaire, qu'on ne saurait conserver aucun doute sur sa nature.

Arnold, ayant soumis à l'observation microscopique le tissu cellulaire des environs du globe oculaire, avance que ce tissu lui parut composé de réseaux lymphatiques superposés ; « *son étonnement*, dit-il, *fut d'autant plus » grand qu'il ne s'attendait pas à trouver une pareille disposition, et que » son esprit était prévenu contre l'opinion de Mascagni* ». Dans ses planches il représente en effet le tissu cellulaire sous-conjonctival sous la forme d'un réseau. Mais cet auteur, sous l'influence de sa trop vive conviction, nous semble avoir réalisé une illusion du microscope en donnant à une infiltration celluleuse les caractères d'un plexus lymphatique.

Breschet a été plus explicite : « *A mes yeux*, dit-il, *le tissu cellulaire est » le point principal d'où les vaisseaux lymphatiques surgissent ; c'est le » sol dans lequel leurs racines s'implantent, et dans la profondeur duquel » elles se ramifient avec des formes particulières*, etc. » C'est avec surprise que nous avons vu cet anatomiste se prononcer d'une manière aussi affirmative sur une question qui soulève tant de doute. Sur quels faits reposent ses affirmations? L'auteur n'a pas cru devoir les énumérer, et son silence semble indiquer qu'il considérait les raisons alléguées par Fohmann et Arnold comme suffisamment concluantes.

Appelé par un concours à exposer toute une branche de la science dont il n'avait jamais fait une étude pratique, Breschet se trouvait en quelque sorte condamné à une simple analyse des travaux de ses prédécesseurs ; or s'effacer ainsi à l'ombre d'une froide énumération, c'était prendre dans la lutte un rôle bien modeste. Il voulut donc s'élever au rôle de critique : rôle souvent difficile pour celui qui a vu, presque impossible et toujours téméraire pour celui qui n'a rien contrôlé. Cette témérité lui a fait commettre plusieurs hérésies ; la proposition que nous avons précédemment rapportée est de ce nombre. Des vaisseaux lymphatiques dans le tissu cellulaire n'ayant jamais été injectés, jamais observés, jamais représentés, aucun auteur n'en signalant le moindre vestige, la logique permettait-elle de conclure qu'il en est exclusivement composé? Pourquoi ne pas reconnaître simplement que puisque ces vaisseaux se sont dérobés dans tous les temps aux recherches les plus attentives, ils n'existent pas ; ou au moins que leur existence est douteuse? Si le tissu cellulaire n'est qu'un lacis de ces vaisseaux, comment concevoir qu'au-dessous des téguments on trouve toujours un nombre à peu près égal de lymphatiques chez l'homme qui succombe dans l'émaciation la plus complète, et chez celui qui gémit sous le poids de son excessif embonpoint? Comment se fait-il que ce dernier, qui devrait offrir des vaisseaux plus volumineux, offre au contraire des vaisseaux plus petits?

Dans l'impossibilité de répondre à ces objections on tranche la difficulté en disant : les séreuses peuvent être converties en vaisseaux lymphatiques ; or, les séreuses ne sont que du tissu cellulaire condensé ; donc ce dernier tissu est lui-même complétement vasculaire. Les considérations que nous allons présenter plus loin sur les lymphatiques des séreuses laissent bien peu de valeur à un semblable argument, puisqu'elles nous conduiront à conclure que ces membranes sont dépourvues de tout vaisseau de ce genre. Or, si les séreuses, qui se composent de tissu cellulaire, ne donnent naissance à aucun lymphatique, ne faut-il pas admettre, en retournant l'argument qui précède, qu'il doit en être de même de ce tissu? Et remarquez que cette conclusion a l'avantage de concilier tous les faits observés : le tissu cellulaire étant privé de vaisseaux lymphatiques, les divers organes dont il constitue l'élément générateur en seront privés aussi ; c'est pourquoi ils n'existent pas dans les synoviales articulaires et tendineuses, dans les bourses séreuses, dans les épiploons et les mésentères, sur le feuillet viscéral de l'arachnoïde, etc. ; c'est pourquoi ils ne sont ni plus abondants ni plus volumineux chez les sujets à constitution adipeuse ; c'est pourquoi les organes qui sont les moins riches en tissu cellulaire peuvent être les plus riches en vaisseaux lymphatiques, tels, par exemple, que le foie, l'utérus la glande mammaire, le testicule, etc.; or, si dans les points où ce tissu abonde on trouve peu ou point de vaisseaux; si dans ceux où il est rare on en trouve un grand nombre, ne devient-il pas manifeste que ces deux systèmes ne présentent aucune continuité, aucune connexion, et qu'ils jouissent au contraire d'une complète indépendance.

Telles sont les considérations critiques que j'avais cru devoir présenter en 1853 sur les lymphatiques du tissu conjonctif. Elles étaient basées sur une rigoureuse interprétation des faits observés. Il me sera peut-être permis de dire qu'elles parurent à cette époque assez bien fondées pour rallier la plupart des anatomistes à mon opinion.

Mais depuis 1860 l'opinion de Mascagni a repris faveur. Les brillantes broderies dont Breschet avait pris soin de l'orner ont trouvé en Allemagne de nombreux admirateurs. Tous s'accordent pour considérer le tissu conjonctif comme le principal point de départ des vaisseaux lymphatiques ; Seulement l'accord cesse lorsqu'il s'agit d'en déterminer le mode d'origine. Les uns, comme Virchow, croient qu'ils naissent des corpuscules de ce tissu ; d'autres, comme Tomsa, Ludwig, Recklinghausen, leur assignent, pour premières radicules, les canaux par lesquels ces corpuscules communiquent entre eux ; d'autres, sans s'expliquer bien clairement, avancent qu'ils ont pour origine les lacunes ou cavités du tissu cellulaire. De toutes ces recherches quels faits positifs se dégagent? quel progrès a été réalisé? Des faits positifs ! Je n'en vois aucun. Le progrès ! je ne le trouve nulle part. Et cependant M. Beaunis de s'écrier : toute la gloire d'avoir élucidé la structure du système lymphatique revient à l'Allemagne. Or, je cherche ces points élucidés et je ne rencontre que des hypothèses, des illusions, des erreurs ! nous demandons une démonstration : on nous répond par des assertions.

Les vaisseaux lymphatiques, nous dit l'école allemande, naissent du tissu conjonctif ; fort bien. Mais alors sortez de vos nuages ; commencez par établir le fait ; montrez-nous ces vaisseaux ; montrez-en au moins quelques-uns ; montrez-en un ! un seul ! ! naissant bien réellement de ce tissu. Mais non, cet unique ramuscule devant lequel je suis prêt à m'incliner, vous ne le montrerez pas. Cette preuve que nous attendons et que vous cherchez sans doute, il n'est pas en votre pouvoir de la donner ;

et cependant le moment serait venu de la produire. Car deux opinions diamétralement opposées se trouvent aujourd'hui en présence. Vous affirmez; et je déclare que votre affirmation ne repose sur aucune donnée, sur aucun argument, sur aucune considération d'une réelle valeur; elle n'est basée que sur des inductions et des interprétations; ou plutôt elle manque absolument de base. A l'appui de mon opinion, j'apporte au contraire un fait nouveau, important et concluant, la découverte du réseau des lacunes et des capillicules. Ce réseau, mes préparations le montrent; son existence n'est pas contestable; la figure 408 le reproduit très-fidèlement.

A cette argumentation, que répondent les partisans de l'opinion allemande? Ils répondent que les lacunes et les capillicules sont une dépendance du tissu cellulaire; que ce que j'ai vu avec tant de peine sur quelques points existe partout, et que le microscope d'ailleurs nous révèle dans ce tissu la présence de cellules lymphatiques.

Raisonner ainsi c'est admettre que les lacunes ne diffèrent pas des cellules du tissu conjonctif, et les capillicules des prolongements de celles-ci. Or le réseau des lacunes et des capillicules diffère au contraire complétement et très-manifestement des cellules qui précèdent. Un court parallèle me suffira pour le démontrer.

Les cellules du tissu conjonctif, sur la forme et les connexions desquelles les histologistes restent encore très-divisés, sont inégalement espacées, plus ou moins aplaties, très-différentes de forme et de dimensions, souvent indépendantes les unes des autres. Les lacunes sont incomparablement plus multipliées, non aplaties, toutes limitées par des courbes à convexité rentrante, toutes de forme étoilée, toutes unies entre elles par de courts canalicules. — Les premières contiennent un noyau, et leurs prolongements ne contiennent rien. Les secondes renferment une agglomération de granules et leurs prolongements en renferment aussi.—Les réactifs qui mettent en évidence les cellules du tissu conjonctif et leurs prolongements demeurent sans action sur les lacunes et les capillicules, et réciproquement.—Les cellules diffèrent donc des lacunes par leur nombre, par leur forme, par leurs connexions, par leur contenu, par leurs réactions. Chacun de ces deux ordres de cavités a son aspect particulier, et des attributs qui lui sont propres. Les cellules se voient presque partout, mais ne donnent nulle part naissance à des tubes épineux contenant de la lymphe. Les lacunes se voient dans certains organes seulement et donnent naissance à des tubes qui en sont remplis. Les unes en un mot font partie du tissu conjonctif; les autres font partie du système lymphatique.

Quant aux cellules de lymphe disséminées dans l'épaisseur du tissu cellulaire, elles existent en effet. Mais que prouve leur présence? Ne savons-nous pas que les leucocytes se retrouvent un peu partout. M. Ch. Robin nous a appris qu'on les rencontre dans toutes les humeurs de l'économie, soit normales, soit accidentelles ; on en trouve dans le liquide des vésicules séminales, dans le liquide prostatique, dans les liquides allantoïdien et amniotique, dans l'humeur vitrée, dans la synovie et dans toutes les sérosités, etc. ; on les observe aussi dans quelques parties solides et même assez fréquemment dans certains produits morbides. Dès lors quelle importance pouvons-nous attacher à leur présence dans l'épaisseur du tissu cellulaire !

L'école allemande n'a donc allégué jusqu'ici en faveur de son opinion aucun fait positif. Elle n'était pas autorisée, par conséquent, à affirmer que le système lymphatique naît du système cellulaire. Les faits que j'ai signalés et les considérations qui s'y rattachent me semblent réunir au contraire tous les caractères d'une démonstration : de ces faits je conclus qu'entre les deux systèmes il n'y a rien de commun, et que s'ils se trouvent mêlés sur un grand nombre de points, ils conservent cependant partout une complète indépendance.

III. — Les capillaires lymphatiques communiquent avec les capillaires sanguins.

J'ai longtemps pensé que les capillaires lymphatiques étaient indépendants aussi des capillaires sanguins. Mes nouvelles recherches m'ont prouvé qu'ils communiquent par l'intermédiaire des capillicules. Des faits nombreux et de nature diverse attestent cette communication. Je les diviserai en trois ordres : faits empruntés à l'anatomie normale, faits empruntés à l'anatomie pathologique, faits empruntés à la physiologie.

A. **Faits empruntés à l'anatomie normale.**—1° Lorsqu'on injecte une petite quantité d'eau dans les artères elle passe immédiatement dans les veines, et immédiatement aussi dans les lymphatiques ; les unes et les autres se dilatent instantanément, et avant toute infiltration. C'est par ce procédé que Mascagni remplissait les vaisseaux absorbants, en faisant usage d'une solution de gélatine. Mais il pensait que la solution passait dans leur cavité par voie de transsudation, comme dans toutes les autres parties du corps ; c'est ce qui a lieu, en effet, si la quantité de liquide injectée est plus ou moins abondante ; il pénètre alors directement par l'intermédiaire des capillicules et indirectement par suite de son facile passage à travers les porosités de nos tissus. En injectant peu de liquide, on supprime l'infiltration ; et cependant les canaux de retour se remplissent, parce qu'il pénètre d'abord dans leur cavité et ne commence à transsuder que lorsque celle-ci est pleine et dilatée.

2° Si à l'eau on substitue une solution qui a été préalablement colorée avec le carminate d'ammoniaque et qui mette en évidence le réseau des lacunes et des capillicules, on reconnaît à l'examen microscopique que les lacunes sont teintes en rouge. Elles le sont par le liquide qui a pénétré directement dans leur cavité, car autour des lacunes et des capillicules tout est resté d'une parfaite transparence ; il n'y a aucune trace d'infiltration. Mais dès que la quantité de liquide injecté dépasse une certaine proportion, l'infiltration se produit. Dans cette seconde expérience les choses se passent comme dans la précédente : le liquide pénètre d'abord dans les cavités qui communiquent avec les capillaires sanguins, et ne transsude que par suite du trop-plein de celles-ci.

3° Il m'est souvent arrivé en piquant avec la pointe du tube à injection mercurielle la peau de l'extrémité des doigts et des orteils, de voir le métal pénétrer à la fois et dans le réseau lymphatique et dans les veinules correspondantes. Cette double pénétration n'était accompagnée d'aucune infiltration ; les capillaires sanguins et lymphatiques, simultanément injectés, ne présentaient en d'autres termes aucune rupture apparente. Convaincu autrefois qu'ils ne communiquaient pas, j'interprétais alors ce résultat en reconnaissant qu'en effet il n'y avait nulle trace de rupture, mais que celle-ci, portant sur un point très-limité, m'avait très-probablement échappé. Aujourd'hui je donne de ce fait une explication plus naturelle ; le mercure avait passé d'abord dans les capillaires lymphatiques, puis de ceux-ci dans les capillaires sanguins par les voies de communication conduisant des uns aux autres. Cette interprétation est évidemment mieux fondée. C'est sur les doigts atteints par la décomposition putride et offrant une teinte verdâtre très-prononcée qu'on voit le métal pénétrer simultanément dans les deux ordres de capillaires. Ils contiennent alors des gaz qui les dilatent, et l'on comprend sans peine qu'ainsi dilatés ils se prêtent beaucoup mieux à l'injection ; le liquide ne trouvant devant lui que des voies largement ouvertes, les pénètre sans efforts et remplit tous les conduits qu'il rencontre sur son passage.

4° Sur les papilles dont les capillaires sanguins sont très-développés, on observe des tubes transparents qui s'ouvrent dans leur cavité, et dont le diamètre varie de $0^{mm},001$ à $0^{mm},002$; or, ces tubes présentent tous les caractères des capillicules. Les papilles plantaires des doigts, chez le chien et le cheval, sont celles qui se prêtent le mieux à cette étude.

B. **Faits empruntés à l'anatomie pathologique.** — Les faits précédents nous enseignent que le plasma du sang pendant son passage à travers les capillaires se partage en deux courants, l'un principal qui pénètre dans les veines, l'autre accessoire qui entre dans les conduits de la lymphe. Ils nous montrent aussi que les globules sanguins ne peuvent sortir des canaux dans lesquels ils circulent, leur moyen diamètre étant à celui des capillicules : : 7 : 1. Ces globules passent sur l'embouchure des capillicules, sans pouvoir s'y engager.

Mais dans l'état morbide les embouchures des capillicules peuvent se dilater, assez pour leur livrer passage. En 1869, un étranger affecté d'une dilatation considérable des vaisseaux lymphatiques du scrotum se présenta au professeur Nélaton pour le prier de lui exciser toute l'enveloppe cutanée des bourses. Après plusieurs refus, l'illustre chirurgien, sur les instances de plus en plus pressantes du malade, céda à ses désirs. Le scrotum fut circulairement incisé sur ses limites. Nélaton me le remit le jour même, m'invitant à l'injecter ; ce que je fis en effet. Mais avant de procéder à l'injection, je crus devoir extraire de quelques gros lymphatiques béants une certaine quantité de lymphe, pour l'examiner au microscope. A cette lymphe était mêlée une très-notable proportion de globules sanguins, bien conformés pour la plupart. D'où venaient ces globules ? Par quelle voie avaient-ils pénétré dans les capillaires lymphatiques ? Évidemment ils avaient pénétré par les capillicules préalablement et largement dilatés (1).

A ce fait viennent s'en joindre d'autres à peu près identiques. Le plus remarquable sans contredit est celui qui a été publié en 1854, par M. C. Desjardins (2). Une malade, âgée de trente-neuf ans, venue de l'île Maurice à Paris et que j'ai pu voir, présentait à la partie supérieure de la cuisse gauche, un peu au-dessous du pli de l'aine, plusieurs vésicules d'aspect phlycténoïde, provenant d'une dilatation des vaisseaux lymphatiques superficiels du derme (3). Parmi ces vésicules, il en existait une, un peu plus grosse que les autres. Quand on la déchirait avec la pointe d'une aiguille il s'en écoulait à l'instant même un liquide transparent, qui ruisselait sur la cuisse et donnait en général cinquante gouttes à la minute, aussi longtemps qu'on ne l'arrêtait pas. Au début de l'écoulement la lymphe était de couleur opaline ; mais au bout de quelques heures son aspect se modifiait ; il prenait une couleur rouge. M. C. Desjardins, témoin de six émissions, a constaté chaque fois le même phénomène. Celui-ci, sous l'influence d'une action fébrile, se montra un jour beaucoup plus prononcé. La malade rapporte qu'atteinte d'un coup de soleil et craignant une congestion cérébrale, elle eut la pensée de se tirer une certaine quantité de lymphe. Elle fut surprise de voir que cette fois le liquide, au lieu de sa couleur opaline, avait presque celle du sang ; et lorsque le caillot fut formé elle y remarqua des arborisations semblables à des veines rouges qui occupaient toute son épaisseur. Pendant son séjour à Paris, la lymphe provenant d'une de ces vésicules fut recueillie par M. Gubler qui l'examina au microscope. Elle contenait un grand nombre de globules sanguins.

Dans cette importante observation tous les phénomènes signalés con-

(1) Voy. mon *Traité des vaiss. lymph.*, pl. IX, fig. 7.

(2) *Mémoires de la Soc. de biolog.*, année 1854, p. 25.

(8) *Traité des vaiss. lymph.*, pl. XII, fig. 8.

courent à démontrer l'existence d'une communication entre les capillaires sanguins et lymphatiques. Comment se rendre compte de ces phénomènes si les deux ordres de vaisseaux ne communiquent pas? et combien leur explication devient simple lorsqu'on sait qu'ils communiquent!

Mais une considération mérite surtout de fixer l'attention des esprits dégagés de toute opinion préconçue : c'est la perte énorme de lymphe et de sang que peut entraîner la simple piqûre d'un ramuscule lymphatique dilaté en ampoule, ou coupé en travers. La malade a noté que la plus volumineuse de ses quatre vésicules a été piquée vingt-sept fois, et que les émissions de lymphe avaient duré de dix-huit à vingt heures ; l'une d'elles dura quarante-huit heures. L'écoulement, abandonné à lui-même, donnait en moyenne 120 grammes par heure, ou 2880 grammes (plus de cinq livres) en vingt-quatre heures, et plus de onze livres dans celle qui avait duré deux jours. D'ou venait toute cette lymphe? d'un simple troncule terminé en cul-de-sac? mais c'est à peine s'il en contient une goutte. Pour en verser au dehors des quantités si considérables, ce n'est donc pas en lui-même qu'il la puisait ; c'est au delà de son origine, c'est-à-dire dans le grand courant circulaire avec lequel il communique : l'écoulement était continu et abondant, parce qu'il partait d'une source elle-même intarissable.

Aux deux faits déjà mentionnés je réunirai le suivant plus concluant encore. Chez un homme de quarante ans, affecté d'une lésion chronique de l'appareil génital, les vaisseaux lymphatiques du scrotum très-inégalement dilatés contenaient aussi des globules sanguins. Quelques-uns en étaient presque entièrement remplis; sur plusieurs ils formaient des petits groupes ou îlots ; sur d'autres ils restaient isolés et plus ou moins espacés. Tous ces globules avaient conservé leur coloration et leur forme. Quant aux cellules lymphatiques il en existait de petites rappelant parfaitement les cellules ordinaires de la lymphe, et de grandes contenant un liquide transparent et à leur centre un très-minime noyau. Ces dernières étaient irrégulièrement réparties, très-abondantes sur certains points, mais presque partout mêlées en proportion variable aux globules sanguins et aux petites cellules. Dans les plus petits ramuscules elles se disposaient en série linéaire. En les voyant ainsi linéairement rangées il devenait facile de comprendre la part qu'elles avaient prise à la dilatation des capillicules, et des orifices par lesquels ceux-ci communiquent avec les vaisseaux sanguins : l'accroissement graduel de leur volume avait eu pour résultat la dilatation progressive aussi des parties contenantes. A cette observation s'attache donc un double intérêt : d'une part elle nous montre les globules rouges passant en grand nombre des capillaires sanguins dans les capillaires lymphatiques ; de l'autre elle nous révèle le mécanisme qui préside à la dilatation des voies par lesquelles communiquent les deux ordres de vaisseaux.

C. **Faits empruntés à la physiologie.** — Les capillaires lymphatiques communiquant avec les capillaires sanguins, entre le liquide dans lequel nagent les cellules de la lymphe et celui qui tient en suspension les globules rouges il doit exister une certaine analogie. Or cette analogie existe en effet. L'un et l'autre sont alcalins et doivent leur alcalinité à la présence de la soude ; l'un et l'autre se coagulent à l'air libre et sont redevables de cette propriété à la fibrine : l'un et l'autre sont coagulables par la chaleur parce que l'un et l'autre contiennent de l'albumine.

Les analyses les plus exactes tendent à démontrer que presque tous les mêmes éléments figurent dans la composition des deux liquides, ces éléments variant seulement dans leur proportion lorsqu'on passe de l'un à l'autre. Indépendamment de la soude, de la fibrine et de l'albumine, tous deux renferment des substances grasses, une matière sucrée, une petite quantité d'urée signalée par M. Wurtz et à peu près les mêmes sels inorganiques. Ainsi même aspect, mêmes propriétés physiques, même constitution chimique. Comment expliquer entre les deux liquides une si remarquable analogie si le plasma de la lymphe est un produit d'absorption provenant de mille sources diverses ? Et combien l'explication est simple au contraire lorsqu'on sait qu'il provient d'une source unique, et qu'il n'est autre chose que le plasma sanguin lui-même légèrement modifié !

L'identité d'origine des deux plasmas nous rend compte d'un autre phénomène qui a été décrit dans ses moindres détails par les physiologistes. Lorsqu'on observe au microscope la circulation du sang dans les capillaires on remarque que la couche de liquide immédiatement en contact avec leurs parois reste immobile, que la couche sous-jacente se meut avec lenteur, et que les suivantes progressent avec une rapidité d'autant plus grande qu'elles se trouvent plus rapprochées de l'axe du courant. On constate en outre que les globules les plus excentriques se ralentissent dans leur marche, et souvent s'arrêtent tout à fait ; quelquefois ils oscillent ou tournent sur leurs bords, puis repartent si un autre globule vient les heurter. Pour l'observateur qui n'a pas vu les capillicules s'ouvrir dans les capillaires sanguins, tous ces phénomènes paraissent étranges ; pour celui qui les a vus ils sont aussi simples que naturels. Supposez un fleuve criblé sur ses rives d'innombrables petits canaux dérivatifs, couverts et invisibles ; qu'arrivera-t-il ? le liquide sur l'une et l'autre rive s'engagera dans ces canaux, et cessant de couler dans le sens longitudinal, il semblera immobile : si un corps flottant s'approche de l'une d'elles il sera placé entre le grand courant et les courants dérivatifs : il pourra aussi s'arrêter, osciller, ou pivoter sur lui-même. Or, ces canaux dérivatifs sont la fidèle image des capillicules. C'est le passage du plasma sanguin dans leur cavité qui jette le trouble dans la progression des globules rouges les plus excentriques et qui détermine ce qu'il y a de bizarre dans leurs mouvements.

Autre phénomène. Un tronc lymphatique étant lié chez un animal qui vient d'être sacrifié, on le voit une ou deux heures encore après la mort se dilater au-dessous de la ligature. Les physiologistes admettent qu'il se dilate parce qu'il continue à absorber. Non il n'absorbe plus; car l'absorption d'un liquide qui contient des cellules est un acte vital. Mais les artères, en vertu de leur retrait, chassent leur contenu vers les veines et les lymphatiques; et tant que dure ce retrait, en d'autres termes tant que le plasma sanguin continue de passer dans les vaisseaux lymphatiques, ceux-ci s'emplissent et par conséquent se dilatent si on les lie.

D'autres phénomènes encore, relatifs aux fonctions de ces vaisseaux, trouvent leur véritable interprétation dans l'unité de sources des deux plasmas, et pourraient être invoqués aussi à l'appui de l'opinion que je défends. Mais les faits déjà exposés sont, je crois, assez probants pour me dispenser de considérations plus étendues. L'existence d'une communication entre les capillaires sanguins et les capillaires lymphatiques, par l'intermédiaire des capillicules, me semble hors de doute. Plus on étudie les phénomènes qui s'y rattachent, plus on s'affermit dans cette conviction, et plus aussi on reste surpris du langage confus des physiologistes parlant sous l'influence d'une conviction contraire. Avec une opinion erronée toute saine interprétation des faits leur était impossible; dès qu'on rentre dans la réalité tout s'éclaircit, et cette soudaine lumière, en confirmant, en enchaînant les connaissances acquises, nous ouvre la voie pour marcher à des conquêtes nouvelles.

IV. — Les vaisseaux lymphatiques ne naissent pas de toutes les parties du corps.

Parmi les parties constituantes du corps il en est un assez grand nombre en effet qui sont absolument et constamment dépourvues de vaisseaux lymphatiques. Dans ce nombre nous savons déjà qu'il faut ranger le tissu conjonctif. A celui-ci viennent se joindre le tissu fibreux, le tissu osseux, les membranes séreuses et synoviales, le système nerveux central et le système nerveux périphérique, tous les vaisseaux sanguins, et enfin certaines muqueuses, certains viscères, que nous allons passer en revue.

A. — Vaisseaux lymphatiques des tissu fibreux et osseux.

1° *Tissu fibreux, tissu élastique.* — Le tissu fibreux est une dépendance du tissu conjonctif; il représente ce tissu sous sa forme condensée. Ce dernier étant privé de vaisseaux lymphatiques, nous ne saurions nous étonner que le premier en soit dépourvu aussi. On n'en trouve en effet nulle trace dans les ligaments, les tendons, les aponévroses, la dure-mère, la sclérotique, l'enveloppe du corps caverneux, etc. Quelques membranes fibreuses, comme celle du testicule et celle du foie, semblent en contenir dans leur épaisseur ; mais ils proviennent des lobes glanduleux sous-jacents et ne font que les traverser. A cette loi générale il y a cependant une exception : on observe sur le centre aponévrotique du diaphragme des vaisseaux lymphatiques qui bien manifestement naissent des faisceaux fibreux contribuant à le former.

Le tissu élastique doit être assimilé sous ce point de vue au tissu fibreux. Les ligaments jaunes, le ligament cervical postérieur des mammifères, le ligament rétracteur de l'aile des oiseaux, etc., ne renferment aucun conduit destiné au passage de la lymphe.

2° *Tissu osseux.* — Quelques auteurs disent avoir vu des vaisseaux absorbants naître des os. Dans le premier volume de cet ouvrage j'ai passé en revue les observations mentionnées par Cruikshanks, Brugmans et Bonamy (1). Nous avons vu qu'aucune d'elles ne supporte les épreuves de la critique. Elles sont dénuées de toute valeur, et j'ai dû conclure que des vaisseaux lymphatiques n'avaient pas encore été observés dans les os. Très-probablement ces organes en sont dépourvus.

B. — Vaisseaux lymphatiques des membranes séreuses et synoviales.

Ces membranes possèdent-elles des vaisseaux lymphatiques? La plupart des auteurs le pensent. Pour l'école allemande, non-seulement elles en possèdent, mais encore ceux-ci s'ouvriraient dans leur cavité par des orifices ou *stomates;* une libre communication existerait entre les conduits de la lymphe et toutes les cavités closes ; ces dernières seraient une simple dépendance des vaisseaux à sang blanc.

Consultons les faits ; et d'abord constatons que si les séreuses possèdent des vaisseaux de cette nature, elles doivent en présenter sur toute l'étendue de leur trajet, sur leur feuillet pariétal comme sur leur feuillet viscéral, sur les points où elles s'isolent en s'adossant à elles-mêmes, comme sur ceux où elles adhèrent aux organes sous-jacents. En est-il ainsi? Non. Sur les points où elles s'isolent des parties sous-jacentes, on n'en trouve aucune trace ; c'est bien en vain qu'on les chercherait sur les mésentères, les épiploons, etc.

Sur la presque totalité de leur feuillet pariétal on n'en rencontre également nul vestige. J'ajoute, pour laisser aux faits toute leur précision, que dans les régions où le feuillet pariétal n'adhère aux parties qu'il recouvre que par un tissu cellulaire lâche, ce feuillet en est absolument dépourvu ; et que sur celles où il leur adhère d'une manière intime, il présente parfois quelques rares ramuscules lymphatiques. Or comme les régions où ce feuillet devient adhérent sont peu nombreuses et toujours très-limitées, je puis répéter, et nous devons admettre qu'il en est privé sur la presque

(1) T. I, 3e édit., p. 98.

totalité de son trajet. On me répondra peut-être que quelques auteurs croient à l'existence des vaisseaux lymphatiques sur le feuillet pariétal de la plèvre, sur le feuillet pariétal du péritoine. Plusieurs en effet disent les avoir observés : mais ne les priez pas de vous les montrer, car vous les jetteriez dans un étrange embarras ! Ne leur demandez pas surtout à voir les orifices par lesquels ces vaisseaux viennent s'ouvrir sur les parois de la cavité séreuse; ce serait abuser de leur jeune inexpérience !

Le feuillet viscéral des séreuses présente des vaisseaux lymphatiques sur tous les points où il adhère à des organes qui en possèdent ; il n'en présente aucun sur les points où il répond à des organes qui en sont dépourvus. Ainsi l'enveloppe péritonéale du foie, de l'estomac, des intestins, la plèvre pulmonaire, etc., en offrent une telle multiplicité qu'elles semblent en être exclusivement composées. Mais sur la vessie qui en est privée, le péritoine en est privé aussi ; l'encéphale en étant privé comme la dure-mère, ils font défaut sur le feuillet viscéral de l'arachnoïde comme sur son feuillet pariétal.

En explorant les diverses parties des membranes séreuses, nous sommes donc conduit à reconnaître :

1° Que sur les points où ces membranes répondent à des organes pourvus de vaisseaux lymphatiques, elles semblent en posséder aussi.

2° Que sur ceux où elles s'appliquent, soit à elles-mêmes, soit à des parties qui en sont dépourvues, elles paraissent également en être privées.

Or, puisqu'elles n'en présentent pas sur les points où elles restent indépendantes et sur ceux où elles recouvrent des organes qui en sont privés, ne devient-il pas extrêmement probable que sur les points où elles correspondent à des organes qui en possèdent, et où elles semblent en posséder aussi, ces vaisseaux appartiennent aux parties sous-jacentes? Cette interprétation est assurément la plus rationnelle. L'observation la confirme. Il est certain en effet que les vaisseaux des séreuses viscérales proviennent des organes qu'elles recouvrent.

Ces réseaux argentés qui, dans les injections heureuses, s'étalent à la surface du cœur, des poumons, du foie, des intestins, ne viennent ni du péricarde, ni de la plèvre, ni du péritoine, mais exclusivement des parties sous-jacentes. Parmi les vaisseaux qui contribuent à les former, les uns, il est vrai, sont plus volumineux et plus profonds, les autres extrêmement déliés et tout à fait superficiels. A leur aspect on pourrait croire que les premiers émanent seuls des parties profondes, et que les seconds partent de la séreuse elle-même. Mais tous présentent la même origine. Les profonds s'accroissent dans leur trajet de tous les vaisseaux qu'ils reçoivent, comme un fleuve de ses affluents ; les plus superficiels restent à l'état capillaire parce qu'ils naissent des parties qui se trouvent en contact immédiat avec les séreuses.

Du reste, pour acquérir la certitude que les réseaux des séreuses viscérales appartiennent aux parties sous-jacentes, ce n'est pas aux injections mercurielles qu'il convient de s'adresser. Il faut colorer la lymphe contenue dans leur cavité, et soumettre ensuite la surface des organes à des coupes verticales. Sur ces coupes, vues à un grossissement de 200 diamètres, on constate, avec une parfaite netteté, que les réseaux n'affectent réellement aucun rapport avec les séreuses. Si la coupe est prise sur les parois de l'estomac ou des intestins qui se prêtent très-bien à ce genre de recherche, on reconnaît sans peine et au premier aspect que les réseaux, considérés jusqu'à présent comme intra-séreux, sont intra-musculaires. L'examen microscopique, fait dans ces conditions, ne laisse aucun doute sur leur siége véritable.

Plus les anatomistes tiendront compte des résultats positifs de l'observation, plus ils arriveront à se convaincre que les membranes séreuses ne possèdent pas de vaisseaux lymphatiques. Elles en sont privées comme le tissu cellulaire et le tissu élastique qui les composent. Que deviennent, dès lors, ces orifices ou stomates par lesquels ils s'ouvriraient dans leur cavité, afin de permettre aux cellules qu'ils contiennent de s'en échapper, et qui, après avoir livré passage à celles-ci, auraient encore pour attribution de les repomper au sein des liquides séreux? Après avoir brillé d'un éclat bien éphémère, ces bouches absorbantes iront modestement rejoindre leurs aînées : celles qui ont si longtemps occupé le sommet des villosités ; celles que Haase pensait avoir découvertes sur la surface de la peau ; celles que Mascagni croyait exister sur la face convexe du foie, et par lesquelles l'un et l'autre se plaisaient à voir sortir le mercure en le faisant refluer dans les vaisseaux contrairement au cours de la lymphe. Que ces bouches, toujours proscrites et toujours renaissantes, restent consignées désormais dans l'histoire de nos erreurs! Qu'elles y restent comme autant d'exemples de la fâcheuse tendance avec laquelle quelques exprits d'ailleurs éminents se prêtent aux illusions et aux vaines théories lorsqu'ils sont dominés par une idée préconçue!

Ces considérations s'appliquent aux stomates en général. Quand aux orifices qu'on a cru voir sur le péritoine recouvrant la face concave du diaphragme, ils sont loin d'être démontrés. Un très-grand nombre d'histologistes les contestent. C'est bien en vain aussi que je me suis livré à leur recherche. Tous les faits qu'il m'a été donné d'observer tendent à démentir leur existence. J'ai injecté les lymphatiques de ce muscle chez l'homme et les mammifères, particulièrement chez le chien où ils atteignent leur plus grand développement. Or, dans cet état d'injection et de dilatation, le mercure reste enfermé dans leur cavité ; et cependant leurs parois se dilatant, les stomates devaient se dilater aussi ; et, par ces orifices dilatés, le métal aurait dû s'épancher sur la surface libre de la séreuse. Mais aucun épanchement ne se produit. Les vaisseaux sont donc hermétiquement clos sur toute leur longueur.

De l'ensemble des faits et considérations qui précèdent, il me sera permis, je pense, de tirer les conclusions qui suivent :

Les membranes séreuses ne possèdent pas de vaisseaux lymphatiques ; les vaisseaux qui semblent situés dans leur épaisseur viennent des parties sous-jacentes et appartiennent à celles-ci ; ces vaisseaux, sur aucun point, ne s'ouvrent dans leur cavité ; celles-ci, par conséquent, ne peuvent en être considérées comme une dépendance. Ce qui est vrai pour les séreuses, l'est également pour les membranes et les gaînes synoviales.

C. — Vaisseaux lymphatiques du système nerveux.

Le système nerveux comprend une partie périphérique et une partie centrale. L'une et l'autre sont dépourvues de vaisseaux lymphatiques. Pour le système nerveux périphérique, l'accord est unanime.

Mais il n'en est pas ainsi du système nerveux central. Sans être très-affirmatifs, un grand nombre d'anatomistes se montrent disposés à admettre que l'encéphale et ses enveloppes donnent naissance à des conduits remplis de lymphe. Quelques-uns considèrent même l'espace compris entre la pie-mère et l'arachnoïde comme une grande cavité lymphatique. Les auteurs, sur ce point, sont donc divisés d'opinion. La controverse porte sur deux ordres de faits qu'il importe de distinguer, et dont il convient d'apprécier la valeur.

D'une part des anatomistes fort recommandables, comme Mascagni, Fohmann et Arnold, disent avoir vu des vaisseaux lymphatiques naître de l'encéphale et cheminer sur sa périphérie. De l'autre deux observations habiles, M. Ch. Robin d'abord et His quelques années plus tard, ont découvert dans cet organe des canaux d'une nature particulière, engaînant les capillaires sanguins, canaux qu'ils désignent sous le nom de *péri-vasculaires* et qu'ils rattachent au système lymphatique.

Examinons d'abord les faits signalés par Mascagni, Fohmann et Arnold. Mascagni, dans une de ses planches, nous montre des vaisseaux lymphatiques rampant sur l'encéphale, et cheminant dans la pie-mère. Il avoue avec quelque tristesse qu'il n'a pu en reconnaître ni l'origine, ni la terminaison. Or ces conduits étaient-ils bien réellement des vaisseaux lymphatiques ? Je ne le pense pas. Rien n'est plus facile, en effet, lorsqu'on a sous les yeux un véritable vaisseau de cet ordre, que de constater sa terminaison. On le pique avec la pointe du tube à injection mercurielle ; dès que le métal pénètre dans sa cavité, il la parcourt avec la rapidité de l'éclair, et arrive presque instantanément jusqu'au premier ganglion situé sur son trajet. Cette injection, lorsqu'on opère sur un vaisseau lymphatique, donne toujours un résultat positif. Aussi ai-je posé depuis longtemps en principe qu'elle doit être considérée comme la pierre de touche de ces vaisseaux. Mascagni ne l'ignorait pas. Les vaisseaux dont il parle, il les a certainement soumis à cette épreuve, mais sans résultat. De la il devait conclure que ceux-ci étaient de simples veinules, car cette conclusion est la seule, en effet, qu'on puisse tirer de ses recherches.

Fohmann formule ainsi son opinion : « Lorsqu'on enfonce une lancette » entre la pie-mère et l'arachnoïde, et qu'on insuffle le canal que l'on » vient de pratiquer, on voit paraître un réseau interposé entre ces deux » tuniques ; cependant leurs parois sont si faibles, qu'elles se déchirent » dès qu'on introduit le mercure. Ce réseau lymphatique appartient à » l'arachnoïde et à la pie-mère, principalement à cette dernière mem» brane. Les petits troncs provenant de ce réseau accompagnent les tron» cules artériels et veineux.

A la même époque, c'est-à-dire en 1833, Arnold a fait représenter dans ses planches, sur la face convexe du cerveau, des réseaux et des troncs lymphatiques. Mais comme Fohmann il n'a pu suivre ces troncs jusqu'à leur terminaison ; comme cet anatomiste il avance même n'avoir pu les suivre jusqu'aux trous de la base du crâne. La grave objection que j'ai adressée à Mascagni s'applique donc aussi à ces deux auteurs : ils ont vainement tenté de conduire leurs troncs jusqu'aux prochains ganglions ; donc ces troncs n'étaient pas de véritables lymphatiques. Ce n'étaient pas non plus des veines ; mais de simples traînées d'aréoles celluleuses. Les détails dans lesquels ils entrent attestent clairement qu'ils avaient injecté le tissu cellulaire sous-arachnoïdien. Aussi s'étonnent-ils avec raison de l'extrême fragilité des parois de ces vaisseaux. Quoi de plus fragile en effet que le tissu cellulaire contribuant à former la pie-mère! Leurs recherches ont moins de valeur encore que celles de Mascagni, qui elles-mêmes en ont cependant très-peu. Reconnaissons donc que rien jusqu'à présent ne démontre l'existence des vaisseaux lymphatiques de l'encéphale.

Gaînes péri-vasculaires de l'encéphale.—Autour des vaisseaux qui se ramifient dans la substance grise et dans la substance blanche du système nerveux central, on observe une gaîne cylindrique, plus large que ces vaisseaux, les enveloppant et les accompagnant dans toute l'étendue de leur trajet, en se divisant, subdivisant et s'anastomosant comme ceux-ci. Ces gaînes péri-vasculaires ont été signalées en 1855 par M. Ch. Robin. His, cinq ans plus tard, les a injectées et a constaté leurs anastomoses en réseau dans l'épaisseur de deux substances nerveuses. Cet auteur a reconnu en outre sur leur face interne la présence d'un épithélium. Elles sont constituées par une membrane amorphe, très-mince et transparente. Un intervalle variant de $0^{mm},01$ à $0^{mm},03$ les sépare des capillaires qu'elles enveloppent. Dans leur cavité se trouvent contenus, d'une part, le capillaire sanguin qui en occupe le centre, de l'autre un liquide qui tient en suspension des granulations et des noyaux.

Comment se terminent les gaînes péri-vasculaires de l'encéphale et de la moelle ? Selon His elles viendraient s'ouvrir à la surface de l'axe encéphalo-médullaire, dans de très-petits espaces, limités en dedans par cette surface, en dehors par la pie-mère, espaces qu'il désigne sous les noms d'*épi-cérébraux* et *épi-spinaux*. Selon M. Ch. Robin, elles se prolongeraient sur les petits vaisseaux de la pie-mère et communiqueraient avec les lymphatiques décrits par Mascagni. Ces deux modes de terminaison m'inspirent les mêmes doutes. Les espaces épi-cérébraux et épi-spinaux sont purement imaginaires. Quant à la continuité des gaînes avec les lymphatiques rampant sur la surface de l'encéphale, pour l'admettre il faudrait d'abord démontrer la présence de ceux-ci; or nous avons vu combien elle est contestable. Dans l'état actuel de la science, rattacher ces gaînes au système lymphatique, ce serait évidemment tirer des faits qui ont été signalés une conséquence qu'ils ne comportent pas. Il faut les considérer, je crois, non comme des gaînes lymphatiques, mais comme des gaînes d'une nature spéciale, auxquelles des attributions spéciales aussi sont dévolues. Le liquide qu'elles contiennent, de même que le liquide céphalo-rachidien, me paraît avoir pour usage de protéger la substance cérébrale. Celui-ci par son flux et reflux protége l'encéphale en masse; le liquide des gaînes péri-vasculaires, par des oscillations analogues, protégerait les parties ambiantes contre les fâcheux effets des congestions partielles.

En résumé la présence des vaisseaux lymphatiques sur la surface de l'axe cérébro-spinal n'ayant pas encore été constatée, et les gaînes péri-vasculaires n'appartenant pas à la catégorie de ces vaisseaux, le système nerveux central peut être rangé, comme le système nerveux périphérique, au nombre des organes qui en sont dépourvus.

D. — Vaisseaux lymphatiques de l'appareil circulatoire.

La membrane interne de l'appareil circulatoire a été considérée comme un réseau très-serré de capillaires lymphatiques. Cette opinion, émise par l'illustre Hunter, fut adoptée d'abord par son élève Cruikshanks, puis par Mascagni, et ensuite par un grand nombre d'auteurs. Lauth, en montrant ces capillaires sur les parois du cœur, lui rallia de nouveaux partisans. Un peu plus tard Breschet admit que le réseau découvert par cet anatomiste se prolonge sur toute l'étendue de l'appareil de la circulation. « L'emploi du tube à injection mercurielle permet, dit-il, de reconnaître que la membrane interne de tout le système vasculaire est formée de vaisseaux lymphatiques. »

Me proposant d'étudier ces vaisseaux, j'ai exploré avec la pointe du tube les parois des artères et des veines, bien convaincu que j'allais voir surgir à la première piqûre de nombreux capillaires disposés en réseau. Ma surprise a été grande de n'en rencontrer nulle part. Des parois artérielles et veineuses, appartenant aux diverses régions du corps, je n'ai jamais vu naître le moindre canalicule. D'autres observateurs ont repris ces recherches, mais sans plus de résultats. Nous pouvons donc admettre que les vaisseaux sanguins sont privés aussi de vaisseaux lymphatiques.

V. — Les vaisseaux lymphatiques naissent de certaines parties seulement.

Ces vaisseaux tirent leur origine de l'enveloppe cutanée, des membranes muqueuses, des glandes, des muscles striés, des muscles lisses, et de certains organes, comme les poumons et l'utérus.

A. — Origine des vaisseaux lymphatiques de la peau.

Ils émanent de la couche papillaire du derme. Quelques-uns ont pour origine les follicules pileux et les glandes sudorifères. Aucun ne prend naissance dans la couche inférieure de la peau.

J'ai examiné au microscope un grand nombre de coupes perpendiculaires, faites sur les téguments de la paume des mains et de la plante des pieds, de la jambe et de la cuisse, du bras et de l'avant-bras, de la face et du tronc. Sur toutes le réseau lymphatique était complétement rempli, et très-manifeste : or sur toutes le réseau avait pour siége exclusif la couche superficielle du derme.

Ce réseau est constitué par des lacunes et capillicules desquelles partent les capillaires, les troncules et les troncs.

Le réseau des lacunes et capillicules recouvre la surface des papilles et les sillons interpapillaires. De la surface de ces saillies il pénètre dans leur épaisseur et prend une part fort importante à leur constitution.

Les capillaires convergent des divers points du réseau vers le troncule central de la papille. Ils décrivent des arcades ou des anses, les unes demi-circulaires et isolées, les autres communiquant entre elles. Tous contiennent des cellules lymphatiques, qui se disposent en série linéaire dans les plus petits. Les premières cellules se montrent au niveau de la continuité des capillaires avec les lacunes.

Le vaisseau central des papilles est en général unique. Il occupe l'axe de celles-ci. Sa direction est tantôt rectiligne et tantôt flexueuse. Lorsque les capillicules qui s'ouvrent dans sa cavité sont apparents seulement au niveau de leur embouchure, il prend la configuration d'un bâton épineux (1). Si les canalicules sont tout à fait invisibles il offre une forme arrondie. Si le réseau des lacunes et des capillicules est en pleine évi-

(1) *Traité des vaiss. lymph.*, pl. VI, fig. 5, A.

dence, on ne l'aperçoit plus que vaguement à travers les mailles serrées et superposées qui l'entourent de toutes parts (1). L'aspect sous lequel il se présente varie donc selon que le système lymphatique de la papille est plus ou moins apparent. Dans les papilles simples le vaisseau central chemine entre les deux moitiés de l'anse vasculaire sanguine, qui souvent le contournent en le croisant à angle aigu. Dans les papilles composées les mailles des deux réseaux s'entremêlent.

Le réseau profond, formé par les troncules et les troncs, répond à la base des papilles. Si l'on divise le derme en trois couches, une superficielle, une moyenne, et une profonde, on remarque que, sur la plus grande partie de la peau, il se termine à l'union de la première avec la seconde. Sur la moitié inférieure du derme on n'observe que des troncs perpendiculairement dirigés, la traversant sans s'anastomoser entre eux, et sans former sur la face adhérente des téguments le réseau sous-cutané si généralement admis. — Dans ces troncs viennent se jeter les ramuscules ascendants qui partent des glandes sudorifères.

Des follicules pileux naissent aussi des ramuscules assez nombreux qui se terminent dans les troncules du même réseau.

Le réseau superficiel et le réseau sous-papillaire de la peau ne sont pas également développés sur toutes les régions de celle-ci. C'est sur les parties qui se trouvent les plus éloignées du centre circulatoire qu'ils arrivent à leur plus grand développement. Ainsi les vaisseaux qui les composent semblent se multiplier : sur les membres, à l'extrémité terminale des doigts et des orteils ; à la verge, sur le gland et le prépuce ; à la face, sur l'oreille, les lèvres, l'éminence nasale et toutes les parties médianes ; on les voit également se presser en grand nombre sur le pourtour des orifices par lesquels le tégument externe se continue avec l'interne.

Ces vaisseaux naissent donc en plus grande abondance de certains points auxquels il importe de donner la préférence lorsqu'on se propose de les injecter. Si l'on introduit la pointe d'un tube rempli de mercure dans un de ces *lieux d'élection*, le métal se répand aussitôt dans toutes les directions et donne naissance à une lamelle argentée, qui semble occuper la superficie du derme, mais qui siége en réalité dans son épaisseur.

B. — Origine des vaisseaux lymphatiques des membranes muqueuses.

Pour l'étude de cette origine, je diviserai les membranes muqueuses en trois groupes : celles qui sont recouvertes par des papilles, celles qui sont recouvertes par des villosités, et celles dont la surface libre est lisse. Au premier groupe appartiennent la conjonctive, celle du gland, de l'urèthre, et toute la muqueuse sus-diaphragmatique ; au second, la mu-

(1) Pl. VI, fig. 5, c.

queuse de l'intestin grêle, de la vésicule biliaire et des vésicules séminales. Au troisième se rattachent la muqueuse des fosses nasales, la muqueuse respiratoire, celles de l'estomac, du gros intestin et de l'appareil urinaire.

a. **Lymphatiques des muqueuses papillaires.** — La disposition de ces vaisseaux sur les muqueuses papillaires rappelle parfaitement celle des lymphatiques de la peau : même origine par des lacunes et des capillicules ; mêmes capillaires émergeant de ce réseau, s'unissant entre eux et formant des arcades ; même direction du troncule occupant l'axe de la papille. Leur nombre et leur volume sont proportionnels aux dimensions des papilles. C'est sur les papilles des lèvres, du gland et de la langue qu'ils atteignent leur plus grand développement.

b. **Lymphatiques des muqueuses recouvertes de villosités.** — Parmi ces muqueuses, celle de l'intestin grêle tient le premier rang. Les vaisseaux qui en proviennent portent le nom de *chylifères*. Comment naissent-ils dans l'épaisseur des villosités? A cette question les auteurs sont unanimes pour répondre que, dans chaque villosité, il existe un chylifère central, se terminant en cul-de-sac à son extrémité libre, et ne se prolongeant pas tout à fait jusqu'au sommet de celle-ci. C'est sous cet aspect, en effet, que se présentent le plus habituellement les chylifères à leur origine. Mais si l'on applique à leur étude des réactifs qui les mettent en plus complète évidence, on ne tarde pas à reconnaîtra que cette origine est beaucoup plus compliquée. On remarque d'abord qu'au tronc central viennent se rallier des capillaires ; que ceux-ci, dont le nombre varie, se continuent entre eux, et qu'ils forment aussi un réseau occupant surtout l'extrémité libre ou la moitié supérieure de la villosité.

Ce réseau ne diffère donc pas de celui des papilles. Mais son étude est beaucoup plus difficile. Jusqu'à présent, il ne m'a pas été donné de distinguer bien nettement les lacunes et capillicules formant le point de départ des capillaires. De l'insuccès de mes recherches sur ce point, faut-il conclure à leur non-existence? Cette conclusion me semblerait prématurée et peu légitime. Car tout indique le même mode de groupement des premières radicules, et si la partie la plus déliée du réseau reste encore inaccessible à nos sens, il convient provisoirement de n'imputer ce fait qu'aux difficultés plus grandes de son étude, et à l'imperfection momentanée de nos moyens d'analyse. On n'a vu d'abord que le tronc central des villosités ; aujourd'hui nous voyons les capillaires qui s'y rendent ; demain, peut-être, des observateurs plus pénétrants verront les capillicules qui les précèdent. En attendant la réalisation de ce dernier progrès, je crois être l'interprète fidèle des faits actuellement connus en avançant que les vaisseaux lymphatiques présentent une origine identique sur la peau, sur les muqueuses papillaires, et sur les muqueuses recouvertes de villosités : sur toutes les surfaces libres hérissées de prolongements ils affectent, en un mot, la forme réticulée ; sur toutes le réseau comprend trois éléments : des lacunes et capillicules, des capillaires partant des lacunes, des troncules partant des capillaires.

c. **Vaisseaux lymphatiques des muqueuses à surface lisse.** — Parmi les muqueuses de ce troisième groupe il en est plusieurs qui sont dépourvues de tout vaisseau de cet ordre : telles sont les muqueuses vésicale et urétérale ; c'est en vain que j'ai exploré ces muqueuses en variant de mille manières les réactifs les plus appropriés à leur recherche ; le résultat de mes études a toujours été complétement négatif.

A côté des muqueuses qui précèdent, on peut mettre la muqueuse du corps de l'utérus et celle des trompes, sur lesquelles on n'a pu découvrir aussi aucune trace de ces vaisseaux. Mais en se rapprochant des premières par le caractère infructueux de toutes les recherches faites sur les divers points de leur trajet, elles en diffèrent par les conclusions à tirer de cet insuccès. Remarquons en effet qu'elles ne se prêtent pas à ce genre de recherches aussi facilement que la muqueuse de l'appareil urinaire, qu'elles ont été beaucoup moins explorées que celle-ci, et que les vaisseaux lymphatiques naissent en grand nombre du corps de l'utérus ; or rien ne prouve qu'ils ne proviennent pas, en partie au moins, des parois de sa cavité, c'est-à-dire de la muqueuse qui les tapisse. Loin de nier leur existence dans l'épaisseur de cette membrane, je pense donc qu'elle doit être considérée au contraire comme vraisemblable. Ainsi d'un côté les progrès ultérieurs de la science ne semblent rien nous promettre, de l'autre ils permettent d'espérer des résultats meilleurs.

Reste le troisième groupe des muqueuses à surface lisse, dans lesquelles les vaisseaux affectés au cours de la lymphe se montrent en grand nombre. Ils ne sont pas cependant également multipliés et également volumineux sur toutes. Ces vaisseaux se distinguent sur la pituitaire par leur ténuité. Sur la muqueuse respiratoire ils sont plus gros et plus nombreux. Sur la muqueuse gastrique leur nombre et leur calibre s'accroissent encore. Mais c'est sur la muqueuse du gros intestin qu'ils atteignent leur plus grand développement. Nulle part on ne voit ces vaisseaux s'étaler avec une telle abondance. Lorsque l'on compare les deux intestins sous ce rapport, on reste frappé de la différence qu'ils présentent. L'intestin grêle, semble relativement déshérité ; tout l'avantage est en faveur du gros intestin ; et cependant c'est dans le premier que sont absorbés les boissons, le chyle et les sucs nutritifs ; c'est lui qui est le siége spécial de l'absorption, d'une absorption active, considérable, se répétant à de courts intervalles, et constituant l'une des grandes fonctions de l'économie. Qu'absorbe le second ? rien ou presque rien, et les produits qu'il apporte dans la circulation semblent plus nuisibles qu'utiles. Or si son rôle comme surface absorbante offre si peu d'importance, pourquoi dans son épaisseur tant de vaisseaux absorbants? pourquoi une telle multiplicité d'agents de cette nature dans un organe jouant le rôle d'un simple réservoir?

Comment naissent ces vaisseaux sur les muqueuses à surface lisse? Comme sur les muqueuses villo-papillaires. Seulement sur ces dernières chaque saillie est un petit centre qui a son système lymphatique particulier, lequel se continue par sa base avec le système des centres environnants. Ici rien de semblable; mais un réseau de capillaires à mailles très-serrées, bien que de grandeurs différentes. De la face profonde de celui-ci partent les troncules et les troncs, qui traversent perpendiculairement la muqueuse pour se rendre dans la couche celluleuse sous-jacente. Ces troncs ne s'anastomosent pas dans leur trajet; ils ne forment pas sur la face adhérente de la muqueuse un réseau profond: ce réseau sous-muqueux n'est pas moins imaginaire que le réseau sous-dermique.

En comparant le réseau des muqueuses à surface lisse à celui que nous observons sur les muqueuses mamelonnées ou villeuses, on ne remarque, en résumé, entre le premier et le second qu'une seule différence : sur les uns il s'étale régulièrement; sur les autres il se soulève çà et là, et c'est de la base des saillies que partent les troncules et les troncs. Par la pensée nivelons ces dernières et la différence disparaîtra; que des saillies surgissent au contraire des surfaces lisses et elle se reproduira en sens inverse. Cette hypothèse se réalise du reste dans la nature. J'ai pu constater que, chez le fœtus, la muqueuse du gros intestin présente des villosités très-petites, beaucoup plus petites que celles de l'intestin grêle, mais cependant bien manifestes, qui tendent à s'atrophier vers la fin de la grossesse, et disparaissent après la naissance. Or, le réseau qui recouvre cette muqueuse pendant la vie intra-utérine, rappelle, sous des proportions moindres, celui des surfaces villo-papillaires.

La présence ou l'absence des saillies sur les surfaces tégumentaires ne modifie donc pas très-sensiblement les caractères du réseau compris dans leur épaisseur. Ce réseau s'offre à nous, sur toute leur étendue, avec les mêmes attributs généraux; partout il comprend, dans sa composition, des capillicules et des lacunes, des capillaires naissant de celles-ci, et des troncules, puis des troncs naissant des capillaires.

Les capillicules, sur certaines parties du tégument interne, se dérobent encore, il est vrai, à nos investigations. J'ai dit qu'il ne m'a pas encore été possible de les voir sur les villosités; c'est en vain aussi que je les ai cherchés sur les muqueuses à surface lisse. Mais sur les points où le réseau des lacunes et des capillicules est le plus développé, ils se dérobent souvent aussi, le plus souvent même à notre examen. Pourquoi? parce que le procédé mis en usage pour constater leur présence était défectueux. Or, si l'on échoue souvent lorsqu'on s'adresse aux régions sur lesquelles ils sont les plus accessibles à la vue, à combien plus d'échecs ne s'expose-t-on pas lorsqu'on les cherche sur des membranes où leur étude est plus difficile encore ! Eh qu'importent ces échecs ! Si l'on échoue souvent, on réussit quelquefois, et on les voit alors de la manière la plus nette. Dès lors, nous sommes pleinement autorisé à considérer leur existence comme un fait général. Car la nature, dans chacune de ses créations, se soumet à un type dont elle s'écarte plus ou moins selon les espèces, selon les individus, selon les âges, etc. ; mais ces écarts sont de simples variétés sous lesquels on retrouve toujours l'unité. Ce qu'elle a fait pour la peau et les muqueuses papillaires, nous ne pouvons douter qu'elle ne l'ait fait aussi pour toutes les autres parties du tégument interne. Pour dissiper les nuages qui, sur certaines muqueuses, voilent encore le réseau des lacunes et des capillicules, il suffira de découvrir des réactifs mieux appropriés à leurs recherches.

C. — Origine des vaisseaux lymphatiques des glandes.

Quelques glandes sont extrêmement riches en vaisseaux lymphatiques, tels sont la mamelle, le testicule, le foie. D'autres en sont pourvues moins abondamment, comme le pancréas, les reins, la prostate. Pour un certain nombre d'entre elles leur existence n'a pas encore été démontrée : parmi ces dernières je dois citer la parotide, la glande sous-maxillaire, la glande sublinguale, la glande lacrymale, etc.

Les glandes vasculaires sanguines, ou glandes à follicules clos, comparées sous ce rapport, diffèrent aussi assez notablement les unes des autres. Les follicules agminés ou plaques de Peyer et les follicules clos isolés donnent naissance à une si prodigieuse quantité de vaisseaux remplis de lymphe, qu'ils ont pu être considérés comme faisant partie intrinsèque du système lymphatique. La rate et les amygdales qui renferment une foule de de follicules semblables ou analogues sont remarquables aussi par l'abondance des vaisseaux qui en proviennent. Ceux-ci se montrent beaucoup moins nombreux dans la glande thyroïde et le thymus.

Le système glanduleux comprenant des glandes de deux ordres, qui tous les deux renferment des vaisseaux lymphatiques, nous avons à rechercher comment naissent ces vaisseaux des unes et des autres.

1° **Vaisseaux lymphatiques des vraies glandes.** — En 1852 le siége primitif de ces vaisseaux était encore problématique. Dans un travail que j'adressais alors à l'Académie des sciences, je m'attachais à démontrer qu'ils naissent de toute l'étendue des conduits sécréteurs et excréteurs. Ceux qui partent des conduits sécréteurs ont pour origine des capillaires anastomosés, formant dans l'épaisseur de leurs parois un réseau à mailles d'autant plus déliées qu'il correspond à des canaux ou canalicules plus étroits (1). De ce premier réseau émanent un grand nombre de troncules

(1) *Comptes rendus de l'Académie des sciences*, 1852, t. XXXIV, p. 387.

qui forment à la périphérie des lobules un autre réseau à mailles plus larges, et ces réseaux sus-lobulaires deviennent eux-mêmes le point de départ des troncs qui serpentent dans l'épaisseur de la glande en se dirigeant vers le hile de celle-ci ou vers tout autre point de sa circonférence : ainsi se comportent les vaisseaux lymphatiques du foie, du testicule, de la mamelle.

Telle est aussi leur disposition dans les petites glandes en grappe, disséminées sous certaines muqueuses, parmi lesquelles je mentionnerai surtout les glandules de la base de la glande, les glandules de la trachée et des bronches, et toutes celles qui sont annexées à la muqueuse pulmonaire, si minimes qu'elles soient. Les vaisseaux de toutes ces glandules n'avaient pas encore été observés. Leurs premières radicules sortent aussi des lobules microscopiques qui les forment. On les voit très-clairement cheminer entre leurs lobes. De chacune d'elles part un petit tronc qui prend aussitôt une direction ascendante pour aller se jeter dans le réseau de la muqueuse correspondante. Ces vaisseaux, provenant des glandules sous-muqueuses, rappellent parfaitement ceux des glandes sudorifères qui suivent aussi un trajet ascendant pour se rendre dans le réseau sous-papillaire.

L'origine des vaisseaux lymphatiques des glandes ne diffère pas de celle des vaisseaux qui naissent de la peau et des muqueuses. Elle se prête difficilement à l'étude chez l'homme ou la plupart des conduits sécréteurs et excréteurs sont très-étroits. Mais sur quelques mammifères et particulièrement sur la mamelle de la vache, où ce réseau arrive à ses plus grandes proportions, on peut l'observer dans tous ses détails. Certains conduits galactophores atteignent chez la vache un calibre de 2 centimètres, et même plus considérable encore à la base des mamelons. Sur leurs parois il existe des capillaires dont le volume égale celui des gros troncs lymphatiques sous-cutanés chez l'homme. Ces capillaires se laissent très-facilement injecter. En les soumettent à l'action des réactifs et les examinant ensuite à un grossissemsnt de 200 ou 300 diamètres, on peut reconnaître qu'ils ont aussi pour origine des lacunes et capillicules recouvrant les parois des canaux lactifères. Les capillaires émanés du réseau des capillicules forment des troncules qui s'anastomosent, et, ceux-ci, en s'unissant, constituent les réseaux sus-lobulaires. Parmi les troncs naissant de ces réseaux quelques-uns acquièrent dans leur trajet un calibre qui égale et peut même surpasser le volume du petit doigt.

Faut-il considérer ce mode d'origine des vaisseaux absorbants sur les parois des conduits lactifères chez la vache comme une disposition exceptionnelle? ou bienpouvons-nous l'accepter comme l'expression d'un fait général? Cette dernière opinion me paraît la plus vraie. Ce que nous voyons sur une glande aux proportions monumentales, des études habilement poursuivies sur des glandes plus petites et même microscopiques, nous le montreront plus tard. N'oublions pas que les conduits sécréteurs et excréteurs des glandes ne sont qu'un prolongement, une dépendance des membranes tégumentaires. Sur leurs parois, comme sur ces membranes, nous observons un riche réseau. Comment nous refuser à admettre que celui-ci est constitué sur les unes comme sur les autres, lorsque l'examen microscopique, après nous avoir montré les capillicules sur les deux téguments, vient attester qu'on les observe aussi sur les conduits galactophores. Ce fait est unique, il est vrai; mais un fait bien constaté, qui se trouve en harmonie avec toute une série de faits analogues, est un puissant argument. Je reste donc profondément convaincu que le mode d'origine du système lymphatique est identique sur la peau, les muqueuses et les prolongements qui en dérivent pour aller constituer les glandes.

2° **Lymphatiques des glandes vasculaires sanguines.** — Les follicules clos, éléments essentiels de ces glandes, sont le point de départ des vaisseaux lymphatiques qui cheminent dans leur épaisseur. Les connexions qu'ils affectent avec ces vaisseaux se voient très-clairement sur les plaques de Peyer, et mieux encore sur les follicules clos isolés des deux intestins. Ils naissent en grand nombre de toute leur périphérie. Chaque follicule est recouvert d'un plexus de capillaires et de troncules qui en partent en rayonnant. De leur réunion résultent des troncs dont le calibre est relativement considérable. Rien de plus facile à observer que ces capillaires et ces troncules, ceux-ci étant toujours remplis de cellules (1).

Comment naissent ces vaisseaux péri-folliculaires? L'observation nous laisse à cet égard dans le doute le plus complet. Nous les voyons très-bien partir des follicules. Mais lorsqu'on tente de remonter à leur origine, ils disparaissent dans une sorte de nuage qui reste impénétrable aux plus forts grossissements. Entrent-ils dans le follicule? Le réticulum qu'on observe à l'intérieur de celui-ci est-il l'analogue des capillicules? A ces questions on ne peut répondre que par des hypothèses. Parmi celles-ci, il en est une qui repose sur des considérations d'une valeur réelle, et dont il convient de ne pas méconnaître l'importance. Les connexions des vaisseaux absorbants avec les follicules sont si intimes, si multipliées et si constantes, les cellules qui remplissent les follicules et celles qui contiennent ces vaisseaux sont si parfaitement semblables de forme, de volume et de propriétés, qu'on se sent pour ainsi dire entraîné à admettre entre les premiers et les seconds des communications permettant aux cellules de passer directement de la cavité des uns dans la cavité des autres. On serait tenté, en d'autres termes, de voir dans chaque follicule un petit laboratoire à l'intérieur duquel se forment les cellules, et dans les absorbants péri-folliculaires autant de canaux par lesquels elles s'écoulent au

(1) *Traité des vaiss. lymph.*, pl. 1, fig. 16.

dehors, pour faire place à celles qui sont en voie de développement, leur élaboration étant continue, abondante et rapide. S'il en était ainsi, ils formeraient une dépendance des vaisseaux lymphatiques et constitueraient, pour ces vaisseaux, un mode particulier d'origine.

D. — Origine des vaisseaux lymphatiques des muscles.

Ces vaisseaux naissent en grand nombre du système musculaire. Mais ils n'offrent pas dans tous la même disposition. Pour exposer les faits relatifs à leur origine, il importe de les étudier : 1° sur le diaphragme et les autres muscles à fibres striées ; 2° sur les muscles à fibres lisses.

1° **Vaisseaux lymphatiques du diaphragme et des autres muscles striés.** — Ils ont pour origine des capillaires faciles à injecter sur tout le centre phrénique et sur la partie correspondante des faisceaux charnus. A mesure qu'on s'éloigne de l'attache de ceux-ci pour se rapprocher de la circonférence du thorax, leur injection devient de plus en plus difficile, puis tout à fait impossible. Mais nul doute, puisqu'ils se montrent en toute évidence sur une partie de leur trajet, qu'ils n'existent aussi sur les autres points de leur longueur. Parmi les mammifères le chien est celui qui se prête le mieux à leur étude. Lorsqu'ils ont été injectés au mercure, on remarque que les troncules marchent parallèlement aux faisceaux charnus ; dans leur trajet, ils communiquent entre eux par une foule de capillaires transversalement dirigés, et formant, autour de ces fascicules, un réseau à mailles très-serrées.

Sur les faisceaux et fascicules de ce muscle, nous retrouvons donc la disposition réticulée qu'ils affectent sur les membranes tégumentaires. Au-dessous du réseau qui enlace le fascicule, y a-t-il un réseau plus délié enlaçant les fibres qui le composent? Tout le fait supposer ; car les réseaux péri-fasciculaires émanent incontestablement de ces fibres. Comment s'établissent leurs connexions avec celles-ci? Nous savons que les capillaires sanguins ne les pénètrent pas. Très-probablement les capillaires lymphase comportent à leur égard comme les précédents. Mais en est-il de même des capillicules? Infiniment plus déliés, on comprend sans peine que ceux-ci pourraient cheminer au milieu des fibrilles qui les composent ; et bien que sur ce point nous ne puissions émettre qu'une simple conjecture, il faut reconnaître que l'analogie plaide fortement en faveur de cette opinion. Sur tous les organes où l'on réussit à les mettre en pleine lumière, les réseaux se composent de capillicules, de capillaires et de troncules. Sur le diaphragme que voyons-nous? Des capillaires et des troncules anastomosés. Or les capillaires accusent la présence des capillicules puisqu'ils en proviennent ; ces derniers restent ici à l'état latent ; mais qu'importe ! La grande loi d'unité de composition ne permet pas de douter de leur présence.

Affirmer que l'origine des vaisseaux lymphatiques de ce muscle ne diffère nullement de celle que nous avons constatée sur les deux téguments, ce serait sans doute dépasser les limites que nous impose l'état actuel de la science; mais conjecturer que le mode d'origine des vaisseaux lymphatiques est partout le même, que, par conséquent, ils naissent des fibres musculaires comme ils naissent de la peau et des muqueuses, reconnaître en un mot qu'il existe très-probablement, dans chacune de ces fibres, un réseau de capillicules et de lacunes duquel partent les capillaires, c'est émettre une opinion rationnelle.

Sur les autres muscles striés à l'exception du cœur, aucun observateur n'a vu les réseaux péri-fasciculaires que nous avons trouvés sur le diaphragme. Les vaisseaux qui en dépendent n'ont été aperçus qu'à leur point d'émergence, accompagnant les vaisseaux sanguins. Ce n'est même, jusqu'à présent, que sur les gros muscles qu'il a été possible de constater leur présence. Mais ce fait suffit amplement pour démontrer qu'ils existent dans tous. La conclusion qui précède leur est donc applicable; car, après avoir avancé que la disposition des lymphatiques, à leur origine, est très-vraisemblablement partout identique, nous ne saurions admettre qu'elle diffère pour les différents muscles.

2° **Vaisseaux lymphatiques des muscles à fibres lisses.**—Si ces vaisseaux n'ont pas encore été observés dans tous les muscles à fibres lisses, leur existence est bien manifeste dans quelques-uns. J'ai pu les étudier dans la tunique musculaire de l'estomac et du canal intestinal, chez l'homme et plusieurs mammifères, tels que le chien, le lapin, etc.

Ils présentent chez les animaux la même disposition que chez l'homme. Cette disposition est réticulée également. Mais ici les réseaux prennent un aspect qui leur est propre. Ils se composent de capillaires, offrant un calibre très-inégal, se continuant entre eux et circonscrivant des mailles aux angles desquelles existent sur certains points une sorte de lacs, plus ou moins large, à contour irrégulier. Ces *lacs lymphatiques* sont comme percés à jour avec une sorte de poinçon; sur l'étroit espace qu'ils occupent on remarque, un, deux, trois, et jusqu'à six et sept orifices ou mailles circulaires, dont quelques-unes si petites, qu'elles semblent produites avec la pointe d'une aiguille. *Des mailles polyédriques de toutes dimensions et aux angles de ces mailles, sur les points où convergent plusieurs gros capillaires des lacs percés d'orifices circulaires, telle est la disposition propre aux réseaux des muscles membraniformes;* elle est tellement spéciale à ces muscles et si caractéristique qu'à la simple vue d'un lacs percé d'un seul orifice circulaire, on pourrait reconnaître leur présence, si le microscope ne l'attestait en montrant leurs fibres.

Les réseaux des muscles membraniformes sont formés de plusieurs plans de mailles continus. Si le muscle se compose de deux plans superposés, le réseau s'étend de l'un à l'autre en occupant toute l'épaisseur de chacun d'eux. Les mailles les plus superficielles s'avancent jusqu'à la tunique séreuse de l'estomac et de l'intestin, et lui adhèrent, en sorte qu'en piquant celle-ci on injecte le réseau musculaire sous-jacent, d'où l'erreur de Pannizza et de tant d'autres qui ont rattaché et qui rattachent encore ce réseau à la séreuse péritonéale.

Des vaisseaux lymphatiques existant dans les muscles lisses, et ceux-ci offrant une disposition réticulée, comme dans les muscles striés et les deux téguments, nous sommes ramené à la question déjà si souvent discutée de leur origine. Les arguments précédemment exposés pour démontrer qu'ils naissent dans tous les organes par un réseau de capillicules et de lacunes auxquels succèdent les capillaires, trouvent ici bien évidemment leur pleine application. Le réseau des capillaires est incontestable ; il enlace de ses mailles les faisceaux et fascicules des muscles lisses. D'où naissent ces capillaires? Des capillicules sans doute, puisque telle est partout ailleurs leur commune origine ; et sans doute aussi ces capillicules contractent avec les fibres lisses des connexions semblables à celles qui les unissent aux fibres striées.

Après avoir discuté longuement tous les faits relatifs à l'origine des vaisseaux lymphatiques, je conclus donc en définitive qu'ils prennent naissance par un réseau de capillicules et de lacunes, duquel partent les capillaires, les troncules et les troncs. Je ne me dissimule pas que cette conclusion trouvera des contradicteurs; elle repose cependant sur un ensemble de faits déjà nombreux et mûrement contrôlés. Elle n'a d'autre tort peut-être que de trop généraliser ces faits, c'est-à-dire de trop pressentir les progrès ultérieurs de la science. Je crois fermement en effet que les observations en se multipliant viendront la confirmer, et j'espère de mon côté, en poursuivant mes recherches, pouvoir l'établir sur une base de plus en plus solide et tout à fait inattaquable.

§ 3. — Situation, direction, forme, anastomoses des vaisseaux lymphatiques.

A. **Situation.**—Sur le tronc et les membres, les vaisseaux qui émanent de la peau cheminent dans l'épaisseur de la couche cellulo-graisseuse sous-cutanée. Ceux qui naissent des parties sous-aponévrotiques s'appliquent aux vaisseaux sanguins dont ils suivent le trajet sur toute leur étendue. On peut donc les distinguer en superficiels et profonds.

Les vaisseaux lymphatiques superficiels convergent autour des veines principales, sans cependant se grouper autour d'elles comme autour d'un axe. Ainsi à la main et au pied ils forment un large plan superposé au plan des veines dorsales. A l'avant-bras ils se divisent en trois groupes : l'un antérieur, satellite de la veine médiane, l'autre externe, satellite des radiales, le troisième interne et plus considérable, satellite des veines cubitales. A la jambe il existe un groupe principal pour la veine saphène interne et un beaucoup moins important pour la petite saphène. Au bras et à la cuisse, les troncs se réunissent en un seul et large groupe situé sur leur partie antéro-interne.

Les vaisseaux lymphatiques profonds rampent sur les veines qui correspondent à chaque branche artérielle, de telle sorte que les vaisseaux à sang rouge, à sang noir et à sang blanc forment un cordon dans lequel chacun d'eux occupe une place déterminée et constante : l'artère au centre ; les veines autour de l'artère ; les lymphatiques autour des veines. Ces derniers suivent en général une direction parallèle à celle des vaisseaux sanguins. Cependant il n'est pas rare de les voir passer d'un côté à l'autre en croisant obliquement l'artère et les veines. Ils sont plus volumineux que les superficiels, mais beaucoup moins nombreux.

Dans les viscères creux, tels que l'estomac et les intestins, il existe aussi deux plans de vaisseaux lymphatiques : un plan superficiel ou externe qui naît de la tunique musculaire, et un plan profond ou interne qui naît de la tunique muqueuse.

Dans les viscères pleins, les conduits lymphatiques se partagent également en deux couches. A la surface du foie, du testicule, de l'ovaire, etc., on trouve un plan superficiel situé dans l'épaisseur de leur enveloppe fibreuse et un plan profond en rapport avec les vaisseaux sanguins. Mais tous deux offrent la même origine ; tous deux naissent du parenchyme même de ces organes. Si le superficiel se compose de vaisseaux plus fins, ce n'est pas parce que ceux-ci viennent de la séreuse, mais parce que, nés de la périphérie du viscère, notre œil les surprend en quelque sorte à leur point de départ. Si les conduits qui forment le plan profond se présentent à nous sous la forme de troncs volumineux, c'est au contraire parce que nous voyons ces troncs loin de leur origine ; car si l'on remonte jusqu'à leurs premières radicules, comme je l'ai fait pour les troncs qui suivent les veines hépatiques, on pourra constater qu'ils ne diffèrent nullement de ceux qui rampent à la périphérie.

Les vaisseaux lymphatiques superficiels et profonds des membres s'anastomosent-ils entre eux, comme les deux plans veineux qu'ils accompagnent ? Ces anastomoses ont peu fixé l'attention des anatomistes. Cependant elles sont admises par Mascagni, qui dit avoir vu un vaisseau lymphatique superficiel de la cuisse communiquer avec les lymphatiques profonds au niveau de l'anneau du troisième adducteur.

Lorsqu'on injecte le plan superficiel, alors même que tous les vaisseaux sont remplis et bien dilatés, on ne voit jamais le mercure pénétrer dans le plan sous-aponévrotique. Si l'on injecte les vaisseaux profonds, le métal ne passe nulle part dans les vaisseaux superficiels. De ces faits je crois pouvoir conclure que les deux plans lymphatiques des membres restent isolés sur toute l'étendue de leur trajet. Ils contrastent étrangement sous ce point de vue avec les deux plans veineux correspondants.

Cette indépendance est attestée aussi par les faits pathologiques. Ces deux plans demeurent parfaitement isolés dans les affections dont ils deviennent le siége ; à la suite d'une piqûre, d'une plaie, d'une brûlure, etc., on voit fréquemment les lymphatiques sous-cutanés s'enflammer, tandis que les profonds conservent une complète intégrité. Sous l'influence d'une fracture comminutive, ou d'une plaie avec corps étranger, les profonds sont quelquefois affectés d'une angioleucite suppurative qui n'atteint pas les superficiels.

B. **Direction.** —Les vaisseaux lymphatiques sont en général rectilignes. sous ce point de vue encore ils se rapprochent des veines qui se portent en général de leur origine vers leur terminaison par le trajet le plus court. Cependant quelques vaisseaux lymphatiques décrivent des sinuosités : ceux qui rampent sur la partie externe de la jambe deviennent très-flexueux au devant de l'articulation du genou; ceux de la partie postérieure de l'avant-bras sont flexueux au niveau du coude; vers le sommet de la malléole interne on rencontre assez souvent un lymphatique volumineux dont les flexuosités sont si prononcées, qu'il semble se pelotonner sur lui-même; ceux qui partent de la face supérieure du foie et qui traversent le diaphragme, ou qui s'appliquent à sa face inférieure pour aller se jeter dans les ganglions mésentériques sont aussi très-contournés. Mais la plupart marchent en ligne droite, de telle sorte qu'ils demeurent parallèles dans la plus grande partie de leur étendue.

C. **Forme.**—La forme des vaisseaux lymphatiques diffère, selon que l'on considère ces vaisseaux dans l'épaisseur des organes ou hors de ceux-ci. — Dans leur épaisseur ils conservent une configuration assez régulièrement cylindrique. — Parvenus au dehors, ils présentent une série de renflements et d'étranglements alternatifs, qui leur donnent un aspect moniliforme tout à fait caractéristique.

Tous les vaisseaux qui entrent dans la composition des réseaux d'origine et les troncs qui partent de ces réseaux ont donc pour attribut commun de n'offrir ni étranglements, ni renflements, tant qu'ils n'ont pas franchi les limites de l'organe dans lequel ils ont pris naissance. Mais dès qu'ils apparaissent au dehors, alors même qu'ils restent appliqués à la surface de ceux-ci, ils prennent la forme noueuse qui leur est propre sur la plus grande partie de leur étendue.

D. **Anastomoses.**—On observe dans le système lymphatique ni ces anastomoses en arcade si fréquentes dans le système artériel, ni les anastomoses par communication transversale, plus communes dans le système veineux, ni les anastomoses mixtes ou composées. Mais il présente de nombreux exemples d'anastomoses par convergence, et d'anastomoses par communication longitudinale. Après avoir parcouru un certain trajet, un vaisseau jusque-là parallèle aux vaisseaux voisins, se divise en deux branches qui se jettent l'une et l'autre dans les lymphatiques les plus rapprochées ; ou bien l'une continue son trajet primitif, soit pour se rendre à un ganglion, soit pour se bifurquer à son tour un peu plus loin, tandis que l'autre se réunit au premier tronc qu'elle rencontre. En se divisant et se réunissant ainsi par celles de leurs branches qui se correspondent, les vaisseaux lymphatiques des membres forment un plexus à grandes mailles elliptiques, très-allongées. Cette disposition plexueuse permet de les remplir presque tous en injectant seulement trois ou quatre troncs pris sur le pied ou la main.

On voit assez fréquemment les deux branches de bifurcation d'un tronc lymphatique se rapprocher après un certain trajet pour se confondre de nouveau. Ce dédoublement des vaisseaux, bientôt suivi de leur reconstitution en un conduit unique, est une véritable anastomose par communication longitudinale ; les exemples n'en sont pas rares.

§ 4. — Connexions des vaisseaux lymphatiques avec les ganglions.

Après s'être divisés et anastomosés plusieurs fois, les vaisseaux lymphatiques arrivent aux ganglions dans lesquels ils plongent en se ramifiant. De ces mêmes ganglions partent d'autres vaisseaux, ordinairement moins nombreux et plus volumineux, situés sur le prolongement des précédents. Les vaisseaux qui convergent vers un ganglion pour se ramifier dans son épaisseur ont reçu le noms de vaisseaux *afférents*, et ceux qui en partent celui des vaisseaux *efférents*. Les premiers sont ordinairement multiples ; les seconds sont en général moins nombreux. Tel ganglion qui reçoit quatre, cinq ou six vaisseaux afférents émet seulement deux ou trois vaisseaux efférents et quelquefois un seul.

Si les lymphatiques communiquent rarement dans leur trajet, par compensation ils communiquent largement dans la substance de chaque ganglion lymphatique : et c'est là encore une nouvelle variété d'anastomoses, variété importante et exclusivement propre à ces vaisseaux.

Parmi les conduits affectés au cours du chyle et de la lymphe en existe-t-il quelques-uns qui se rendent dans le canal thoracique ou dans la grande veine lymphatique directement, c'est-à-dire sans avoir préalablement traversé un ganglion ? Hewson le pensait et invoquait à l'appui de son opinion quelques vaisseaux qu'il aurait vus se porter directement du pli de l'aine au canal thoracique, vaisseaux que l'observation ne démontre pas. Mascagni a soutenu avec raison que *tout lymphatique traverse au moins un ganglion avant de s'ouvrir dans l'un des deux troncs qui terminent le système absorbant.* J'ai injecté et suivi attentivement les vaisseaux qui viennent s'ouvrir sur le trajet ou à la terminaison du canal thoracique, et je les ai toujours vus traverser une, deux ou trois glandes avant d'atteindre ses parois. Il est même digne de remarque que ceux qui s'abouchent dans le système lymphatique près de sa terminaison sont assez souvent ceux qui traversent le plus grand nombre de ganglions, ces renflements étant d'autant plus nombreux qu'on se rapproche davantage de l'embouchure du canal thoracique.

§ 5. — Valvules des vaisseaux lymphatiques.

La surface interne des vaisseaux lymphatiques offre de distance en distance des replis semi-lunaires qui cloisonnent leur cavité en s'abaissant à la manière de soupapes.

Ces replis valvulaires ont été signalés et représentés en 1653 par Rud-

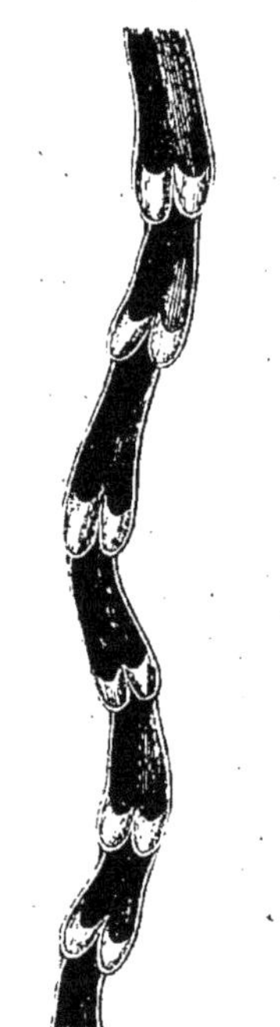

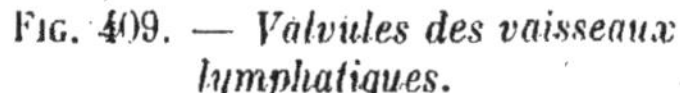

Fig. 409. — *Valvules des vaisseaux lymphatiques.*

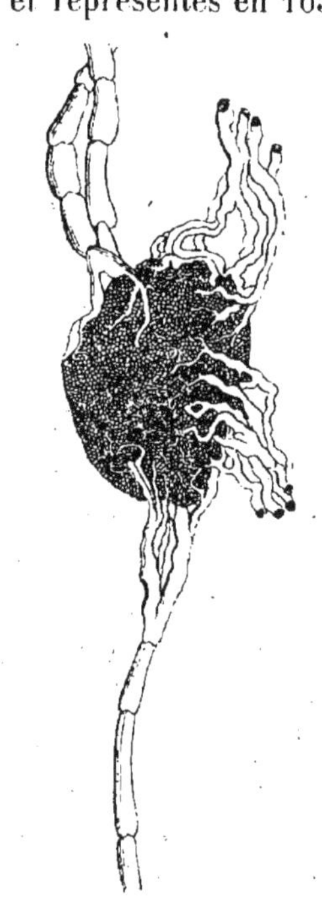

Fig. 410. — *Un ganglion avec ses vaisseaux afférents et ses vaisseaux efférents.*

Fig. 409. — On peut voir sur cette figure : 1° que les valvules sont situées au niveau des renflements ou nodosités des vaisseaux, immédiatement au-dessus de leurs étranglements; 2° qu'elles sont disposées par paires; 3° qu'elles ne sont pas alternes comme celles des veines, mais se trouvent toutes comprises dans le même plan.

Fig. 410. — 1, 1, 1. Vaisseaux afférents. — 2, 2. Vaisseaux efférents, moins nombreux que les précédents, mais beaucoup plus volumineux.

beck. Dans le courant de la même année, Th. Bartholin, et un peu plus tard Swammerdan et Gérard Blasius constatèrent aussi leur existence. Néanmoins les valvules du système lymphatique étaient encore problématiques pour un grand nombre d'auteurs, lorsque F. Ruysch, en 1665, compléta leur démonstration dans une description succincte à laquelle est annexé un dessin fort exact.

Les valvules des vaisseaux absorbants sont remarquables par la régularité de leur disposition et leur multiplicité.

Elles sont opposées et disposées par paires sur toute la longueur de leur trajet. Ce mode d'association paraît constant ; cependant Mascagni dit avoir vu quelquefois une seule valvule à l'embouchure de ces vaisseaux dans leurs principaux troncs.

Leur situation relative n'est pas alterne comme celle des veines. Elles occupent les deux parois diamétralement opposées du vaisseau, de manière à former deux longues séries, l'une droite et l'autre gauche, ou l'une antérieure et l'autre postérieure.

Leur forme est celle d'un croissant, « *lunæ crescentis instar* », dit F. Ruysch. Leur bord libre, extrêmement mince, décrit une courbe parabolique, tournée vers le cœur. Leur bord adhérent ou convexe, plus épais et dirigé du côte de l'origine des lymphatiques, correspond à l'étranglement que ces vaisseaux présentent de distance en distance. Leur face interne, tournée vers l'axe du vaisseau, s'applique en partie à la face interne de la valvule opposée. Leur face externe répond aux renflements ou nodosités que présentent les parois du lymphatique ; elle forme avec la dépression que lui opposent ces parois une petite cavité valvulaire.

Leur nombre est extrêmement considérable : j'en ai compté de 60 à 80 sur les lymphatiques des membres thoraciques depuis leur origine à l'extrémité des doigts jusqu'aux ganglions de l'aisselle, et de 80 à 100 sur ceux des membres abdominaux. Elles sont un peu moins multipliées sur les vaisseaux qui rampent dans les espaces intermusculaires. Selon M. Bonamy, elles le seraient moins aussi sur ceux qui suivent un trajet descendant, c'est-à-dire dans les absorbants de la tête et du cou : ces derniers, d'après le même auteur, seraient même dépourvus de valvules dans la plus grande partie de leur étendue. Mais on peut facilement constater qu'ils en possèdent un grand nombre parfaitement semblables à celles de toutes les autres régions du corps ; c'est bien en vain qu'on tenterait de les injecter contrairement au cours de la lymphe.

La distance qui sépare les valvules est variable. Dans le voisinage des réseaux elle est de 2 à 3 millimètres ; sur les troncs elle devient plus considérable et peut être évaluée à 6 ou 8 millimètres en moyenne ; sur quelques gros troncs elle s'élève jusqu'à 12 ou 15, et très-exceptionnellement jusqu' à 2 centimètres. Cependant sur le canal thoracique cette distance peut atteindre 6, 8, 10 centimètres, et même plus.

§ 6. — Terminaison des vaisseaux lymphatiques.

Le système lymphatique se termine par deux troncs, l'un assez étendu, l'autre extrêmement court. Le premier, découvert en 1553 par Eustachi, a reçu le nom de *canal thoracique*. Le second, signalé par Sténon, est connu sous la dénomination de *grande veine lymphatique droite*.

Le canal thoracique commence, au devant de la seconde vertèbre des lombes, par une dilatation aussi variable dans sa forme que dans ses dimensions, passe de l'abdomen dans le thorax à travers l'ouverture aortique du diaphragme, monte verticalement au devant de la colonne dorsale, puis s'incline à gauche, s'élève jusqu'à la partie latérale et inférieure du cou, s'infléchit alors de haut en bas en formant une arcade à concavité inférieure, et s'ouvre dans la veine sous-clavière gauche, à l'union de celle-ci avec la jugulaire interne.

La grande veine lymphatique dont le calibre égale quelquefois celui du canal thoracique, mais dont la longueur est de 8 à 10 millimètres seulement, se dirige de haut en bas et de dehors en dedans pour se terminer dans la sous-clavière droite au niveau de sa réunion avec la veine jugulaire. Elle reçoit : 1° les vaisseaux lymphatiques de la moitié droite de la tête et du cou ; 2° ceux du membre supérieur correspondant ; 3° ceux de la moitié droite des parois du thorax et du diaphragme ; 4° enfin les absorbants profonds et ascendants du foie et la plupart des absorbants du poumon droit. Les vaisseaux qui viennent de toutes les autres parties du corps se rendent au canal thoracique.

Bien que l'un et l'autre de ces troncs s'ouvrent en général dans le système veineux par une embouchure unique, il n'est pas rare de les voir se terminer de chaque côté par deux et même par trois orifices. Très-souvent les lymphatiques qui partent des membres supérieurs forment à droite et à gauche un tronc indépendant, lequel s'ouvre dans la veine sous-clavière. Assez fréquemment aussi les lymphatiques qui descendent de chacune des moitiés de la tête et du cou constituent un petit système qui se termine isolément dans la sous-clavière ou dans l'angle de réunion des deux veines, et même dans la jugulaire interne. J'ai vu plusieurs fois les vaisseaux de la moitié gauche de la tête et du cou se réunir à ceux du membre supérieur correspondant, et donner naissance à un tronc qui se termine dans la sous-clavière, en dehors de l'embouchure du canal thoracique. Dans ce mode de terminaison, plus symétrique que le précédent, il existe pour le côté gauche une grande veine lymphatique tout à fait semblable à celle du côté droit.

La pluralité des embouchures du système absorbant, à sa terminaison, peut aussi dépendre d'une division ou de la dualité du canal thoracique.

— Quelquefois, en effet, le canal se bifurque. Lorsque cette bifidité porte sur sa partie terminale, une de ses branches s'ouvre dans la jugulaire interne et l'autre dans la sous-clavière, soit isolément, soit après s'être réunie aux troncs qui émanent de la tête et du membre supérieur. Si elle porte sur sa partie moyenne, disposition fréquente et même normale chez quelques animaux, mais rare et tout à fait exceptionnelle chez l'homme, l'une de ses branches vient s'ouvrir dans la sous-clavière droite, et l'autre dans la sous-clavière gauche. — Si elle porte sur son origine, le canal paraîtra plutôt dédoublé que bifurqué. Il sera réellement double si ses racines principales se réunissent en deux troncs qui montent, indépendants et parallèles, au devant de la colonne vertébrale, pour se jeter l'un à droite et l'autre à gauche. Cruikshanks a préparé et déposé dans le musée de Hunter un exemple de cette dualité, dont Haller Winslow et Sœmmerring ont aussi mentionné des exemples.

Le canal thoracique présente peu de valvules. Quelques faits sembleraient même démontrer que celles-ci n'oblitèrent pas complétement sa cavité chez tous les sujets. Selon Cruikshanks, Hunter aurait réussi une fois à insuffler les chylifères par ce canal ; Marchettis, au rapport de Haller, aurait été plus heureux encore, car il aurait vu le fluidé aériforme passer de ce tronc dans tous les vaisseaux qui en dépendent. Mais ces faits sont loin d'offrir la signification qu'on leur a prêtée ; sous l'influence de la décomposition putride des organes, et alors même qu'il n'existe encore aucun signe extérieur de cette décomposition, des gaz se développent dans les vaisseaux lymphatiques et les distendent. Le cadavre sur lequel Hunter crut avoir insufflé les chylifères et celui sur lequel Marchettis pensait avoir injecté par le même procédé toutes les dépendances du canal thoracique, étaient très-vraisemblablement dans les conditions que je viens de rappeler. Tous deux ont été victimes d'une illusion ; aussi lorsque le premier de ces anatomistes voulut faire usage de ce procédé d'insufflation qu'il avait jugé fort avantageux pour l'étude des vaisseaux absorbants, fut-il très-étonné d'échouer complétement après avoir si facilement réussi une première fois. Les valvules de ces vaisseaux suffisent pour fermer complétement leur cavité. Celles du canal thoracique suffisent également dans l'état normal ; leur insuffisance dans l'état cadavérique est due à la dilatation exagérée des parois vasculaires sous l'influence de l'injection.

Parmi les valvules du canal thoracique, la plus importante est celle qui occupe son embouchure. Elle a été mentionnée par tous les anatomistes, mais en termes un peu différents. Eustachi la décrit comme demi-circulaire. Selon Haller, « cette valvule emprunte ses membranes du canal » thoracique qui de ce canal s'étendent de toutes parts dans la veine en » forme d'hymen circulaire, que l'on pourrait prendre pour deux valvules » plutôt que pour une semi-lunaire. » Cruikshanks la croit constamment double. Mascagni, qui la représente dans son ouvrage, lui donne aussi la forme d'un double repli. Telle est en effet sa disposition. J'ai pu constater que dans quelques cas très-rares ces valvules situées à l'embouchure du canal thoracique font défaut. Mais leur absence ne saurait avoir pour résultat la pénétration du sang veineux dans le canal ; car on trouve toujours, à 1 ou 2 centimètres au delà de son orifice terminal, une paire de valvules qui l'oblitèrent complétement, en sorte que ce fluide ne peut, dans aucun cas, pénétrer à une plus grande profondeur.

Le système lymphatique communique donc avec les veines sous-clavières et jugulaires internes. Mais se termine-t-il exclusivement dans ces veines? Plusieurs anatomistes ont admis qu'il communiquait aussi avec les principales dépendances du système veineux. D'autres pensent que ces deux systèmes s'anastomosent entre eux au dedans des ganglions. Ces deux opinions méritent d'être discutées.

Première question : Les vaisseaux lymphatiques communiquent-ils avec les principales dépendances du système veineux? — Sténon aurait vu un de ces vaisseaux se terminer dans la veine cave supérieure; Wepfer un autre dans la veine azygos; Schmiedel un troisième dans la veine hypogastrique; Boerhaave en mentionne plusieurs qui se rendaient dans les veines lombaires, et Meckel d'autres plus nombreux qui s'ouvraient dans la veine porte et la veine cave inférieure, etc. Mais en scrutant ces faits on reconnaît bientôt qu'aucun d'eux ne peut être accepté comme concluant. Haller, qui les a soumis pour la plupart à une critique judicieuse, s'exprime ainsi sur leur valeur. « Je n'ai refusé d'écouter aucune raison et je ne suis pas » ébranlé par l'opinion de ces hommes célèbres ; il est des faits assez importants, qui me rendent suspect ce commerce entre les veines lymphatiques et les veines sanguines ; mais qu'il me soit permis d'ajouter que » jamais je n'ai trouvé un seul vaisseau qui se terminât véritablement dans » une veine sanguine, et que conséquemment, éloigné de l'opinion de certains anatomistes célèbres, je rejette cette terminaison des vaisseaux lymphatiques. » Cruikshanks tient le même langage.

« De mes injections, dit Mascagni, et de mes observations faites sur un » nombre presque immense de cadavres, il résulte que les lymphatiques » du corps humain ne se terminent jamais ailleurs que dans l'angle de la » sous-clavière et de la jugulaire interne, de l'un et de l'autre côté, ou dans » le voisinage de cet angle. »

Sur l'imposante autorité de ce triple témoignage, la difficulté paraissait définitivement résolue, lorsqu'en 1822 un anatomiste florentin, M. Lippi, osa se poser en face de ces trois grands observateurs et leur jeter le plus hardi démenti en affirmant que les lymphatiques des organes digestifs de l'homme et des mammifères s'abouchaient par des rameaux et des troncs plus ou moins volumineux : avec la veine porte, la veine honteuse interne, les veines iliaques, les veines rénales, la veine cave inférieure et même avec le bassinet! et l'uretère!!! Comme les hommes, si grands qu'ils soient, doivent s'effacer devant les faits, on voulut bien oublier pour un instant les assertions émises antérieurement par des anatomistes qui avaient consacré toute leur vie à la science et qui lui avait donné des gages multipliés d'une rare sagacité, pour écouter celles d'un auteur jusqu'alors inconnu. Fohmann, Rossi, Panizza, entreprirent de nouvelles recherches et acquirent bientôt la certitude que les vaisseaux suivis des divers ganglions de l'abdomen jusqu'aux principales branches de la veine cave et de la veine porte, étaient des veinules et non des lymphatiques. En France, Blandin et Cruveilhier ont aussi cherché ces prétendus lymphatiques, et n'ont vu que des veines. Je les ai cherchés à mon tour sur un grand nombre de sujets, et je n'ai pu en rencontrer aucune trace.

L'auteur de cette découverte étant venu à Paris, on pensa qu'il serait sans doute plus heureux ; on fit donc appel à son expérience et à son habileté toute spéciale. Mais l'auteur échoua à son tour. Néanmoins il osa présenter son étrange travail à l'Académie des sciences ; et celle-ci, par une faveur plus étrange encore, osa le couronner ! Pardonnons à M. Lippi, et même à l'Académie, et concluons avec Haller, Cruikshanks, Mascagni, Fohmann, Panizza, Rossi, avec tous les observateurs, en un mot, que les vaisseaux lymphatiques ne communiquent pas avec d'autres veines que les sous-clavières et les jugulaires internes.

Deuxième question : Le système absorbant et le système veineux communiquent-ils entre eux dans les ganglions? — Cette communication, mentionnée par quelques anatomistes du siècle dernier, est admise de nos jours par Fohmann, Lauth et Tiedemann. Les vaisseaux afférents en entrant dans un ganglion se diviseraient ainsi en deux ordres de capillaires, dont les uns se continueraient avec les vaisseaux efférents, et les autres avec les radicules du système veineux général, ou avec celles du système de la veine porte.

La continuité de quelques capillaires afférents avec les capillaires veineux, dans l'intérieur des glandes lymphatiques, est un de ces faits dont la physiologie réclame et attend avec une sorte d'impatience la démonstration. Bien établie, elle pourrait en effet invoquer cette continuité pour expliquer : 1° le contraste qu'on observe entre le volume et la multitude des chylifères d'une part et de la petitesse du canal thoracique de l'autre ; 2° la persistance de la vie chez les individus affectés d'une oblitération plus ou moins ancienne de ce canal ; 3° le passage du chyle et de la lymphe dans les vaisseaux sanguins lorsqu'un engorgement chronique ou une dégénérescence tuberculeuse se sont emparés des principaux ganglions du mésentère, ceux qui sont le plus rapprochés du tube intestinal suffisant pour ce passage s'ils sont sains ou moins altérés ; 4° le défaut d'hydropisie générale ou partielle dans tous les engorgements de cette nature.

Pour démontrer l'anastomose des capillaires lymphatiques afférents avec les radicules veineuses, on s'est appuyé sur ce fait anatomique dont la connaissance est déjà ancienne : *lorsqu'on injecte les vaisseaux afférents d'un ganglion, ou lorsqu'on pique directement celui-ci, on voit quelquefois l'injection passer soit simultanément dans les vaisseaux efférents et dans les veines, soit exclusivement dans ces dernières*. Il n'est aucun anatomiste un peu expérimenté qui n'ait constaté ce passage. Mais dans quelles conditions s'opère-t-il? Il s'opère sous l'influence de la décomposition putride des glandes lymphatiques. Lorsque ces glandes sont dans leur état normal, le mercure introduit dans leur épaisseur, par l'injection des vaisseaux afférents, ou par une ponction directe, passe constamment et exclusivement dans les vaisseaux efférents. Ont-elles subi un commencement de putréfaction et de ramollissement, tantôt il passe seulement dans les efférents, tantôt en partie dans les efférents et en partie dans les veines; leur ramollissement putride est-il plus avancé, le métal passe seulement dans les veines.

Fohmann objecte que ce passage s'opère sous l'influence de pressions trop peu considérables pour qu'il puisse être rapporté à une déchirure. Cette objection aurait quelque valeur si l'injection des veines ganglionnaires par les afférents s'effectuait dans l'état sain; mais comme elle n'est possible que dans l'état d'altération putride, c'est-à-dire à la suite du ramollissement des ganglions, on conçoit que la plus petite pression suffira pour déterminer une déchirure ; car il n'y a rien de plus facile à rompre qu'un ganglion ramolli.

Reste un dernier refuge : pourquoi, dans l'hypothèse d'une rupture, le mercure passerait-il si facilement des lymphatiques dans les veines et jamais dans les artères? Un fait d'anatomie pratique répondra à cette observation dont l'exactitude ne peut être contestée : *sous l'influence de l'altération putride des tissus, les lymphatiques se laissent difficilement pénétrer par le mercure*. Si vous désirez vous convaincre de ce fait, sur un membre supérieur ou inférieur à moitié putréfié injectez les réseaux des doigts et des orteils, découvrez ensuite les troncs qui partent de ces réseaux et introduisez dans leur cavité la pointe du tube à injection, puis enlevez les téguments; vous serez frappé de l'extrême lenteur avec laquelle le mercure chemine dans ces vaisseaux; souvent même le métal s'arrête et les plus hautes colonnes ne peuvent le faire avancer. Ce qui est vrai pour les vaisseaux afférents ne l'est pas moins pour les ganglions et les vaisseaux efférents. D'une autre part, les artérioles qui ne renferment ni sang, ni sérosité, ni gaz, se rétrécissent plutôt qu'elles ne se dilatent; si une rupture vient à se produire, elles se rétractent et se ferment aux deux bouts de la solution de continuité. Tandis que le système lymphatique et le système artériel sont ainsi frappés d'imperméabilité, un phénomène inverse s'accomplit dans le système veineux : les radicules de celui-ci, occupés par des caillots sanguins dont la décomposition amène un dégagement de gaz, se distendent, s'entr'ouvrent en quelque sorte au devant du liquide extravasé, et ce liquide ne pouvant passer ni dans les efférents, ni dans les artérioles, se précipite dans les veines.

En résumé, les faits qui ont été allégués pour admettre la communication des vaisseaux lymphatiques afférents avec les veines dans l'intérieur des ganglions ne sont pas concluants. Cependant il y aurait peut-être quelque témérité à la nier d'une manière absolue; mes tendances me porteraient plutôt à la considérer comme vraisemblable. Mais en attendant que des faits positifs viennent la démontrer, il convient de n'accueillir cette opinion qu'avec une grande réserve.

§ 7. — Structure des vaisseaux lymphatiques.

Les parois des vaisseaux lymphatiques sont extrêmement minces, d'une transparence parfaite, et d'une résistance assez grande, mais cependant très-inégale. Beaucoup de ces vaisseaux peuvent supporter une colonne de mercure de 60, 70 et même 80 centimètres; pour d'autres on voit se produire une rupture dès que cette colonne s'élève à une hauteur de 30 ou 40 centimètres; quelques-uns se déchirent sous l'influence des plus faibles pressions: tels sont, par exemple, les vaisseaux lymphatiques du scrotum chez l'adulte.

Ces vaisseaux sont extensibles et rétractiles, soit dans le sens transversals soit dans le sens longitudinal. Lorsqu'on les injecte, ils se dilatent plus que les artères, mais moins que les veines. Dès que les liquides qui avaient mis en jeu leur extensibilité s'écoulent, ils se rétractent au point que leur cavité s'efface, et se réduisent alors à un tel degré de ténuité qu'ils se dérobent complétement à la vue.

Comme celles des artères et des veines, les parois de ces vaisseaux comprennent une tunique externe, une moyenne et une interne.

La **tunique externe**, que j'ai signalée en 1850, est aujourd'hui admise par tous les anatomistes. Lorsqu'un vaisseau est dilaté par le mercure, si l'on cherche à introduire dans sa cavité la pointe du tube à injection, on voit presque toujours celle-ci glisser entre la tunique externe et la tunique moyenne. Ce fait, que j'ai eu si souvent l'occasion de constater, nous montre que la première de ces tuniques n'adhère que faiblement à la seconde. On peut en effet très-facilement l'en détacher, au moins en partie. Elle est unie, très-régulièrement cylindrique et assez résistante.

Cette tunique externe comprend dans sa composition des fibres de tissu lamineux et des fibres élastiques, qui s'entremêlent et qui offrent les unes et les autres une disposition réticulée. La plupart suivent une direction longitudinale. Dans les aréoles qu'elles circonscrivent on n'aperçoit aucune trace de tissu adipeux ; sous ce point de vue la tunique externe des vaisseaux lymphatiques diffère beaucoup de celle des artères et des veines qui en renferme constamment une notable proportion. Elle en différerait aussi, selon plusieurs auteurs, par la présence de quelques fibres musculaires lisses, longitudinalement dirigées.

La **tunique moyenne** est constituée par des fibres élastiques fines et par des fibres musculaires lisses. Ces deux ordres de fibres sont mélangés aussi. Elles affectent une direction transversale. C'est surtout à cette tunique que les vaisseaux lymphatiques sont redevables de leur résistance. Nous avons vu qu'elle adhère faiblement à la tunique externe ; mais elle est unie à la tunique interne d'une manière si intime, qu'on ne réussit que difficilement à l'en séparer.

La **tunique interne** ne diffère pas sensiblement de celle des vaisseaux sanguins. Elle comprend aussi deux couches : une couche élastique, fibroïde plutôt que fibreuse ; et une couche épithéliale, composée de cellules allongées dans le sens longitudinal, mais courtes comme celles des veines ; elles seraient un peu moins régulières que ces dernières, selon Legros, et s'en distingueraient en outre par l'absence du noyau, qui est constant au contraire dans les cellules épithéliales des veines.

Sur les radicules des vaisseaux lymphatiques les trois tuniques se modifient assez notablement. A mesure qu'on remonte vers leur origine on voit les tuniques externe et moyenne disparaître. La tunique interne, qui seule persiste, prend l'aspect qu'elle présente dans les capillaires ; elle est formée par une membrane amorphe, transparente, d'une minceur extrême, offrant çà et là dans son épaisseur des noyaux ovoïdes.

En comparant au point de vue de leur structure les lymphatiques et les veines on ne peut méconnaître entre ces deux ordres de vaisseaux de nombreuses analogies. Ils semblent dériver d'un type commun : même nombre de tuniques, semblablement disposées ; mêmes éléments pour celles de ces tuniques qui se correspondent ; même aptitude à s'étendre et à se rétracter dans tous les sens ; même irritabilité : en un mot même constitution et mêmes propriétés. S'ils diffèrent, c'est simplement par quelques traits d'une importance secondaire ; ainsi leur élasticité n'est pas égale. Les veines, après avoir été distendues, ne reviennent que progressivement et avec une certaine lenteur à leurs dimensions normales. Lorsque les lymphatiques sont portés à leur maximum de dilatation, si le liquide qui les distend s'écoule, ils se rétractent instantanément et leur cavité s'efface ; ils sont donc plus élastiques. C'est cette grande élasticité qui joue le rôle principal dans la progression du chyle et de la lymphe ; elle compense dans ces vaisseaux, soit la proportion relativement minime de leurs fibres contractiles, soit l'absence d'un agent d'impulsion à leur origine, soit aussi le désavantage qu'entraîne la moindre convergence de leurs troncs.

Ces vaisseaux sont pourvus de vasa vasorum qu'on peut très-facilement observer sur les lymphatiques des viscères. Entre tous les organes, les poumons sont ceux qui méritent à cet égard la préférence. En injectant une solution de gélatine colorée dans l'artère ou les veines pulmonaires, on injecte aussi les artérioles et les veinules des vaisseaux absorbants. La solution aqueuse passe alors dans ces vaisseaux, et les distend assez pour les rendre très-apparents; la substance colorante arrive de son côté dans leurs vasa vasorum qu'elle remplit aussi. J'ai réussi souvent par ce procédé à les mettre en parfaite évidence. Chaque lymphatique ainsi injecté était enlacé d'un petit réseau sanguin, à grandes mailles longitudinalement allongées.

Les vaisseaux lymphatiques reçoivent vraisemblablement quelques filets nerveux; mais la science ne possède sur ce point aucune notion précise.

II. — DES GANGLIONS LYMPHATIQUES.

Les corps glanduliformes échelonnés sur le trajet des vaisseaux lymphatiques avaient été considérés par Hippocrate et tous les auteurs anciens comme des glandes. L'observation ayant démontré à Sylvius qu'ils diffèrent des organes réellement glanduleux, cet anatomiste crut devoir les désigner sous le nom de *glandes conglobées*, pour les distinguer des véritables glandes qu'il appelle *conglomérées*. Plus tard, Sœmmerring fit remarquer l'analogie d'aspect qu'ils présentent avec les ganglions nerveux; et Chaussier, pour rappeler cette analogie, leur imposa la dénomination de ganglions lymphatiques sous laquelle ils sont aujourd'hui connus.

Ces ganglions nous offrent à étudier leur conformation extérieure et leur structure.

§ 1. — Conformation extérieure des ganglions lymphatiques.

Le *nombre* des ganglions lymphatiques est considérable; on l'a évalué à six ou sept cents. Mais il ne saurait être déterminé avec précision, d'une part parce qu'il varie suivant les individus, de l'autre, parce qu'un grand nombre de ces renflements offrent des dimensions si minimes qu'ils échappent aux recherches les plus habiles, et l'on ignore alors s'il faut attribuer leur absence apparente à leur non-existence, ou à leur exiguïté qui les dérobe à la vue. A cette catégorie des plus minimes ganglions, il faut rapporter ceux qu'on observe sur le trajet des artères du bras et de l'avant-bras, de la jambe et du creux poplité, ceux de la parotide, et d'autres encore qui ne deviennent apparents que lorsqu'on injecte les vaisseaux qui s'y rendent. — Ils sont quelquefois solitaires. Mais plus fréquemment on les voit se réunir par groupes.

Leur *situation*, du reste, n'offre rien de fixe. Cependant ils se montrent en général sur le trajet des vaisseaux sanguins, dans les régions les plus riches en tissu cellulaire, à la racine des membres, sur le pédicule vasculaire des principaux organes. — Dans les membres ils occupent le creux du jarret et le pli du coude, l'aine et l'aisselle. — Au cou ils entourent la carotide primitive et ses deux branches. — Dans le tronc ils se multiplient autour du pancréas, au devant de l'aorte et de la veine cave inférieure, sur le trajet des vaisseaux mésentériques, spléniques, hépatiques, rénaux, pulmonaires, etc.

Ce rapport presque constant des ganglions lymphatiques et des principaux troncs vasculaires ne saurait nous surprendre, puisque le système absorbant est partout subordonné dans sa direction à celle des vaisseaux sanguins. Il nous explique pourquoi les ganglions au niveau des grandes articulations occupent toujours le côté de la flexion, où ils trouvent une protection plus efficace contre l'action des corps extérieurs.

Les connexions qu'affecte le système lymphatique avec le système veineux ont porté aussi la plupart des auteurs à admettre que les ganglions peuvent être divisés en superficiels ou sous-cutanés et profonds ou sous-aponévrotiques.

Cette distinction est fondée pour les ganglions du pli de l'aine. Mais c'est la seule région à laquelle on peut l'appliquer. Sur tous les autres points du corps les ganglions sont sous-aponévrotiques : les ganglions parotidiens sont tous recouverts par l'aponévrose parotidienne ; les ganglions sous-maxillaires sont recouverts par l'aponévrose cervicale superficielle ; ceux de l'occiput et de la région mastoïdienne, qui semblent au premier aspect sous-cutanés, sont aussi sous-aponévrotiques ; il en est de même des ganglions du cou et du tronc.

Leur *forme* est ordinairement celle d'un ellipsoïde légèrement comprimée. Quelques-uns sont circulaires et aplatis, d'autres hémisphériques, d'autres tout à fait arrondis ; en un mot ils sont limités à leur surface par des lignes courbes qui s'associent entre elles de diverses manières, mais sans se mêler jamais à des lignes droites. Ce mode de configuration leur permet de se déplacer et de glisser les uns sur les autres lorsque le jeu des divers organes, ou une cause extérieure quelconque vient les mettre en contact et menace de les comprimer ; leur forme et leur mobilité deviennent ainsi très-souvent la sauvegarde de leur intégrité.

Leur *volume* présente de très-grandes variétés : la plupart ne dépassent pas les dimensions d'un gros pois un peu allongé, et les plus considérables celles d'une olive. Les plus petits descendent aux dimensions d'une lentille ou d'une tête d'épingle. Ces derniers sont généralement méconnus ; c'est le mercure qui en révèle l'existence en pénétrant dans leur épaisseur, et en doublant ou triplant leur diamètre.

Les plus volumineux répondent aux principaux confluents du système lymphatique, au pli de l'aine, au creux de l'aisselle, à la base du cou, aux parties latérales de l'aorte abdominale et de la veine cave inférieure. Les ganglions pisiformes se voient sur le bord adhérent des intestins, sur la circonférence de l'estomac; les plus petits ont pour siége le pli du coude, la glande parotide, les artères radicale et cubitale, etc.

Leurs dimensions sont en partie subordonnées à l'activité de la vie : très-considérables chez l'enfant, ils commencent à diminuer aux approches de la puberté, continuent à s'amoindrir chez l'adulte, et arrivent chez le vieillard à de si minimes proportions, qu'ils semblent disparaître dans un grand nombre de régions. Mascagni et Ruysch croient même à leur complète disparition, et Haller s'est rallié à cette opinion, qui a été combattue avec raison par Cruikshanks. L'observation démontre, en effet, que les ganglions diminuent de volume mais ne disparaissent jamais complétement.

Il faut donc admettre que plus sera rapide le double mouvement de composition et de décomposition de nos organes, plus les glandes lymphatiques seront développées, et plus elles seront prédisposées aux altérations de tous genres, plus aussi leurs maladies seront graves et fréquentes. Ces considérations nous montrent pourquoi l'inflammation chronique des glandes du mésentère, l'engorgement et la suppuration des ganglions, leur dégénérescence tuberculeuse, etc., etc., sont des affections si communes dans la première enfance; elles nous montrent aussi pourquoi ces affections, après avoir longtemps résisté aux moyens les plus rationnels, se dissipent quelquefois assez promptement sous la seule influence du rapide accroissement du corps : l'organe perdant peu à peu son importance primitive, les altérations dont il était le siége le suivent en quelque sorte dans son mouvement d'atrophie.

La *couleur* des ganglions est rougeâtre. Mais elle se modifie un peu dans les diverses régions : les glandes mésentériques sont d'un rose pâle dans les intervalles de la digestion, et presque blanches ou même tout à fait blanches pendant la durée de l'aborption du chyle; les glandes sous-cutanées sont d'un rouge vif; celles qui reçoivent les vaisseaux du foie, d'un aspect jaunâtre; celles de la rate sont brunes; celles de la racine des poumons sont souvent noires.

Leur *consistance* est ferme et assez analogue à celle que présente la substance du foie. Pour l'apprécier il importe de choisir des ganglions parfaitement sains; car le ramollissement putride les envahissant promptement après la mort, on trouve souvent ces organes déjà atteint dans leur consistance et leur couleur, alors que tous les autres tissus de l'économie sont encore dans l'état de parfaite conservation. Ceux du tronc, et surtout ceux de l'estomac, des intestins, les ganglions de l'abdomen en un mot, s'altèrent toujours plus promptement que ceux des membres.

§ 2. — Structure des ganglions lymphatiques.

Lorsqu'on divise les ganglions lymphatiques, on remarque que leur partie périphérique et leur partie centrale n'offrent pas la même coloration. La première est d'un gris jaunâtre et la seconde d'une teinte rouge ou rosée. Frappé de cette différence, Brucke avança, en 1853, que ces renflements sont formés de deux substances, l'une superficielle ou *corticale*, constituant une couche d'inégale épaisseur; l'autre profonde ou *médullaire*, représentant les deux tiers au moins de la glande. Nous verrons cependant qu'elles se composent des mêmes éléments. La partie centrale est seulement un peu plus riche en capillaires sanguins, d'où la couleur rouge plus prononcée qu'elle présente, mais qui ne saurait suffire pour établir entre celle-ci et la précédente une différence de nature.

Les ganglions ne sont pas constitués uniquement par les dernières divisions des vaisseaux afférents et les premières radicules des vaisseaux efférents. Ils comprennent dans leur composition :

1° Une *charpente fibro-celluleuse*, représentée par une enveloppe et de nombreux prolongements émanés de sa face interne;

2° Un parenchyme ou *tissu propre* qui prend une part importante à la formation de ces organes;

3° Des vaisseaux sanguins très-nombreux, se ramifiant dans toute leur épaisseur, mais surtout dans le tissu propre;

4° Des vaisseaux lymphatiques afférents et efférents qui affectent les connexions les plus intimes avec ce même tissu;

5° Enfin, des filets nerveux qui suivent le trajet des artères.

1° **Charpente cellulo-fibreuse.** Tous les ganglions sont entourés d'une membrane mince et néanmoins résistante, qui relie et soutient les divers éléments dont ils se composent, et qui se prolonge dans leur épaisseur sous la forme de cloisons ou trabécules. Cette enveloppe est recouverte d'un tissu cellulaire lâche qui l'unit aux parties environnantes. — Sa face interne adhère au tissu propre sous-jacent par les cloisons ou trabécules qui s'en détachent.

Ces trabécules se dirigent de la périphérie vers le centre, en se divisant, s'amincissant, et s'atténuant de plus en plus. A leur point de départ elles offrent une notable épaisseur et une largeur plus ou moins grande; chemin faisant la plupart se divisent et s'unissent. Quelques-uns de ces prolongements revêtent l'aspect de lamelles ou cloisons; d'autres sont étroits; d'autres plus déliés encore et arrondis. De leur union résultent des aréoles. Toutes ces aréoles communiquent entre elles. Au niveau de la substance corticale elles sont plus larges et irrégulièrement arrondies;

leur diamètre varie de 0mm,3 à 0mm,6. Dans la substance médullaire ils deviennent cylindriques et ne dépassent pas en général 0mm,1.

L'enveloppe cellulo-fibreuse est formée par un tissu conjonctif fibrillaire, auquel se mêlent quelques fibres élastiques fines. Les cloisons et trabécules qui en partent présentent la même texture. Dans certains mammifères, comme le bœuf, à ces fibrilles viennent se joindre des fibres musculaires lisses qui se prolongent aussi dans la plupart des trabécules.

2° **Tissu propre des ganglions.** Ce tissu est logé dans les aréoles de la charpente cellulo-fibreuse ; et, comme celles-ci s'ouvrent largement les unes dans les autres, il se prolonge d'une aréole dans les aréoles voisines. Au premier aspect, on pourrait le croire segmenté ; mais un examen plus complet démontre qu'il est partout continu et seulement creusé de sillons profonds et plus ou moins sinueux, lesquels sont remplis par les prolongements de l'enveloppe cellulo-fibreuse, comme les scissures et les anfractuosités de l'encéphale le sont par les prolongements de la dure-mère et de la pie-mère. De là aussi des lobes et des circonvolutions qui ont été décrits par les anatomistes sous des noms très-différents.

Les lobes occupent la partie périphérique de la glande. Ils remplissent les aréoles arrondies de la substance corticale. Ces lobes représentent les *ampoules corticales* de His, les *follicules* de Frey, les *masses corticales* de Kölliker, les *noyaux glandulaires* de Teichmann. Leur diamètre est de 0mm,5; les plus gros atteignent à peine un millimètre. Tous se continuent entre eux à travers les orifices des aréoles correspondantes. Ils forment une, deux ou plusieurs couches concentriques selon que la substance corticale est plus ou moins épaisse.

Les circonvolutions ont pour siége spécial la partie centrale des ganglions. Elles constituent essentiellement la substance médullaire. Leur diamètre, très-inférieur à celui des lobes, oscille de 0mm,5 à 0mm,10. Ces prolongements cylindroïdes et sinueux constituent les *utricules médullaires* de His, les *tubes lymphatiques* de Frey, les *cordons médullaires* de Kölliker, les cylindres glandulaires de Ch. Robin. De même que les lobes ils se continuent entre eux, et en outre sur la limite des deux substances ils se continuent avec les lobes profonds. De chacun de ceux-ci naissent trois, quatre ou cinq prolongements cylindriques. On voit souvent des prolongements de même forme unir les lobes les uns aux autres. Cette forme, par conséquent, ne peut être considérée comme un attribut caractéristique de la substance médullaire; elle est subordonnée à celle des aréoles de la charpente fibreuse qui s'allongent vers le centre des glandes lymphatiques et sur lesquelles se moule le tissu propre.

Ce tissu propre se compose de deux parties distinctes. Il comprend, sur les lobes corticaux, comme sur les cylindres médullaires : une portion centrale, plus dense, pleine, qui constitue la substance glandulaire proprement dite, et une portion périphérique, creuse, destinée au passage de la lymphe, et généralement connue aujourd'hui sous le nom de *sinus lymphatiques*.—La portion centrale se continue avec elle-même dans tous les lobes et tous les prolongements cylindriques; il en est de même de la partie périphérique qui s'étend de la terminaison des vaisseaux lymphatiques afférents à l'origine des vaisseaux efférents. L'une et l'autre possèdent une constitution qui lui est propre.

La partie pleine ou la substance glandulaire se compose de trois éléments, d'un réticulum, de vaisseaux sanguins, et d'éléments lymphoïdes. La partie creuse comprend aussi dans sa structure un réticulum et des cellules de lymphe; mais elle ne renferme pas de vaisseaux sanguins.

a. Réticulum. — Il diffère un peu selon qu'on le considère dans la partie glandulaire ou dans les sinus lymphatiques.

Dans la partie glandulaire du parenchyme des ganglions, le réticulum se compose de cellules étoilées, contenant un noyau et se continuant entre elles par leurs prolongements. Les noyaux, très-manifestes chez le fœtus, et même chez l'enfant, sont beaucoup moins distincts dans l'âge adulte, où ils n'existent plus qu'à l'état de simples rudiments; souvent même ils ont complétement disparu. De la continuité de tous les prolongements des cellules résultent des mailles d'une extrême ténuité.

Lorsque les filaments qui circonscrivent ces mailles rencontrent sur leur trajet des vaisseaux sanguins, ils s'attachent à leurs parois. Vers la périphérie de la substance glandulaire, ils s'unissent et forment une sorte de membrane très-finement réticulée qui la limite sans l'isoler cependant d'une manière complète des sinus lymphatiques.

Dans ces sinus, le réticulum est constitué, ainsi que l'a fait remarquer M. Ch. Robin, par des corps fibro-plastiques fusiformes, auxquels se mêlent aussi quelques corps fibro-plastiques, étoilés. Les cellules fusiformes, beaucoup plus nombreuses que les cellules étoilées, s'étendent des trabécules à la substance glandulaire. Elles cloisonnent irrgulièrement la cavité des sinus. Les mailles qu'elles limitent sont notablement plus larges que celles du réticulum de la substance glandulaire.

b. Les *ramuscules sanguins principaux* occupent le centre des lobes et des cylindres. Leurs divisions terminales s'étendent jusqu'à la périphérie de la substance glandulaire, mais ne se prolongent pas dans des sinus lymphatiques; mais nous avons vu qu'elles donnent attache sur toute l'étendue de leur trajet aux filaments du réticulum qui les entoure.

c. Les *éléments lymphoïdes* remplissent les mailles du réticulum de la substance glandulaire. Ils adhèrent à celles-ci et aux parois des vaisseaux sanguins, en sorte qu'on ne les en détache qu'avec une certaine difficulté. — Dans les mailles du réticulum des sinus lymphatiques, il existe des éléments semblables, mais moins abondants et beaucoup moins adhérents, mêlés à une petite quantité de liquide. Ces derniers représentent de véritables cellules lymphatiques. Selon M. Ch. Robin, ceux que renferment les mailles du réticulum glandulaire représentent un simple épithélium nucléaire. Mais presque tous les auteurs s'accordent pour admettre qu'ils doivent être rangés aussi parmi les véritables cellules de la lymphe, qui seraient provisoirement fixées et comme emprisonnées dans leurs aréoles, et qui, à un moment donné, pourraient se détacher pour venir se jeter dans les sinus lymphatiques.

Le tissu propre ou le parenchyme des ganglions est donc constitué en résumé par les lobes corticaux et les cylindres médullaires. — Au centre des lobes et des cylindres se trouve la substance glandulaire composée de vaisseaux sanguins, d'un réticulum à mailles très-serrées, et de cellules remplissant les mailles de celui-ci. — A leur périphérie serpentent les sinus lymphatiques cloisonnés par un réticulum à mailles beaucoup plus larges, et cheminant des vaisseaux lymphatiques afférents vers les vaisseaux lymphatiques afférents avec lesquels ils se continuent.

3° **Artères et veines.** — Les ganglions lymphatiques doivent être rangés au nombre des organes les plus vasculaires de l'économie. Ils se laissent facilement pénétrer par les injections. Les plus volumineux reçoivent une artère principale et une ou plusieurs branches accessoires.

L'artère principale, à son entrée dans les gros ganglions, répond à une partie déprimée qui représente une sorte de hile, mais qui fait défaut dans presque tous les ganglions, de moyen et de petit volume. Après avoir traversé l'enveloppe fibreuse, elle se divise et subdivise pour donner à chaque cylindre médullaire un ou deux ramuscules qui se ramifient dans leur épaisseur, en s'arrêtant sur la limite des sinus lymphatiques. Leurs dernières divisions pénètrent dans les divers lobes de la substance corticale, ou elles se terminent en se comportant comme dans la substance médullaire.—Indépendamment des ramifications destinées à la substance glandulaire, il en est quelques autres, beaucoup plus rares et plus déliées, qui se rendent dans les trabécules.

Les branches accessoires, de volume très-variable, semblent se ramifier surtout dans la tunique fibreuse et ses principaux prolongements.

Les veines naissent du réseau capillaire de la substance glandulaire et des cloisons. Elles suivent dans leur trajet les divisions de l'artère.

4° **Vaisseaux lymphatiques.** —Les vaisseaux afférents traversent dans la tunique cellulo-fibreuse et s'ouvrent par les ramuscules résultant de leurs bifurcations successives dans les sinus lymphatiques, qui en deviennent le prolongement. Comme les vaisseaux avec lesquels ils communiquent, ces sinus sont tapissés d'un épithélium pavimenteux dont l'existence cependant n'est pas encore démontrée autour des cylindres médullaires.

Parvenus au voisinage du hile des ganglions, ou des premières radicules des vaisseaux efférents les sinus lymphatiques communiquent avec celles-ci et leur transmettent la lymphe qu'ils ont reçue des afférents. L'enveloppe cellulo-fibreuse semble avoir pour destination principale de fixer les vaisseaux entrants et sortants, et d'établir ainsi entre ces vaisseaux d'une part et les sinus de l'autre, des connexions intimes qui assurent la facile entrée et la facile sortie de la lymphe.

5° **Nerfs.** — Les ganglions reçoivent de très-petits filets nerveux qui pénètrent dans leur épaisseur en suivant le trajet des artères. Selon Schaffner, ils présenteraient sur leur trajet de petits ganglions que la plupart des observateurs ont cherchés sans les rencontrer.

III. — DU SYSTÈME LYMPHATIQUE CONSIDÉRÉ CHEZ LES ANIMAUX.

Les vaisseaux lymphatiques n'ont pas été observés jusqu'à présent dans les animaux invertébrés. Mais leur existence a été constatée chez les poissons, les reptiles, les oiseaux et les mammifères.

Dans les poissons, où ils ont été découverts par Hewson et mieux étudiés ensuite par Fohmann, puis par M. Agassiz, Vogt et Ch. Robin, ils ne présentent ni valvules sur leurs parois, ni ganglions sur leur trajet. A la place de ces ganglions on trouve des plexus, dont le plus important est compris entre les tuniques muqueuse et musculeuse du canal intestinal (1). Ces vaisseaux communiquent par des orifices multiples avec le système veineux.

Dans les reptiles, les lymphatiques sont aussi dépourvus de ganglions; mais ils offrent sur plusieurs points des rudiments de valvules. En outre, on observe dans cette classe des vésicules pulsatives, décrites par Panizza et Muller comme des agents d'impulsion, comme de véritables cœurs destinés à accélérer le cours de la lymphe. Muller en a trouvé dans les grenouilles et les crapauds deux paires : une sous la peau, à la région sciatique; l'autre, plus profonde, sur la troisième vertèbre du cou. Leurs pulsations, indépendantes du cœur, ne sont isochrones ni en haut ni en bas, ni à droite ni à gauche. Les supérieures versent la lymphe dans une branche de la veine jugulaire, et les inférieures dans une branche de la veine sciatique. Ces dernières ont été aussi aperçues dans la salamandre et les lézards. Panizza, qui compare les mouvements qu'elles exécutent à la diastole et à la systole du cœur, les a enlevées sur plusieurs grenouilles, et il a vu avec étonnement leurs pulsations augmenter de force et de fréquence, et ne cesser qu'au bout de deux heures.

(1) Voyez l'ouvrage de M. Milne Edwards, *Leçons de physiologie et d'anatomie comparées*, 1859, t. IV, p. 473 et suiv.

Dans les oiseaux, ces vaisseaux ont été aperçus d'abord par Hunter. Ils ont été décrits ensuite avec soin et plus complétement par Hewson, et de nos jours par Fohmann, par Lauth et enfin par Panizza. Leurs valvules sont encore imparfaites. Mais quelques glandes commencent à se montrer sur leur trajet. Celles-ci cependant n'existent qu'à la base du cou; dans les autres parties du corps, elles sont remplacées par des plexus qui paraissent communiquer sur plusieurs points avec le système veineux.

Dans les mammifères, le système lymphatique arrive à son plus haut degré de développement. Les vaisseaux sont plus volumineux et plus nombreux; les valvules se multiplient et se complètent; les plexus diminuent, tandis que le nombre des ganglions augmente. Enfin les communications avec les veines deviennent de plus en plus rares. Dans les mammifères dont le tube intestinal offre peu de longueur, les glandes du canal intestinal se rapprochent et forment un groupe particulier, connu sous le nom de *pancréas d'Aselli*. — Dans quelques espèces, le canal thoracique se dédouble sur sa moitié inférieure ou sur toute sa longueur; chez le cheval, on remarque que la grande veine lymphatique est unie à ce canal par plusieurs grosses branches anastomotiques.

IV. — CONSIDÉRATIONS HISTORIQUES SUR LES VAISSEAUX LYMPHATIQUES.

Les deux anatomistes les plus célèbres de l'école d'Alexandrie parlent des vaisseaux chylifères, mais en termes bien différents.

Érasistrate rapporte qu'il a vu dans le mésentère de jeunes chrevreaux des canaux remplis de lait; il les considéra comme des artères, et par conséquent il se méprit à la fois et sur leur nature et sur leurs fonctions.

Hérophile, en présence du même phénomène, fit preuve d'un esprit plus investigateur. Non-seulement il reconnut dans le mésentère des animaux qu'il soumit à ses vivisections la présence d'un ordre particulier des vaisseaux que distendait un liquide d'apparence laiteuse; mais ayant remarqué que ces vaisseaux partaient de l'intestin, se dirigeaient vers le bord adhérent du mésentère, et se terminaient, dans des corps glanduleux situés entre les deux lames de ce repli, il fut conduit à les considérer comme des veines. De là nous devons conclure qu'il en a clairement connu l'existence et la nature. Il paraît aussi en avoir compris les usages. Sur ce point toutefois il s'exprime d'une manière moins explicite; et en laissant planer le doute sur leurs fonctions il ne réussit point à fixer sur eux l'attention de ses contemporains, et moins encore celle des anatomistes qui le suivirent.

Galien, dont l'autorité toute-puissante régna despotiquement dans les écoles pendant quatorze siècles, ne rappelle les observations d'Hérophile que pour les combattre. Les chylifères ne sont apparents que pendant la durée de la digestion et au moment même où l'on ouvre l'abdomen; il fallait donc, pour constater l'existence de ces vaisseaux, les observer sur un animal vivant, et avant qu'ils se fussent vidés au contact de l'air. Galien, en cherchant à vérifier les observations d'Hérophile, ne s'étant pas soumis à cette double condition dont il ignorait l'importance, n'a pu les confirmer; de là l'erreur dans laquelle il tomba lorsqu'il entreprit de les réfuter.

Cependant les aliments introduits dans le tube digestif fournissent à l'économie entière des sucs réparateurs. Comment ces sucs, qui plus tard prirent le nom de *chyle*, passent-ils de la cavité intestinale dans le torrent circulatoire, chargé de les disséminer ensuite dans toutes les parties de l'organisme? Galien comprit l'importance que présentait pour la physiologie la solution de cette question. Il avança que les sucs nutritifs étaient puisés à la surface de la muqueuse digestive par les radicules des veines mésaraïques, qui les transportent ensuite au foie, où à la suite d'une élaboration ils acquièrent toutes les propriétés du fluide sanguin.

Cette théorie, dans laquelle le système de la veine porte était considéré comme un organe d'absorption, et le foie comme un organe d'hématose, était réellement la seule qui fût possible en se plaçant au point de vue de Galien, c'est-à-dire en niant l'existence des vaisseaux chylifères. Elle explique en effet de la manière la plus satisfaisante et l'indépendance de la veine porte, qui n'était plus alors qu'une partie détachée en quelque sorte du système veineux général pour remplir une fonction toute spéciale, et le diamètre des branches qui la composent plus considérable que celui des artères correspondantes, et enfin le volume si remarquable du foie. Aussi fut-elle accueillie avec la plus grande faveur. L'empire dont elle jouit survécut longtemps à la ruine des autres doctrines développées dans les œuvres de cet homme célèbre, et se maintint dans toute sa force jusqu'au XVIe siècle, même après qu'on eut découvert une seconde fois les vaisseaux lactés.

Nous ne saurions donc nous étonner que dans une aussi longue période on ne trouve aucun auteur qui fasse mention des vaisseaux lymphatiques.

Nicolas Massa, en 1532, aperçut sur un cadavre humain certains canaux ou conduits qui naissaient des reins, conjointement avec l'uretère, et qui ne sont pas toujours visibles.

Fallope, vers la même époque, observa sur la face inférieure du foie quelques vaisseaux qui allaient se terminer dans les glandes situées au voisinage du pancréas, vaisseaux qu'il dit contenir un suc huileux, jaune et un peu amer.

De ces deux anatomistes le dernier a connu les lymphatiques du foie. Le premier paraît avoir observé ceux du rein, mais sans les suivre jusqu'à leur terminaison, ce qui permet d'élever quelques doutes sur la valeur de ses observations.

Eustachi, en 1563, vit le canal thoracique sur un cheval, et le décrivit sous le nom de *vena alba thoracis*, dans les termes suivants : « Du tronc de la veine » sous-clavière gauche s'étend un grand prolongement qui est plein d'une » humeur aqueuse, et se divise près de sa naissance en deux branches, lesquelles » se réunissent bientôt pour reconstituer un seul tronc; celui-ci se porte vers » le côté gauche du rachis, traverse le diaphragme, arrive jusqu'au milieu des » lombes, où il s'élargit en entourant l'aorte, et se perd en présentant un mode » de terminaison qui ne m'est pas encore connu. »

Cette description suffit assurément pour établir la réalité des droits de l'anatomiste romain à la découverte du principal tronc du système lymphatique. Elle atteste aussi qu'il en méconnut la véritable origine, de même que Nicolas Massa et Fallope avaient ignoré la véritable terminaison des vaisseaux qu'ils avaient vus partir du foie et du rein. Tous les trois demeurèrent surtout dans l'ignorance la plus complète sur les fonctions de ces vaisseaux. Aussi ces découvertes partielles, celle même du canal thoracique, malgré sa grande importance, eurent-elles le sort de toutes les acquisitions qui ne se recommandent à l'attention d'une époque par aucune application capable de confirmer ou de heurter les idées reçues : jugées inutiles, elles furent à peine remarquées et bientôt complétement oubliées.

Le 22 juillet, 1622, **Gaspard Aselli**, anatomiste italien, découvre de nouveau les vaisseaux chylifères. En se livrant à quelques recherches sur les mouvements du diaphragme, il observe sur le mésentère d'un chien des cordons blancs, opaques, qu'il prend d'abord pour des filaments nerveux. La section transversale de l un de ces cordons ayant été suivie de l'écoulement d'un liquide analogue au lait, il reconnaît leur nature vasculaire et les considère comme un nouveau genre de veines qu'il désigne sous le nom de *veines lactées*. Après avoir confirmé sa découverte par de nombreuses observations faites non-seulement sur les chiens, mais encore sur des chats, des agneaux, des vaches, des cochons, et même sur un cheval qu'il acheta dans ce seul but, le même auteur constate soit l'analogie du liquide qui coule dans les veines lactées avec celui qui existe à la surface de l'intestin pendant la durée de la digestion, soit la présence simultanée et intermittente de ces deux liquides. Appuyé sur ce fait, il n'hésite pas à affirmer que les veines lactées sont les agents de l'absorption du chyle.

Aselli eut donc le double mérite de démontrer clairement l'existence des vaisseaux lymphatiques du canal intestinal et la nature de leurs fonctions : sous ce dernier point de vue il fut beaucoup plus heureux qu'Hérophile, qui avait vu aussi manifestement l'organe, mais qui en avait vaguement déterminé les usages.

Pour compléter le développement de cette nouvelle doctrine sur l'absorption du chyle, il importait de bien connaître le mode de terminaison des chylifères. Ce problème était difficile à résoudre à une époque où l'on ignorait complétement l'art d'injecter ces vaisseaux. La sagacité des anatomistes de l'école d'Alexandrie avait déjà échoué dans cette recherche. Aselli échoua à son tour : ainsi qu'Hérophile, il avança que les veines lactées, après avoir traversé les corps glanduleux placés dans le mésentère, se dirigent vers le foie où elles se terminent.

Deux circonstances se réunissaient alors pour pousser les observateurs dans cette voie fatale. D'une part, en effet, les lymphatiques qui viennent de l'intestin et ceux qui descendent du foie convergent vers les mêmes glandes en sorte qu'ils semblent se continuer. Pour constater qu'il y avait ici simplement convergence et non continuité, il aurait fallu connaître le sens suivant lequel s'opère la progression du liquide dans les vaisseaux émanés du foie, ce qui n'était possible que par un examen attentif de la direction des valvules ou par l'application d'une ligature. D'une autre part, la doctrine de Galien était alors toute-puissante; aucun auteur ne doutait que le foie ne fût pour le chyle un organe d'élaboration. Aselli, entraîné par le courant scientifique de son époque, contre lequel l'insuffisance de ses observations ne lui permettait pas de lutter, fut ainsi conduit, à son insu, à admettre que les chylifères se terminaient réellement dans le foie. En dépossédant la veine porte de ses propriétés absorbantes, il laissa au foie son rôle élaborateur, et sa découverte, qui devait avoir pour conséquence le renversement de la théorie galénique, parut d'abord en être une confirmation.

L'existence des vaisseaux absorbants de l'intestin, malgré les faits précis sur lesquels elle reposait, ne fut pas admise cependant sans contestation. La plupart des auteurs refusèrent d'y ajouter foi. Quelques-uns, plus exaltés dans leur scepticisme, unirent leurs efforts pour attirer sur cette découverte la flétrissure du ridicule. Riolan, qui s'était montré si violent dans ses attaques contre la doctrine de la circulation, sembla réclamer aussi l'honneur du premier rang parmi les adversaires d'Aselli.

Au nombre de ces adversaires on remarque avec surprise un homme célèbre que des luttes pénibles et une justice tardive semblaient devoir rallier à la cause de la vérité. « Chez plusieurs animaux, dit Harvey, on ne trouve nullement ces » canaux chylifères; et chez quelques-uns on ne les trouve pas en tous temps. » Or, des vaisseaux destinés à la nutrition sont nécessaires à tous les animaux » et doivent exister dans toutes les circonstances. » Dans un autre passage il ajoute : « Il est évident que le chyle qui est destiné à nourrir tous les animaux » est porté des intestins par les veines mésaraïques, et il n'est pas nécessaire que » nous cherchions une nouvelle voie par les veines lactées. » Harvey était à cette époque au faîte de la gloire. Son opinion entraîna bientôt tous les anatomistes; et la doctrine de Galien, proclamée de nouveau par un défenseur aussi puissant, se raffermit sur ses bases un instant ébranlées. Pendant quelques années on classa les chylifères parmi les êtres chimériques, et l'anatomiste qui avait osé les découvrir parmi les visionnaires.

Aselli mourut en 1626, avant d'avoir publié le résultat de ses travaux, et sans avoir eu la satisfaction de confirmer sa découverte sur l'homme, bien que ses recherches sur plusieurs classes de mammifères l'eussent porté depuis longtemps à affirmer que les vaisseaux lactés devaient également exister chez lui. — Ce fait confirmatif fut observé pour la première fois en 1628 par Gassendi et plusieurs médecins de sa connaissance, sur un supplicié ouvert une heure après sa mort. Vesling, en 1634, aperçut aussi les vaisseaux lactés chez l'homme et les fit représenter dans une planche peu satisfaisante d'exactitude. Ces observations ayant fixé l'attention des physiologistes, de nouvelles expériences sur les animaux furent instituées et vinrent ébranler peu à peu l'incrédulité générale. Les travaux publiés sur le même sujet, en 1639, par Folius et Tulpius, en 1641 par Wallée, achevèrent d'établir l'existence des chylifères, en élevant définitivement la théorie d'Aselli sur les ruines de celle de Galien.

Malgré toutes ces recherches, la véritable terminaison des vaisseaux absorbants de l'intestin demeurait inconnue. Cette partie fondamentale de leur histoire fut dévoilée en 1649 par **Jean Pecquet**, pendant qu'il se livrait à l'étude de l'anatomie sur un chien. Le même hasard qui avait révélé à Aselli l'origine de ces vaisseaux, montra à Pecquet leur terminaison. Ce dernier, s'appuyant sur des observations multipliées, avança que les chylifères, après avoir traversé les glandes mésentériques, vont se jeter dans un tronc commun, qu'il démontra être le canal thoracique autrefois aperçu et décrit par Eustachi, mais oublié depuis un siècle environ. Dès lors il fallut reconnaître que le chyle ne passe point par le foie, et qu'il arrive directement dans le torrent circulatoire en pénétrant dans la veine sous-clavière gauche.

Aselli avait dépouillé la veine porte de ses fonctions absorbantes; Pecquet enleva au foie ses fonctions d'hématose : ainsi s'écroula la doctrine de Galien. De toutes les découvertes relatives au système des vaisseaux lymphatiques, il n'en est aucune qui offre un plus vif intérêt; son importance dérive surtout de la subite clarté qu'elle répand sur les attributions de ces vaisseaux.

Pecquet, en fixant son attention sur l'origine du canal thoracique qu'Eustachi avoue ingénument n'avoir pu saisir, reconnut que dans ce point le tronc principal des lymphatiques offre des dimensions beaucoup plus considérables que sur les autres parties de son trajet : d'où le nom de *citerne* ou *réservoir du chyle* sous lequel il crut devoir le désigner. L'ouvrage qui renferme le fruit de ses observations souleva d'abord une vive opposition; cependant, comme il s'agissait d'un fait facile à constater, son évidence désarma bientôt les anatomistes qui cherchèrent à l'observer.

En jetant un coup d'œil sur l'histoire du système lymphatique depuis les temps les plus anciens jusqu'aux travaux de Pecquet, on remarque avec quelque étonnement que les notions dont elle s'est peu à peu enrichie sont exclusivement relatives aux chylifères. Jusqu'alors, en effet, on avait cru que ces vaisseaux n'appartenaient qu'au conduit intestinal. Leurs fonctions toutes spéciales concouraient puissamment à entretenir cette erreur. La découverte de leur continuité avec le canal thoracique ayant donné une nouvelle impulsion aux recherches, les acquisitions se multiplièrent. On reconnut que les absorbants ne naissaient pas seulement des intestins, qu'ils entraient comme élément important dans la structure de la plupart des organes, qu'ils constituaient en un mot toute une grande classe de vaisseaux, un véritable système surajouté à celui des artères et des veines.

Vesling, en 1649, entra le premier dans cette voie nouvelle. Les chylifères allant se jeter dans le conduit thoracique et non dans le foie, cet auteur eut l'heureuse pensée de rechercher à son tour le mode de terminaison des vaisseaux qu'on avait vus se diriger des glandes du mésentère vers l'organe sécréteur de la bile. L'étude attentive du cours de la lymphe lui permit de constater la véritable origine de ces vaisseaux, leur trajet descendant, et enfin leur embouchure dans le canal thoracique. De plus, il vit sur la face convexe du même organe un vaisseau considérable qui traversait le diaphragme pour pénétrer dans la poitrine. Ces vaisseaux, partant du foie pour aller se jeter dans le tronc central du système absorbant, ne pouvaient être considérés comme des vaisseaux lactés; et cependant ils étaient de même nature. Les vaisseaux blancs n'appartenaient donc pas exclusivement aux intestins; ils appartenaient aussi au foie telle fut la conclusion de ses recherches

En 1651, **Olaus Rudbeck**, frappé sans doute des observations de Vesling, fut porté à soupçonner que les lymphatiques pouvaient bien exister dans d'autres parties que le tube intestinal et le foie. Après avoir reconnu l'existence des absorbants qui rampent sur les deux faces de ce dernier organe, il porta ses investigations sur d'autres points, et aperçut plusieurs vaisseaux de même apparence sur le détroit supérieur du bassin, dans le thorax, sur la surface des poumons. L'existence de ces vaisseaux sur des points aussi différents conduisit l'auteur de ces découvertes partielles à conclure par analogie qu'ils existent dans tous les organes : le premier Rudbeck osa ériger en système les lymphatiques qu'il appela *vaisseaux séreux*, parce qu'ils charrient un liquide semblable au sérum.

Il existe donc trois grandes époques dans l'histoire générale de ce système, et à chacune d'elles on peut rattacher un nom propre :

A la première celui d'Aselli, qui découvrit l'origine des vaisseaux chylifères.

A la seconde celui de Pecquet, qui démontra la terminaison de ces vaisseaux.

A la troisième celui de Rudbeck, qui vit les lymphatiques proprement dits et généralisa leur existence.

Quelques auteurs ont revendiqué en faveur de Th. Bartholin l'honneur de cette généralisation. D'autres l'ont attribué à l'Anglais George Jolyff. Ces trois auteurs, en effet, se livrèrent presque simultanément aux mêmes recherches. La priorité cependant nous paraît devoir être accordée à Rudbeck. Le passage suivant qu'on lit dans les écrits de Bartholin fait soupçonner qu'il avait eu connaissance des travaux de ce dernier. « Le nom de *séreux*, dit-il, que quelques-uns ont donné à ces vaisseaux, ne me plaît point. » Et en effet, il les désigna sous le nom de *vaisseaux lymphatiques*. Comme il fut le premier qui publia un traité sur le système absorbant et comme il jouissait d'ailleurs d'une grande réputation, beaucoup de médecins ne firent aucune difficulté de lui concéder cette découverte. Quant à Jolyff, ses droits reposent sur les déclarations de Glisson, de Charletton et de Bayle, qui rapportent qu'en 1653 il leur montra des vaisseaux se distribuant dans presque toutes les parties du corps et renfermant une humeur aqueuse. Les recherches de ces trois anatomistes sont loin d'offrir la même valeur, et c'est surtout par leur comparaison qu'on arrive à réclamer en faveur de Rudbeck les avantages de la priorité; les travaux de ce dernier anatomiste sont très-supérieurs à ceux de Bartholin et de Jolyff.

Les notions qui furent ajoutées plus tard à l'histoire du système lymphatique ne sont plus que des faits de détail. Ainsi, en 1665, Frédéric Ruysch s'occupa des valvules de ce système; plus tard, Antoine Nuck décrivit les absorbants du cœur, de l'utérus, de l'ovaire et des reins; Richard Hale observa ceux qui sont situés autour de la mâchoire inférieure; Frédéric Meckel injecta au mercure quelques-uns des lymphatiques superficiels de la cuisse et du bras chez l'homme: Jean Hunter, par le même procédé, fit passer ce métal des glandes poplitées jusqu'au canal thoracique; Hewson fit représenter dans ses planches ce même système après l'avoir observé dans les oiseaux, les reptiles et les poissons, etc., etc.

Ces dernières découvertes et quelques autres moins importantes parurent successivement dans l'intervalle qui s'écoula depuis la publication des écrits de Pecquet, Bartholin et Jolyff, qui eut lieu en 1652 et 1654 jusqu'en 1780, époque à laquelle deux hommes également éminents, Mascagni en Italie et Hunter en Angleterre, entreprirent une révision complète de tous les travaux publiés sur ce sujet par leurs prédécesseurs.

Le premier, après huit années de recherches non interrompues, réunit à toutes les acquisitions positives de la science le grand nombre de celles qui lui étaient propres, les fit représenter dans des planches magnifiquement gravées, et éleva ainsi à la science un monument impérissable.

Le second, préoccupé surtout des fonctions du système lymphatique, s'attacha à réunir sous ce point de vue les expériences qui avaient été publiées, les répéta, les varia de mille manières, et montra enfin la communauté ou plutôt l'identité de leurs fonctions en les résumant par un mot: l'absorption. Dès ce moment le système lymphatique et le système absorbant se confondirent dans une même appellation. Cette théorie heurtait toutes les idées reçues. Cependant comme Pecquet, en démontrant la continuité des chylifères avec le canal thoracique, avait prouvé sans réplique que cette classe de vaisseaux absorbe le chyle, et comme d'une autre part on ne pouvait contester l'extrême analogie qui existe entre les lymphatiques de l'intestin et ceux des autres parties du corps, elle fut non-seulement admise, mais embrassée avec ardeur. Les esprits y étaient préparés depuis longtemps, et lorsqu'elle parut elle ne fit en quelque sorte que satisfaire l'attente générale.

Hunter semblait avoir établi sur une base inébranlable l'absorption exclusive par les vaisseaux lymphatiques. Cependant les expériences faites au commencement de ce siècle par Magendie et Delille en France, Tiedemann et Gmelin en Allemagne, Flandrin et Emmer en Angleterre, ont réhabilité les veines dans leurs fonctions absorbantes. Le système veineux et le système lymphatique, après avoir été tour à tour considérés comme les agents uniques de l'absorption, se partagent aujourd'hui cette importante fonction.

Depuis Hunter et Mascagni plusieurs travaux importants ont été publiés sur les vaisseaux lymphatiques.

Panizza, en 1830, a injecté avec un rare bonheur les absorbants de la verge et du testicule, chez l'homme et chez plusieurs mammifères, entre autres le cheval, le taureau, le bélier, etc.; en 1833, le même anatomiste a fait paraître ses recherches sur les vaisseaux lymphatiques des reptiles dans un ouvrage important, non moins remarquable par l'exactitude des descriptions que par l'habile exécution des planches qui l'accompagnent. La même année, Fohmann a publié le résultat de ses observations sur l'origine des absorbants de la peau, des muqueuses et des séreuses. La découverte des réseaux, qui date de cette époque, appartient principalement à ces deux explorateurs : l'anatomiste italien nous avait montré ces réseaux sur le feuillet viscéral des séreuses ; l'anatomiste belge nous les montre sur les surfaces tégumentaires interne et externe. Tous deux par leurs travaux ont bien mérité de la science : ceux de Fohmann ont un caractère plus général ; ceux de Panizza sont plus exacts.

Ajoutons enfin que les recherches modernes ont démontré l'existence des vaisseaux lymphatiques de la langue, du larynx, de la trachée et des bronches, du voile du palais et du pharynx, de la prostate, etc. Elles ont eu pour avantages aussi de nous faire mieux connaître la texture de ces vaisseaux et celle des ganglions lymphatiques.

V. — INJECTION ET PRÉPARATION DES VAISSEAUX LYMPHATIQUES.

L'appareil usité pour l'injection des vaisseaux lymphatiques se compose : 1° d'un tube principal de verre ; 2° d'un tube flexible fixé par une de ses extrémités au tube précédent et muni à l'extrémité opposée d'un robinet ; 3° d'un cylindre d'acier ou ajutage vissé sur le robinet ; 4° d'un petit tube de verre, d'une longueur de 5 à 8 centimètres introduit par sa grosse extrémité dans l'ajutage et offrant à l'autre extrémité une pointe capillaire.

J'ai fait subir à cet appareil plusieurs modifications importantes qui portent :
Sur sa longueur totale ;
Sur la nature du tube flexible ;
Et enfin sur l'ajutage.

1° **Longueur de l'appareil.** — Les tubes anciens présentent une longueur d'un mètre environ. La hauteur des colonnes mercurielles qu'on employait autrefois pour l'injection des vaisseaux lymphatiques était de 30 centimètres le plus souvent ; rarement on osait l'élever à 50 ou 60. Une pression de 30 à 40 centimètres suffit le plus souvent ; mais lorsqu'on veut employer des pointes tout à fait capillaires, elle devient insuffisante. La pression étant égale à la base de la colonne multipliée par sa hauteur, le problème à résoudre pour donner à cet appareil la plus grande valeur possible consiste à pouvoir à volonté diminuer sa base en augmentant sa hauteur, c'est-à-dire à porter la ténuité du tube capillaire aux dernières limites compatibles avec la résistance qui lui est nécessaire. En diminuant ainsi graduellement la base pendant qu'on augmente proportionnellement la hauteur, la ténuité extrême a pour mesure une colonne équivalente au poids de deux atmosphères environ. Mais un appareil d'une aussi grande longueur n'offrirait aucun avantage et serait fort incommode. Celui que j'ai définitivement adopté présente une hauteur de 120 centimètres ; le tube principal est formé de deux pièces vissées l'une sur l'autre et de la même longueur que le tube flexible, en sorte que l'appareil se décompose en trois parties égales : une supérieure surmontée d'une anse mobile par laquelle on le suspend à une poulie glissant sur un fil de fer horizontal, une moyenne, et une inférieure qui comprend le tube flexible et le robinet.

2° **Tube flexible.** — Dans les appareils ordinaires, ce tube était constitué par une sonde de gomme élastique. Lorsque la pression devient un peu forte, il se laisse facilement traverser par le mercure, surtout à la suite des divers mouvements de flexion que nécessite la manœuvre de l'appareil. Cet inconvénient est si fréquent, que l'opérateur, pour le prévenir se condamne souvent à n'employer que de petites pressions. Je l'ai fait disparaître en remplaçant la sonde ordinaire par un tube de caoutchouc vulcanisé, à parois épaisses et d'un calibre intérieur très-petit.

J'avais pensé pendant quelque temps pouvoir construire tout l'appareil avec un seul tube de caoutchouc; mais l'expérience m'a bientôt démontré que ces tubes sont moins faciles à manœuvrer que les tubes de verre. C'est pourquoi j'accorde la préférence à celui que j'ai précédemment décrit.

3° **Ajutage.** — Les ajutages ordinaires sont creusés d'un canal cylindrique à parois unies. Le tube de verre, après avoir été garni, à sa grosse extrémité, d'un fil de soie régulièrement enroulé, est introduit dans cet ajutage, où il n'est fixé que par la pression qu'il exerce contre ses parois. Quand il n'est pas introduit avec beaucoup de soin, on le voit quelquefois s'échapper au moment le plus délicat d'une opération. Cet accident est fréquent, aussi me suis-je surtout attaché à le prévenir, et j'y suis parvenu à l'aide d'une modification extrêmement simple. J'ai fait creuser à l'intérieur de l'ajutage un pas de vis, et j'introduis l'extrémité supérieure du tube dans ce canal par un mouvement de rotation qui permet à la vis intérieure de mordre en quelque sorte sur la soie tassée à l'extrémité du tube de verre; cette seule précaution a eu un résultat si heureux, que le tube ainsi fixé, non-seulement ne s'échappe pas, mais ne peut être retiré que par un mouvement de rotation inverse à celui qui a présidé à son introduction.

Telles sont les modifications que j'ai fait subir à l'appareil usité pour l'injection des vaisseaux lymphatiques.

En augmentant sa longueur j'ai accru sa puissance.

En remplaçant la sonde ordinaire par un tube de caoutchouc vulcanisé, j'ai réuni dans cette partie de l'appareil, à une flexibilité plus grande, une imperméabilité complète.

En creusant l'ajutage d'un pas de vis, je suis parvenu à fixer d'une manière à la fois inébranlable, prompte et facile, le tube de verre.

Il me reste à exposer maintenant les effets obtenus à l'aide de cet appareil.

Lorsqu'on plonge superficiellement l'extrémité capillaire de ce tube dans une surface libre, on opère une solution de continuité qui porte à la fois sur les capillaires artériels, veineux et lymphatiques. Le mercure peut pénétrer, en effet, dans chacun de ces trois ordres de vaisseaux et même s'épancher irrégulièrement dans le tissu cellulaire. Il est assez fréquent de le voir s'introduire soit exclusivement dans les veines, soit simultanément dans les capillaires veineux et lymphatiques. Cependant, le passage de l'injection dans les veines, ainsi que son infiltration dans le tissu cellulaire, tient le plus souvent au volume trop considérable de la pointe du tube, et surtout à ce que le tube a été plongé trop profondément. Quelquefois aussi cet accident est dû à une pression trop forte. En général, on évitera cet insuccès en labourant dans une direction parallèle la superficie des tissus membraneux.

Choix des sujets. — Les sujets les plus favorables au succès de cette injection sont les adultes amaigris qui ont succombé à une affection chronique. Les hommes sont en général préférables par la maigreur plus complète qu'ils présentent. Les enfants ne sont utiles que lorsqu'on veut étudier les vaisseaux lymphatiques superficiels de la tête, qui sont chez eux très-développés, ou bien les vaisseaux lymphatiques de la langue, du voile du palais, du scrotum, etc.

Influence de la température. — La saison qu'on devra choisir de préférence sera celle des grandes chaleurs. Sous l'influence de ces températures élevées, les vaisseaux lymphatiques se remplissent parfois de gaz comme les veines, et ces gaz facilitent à un degré remarquable la progression du mercure dans leur cavité.

Effets de la putréfaction.—La putréfaction exerce sur les vaisseaux lymphatiques une influence manifeste, mais bien différente et presque diamétralement opposée sur les réseaux et sur les troncs. Lorsquelle est assez avancée pour produire la séparation de l'épiderme et pour donner à la peau une teinte légèrement verdâtre, on injecte souvent avec la plus grande facilité les réseaux des doigts, des orteils, du cuir chevelu, et la teinte verdâtre du derme, contrastant avec le reflet métallique du mercure, donne un nouvel éclat aux lamelles argentées que forme le système capillaire lymphatique à son origine. Mais le mercure après être parvenu à une certaine hauteur dans les vaisseaux, ne chemine plus dans leur cavité qu'avec une extrême lenteur. Il semble alors adhérer aux parois vasculaires, et si pour activer sa marche on exerce avec le manche d'un scalpel de douces frictions ascendantes sur le vaisseau lui-même, on parvient avec beaucoup de peine à l'accélérer : lorsqu'on a recours à la ponction directe du tronc lymphatique, le mercure s'avance un peu, puis s'arrête de nouveau, bien qu'il n'existe aucun obstacle apparent à sa progression, et enfin déchire les parois du vaisseau pour se répandre au dehors, si l'on persiste dans l'emploi de ces moyens mécaniques. La putréfaction commençante peut donc être utilisée pour l'étude des réseaux : mais elle est très-défavorable à l'injection des troncs, et par conséquent, il convient de l'éviter dans la préparation des pièces destinées à figurer dans les collections anatomiques.

Sous-préliminaires. — L'appareil ayant été convenablement suspendu et rempli de mercure à une hauteur variable, suivant le but qu'on se propose, l'anatomiste saisit par sa partie moyenne le tube de verre, qui a été préalablement effilé à la lampe à alcool, et frotte sa grosse extrémité dans l'étendue de 8 à 10 millimètres et sur toute sa circonférence, avec un fragment de cire jaune. Cette petite opération exige de l'attention pour ne pas briser la pointe délicate du tube.

Ensuite, sur toute la portion qui a été couverte d'une couche de cire, on enroule un fil de soie. La plus convenable pour cet usage est celle qui est connue dans le commerce sous le nom de soie de Chine : elle est plate et s'applique sur le tube d'une manière parfaitement égale. On l'enroule en procédant régulièrement de haut en bas, et de bas en haut, jusqu'à ce qu'on ait obtenu un cylindre d'un diamètre un peu plus considérable que celui de la cavité de l'ajutage. Cet enroulement terminé, on fixe l'extrémité de la soie, non par un nœud, mais en frottant de nouveau toute la surface de ce cylindre de soie avec la cire. Le fil se trouve ainsi placé entre deux couches de cire très-légères, qui ont pour usage : la première, de fixer la soie sur le tube et de l'empêcher de glisser de haut en bas au moment où l'on introduit le tube dans l'ajutage ; la seconde, de fixer à la place qu'ils occupent chacun des tours les plus superficiels du fil, et de prévenir, soit leur relâchement, soit leur tassement.

Le tube de verre, convenablement effilé à une de ses extrémités, et doublé de soie à son extrémité opposée, est présenté à l'orifice de l'ajutage par la main droite, tandis que la main gauche saisit le robinet et l'immobilise. Dès qu'il a pénétré de 1 à 2 millimètres, on lui imprime un mouvement de rotation, de manière à le faire remonter de 8 à 10 millimètres dans l'ajutage.

Ces préparatifs terminés, l'opérateur saisit le robinet de la main droite, en plaçant le pouce sur le côté gauche et le médius sur le côté droit ; l'index repose par sa pulpe sur l'extrémité antérieure du levier destiné à ouvrir le robinet. Les deux derniers doigts restent libres pour prendre un point d'appui sur les parties voisines. La main gauche fixe la partie sur laquelle la ponction doit être faite. La pointe du tube est alors dirigée sur le lieu d'élection, presque parallèlement à la peau, ou du moins sous un angle extrêmement oblique. Elle est enfoncée de manière à arriver jusque dans l'épaisseur de la couche la plus superficielle du derme, qu'elle doit labourer en quelque sorte dans l'épaisseur de la couche réticulaire sur une étendue de 2 à 3 millimètres. Si la pointe du tube ne pénètre pas à cette profondeur le mercure reflue sur ses parties latérales et l'opération échoue. Lorsque la ponction a été exécutée, on imprime au levier du robinet un mouvement de rotation de droite à gauche, à l'aide de la pulpe du doigt indicateur, et si l'opération a été bien conduite, on voit le mercure courir dans tous les sens, remplir le système capillaire, et recouvrir le derme d'un réseau argenté. Le tube est maintenu dans cette position pendant une demi-minute ou une minute au plus; on le retire ensuite, car dès lors la ponction a produit tout ce qu'elle peut produire. En soumettant plus longtemps le réseau qu'on a obtenu à l'influence de la pression de la colonne mercurielle, on s'expose à l'infiltration du mercure dans le tissu cellulaire ou à son passage dans les veines.

Pendant l'injection des réseaux, le mercure pénètre dans les troncs lymphatiques, mais ne les remplit qu'au voisinage de leur origine. Il faut alors mettre en usage le procédé de Mascagni, afin de forcer le métal à remonter jusqu'aux premiers ganglions.

La ponction d'un vaisseau dilaté par la présence d'un liquide se présente sous les apparences d'une opération facile. Il n'en est rien cependant : en apportant dans son exécution la plus grande attention, on la manque souvent. Voici le procédé qui m'a le mieux réussi : je dénude aussi complétement que possible la partie du vaisseau que je me propose de ponctionner, et je passe sous ce vaisseau un fil dont je ramène les deux extrémités en avant pour en faire une anse, avec laquelle je l'étrangle imédiatement au-dessous du point dans lequel le tube sera introduit : cette ligature a pour but de prévenir l'effusion du mercure. Je prends ensuite dans la main droite le robinet, qui doit être muni d'un tube à pointe extrêmement déliée; de la main gauche je fixe le vaisseau à l'aide d'une pince fine, en le saisissant au niveau de son étranglement, puis je dirige la pointe du tube parallèlement à ce vaisseau; après avoir déprimé légèrement sa surface de manière à produire une sorte de ride au devant de cette pointe, j'enfonce celle-ci, par un mouvement brusque et précis, dans l'épaisseur de la ride, et je pénètre dans la cavité vasculaire. Si l'opération a réussi, le succès est annoncé sur-le-champ par la réplétion presque instantanée du vaisseau jusqu'au premier ganglion. Si le mercure ne pénètre pas, il est inutile d'insister, l'opération est manquée, il faut la renouveler. Cette opération exige un peu d'expérience et de dextérité.

Les vaisseaux lymphatiques remplis de mercure se vidant avec la plus grande facilité lorsque quelques-uns d'entre eux ont été blessés, leur préparation demande une attention soutenue, bien qu'elle ne présente aucune difficulté réelle. Elle doit être faite constamment des radicules vers les troncs. On peut enlever la peau qui les recouvre en la détachant perpendiculairement à leur direction; mais il est souvent plus sûr et plus expéditif de l'enlever par une dissection parallèle à leur trajet. Il convient de laisser le tissu cellulaire qui les entoure. Les débris de ce tissu, qui, à l'état frais, voilent en partie les vaisseaux, disparaissent complétement par l'effet de la dessiccation. En évitant une dissection à la fois minutieuse et inutile, on s'exposera moins à les blesser.

Lorsque la préparation de tous les lymphatiques d'une région est achevée, il arrive souvent que, dans les divers mouvements opérés pour l'exécuter, les vaisseaux, qui avaient d'abord été complétement remplis, se vident en grande partie. Cet inconvénient est facile à réparer : il suffit, pour rendre à la préparation toute sa valeur première, de recourir à la ponction vasculaire qu'on répète sur deux ou trois troncs.

La préparation est ensuite convenablement tendue et placée dans une position horizontale, précaution qui peut être négligée pour un grand nombre de pièces, mais dont il importe au plus haut point de faire usage lorsqu'il s'agit des membres ; car les vaisseaux, offrant alors une grande longueur sont beaucoup trop faibles pour résister à la pression de la colonne de mercure, et se rompraient presque inévitablement s'ils étaient maintenus dans une position verticale.

VI. — CONSERVATION DES VAISSEAUX LYMPHATIQUES.

Dès que les parties molles sont arrivées à une dessiccation à peu près complète, la préparation devra quitter la position horizontale pour prendre la position verticale d'une manière définitive. Cette condition est d'une aussi haute importance pour la conservation des vaisseaux lymphatiques que la condition contraire pour leur dessiccation. Lauth ayant donné un conseil tout à fait opposé à celui que je viens d'émettre, j'ai dû me livrer à des essais comparatifs pour juger de la valeur relative des deux procédés. Voici sur ce point le résultat de mes études :

1° Sur plusieurs membres dont les lymphatiques avaient été injectés et maintenus dans la position horizontale, j'ai remarqué sur le trajet de quelques troncs des ruptures par lesquelles le métal s'échappait incessamment.

2° Toutes les pièces qui avaient eté conservées dans une attitude verticale ne m'ont présenté aucune solution de continuité et aucune fuite.

3° Après avoir injecté les vaisseaux lymphatiques d'un membre inférieur, j'ai abandonné celui-ci à la dessiccation en le maintenant dans la position horizontale ; dès que la dessiccation a été complète, je l'ai placé dans une position verticale. Un petit nombre seulement des vaisseaux de ce membre étaient injectés ; mais ils étaient très-pleins dans toute leur étendue et très-propres, par conséquent, à l'expérience à laquelle je les destinais. Dès qu'ils furent sous l'influence de la position verticale, ils s'affaissèrent très-légèrement dans leur partie la plus supérieure, immédiatement au-dessous des ganglions de l'aine, et dans une étendue de 1 à 2 centimètres. Je les laissai six semaines dans cette position, et je n'observai aucune rupture et aucune fuite. Ce laps de temps écoulé, je pris cette préparation et l'exposai, par une température de 28 degrés, aux rayons du soleil pendant une demi-heure ; je vis bientôt les colonnes de mercure s'élever dans chacun des vaisseaux qui s'étaient primitivement affaissés, et cet affaissement disparaître. Aucune rupture ne se produisit pendant cette expérience. Lorsqu'elle fut terminée je rapportai cette pièce dans mon cabinet, en la faisant ainsi passer du soleil à l'ombre ; les lymphatiques s'affaissèrent de nouveau vers leur partie supérieure. Dès lors, je fus porté à penser que la position verticale a pour effet, par la pression que la colonne exerce sur la totalité du vaisseau, de le dilater d'une manière insensible et de lui créer à sa partie supérieure une sorte de chambre thermométrique qui reçoit le trop-plein du vaisseau dans les grandes dilatations, et prévient ainsi sa rupture.

De cette expérience et des faits qui précèdent, je conclus que la position verticale est plus favorable à la conservation des vaisseaux lymphatiques que la position horizontale. Une préparation des lymphatiques du membre inférieur, que j'ai déposée dans le musée de l'amphithéâtre d'anatomie des hôpitaux, et qui est fixée depuis vingt-neuf ans dans cette attitude verticale, n'a présenté jusqu'à ce jour aucune fuite mercurielle, elle est parfaitement conservée : tandis que plusieurs bras, datant de la même époque, mais maintenus dans la position horizontale, se sont bientôt vidés, et ont depuis longtemps disparu du musée. D'autres préparations analogues que j'ai données au musée Orfila, et qui sont depuis vingt-cinq ans dans la position verticale, sont aussi très-bien conservées. L'expérimentation démontre donc que cette position est réellement la plus avantageuse pour la conservation indéfinie des préparations de ce genre.

ARTICLE II

DES VAISSEAUX LYMPHATIQUES EN PARTICULIER

Dans l'étude des vaisseaux lymphatiques en particulier, nous procéderons de leur origine vers leur terminaison, en les rattachant aux ganglions vers lesquels ils convergent.

§ 1. — Des ganglions du pli de l'aine et des vaisseaux lymphatiques qui s'y rendent

Les ganglions qui occupent la région inguinale sont remarquables par leur nombre et la grande inégalité de leur volume. On les divise en superficiels et profonds.

Les ganglions inguinaux superficiels ou sous-cutanés se groupent, pour la plupart, autour de l'embouchure de la veine saphène interne. Les plus élevés reposent sur le pli de l'aine dont ils suivent la direction. Les plus inférieurs se trouvent situés à 6 ou 7 centimètres au-dessous de l'arcade crurale. La couche que forment ces ganglions a pour limites : en dehors, une ligne verticale qui passerait sur l'épine iliaque antérieure et inférieure ; en dedans, une autre ligne parallèle à la précédente passant sur l'épine pubienne. Cette couche est formée dans sa partie centrale de ganglions superposés, et sur sa périphérie de ganglions isolés et indépendants. — Elle répond par une de ses faces au feuillet profond du fascia superficialis qui prend dans cette région les caractères d'une véritable lame fibreuse, et par l'autre au fascia cribriformis qu'elle déborde en dehors et en bas.

Le nombre des ganglions superficiels varierait, selon Mascagni, de sept à treize. Mais il est en général plus considérable, et peut être évalué en moyenne à douze ou quinze. Les inférieurs sont les plus volumineux. Les autres présentent les dimensions d'un pois ou d'une amande. Quelques-uns sont très-minimes. — Leur forme est celle d'un ellipsoïde aplati. Cependant on en rencontre aussi de sphéroïdes, de discoïdes et d'irréguliers.

Les ganglions profonds sont beaucoup moins nombreux que les précédents. Il en existe rarement plus de trois à quatre. Mascagni dit en avoir observé sept ; mais ce nombre peut être considéré comme très-exceptionnel. — Ils occupent l'angle interne du canal crural. Par leur côté externe, ces ganglions s'appliquent par conséquent à la veine fémorale. Le plus élevé est situé entre cette veine et la base du ligament de Gimbernat.

Les vaisseaux lymphatiques qui se rendent aux ganglions du pli de l'aine sont extrêmement nombreux. A ce groupe de vaisseaux appartiennent :

1° Les lymphatiques superficiels du membre abdominal ;

2° Les lymphatiques profonds du même membre ;

3° Les lymphatiques superficiels de la région fessière ;

4° Les lymphatiques superficiels de la moitié sous-ombilicale des parois de l'abdomen :

5° Les lymphatiques du canal de l'urèthre, de la surface du gland et des téguments des organes génitaux externes de l'homme ;

6° Les lymphatiques des organes génitaux externes de la femme ;

7° Les lymphatiques superficiels du périnée et ceux de la région anale.

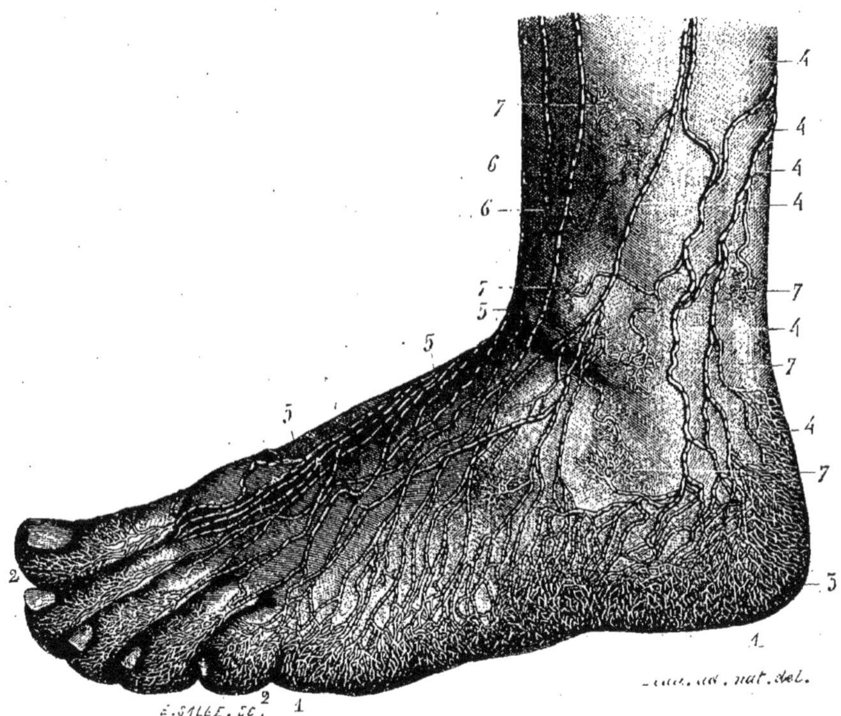

FIG. 411. — *Vaisseaux lymphatiques superficiels du pied.*

1, 1. Réseau lymphatique du bord externe du pied. — 2, 2. Réseau lymphatique des orteils. — 3. Réseau lymphatique de la peau du talon. — 4, 4, 4, 4. Vaisseaux lymphatiques qui accompagnent la veine saphène externe, et qui vont se terminer dans les ganglions poplités — 5, 5, 5. Troncs lymphatiques de la face dorsale du pied. — 6, 6. Troncs lymphatiques qui se portent de la face externe vers la face interne de la jambe. — 7, 7, 7, 7 Réseaux de chacun desquels part un troncule qui vient se terminer dans l'un des troncs voisins.

A. — Lymphatiques superficiels du membre abdominal.

Injection et préparation. — 1° Faire choix d'un sujet adulte, du sexe masculin, extrêmement maigre.

2° Ouvrir crucialement l'abdomen, enlever les viscères abdominaux, sectionner le rachis à l'union de la deuxième avec la troisième vertèbre lombaire, isoler ensuite le membre abdominal droit en divisant : d'un part les branches horizontales du pubis et ascendante de l'ischion, de l'autre l'articulation sacro-iliaque, ainsi que les parties molles correspondantes.

3° Introduire entre les orteils, et appliquer sur toute la plante du pied, quelques heures avant l'injection, des compresses mouillées ou des fragments d'éponge humide, afin de ramollir l'épiderme qui recouvre ses diverses parties, et de pouvoir ensuite l'enlever à l'aide d'un scalpel convexe promené à leur surface. Cette desquamation préalable est d'une haute importance ; si on la néglige, au moment où la pointe du tube sera enfoncée dans les téguments, celle-ci, agissant comme un emporte-pièce, taillera une couronne microscopique d'épiderme qui en oblitérera l'orifice ; l'opérateur sera alors condamné à briser l'extrémité de cette pointe, qui pourra devenir trop volumineuse, ou bien à changer le tube, et dans les deux cas il demeurera exposé au même insuccès tant que la desquamation épidermique ne sera pas complète. Pour éviter de recourir à chaque instant à la lampe à alcool, ce qui entraînerait une perte de temps considérable, il importe de préparer d'avance une douzaine de tubes parfaitement effilés et enroulés de soie écrue à leur grosse extrémité. Si l'on veut perdre moins de temps encore il sera avantageux de monter ces divers tubes sur un ajutage particulier : c'est dans ce but que j'ai fait joindre à l'appareil usité une demi-douzaine de ces ajutages.

4° Faire usage d'une colonne mercurielle de la hauteur de 30 à 40 centimètres et de tubes dont la pointe ne soit pas trop longue afin qu'elle soit moins fragile.

5° Piquer simultanément chacun des orteils sur leurs parties latérales, au niveau de l'union de la seconde avec la troisième phalange, en dirigeant très-obliquement la pointe du tube de manière à labourer la superficie du derme. Lorsque la piqûre est heureuse, le mercure pénètre dans le réseau qui entoure l'extrémité des orteils : cette pénétration est annoncée par une petite tache cendrée qui apparaît instantanément, et dans laquelle un œil exercé peut distinguer une intrication de vaisseaux capillaires. Il est inutile de laisser en place la pointe du tube plus de trente à quarante secondes ; si dans ce laps de temps le nuage cendré, caractéristique, ne s'est pas manifesté, on doit peu compter sur son apparition ; il faut alors faire dans le voisinage une autre piqûre, qui sera suivie d'une troisième ou de plusieurs autres, si les premières ont été infructueuses. Cependant il importe de les multiplier le moins possible ; car chacune de ces piqûres devient une solution de continuité par laquelle s'échappe le mercure.

6° Piquer les téguments de la plante du pied sur les divers points de leur surface, mais principalement sur toute la longueur de son bord interne et de son bord externe, et aussi sur ses deux extrémités où les réseaux sont extrêmement riches et en général plus faciles à injecter.

7° Les lymphatiques qui partent des orteils étant remplis de mercure à leur origine, on les découvrira en enlevant la peau avec ménagement, puis on les dénudera avec soin et l'on introduira directement dans leur cavité la pointe du tube. A la suite de cette ponction, le métal arrivera jusqu'aux ganglions du pli de l'aine. Si cette ponction des vaisseaux ne pouvait être faite sur les parties latérales des orteils où elle est parfois assez difficile, à l'aide d'une compression douce on pousserait le mercure jusqu'à la surface dorsale du métatarse, et l'on ferait sur cette région de nouvelles tentatives.

8° Enlever avec un instrument bien tranchant, et couche par couche, les téguments du bord externe du pied, et ponctionner les vaisseaux lymphatiques qui se présentent, après avoir comprimé les réseaux plantaires pour forcer le mercure à passer dans les troncs et à les distendre.

9° Répéter la même opération sur le bord interne du pied.

10° Dépouiller le membre de son enveloppe cutanée, en procédant de bas en haut, et découvrir chaque vaisseau en enlevant soit le tissu cellulo-graisseux qui l'entoure, soit les veines qui le recouvrent en partie.

11° Après cette préparation, si les vaisseaux sont en partie vidés, ce qui arrive ordinairement, réintroduisez la pointe du tube dans deux ou trois troncs principaux, choisis l'un sur la malléole interne, l'autre sur la malléole externe, et le troisième à la partie moyenne du métatarse ; en quelques instants vous remplirez tout le système des lymphatiques superficiels.

Les vaisseaux lymphatiques superficiels du membre abdominal naissent par un réseau à mailles superposées et très-serrées :

1° Des téguments des orteils ; 2° des téguments de la plante du pied et de la partie postérieure du talon.

Ils naissent en outre de tous les autres points de l'enveloppe cutanée du membre, mais par des radicules plus rares, plus fragiles et beaucoup plus difficiles à injecter.

Le réseau lymphatique des orteils qui les recouvre complétement est beaucoup moins riche sur leur face dorsale que sur leurs faces latérales et plantaires. De ce réseau partent un nombre indéterminé de radicules qu'on voit converger les unes vers le côté interne des orteils, les autres vers leur côté externe. En se réunissant les troncules dorsaux et plantaires forment sur chacune des faces latérales deux troncs principaux, parallèles à l'artère collatérale correspondante, au-dessus de laquelle ils sont situés. Arrivés au niveau des articulations métatarso-phalangiennes, ces troncs communiquent entre eux de diverses manières : tantôt les collatéraux externes d'un orteil s'unissent aux collatéraux internes de l'orteil voisin ; tantôt les quatre troncs du même orteil s'unissent entre eux pour former un tronc unique qui se divise un peu plus loin en deux troncs, lesquels se confondent avec les troncs les plus rapprochés. De ces communications résulte un large plexus dont les mailles allongées d'avant en arrière s'étalent sous les téguments de la face dorsale du pied.

Les lymphatiques de la région plantaire naissent aussi par des réseaux qu'on injecte avec facilité lorsque la peau a été préalablement dépouillée de son épiderme. De ceux-ci partent un très-grand nombre de ramuscules et de rameaux qui montent obliquement, les uns sur le bord interne du pied, les autres sur le bord externe (fig. 411).

Les rameaux plantaires internes s'unissent en se portant en haut et en arrière, et constituent trois ou quatre troncs volumineux. Deux de ces troncs montent obliquement sur la moitié antérieure du bord interne du pied. Le troisième, en général considérable, se place au devant de la malléole tibiale. Le dernier est postérieur à cette malléole. Quelquefois les radicules destinées à former le tronc antérieur vont se jeter successivement dans le tronc collatéral interne du premier orteil.

Les rameaux plantaires externes, un peu moins multipliés que les prédédents, se dirigent comme eux obliquement en haut et en arrière, pour s'anastomoser aussi, et produire deux, trois ou quatre vaisseaux, dont l'un passe en arrière de la malléole externe, et les autres en avant.

Les vaisseaux lymphatiques provenant des autres parties de l'enveloppe cutanée du membre ont aussi pour origine un réseau, mais un réseau à radicules très-fragiles, en sorte que leur injection présente la plus grande difficulté. Cependant, au devant du genou, ces réseaux sont beaucoup plus résistants ; après la plante du pied et les orteils, c'est le point sur lequel on réussit le plus facilement à les injecter.

Les vaisseaux nés des divers points de l'enveloppe tégumentaire du membre se comportent un peu différemment.

Les *lymphatiques digitaux*, après avoir formé le plexus dorsal, montent sur la face antéro-externe de la jambe, en se portant un peu obliquement en dedans, croisent la crête du tibia et se rapprochent de la veine saphène interne dont ils suivent ensuite le trajet jusqu'aux ganglions

FIG. 412. — 1, 1. Réseau lymphatique de la partie interne de la plante du pied. — 2, 2. Vaisseaux lymphatiques qui en partent. — 3. Autres troncs lymphatiques de la face dorsale du pied. — 4. Gros tronc qui passe au-devant de la malléole interne. — 5, 5. Vaisseaux situés en avant et en arrière de ce tronc. — 6, 6. Vaisseaux qui proviennent de la face externe de la jambe. — 7, 7. Ensemble des vaisseaux lymphatiques situés sur la face interne de celle-ci. — 8. Ces vaisseaux contournant la partie postéro-interne du genou. — 9. Troncs qui rampent au devant de l'articulation ; ils diffèrent des précédents par leurs flexuosités. — 10, 10. Vaisseaux qui naissent de la partie postérieure de la cuisse. — 11, 11. Vaisseaux qui viennent de sa partie antéro-externe. — 12, 12. Ensemble des troncs qui répondent à sa partie antéro-interne. — 13. Gros ganglions auxquels aboutissent la plupart des troncs lymphatiques superficiels du membre. —14, 14. Série des ganglions occupant le pli de l'aine. — 15, 15. Autres ganglions inguinaux et vaisseaux lymphatiques efférents de la même région.

FIG. 413. — 1, 1. Réseau lymphatique du bord externe du pied. — 2, 2. Deux troncs qui en naissent ; ils se portent en arrière pour se rendre dans les ganglions poplités. — 3, 3. Vaisseaux lymphatiques de la face dorsale du pied, provenant des orteils et de la partie antérieure de la région plantaire. — 4, 4. Vaisseaux qui contournent la crête du tibia ; presque tous émanent d'un seul et même tronc qui se divise et se subdivise ; ils sont flexueux et s'anastomosent fréquemment dans leur trajet. — 5. Vaisseau très-flexueux aussi qui passent au devant du genou. — 6. Vaisseaux qui rampent sur la partie antéro-externe du genou ; ils sont remarquables aussi par leurs flexuosités. — 7, 7. Vaisseaux lymphatiques provenant de la partie postérieure de la cuisse. — 8, 8. Troncs qui cheminent sur la face antéro-interne de la cuisse. — 9, 9. Troncs qui répondent à sa partie antéro-externe. — 10, 10. Gros ganglions dans lesquels se rendent la plupart des vaisseaux lymphatiques superficiels du membre. — 11, 11. Ganglions qui occupent le pli de l'aine ; ils sont généralement au nombre de quatre, et se disposent en série linéaire. — 12, 12. Autres ganglions inguinaux et vaisseaux qui en dépendent.

du pli de l'aine. Selon Mascagni, un ou deux de ces vaisseaux traverseraient l'aponévrose fémorale vers le tiers moyen de la cuisse pour aller s'anastomoser avec les lymphatiques profonds; j'ai déjà fait remarquer que

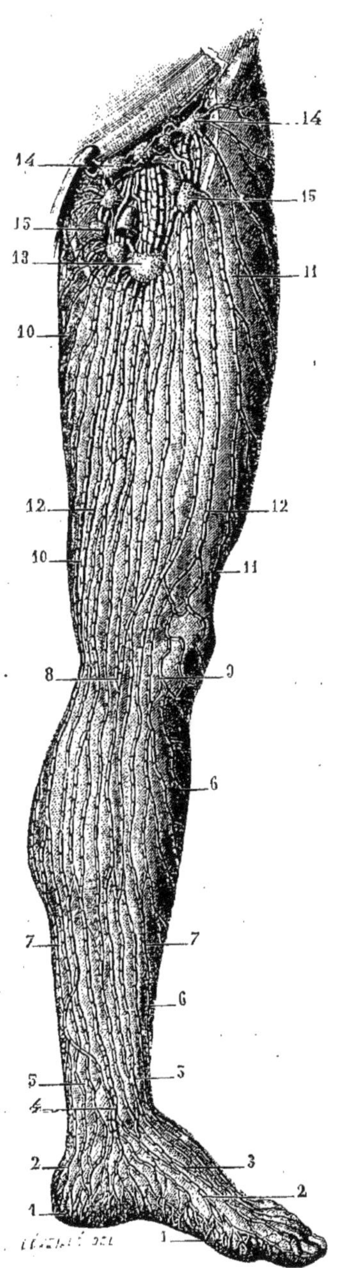

FIG. 412. — *Lymphatiques superficiels du membre inférieur (face interne).*

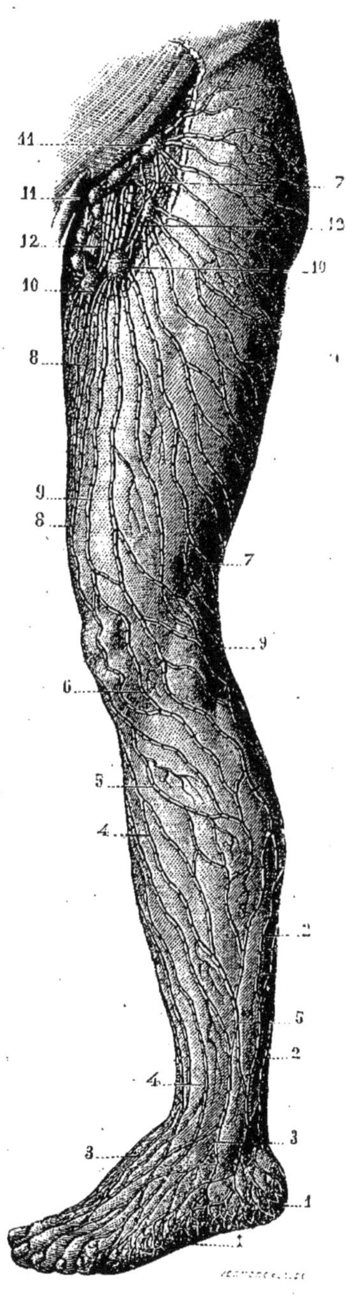

FIG. 413. — *Lymphatiques superficiels du membre inférieur (face externe).*

ces vaisseaux n'ont pu être retrouvés par aucun autre anatomiste, et qu'il n'y avait pas lieu par conséquent d'admettre leur existence.

Les *lymphatiques plantaires internes*, parallèles aux précédents et très-volumineux, se placent soit en arrière, soit au-dessous de la grande saphène, qu'ils accompagnent dans tout son trajet.

Les *lymphatiques plantaires externes*, plus ou moins flexueux, suivent la face externe de la jambe et se partagent au niveau de l'articulation du genou en deux groupes secondaires : l'un, interne, qui croise obliquement le ligament rotulien en se portant de dehors en dedans; l'autre, externe, qui passe en dehors de la rotule et qui occupe ensuite la partie antérieure de la cuisse. Tous deux vont se réunir au groupe principal.

Les *lymphatiques* qui naissent de la partie postérieure du membre s'inclinent, les uns en dedans, les autres en dehors, et montent ensuite obliquement d'arrière en avant, puis de bas en haut, vers les troncs qui occupent sa partie antéro-interne.

En considérant dans son ensemble tout le système lymphatique superficiel du membre abdominal, on voit donc :

1° Que ce système embrasse chaque orteil à la manière d'un doigt de gant ;

2° Qu'il embrasse le pied et la partie inférieure de la jambe à la manière d'une guêtre qui serait fendue en arrière ;

3° Que depuis les malléoles jusqu'au pli de l'aine, il tend sans cesse à se concentrer en se ramassant comme le système veineux sur la partie du membre qui est la moins exposée à être comprimée, c'est-à-dire sur sa partie antéro-interne.

B. — Lymphatiques profonds du membre abdominal.

Injection et préparation. — Ces vaisseaux ne peuvent être injectés, comme les précédents, par la ponction des réseaux. La méthode de Mascagni, qui consiste à les découvrir et à introduire directement dans leur cavité la pointe du tube, est la seule qui soit ici applicable. Elle exige des connaissances préliminaires et un œil exercé à ce genre de recherches. Les sujets légèrement infiltrés seront surtout avantageux dans cette circonstance.

Pour faciliter la recherche de ces vaisseaux, Mascagni employait souvent une injection de gélatine, colorée au vermillon pour les artères et au bleu de Prusse pour les veines. Cette injection, poussée dans les vaisseaux sanguins, transsude à travers leurs parois pour s'épancher dans le tissu cellulaire, dans les lymphatiques et la trame de tous les organes voisins. La gélatine qui arrive ainsi par voie de transsudation dans les conduits de la lymphe leur donne en effet assez de relief pour les rendre apparents.

Une fois reconnus, ces vaisseaux sont ouverts et l'on y introduit la pointe du tube. Pour les rétablir dans leur perméabilité primitive, il suffit de faire couler sur leur trajet de l'eau chaude, qui liquéfie la gélatine et lui permet de fuir sous la pression de la colonne mercurielle.

Les vaisseaux lymphatiques profonds du membre abdominal accompagnent les vaisseaux sanguins. Réunis à la cuisse en un seul faisceau, ils forment à la jambe quatre groupes distincts, qui suivent :

Le premier, la *veine saphène externe ;*

Le second, les *vaisseaux pédieux et tibiaux antérieurs :*

Le troisième, les *vaisseaux plantaires et tibiaux postérieurs ;*

Le quatrième, enfin, les *vaisseaux péroniers.*

1° **Vaisseaux satellites de la veine saphène externe.** — Ce petit groupe pourrait être considéré comme une dépendance du plan superficiel, dont il ferait partie en effet selon quelques auteurs. Cependant, comme il est recouvert dans la moitié supérieure de son trajet par l'aponévrose jambière, ou du moins par un dédoublement de cette aponévrose, je me range à l'avis de Mascagni qui le rattache au plan profond.

Ces vaisseaux tirent leur origine des téguments qui recouvrent le bord externe du pied, ils se joignent aussitôt à la saphène externe, en formant deux ou trois troncs volumineux. Leur direction est d'abord oblique en haut et en arrière, comme celle de cette veine. Parvenus en arrière de la malléole péronéale, ils se placent sur le bord externe du tendon d'Achille, puis dans l'interstice des jumeaux, et viennent se jeter dans les ganglions poplités, après s'être anastomosés dans leur trajet.

Les *ganglions poplités,* au nombre de quatre le plus souvent, peuvent être distingués en superficiels et profonds. Les premiers, toujours très-petits, sont sous-jacents à l'aponévrose. Ils répondent à l'embouchure de la petite saphène. — Les seconds, d'un volume au moins double ou triple, occupent les parties latérales de l'artère poplitée.

2° **Vaisseaux lymphatiques pédieux et tibiaux antérieurs.** — Ils naissent des parties profondes de la plante du pied par plusieurs rameaux qui forment un tronc unique. Celui-ci, d'abord parallèle à l'arcade plantaire, se porte de bas en haut entre les deux premiers métatarsiens, et arrive sur la face dorsale du tarse qu'il parcourt ensuite d'avant en arrière jusqu'au ligament annulaire supérieur, où un second tronc parti de la région plantaire interne vient le rejoindre. Tous les deux, après s'être anastomosés, montent sur les côtés des vaisseaux sanguins, rencontrent vers le tiers supérieur de la jambe un petit ganglion, le *ganglion tibial antérieur,* qu'ils traversent, et franchissent l'anneau du ligament interosseux pour aller se jeter dans les ganglions poplités profonds.

Mascagni a vu partir du muscle jambier antérieur un lymphatique qui venait se réunir aux vaisseaux tibiaux antérieurs.

3° **Vaisseaux lymphatiques plantaires et tibiaux postérieurs.** — Leur origine est complétement inconnue, mais l'existence de l'élément absorbant dans le tissu musculaire étant démontrée, on peut considérer ce tissu comme leur origine la plus probable. Ils suivent d'abord les artères plantaires, se placent ensuite sur les côtés de l'artère et des veines tibiales postérieures qu'ils enlacent de leurs anastomoses peu nombreuses, puis se terminent dans les glandes poplitées profondes.

4° **Vaisseaux lymphatiques péroniers.** — Au nombre de deux en général. Ils vont se terminer, soit directement dans l'une des glandes poplitées, soit après s'être réunis aux vaisseaux tibiaux postérieurs.

Aux ganglions poplités se rendent également les vaisseaux lymphatiques de l'articulation du genou. Mascagni en a observé deux qui suivaient le trajet de l'artère articulaire inférieure interne et se terminaient dans le même ganglion que les vaisseaux tibiaux postérieurs.

Des ganglions poplités superficiels naissent deux ou [illegible] ymphatiques qui se portent vers les ganglions poplités profonds. Ceux-ci deviennent à leur tour le point de départ de quatre gros troncs qui traversent l'anneau du grand adducteur, pour suivre les vaisseaux fémoraux, et qui vont se terminer dans les glandes inguinales profondes.

Indépendamment de ces lymphatiques fémoraux profonds, il en est d'autres qui suivent les artères secondaires et dont quelques-uns ne se rendent pas aux ganglions du pli de l'aine. Ainsi :

Ceux qui suivent les vaisseaux obturateurs traversent le trou sous-pubien pour se rendre dans les ganglions iliaques internes.

Ceux qui accompagnent les vaisseaux ischiatiques se portent aussi vers ces ganglions.

Il en est de même pour les lymphatiques des muscles fessiers. Il importe d'ajouter cependant que ces derniers ont déjà traversé un ou plusieurs ganglions lorsqu'ils arrivent dans le petit bassin. On trouve toujours, en effet, sur le trajet de l'artère fessière et de ses principales branches, un certain nombre de glandes lymphatiques ; Mascagni, dans ses planches, en représente dix ou douze.

C. — Lymphatiques superficiels de la région fessière.

Ces vaisseaux se distinguent en deux groupes très-différents : les uns sont externes, les autres internes.

Les *externes*, assez nombreux, naissent de la plus grande partie des téguments de la région fessière. Ils contournent l'articulation de la hanche et viennent se terminer dans les glandes inguinales superficielles et externes.

Les *internes* tirent leur origine : 1° des téguments qui répondent à la partie inférieure et interne de la fesse ; 2° des téguments de la région anale. Les uns et les autres se portent en bas, contournent la partie supérieure de la face interne de la cuisse, et se jettent dans les ganglions internes du pli de l'aine, après s'être réunis aux lymphatiques superficiels du périnée.

Ainsi un furoncle développé sur les téguments de la fesse, une escharre du sacrum, un abcès de la marge de l'anus, pourront avoir pour résultat commun une tuméfaction des glandes inguinales.

D. — Lymphatiques de la moitié sous-ombilicale de l'abdomen.

Les vaisseaux lymphatiques de la moitié sous-ombilicale de l'abdomen peuvent être divisés en postérieurs et antérieurs.

Les *postérieurs* naissent des téguments de la région lombaire. Ils communiquent à leur origine avec ceux du côté opposé ; en outre, ils communiquent en haut avec les lymphatiques superficiels du dos, et en bas avec les lymphatiques superficiels de la fesse. Après un trajet demi-circulaire et parallèle à la crête iliaque, ces vaisseaux, au nombre de quatre ou cinq, se jettent dans le ganglion inguinal supérieur le plus externe.

Les *antérieurs* partent des téguments qui recouvrent l'aponévrose du grand oblique. Ils descendent en convergeant vers les ganglions inguinaux supérieurs, dans lesquels ils se terminent.

E. — Lymphatiques des organes génitaux externes de l'homme.

Les lymphatiques superficiels des organes génitaux externes de l'homme sont nombreux. Ils viennent de quatre sources bien différentes :

1° Du scrotum ;

2° Du prépuce et des téguments de la verge ;

3° De la surface du gland ;

4° De la muqueuse uréthrale.

a. **Lymphatiques du scrotum**. — Aucune partie du système cutané n'est aussi riche en vaisseaux absorbants que le scrotum. Les capillaires sanguins qui se distribuent à la peau des bourses sont beaucoup moins multipliés que les capillaires lymphatiques. Ces derniers se montrent en si grand nombre, ils prennent une si large part à la formation de l'enveloppe scrotale, qu'elle semble en être exclusivement composée. De l'élégant et très-riche réseau que constituent ces capillaires partent de chaque côté dix à douze troncs, qui passent obliquement au devant du cordon des vaisseaux spermatiques, puis s'avancent sur la cuisse où ils se jettent dans les ganglions inguinaux internes. — Les plus rapprochés du raphé des bourses convergent vers ce raphé et se portent ensuite directement en avant, en formant par leur juxtaposition un faisceau médian. Ce faisceau qui occupe la moitié antérieure du raphé chemine d'arrière en avant, et se partage, au niveau de la racine du pénis, en deux petits groupes, lesquels montent obliquement à droite et à gauche, pour se rendre dans le ganglion le plus interne et le plus élevé du pli de l'aine.

Les vaisseaux lymphatiques du scrotum sont notablement plus résistants chez le fœtus et l'enfant que chez l'adulte et le vieillard. Chez ces derniers, ils se déchirent sous l'influence de la plus faible pression, et c'est presque constamment au niveau du sillon cruro-scrotal que se produit la solution de continuité. De leur inégale résistance aux divers âges, il suit qu'on les injecte avec la plus extrême facilité au début de la vie, et difficilement aux époques plus avancées.

b. **Lymphatiques des téguments de la verge.** — Ils naissent de toute la superficie de l'enveloppe cutanée de la verge. Mais c'est surtout au niveau du repli qu'elle forme pour entourer le gland, c'est-à-dire au niveau du prépuce, que ces vaisseaux se montrent en grand nombre. Ils constituent sur les deux faces de ce repli un réseau à mailles serrées qu'on cesse graduellement d'apercevoir, en se portant d'avant en arrière. — Sur la partie médiane de la face inférieure de la verge, on observe aussi un réseau plus riche, duquel partent de chaque côté cinq ou six troncs qui contournent les corps caverneux. — Les troncules issus du réseau préputial se jettent dans un tronc médian qui se divise sur la racine de la verge pour aller se terminer à droite et à gauche dans le ganglion inguinal interne le plus élevé. Très-souvent aussi il ne se bifurque pas et se rend alors, tantôt à droite, tantôt à gauche, dans le même ganglion. Les troncs provenant des autres parties de l'enveloppe cutanée de la verge, au nombre de trois ou quatre de chaque côté, cheminent sur les faces dorsale et latérale en suivant un trajet plus ou moins parallèle au tronc médian (1).

c. **Lymphatiques du gland.** — Extrêmement remarquables sous le double rapport du nombre et du volume. Ils forment deux réseaux :

1° Un réseau superficiel composé de capillaires :

2° Un réseau profond ou sous-muqueux à mailles plus larges, formé de ramuscules et de troncules (2).

L'un et l'autre recouvrent la totalité de la périphérie du gland et se continuent au niveau du méat urinaire avec le réseau uréthral.

Le réseau profond est le point de départ de rameaux multiples qui convergent d'avant en arrière et de dehors en dedans vers le frein de la verge, où ils se réunissent à d'autres rameaux venus du canal de l'urèthre. De cette réunion résultent de chaque côté un, deux ou trois troncs volumineux, s'anastomosant à leur origine pour former un petit plexus que Panizza a appelé *plexus latéral du frein*, et se dirigeant ensuite de la face inférieure vers la face dorsale de la verge sur laquelle ceux de droite communiquent avec ceux du côté gauche. La base du gland se trouve ainsi entourée d'un anneau complet, de la partie médiane duquel part un seul tronc

(1) *Traité des vaisseaux lymphatiques*, pl. VII, fig. 1, 2 et 3.
(2) *Même ouvrage*, pl. VII, fig. 1, 6 et 7.

en général très-volumineux, Quelquefois cependant les troncs qui contournent la couronne ne se réunissent pas sur la ligne médiane; ils montent alors obliquement et rampent indépendants sur le dos de la verge, parallèlement à la veine médiane. Parvenus au niveau du ligament suspenseur, ils se séparent, parcourent la région pubienne en décrivant une courbe à

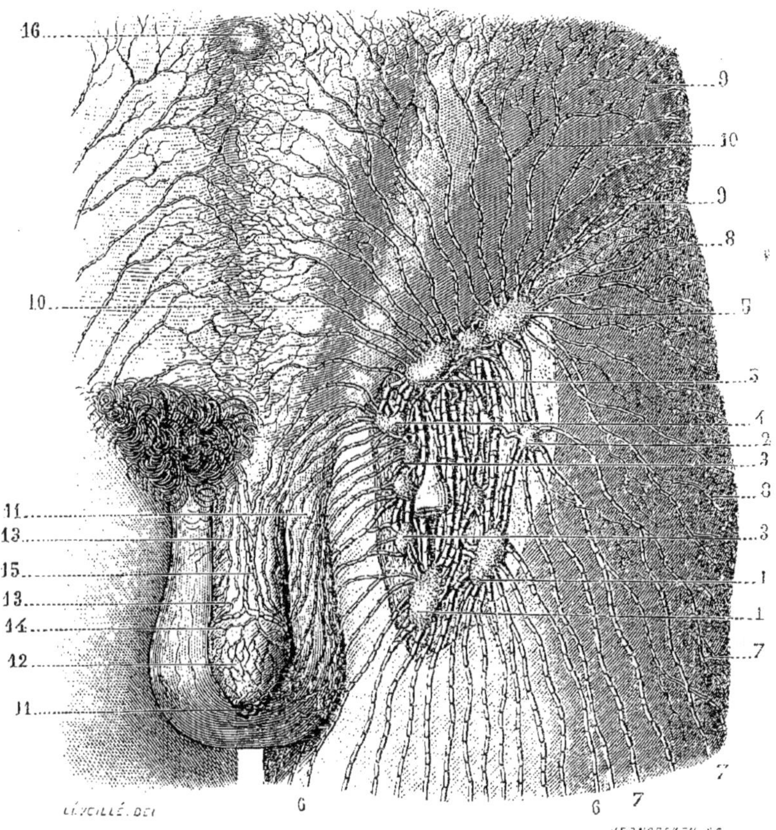

FIG. 444. — *Ganglions du pli de l'aine; vaisseaux lymphatiques qui s'y rendent et qui en partent* (fig. tirée de mon atlas).

1, 1, Les deux ganglions les plus inférieurs du pli de l'aine, remarquables l'un et l'autre par leur volume. — 2. Ganglion inguinal externe. — 3, 3. Ganglions inguinaux internes, auxquels se rendent les vaisseaux du scrotum, du périnée, de la région anale et de la partie supéro-interne des téguments de la cuisse. — 4. Ganglion inguinal supérieur et interne; il reçoit les vaisseaux provenant du canal de l'urèthre, de la surface du gland et des téguments de la verge. — 5, 5. Ganglions inguinaux supérieurs; à ces ganglions, au nombre de trois ou quatre, se rendent les vaisseaux de la portion sous-ombilicale de l'abdomen. — 6, 6. Vaisseaux lymphatiques de la portion antéro-interne de la cuisse. — 7, 7. Vaisseaux de la partie externe de la cuisse. — 8, 8. Vaisseaux de la région fessière. — 9, 9. Vaisseaux de la région lombaire. — 10, 10, 10. Vaisseaux de la partie sous-ombilicale de la paroi antérieure de l'abdomen. — 11, 11. Vaisseaux lymphatiques du scrotum. — 12. Vaisseaux lymphatiques du prépuce. — 13, 13. Vaisseaux lymphatiques des téguments du pénis. — 14. Tronc lymphatique qui contourne la couronne du gland. — 15. Tronc médian qui fait suite au précédent. — 16. Ombilic.

concavité inférieure et se terminent dans le ganglion supérieur et interne du pli de l'aine. Si le tronc est unique et médian, il se bifurque à la racine de la verge, et ses deux branches se comportent de la même manière. Souvent il ne se divise pas, et se rend en totalité de l'un ou de l'autre côté.

d. **Lymphatiques de l'urèthre.** — Ils recouvrent de leurs nombreuses radicules la surface interne de ce canal dans toute son étendue, en formant un long réseau cylindrique qui se continue au niveau du méat urinaire avec les absorbants du gland. Ce réseau diffère de ceux qu'on observe sur toutes les autres muqueuses par les dimensions souvent considérables des vaisseaux qui le composent (1).

Le réseau de la muqueuse uréthrale donne naissance à deux troncs qui traversent les parois de l'urèthre au niveau du frein de la verge, pour se terminer dans les vaisseaux qui contournent la base du gland.

Les vaisseaux lymphatiques de l'urèthre et du gland convergent donc tous vers le frein de la verge, d'où ils se rendent dans les ganglions du pli de l'aine. Cette disposition nous explique :

Pourquoi les chancres se montrent presque constamment sur les côtés du frein de la verge, et comment les ganglions du pli de l'aine s'enflamment et suppurent quelquefois à la suite de ces ulcérations.

Pourquoi la blennorrhagie uréthrale débute constamment par la fosse naviculaire.

Pourquoi cette affection s'accompagne aussi chez quelques individus d'une tuméfaction des glandes inguinales.

Comment, très-circonscrite à son début, elle s'étend d'avant en arrière, de manière à envahir peu à peu tout le canal de l'urèthre.

Comment, enfin, cette même affection peut tomber dans les bourses; car les vésicules séminales, le canal déférent, l'épididyme, le testicule, ne sont pas moins riches en vaisseaux absorbants que le gland et l'urèthre. Le réseau qui commence au méat urinaire se prolonge jusque dans les conduits séminifères du testicule. L'inflammation, après avoir descendu jusqu'à l'embouchure des canaux éjaculateurs, se propage dans ces canaux et envahit de proche en proche toute l'étendue des voies spermatiques. La blennorrhagie est donc une véritable angioleucite. La blennorrhagie abandonnant l'urèthre et se localisant dans les bourses est une angioleucite ambulante, dont certains malades peuvent suivre la marche pas à pas par le déplacement successif et correspondant des douleurs qui l'accompagnent.

Cette angioleucite ambulante se comporte d'ailleurs comme celles qu'on observe parfois sur le tronc et sur les membres : à mesure qu'elle s'avance d'un côté, elle disparaît de l'autre. C'est pour cette raison que le

(1) *Traité des vaisseaux lymphatiques*, pl. VII, fig. 7.

premier effet de son apparition dans les bourses est de suspendre l'écoulement uréthral; c'est pour cette raison également que lorsque l'inflammation du testicule et de l'épididyme diminue, on voit reparaître en partie cet écoulement. Depuis longtemps on avait signalé le rôle que joue le système absorbant dans la production des bubons; mais on avait trop négligé celui qu'il joue dans la blennorrhagie et dans le développement de l'orchite blennorrhagique.

F. — **Lymphatiques des organes génitaux externes de la femme.**

Par leur multiplicité et leur développement, ces vaisseaux peuvent être comparés à ceux qui naissent du scrotum. Leurs radicules constituent un large réseau étalé sur la face interne des grandes lèvres, sur toute la périphérie des petites, sur tout le pourtour de l'orifice du vagin, sur le pourtour du méat urinaire, sur le vestibule et sur le clitoris (1).

Ce réseau présente la forme d'un cercle perforé au niveau de l'orifice vaginal. On peut lui distinguer par conséquent deux circonférences.

Par sa petite circonférence, le réseau vulvaire reçoit les vaisseaux absorbants qui naissent du quart antérieur du vagin.

Par sa grande circonférence, il émet de chaque côté six ou huit troncs qui rampent sur la face externe des grandes lèvres et se dirigent ensuite vers les ganglions de l'aine où ils se terminent. Lorsque ces vaisseaux ont été complétement injectés, la préparation présentent l'aspect d'une sorte d'auréole dont les irradiations se partagent en deux groupes, l'un droit et l'autre gauche.

Le canal de l'urèthre chez la femme est revêtu, comme chez l'homme, d'une couche de radicules lymphatiques, très-développées dans sa moitié antérieure, mais d'une extrême ténuité en arrière.

G. — **Vaisseaux lymphatiques superficiels du périnée.**

Ces vaisseaux proviennent, les uns des téguments de la région anale, les autres des téguments de la région périnéale.

Les premiers, plus nombreux et plus importants, naissent de tous les téguments qui recouvrent la partie interne de la région fessière. Le réseau qui leur donne naissance est d'autant plus développé qu'il répond à un point plus rapproché de l'orifice anal. Ce réseau est surtout remarquable chez le fœtus et l'enfant. Il est beaucoup plus difficile à mettre en évidence chez l'adulte.

Les seconds, ou lymphatiques périnéaux, ont pour point de départ un réseau notablement moins riche que celui des téguments des régions anale

(1) *Traité des vaisseaux lymphatiques*, pl. VII, fig. 1, 2 et 3.

et génitale. De ce réseau partent deux ou trois troncs auxquels viennent se joindre les troncs plus nombreux émanés de la partie interne de la région fessière. Tous ces troncs cheminent d'arrière en avant, pour se rendre dans les ganglions les plus internes du pli de l'aine (1).

§ 2. — Des ganglions iliaques externes et des vaisseaux qui s'y rendent.

Les ganglions iliaques externes, ordinairement au nombre de trois, sont situés immédiatement au-dessus de l'arcade crurale. Le plus volumineux repose sur les vaisseaux sanguins au niveau de l'anneau crural qu'il tend à oblitérer. Le second est placé en dehors de l'artère, et le troisième en dedans de la veine. Quelquefois, les deux premiers se continuent par leur extrémité et forment une ceinture qui embrasse la partie antérieure des troncs artériel et veineux. Il n'est pas rare de trouver près de l'origine du tronc artériel, sur son côté externe, un quatrième ganglion, et même un cinquième dont le volume est variable, mais en général plus petit que celui des précédents.

Les lymphatiques qui viennent se terminer dans ces ganglions sont : les vaisseaux efférents des glandes inguinales, les vaisseaux épigastriques et les vaisseaux circonflexes iliaques.

1° **Lymphatiques efférents des glandes inguinales.** — Ils sont extrêmement nombreux et pour la plupart très-volumineux. Réunis en un conduit unique, ces vaisseaux formeraient un tronc dont la capacité serait supérieure à celle de la veine fémorale. — Ceux qui partent des glandes inguinales superficielles traversent la partie correspondante de l'aponévrose crurale, qu'ils transforment en une sorte de crible, d'où le nom de *fascia cribriformis* sous lequel elle est généralement connue. Arrivés sous ce fascia, ils se partagent en trois groupes : un groupe externe formé de deux ou trois troncs qui rampent au devant de l'artère pour se rendre dans le ganglion iliaque le plus externe; un groupe moyen situé au devant de la veine et composé de trois à cinq troncs qui se terminent dans le ganglion iliaque externe moyen; et un groupe interne plus important qui se termine dans les ganglions inguinaux profonds (2).

Les vaisseaux efférents des ganglions profonds se divisent en deux groupes : dont l'un se jette dans les ganglions iliaques externes, et l'autre plus considérable dans les ganglions iliaques internes les plus inférieurs ou les plus rapprochés de l'anneau sous-pubien.

2° **Lymphatiques épigastriques.** — Nés des muscles de la paroi abdominale antérieure, particulièrement du grand droit de l'abdomen et du

(1) *Traité des vaisseaux lymphatiques*, pl. VII, fig. 2.
(2) *Même ouvrage*, pl. VII, fig. 1.

transverse, ils descendent sur les côtés des veines épigastriques, rencontrent au-dessus de l'anneau crural un ou deux petits ganglions qu'ils traversent, et se terminent ensuite dans la glande iliaque externe moyenne.

3° **Lymphatiques circonflexes iliaques.** — Le muscle iliaque et les trois muscles superposés des parois abdominales leur donnent naissance. De ces diverses origines, ils convergent vers la crête iliaque où ils rencontrent assez fréquemment un petit ganglion, et accompagnent ensuite les veines circonflexes iliaques pour se rendre dans la glande la plus externe. D'autres, suivant une direction inverse, longent la moitié postérieure de la crête iliaque et se jettent dans le ganglion accolé à l'artère, lorsqu'il existe.

§ 3. — DES GANGLIONS SITUÉS DANS L'EXCAVATION PELVIENNE ET DES VAISSEAUX QUI S'Y RENDENT.

Ces ganglions, très-nombreux, mais en général peu volumineux, se divisent en latéraux ou hypogastriques, et postérieurs ou sacrés.

Les ganglions hypogastriques ou iliaques internes occupent l'espace angulaire compris entre les vaisseaux iliaques externes et internes. Les plus volumineux, qui sont aussi les plus inférieurs, reposent sur les vaisseaux obturateurs, un peu au-dessus de l'anneau sous-pubien.

Les ganglions sacrés sont disséminés sur les parties latérales de la face antérieure du sacrum. Quelques-uns se trouvent logés dans l'épaisseur du mésorectum. Leur volume est plus petit que celui du précédent.

Ces ganglions intra-pelviens reçoivent : 1° la plupart des vaisseaux efférents des ganglions inguinaux profonds ; 2° plusieurs troncs émanés des glandes iliaques externes ; 3° les lymphatiques fessiers et ischiatiques ; 4° les lymphatiques obturateurs ; 5° les lymphatiques du rectum ; 6° les lymphatiques de la prostate et des vésicules séminales ; 7° enfin les lymphatiques du vagin et ceux du col de l'utérus.

1° **Lymphatiques fessiers et ischiatiques.** — Ces vaisseaux, parallèles aux artères du même nom, émanent, les premiers de l'épaisseur des muscles fessiers, et les seconds, soit du grand fessier, soit des divers muscles qui occupent la partie supérieure et postérieure de la cuisse. Après avoir traversé de très-petits ganglions au nombre de huit à dix ou douze situés sur leur trajet, ils entrent dans le petit bassin par la grande échancrure sciatique et gagnent les ganglions iliaques internes.

2° **Lymphatiques obturateurs.** — Peu nombreux et quelquefois réunis en un tronc unique, ces vaisseaux, très-bien observés, ainsi que les précédents, par Mascagni, partent des muscles adducteurs, pénètrent dans l'excavation pelvienne par le canal sous-pubien, en suivant la direction de l'artère et des deux veines obturatrices, et se terminent dans le ganglion hypogastrique le plus antérieur.

3° **Lymphatiques du rectum.** — Ils ont été aperçus par Rudbeck peu de temps après la découverte des absorbants du foie. Leur nombre est considérable. Comme ceux des autres parties du tube intestinal, ils forment deux couches : une couche interne qui tire son origine de la muqueuse, et une couche externe qui prend naissance dans la tunique musculeuse. La première se présente sous l'aspect d'un réseau à larges mailles se continuant au niveau de l'anus avec les lymphatiques cutanés. — La seconde affecte une disposition analogue. Les troncs émanés de l'une et de l'autre se rendent soit dans les ganglions du mésorectum, soit dans les ganglions sacrés latéraux.

4° **Lymphatiques de la vessie, de la prostate et des vésicules séminales.** — Les vaisseaux lymphatiques de la vessie ont été mentionnés d'abord par Zeller. Ils ont été décrits ensuite par Cruikshanks, et représentés par Mascagni. Selon ces deux auteurs, ils seraient même assez nombreux. Mais depuis la publication du grand ouvrage de Mascagni, aucun auteur n'a réussi à les observer. Surpris de ce résultat négatif, j'ai exploré à mon tour la surface interne de la vessie, sur tous les points, et toujours sans succès. Elle semble donc tout à fait dépourvue de cet ordre de vaisseaux ; aucun fait du moins ne démontre leur existence.

Cependant on aperçoit sur la surface externe de cet organe deux ou trois troncs absorbants de chaque côté ; ce sont ces troncs qui ont été vus par Cruikshanks et par Mascagni. Mais ils ne partent pas des parois vésicales, ils viennent de la prostate. En 1854, à l'occasion d'un concours pour la place de chef des travaux anatomiques, j'ai réussi le premier, je crois, à les injecter, et j'en donnai alors la description suivante :

« Les vaisseaux lymphatiques de la prostate sont très-nombreux. Nés de » chacune des granulations de la glande, ils se dirigent vers sa périphérie » qu'ils couvrent de leurs anastomoses. Quatre troncs principaux partent de » ce plexus périphérique, deux droits et deux gauches. Ils se rendent dans » les ganglions intra-pelviens les plus antérieurs, en cheminant sur les » parties postéro-latérales de la vessie. Ces vaisseaux sont faciles à injecter » chez le fœtus et l'enfant. Il suffit alors de piquer la face inférieure de la » prostate sur sa partie médiane ; on voit aussitôt le mercure cheminer » dans toutes les mailles du réseau périphérique et pénétrer même dans le » réseau lymphatique qui recouvre les vésicules séminales (1). »

Les absorbants des vésicules séminales découverts par Hewson avaient été peu étudiés. En poursuivant mes recherches sur les lymphatiques de la prostate, j'ai pu reconnaître aussi qu'ils étaient très-multipliés. Ces vaisseaux naissent des deux tuniques qui forment les vésicules, mais plus spécialement de la tunique interne qu'ils recouvrent de leurs radicules anastomosées. Les troncules émanés de ce réseau serpentent autour des

(1) *Rech. sur la conformat. de l'urèthre*. Paris, 1854, p. 84.

vesicules, s'anastomosent également et constituent un second réseau à larges mailles duquel partent de chaque côté deux ou trois troncs qui vont se jeter dans les ganglions latéraux inférieurs de l'excavation du bassin.

Les canaux déférents sont aussi le point de départ de nombreux troncules lymphatiques. Le réseau que forment ceux-ci est plus apparent sur leur partie terminale ; mais il s'étend du reste sur toute leur longueur.

5° **Lymphatiques du vagin et du col de l'utérus.** — Nous avons vu que les absorbants de l'extrémité antérieure du vagin se portent en avant pour se terminer dans les ganglions de l'aine. Ceux qui naissent des trois quarts postérieurs de ce conduit se dirigent en arrière et en dehors pour se rendre dans les ganglions iliaques internes.

Les lymphatiques du col utérin suivent la même direction que ceux du vagin ; ils se rendent aussi dans les ganglions hypogastriques. Ceux qui naissent de l'orifice du col et de la surface du museau de tanche forment un réseau extrêmement fin, assez difficile à injecter.

§ 4. — Des ganglions lombaires et des vaisseaux qu'ils reçoivent.

Les ganglions lombaires, situés au devant de l'insertion des muscles psoas, en dehors de l'aorte et de la veine cave ascendante, forment de chaque côté un groupe fort important, qui s'étend de la partie moyenne des vaisseaux iliaques primitifs à la première vertèbre des lombes. Les glandes de ces deux groupes diffèrent par leur diamètre : quelques-unes sont volumineuses ; celles qui se rapprochent le plus du plan médian sont en général peu considérables ; les autres présentent des dimensions moyennes. Leur nombre est indéterminé ; il varie de 20 à 30 pour chaque côté.

Vers ces ganglions convergent : plusieurs des troncs émanés des ganglions iliaques externes ; les efférents des ganglions pelviens ; les lymphatiques du corps de l'utérus, de la trompe utérine et de l'ovaire ; ceux du testicule et ceux du rein.

1° **Vaisseaux efférents des ganglions iliaques externes.** — Nous avons vu que les vaisseaux efférents de ces ganglions se partagent en deux groupes, et que le groupe interne se rend dans les ganglions hypogastriques les plus élevés. Le groupe externe se compose de deux ou trois gros troncs qui longent l'artère iliaque externe et qui se terminent le plus habituellement dans un petit ganglion situé en dehors de l'angle de bifurcation de l'iliaque primitive.

2° **Vaisseaux efférents des ganglions pelviens.** — Les efférents des ganglions hypogastriques se portent directement en haut ou en haut et en dehors, croisent les artères iliaque externe et iliaque primitive, et se terminent dans les glandes lombaires inférieures.

Les efférents des ganglions sacrés, moins nombreux et moins volumineux que les précédents, montent sur les parties latérales du sacrum et se rendent à deux ou trois glandes placées dans l'écartement des deux artères iliaques primitives, sur le corps de la cinquième vertèbre lombaire. Quelques-uns cependant passent aussi sur ces artères pour se jeter dans d'autres glandes moins rapprochées du plan médian.

Les efférents qui longent l'artère iliaque externe ont reçu de Mascagni le nom de *plexus iliaque externe*, et ceux qui émanent des ganglions hypogastriques celui de *plexus iliaque interne*. Ces deux plexus, qui se réunissent supérieurement, enlacent dans leurs mailles les vaisseaux sanguins et les recouvrent en grande partie.

3° **Lymphatiques du corps de l'utérus et de l'ovaire.** — Les absorbants de la matrice, découverts et bien observés par Nuck sur plusieurs mammifères, ont été vus chez la femme d'abord par Méry, puis par Morgagni et Winslow et ensuite par la plupart des anatomistes.

Ces vaisseaux présentent de très-grandes différences suivant qu'on les étudie avant ou pendant le cours de la grossesse. Dans le premier état leur injection est difficile. Dans le second ils participent à l'hypertrophie de l'utérus et deviennent au contraire extrêmement manifestes. « Ils sont alors » aussi volumineux qu'une plume d'oie, dit Cruikshanks, et si nombreux, » que lorsqu'on les a injectés au mercure on serait presque tenté de croire » que la matrice n'est qu'un tissu de vaisseaux lymphatiques. »

Les absorbants du corps de l'utérus, partis de sa périphérie et des divers points de son épaisseur, convergent de dedans en dehors et un peu de bas en haut vers les artères utéro-ovariennes dont ils suivent la direction, de même que ceux du col suivent la direction des artères utérines, branches des hypogastriques. Ils se portent ensuite en dehors pour recueillir les lymphatiques de la trompe de Falloppe, et plus loin les lymphatiques de l'ovaire, puis se réfléchissent de bas en haut pour aller se jeter dans les glandes lombaires moyennes ou supérieures.

Les lymphatiques de l'utérus naissent de sa couche musculeuse. Probablement quelques-uns aussi émanent de la muqueuse utérine ; mais sur ce dernier point l'observation ne nous a rien appris jusqu'à présent.

4° **Lymphatiques du testicule.** — Entre tous les organes glanduleux, le testicule est celui qui, comparativement à son volume, émet le plus grand nombre de vaisseaux lymphatiques ; entre tous il était aussi celui où l'absorption s'exerce avec le plus d'activité, et se manifeste de la manière la plus éclatante par les modifications qu'elle imprime au jeu des principaux appareils, particulièrement à l'appareil de l'innervation. — Ces vaisseaux naissent du corps du testicule, de l'épididyme et du canal déférent.

Les absorbants du testicule émanent tous des conduits séminifères ; néanmoins on peut les distinguer, avec la plupart des auteurs, en superficiels et profonds.

Les *superficiels*, extrêmement nombreux, se portent vers la tunique albuginée, la traversent et recouvrent de leurs radicules la totalité de la surface de l'organe lorsqu'ils sont complétement injectés. Aperçus d'abord par A. Nuck, ils ont été parfaitement décrits par Cruikshanks et admirablement représentés par Panizza. La plupart convergent vers la partie moyenne du bord supérieur de la glande où ils se réunissent en un seul groupe : d'autres se portent en haut et en avant vers la tête de l'épididyme.

Les *profonds*, situés dans l'épaisseur des cloisons qui séparent les divers lobules de la glande, convergent comme ces cloisons et comme ces lobules vers la partie moyenne du bord supérieur du testicule. Arrivés au niveau de ce bord, ils le traversent perpendiculairement pour se réunir aux lymphatiques superficiels.

Les absorbants de l'épididyme, très-nombreux aussi, mais d'un petit volume, se réunissent à ceux du testicule.

Les lymphatiques du canal déférent naissent de toute sa longueur. On les injecte très-facilement sur sa partie initiale et sur sa partie terminale, mais difficilement sur sa partie moyenne.

De la réunion de tous les vaisseaux lymphatiques du testicule et de l'épididyme résultent huit ou dix troncs volumineux, qui se portent vers l'anneau inguinal sans s'anastomoser. Après avoir pénétré dans cet anneau ils parcourent le canal inguinal, entrent dans l'abdomen, montent jusqu'au voisinage des vaisseaux du rein, puis se terminent dans les ganglions lombaires. Dans ce long trajet ils suivent l'artère et les veines testiculaires en leur formant une sorte de gaîne.

5° **Lymphatiques des reins et des capsules surrénales.** — Les absorbants des reins ont été divisés aussi en superficiels et profonds.

Les *superficiels* sont décrits par Cruikshanks; Mascagni les représente, et tous les anatomistes, sur la foi de ces observateurs, ont admis leur existence. Je dois dire, cependant, qu'aucun fait positif ne les démontre. J'ai multiplié les recherches pour en découvrir quelques radicules, et je n'ai pu en distinguer aucune trace. Le rein ne possède en réalité que des vaisseaux lymphatiques profonds chez l'homme.

Ces *vaisseaux profonds* seraient extrêmement nombreux suivant Cruikshanks qui a mis en usage un procédé fort ingénieux pour les découvrir. Ce procédé consiste à lier la veine émulgente sur un animal vivant. Mais nous avons aujourd'hui un moyen plus simple et plus sûr encore pour les mettre en évidence; il consiste à faire passer un courant d'eau dans l'artère rénale. L'eau revient à la fois par la veine et les lymphatiques qui sont alors très-manifestes. Leur nombre est très-limité, il en existe en général quatre, quelquefois cinq, d'un calibre considérable. Tous ces troncs sont accolés à la veine qu'ils accompagnent jusqu'aux ganglions lombaires dans lesquels ils se terminent.

Les vaisseaux lymphatiques des capsules surrénales naissent de leur surface et de leur épaisseur. Ils se joignent à ceux des reins et se jettent dans les mêmes ganglions.

§ 5. — Des ganglions sus-aortiques et des vaisseaux lymphatiques qui s'y rendent.

Les ganglions situés au devant de l'aorte abdominale sont extrêmement nombreux. Les plus élevés répondent au bord supérieur du pancréas, les plus inférieurs à l'angle de bifurcation du tronc artériel, les moyens au bord adhérent du mésentère. Quelques-uns occupent l'interstice de l'aorte et de la veine cave ascendante. D'autres reposent sur cette veine.

Indépendamment de ces ganglions sus-aortiques, chacun des viscères abdominaux en possède un petit groupe qui lui est propre, et que traversent la totalité ou la plupart de ses absorbants, avant de se rendre dans les glandes centrales ou communes. Ainsi les lymphatiques de l'estomac traversent d'abord de très-petits ganglions couchés sur sa grande et sa petite courbure ; ceux de la rate, des ganglions logés dans le repli pancréatico-splénique ; ceux des intestins, des ganglions voisins de leur bord adhérent ; ceux du foie, un ganglion placé sur le col de la vésicule biliaire.

Les lymphatiques qui se rendent dans les ganglions sus-aortiques sont ceux des intestins, de l'estomac, de la rate, du pancréas et du foie.

1° **Vaisseaux lymphatiques des intestins.** — Ils partent en très-grand nombre de l'intestin grêle et du gros intestin.

Dans toute la longueur du tube intestinal, ces vaisseaux forment deux couches dont l'origine est bien différente. L'une de ces couches est superficielle, l'autre profonde.

La *couche superficielle* prend naissance dans la tunique musculaire par un réseau qui offre çà et là des lacs criblés de très-petits orifices circulaires. De celui-ci émanent des troncs qui suivent une direction, d'abord parallèle à l'axe de l'intestin ; mais on les voit bientôt se couder à angle droit et marcher perpendiculairement à cet axe pour gagner : celles de l'intestin grêle, le mésentère et les ganglions mésentériques les plus élevés ; celle du gros intestin, les mésocôlons et les ganglions correspondants.

La *couche profonde* tire son origine de la muqueuse intestinale. Sur le gros intestin elle revêt l'aspect d'un réseau à mailles polygonales très-serrées occupant toute l'épaisseur de cette tunique.

Dans chacune des villosités de l'intestin grêle on observe un réseau de capillaires groupés autour d'un tronc central.

Les vaisseaux lymphatiques des villosités, après avoir traversé la muqueuse intestinale, cheminent sous sa face adhérente et se portent vers le bord adhérent de l'intestin pour se jeter dans les mêmes glanglions que les lymphatiques superficiels. D'une première glande ils passent dans une seconde, dans une troisième, etc., et arrivent enfin dans le canal thoracique auquel ils se réunissent tantôt par un tronc principal, tantôt par des troncs moins volumineux et multiples.

2° **Vaisseaux lymphatiques de l'estomac.** — Nombreux et très-développés, ils se partagent comme ceux des intestins en deux plans :

Le *plan superficiel* ou musculaire se compose de vaisseaux en général perpendiculaires à l'axe de l'estomac, anastomosés entre eux et formant un réseau sous-séreux sur lequel on remarque un grand nombre de dilatations variqueuses qui en rendent l'injection fort difficile.

Le réseau muqueux est semblable à celui qui recouvre la surface libre de la muqueuse du gros intestin. J'ai réussi plusieurs fois à l'injecter. Les troncules nés de ce réseau traversent la tunique interne et cheminent ensuite dans la tunique celluleuse.

Parvenus à la circonférence du viscère, les vaisseaux émanés des plans superficiel et profond se jettent aussitôt dans de très-petits ganglions compris entre les lames des replis gastro-hépatique et gastro-colique, en se divisant en trois groupes parallèles aux artères coronaire stomachique, gastro-épiploïque droite et gastro-épiploïque gauche.

Le groupe qui suit les vaisseaux coronaires marche de droite à gauche ou du pylore vers le cardia ; là il se réunit à quelques vaisseaux de la face inférieure du foie, et se dirige ensuite en bas et à droite pour se terminer dans les ganglions sus-pancréatiques.

Le groupe parallèle aux vaisseaux gastro-épiploïques droits marche de gauche à droite, et se confond derrière la première portion du duodénum avec les lymphatiques du foie dont il partage le mode de terminaison.

Le groupe parallèle aux vaisseaux gastro-épiploïques gauches se dirige en haut et à gauche vers les vaisseaux spléniques ; il se termine dans les mêmes ganglions que les lymphatiques de la rate.

3° **Vaissaux lymphatiques de la rate.** — On les distingue aussi en superficiels et profonds. Les considérations que j'ai présentées précédemment sur les lymphatiques superficiels du rein s'appliquent à ceux de la rate. Aucune observation ne démontre leur existence chez l'homme. Mais ils sont très-manifestes dans quelques mammifères, particulièrement sur le bœuf.

Les lymphatiques profonds naissent de tous les points du parenchyme de la rate et suivent dans leur trajet les vaisseaux sanguins. Ils convergent par conséquent de toutes parts vers le sillon de la face interne où ils traversent une ou plusieurs glandes qui leur sont communes avec les lymphatiques du grand cul-de-sac de l'estomac et avec ceux qui suivent l'artère gastro-épiploïque gauche.

Pour étudier les absorbants de la rate chez les animaux, Ruysch, à l'exemple de Rudbeck, plaçait une ligature sur les vaisseaux spléniques ;

Mascagni préférait injecter l'artère et la veine spléniques avec la gélatine qui pénétrait par transsudation dans les lymphatiques. Ce dernier procédé est le meilleur. On peut le simplifier encore en substituant à la solution de gélatine un simple courant d'eau injecté dans l'artère splénique. Comme les lymphatiques du rein, ils sont au nombre de quatre ou cinq qui se jettent dans les ganglions du hile de la rate.

Après avoir traversé ces ganglions, les vaisseaux lymphatiques de la rate poursuivent leur trajet, longent le bord supérieur du pancréas, en cheminant de glande en glande, puis se réunissent à ceux du foie et de l'estomac pour aller se terminer dans le canal thoracique.

4° **Vaisseaux lymphatiques du pancréas.** — Vesling paraît les avoir aperçus le premier en 1652. Leur étude est fort difficile. Cependant j'ai réussi deux fois à les injecter.

Ces vaisseaux se portent vers le bord supérieur du pancréas, pour aller se jeter dans les ganglions voisins du tronc cœliaque. Quelques-uns se rendent dans les ganglions situés au-dessous de la glande.

5° **Vaisseaux lymphatiques du foie.** — Ils naissent de la périphérie de chacun des grains glanduleux de l'organe. Ceux des lobules voisins se réunissent pour former des rameaux ; les rameaux se réunissent pour former des branches, lesquelles convergent à leur tour pour former des troncs. La direction de ces troncs diffère suivant la situation des lobules dont ils naissent.

Ceux qui partent des lobules périphériques rampent sur la surface de la glande. — Ceux qui proviennent des lobules plus profondément situés se comportent comme les vaisseaux lymphatiques profonds des membres, c'est-à-dire qu'ils suivent les veines ; les uns accompagnent la veine porte et les autres les veines sus-hépatiques. Bien que ces lymphatiques présentent tous la même origine et constituent par leur ensemble un seul et vaste plexus dans les mailles duquel sont logés les grains glanduleux du foie, on peut donc les diviser aussi en superficiels et profonds.

Les superficiels, très-nombreux, se subdivisent en ceux de la face supérieure et ceux de la face inférieure. — Les profonds, plus volumineux, se partagent en descendants ou satellites de la veine porte, et ascendants ou satellites des veines hépatiques.

Les *lymphatiques superficiels de la face supérieure ou convexe du foie* suivent des directions très-variées : ceux de la partie moyenne gagnent le ligament suspenseur ; ceux qui naissent des extrémités se portent vers les ligaments triangulaires de la glande ; ceux de la partie postérieure se dirigent vers le ligament coronaire. — Les lymphatiques inhérents au ligament suspenseur se divisent : 1° En ascendants, qui traversent le diaphragme derrière l'appendice xiphoïde, pour se rendre dans un ganglion situé au devant de la base du péricarde ; ils se dirigent ensuite vers les lymphatiques mammaires internes et se terminent avec ces derniers dans le canal thoracique près de son embouchure. 2° En descendants ; ces derniers gagnent le sillon longitudinal du foie, puis se réunissent plus bas aux troncs partis de la face inférieure et à ceux qui suivent le trajet de la veine porte. — Les lymphatiques qui se portent des parties latérales de la convexité du foie vers les ligaments triangulaires se dirigent d'avant en arrière, passent entre les deux feuillets qui forment ces ligaments, s'appliquent à la face inférieure du diaphragme, puis se réfléchissent pour descendre sur la partie antérieure des piliers de ce muscle, et se terminent enfin, après un long trajet, dans les ganglions sus-pancréatiques.—Les lymphatiques qui émanent de la partie postérieure et moyenne de la convexité de l'organe se portent directement d'avant en arrière, traversent le centre phrénique dans le voisinage de la veine cave inférieure, et se jettent dans un petit groupe de trois ou quatre ganglions situés autour de cette veine entre le péricarde et le diaphragme. Très-fréquemment on voit un ou deux de ces vaisseaux s'appliquer à la veine cave inférieure et se confondre au niveau de l'embouchure des veines sus-hépatiques avec les troncs qui accompagnent ces veines.

Les *lymphatiques superficiels de la face inférieure ou concave du foie* se distinguent : 1° En ceux qui naissent entre l'extrémité droite du foie et la vésicule du fiel ; réunis à quelques rameaux venus de la face convexe, ils se dirigent en bas et à gauche pour se terminer dans les glandes sus-aortiques. — 2° En ceux qui naissent de la vésicule : ils forment autour de ce réservoir un plexus duquel partent deux ou trois troncs qui se rendent aux glandes situées derrière le pylore, au-dessus de la tête du pancréas. — 3° En ceux qui naissent entre la vésicule et le sillon longitudinal : tantôt ils se réunissent aux précédents et tantôt ils se mêlent aux lymphatiques satellites de la veine porte. — 4° En ceux qui naissent à gauche du sillon longitudinal : la plupart se joignent aux lymphatiques qui rampent sur la veine porte ; quelques-uns se portent vers le cardia où ils se confondent avec les lymphatiques satellites des vaisseaux coronaires de l'estomac.

Les *lymphatiques profonds et descendants du foie* suivent la capsule de Glisson qui les sépare de la veine porte, de l'artère hépatique, des canaux hépatiques et des nerfs correspondants ; ce n'est qu'après avoir abandonné la substance du foie, c'est-à-dire au niveau du sillon transverse, qu'ils s'appliquent immédiatement sur la veine porte. Parvenus dans ce sillon, ils se réunissent à quelques troncs de la face inférieure et se terminent dans un ganglion situé sur le sommet du col de la vésicule biliaire.

Les *lymphatiques profonds et ascendants* sont à la fois et plus nombreux, et surtout beaucoup plus volumineux que les descendants. Ils forment autour de chacune des divisions des veines hépatiques une gaîne plexiforme facile à injecter. Les vaisseaux fournis par ces divers plexus rampent à la surface des parois veineuses et convergent comme ces parois vers la veine cave inférieure. Arrivés auprès de cette veine, ils forment cinq ou six troncs considérables qui traversent avec elle l'ouverture correspondante du diaphragme, s'unissent immédiatement au-dessus de cet orifice aux troncs venus de la convexité du foie, et se jettent dans les ganglions sus-diaphragmatiques; de ces ganglions ils descendent sur la face postérieure des piliers du muscle pour se terminer dans le canal thoracique, au voisinage de son origine.

§ 6. — Des ganglions et des vaisseaux lymphatiques du thorax

A. — **Ganglions thoraciques.**

Les ganglions lymphatiques du thorax sont extrêmement nombreux. On peut les distinguer, d'après leur situation, en pariétaux et viscéraux.

Les *ganglions pariétaux* se divisent en inférieurs ou diaphragmatiques, antérieurs ou présternaux, et postérieurs ou prévertébraux.

Les premiers reposent sur la partie antérieure de la convexité du diaphragme. Leur nombre varie de quatre à six. Deux, en général volumineux, sont au devant de la base du péricarde. Les autres, un peu moins considérables, entourent le tronc de la veine cave inférieure et reçoivent, indépendamment de quelques lymphatiques du diaphragme, les absorbants de la face convexe du foie et surtout ceux qui accompagnent dans la profondeur de cet organe les veines hépatiques. — Les seconds, au nombre de huit ou dix de chaque côté, sont échelonnés sur le trajet des vaisseaux mammaires internes. Les plus inférieurs répondent au sommet de l'appendice xiphoïde. — Les ganglions prévertébraux occupent la partie postérieure des espaces intercostaux, et correspondent aux vaisseaux du même nom. Il en existe au moins un pour chaque espace intercostal, quelquefois deux, et même trois. Leur volume est en général très-petit.

Les *ganglions viscéraux* forment quatre groupes : les médiastinaux antérieurs, les médiastinaux postérieurs, les cardiaques et les bronchiques.

Les médiastinaux antérieurs, peu volumineux et au nombre de quatre ou cinq, sont situés au devant du péricarde.

Les médiastinaux postérieurs se trouvent disséminés autour de l'œsophage, dont ils reçoivent les troncs lymphatiques.

Les cardiaques répondent aux gros vaisseaux qui partent de la base du cœur. Les plus importants occupent l'espace circonscrit par la crosse aortique, et continuent au niveau de la bifurcation de la trachée la série des ganglions bronchiques.

Ces *derniers*, remarquables par leur multiplicité, par leur volume, par leur couleur noire et la fréquence des altérations qu'ils présentent, s'étendent de l'angle de bifurcation de la trachée aux premières divisions bronchiques. Quelques-uns entourent la partie libre des bronches. D'autres se placent entre ces conduits et le parenchyme du poumon, en sorte qu'on pourrait les distinguer en extra- et intra-pulmonaires ; mais cette distinction, fondée sur une différence de situation plus apparente que réelle, serait sans aucune utilité, les ganglions intra-pulmonaires les plus profondément situés étant toujours plus ou moins rapprochés de la racine des poumons.

B. — **Vaisseaux lymphatiques du thorax.**

Comme les ganglions thoraciques, on peut les diviser en deux principaux groupes, l'un pariétal, et l'autre viscéral.

a. *Lymphatiques pariétaux du thorax.*

Les lymphatiques pariétaux se subdivisent en inférieurs ou diaphragmatiques, antérieurs ou mammaires internes, et latéraux ou intercostaux.

Les **lymphatiques du diaphragme**, signalés par O. Rudbeck, et décrits par A. Nuck, naissent à la fois de la partie aponévrotique et de la partie charnue de ce muscle. Extrêmement grêles au niveau du centre phrénique sur lequel on remplit cependant leurs radicules avec facilité, ils acquièrent au niveau des fibres musculaires un volume remarquable. Tous ces vaisseaux aboutissent à quatre troncs principaux : deux antérieurs, l'un droit et l'autre gauche, et deux postérieurs.—Les premiers convergent d'arrière en avant et de dehors en dedans vers les ganglions situés sur les parties antéro-latérales de la base du péricarde ; de ceux-ci ils se portent vers les vaisseaux mammaires internes qu'ils suivent en traversant les ganglions situés sur leur trajet. — Les seconds se dirigent en bas, en dedans et en arrière, pour se rendre dans l'une des glandes qui surmontent le pancréas, et se jettent ensuite dans le canal thoracique, un peu au-dessus de son origine. Quelquefois les branches qui donnent naissance à ces divers troncs se terminent isolément ; dans ce cas, le nombre des troncs peut s'élever à six ou sept.

Les **lymphatiques mammaires internes** naissent de la partie sus-ombilicale du muscle droit de l'abdomen, montent verticalement, s'engagent entre l'appendice xiphoïde et le rebord du cartilage de la septième côte, sous lequel ils rencontrent un premier ganglion, puis pénètrent dans le thorax en suivant le trajet de l'artère et des veines mammaires internes. — Au moment où ils traversent les attaches du diaphragme, ces vaisseaux reçoivent les absorbants de la partie antérieure du foie et du diaphragme qui augmentent leur nombre et leur volume. On observe ordinairement deux ou trois troncs lymphatiques sur les côtés des vaisseaux mammaires. Après avoir traversé les ganglions échelonnés sur la direction de ces vaisseaux, ils vont s'ouvrir, ceux du côté gauche dans le canal thoracique, et ceux du côté droit dans la grande veine lymphatique.

Les **lymphatiques intercostaux** cheminent dans chaque espace intercostal entre les deux plans musculaires correspondants. Chaque artère est ordinairement accompagnée de deux absorbants. Parvenus sous la lame fibreuse qui prolonge jusqu'au rachis les muscles intercostaux internes, ces vaisseaux rencontrent un, deux ou trois ganglions qu'ils traversent. Ils se réunissent ensuite pour former un tronc principal, lequel descend verticalement sur les parties latérale et antérieure de la colonne dorsale pour se terminer dans la citerne de Pecquet. Ces troncs descendants, l'un droit et l'autre gauche, sont au canal thoracique ce que les deux veines azygos sont à la veine cave supérieure.

b. *Lymphatiques viscéraux du thorax.*

Les vaisseaux lymphatiques viscéraux du thorax proviennent des poumons, du cœur, du péricarde, du thymus et de l'œsophage.

I. — **Vaisseaux lymphatiques des poumons.**

Rudbeck paraît être le premier anatomiste qui ait vu et représenté les absorbants des organes de la respiration. Vingt ans plus tard, en 1675, Willis en donna une description générale plus complète, mais empruntée à l'anatomie du chien, chez lequel il liait le canal thoracique à son embouchure pour déterminer la stase de la lymphe et la distension consécutive de tous ses conduits. Au temps où écrivait Haller, ces vaisseaux avaient été bien observés dans les poumons de l'homme; car le célèbre physiologiste, sur la foi des auteurs qui l'avaient précédé, les décrit dans les termes suivants dont l'exactitude ne peut être contestée : « On dit qu'ils » forment un réseau qui suit les espaces interlobulaires, et qu'il y a » autant de réseaux que de lobules ; que partout ils sont également amples » et qu'ils naissent par leurs radicules de la substance intime des pou- » mons. » En 1780, ces mêmes vaisseaux ont fixé l'attention de Cruikshanks et de Mascagni, qui en ont mieux constaté encore le trajet et les principales variétés. A dater de cette époque leur disposition à l'égard des lobules pulmonaires, leur trajet, leurs anastomoses, leur terminaison, étaient bien connus. Les travaux ultérieurement publiés sur ces divers points n'ont ajouté aux notions acquises que quelques détails peu importants. Leur point de départ restait seul à déterminer. Des recherches auxquelles je me suis livré, j'ai dû conclure qu'ils ont une double origine.

Ces vaisseaux naissent en effet, d'une part, des cellules pulmonaires, de l'autre, de la muqueuse qui tapisse les divisions bronchiques.

Aux capillaires partant des cellules succèdent des ramuscules et des rameaux qui cheminent vers la périphérie des lobules, et qui s'anastomosent sur leur limite de manière à les entourer d'un réseau à mailles extrêmement fines. De ce réseau émanent deux ordres de troncules :

Les uns descendent vers le sommet du lobule pour s'accoler à la ramification bronchique qui en forme le pédicule, et remonter ensuite de la terminaison de l'arbre aérifère vers son tronc générateur.

Les autres, nés de la base du lobule et des parties voisines de cette base, se dirigent en sens opposé.

Les premiers convergent, s'unissent les uns aux autres, et donnent ainsi naissance à un très-grand nombre de troncs qui se dirigent de toutes parts vers la racine des poumons.

Les seconds, ou troncules centrifuges, se réunissent de même et forment des troncs qui rampent à la surface de ces organes.

En ayant égard au trajet et à la situation de ces vaisseaux, on arrive donc à les distinguer, ainsi que l'ont fait tous les auteurs, en superficiels et profonds. Cette dictinction est fondée. Cependant il importe de remarquer qu'elle est loin d'offrir l'importance qu'on lui a accordée, et qu'elle a été la source de quelques erreurs. Car, après avoir admis deux ordres d'absorbants, on s'est trouvé conduit à leur supposer une origine différente : aux profonds, on a donné pour point de départ les lobules des poumons, tandis qu'on faisait naître les superficiels de la plèvre pulmonaire. Mais qu'ils soient superficiellement ou profondément situés, tous présentent une origine semblable ; dans la profondeur, comme à la périphérie du parenchyme pulmonaire, ils naissent de la muqueuse bronchique et des cellules qui composent les lobules.

La muqueuse des bronches est recouverte sur toute son étendue d'un réseau lymphatique très-délié. Comme Fohmann et quelques observateurs modernes, j'avais observé autrefois ce réseau, et comme eux aussi, je n'avais pas réussi à injecter les troncs qui en partent. J'étais donc resté dans le doute. Mais des recherches ultérieures, datant déjà de plus de quinze ans, sont venues me démontrer que ces troncs existent bien réellement ; ils sont même assez nombreux. Leur volume est généralement très-grêle. Après un court trajet, ces vaisseaux traversent perpendiculairement les tuniques musculaire et fibro-cartilagineuse des divisions bronchiques. Arrivés sur la surface externe des bronches, ils marchent parallèlement à celle-ci et se terminent différemment. Ceux qui proviennent des principales divisions se rendent directement dans les ganglions pulmonaires. — Ceux qui partent des divisions de troisième ordre et de divisions plus déliées se jettent dans les troncs lymphatiques profonds.

La plèvre fournit-elle des radicules lymphatiques? Dans certaines injections très-heureuses de la surface pulmonaire, on voit naître au-dessus de cette surface un réseau à mailles extrêmement fines, et si superficiel, qu'il semble avoir son siége dans l'épaisseur de la séreuse ; on pourrait croire alors que celle-ci est transformée en capillaires lymphatiques. Mais cette transformation est purement apparente : la séreuse pulmonaire est soulevée par le relief des vaisseaux injectés ; elle devient moins unie ; elle se modifie, en un mot, dans quelques-uns de ses caractères, sans jamais cesser d'exister par elle-même. La plèvre au niveau des poumons ne diffère pas de ce qu'elle est au niveau des médiastins ou au niveau des côtes. Or, sur tous ces points elle ne fournit aucun absorbant ; et si elle n'en présente que sur les points où elle correspond à des organes qui en fournissent, comme le poumon et le diaphragme, il faut bien conclure que ces capillaires ne lui appartiennent pas ; elle les recouvre, leur adhère, mais ne leur donne pas naissance.

Les capillaires émanés des lobules pulmonaires forment, sur leur périphérie, un réseau à mailles très-déliées, recouvrant et entourant complétement chacun d'eux : je désignerai ces réseaux périphériques sous le nom de *réseaux sus-lobulaires.*

Des réseaux sus-lobulaires partent des troncules qui serpentent entre les lobules et qui s'unissent aussi entre eux. De leurs anastomoses résultent des plexus à larges mailles polygonales. A ces plexus dont chaque maille contient un lobule, on peut appliquer la dénomination de réseaux *circum-lobulaires.*

Des réseaux circum-lobulaires naissent des troncs qui tous vont se terminer dans les ganglions situés autour de la racine des poumons. Mais, pour se rendre à leur destination, les uns rampent à la surface de ces organes, les autres cheminent dans leur épaisseur.

Les troncs superficiels affectent une disposition qu'on peut résumer d'une manière générale par les propositions suivantes :

1° Ils partent des réseaux circum-lobulaires, vers la partie moyenne de la face convexe de chaque lobe pulmonaire.

2° Ils se dirigent ensuite de la convexité vers la racine de ce lobe en passant, ceux-ci sur son bord postérieur, ceux-là sur son bord antérieur, les autres sur ses faces supérieure et inférieure, ou sur le sommet du poumon s'il s'agit du lobe le plus élevé.

3° Ils demeurent rarement sous-pleuraux dans toute l'étendue de leur trajet ; la plupart, après avoir parcouru un certain espace, se trouvent recouverts par la base d'un ou de plusieurs lobules ; puis bientôt ils reparaissent et arrivent enfin à la racine du poumon où ils se jettent dans les ganglions bronchiques. C'est surtout au niveau des bords antérieur et postérieur, et aussi au voisinage du sommet et de la base de cet organe qu'on voit les lymphatiques superficiels s'éloigner de la plèvre.

4° Ils communiquent largement avec les lymphatiques profonds, en sorte que le mercure passe simultanément dans les uns et les autres; cette communication ne saurait nous étonner, puisque ces vaisseaux ont pour origine commune les réseaux sus-lobaires.

Les troncs lymphatiques profonds du poumon suivent la direction des canaux bronchiques; ils reçoivent dans leur trajet tous les troncules émanés de la muqueuse pulmonaire. Leur nombre, difficile à déterminer, paraît être inférieur à celui des troncs superficiels.

Après avoir traversé les ganglions disséminés autour des bronches, les absorbants du poumon se dirigent vers d'autres glandes situées autour de la trachée, et se terminent enfin dans le canal thoracique. — Ceux qui partent de la moitié inférieure du même viscère ne traversent pas toujours les ganglions bronchiques; quelquefois ils se rendent directement aux ganglions œsophagiens, et de là dans la partie moyenne du canal thoracique, ou sur un point voisin de son origine. Les vaisseaux inférieurs du poumon droit présentent le même mode de terminaison; il n'est pas rare de les voir se réunir au tronc postérieur des absorbants du diaphragme.

II. — Vaisseaux lymphatiques du cœur.

Les vaisseaux lymphatiques du cœur naissent du tissu musculaire de ce viscère. Ils peuvent être distingués aussi en superficiels et profonds.

Les *vaisseaux lymphatiques superficiels* semblent tirer leur origine du feuillet séreux du péricarde; mais ils émanent en réalité des couches musculaires sous-jacentes.

Leurs premières radicules constituent un vaste réseau qui embrasse les deux ventricules. De celui-ci partent en général quatre troncs principaux : deux antérieurs ou gauches, deux postérieurs ou droits.

Les troncs lymphatiques gauches, situés dans le sillon ventriculaire antérieur, suivent l'artère correspondante. Ils s'étendent du sommet du cœur sur lequel ils s'anastomosent avec les troncs postérieurs jusqu'au niveau du sillon auriculo-ventriculaire où ils se réunissent. Le tronc résultant de leur fusion s'engage presque aussitôt sous l'artère pulmonaire dont il contourne la moitié postérieure; il apparaît ensuite entre cette artère et l'aorte, poursuit son trajet en passant verticalement au devant de la partie horizontale de la crosse aortique, et se termine dans l'un des ganglions qui entourent la partie terminale de la trachée. — A ces troncs viennent se réunir : 1° les troncules nés de la face antérieure du ventricule gauche; 2° une partie de ceux qui émanent de la face antérieure du ventricule droit; 3° et très-probablement aussi les lymphatiques superficiels antérieurs des oreillettes; mais ces derniers n'ont pas encore été observés.

Les troncs lymphatiques droits occupent le sillon ventriculaire postérieur. Partis du sommet du cœur, ils montent d'abord verticalement, comme les vaisseaux sanguins qu'ils accompagnent. Arrivés au sillon auriculo-ventriculaire, ils se coudent à angle droit, pour pénétrer dans ce sillon, cheminent alors de droite à gauche et d'arrière en avant, en contournant la base du ventricule aortique, puis forment un seul tronc qui se réunit lui-même, au niveau de l'infundibulum du ventricule droit, au tronc antérieur. — Dans leur trajet les troncs postérieurs recueillent : 1° les troncules de la face correspondante des deux ventricules qui se jettent dans leur partie verticale; 2° un vaisseau plus important qui chemine de droite à gauche, dans le sillon auriculo-ventriculaire, et qui se termine dans le coude situé à l'union de leur partie verticale avec leur partie horizontale; 3° deux ou trois petits troncs qui longent le bord gauche du cœur, lesquels s'ouvrent perpendiculairement dans leur partie réfléchie ou horizontale.

De la convergence de tous les vaisseaux lymphatiques superficiels du cœur résulte, en résumé, un tronc unique et volumineux, qui contourne en spirale le tronc de l'artère pulmonaire, et qui monte ensuite au devant de la crosse aortique pour se terminer dans l'un des ganglions péri-trachéens.

Les *vaisseaux lymphatiques profonds*, signalés par M. Pappenheim, en 1851, et très-bien décrits par M. Bellaïeff, en 1866, semblent tirer leur origine des endocardes, de même que les superficiels semblent naître du péricarde. Comme ces derniers, ils proviennent des couches musculaires correspondantes. Le réseau formé par leurs radicules tapisse toute la surface libre des endocardes ventriculaires. M. Bellaïeff et M. Ch. Robin l'ont observé également sur l'endocarde des oreillettes, et même jusque sur les valvules auriculo-ventriculaires. Chez les grands mammifères, tels que le bœuf et le cheval, le réseau des parois ventriculaires est facilement visible, même à l'œil nu. Les troncs qui partent de ce réseau peuvent être distingués en inférieurs et supérieurs.

Les inférieurs, au nombre de deux ou trois, se dirigent vers la pointe du cœur, traversent l'orifice ou plutôt le canal que circonscrivent les fibres tourbillonnantes, et se séparent ensuite pour suivre l'un le sillon ventriculaire antérieur, l'autre le sillon ventriculaire postérieur. Ils s'anastomosent avec les lymphatiques superficiels; de là sans doute la facilité en général plus grande avec laquelle on injecte les vaisseaux lymphatiques du cœur, lorsqu'on pique le péricarde sur le sommet des ventricules; de là aussi la facile transmission des phlegmasies de la séreuse externe à la séreuse interne, et la coïncidence si fréquente de la péricardite et de l'endocardite.

Les supérieurs traversent les parois des ventricules en se rapprochant plus ou moins de la cloison qui les sépare, et se réunissent aussi aux troncs superficiels antérieurs et postérieurs, mais sur un point plus élevé.

III. — Vaisseaux lymphatiques du thymus.

Les *vaisseaux lymphatiques du thymus* ont été décrits par Drelincourt et Wharton. Haller, qui dit ne les avoir jamais observés, admet cependant leur existence sur l'autorité de Pauli. Cruikshanks ne fait que les mentionner, ainsi que Mascagni. Ils se jetteraient dans les glandes situées à la base du cou, et de là dans l'extrémité supérieure du canal thoracique ou dans la grande veine lymphatique droite. Avant d'admettre leur existence, de nouvelles recherches sont encore nécessaires.

IV. — Vaisseaux lymphatiques de l'œsophage.

Les absorbants de l'œsophage naissent de la tunique muqueuse et de la tunique musculeuse de ce conduit.

Les lymphatiques de la muqueuse œsophagienne peuvent être facilement injectés. Ils se présentent sous la forme d'un réseau à grandes mailles elliptiques. De celles-ci partent des troncs qui cheminent d'abord longitudinalement en parcourant quelquefois un assez long trajet, et qui traversent ensuite la couche musculeuse pour se porter vers les ganglions situés dans le médiastin postérieur.

Les lymphatiques de la tunique musculeuse de l'œsophage n'ont pas encore fixé l'attention des anatomistes; mais la présence bien constatée de ces vaisseaux dans la tunique contractile de l'estomac et du canal intestinal permet de considérer leur existence comme très-probable.

§ 7. — Des ganglions du creux de l'aisselle et des vaisseaux lymphatiques qui s'y rendent.

Les ganglions axillaires sont nombreux et d'un volume assez considérable, quoique très-inégal. Ils se groupent autour des troncs artériel et veineux, sur lesquels ils forment une sorte de chapelet étendu du creux de l'aisselle à la partie moyenne de la clavicule.

Les absorbants qui convergent vers ces ganglions ne sont pas moins nombreux que ceux qui se rendent dans les ganglions du pli de l'aine. On peut les diviser en cinq groupes :

Les lymphatiques superficiels du membre thoracique;

Les lymphatiques profonds du même membre;

Les lymphatiques des lombes et du dos;

Les lymphatiques superficiels des parois antéro-latérales du thorax;

Et enfin ceux des mamelles, si remarquables par leur extrême multiplicité, par leur volume et par la disposition très-exceptionnelle qu'ils présentent.

I. — Lymphatiques superficiels du membre thoracique.

Les lymphatiques superficiels des membres supérieurs naissent de tous les points de leur enveloppe cutanée. Mais c'est surtout des téguments qui entourent l'extrémité des doigts et de ceux qui répondent à la paume de

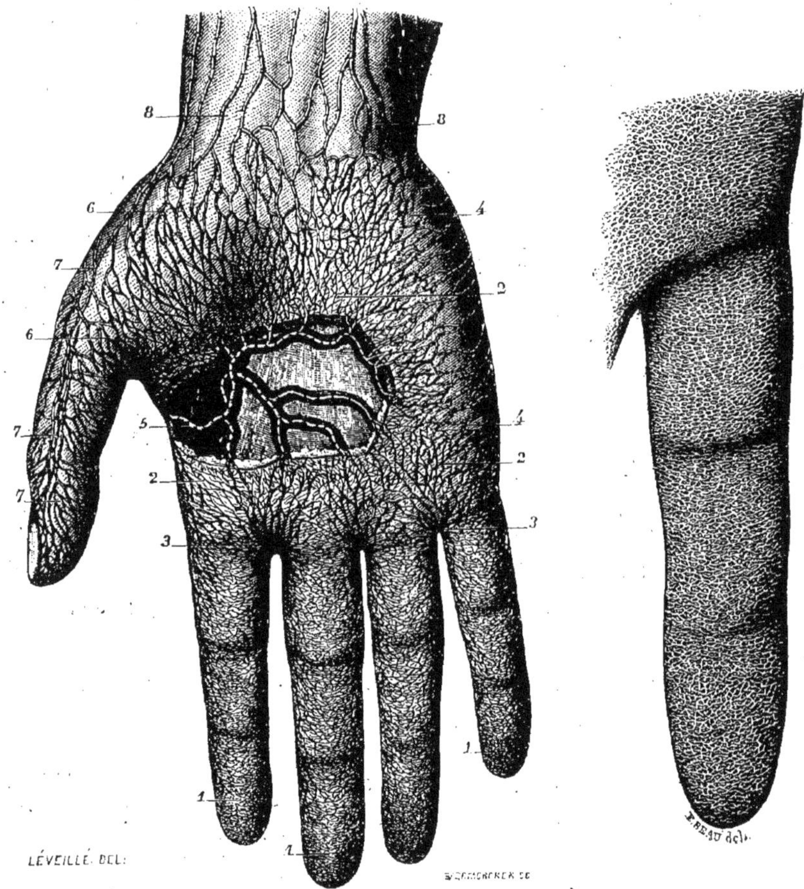

FIG. 415. — *Lymphatiques de la face palmaire de la main.*

FIG. 416. — *Réseau lymphatique de la face palmaire des doigts.*

FIG. 415. — 1, 1, 1. Ramuscules lymphatiques de la face palmaire des doigts. — 2, 2, 2. Ramuscules lymphatiques de la paume de la main. — 3, 3. Troncules lymphatiques émanant de la partie inférieure de la région palmaire et convergeant vers les espaces interdigitaux pour se rendre sur la face dorsale du métacarpe. — 4, 4. Troncules contournant l'éminence hypothénar pour aller se terminer dans les troncs qui rampent sur la face dorsale du cinquième métacarpien. — 5. Tronc qui provient par six à huit troncules de la partie centrale de la paume de la main. — 6, 6. Troncules qui partent des téguments de l'éminence thénar.—7, 7, 7. Troncs dans lesquels ils se jettent. — 8, 8. Troncules et troncs qui naissent de la partie antérieure du poignet.

FIG. 416. — Cette figure montre les capillaires qui forment la partie la plus superficielle du réseau lymphatique des doigts. (Figures tirées de mon atlas.)

la main qu'on voit partir leurs principaux troncs. Les ramuscules émanés des autres parties de l'enveloppe tégumentaire viennent s'ouvrir dans ces troncs sur les divers points de leur trajet, comme autant d'affluents dont le nombre est extrêmement considérable, mais le trajet très-court, et le volume en général très-petit Il importe d'avoir cette disposition présente

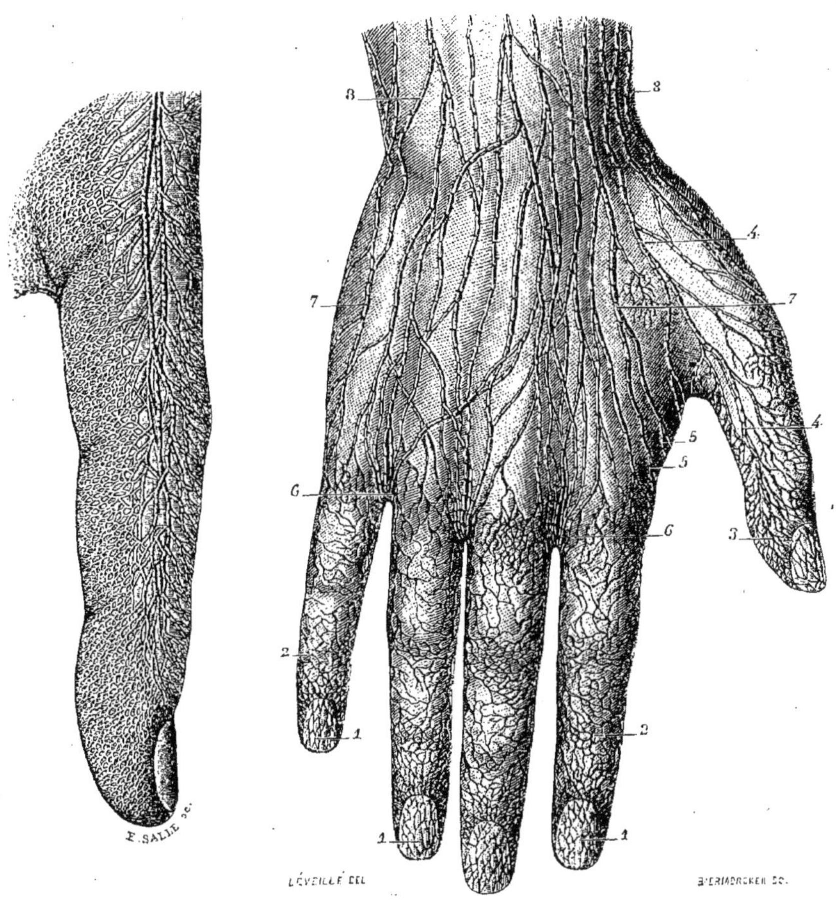

FIG. 417.—*Lymphatiques de la face latérale des doigts.*

FIG. 418. — *Vaisseaux lymphatiques de la face dorsale de la main.*

FIG. 417. — Les troncs sous-jacents aux téguments sont vus sur cette figure, comme sur celles qui précèdent ou qui suivront, par transparence, la peau étant desséchée et vernie. A ces troncs se rendent les troncules émanés des faces palmaire et dorsale.

FIG. 418.— 1, 1, 1. Ramuscules lymphatiques du derme sous-unguéal. — 2, 2. Ramuscules lymphatiques naissant de la face dorsale des doigts. — 3. Troncules qui partent de la face latérale interne du pouce. — 4, 4. Tronc formé par la réunion de ces troncules. — 5, 5. Troncs qui émanent de la partie centrale de la paume de la main, et qui se réunissent ici un peu tardivement pour former un tronc très-volumineux.—6, 6. Troncs lymphatiques provenant des doigts et de la partie inférieure de la région palmaire. — 7, 7. Ensemble des troncs qui rampent sur la face dorsale de la main — 8, 8. Ces mêmes troncs passant de la main sur l'avant-bras. (Figures tirées de mon atlas.)

à l'esprit lorsqu'on prépare les vaisseaux lymphatiques dans un but de conservation, afin de ne pas trop les dénuder; car on diviserait alors infailliblement tous ces ramuscules au niveau de leur embouchure. En évitant cette dénudation, les troncules sont incisés sur un point plus éloigné, et les valvules de leur partie terminale suffisent pour s'opposer au reflux du mercure.

Le réseau lymphatique des doigts recouvre complétement leur périphérie. Les radicules qui le forment sont plus nombreuses en avant et sur les côtés que sur leur face dorsale.

De ce réseau naissent des troncules, en nombre indéterminé, qui convergent tous vers les faces latérales des doigts, et qui donnent naissance à deux ou trois troncs pour chacune de ces faces.

Ceux-ci, au nombre de quatre, cinq ou six pour chaque doigt, se portent verticalement en haut en suivant le trajet de l'artère collatérale qui leur correspond. Arrivés au niveau des téguments compris dans les espaces interdigitaux, ils s'inclinent en arrière, vers la face dorsale du métacarpe, sur laquelle ils s'anastomosent, montent ensuite sur la face postérieure de l'avant-bras; se partagent alors en deux groupes qui accompagnent, l'un les veines radiales, l'autre les veines cubitales, puis se réunissent, après s'être contournés d'arrière en avant, à un troisième faisceau parallèle à la veine médiane.

Ce troisième faisceau, ou faisceau antérieur prend naissance dans les téguments de la paume de la main par un réseau d'une extrême richesse, duquel se détachent quatre ou cinq troncs.

La partie centrale du même réseau est le point de départ d'un tronc volumineux qui se dirige en décrivant des flexuosités vers le bord externe de la main. De sa partie périphérique émanent un grand nombre de troncules que je diviserai en inférieurs, internes, externes et supérieurs.

Le tronc lymphatique central de la paume des mains naît par plusieurs grosses racines qui traversent les téguments ainsi que l'aponévrose palmaire moyenne, et qui convergent ensuite de dedans en dehors, en cheminant entre l'aponévrose et les tendons fléchisseurs des doigts. Parvenues au-dessous de l'adducteur du pouce, ces racines se réunissent, constituent alors un gros tronc qui contourne le bord externe de la main et qui monte sur la face dorsale du premier espace interosseux, où il s'anastomose avec les lymphatiques du pouce et de l'index, en poursuivant son trajet ascendant.

Les troncules inférieurs, au nombre de dix à douze, descendent dans les espaces interdigitaux, puis se réfléchissent pour monter sur la face dorsale du métacarpe, où ils communiquent avec les lymphatiques des doigts.—Les troncules internes, au nombre de huit ou dix, se portent en haut et en arrière, contournent le bord cubital de la main, et se jettent dans les troncs qui rampent sur la face dorsale du cinquième métacarpien. —Les troncules externes cheminent obliquement sur l'éminence thénar, pour aller se terminer dans les lymphatiques du pouce.—Les troncules supérieurs, dont le nombre est très-variable, montent verticalement sur la face antérieure du poignet; de leur convergence résulte trois ou quatre troncs qui accompagnent la veine médiane.

En passant de la main sur l'avant-bras, les vaisseaux lymphatiques forment donc, comme les veines, trois groupes principaux : un groupe antérieur ou médian, un groupe interne, et un groupe externe.

Le groupe interne croise obliquement le bord cubital de l'avant-bras, passe au devant de l'épitrochlée et rencontre le plus habituellement, à 15 ou 20 millimètres au-dessus de cette saillie osseuse, un ganglion dans lequel se jettent un ou plusieurs des vaisseaux qui le composent.

Ce ganglion sus-épitrochléen, qui peut être double et même triple, n'est pas constant dans son existence. On le voit assez fréquemment se tuméfier à la suite des piqûres ou des excoriations qui affectent les trois derniers doigts de la main. Ses vaisseaux efférents, placés dès leur origine sous le tronc de la veine basilique, montent avec elle jusqu'à la partie moyenne du bras, et traversent l'aponévrose brachiale pour se joindre aux absorbants profonds. Lorsqu'il n'existe pas, on voit toujours un ou deux troncs lymphatiques plus volumineux qui se comportent comme les vaisseaux précédents.

Parmi les vaisseaux lymphatiques du groupe externe, les postérieurs sont remarquables par les flexuosités qu'ils décrivent au niveau du coude, flexuosités, du reste, tout à fait semblables à celles que présentent les vaisseaux analogues du membre abdominal au devant du genou, et proportionnelles pour les uns et les autres aux variations de longueur qu'ils éprouvent dans les divers mouvements de flexion et d'extension de l'articulation correspondante. — Parmi ces vaisseaux externes, celui qui est le plus éloigné de l'axe du bras se détache quelquefois du groupe principal vers le sommet du deltoïde, et monte dans l'interstice de ce muscle et du grand pectoral en suivant la veine céphalique jusqu'à son embouchure. Ce vaisseau céphalique, déjà signalé par Cruikshanks et Mascagni, paraît être quelquefois multiple. Je l'ai observé plusieurs fois : il était unique. Une fois il se terminait dans un ganglion sous-claviculaire au devant de la veine sous-clavière; dans l'autre cas, beaucoup plus rare, mais indiqué aussi par Mascagni, ce vaisseau passait sur la clavicule et se jetait dans une des glandes du creux sus-claviculaire. — M. Aubry a rencontré dans le sillon des muscles deltoïde et grand pectoral sur le trajet de ce tronc volumineux, trois ganglions séparés les uns des autres par un intervalle de quelques millimètres : j'ai rencontré deux fois la même disposition; mais il n'existait qu'un ganglion.

Les lymphatiques superficiels du membre thoracique sont en général plus superficiels que les veines, dont ils recouvrent les troncs, de même que leurs radicules primitives recouvrent dans les réseaux cutanés les capillaires veineux. Cependant, on en voit quelques-uns passer au-dessous

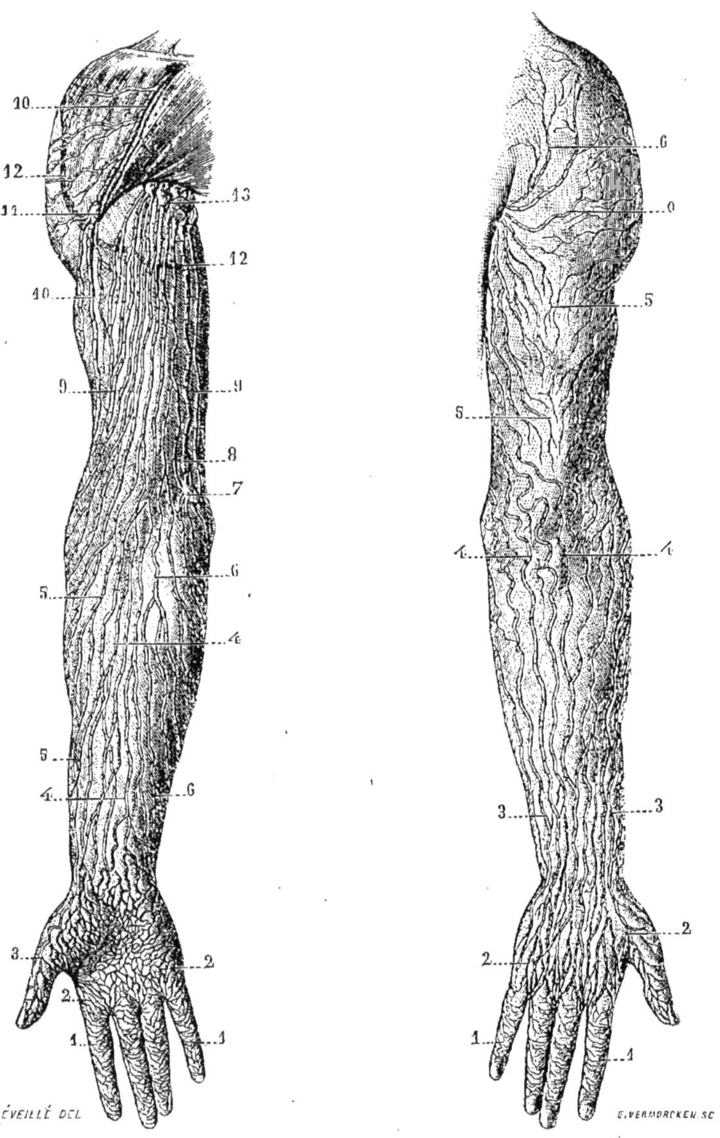

FIG. 419.—*Lymphatiques superficiels du membre thoracique (face antérieure.)*

FIG. 420. — *Lymphatiques superficiels du membre thoracique (face postérieure)*

FIG. 419. — 1, 1. Réseau lymphatique des doigts. — 2, 2. Réseau lymphatique de la paume de la main. — 3. Tronc lymphatique collatéral externe du pouce.— 4, 4. Vaisseaux qui naissent du réseau de la face palmaire. — 5, 5. Troncs qui viennent de la partie postéro-externe de la main et de l'avant-bras. — 6, 6. Troncs provenant de leur partie postéro-interne. — 7. Ganglion sus-épitrochléen, dans lequel se jettent quelques-uns de ces troncs. — 8. Second ganglion qu'on rencontre quelquefois au-dessus du précédent. — 9, 9. Ensemble des troncs qui occupent la face antérieure du bras. —

de la veine médiane, d'autres au-dessous de la médiane basilique et de la médiane céphalique. — Dans les injections heureuses, on en compte une trentaine sur l'avant-bras, et quinze à dix-huit sur la partie moyenne du bras.

II. — Lymphatiques profonds du membre thoracique.

Les lymphatiques profonds suivent le trajet des vaisseaux sanguins. Chaque artère est ordinairement accompagnée de deux troncs lymphatiques, de même qu'elle est accompagnée de deux veines. On peut les diviser en radiaux, cubitaux, interosseux postérieurs, interosseux antérieurs et brachiaux.

Les *troncs satellites de l'artère radiale* émanent des parties profondes de la paume de la main, probablement des muscles de cette région.

Les deux troncs satellites de cette artère suivent d'abord un trajet différent : l'un accompagne l'arcade palmaire profonde, contourne la tête du premier métacarpien pour se porter sur le côté externe du carpe, et arrive à l'avant-bras où il se place sur le côté externe de l'artère radiale; l'autre, dont l'origine est moins profonde, suit, d'après le dessin que nous en a laissé Mascagni, le trajet de l'artère radio-palmaire et gagne aussi l'avant-bras, où il se place sur le côté interne de la radiale. Tous deux montent ensuite jusqu'au pli du coude en s'anastomosant. Dans leur trajet antibrachial, ils traversent un ou deux ganglions de très-petit volume, dont l'existence n'est pas constante.

Les *vaisseaux satellites de l'artère cubitale* naissent par trois racines : la première parallèle à l'arcade palmaire superficielle, la seconde parallèle à la branche palmaire profonde de l'artère, la troisième parallèle à la branche dorsale; de leur réunion résultent ordinairement deux troncs qui suivent exactement la direction des vaisseaux sanguins et arrivent au pli du coude après avoir traversé un ou deux ganglions.

Les *vaisseaux satellites de l'interosseuse postérieure et de l'interosseuse antérieure* viennent se joindre, vers la partie supérieure de l'avant-bras, à ceux des artères radiale et cubitale, afin de concourir à la formation des troncs qui accompagnent l'artère brachiale.

Ces *troncs brachiaux*, au nombre de deux ordinairement, rencontrent

10, 10. Gros tronc qui occupe l'interstice séparant le deltoïde du grand pectoral. — 11. Ganglion situé sur le trajet de ce tronc. — 12, 12. Coupe demi-circulaire des téguments. — 13. Ganglions axillaires. (Figure tirée de mon atlas.)

FIG. 420. — 1, 1. Réseau lymphatique de la face dorsale des doigts. — 2, 2, Ensemble des troncs qui recouvrent le dos de la main. — 3, 3. Troncs qui rampent sur la face postérieure de l'avant-bras.—4, 4. Ces mêmes troncs qui, au niveau du coude, deviennent extrêmement flexueux et se partagent en deux groupes, dont l'un se porte en dedans et l'autre en dehors. — 5, 5. Vaisseaux qui naissent de la face postérieure du bras. — 6, 6. Vaisseaux provenant des téguments de l'épaule. (Figure tirée de mon atlas.)

sur leur trajet trois ou quatre ganglions du volume d'une lentille, et reçoivent vers le tiers supérieur du bras les efférents du ganglion sus-épitrochléen lorsqu'il existe, ou au défaut de ces efférents un vaisseau lymphatique superficiel et volumineux qui rampe sous la veine basilique. Ils se terminent ensuite dans les glandes axillaires. Mascagni représente dans ses planches trois absorbants musculaires fournis l'un par le biceps et les autres par le triceps brachial.

III. — Lymphatiques des lombes et du dos.

Les *vaisseaux lymphatiques de la région lombaire* se partagent en deux groupes. Nous avons vu que l'un de ces groupes se porte aux ganglions du pli de l'aine. L'autre marche obliquement de bas en haut et de dedans en dehors vers les ganglions du creux de l'aisselle dans lesquels il se termine.

Les *lymphatiques du dos* se dirigent, les inférieurs obliquement de bas en haut, les supérieurs de haut en bas, les moyens horizontalement de dedans en dehors, vers le bord inférieur des muscles grand dorsal et grand rond sur lequel ils se réfléchissent pour atteindre les glandes axillaires.

IV. — Lymphatiques des parties antéro-latérales du tronc.

Les lymphatiques de la partie sous-ombilicale de l'abdomen se rendent aux ganglions inguinaux. Ceux de l'épigastre et de la région antéro-latérale de la poitrine se portent au contraire vers les ganglions axillaires. Ils sont nombreux et naissent principalement des téguments correspondants. Quelques-uns cependant viennent aussi des muscles et particulièrement de la face profonde du grand pectoral. Mascagni a vu les absorbants de la région épigastrique traverser dès leur origine un petit ganglion sus-ombilical; et dans d'autres circonstances, plus rares encore, deux petites glandes situées sur le rebord des premières fausses côtes.

Parmi les lymphatiques qui se rendent dans les ganglions axillaires, il faut aussi noter : 1° ceux qui naissent des téguments de l'épaule; 2° ceux qui viennent des muscles de la même région.

V. — Vaisseaux lymphatiques du sein.

Les vaisseaux lymphatiques du sein sont de deux ordres : les uns naissent de la glande mammaire, les autres de la peau qui la recouvre.

Les lymphatiques glandulaires tirent leur origine des lobules de la mamelle. Ils forment autour de ceux-ci un petit réseau qui recouvre toute leur périphérie, et qu'on injecte très-facilement au mercure. Chacun de ces réseaux sus-lobulaires communique par de nombreuses anastomoses avec tous ceux qui l'entourent. Ainsi unis les uns les autres, ils constituent une trame inextricable d'une prodigieuse richesse.

De cette trame plexiforme partent des rameaux, des branches et des troncs. Mascagni et ses successeurs nous ont représenté ces troncs comme émergeant, au nombre de sept à huit, de la face postérieure de la glande, et s'étendant de cette face aux ganglions axillaires. Combien était grande son erreur! Non-seulement aucun tronc ne s'en détache ; mais tous, sans

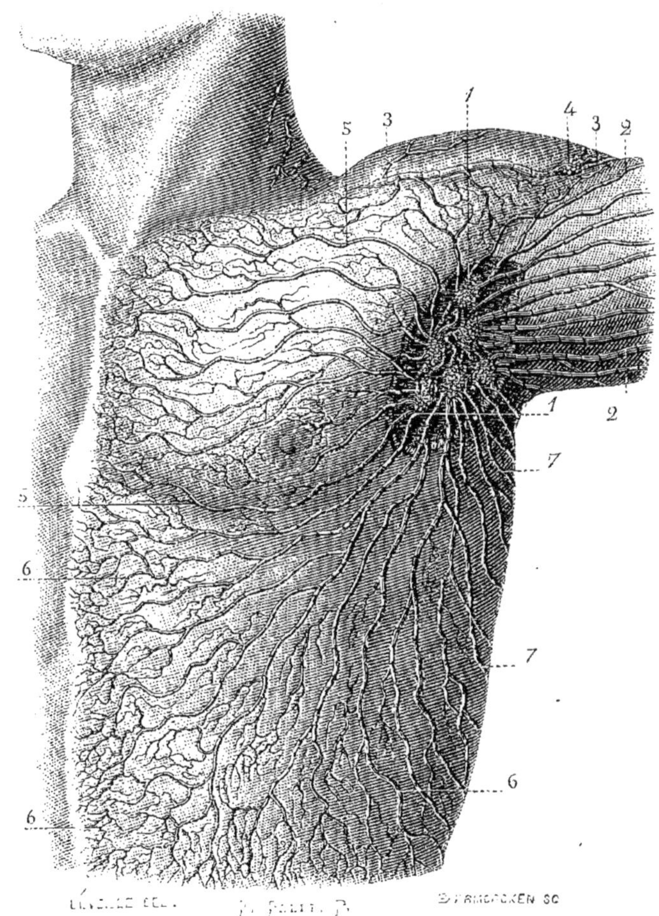

FIG. 421. — *Ganglions du creux de l'aisselle et vaisseaux lymphatiques qui s'y rendent.* (Figure tirée de mon atlas.)

1, 1. Ganglions axillaires. — 2, 2. Troncs lymphatiques superficiels du membre thoracique. — 3. 3. Gros tronc provenant aussi des téguments du membre supérieur, mais qui, au lieu de se jeter dans les ganglions de l'aisselle, chemine dans l'interstice du deltoïde et du grand pectoral pour aller se terminer dans un ganglion sous-claviculaire. — 4. Ganglion qu'on observe quelquefois sur le trajet de ce tronc. — 5, 5. Vaisseaux lymphatiques qui naissent de la partie antérieure et supérieure du thorax. — 6, 6, 6. Vaisseaux lymphatiques qui partent des téguments de la partie antéro-inférieure du thorax et de la partie sus-ombilicale de l'abdomen. — 7, 7. Vaisseaux lymphatiques qui viennent des téguments de la région dorsale du tronc.

exception, se portent de cette face postérieure vers l'antérieure. Ils convergent des divers points de la glande vers l'aréole, recueillant dans leur trajet les nombreux troncules qu'ils rencontrent. Arrivés sous l'aréole du sein, ils communiquent et forment un plexus à mailles irrégulières, composé des plus gros troncs lymphatiques de la glande : c'est le *plexus sous-aréolaire*. Deux troncs énormes naissent de sa périphérie, l'un en dehors du mamelon, l'autre en dedans. Le premier se porte transversalement vers l'aisselle ; le second décrit une courbe demi-circulaire pour se rendre également dans les ganglions axillaires. De la partie supérieure de la mamelle on voit naître ordinairement un troisième tronc, et souvent aussi de sa partie inférieure un quatrième. Ces troncs, émanés de la périphérie de la glande, sont beaucoup moins considérables que les précédents, et se réunissent à ceux-ci avant d'atteindre le creux de l'aisselle. Les vaisseaux lymphatiques s'étendant de la mamelle aux ganglions axillaires sont donc au nombre de deux seulement, très-rarement au nombre de trois. Ils se jettent en général dans les ganglions les plus rapprochés du bord antérieur de l'aisselle.

Les lymphatiques qui naissent de la peau du mamelon et de celle de l'aréole se présentent à leur origine sous l'aspect d'un réseau d'une extrême délicatesse, à mailles très-serrées et superposées, recouvrant toute la partie centrale de l'enveloppe cutanée du sein, d'autant plus développé qu'on se rapproche plus du mamelon, d'autant plus pauvre qu'on s'en éloigne davantage. Les troncules qui partent de ce réseau se jettent tous dans le plexus sous-aréolaire.

Telle est la disposition des vaisseaux lymphatiques du sein. Elle nous explique la fréquence de l'angioleucite mammaire et tous les phénomènes qu'elle entraîne à sa suite. Neuf fois sur dix les abcès du sein sont consécutifs à une excoriation, une fissure, une gerçure du mamelon ou de l'aréole. Or, qu'est-ce que cette excoriation? Une inflammation du réseau lymphatique sus-aréolaire. Du point excorié l'inflammation se transmet par les troncules lymphatiques au plexus sous-aréolaire ; puis de ce plexus elle se propage dans toutes les directions en remontant des troncs principaux vers les branches, les rameaux, les ramuscules, et arrive ainsi de proche en proche jusqu'aux lobules de la glande et aux conduits lactifères. Mais il est rare qu'elle soit aussi générale. Le plus habituellement, l'angioleucite s'étend dans une seule direction et se fixe sur un point déterminé où elle se termine par suppuration. Épuisée sur ce point, elle se déplace et se fixe sur un autre où elle se termine comme sur le premier. Elle peut ainsi séjourner longtemps dans les troncs lymphatiques de la glande et se déplacer souvent : d'où la répétition en quelque sorte indéfinie des abcès.

L'inflammation et la suppuration ont donc ici pour point de départ et pour siége primitif le système lymphatique de la glande. Or, ce qui se passe dans la mamelle est aussi ce qui a lieu sur les autres points de l'économie. Aucun fait ne démontre que le tissu cellulaire est irritable ; rien ne prouve qu'il s'enflamme et suppure. *Ce qui s'enflamme dans ce tissu, ce sont les veines et les vaisseaux lymphatiques qui le traversent.* Sur les points où il est dépourvu de veines et de lymphatiques, on ne le voit pas s'enflammer et suppurer. Ce n'est pas dans les lipomes que se forment les collections purulentes. Cette énorme quantité de tissu cellulo-graisseux qui remplit le grand épiploon chez les individus obèses, ne nous offre ni ces phlegmons diffus, ni ces phlegmons circonscrits, si communs, au contraire, dans le tissu cellulaire sous-cutané des membres. Les abcès ne sont si fréquents au pli de l'aine, dans le creux de l'aisselle, sur les parties latérales du cou,

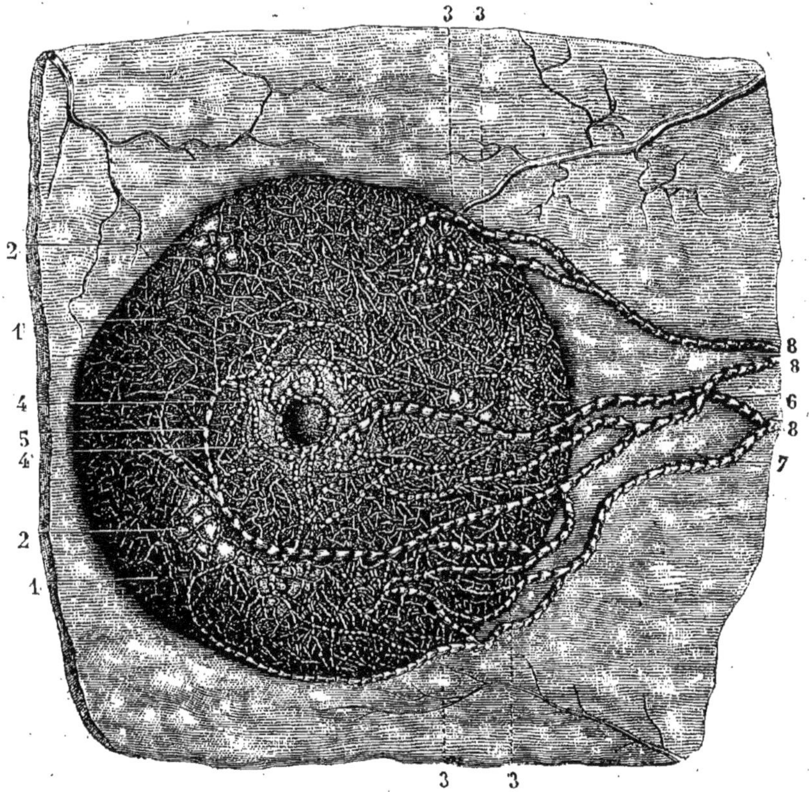

FIG. 422. — *Vaisseaux lymphatiques du sein.*

1, 1. Réseau lymphatique de la face antérieure de la glande mammaire.—2, 2. Lobules de la glande, dont le réseau périphérique n'a pas été injecté afin de laisser voir le réseau circum-lobulaire qui les encadre.—3. 3, 3, 3. Troncs qui naissent des parties supérieure et inférieure de la glande — 4, 4. Plexus lymphatique sous-aréolaire. — 5. Vaisseau lymphatique qui naît de la partie interne de ce plexus. — 6. Vaisseau naissant de la partie externe du même plexus. — 7. Vaisseau provenant de la partie inférieure de la glande ; il se réunit au précédent pour former l'un des deux troncs auxquels aboutissent tous les autres. — 8, 8. Troncs lymphatiques qui s'étendent de la mamelle aux ganglions du creux de l'aisselle.

que parce que ces régions représentent les grands confluents du système lymphatique. Les femmes aux puissantes mamelles, c'est-à-dire celles chez lesquelles la glande est plus ou moins atrophiée et remplacée par une masse cellulo-adipeuse, sont celles qui ont le moins à redouter les abcès du sein. De ces faits et considérations que je ne puis ici qu'ébaucher, mais que j'exposerai dans mon Traité des vaisseaux lymphatiques avec tous les développements qu'ils réclament, je crois pouvoir conclure :

Que le tissu cellulaire considéré dans tous les temps comme le plus inflammable de nos tissus, est, au contraire. un de ceux qui sont le moins prédisposés à l'inflammation ;

Que les veines et les vaisseaux lymphatiques qui le parcourent sont seuls le siége des phénomènes inflammatoires qui lui sont attribués;

Que plus ces deux éléments sont abondants dans une région, et plus aussi l'inflammation et la suppuration y sont à redouter ;

Que l'élément lymphatique est plus irritable encore que l'élément veineux ; qu'il est celui dans lequel les phlegmasies se développent le plus souvent et dans lequel elles se propagent avec le plus de rapidité. Or, le sein entre tous nos organes se place au premier rang par le développement et la grande prédominance de son système lymphatique. Sa constitution le prédispose donc plus que tout autre aux lésions inflammatoires, et par conséquent il n'y a pas lieu de s'étonner s'il est aussi le siége le plus habituel de la suppuration circonscrite ou diffuse.

Ces notions, du reste, ont déjà en partie pénétré dans le monde médical. le professeur Nélaton leur a prêté pendant plusieurs années l'appui de sa haute autorité en les exposant dans ses leçons. Je les livre à l'examen et à la discussion, laissant aux pathologistes le mérite de les compléter par l'observation clinique.

VI. — **Lymphatiques efférents des ganglions axillaires.**

Les ganglions du creux de l'aisselle sont liés entre eux par les vaisseaux efférents qui en partent, vaisseaux volumineux et assez nombreux pour former un plexus. De ganglions en ganglions les divers groupes de lymphatiques qu'on voit partir du creux de l'aisselle arrivent dans la région sus-claviculaire où ils se réunissent, tantôt en seul tronc, tantôt en deux et même trois troncs de calibre inégal.

Lorsque le tronc terminal est unique, il s'ouvre le plus habituellement dans la veine sous-clavière, de son côté, au voisinage de l'embouchure du canal thoracique. — Lorsqu'il est double, l'une de ses branches se rend directement dans la même veine, tandis que l'autre se réunit soit au canal thoracique, soit à l'un des troncs par lesquels se terminent les vaisseaux lymphatiques de la tête et du cou. Le système des vaisseaux absorbants ne s'abouche donc pas dans le confluent des veines sous-clavière et jugulaire interne par un orifice toujours unique; très-souvent on observe de l'un et de l'autre côté deux orifices par lesquels la lymphe est simultanément versée dans le torrent circulatoire.

§ 8. — Ganglions et vaisseaux lymphatiques de la tête.

Les ganglions lymphatiques de la tête se divisent en sous-occipitaux, mastoïdiens, parotidiens, sous-maxillaires et sus-hyoïdiens.

A. Les **ganglions sous-occipitaux** sont généralement au nombre de deux. Quelquefois on n'en recontre qu'un, et quelquefois trois. Ils reposent sur la partie la plus élevée du grand complexus, au-dessous du muscle occipital. Leur forme est aplatie et circulaire.

B. Les **ganglions mastoïdiens**, au nombre de quatre ou cinq, présentent le même volume et la même forme que les précédents. La situation qu'ils occupent permet de les distinguer en supérieurs et inférieurs. — Les supérieurs sont recouverts par une lame fibreuse qui les fixe sur la portion mastoïdienne du temporal. — Les inférieurs sont recouverts par le sterno-mastoïdien. Ils sout séparés des précédents par l'insertion de ce muscle.

C. Les **ganglions parotidiens**, beaucoup plus nombreux que les mastoïdiens, occupent l'épaisseur de la glande parotide. C'est à tort que la plupart des auteurs les distinguent en superficiels ou sous-cutanés, et profonds ou sous-aponévrotiques; tous sont situés au-dessous de l'aponévrose parotidienne. Disséminés dans l'épaisseur de la parotide, on les distingue des lobules glanduleux à leur couleur brune très-prononcée. La plupart se trouvent dans la couche superficielle de la glande. D'autres répondent à sa partie profonde. Constamment, il en existe un au devant du tragus; c'est le plus volumineux. Beaucoup d'entre eux sont si minimes, qu'on ne parvient à les découvrir qu'après avoir injecté les lymphatiques qui s'y rendent.

D. Les **ganglions sous-maxillaires** forment une sorte de petit chapelet qui longe la partie moyenne du bord inférieur de la mâchoire. Ils sont situés au-dessous du muscle peaucier et de l'aponévrose cervicale superficielle, entre la face interne de l'os et la face externe de la glande sous-maxillaire. Leur nombre varie de douze à quinze. Leur volume est très-inégal. Les plus antérieurs répondent au digastrique, les postérieurs à l'artère et à la veine faciales.

E. Les **ganglions sus-hyoïdiens** sont situés sur le mylo-hyoïdien, entre les deux digastriques, à égale distance de l'os hyoïde et du menton. On en rencontre le plus souvent deux, quelquefois un seul, rarement trois.

Les lymphatiques de la tête forment trois groupes : le premier groupe part des téguments du crâne, le second des téguments de la face, le troisième des téguments qui recouvrent les organes des sens.

I. — Lymphatiques des téguments du crâne.

Ces vaisseaux naissent de toute la superficie du cuir chevelu. Mais sur la plus grande partie de celle-ci, ils ont pour point de départ des radicules très-déliées et plus ou moins espacées, en sorte qu'on ne les injecte qu'avec la plus extrême difficulté. Sur d'autres, ces radicules sont au contraire

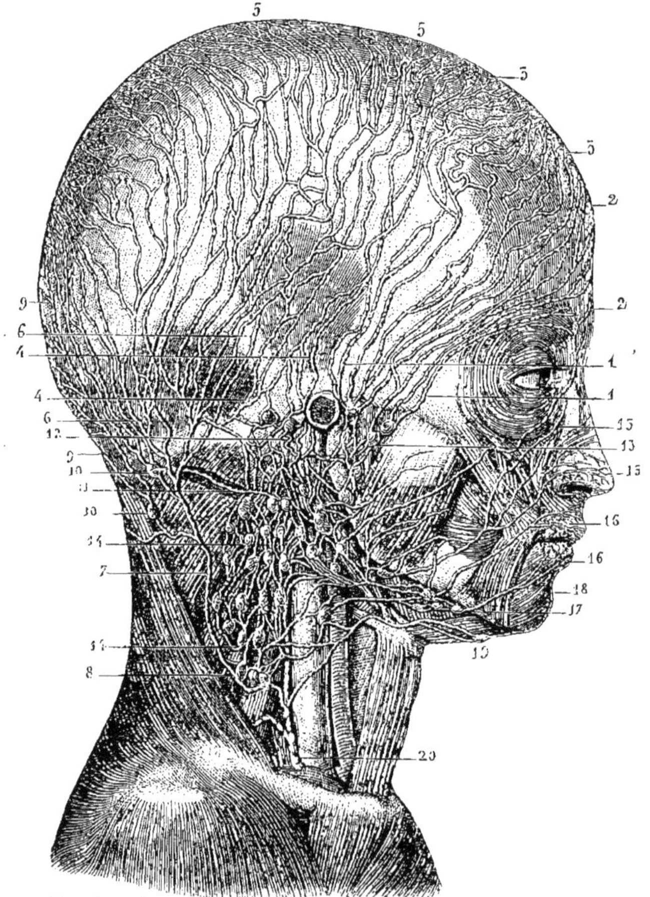

Vaisseaux lymphatiques de la tête et du cou ; grande veine lymphatique.

1, 1. Vaisseaux lymphatiques qui se rendent dans les ganglions parotidiens. — 2, 2. Lymphatiques frontaux inférieurs. — 3. 3. Lymphatiques frontaux supérieurs. — 4, 4. Vaisseaux lymphatiques pariétaux ; ils descendent verticalement, en s'anastomosant avec les vaisseaux voisins, et se terminent dans les ganglions mastoïdiens. — 5, 5. Origine de ces vaisseaux. — 6, 6. Vaisseaux sous-occipitaux antérieurs convergeant pour former un tronc unique qui, après un long trajet, vient se jeter dans l'un des ganglions cervicaux les plus inférieurs.—7. Tronc résultant de la convergence de ces vaisseaux.—8. Ganglion dans lequel ce tronc se termine.—9, 9. Vaisseaux sous-occipitaux postérieurs aboutissant à deux ganglions situés sur le bord antérieur du trapèze.—10, 10. Ces deux ganglions.

très-développées et très-rapprochées; elles se superposent et s'accumulent en si grand nombre que le derme semble en être exclusivement composé : c'est sur la ligne médiane qu'elles atteignent ce haut degré de développement. Les téguments qui répondent à la suture bi-pariétale sont priviligiés sous ce rapport; viennent ensuite ceux de la région occipitale, puis ceux de la région frontale. Le riche réseau du sommet de la tête s'étale sur une largeur de 2 à 3 centimètres; à mesure qu'on s'éloigne de ces limites pour se rapprocher du pavillon de l'oreille, le réseau s'appauvrit, mais se prolonge cependant sur toute la superficie du cuir chevelu.

Ces vaisseaux sont pourvus de valvules, comme ceux des membres et de toutes les autres parties du corps.

Ils se partagent en antérieurs ou frontaux, latéraux ou pariétaux, postérieurs ou occipitaux.

a. Les **frontaux** se portent obliquement en bas et en arrière, en suivant une direction d'autant plus horizontale qu'ils sont plus inférieurs. Ceux qui naissent de la peau des sourcils sont parallèles à l'arcade orbitaire. Tous convergent vers les ganglions parotidiens dans lesquels ils se terminent. Leur nombre est assez considérable; il varie de dix à douze. Leur injection étant difficile, on n'en remplit le plus souvent que trois ou quatre; et l'on pourrait croire alors que les autres font défaut.

b. Les **pariétaux** se distinguent des antérieurs et des postérieurs : 1° par leur calibre plus considérable; 2° par leur longueur plus grande aussi; 2° par leur direction verticale. Ces vaisseaux cependant ne sont pas rectilignes. Comme tous ceux du cuir chevelu, ils s'infléchissent en divers sens; ils marchent en serpentant, et s'anastomosent dans leur trajet soit entre eux, soit avec les frontaux et les occipitaux. Leur nombre est de six à huit. Ils se terminent, les plus antérieurs, dans les ganglions parotidiens, les postérieurs dans les ganglions mastoïdiens.

c. Les **occipitaux** forment deux petits groupes bien distincts, l'un antérieur ou *pariéto-occipital*, l'autre postérieur ou *sous-occipital*.

Le premier comprend quatre, cinq ou six troncs qui descendent en convergeant, et qui se réunissent sur le splénius du cou pour former un tronc unique fort remarquable et constant. Ce tronc se dirige presque verticalement en bas, puis s'applique au bord postérieur du sterno-mastoïdien, s'engage ensuite sous ce muscle et se termine dans l'un des ganglions qui

— 11. Gros tronc horizontal partant du plus élevé de ces ganglions, et cheminant sous le splénius pour se rendre dans les ganglions sous-mastoïdiens. — 12. Vaisseaux qui naissent des ganglions mastoïdiens supérieurs et qui traversent le sterno-mastoïdien pour se rendre dans les ganglions situés au-dessous de ce muscle. — 13. Ganglions parotidiens. — 14, 14. Ganglions cervicaux et vaisseaux efférents de ces ganglions. — 15, 15. Vaisseaux lymphatiques qui naissent des téguments du nez.— 16, 16. Vaisseaux lymphatiques des lèvres. — 17. Ganglions sous-maxillaires.—18. Vaisseaux lymphatiques provenant de la partie médiane de la lèvre inférieure. —19. Ganglion sus-hyoïdien dans lequel ce vaisseau vient se jeter. — 20. Grande veine lymphatique.

entourent la veine jugulaire interne. Quelquefois il descend jusque dans le creux sus-claviculaire. D'autres fois, il ne dépasse pas la partie moyenne du cou.

Les vaisseaux du groupe sous-occipital convergent aussi en descendant et se rendent dans un ganglion situé sur le grand complexus, au devant du trapèze. De ce ganglion, souvent double, part un gros tronc qui s'engage presque aussitôt sous le splénius et qui se porte horizontalement en avant, vers les ganglions mastoïdiens inférieurs dans lesquels il se termine.

II. — Vaisseaux lymphatiques de la face.

Ils naissent de tous les points des téguments de la face. Mais comme ceux du cuir chevelu, c'est de la partie médiane de ces téguments qu'ils tirent leur principale origine. Cependant plusieurs troncs partent de la peau qui recouvre les pommettes et de celle qui répond à la région parotidienne.

Les lymphatiques de la peau des pommettes se rendent dans les ganglions parotidiens; il en est de même de ceux qui proviennent de la partie externe des paupières.

Tous les autres se portent vers les ganglions sous-maxillaires et sus-hyoïdiens. — Parmi ceux-ci il en est un qui naît des téguments de la région intersourcilière, et qui devient satellite plus bas de la veine faciale. Il reçoit les vaisseaux de la partie interne des paupières, et se termine dans un ganglion situé sur le trajet de la veine précédente, immédiatement au-dessous du bord inférieur de la mâchoire.

Les **vaisseaux lymphatiques du nez** sont peu développés sur sa moitié supérieure; mais de même que les vaisseaux sanguins, ils sont très-abondants sur les parties inférieures. Un réseau à mailles très-serrées recouvre le lobe et les deux ailes du nez. Les troncs qui partent de ce réseau suivent le trajet de l'artère faciale, et se terminent dans les ganglions sous-maxillaires postérieurs.

Les **vaisseaux lymphatiques des lèvres** sont représentés à leur origine par un réseau qui recouvre leur bord libre. On ne réussit que très-difficilement à les injecter. Les troncs émanés de ce réseau se distinguent en antérieurs ou sous-cutanés, et postérieurs ou sous-muqueux.

Les vaisseaux sous-cutanés de la lèvre supérieure, au nombre de deux, l'un droit et l'autre gauche, se portent presque transversalement en dehors pour se réunir aux troncs qui accompagnent l'artère faciale.—Les vaisseaux sous-muqueux, au nombre de deux ou trois, suivent le même trajet et se rendent également dans les ganglions sous-maxillaires.

Les vaisseaux sous-cutanés de la lèvre inférieure sont au nombre de trois ou quatre : deux latéraux qui vont se jeter dans les ganglions sous-maxillaires; un médian et quelquefois deux qui descendent verticalement pour se terminer dans les ganglions sus-hyoïdiens. A ces derniers se joignent deux ou trois troncules provenant des téguments du menton et de la région sus-hyoïdienne. Les vaisseaux sous-muqueux se rendent exclusivement dans les ganglions sous-maxillaires.

III. — Vaisseaux lymphatiques des organes des sens.

Les organes des sens possèdent des vaisseaux lymphatiques. Mais ces vaisseaux n'ont été observés que sur leurs parties superficielles ou tégumentaires : pour le sens de l'ouïe, sur le pavillon de l'oreille ; pour celui de la vue, sur les paupières ; pour celui de l'odorat, sur la muqueuse des fosses nasales ; pour celui du goût, sur la muqueuse linguale.

A. **Lymphatiques du pavillon de l'oreille.** — Comme toutes les parties situées aux dernières limites de l'économie, c'est-à-dire à la plus grande distance possible du centre circulatoire, le pavillon de l'oreille se distingue par la multiplicité des radicules lymphatiques auxquelles il donne naissance. Le réseau résultant de l'union de toutes ces radicules recouvre ses deux faces et sa circonférence.

Les troncs qui naissent de ce réseau se distinguent d'après leur direction en antérieurs, postérieurs et inférieurs. — Les antérieurs, au nombre de deux, se portent de la conque du pavillon et de la fossette de l'anthélix vers le gros ganglion qu'on observe au devant du tragus. — Les postérieurs, au nombre de sept ou huit, partent pour la plupart de la face interne du pavillon ; deux ou trois cependant émanent du pourtour de la face antérieure et se dirigent aussitôt vers l'hélix qu'ils contournent pour se mêler aux précédents. Ces troncs postérieurs se rendent dans les ganglions mastoïdiens. — Les inférieurs, au nombre de quatre ou cinq, se portent du lobule de l'oreille dans les ganglions parotidiens.

B. **Lymphatiques du sens de la vue.** — Ces vaisseaux, très-nombreux aussi, ont pour origine la peau des paupières et la conjonctive. On injecte assez facilement ceux des sourcils, très-difficilement les autres. Ils se voient très-bien au microscope lorsque la lymphe contenue dans leur cavité a été colorée, et l'on remarque alors qu'ils forment sur toute l'étendue de la peau, mais plus particulièrement sur le bord libre ou ciliaire, un réseau d'une extrême richesse. De celui-ci naissent trois ou quatre troncs externes qui vont se terminer dans les ganglions parotidiens les plus antérieurs et deux ou trois troncs internes plus petits qui se joignent aux lymphatiques venus de la partie médiane du front pour suivre ensuite la veine faciale et se rendre dans les ganglions sous-maxillaires.

Quelques vaisseaux lymphatiques naissent aussi de la conjonctive, principalement de la conjonctive palpébrale.

En Allemagne, Reklinghausen et Krause décrivent les vaisseaux lymphatiques de la cornée, déterminent leur point d'émergence, mesurent leur diamètre, etc., etc. Leur opinion a été adoptée par la plupart de leurs compatriotes et par leurs nombreux admirateurs en France. A leurs assertions si affirmatives j'oppose hardiment mes assertions négatives. Que l'Allemagne persiste sur ce point dans ses assertions et ses égarements; pour nous, nous resterons fidèles au culte de l'anatomie positive.

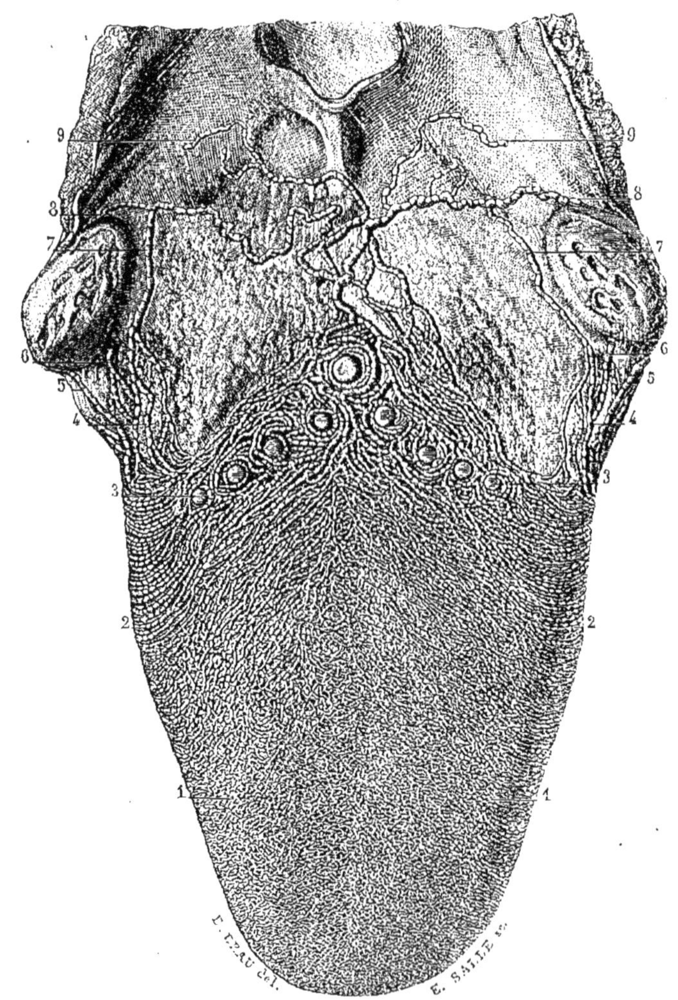

Fig. 424. — *Vaisseaux lymphatiques de la face dorsale de la langue.*

1, 1. Réseau lymphatique du tiers antérieur de la langue constitué par des capillaires d'une extrême ténuité. — 2, 2. Réseau lymphatique de la partie moyenne, formé par des radicules plus grosses, surtout sur les bords de la langue, lesquelles convergent d'arrière en avant et de dehors en dedans, comme les sillons papillaires. — 3, 3. Réseau qui répond aux papilles caliciformes; il est composé de tronculcs beaucoup plus gros qui serpentent autour de ces papilles et qui les encadrent. — 4, 4. Troncs lymphatiques qui naissent des parties latérales de ce réseau, — 5. L'un de ces troncs qui se porte en

C. **Lymphatiques du sens de l'odorat.** — Nous avons vu précédemment que les téguments du nez sont le point de départ de nombreux troncules lymphatiques.

Indépendamment de ces lymphatiques cutanés, le sens de l'odorat en possède d'autres encore qui naissent de la muqueuse nasale. Ces derniers ont pour origine un réseau, extrêmement superficiel, composé de capillaires de la plus grande ténuité, et cependant assez faciles à injecter sur les points où la pituitaire est épaisse et tendue. L'existence de ce réseau a été démontrée en 1859 par É. Simon. Cet observateur a pu suivre les troncs qui en partent depuis leur origine jusqu'à leur terminaison. Tous se dirigent en arrière, en rampant sous la muqueuse ; ils convergent vers la partie moyenne du sillon vertical qui sépare la paroi externe des fosses nasales de la trompe d'Eustache, et forment sur ce point un petit plexus signalé par le même auteur.

De ce plexus que j'ai observé aussi, on voit partir deux troncs. L'un et l'autre traversent le voile du palais en passant entre les deux péristaphylins, puis se séparent et se terminent différemment. — Le plus élevé descend entre le pharynx et le stylo-pharyngien, et pénètre dans un gros ganglion situé au devant de l'axis. C'est le plus élevé de tous les ganglions du corps ; il reçoit en outre les lymphatiques de la moitié supérieure du pharynx, en sorte qu'il peut s'engorger et même suppurer à la suite de toutes les inflammations siégeant sur la muqueuse nasale ou la muqueuse pharyngienne.—Le second se prolonge plus bas, puis se bifurque pour se terminer dans deux ganglions situés sous le sterno-mastoïdien, au niveau du point où ce muscle est traversé par le spinal.

D. **Vaisseaux lymphatiques de la langue.** — Les vaisseaux qui naissent de la muqueuse linguale sont extrêmement nombreux, et cependant, malgré leur multiplicité, ils sont restés inconnus jusqu'en 1847. A cette époque, je les injectai, et je fis connaître leur existence et leur disposition dans un mémoire adressé à l'Académie des sciences. Le mode d'origine qu'ils présentent est celui qu'on observe en général sur les surfaces libres : des capillaires extrêmement ténus, sans direction déterminée, anastomosés entre eux et constituant des réseaux à mailles très-serrées, telle est la disposition qui leur est propre à leur point d'émergence.

Les réseaux étalés sur la face dorsale de la langue occupent sa partie moyenne. Ils atteignent leur plus haut degré de développement au niveau

dehors des amygdales pour se rendre dans les ganglions moyens du cou. — 6. Vaisseaux lymphatiques antérieurs du voile du palais s'anastomosant avec les troncs latéraux de la face dorsale et formant avec ceux-ci un petit plexus. — 7, 7. Autre tronc latéral qui passe en dedans de l'amygdale correspondante.—8. 8. Troncs qui partent de cette partie médiane du plexus. — 9, 9. Autres troncs, moins volumineux, dépendant des précédents, et disparaissant comme ceux-ci au moment où ils s'engagent dans l'épaisseur des parois du pharynx des papilles caliciformes qui semblent établir leur limite en arrière. En avant ils se prolongent jusqu'à l'union du tiers antérieur de l'organe avec son tiers moyen. Chez le fœtus, dans les injections heureuses, on les voit s'avancer jusqu'à la pointe de la langue; alors toute la partie supérieure de la muqueuse linguale est recouverte d'une lamelle argentée dont l'éclat, toujours plus vif au voisinage des papilles caliciformes, pâlit et s'efface graduellement de la partie postérieure à la partie antérieure de la membrane gustative. Autour des grosses papilles, les troncules qui partent de ces réseaux se dévient, pour les contourner, en suivant un trajet demi-circulaire, et reprennent ensuite leur direction vers l'épiglotte après s'être anastomosés à leur base. — Autour des papilles coniques et fungiformes, les troncules se comportent de la même manière. Ils marchent dans les sillons interpapillaires en se dirigeant obliquement en avant et en dehors, avec la régularité que nous présentent les nervures d'une feuille, et communiquent dans leur trajet au niveau de chaque saillie nerveuse. Toute papille est par conséquent entourée à sa base d'un anneau complet. De cet anneau partent un ou deux ramuscules qui remontent dans chacune d'elles et autour desquels se groupent des capillaires anastomosés, lesquels ont eux-mêmes pour point de départ un réseau de capillicules. En piquant avec une pointe très-acérée les papilles de la langue, j'ai réussi plusieurs fois à remplir de mercure ce petit réseau papillaire.

Les troncs lymphatiques qui proviennent du plexus dorsal se dirigent, les uns en arrière et les autres en avant.

Les postérieurs sont ordinairement au nombre de quatre. — Deux prennent naissance au voisinage du trou borgne, descendent parallèlement en suivant le plan médian, divergent au devant de l'épiglotte, et perforent la membrane thyro-hyoïdienne pour se jeter dans un ganglion situé au devant de la veine jugulaire interne, sur les côtés du cartilage cricoïde. — Les deux autres sont très-rapprochés des amygdales et des bords de la langue. Après avoir traversé le constricteur supérieur du pharynx, ils vont se ramifier dans un ganglion placé immédiatement au-dessus du précédent.

Les antérieurs ne rampent pas sous la muqueuse. Ils se détachent à angle droit de cette membrane, plongent aussitôt dans le tissu musculaire, et apparaissent ensuite sur la face inférieure de la langue, où ils ont été aperçus par Mascagni qui les a décrits comme tirant leur origine des muscles de cet organe. Parmi ces vaisseaux, ceux dont l'origine est très-rapprochée de la pointe de l'organe s'adossent l'un à l'autre après l'avoir traversée de haut en bas, deviennent sous-muqueux, suivent d'abord l'interstice des deux génio-glosses, deviennent ensuite sous-jacents à la glande sublinguale, puis traversent le mylo-hyoïdien afin de se rendre à un ganglion qui répond à la grande corne de l'os hyoïde. Les autres troncs émanés de la partie antérieure du réseau dorsal traversent l'hyoglosse un peu au-dessus de son insertion à l'os hyoïde, puis se jettent dans un ou deux ganglions placés sur les côtés du cartilage thyroïde.

Les réseaux qui recouvrent les parties latérales ou les bords de la langue très-développés et très-faciles à injecter se continuent par leur partie supérieure à l'aide de capillaires d'une extrême ténuité, avec le réseau de la face dorsale. Par leur partie inférieure ils émettent dix à douze troncules qui descendent dans les sillons des muscles stylo-glosse et lingual inférieur où ils se réunissent pour former de chaque côté deux ou trois troncs; ceux-ci, après avoir traversé le constricteur supérieur du pharynx, se terminent dans l'un des ganglions de la partie moyenne du cou.

§ 9. — Ganglions et vaisseaux lymphatiques du cou.

Il est peu de régions où les ganglions lymphatiques se montrent en aussi grand nombre que sur les parties latérales du cou. Ils forment une chaîne non interrompue qui s'étend des ganglions parotidiens et mastoïdiens aux ganglions sus-claviculaires et médiastinaux. Leur volume est très-inégal. La plupart se groupent autour de la veine jugulaire interne. Le sterno-mastoïdien les recouvre presque tous; aussi lorsqu'ils deviennent le siége d'un engorgement général, soulèvent-ils ce muscle qu'ils tendent à la manière d'un arc et qui de son côté les refoule vers le pharynx, d'où une gêne plus ou moins grande dans la déglutition.

Indépendamment des lymphatiques de la langue et des fosses nasales, les ganglions cervicaux reçoivent encore ceux : 1° des gencives et de la muqueuse palatine; 2° du voile du palais et des amygdales; 3° du pharynx; 4° du larynx et de la trachée; 5° du corps thyroïde.

1° **Lymphatiques des gencives et de la muqueuse palatine.** — Les gencives sont recouvertes par un réseau de capillaires lymphatiques, très-nombreux, extrêmement déliés, faciles à injecter cependant chez le fœtus. Il en est de même de celui qui recouvre le pourtour de la muqueuse palatine. Mais à mesure qu'on se rapproche de la partie médiane de celle-ci, ces vaisseaux augmentent très-sensiblement de volume.

Les troncs lymphatiques émanés de la muqueuse gingivale suivent des directions différentes. Ceux des gencives inférieures descendent sur les faces interne et externe de la mâchoire et se jettent dans les ganglions sous-maxillaires. Ceux des gencives supérieures se dirigent en arrière pour se réunir aux troncules qui partent de la muqueuse palatine.

Ces troncules de la muqueuse palatine se réunissent à leur tour aux vaisseaux lymphatiques du voile du palais dont ils partagent la terminaison.

2° **Lymphatiques du voile du palais.** — Le voile du palais est recouvert d'un très-beau réseau lymphatique se continuant en arrière et en haut avec celui de la muqueuse nasale, en arrière et en bas avec celui de la muqueuse palatine. — La partie de ce réseau qui répond à sa face supérieure se compose de mailles déliées et plus larges. Celle qui répond à la face inférieure est au contraire d'une prodigieuse richesse; et cependant elle ne peut être comparée au plexus lymphatique de la luette, qui a pour effet, lorsqu'on l'injecte, de doubler son volume.

Les troncs auxquels ce réseau lymphatique donne naissance se portent tous vers les parties latérales du voile du palais, où ils se partagent en trois groupes : l'un postérieur, l'autre antérieur, et le troisième moyen. — Le groupe postérieur suit le pilier postérieur pour se rendre dans les ganglions situés autour de la bifurcation de la carotide primitive. — Le groupe antérieur suit le pilier antérieur; il communique avec les lymphatiques latéraux de la base de la langue, et se termine ensuite dans les ganglions situés au-dessous des muscles styliens. — Le groupe moyen, composé de trois ou quatre vaisseaux, descend en dehors des amygdales pour se jeter dans les ganglions situés au niveau de l'os hyoïde.

Les lymphatiques des amygdales sont nombreux et très-développés. Ils donnent naissance à plusieurs troncs qui se joignent aux troncs latéraux postérieurs de la face dorsale de la langue.

3° **Lymphatiques du pharynx.** — Ces vaisseaux, que j'ai décrits le premier, je crois, et que j'ai fait représenter dans mon atlas des vaisseaux lymphatiques, sont aussi constitués à leur origine par un réseau qui recouvre toute la muqueuse pharyngienne. De ce réseau partent quatre groupes de troncs, deux supérieurs et deux inférieurs.

Les deux groupes supérieurs, l'un droit et l'autre gauche, se composent chacun de trois ou quatre vaisseaux qui se portent en convergeant en haut et en dehors. Parvenus à la voûte du pharynx, au niveau de l'angle que forme sa paroi postérieure avec les parois latérales, ils le traversent, et se jettent aussitôt dans le gros ganglion qu'on remarque au devant du corps de l'axis.

Les deux groupes inférieurs, formés chacun aussi de quatre ou cinq troncs, traversent les parois latérales du pharynx, au niveau de l'intervalle qui sépare l'os hyoïde du larynx, et se terminent dans les ganglions situés de chaque côté de la membrane thyro-hyoïdienne.

4° **Lymphatiques du larynx et de la trachée.** — Ces vaisseaux sont remarquables par leur nombre et leur développement. C'est surtout au niveau de l'orifice supérieur du larynx qu'on les voit se multiplier. Ils s'étalent avec la plus extrême abondance sur la muqueuse des replis aryténo-épiglottiques, mais recouvrent aussi toute la surface de l'épiglotte et tous les autres points de la muqueuse laryngée, en formant un réseau à mailles plus larges.

Du réseau que forment par leurs anastomoses ces ramuscules et tronculés, naissent de chaque côté deux et quelquefois trois troncs qui traversent la membrane thyro-hyoïdienne, pour se jeter dans les ganglions situés à droite et à gauche du larynx, sous le sterno-mastoïdien.

5° **Lymphatiques du corps thyroïde.** — L'existence de ces vaisseaux n'était déjà plus contestée à l'époque où vivait Haller ; car l'illustre physiologiste en parle en ces termes : « Numerosa etiam vasa aquosa sunt glandulæ thyroideæ. » Hunter dit les avoir injectés en piquant au hasard la surface de cette glande. Ces vaisseaux naissent particulièrement des follicules clos situés dans son épaisseur, arrivent à sa surface sur laquelle ils rampent, puis s'en éloignent et se rendent dans les ganglions cervicaux.

§ 10. — Vaisseaux efférents des ganglions cervicaux.

Les absorbants de la tête, après avoir traversé les ganglions occipitaux, mastoïdiens, parotidiens et sous-maxillaires, se rendent dans ceux qui sont échelonués sur le trajet de la veine jugulaire interne. En passant de

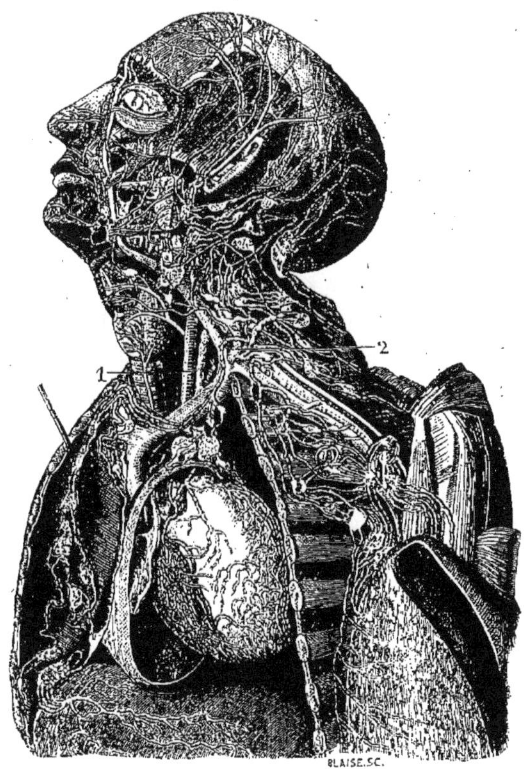

FIG. 425. — *Vaisseaux lymphatiques efférents des ganglions du cou et de l'aisselle; partie terminale du canal thoracique*

1. Extrémité supérieure du canal thoracique passant en arrière de la jugulaire interne et s'infléchissant ensuite à la manière d'une arcade. — 2. Partie terminale de cette arcade qui s'ouvre dans l'angle de la jugulaire interne et de la sous-clavière gauche.

glande en glande ils forment sur les parties latérales et profondes du cou un vaste plexus continu en dehors avec celui des vaisseaux axillaires, et en dedans avec un plexus semblable enlaçant les troncs brachio-céphaliques veineux. Ces vaisseaux se terminent par un ou deux troncs qui s'ouvrent, soit dans le canal thoracique à gauche, dans la grande veine lymphatique à droite, soit dans la veine jugulaire ou la veine sous-clavière, soit à la fois dans l'une et l'autre. Ce dernier mode de terminaison est le plus rare.

§ 11. — Du canal thoracique.

Le canal thoracique s'étend de la seconde vertèbre lombaire où il prend naissance, au confluent des veines jugulaire interne et sous-clavière gauches dans lequel il se termine.

Placé sur la ligne médiane dans sa moitié inférieure, il s'en écarte supérieurement pour s'incliner du côté gauche.

Sa direction n'est pas rectiligne, mais un peu sinueuse. Sa partie terminale décrit une courbe demi-circulaire à concavité inférieure, une sorte de crosse analogue à la crosse de l'aorte.

Son volume varie sur les divers points de son trajet. Il est d'abord assez considérable pour justifier les noms de réservoir du chyle, de citerne de Pecquet, qui ont été donnés à son origine. Mais au-dessus de ce réservoir il diminue très-notablement, puis augmente de nouveau au voisinage de la veine sous-clavière, où il présente une sorte d'ampoule qui n'est pas constante et dont Mascagni a donné un dessin fort exact.

Le canal thoracique est situé inférieurement entre les deux piliers du diaphragme, dans l'orifice aortique de ce muscle, qu'il franchit en montant verticalement au devant de la colonne dorsale. Parvenu à la hauteur de la quatrième vertèbre du dos, il incline sur le côté gauche du rachis, passe en arrière de la crosse de l'aorte, en arrière de la carotide primitive gauche, s'infléchit en arcade au niveau de l'apophyse transverse de la sixième vertèbre du cou, et s'ouvre par la partie terminale de cette arcade dans le confluent des veines jugulaire interne et sous-clavière gauches.

Dans son trajet ce canal répond par son côté postérieur à la colonne vertébrale et aux artères intercostales du côté droit. A droite il est en rapport avec la grande veine azygos dont il s'éloigne dans son tiers supérieur, et à gauche avec l'aorte qu'il croise plus haut à angle aigu. Vers la partie inférieure du cou il a des connexions étroites avec l'œsophage et la carotide primitive gauche.

Les troncs lymphatiques qui viennent se jeter dans le canal thoracique s'ouvrent les uns dans son origine les autres dans sa terminaison. Sa partie moyenne si étendue ne reçoit qu'un ou deux troncs d'une importance très-secondaire.

Les troncs qui convergent vers son origine sont les plus volumineux et les plus nombreux. Ils présentent de grandes variétés; cependant leur nombre s'élève généralement à cinq : deux ascendants, deux descendants et un antérieur.

Les deux troncs ascendants, qui se distinguent par leur position en droit et gauche, représentent le confluent des vaisseaux lymphatiques émanés des membres abdominaux, des organes pelviens, des testicules, des reins et du gros intestin.

Les descendants reçoivent les lymphatiques des huit derniers espaces intercostaux et de la partie postérieure du diaphragme. Ils s'accroissent de haut en bas.

L'antérieur est le tronc commun des absorbants de l'intestin grêle, de l'estomac, du foie et de la rate.

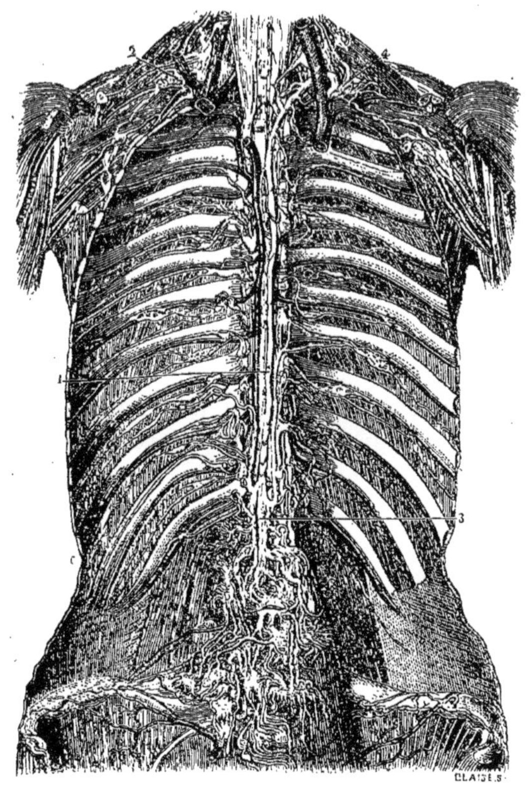

FIG. 426-460 (1). — *Canal thoracique* (d'après Mascagni).

1. Canal thoracique. — 2. Grande veine lymphatique. — 3. Origine du canal thoracique. — 4. Partie terminale de ce canal s'infléchissant en arcade pour s'ouvrir dans le confluent des veines jugulaire interne et sous-clavière gauches.

(1) Le tome III ayant été composé en même temps que le tome II, le chiffre 460 a été adopté arbitrairement pour désigner la première des figures qui font partie de ce volume. Il a été surelevé afin d'éviter un entrecroisement de la série du tome II avec la série du tome III. Par conséquent les figures comprises entre les chiffres 426 et 460 n'existent pas.

C'est de la convergence de ces cinq racines principales que résulte la citerne de Pecquet. Lorsqu'elles ne convergent pas, mais s'abouchent dans le conduit thoracique isolément, celui-ci demeure toujours plus volumineux à sa partie inférieure, mais il n'y a plus de citerne proprement dite.

Les troncs qui s'abouchent dans la terminaison du canal thoracique sont ceux du poumon gauche et du cœur, de la moitié gauche des parois thoracique, de la moitié correspondante de la tête et du cou, et enfin du membre supérieur gauche.

Les valvules de ce canal sont beaucoup moins nombreuses que celles qu'on observe dans la plupart des vaisseaux lymphatiques.

Grande veine lymphatique.

La grande veine lymphatique représente le tronc commun des absorbants qui proviennent de la moitié droite de la tête et du cou, du membre supérieur droit, de la moitié correspondante du thorax, une partie de ceux du poumon droit, et enfin ceux de la moitié droite du diaphragme.

Cette veine ou plutôt ce canal thoracique du côté droit, est remarquable par son extrême brièveté. Je n'ai jamais vu sa longueur dépasser 10 ou 12 millimètres; souvent même il est plus court. Très-souvent aussi il est double ou triple. Dans le plus grand nombre des cas, le tronc commun des vaisseaux lymphatiques de la tête et du cou, celui du membre thoracique droit et celui des vaisseaux mammaires internes correspondants se terminent isolément dans les veines sous-clavière et jugulaire interne. Lorsque ces trois troncs se confondent, le tronc unique et très-court qu'ils forment s'ouvre dans l'angle de réunion de ces deux veines.

FIN DU TOME DEUXIÈME.

TABLE DES MATIÈRES

DU TOME DEUXIÈME

MYOLOGIE

DES MUSCLES EN PARTICULIER

MUSCLES DE LA TÊTE

MUSCLES DU COU

MUSCLES DE LA PARTIE POSTÉRIEURE DU TRONC

MUSCLES DE L'ABDOMEN

MUSCLES DU THORAX

MUSCLES DE L'ÉPAULE

MUSCLES DU BRAS

MUSCLES DE L'AVANT-BRAS

MUSCLES DE LA MAIN

MUSCLES DU BASSIN

MUSCLES DE LA CUISSE

MUSCLES DE LA JAMBE.

MUSCLES DU PIED

ANGIOLOGIE

BRANCHES SUPÉRIEURES DE L'AORTE

BRANCHES INFÉRIEURES DE L'AORTE

DES VEINES EN GÉNÉRAL

DES VEINES EN PARTICULIER

VEINE CAVE SUPÉRIEURE

VEINE CAVE INFÉRIEURE

DES VAISSEAUX LYMPHATIQUES EN GÉNÉRAL

DES GANGLIONS LYMPHATIQUES EN GÉNÉRAL

DES VAISSEAUX LYMPHATIQUES EN PARTICULIER

FIN DE LA TABLE DES MATIÈRES DU TOME DEUXIÈME.

PARIS. — IMPRIMERIE DE E. MARTINET, RUE MIGNON, 2

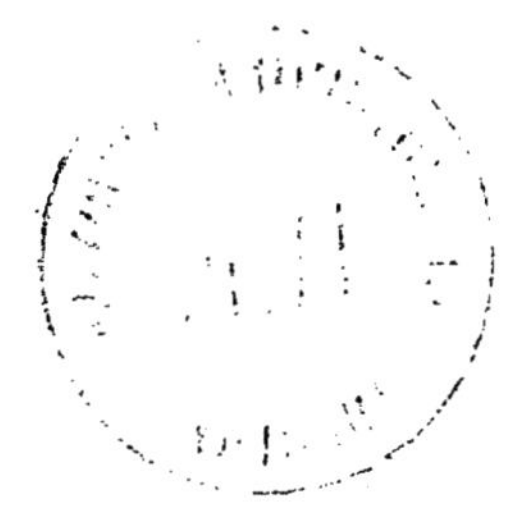

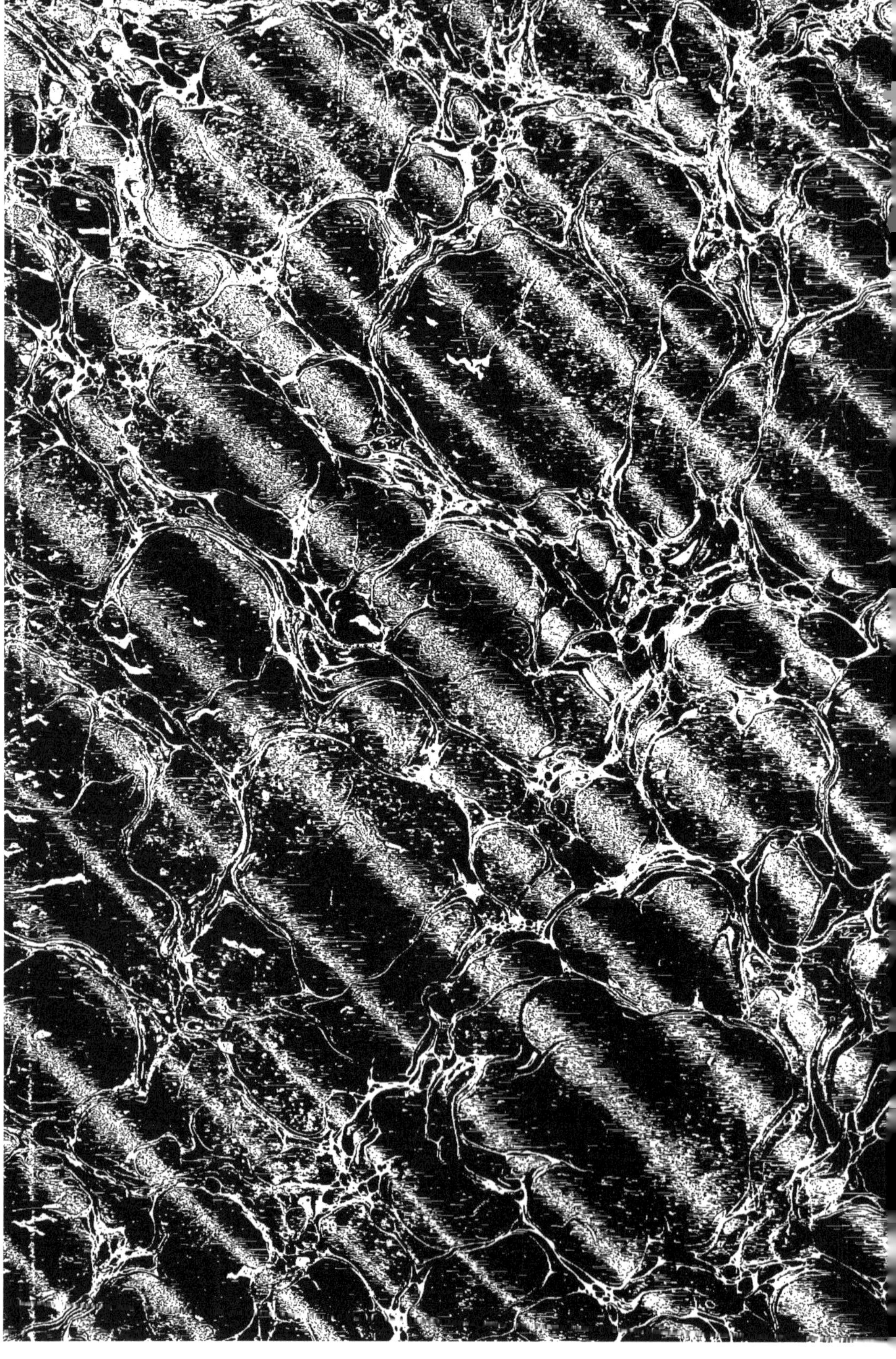

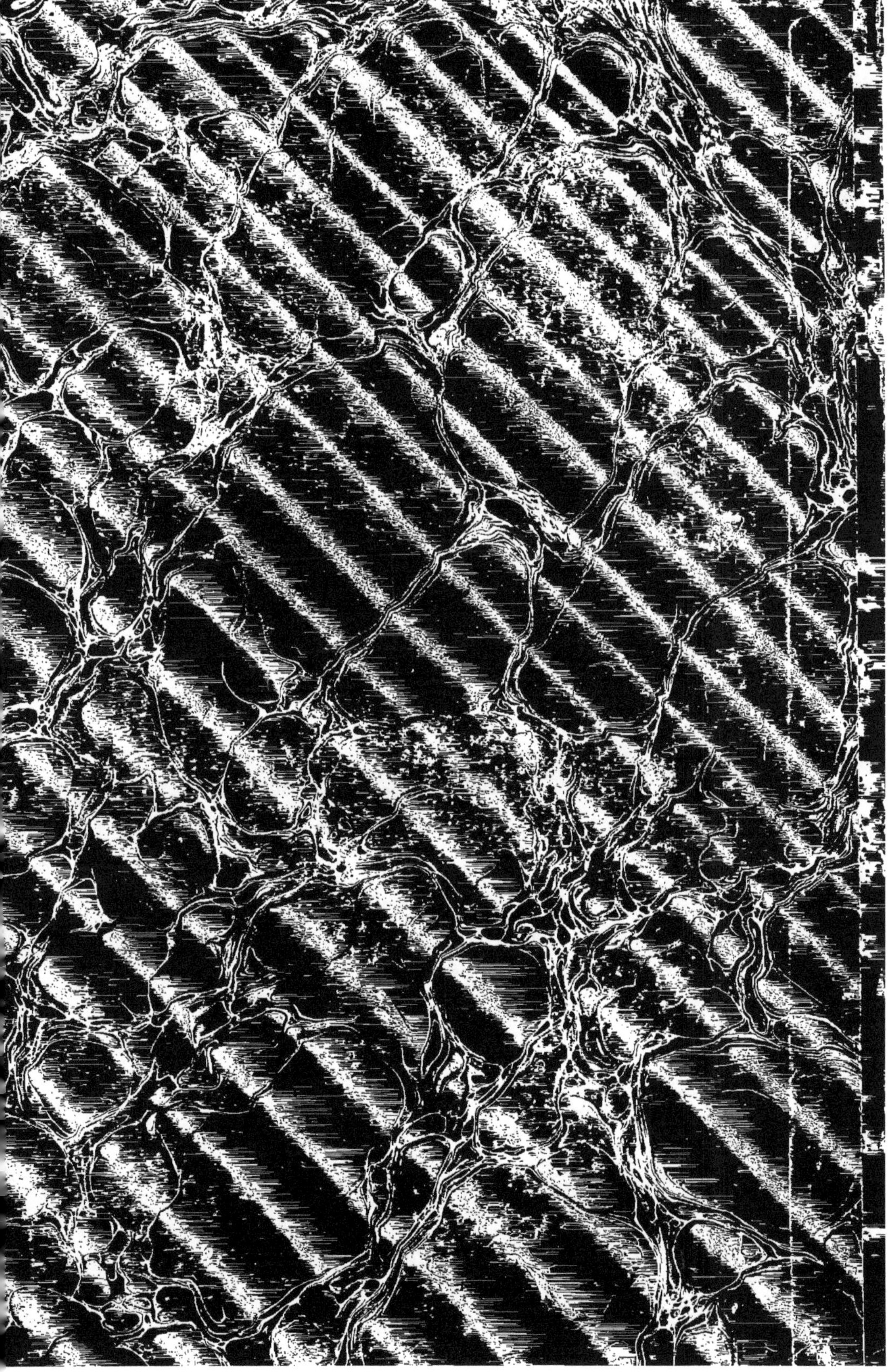

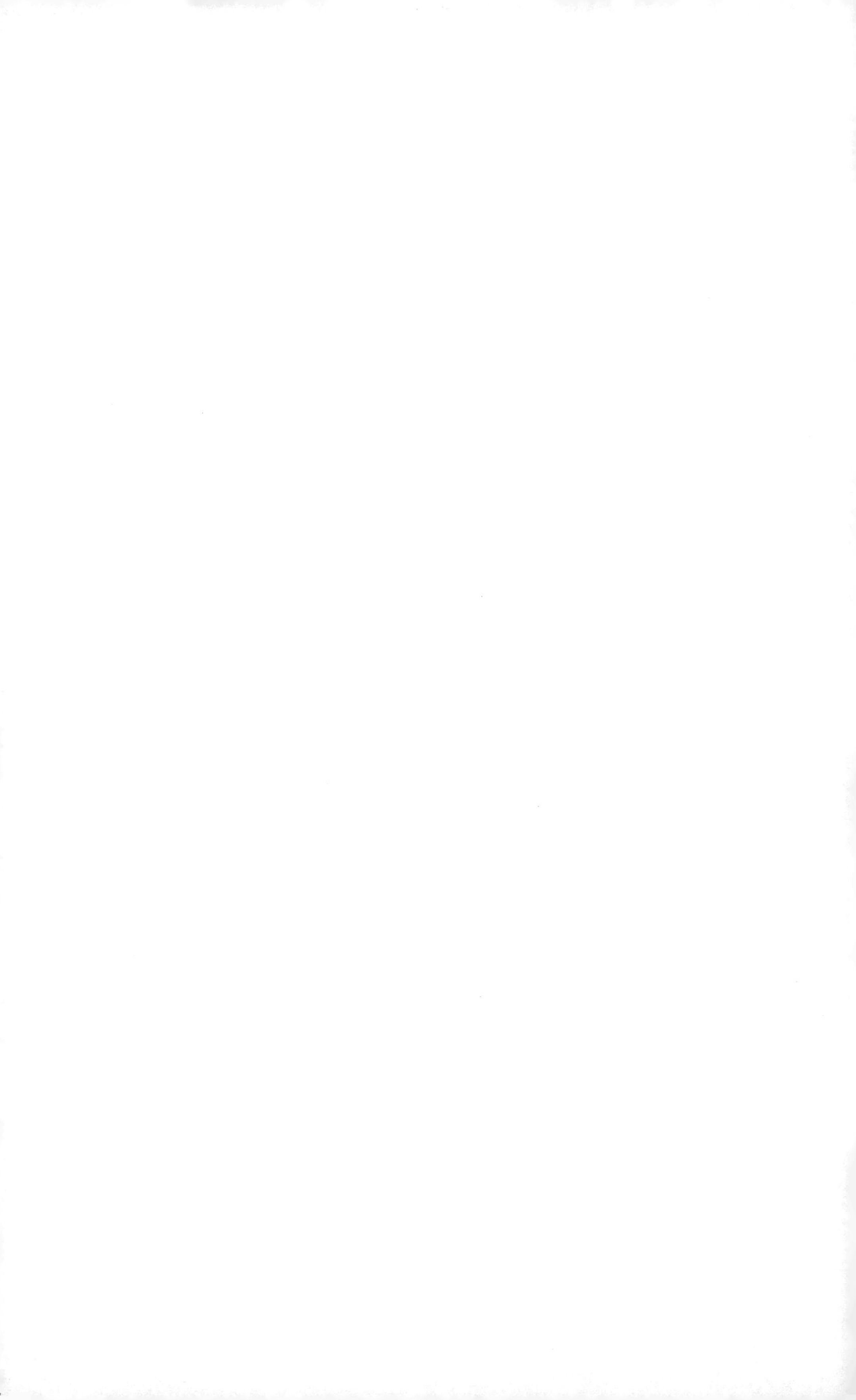

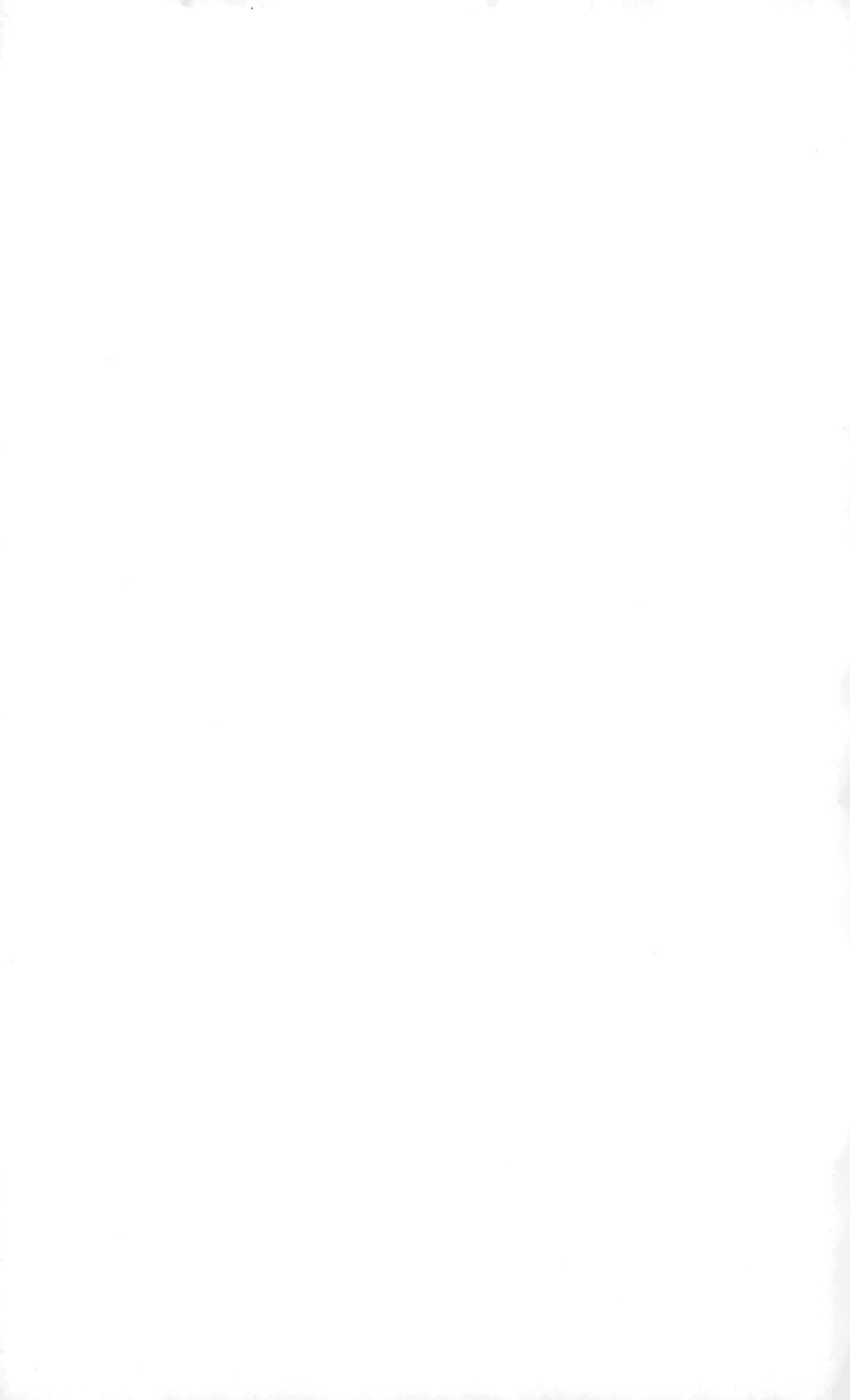

www.ingramcontent.com/pod-product-compliance
Ingram Content Group UK Ltd.
Pitfield, Milton Keynes, MK11 3LW, UK
UKHW021835190726
13855UKWH00001B/6

9 782013 491020